U0348388

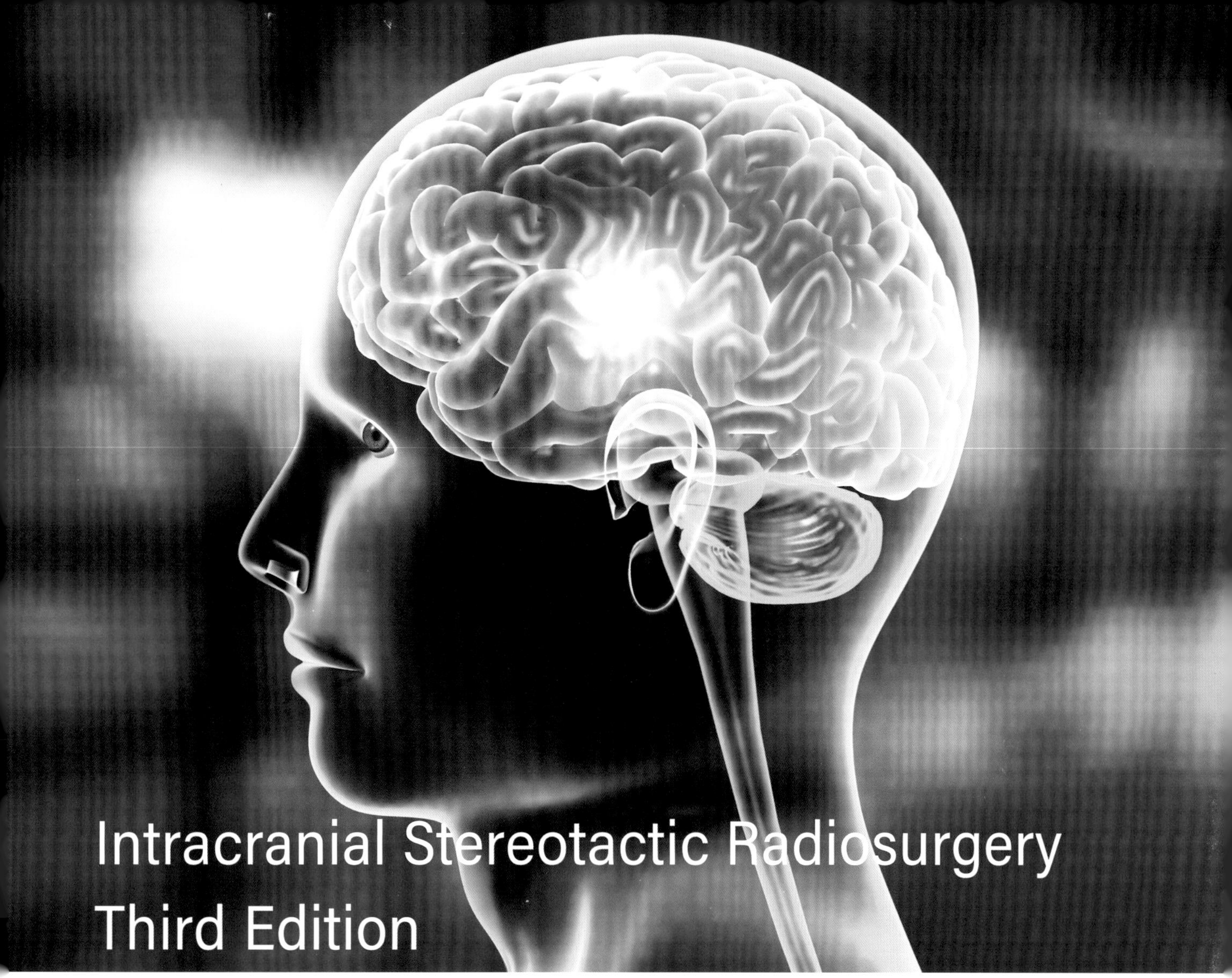

Intracranial Stereotactic Radiosurgery
Third Edition

颅内立体定向放射外科学

（第3版）

[美]杰森·P. 希恩（Jason P. Sheehan）
[美]L. 戴德·伦斯福德（L. Dade Lunsford） / 著
张剑宁　孙君昭 / 主　译
程　岗　孙时斌　吴瀚峰　张　南 / 副主译

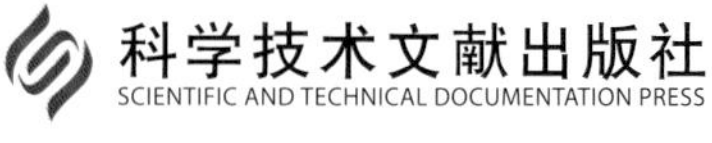

·北 京·

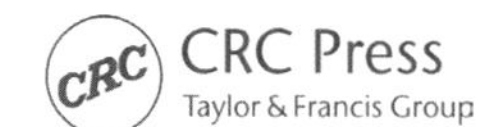

图书在版编目（CIP）数据

颅内立体定向放射外科学：第3版 /（美）杰森 · P. 希恩（Jason P. Sheehan），（美）L. 戴德 · 伦斯福德（L. Dade Lunsford）著；张剑宁，孙君昭主译. —北京：科学技术文献出版社，2023.6

书名原文：Intracranial Stereotactic Radiosurgery Third Edition

ISBN 978-7-5235-0226-6

Ⅰ.①颅… Ⅱ.①杰… ②L… ③张… ④孙… Ⅲ.①颅内肿瘤—放射治疗学 Ⅳ.① R739.410.55

中国国家版本馆 CIP 数据核字（2023）第 074295 号

著作权合同登记号 图字：01-2023-1670

Intracranial Stereotactic Radiosurgery Third Edition/ by Jason P. Sheehan，L. Dade Lunsford / ISBN: 978-0-3677-6555-2

颅内立体定向放射外科学（第3版）

策划编辑：孔荣华　帅莎莎　　责任编辑：帅莎莎　　责任校对：张永霞　　责任出版：张志平

出 版 者　科学技术文献出版社
地　　址　北京市复兴路15号　　邮编　100038
编 务 部　（010）58882938，58882087（传真）
发 行 部　（010）58882868，58882870（传真）
邮 购 部　（010）58882873
官方网址　www.stdp.com.cn
发 行 者　科学技术文献出版社发行　全国各地新华书店经销
印 刷 者　北京地大彩印有限公司
版　　次　2023 年 6 月第 1 版　2023 年 6 月第 1 次印刷
开　　本　889 × 1194　1/16
字　　数　759千
印　　张　29.25
书　　号　ISBN 978-7-5235-0226-6
定　　价　258.00元

译者名单

主　译

张剑宁　解放军总医院第一医学中心神经外科医学部

孙君昭　解放军总医院第一医学中心神经外科医学部

副主译

程　岗　解放军总医院第一医学中心神经外科医学部

孙时斌　首都医科大学附属北京天坛医院立体定向放射外科

吴瀚峰　复旦大学附属华山医院神经外科

张　南　上海华山伽玛医院

译　者（按姓氏笔画排序）

王　鹏　解放军总医院第一医学中心神经外科医学部

王宏伟　内蒙古医科大学附属医院放射治疗科

王峥嬴　解放军总医院第六医学中心神经外科

王亮亮　山东大学第二医院神经外科头部伽玛刀中心

王宽宇　首都医科大学附属北京天坛医院立体定向放射外科

王嘉嘉　中国人民解放军南部战区总医院神经外科

戈有林　天津医科大学第二医院伽玛刀中心

龙　浩　南方医科大学南方医院神经外科

田树平　徐州全景医学影像诊断中心

出良钊　贵州医科大学附属医院神经外科

曲志峰　解放军总医院第一医学中心神经外科医学部

吕文英　解放军总医院第六医学中心神经外科

朱丽丽　徐州全景医学影像诊断中心

伍　琳　解放军总医院第六医学中心神经外科

任春莹　西安交通大学第一附属医院神经外科

向思诗　首都医科大学宣武医院神经外科

刘　东　天津医科大学第二医院伽玛刀中心

刘　洁　悉尼大学

刘启勇　广州泰和肿瘤医院放疗中心

刘阿力　首都医科大学附属北京天坛医院立体定向放射外科

刘晓民　天津环湖医院头颈神经肿瘤中心

齐镕潇　四川大学华西医院神经外科
汤　可　解放军总医院第一医学中心神经外科医学部
汤旭群　上海华山伽玛医院
许自强　郑州大学第五附属医院伽玛刀中心
李　杰　解放军总医院第六医学中心神经外科
李　鹏　四川大学华西医院神经外科
李文涛　西安交通大学第一附属医院神经外科
杨如意　郑州大学第五附属医院伽玛刀中心
吴　惠　解放军总医院第六医学中心病理科
吴高峰　西南医科大学附属成都三六三医院头部伽玛刀治疗室
何占彪　内蒙古医科大学附属医院放射治疗科
张金伟　哈尔滨医科大学附属第二医院神经外科
张新红　解放军总医院肿瘤医学部
周东学　河北一洲肿瘤医院质子治疗中心
周春辉　解放军总医院第一医学中心神经外科医学部
郑　伟　解放军总医院肿瘤医学部
贾　博　解放军总医院第一医学中心神经外科医学部
钱大棣　南方医科大学南方医院神经外科
徐立新　首都医科大学宣武医院神经外科
曹　晗　贵州医科大学附属医院神经外科
梁军潮　中国人民解放军南部战区总医院神经外科
韩铖琛　解放军总医院第一医学中心神经外科医学部
童　鹰　浙江大学医学院附属第一医院神经外科
廖洪飞　西南医科大学附属成都三六三医院全身伽玛刀治疗室
樊跃飞　山东大学第二医院神经外科头部伽玛刀中心
潘　力　上海华山伽玛医院
潘隆盛　解放军总医院第一医学中心神经外科医学部

学术秘书

曲志峰　解放军总医院第一医学中心神经外科医学部
李　杰　解放军总医院第六医学中心神经外科
钱玲玲　解放军总医院第一医学中心神经外科医学部

主译简介

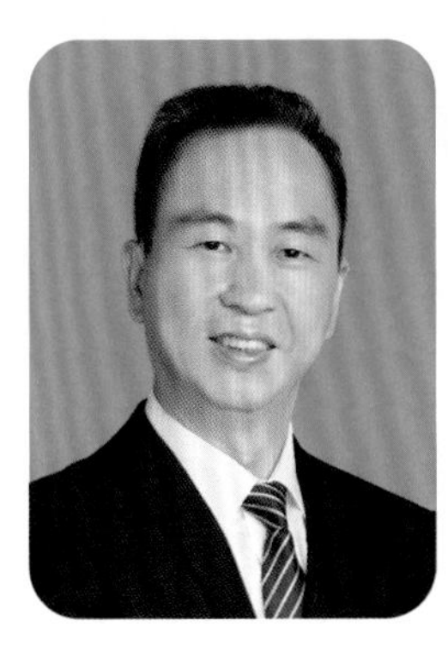

张剑宁

解放军总医院第一医学中心神经外科医学部主任，专业技术少将主任医师、教授，博士研究生导师。享受国务院政府特殊津贴，军队优秀专业技术人才一类岗位津贴。

担任中国医疗保健国际交流促进会神经损伤学分会主任委员、中国医师协会神经外科医师分会常务委员、中华医学会神经外科分会全国委员、全军神经外科专业委员会副主任委员、全军战创伤学专业委员会常务委员、北京医学会神经外科学分会常务委员兼颅脑创伤学组组长。任《解放军医学杂志》《临床神经外科杂志》副主编，以及《中华神经外科杂志》、*Neurosurgery*中文版等10余种期刊编委。

主持863课题、国家自然科学基金面上项目、军队后勤科研重大课题、军民融合重点项目、首都特色项目等研究课题20余项。获中华医学科技奖一等奖1项、军事科技进步奖一等奖1项、国家科技进步奖二等奖1项、军队科技进步奖二等奖1项、军队医疗成果奖二等奖6项、军队科技进步奖三等奖2项、陕西省科技进步奖三等奖1项及陕西省医药卫生科技成果奖一等奖1项等。以第一及通讯作者发表学术论文300余篇。2014年获王忠诚中国神经外科医师学术成就奖，2020年被评为全国第四届“白求恩式好医生”，2022年获第五届“人民名医·卓越建树”荣誉称号。

擅长采用显微外科、神经导航等微侵袭手术治疗脑干肿瘤、颅颈区畸形、海绵窦内肿瘤、颅内动脉瘤、脑动静脉畸形、颅底肿瘤及脊髓内肿瘤等疑难复杂疾病。

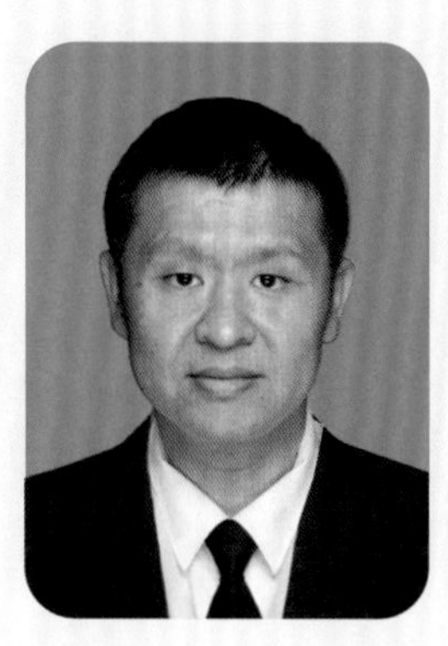

孙君昭

解放军总医院第一医学中心神经外科医学部派驻第六医学中心神经外科主任。第二军医大学神经外科学博士，副主任医师。

中国医疗保健国际交流促进会神经损伤学分会副主任委员、世界华人神经外科医师协会放射神经外科专家委员会常务委员、中国医疗保健国际交流促进会颅底外科分会委员、北京抗癌协会神经肿瘤专业委员会青年委员、北京医学奖励基金会脑转移瘤专家委员会委员、北京医学会鉴定专家库成员。

主持或参与科技部国家重点研发计划，国家863计划、国家自然科学基金面上项目，首都临床特色应用研究、海军后勤部科研计划课题、海军总医院创新培育基金等课题研究。

担任《国际脑血管杂志》编委，*Brain Science Advances*通讯编委，《医学参考报神经肿瘤专刊》编委，《中华转移性肿瘤杂志》通讯编委，《中华肿瘤防治杂志》青年编委等。以第一作者发表SCI收录论文及中文核心期刊论文30余篇，主编、参编专（译）著10部。获得中华医学科技奖一等奖1项；获得军队医疗成果奖二等奖1项。授权实用新型专利7项，软件著作权1项。

专业特长：颅脑外伤、颅内肿瘤的治疗；脑出血的外科手术治疗；颅内病变立体定向活检、囊液抽吸、内放疗手术；头部伽玛刀治疗各种颅内病变；脑转移瘤的综合治疗等。

前 言

亲爱的读者：

您手里拿的是什么？我想它叫作“书”。在我们现在这个数字信息时代，即使是经过同行评议的印刷期刊都显得过时，您和其他人可能会质疑是否需要一本这么古老的东西。但请放心，这本书——《颅内立体定向放射外科学》是一个宝贵的资源，您将反复使用它来了解有关颅内立体定向放射外科（stereotactic radiosurgery，SRS）的科学和实践问题。不仅如此，这本书读起来还很享受——这是在任何时代的医学文献中都少有的一种品质。我确信这点，因为我已经收藏并阅读过前两版了。所以，我感到非常荣幸被邀请撰写本书第3版的前言。

现代神经外科可以说始于1884年，第一个文献描述了基于神经定位的脑内肿瘤切除术。从那时起，更加精确的定位和更少的臆测使脑外科稳步发展。这种精益求精的稳步发展，最好的例子就是立体定向神经外科。1908年，Victor Horsley发明了立体定向术（stereotaxis）；又经历了39年，这项技术第一次被应用于人类外科手术（丘脑毁损术）。时至今日，SRS仍常被描述为一种高科技的神经外科方法。但想想看，这个概念和这个词语是70年前由Lars Leksell提出的。这70年，已经超过了神经外科手术历史的一半时间。伽玛刀的第一次使用是在54年前。这花费了更多的时间，但25年来，SRS被越来越多地用于治疗多种不同疾病的患者。它或许是高科技，但目前来说，它已然成为历史悠久的神经外科和放射肿瘤学的一个常规操作。

事实上，尽管用于患者的各种治疗方案（包括SRS与手术）的相对疗效和安全性仍存在争议，但每个人都同意SRS是有效的。唯一的问题是，哪种方法更适合哪个患者。例如，对于动静脉畸形、前庭神经鞘瘤、海绵窦脑膜瘤、复发或残留的垂体瘤、转移瘤和三叉神经痛等患者来说，SRS是适合的。正如本书所阐明的，对于许多此类患者来说，SRS是无可争议的最佳选择。

20多年前，John Adler（也是一名神经外科医生，曾与Leksell合作并受其启发）发明的射波刀（CyberKnife）让基于面罩固定的SRS的“精灵”从瓶中释放出来。其他基于直线加速器的平台紧随其后，现在Icon伽玛刀也加入了它们的行列。当大多数治疗不再需要立体定向框架时，神经外科医生的角色是什么?答案是和以前没有什么不同，框架应用一直是SRS的次要组成部分。患者选择、靶区勾画、治疗计划、剂量选择——这些仍然是神经外科医生与放射肿瘤学和医学物理学同事合作的职责。美国神经外科医生协会（American Association of Neurological Surgeons，AANS）和美国放射肿瘤学会（American Society for Radiation Oncology，ASTRO）在2007年制定的SRS定义明确了这一点。这也是建立和发展一个蓬勃的SRS项目的方式，以及提供最好的多学科医疗、培训和开展临床研究的能力。

颅内立体定向放射外科学是当代神经外科学、放射肿瘤学乃至整个医学的重要组成部分。在这里，您会找到最好的证据和观点，明确陈述，以指导您的SRS职业生涯。这本书是所有SRS的从业者及任何治疗颅内疾病患者的人不可或缺的资源。您会为拥有它而自豪，并且在未来的许多年里还会继续使用它。

Michael Schulder，医学博士
神经外科教授兼副主任
立体定向放射外科中心联合主任
诺斯韦尔癌症研究所
霍夫斯特拉/诺斯韦尔的朱克医学院

（刘洁　译）

目 录

5 放射外科学中的影像学考量

6 立体定向放射外科的物理学

7 颅内立体定向放射外科的重要解剖结构及其剂量耐受限值

8 放射外科病理学基础

9 动静脉畸形的立体定向放射外科治疗

20 前庭神经鞘瘤的立体定向放射外科治疗

21 神经纤维瘤病 II 型相关听神经鞘瘤的立体定向放射外科治疗

22 非前庭神经鞘瘤的立体定向放射外科治疗

23 面部神经痛的立体定向放射外科治疗

28 眼部疾病的放射外科治疗

29 儿童脑肿瘤及动静脉畸形的立体定向放射外科治疗

30 脑胶质瘤的立体定向放射外科治疗和低分割立体定向放射治疗

31 1 ~ 5 个脑转移瘤的立体定向放射外科治疗

伽玛刀放射外科发展简史

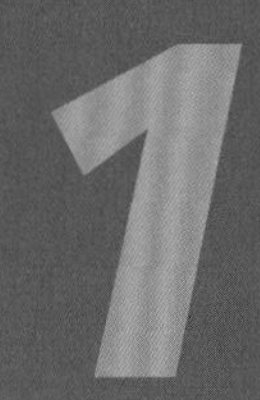

Jeremy Ganz
神经外科
霍克兰医院
挪威卑尔根

1.1 引言

为什么要回顾科学主题的历史，近年来大家对这个问题越来越重视[1]。因为这种历史往往涉及科学的两个方面。一方面，是科学和与其相关的社会之间的关系，这方面不属于本书要谈及的内容；另一方面，涉及新的科学知识如何被人们掌握及广泛接纳，这是本书要重点谈及的内容，正如其中所述，"过去的事情就像一个陌生的国度，和我们的世界截然不同"[2]。

一个完整的放射外科，需要具备以下基本要素（表1.1），而要掌握这些要素，需要同时具备丰富的知识、才能、积极性和献身精神，Lars Leksell恰恰完美具备这些优秀品质。

表 1.1　放射外科系统所需要素

1.显示所治疗区域的影像资料
2.用于影像处理和治疗计划的3D参考系统
3.治疗规划系统
4.几何学上精确的窄束射线
5.充分的防护系统

1.2 Lars Leksell（1907—1986年）

考虑到他职业生涯的发展方式，有必要指出，Leksell来自一个富裕的家庭，家庭的生活方式有些气派，有大房子、花园和马匹。他经常有机会练习参与各种各样的活动，包括骑马、射击和划船。也许对他而言，最有价值的机会之一是在工厂的车间里，他接受了钻孔和焊接员工培训。

在瑞典，如果一名医生想在大学的附属医院里长期任职，就必须获得博士学位，但获得学位的标准可以说是世界上最严苛的。由于所有的神经外科都在大学医院，因此这一要求适用于所有的神经外科医生。Leksell在诺贝尔奖获得者Ragnar Granit的指导下，于1945年对脊髓γ运动神经元进行了研究，这些生理学训练使他对中枢神经系统的复杂性有了深刻认识。他在回忆录*Hjärnfragment*中描述了Granit对现象学的态度[3]。书中写道："幸运的是，这些研究不需要也没用到统计学数据。就如同Granit所说：'如果你真的观察到一次，你可能会相信，而如果你观察到三次，就可以正式发表了！'"从Leksell积累和发表早期伽玛刀研究成果的方式来看，他把这个教训牢记在心。而且，他发现即使像历史上最著名的神经外科医生之一的Herbert Olivecrona这样的行业巨人，也没有将开颅手术的死亡率降至40%以下，当时的手术场景也给他留下了深刻的印象。

立体定向手术

Leksell在他的回忆录里还谈到其他内容，包括他觉得应该提高脑部手术的质量、他对手术器械机械结构的热爱，都归功于小时候在机械车间里受过的训练。回忆录中写道："我之所以多年来一直钻研精细机械，并且力求完美，是因为人脑是世界上最卓越的机器，再精细的工具用在人脑都不为过。"他还在评论中给出了鲜明的见解："再精细的工具也比不上操控它的操作者的双手。"他还设计了专门用于脊柱手术的咬骨钳，这些器械设计得都很精美。

但是立体定向手术并非Leksell发明的，这归功于Horsley和Clark。他们发明了最初用于动物实验的装置，因为当时还没有办法确定颅内的靶点，所以无法用于人体临床。直到Spiegel和Wycis描述了第一批采用气脑造影法绘制出人脑室系统的临床图谱，从而能够识别出可用于定位大脑中靶区的可识别的脑部标志时，才使得立体定向成为可能。Spiegel和Wycis设计的立体定向装置很笨重，但与Horsley和Clark设计的有明显的相似之处，也是基于笛卡尔几何原理，通过支架上的滑轨进行横向、前向、后向，以及向上和向下的平移实现定位，虽然定位准确，但是比较笨拙。Leksell将滑轨设计成弧形，形成了现在我们熟知的Leksell框架，因为操作简便可靠，所以被广泛应用。Leksell由此成为立体定向领域最著名的专家之一。解决问题的新思想和新方法的特点之一在于，总会有不同的人在不同地点采用不同方法试图寻找答案。现实表明新发展的时机已经成熟。因此，在20世纪50年代，世界各地至少出现了40多种立体定向设备，但是这些设备都没有Leksell产生的影响力大[4]。

尽管Leksell对立体定向技术的关注点主要是机械方面，而且已经相当完美，但是Leksell并不满足于此，他已经开始尝试将超声或射线之类的非机械方法用于立体定向领域。在他的回忆录里，还提到他曾拜访过牛津大学的神经外科前辈Hugh Cairns爵士，爵士不仅对他的神经外科创新感兴趣，还很热心，这给了Leksell很大的鼓励[3]。

1.3 放射外科

1.3.1 犹豫的起步阶段

虽然Leksell和他的团队是放射外科领域的先行者，且具有最广泛的临床影响力，但并非是这一领域唯一的先驱。和立体定向手术一样，各种想法还没有真正落地。另一个重要的Berkeley团队正在发展放射外科基础领域，而且这两支团队之间还有交流。其中有一个重要的细节，1951年，Leksell（图1.1）发表了一篇被引用最多的关于放射外科的论文[5]，论文的题目是《脑部立体定向方法与放射外科》。比Berkeley关于质子束特性的论文早一年发表，在Leksell的这篇论文中，Leksell创造了放射外科（radiosurgry）这个术语，但没有做出具体定义。虽然这篇论文没有具体的科研结果，但却是不同思想互相碰撞的结果，令人印象深刻。由于这篇论文展示了Leksell的创新思想，因而在神经外科和放射物理学领域都受到广泛赞誉，后者的代表人物是Kurt Lidén（1915—1987年），他对放射外科领域的发展有重要影响。

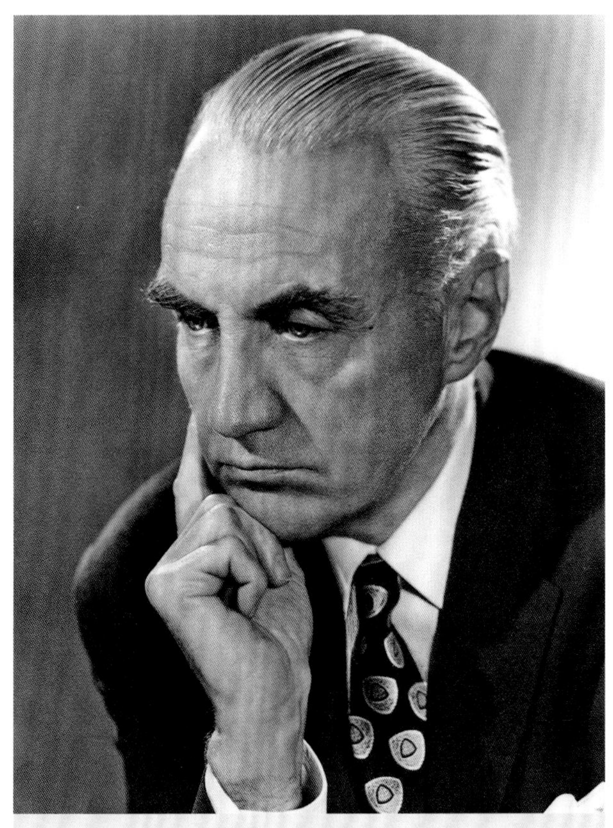

图1.1 神经外科医生Lars Leksell

放射外科第二个发展阶段的标志是X射线的临床应用。1953年Müller使用280 kV工业用X射线治疗了2例三叉神经痛患者，射线束用直径为6 mm或10 mm的隔板准直，但是直到18年后这2例患者的疗效毋庸置疑时结果才公之于众。第1例患者治疗后疼痛逐渐缓解，5个月后疼痛完全消失。第2例患者治疗几天后疼痛就消失了，此后17年再没有发作。2年后，另1例罹患青春期精神分裂症的患者接受了双侧神经传导束X射线毁损术，右侧X线照射剂量约为42.7 Gy，1个月后X射线照射左侧，剂量为42.3 Gy。患者虽然没有被治愈，但是精神状态明显好转。这个病例的结果也被刊登发表，Kurt Lidén是这篇论文的合著者，也是第一位参与放射外科研究的医学物理学家。但是上述两种治疗方法有所区别，在三叉神经痛治疗过程中，是X线放射源围绕患者的头部转动；而在精神分裂症治疗过程中，是患者的头部和整个身体围绕放射源转动。在乌普萨拉地区开始使用回旋加速器之前，所有的X线治疗使用的都是工业X射线。放射外科能够得以发展的一个原因是当时允许纯实验性治疗用于临床，因为当时的人们虽然对权威还有一定的尊重和信任，但是这种尊重和信任正在减弱，一定程度上也是因为Leksell已经成为瑞典神经外科领域值得信赖的人物。

1.3.2 早期研究

质子放射生物学研究标志着放射外科新阶段的到来。瑞典关于质子束的研究开始于乌普萨拉的Gustaf Werner研究所。Gustaf Werner（1859—1948年）来自一个长寿之家，他的两个姐姐分别活到94岁和103岁。他就读于瑞典的哥德堡大学，也曾在德国和法国深造，在那里他获得了对法国葡萄酒的终身热爱，且造诣颇深。他成立了一家公司，专门从事纺织品生意，并积累了可观的财富。1945年，86岁的Gustaf Werner捐赠了200万瑞典克朗，在乌普萨拉建成了一个回旋加速器，以期将其用于生产人造纺织品（Bert Sarby个人通讯）。虽然这项工作最终没有成功，但是Werner知道这台机器在科学和医学研究中将具有重要价值。1949年在诺贝尔奖获得者Theodore Svedberg（1884—1971年）的指导下这个回旋加速器对外开放。1986年，该研究所由Gustaf Werner研究所更名为Svedberg实验室（the Svedberg laboratory，TSL），现在是乌普萨拉大学的一部分。

Werner研究所的记录显示，1954年一名叫作Börje Larsson（1931—1998年）的23岁年轻人曾和Svedberg一起工作，Larsson于1956年开始研究质子束对细胞的影响（来自与现任TSL主任Björn Gålnande的私人通信）。这与Larsson等1958年发表在《自然》杂志上的论文相吻合，论文中写道所报告的工作已经进行了两年多。有趣的是，Leksell是该论文的合著者，尽管他当时供职于距离斯德哥尔摩670 km的隆德。1958年，Leksell被任命为隆德的教授，同时仍担任神经外科的学科带头人，两年后，他返回斯德哥尔摩，担任卡罗林斯卡学院神经外科教授和斯德哥尔摩卡罗林斯卡医院神经外科主任，成为Olivecrona的继任者。在他的回忆录中，Leksell讲述了他在隆德工作时为什么还要申请斯德哥尔摩的职位，原因之一是为了更接近乌普萨拉的研究。Leksell从一开始就亲自参与研究，目的就是确保如何对颅内靶点进行精准定位，为了达到这一目的，他们一开始在山羊的头部进行实验。

虽然Leksell在回忆录中并未提及何时与Larsson开展合作，但是Börje的年轻助手Bert Sarby对此印象清晰，而且写信给作者，讲述两人在合作中的分工情况（Bert Sarby个人通讯）。他写道："Lidén鼓励Svedberg和Börje研究回旋加速器产生的高能质子束的放射生物学效应，这项工作不仅促成了Lidén和Börje的终身友谊，而且他们之间的科学讨论富有成果和创造性。"因为Lidén早期就与Leksell合作，并协助其研究使用工业X射线进行放射外科的临床试验，因此自然也就成为Leksell与Larsson之间的纽带。

这里有必要提及Berkeley研究所的一些细节。Berkeley和乌普萨拉之间显然有联系。Berkeley团队有一位深受大家喜欢的资深物理学家Cornelius Tobias（1918—2000年）（人称Toby）。Börje Larsson在一篇论文末尾的致谢中写道："感谢C.A.Tobias慷慨地分享了在Berkeley应用同步回旋加速器的经验。"这句话表明两人之间曾经有接触。有关Berkeley另一个有趣的细节是，当时Berkeley团队的负责人是Ernest Lawrence（1901—1958年），他发明了回旋加速器，并于1939年获得诺贝尔物理学奖。他的弟弟John是一名医生，他和Harvey Cushing关系密切，后者就人工辐射发表了一些看法。第一条是"这是非常了不起的发现，重要性不亚于巴斯德（Pasteur）和细菌学"。第二条是"你正在从事一项具有开创性的新领域，这将对医学产生巨大的影响。大胆去做吧"[6]。来自Cushing的认可和热情是一个莫大的支持。

Robert Wilson（1914—2000年）首次提出将精细的射线束聚焦辐射用于治疗身体局部病灶，他是师从Ernest Lawrence的物理学家之一[7]。Tobias于1952年发表了有关此方法的基本应用原则[8]。实验表明，杀死小鼠体内肿瘤所需的辐射剂量远大于小鼠的致死剂量，但是通过在辐射野中旋转小鼠，就能使肿瘤接受全剂量照射，而小鼠身体的不同部位只受到一小部分剂量照射，从而避免损伤。这是采用多个较窄的相对低能量射线束，仅在射线束的交叉点累积辐射剂量的一个例子。

1.3.3 乌普萨拉研究

乌普萨拉回旋加速器研究旨在定义对大脑进行放射外科治疗所需的重要参数，研究目的是利用辐射在脑实质中产生损伤。20世纪60年代初科学家进行了一系列实验，以确定需要什么样的辐射参数才能在大脑内产生聚焦性损伤，所用的技术类似于Berkeley使用的射线束交叉技术。Larsson和Leksell发表了一系列论文，概述了窄束的物理特征及其对神经组织的放射生物学效应。研究后期终于证明可以在大脑中产生稳定的损伤，并且在合适的剂量下，产生的损伤灶几年后都不会扩大。自此，治疗性放射外科的放射生物学定义才正式确立。最后一步是在患者身上使用质子束。

然而，乌普萨拉没有立体定向框架，因此只能在斯德哥尔摩进行安装，然后患者再乘坐私家车返回70 km外的乌普萨拉。令人惊讶的是，这种使用私人交通工具的实验性治疗竟然被允许。无论这种治疗在理论上多么正确，由于客观条件所限，该方法都无法常规用于临床；而且回旋加速器非常昂贵，必须对墙壁进行特殊加厚以提供足够的辐射防护，因而当时的条件不适合在医院开展此项治疗。

1.4 伽玛单元

经过上述艰苦的工作，大家认识到需要用新的方法替代回旋加速器。这是从实验室走向临床的必经阶段。因为回旋加速器价格昂贵且难以操作，必须考虑其他辐射源。直线加速器（linear accelerator，LINAC）是一个理想的选择，但当时的机器性能不可靠，产生的射线束变化较大，会影响治疗的精确度。另一种方法是使用同位素源，经过对多种同位素源的考察，最终人们选择了钴-60，因为它相对容易获得并且半衰期（5.27年）比较合适。首先要确定射线束的能量及其横截面积。这些参数必须以类似于回旋加速器中产生的辐射方式进行传递。还需要考虑辐射源与靶区的距离，以及它们在球体表面上的分布。此外，射线束不能穿过眼睛、耳朵或脊髓这些结构。射线束聚焦精度为0.1 mm，半影精度为0.5 mm。物理学家Lidén和Larsson（图1.2）向政府提交的一份报告中包括了所有这些内容，再次证明了他们对放射外科发展的重要贡献[9]。报告中使用了术语“伽玛刀（Gamma Knife）”，他们把最初始的单元称为“伽玛单元（Gamma Unit）”。这份报告也转述了Leksell和他的学生Erik-Olof Backlund的说法，即虽然瑞典政府要求他们提供大量相关资料，但没有提供任何财政支持。在下一阶段的发展中，Leksell的社交圈成为一个巨大的优势。

这一阶段需要特别专业的机械车间，在这方面，Leksell是幸运的。瑞典大型企业集团之一，Axel Johnson集团，主要从事工程和造船业。Bo Ax:son Johnson是这个集团的高级董事，也是集团创始人的曾孙。他非常钦佩Leksell的作品，两人关系非常亲密，Leksell的女儿嫁给了Johnson的儿子。该公司在Motola的车间专门完成高韧钢的精密成型，精确度非常高，可以为25米长的船舶螺旋桨轴提供中央冷却通道。该车间还可以在钢球中钻出高精度的圆柱形隧道，以作为γ射线通道。1967年，第一台伽玛单位装置准备就绪。

1.5 伽玛刀的演变

在莱特（Wright）兄弟完成人类首次载人飞行之后，当时并不可能想象对现代生活非常重要的飞行技术在商业和军事领域的价值。回头来看，伽玛刀放射外科（Gamma Knife radiosurgery，

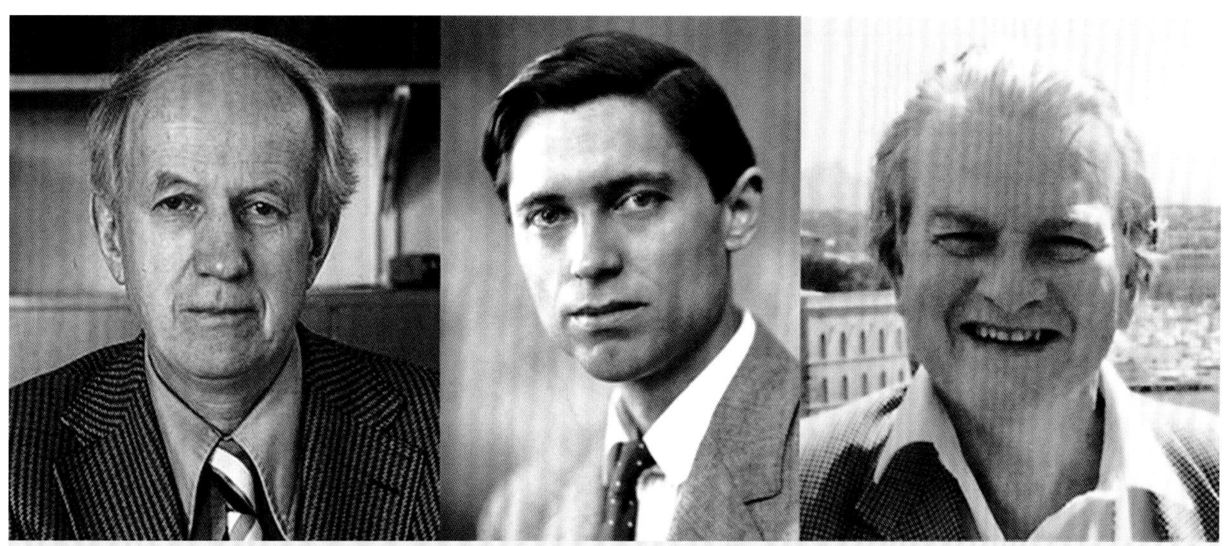

图1.2 物理学家，从左至右分别是 Kurt Lidén、Theodore Svedberg、Börje Larsson

GKRS）也是如此。1967年伽玛刀首次被用于临床治疗，这是一位颅咽管瘤患者，而且治疗是在工厂车间完成的，此后，伽玛刀才被安装在斯德哥尔摩的Sophiahemmet私立医院。这个私人机构的运营具有一定的自主性，较少受到官方干预，这让Leksell有机会开始使用他的新机器。

1.5.1 伽玛刀研发设计

第一台伽玛单元被设计用于功能性疾病。射线通过多个槽状通道和狭缝状准直器照射到焦点，这种方式适合用于丘脑毁损术所需的毁损灶，如图1.3所示。此外，由于功能性病变主要位于头部的中线附近，因此对头盔的内部空间大小要求不高。但是，随着左旋多巴的临床应用，接受丘脑毁损术治疗的帕金森病患者越来越少，因此，伽玛刀开始越来越多地用于当代成像技术上有可见病灶且能够定位的疾病，如血管造影术显示的动静脉畸形（arteriovenous malformation，AVM）。由于这些疾病可以出现在脑内任何地方，因此头盔内的空间就变得更重要了。为此，第二代伽玛单元的头盔内部空间更大，并配备有圆形横截面准直器，这样就能根据病灶的具体形态产生相应三维形态的辐射野。这种模式被称为“U”型模式，早期美国引入的就是这种模式的伽玛刀。“U”型与后续的“B”型和“C”型之间的差异见图1.4。如图所示，头盔最大的空间是在嘴处，

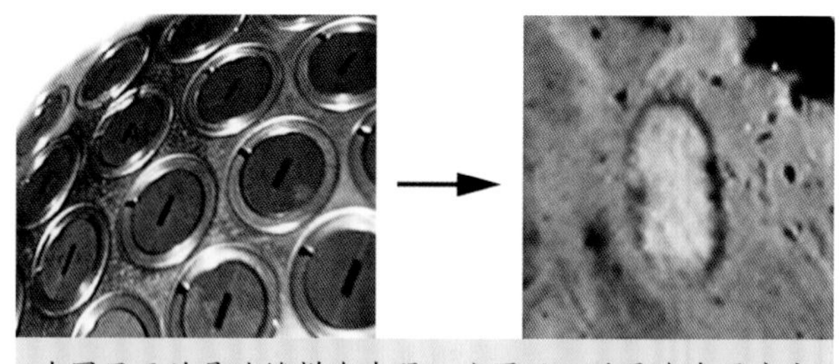

左图显示的是狭缝样准直器；右图显示的是准直器产生的圆盘状毁损灶。

图1.3 最早的伽玛单元头盔准直器

对于大多数病例来说已经足够，但是随着脑转移瘤治疗变得普遍，这种设计就无法满足治疗的需要。因为这些病灶有可能分散在整个脑区，通常是多发的，与其他放射治疗的靶区不同。

另一个问题就是，剂量计划由多个等中心组成，放射线要在计划的时间内通过适当的准直器引导。由于可能涉及多个这样的等中心，因此治疗计划非常复杂，需要手动更换头盔，这种操作比较烦琐，势必会增加治疗时长。而且在一些剂量计划中，为了优化处方剂量形状或减少对正常脑区的损伤，需要阻挡或“阻塞”多达100个准直器。为了克服这些困难，人们又设计出新一代伽玛刀设备，被称为Perfexion型伽玛刀。

1.5.2 Perfexion型伽玛刀

这型引人注目的机器是物理学家Per Nylund的心血结晶，他受雇于Elekta多年，设计的这种机器

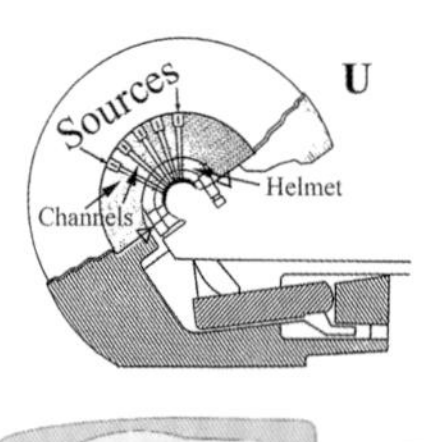

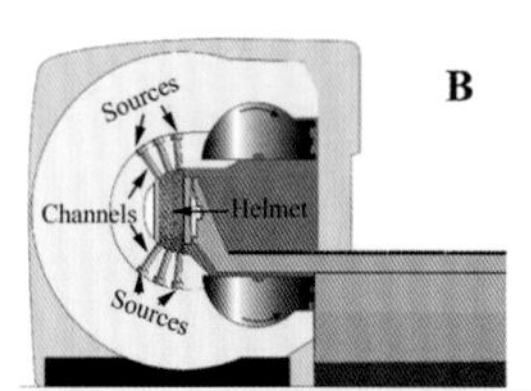

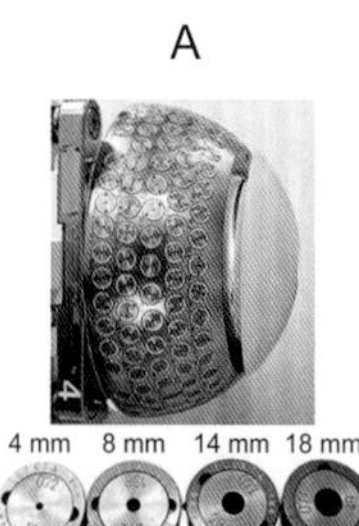

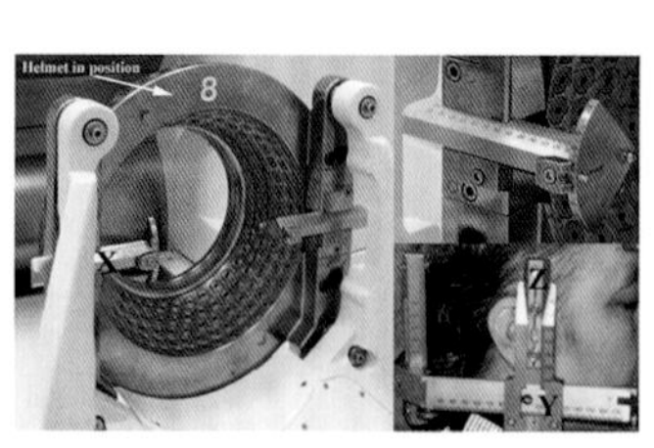

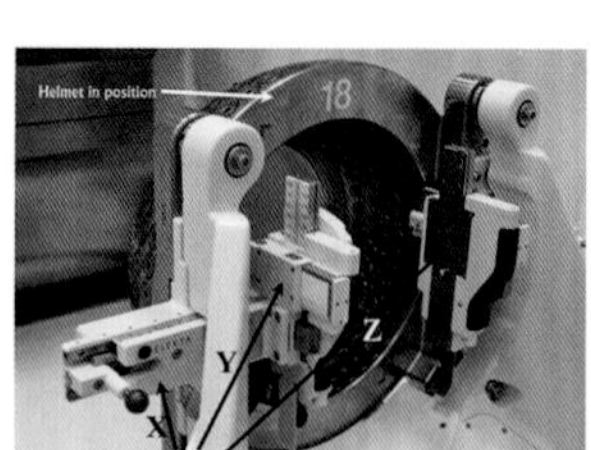

“U”型比早期的机器空间更大，但缺点是患者需要平躺着进入机器，然后头部上抬才能进入头盔。“B”型具有简易推板以避免额外的电机，患者头部进入头盔内部时无须改变头部位置。A.四种不同尺寸的准直器头盔。B.头盔就位。头盔的每个附件都有一个毫米刻度。上面的X、Y、Z和Leksell框架上的坐标系轴刻度一一对应。通过这些附件将患者头部固定，能够确保靶区的正确位置。C.这是“C”型，其中附件的操作由手动改为计算机控制下的电动移动。这种自动定位系统比人眼定位更精确，也更省时。

图1.4 初始“U”型与后续“B”型之间的差异

为用户和患者带来了巨大福音。在这种新机器中，辐射源被安装在圆锥体而不是球体表面上。锥体足够大，可以使射线轻松照射到头部的任何位置。如图1.5所示，放射源沿锥体上下滑动，以便它们可以放置在三个可用通道中的任意一个通道上。放射源也可以放置在通道之间，以便有效地阻挡相关射线束。这种设计在无须更换头盔的情况下，就能够在一次治疗中完成对所有靶区的治疗，因而治疗时长显著缩短。这对于治疗分散在脑内不同位置的多发转移病灶特别有利，可以说Perfexion型伽玛刀是伽玛刀发展史中的一个分水岭。

1.6 伽玛刀的成像

随着影像技术的发展，陪伴我们多年的模拟成像技术将逐渐被淘汰。那么这些在引入CT和MR图像之前的成像技术是如何工作的呢？如图1.6所示，这些图像缺乏现代数字图像的精确度和清晰度。此外，X射线源和被成像物体之间的距离近也会直接影响物体的放大程度。早先是用带有毫米刻度的标尺边框显示物体的尺寸，离X射线相机较近的尺子显得比离X射线相机较远的尺子大，然后根据两把标尺之间的尺寸差异进行计算，以决定靶区的放大倍率。另一方面，像AVM这类病变，虽然无法辨别精确的解剖结构，也受到放大倍率问题的困扰，但仍然比较容易明确病变范围。因此当时的伽玛刀能治疗的是那些可以通过血管造影或气脑造影显像的病灶，如前庭神经鞘瘤、AVM、少数动脉瘤，垂体窝附近的病变及功能性疾病的靶点，可以借助机械性立体定向

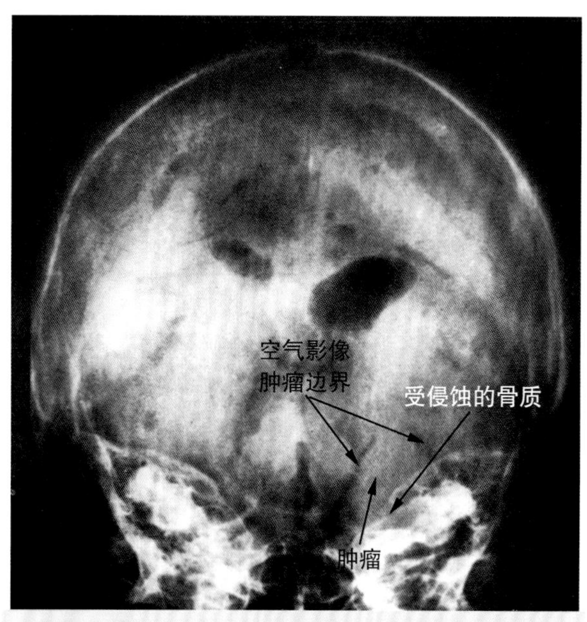

图1.6 前庭神经鞘瘤，气脑造影前后位X线片

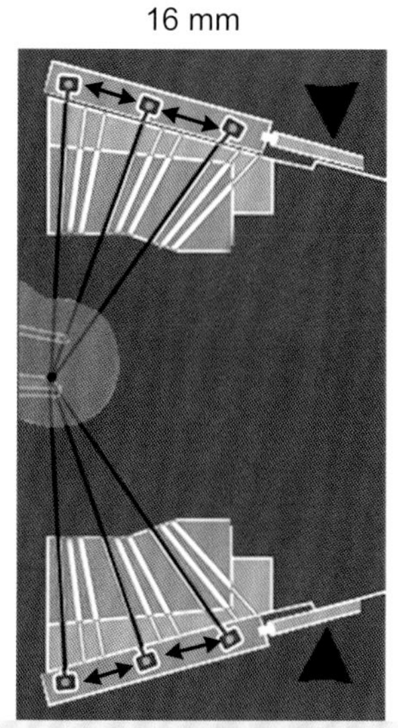

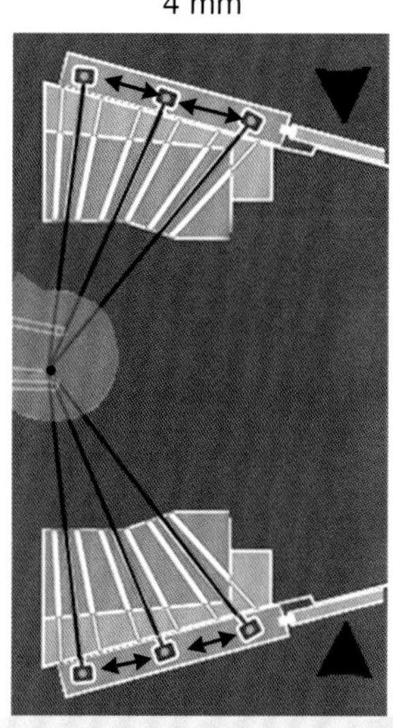

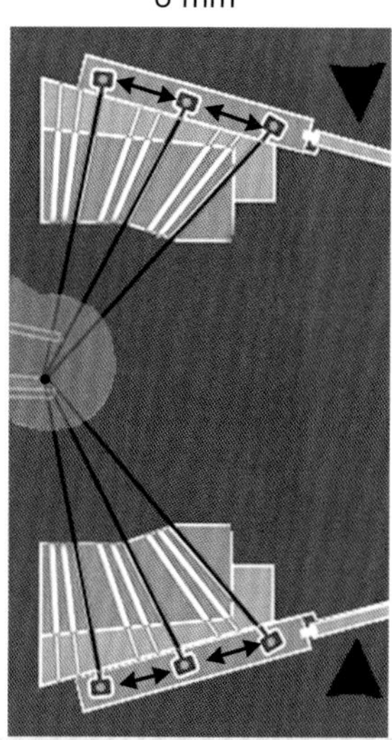

黑色直线表示相互交汇的γ射线。它们穿过的白色管道位于钨准直器的锥形部分。双头黑色箭头表示嵌入扇区中的放射源。黑色箭头表示电动杆可以沿着钨锥形截面的表面滑动扇区，根据需要选择是否位于准直器通道。圆锥截面周围有八个扇区，每个扇区都可以选择通过三个可用准直器中的任何一个进行照射，或者位于准直器之间被遮挡。左、中、右图前准直器的位置分别为16 mm、4 mm、8 mm。

图1.5 Perfexion型伽玛刀纵向截面示意

装置进行定位。随着数字成像技术的发展，其对伽玛刀的临床应用的促进作用至关重要。

1.7 伽玛刀治疗计划

伽玛刀治疗要考虑的最后一个要素是治疗计划。与现代GammaPlan的优雅形成鲜明对比的是，早期的治疗计划需要专业的物理学家参与，而且只能通过纸笔进行计算。随着“B”型伽玛刀的发明，才出现第一个治疗计划系统，称为KULA，瑞典语中是“球体”的意思，反映了原始伽玛单元的形状。但是这个系统使用起来非常麻烦，也很耗时，以至于可以照射的靶点数目只能限制在12个以下。系统无法将影像导入到软件中，剂量计划只能被打印出来后叠加在硬拷贝图像上，而且没有办法绘制靶区，也没有任何办法计算高危组织结构中的剂量。虽然一位物理学先驱曾向作者保证，KULA是最准确的剂量计划软件，但遗憾的是，在实际应用中并没有体现出这种高质量。接下来的GammaPlan与KULA截然不同。其中一个重要原因是从20世纪60年代末至90年代初，计算机变得更加强大。1993年推出的GammaPlan能够将图像直接导入软件。立体定向的定位方法仍由固定在Leksell框架上的基准点确定。数字减影技术的引入也使得血管造影图像能够导入系统中，甚至必要时可以导入PET图像。后来，导入非立体定向图像也成为可能，并通过协同配准将它们与以前的立体定向图像相关联，从而能更好地判断体积的改变情况。最后，该系统还计划引入一个经过改进的逆向剂量计划模块，该模块似乎优于人工直接计算剂量计划，使得该系统的性能有望进一步得到改善[10]。

1.8 脑转移瘤的伽玛刀治疗

在早期，Leksell禁止将伽玛刀用于恶性肿瘤的治疗。因为从1967年到1974年，在CT引入之前，这类病变无法用影像显示。Leksell担心像脑转移瘤这样的疾病，患者固有的生存期很短，而伽玛刀治疗目的是延长患者生存期，因此治疗此类患者有可能会影像伽玛刀的声誉。然而，受多种因素影响，伽玛刀治疗脑转移瘤势在必行。首先，它们是最常见的颅内肿瘤。其次，放射肿瘤学家已成为放射外科团队的一个组成部分，对他们来说，脑转移瘤是一个熟悉的适应证。如今，脑转移瘤已成为伽玛刀最常见的适应证，许多研究旨在确定最佳治疗剂量、体积和时机。因此，伽玛刀和最新版本的ICON型伽玛刀增加了分割治疗的手段，使得分割治疗成为可能。目前正在对分割治疗进行评估，其作用有待确定。

1.9 伽玛刀治疗的普及

到目前为止，我们已经从科学研究和技术因素的角度探讨了伽玛刀作为一种新治疗方法的可靠性。但是，作为一种新的治疗方法，伽玛刀也要做好被医学界既定保守主义质疑的准备。放射外科治疗被接受成为正统的神经外科领域的一部分，需要一定的时间。任何新方法的普及都会涉及很多因素，包括同行保守正统观念的影响、患者对新方法的接受程度、潜在的风险、从业者合理的薪酬等。在这方面，伽玛刀经历的过程与任何其他新方法没有什么不同。它的成功得益于支持者的努力，尽管一开始人数较少，但是好在最初没有被各种各样的反对声吓倒。

在最初的15年里，只有斯德哥尔摩开展伽玛刀手术。那段时间里，在瑞典和丹麦经常听到传言，说伽玛刀治疗会导致前庭神经鞘瘤的手术难度明显加大，但是这些医生并没有确切的证据证实手术难度的增大会导致预后效果差。随后，开始出现有关伽玛刀研究的专业报道，如AVM、前庭神经鞘瘤这些外科切除难度较大的疾病，使用伽玛刀治疗反而比较简单。而且并不是所有人都反对伽玛刀。最令人兴奋的是，就连神经外科著名教授Yasargil都把患者介绍到Bergen接受伽玛刀治疗，那时候Bergen的伽玛刀尚未安装运行。这是1例鞍旁残余脑膜瘤患者，此前还没有伽玛刀治疗此类疾病的报道。慢慢地，神经外科界对伽玛刀的质疑声越来越少，批评之声仅存在于个别人，不再有公开的批评报道。今天，反对伽玛刀的声音主要来自放射肿瘤学家，他们基于传统的观点，认为不做分割的放射治疗方法不对，虽然已经有大量文献证实他们的观点有问题。

从前述内容可以看出，说服人们接受伽玛刀治疗并非一蹴而就。今天其之所以能成为一种标准的治疗方法，和早期伽玛刀用户的努力密不可分。在此要强调的是，虽然很多人为伽玛刀的成功做出了贡献，但是由于篇幅所限，无法逐一提及，我们在此只介绍两位代表性人物。第一位是Dade Lunsford，他从1987年开始在匹兹堡大学负责伽玛刀的临床应用。从1987年开始，他连续几年不停地和美国各个部门进行谈判，以获得伽玛刀的使用许可证。谈判期间，他那里还只有“U”型伽玛刀，因此他获得的是这个型号的许可证。当终于可以在匹兹堡安装伽玛刀时，瑞典斯德哥尔摩已经安装了新一代“B”型伽玛刀。为此，Dade Lunsford需要和美国政府进行新一轮谈判，才能安装“B”型伽玛刀。在购买到这台机器后，Dade Lunsford的团队撰写了关于治疗过程各个方面的系列论文，提供了宝贵的服务。他们的治疗经验和发表的所有论文，对学习放射外科的人有巨大的价值。虽然无法证明，但肯定因为他们诚实地报告并发症，对持怀疑态度的同行产生了巨大影响。多年来，Dade Lunsford和他的员工一共培训了2500多名学员。这是一个真正值得纪念的贡献。

第二位在传播伽玛刀方面发挥重要作用的人是Dan Leksell，他是Lars Leksell的次子。Dan原本是一名合格的耳鼻喉科医生，但在1989年他停止了执业，并成立了Leksell伽玛刀协会，一直主持协会到2020年。他坚持认为，虽然该协会接受伽玛刀制造商Elekta的财政支持，但该公司不应该插手影响协会所关心的专业性事务。该协会的其中一项活动是两年一度的伽玛刀协会会议，在会议上，伽玛刀用户有机会聚在一起相互教授，并在舒适的，有时有些豪奢的环境下分享问题。Dan从事这一角色很有优势。他思维敏捷，这一点很像他父亲。此外他还有讨人喜欢的天赋，因此他很容易就能说服世界各地的人们相信伽玛刀治疗的价值。最后一个细节是Elekta为伽玛刀新用户提供的一项重要活动，即每安装一台新设备，Elekta就会为前几位患者安排一名经验丰富的伽玛刀临床医生和一名物理学家。这款服务很有特色，也许反映了该公司是由临床医生所创立的态度。

在斯德哥尔摩之后，接下来的两台伽玛刀分别安装在英国的谢菲尔德和阿根廷的布宜诺斯艾利斯，购买这两台机器的人都是Leksell的学生，他们是谢菲尔德的David Forster和布宜诺斯艾利斯的Hernan Bunge，他们为了在各自国家获得伽玛刀许可证也是颇费周折。他们还扩大了伽玛刀治疗AVM的适应证，出版的著作对于伽玛刀在世界各国的普及也发挥了重要作用。目前拥有伽玛刀数量最多的是美国（115台），其次是日本（45台）。与其他地方一样，在日本开展这项技术也需要政府的同意，也必须要有一个关键人物，这个人就是Kintomo Takakura，在他的努力下，1989年11月1日，他获准进口“B”型伽玛刀[11]。在1990年之前，同意开展伽玛刀治疗的国家包括瑞典、英国、阿根廷、美国、挪威和日本。随后这一势头发展迅猛，目前共有56个国家安装了327台伽玛刀。

在伽玛刀的早期发展阶段，还有两位年轻人为放射外科治疗的地位和传播做出了特殊贡献。第一位是物理学家Ian Paddick，他是唯一一位担任国际立体定向放射外科学会主席的物理学家，该组织负责协调有关放射外科各方面的问题，无论涉及技术问题还是医学问题。Ian目前从事一项重要研究，即探讨辐射与活体组织之间的相互作用。此外，他还负责优化定量治疗参数，这项工作有助于优化剂量计划，使不同患者、不同中心之间的治疗方案更加一致。以他名字命名的Paddick适形性指数用于评估辐射处方与靶区形状相匹配的程度，现在被普遍采用，这是一个不小的成就。他还参与设计了梯度指数，该指数用于表示靶区外辐射剂量下降的陡峭程度。此外，他在伽玛刀逆向剂量计划的发展中也发挥了重要作用。

对伽玛刀事业发展起推动作用的另一位年轻人是来自马赛的Jean Régis，他的主要贡献来自功能神经外科领域。他在不同类型的震颤、三叉神经痛和癫痫等方面的工作非常出色，并为同行提供了伽玛刀治疗这些疾病的参考标准。他还是独特团队的成员，这个团队的独特之处在于他们之间不存在竞争关系，只是在前庭神经鞘瘤的治疗中相互联合和协助对方。尤其是对新一代Perfexion型伽玛刀早期的临床评估大部分都是在Jean的监督下由其所在科室进行的。此外，他的团队还就关于放射外科的各个方面发表了大量文章。

1.10 未来方向

放射外科在20世纪60年代后期的斯德哥尔摩起步时小心翼翼，也充满犹豫，但是现在已经在全球范围普及成为一种标准的治疗方法。这种技术的诱人之处在于其能够通过聚焦使正常组织免受辐射损伤，因此几乎可以应用于身体的任何部位。使用检索词“放射外科”在PubMed进行检索，相关的文章超过2万篇，其中约5000篇与伽玛刀有关。伽玛刀操作简单，适形性好，因此便于推广，大量患者从中受益。迄今为止，全球接受伽玛刀治疗的患者已经超过130万。但是，“放射外科”一词所涵盖的含义比较广泛，有可能会使人们忽略其发明和设计的初衷。

Leksell伽玛刀本质上仍然是一种神经外科仪器，其基本功能是提高疗效，延长患者生命。因为伽玛刀采用的是单程治疗，所以发展态势良好，适应证不断扩大。当然不可否认，其他采用分割放射治疗的方法也能控制疾病的发展，但是伽玛刀领域的专家不会故步自封，他们会继续探索新的伽玛刀治疗方法。就在本书撰写期间，又出现了两种潜在的发展方向。首先是逆向剂量计划的改进和扩展应用，只需要把确定的靶区和感兴趣区输入软件即可，而且优于专家设计的剂量计划[10]。另一个热点是剂量率对辐射生物效应的影响。这一点之前并没有引起人们应有的重视，但是影响其生物学效应的决定因素并不是辐射源的衰变速率，而是放射线被组织吸收的持续时间。在辐射剂量一定的情况下，传递时间越长，辐射产生的生物学效应就越小。处方剂量的形状越接近靶区的形状，就越有可能包含更多的小的等中心，这将增加辐射传递所需的时间。因此，这种高度的准确性反而会减弱射线的生物学效应，这就是临床上经常会发现一些患者使用伽玛刀治疗效果不佳的原因，但是我们总是习惯归结于患者对射线的敏感性存在个体差异。然而，通过对剂量率效应进行重新评估后，发现其可能与一些未知的差异性辐射效应有关。

因此，伽玛刀治疗研究正在进入一个新的发展阶段，即关于逆向剂量计划的效果和对生物效应剂量的研究，这些研究将有望进一步提升伽玛刀的临床治疗效果。

参考文献

（遵从原版图书著录格式）

1. Chang H. Who Cares about the History of Science. Notes Rec. 2017;71:91–107.
2. Hartley LP. The Go-Between. London: Hamish Hamilton; 1953.
3. Leksell L. Hjärnfragment. Stockholm: PA Norstedt & Söners Förlag; 1982.
4. Gildenberg PL. The History of Stereotactic and Functional Neurosurgery. In: Gildenberg PL, Tasker RR, editors. Stereotactic and Functional Neurosurgery. New York: McGraw Hill; 1996. p. 5–19.
5. Leksell L. The Stereotaxic Method and Radiosurgery of the Brain. Acta Chir Scand. 1951;102(4):316–9.
6. Lawrence JH. John H. Lawrence: An Interview. In: Hughe SS, editor. Berkeley: Bancroft Library, University of California; 1979–1980.
7. Wilson RR. Radiological Use of Fast Protons. Radiology. 1946;47(5):487–91.
8. Tobias JS, Anger HO, Lawrence JH. Radiological Use of High Energy Deuterons and Alpha Particles. Am J Roentgen Rad Ther and Nuclear Medicine. 1952;67(1):1–27.
9. Larsson B, Lidén K. Appartur för cerebral strålkirurgi med gammastrålning från kobalt. Stockholm; 1963.
10. Paddick I, Grishchuk D, Dimitriadis A. Intuitive Plan Inverse Planning Performance Evaluation for Gamma Knife Radiosurgery of AVMs. J Appl Clin Med Phys. 2020;21(9):90–5.
11. Otto S. History and Present Status of Gamma Knife Radiosurgery in Japan. Prog Neurol Surg. 2009; 22:1–10.

（程岗 张剑宁 译）

2 直线加速器历史和质子放射外科

Henry Ruiz-Garcia
放射肿瘤科
神经外科
梅奥诊所
佛罗里达州 杰克逊维尔

Jason P. Sheehan
神经外科
弗吉尼亚大学
弗吉尼亚州 夏洛茨维尔

Steve Herchko
放射肿瘤科
神经外科
梅奥诊所
佛罗里达州 杰克逊维尔

Daniel M. Trifiletti
放射肿瘤科
神经外科
梅奥诊所
佛罗里达州 杰克逊维尔

2.1 引言

立体定向放射外科的官方历史始于瑞典神经外科医生Lars Leksell和他发表于1951年的开创性论文《大脑的立体定位方法和放射外科》[1-2]。在文中，Leksell第一次创造出“放射外科（radiosurgery）”这个术语来代表他使用立体定向引导外放射治疗的想法。因此，他被认为是“放射外科之父”。

他的影响力因伽玛刀放射外科的发明而得到扩大。与伽玛刀放射外科类似，直线加速器（linear accelerator，LINAC）和质子放射外科治疗依赖于立体定向原理。然而，虽然伽玛刀放射外科基于来自钴-60原子核的γ射线辐射（核衰变期间产生的高能光子束）的治疗应用，但直线加速器和质子放射外科基于粒子科学加速器和由此产生的能量在组织中的沉积。直线加速器放射外科需要加速电子（带负电和低质量粒子），以便随后产生治疗性X射线（激发光子）；而质子放射外科需要有效加速质子（带正电和更高质量的粒子）以授予它们治疗特性[2]。

直线加速器和质子放射外科并不是伽玛刀放射外科演变的结果，而是作为平行现象出现的，并在第二次世界大战（1939—1945年）期间粒子物理学的发展和技术进步中找到了它们的根源。

2.2 共享的里程碑：立体定向和图像引导

目前所有的放射外科平台（基于钴或加速器或其他）都包括一个立体定向系统作为其主要组件之一。立体定向系统使用三维坐标来帮助定位最终将接受高精度治疗辐射的靶区。这些系统在历史上既是孤立的，又是相互关联的。最初，人们致力于帮助传统外科手术，但在1951年，Leksell将立体定向框架装置的应用与放射治疗结合起来[3]。后来，X射线、计算机断层扫描（computed tomography，CT）和磁共振成像（magnetic resonance imaging，MRI）被纳入图像引导，以帮助颅内目标定位。

使用外部设备进行大脑定位的最初发展可以追溯到Paul Broca，正如他在1868年所描述的那样[4]，他研发出一些立体照相仪器来研究大脑回和颅骨标志之间的关系。1889年，俄罗斯解剖学教授Dmitry N. Zernov组装了他自己的导航设备，称为脑测定仪，用于人脑的解剖研究和操作[5]。尽管Zernov成功地为1例患者做了手术，但这并不被认为是真正的立体定向手术，因为脑测定仪不是基于笛卡尔坐标系[6]。

第一台立体定向装置的研制标志着立体定向现代时代的开始。著名的英国神经外科医生Victor Horsley和Robert Henry Clarke是最早设想开发以猴子小脑核团为靶点的笛卡尔三维坐标系统的人（发表于1908年）[7]。仅仅十年后，Aubrey T. Mussen将该设备重新设计，以适应人类应用。Mussen在1905年至1908年间与Horsley和Clarke合作，并购买了他们两台设备，然后在1918年重新设计了原始模型[6]。尽管预料到他的设备将在人类手术中发挥作用，但直到1947年，天普大学的神经学家Ernst A. Spiegel和他的学生、神经外科医生Henry T. Wycis才对人体进行了第一次手术。X线片和术中气脑造影的出现使外科医生能够识别颅内标志物，如室间孔、前连合和钙化的松果体，并将其与立体定向框架联系起来（图2.1），随后通过热凝而不是额叶切除术进行内侧丘脑毁损术，以减少神经精神疾病患者的情绪反应[8-9]。

Lars Leksell在1949年描述了一种新颖而简单的以靶区为中心的立体定向框架[3]，它随后被作为立体定向放射外科开拓性想法[1]的一个关键元素来实施。后来，影像技术的巨大进步被用来进一步提高立体定向放射外科的准确性。Leksell分别于1974年和1980年在Karolinska医院利用CT和MRI的发展促进了立体定向对这两种技术的适应[10-11]。

2.3 直线加速器放射外科的历史

直线加速器放射外科平台以X射线的形式提供高能光子。为了产生这些治疗用的X射线，直线加速器加速电子，用高动能启动它们，并聚焦它们与一个由高原子质量材料（如钨）构成的特定靶体碰撞。在这种碰撞过程中，由于一些加速电子与靶原子附近的高原子质量原子核相互作用，产生了一种称为韧致辐射（bremsstrahlung）的现

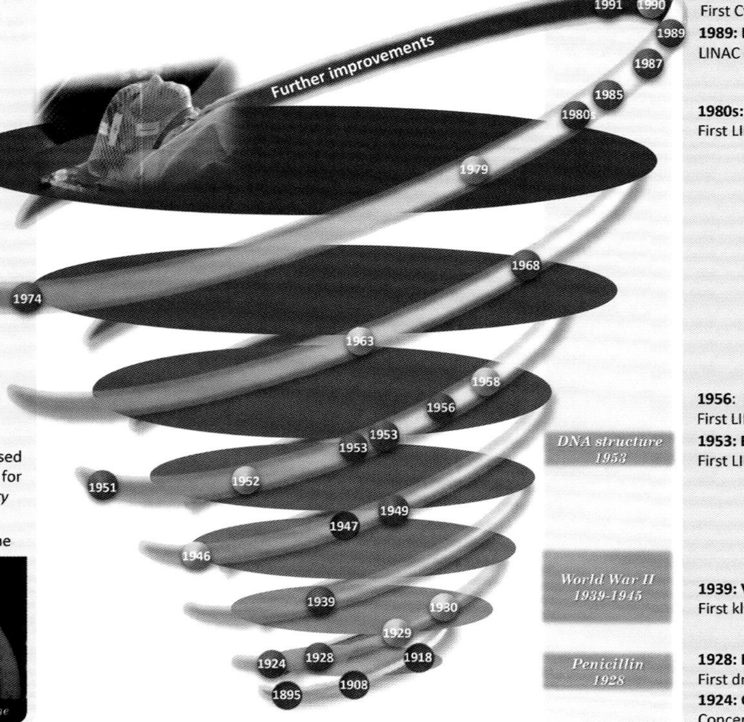
Gamma Knife
1987: Dade Lunsford
First GK unit in US
1985: Lars Leksell
Introduction of MRI to GK
1974: Lars Leksell
Introduction of CT to GK
1970: Steiner
First GK in a AVM
1968: Lars Leksell
First Gamma Knife (GK) procedures (using Co-60 as source of energy)
1953: Lars Leksell
First Stereotactic Radiosurgery procedures (using orthovoltage X-rays)
1951: Lars Leksell
Published his seminal paper where he discoursed about a novel procedure for which he coined for the first time the term Stereotactic Radiosurgery
1949: Lars Leksell
Designed a novel center of arc stereotactic frame
Lars Leksell and his target centered arc stereotactic frame
Further improvements
1991
1990
1989
1987
1985
1980
1979
1974
1970
1968
1963
1958
1956
1953
1953
1952
1951
1949
1947
1946
1939
1930
1929
1928
1924
1918
1908
1895
DNA structure 1953
World War II 1939-1945
Penicillin 1928
LINAC
1991: Adler
First CyberKnife unit
1989: Lutz & Winston
LINAC dosimetry
1980s: Colombo & Betti
First LINAC-based SRS procedures
1956: US
First LINAC-based Radiotherapy
1953: England
First LINAC-based Radiotherapy procedure
1939: Varian brothers
First klystron invention
1928: Rolf Wideröe
First drift-tube for heavy ions linear acceleration
1924: Gustav Ising
Concept of a linear accelerator
Proton Therapy
1990: Loma Linda Medical Center
First hospital-based facility for Proton Therapy
1979: R. Kejllberg
Dose-effect curves concept
1963: R. Kejllberg
Bragg peak Proton Therapy for pituitary adenomas
1958: Lars Leksell
Upsala Cyclotron for first Proton Therapy
1952: Lawrence Berkeley Lab
First-in-human Cross-firing Proton Therapy
1946: Ernest Lawrence
184-inch Synchrocyclotron completion
1946: Robert Wilson
Proton therapy and Bragg peak concepts
1930: Stanley Livingston/Ernest Lawrence
First useful cyclotron
1929: Ernest Lawrence
Concept of magnetic resonance accelerator
184-inch Synchrocyclotron (4/28/1946): converted from the calutron used in the Manhattan Project during World War II
Common Milestones
1895: Wilhelm Roentgen
X-rays Discovery
First X-rays were taken on Roentgen's wife hand
1908
Victor Horsley
(British Neurosurgery Father)
Robert Henry Clarke
First Stereotactic Frame
(for animals)
1918:Aubrey T. Mussen
First stereotactic frame adapted for humans
1947
Ernst A. Spiegel
(Neurologist) &
Henry T. Wycis
(Neurosurgeon)
Performed the first stereotactic neurosurgeries in humans at Temple University - Philadelphia
Henry Ruiz-Garcia

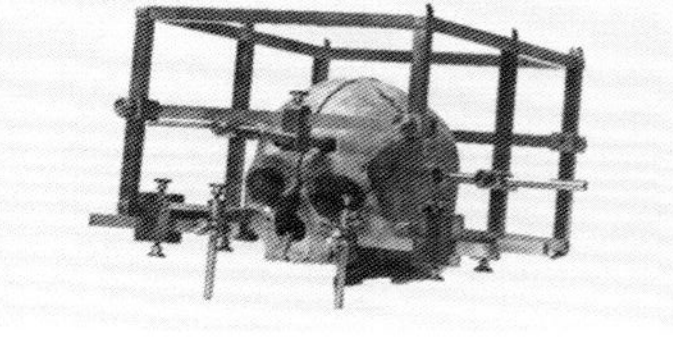

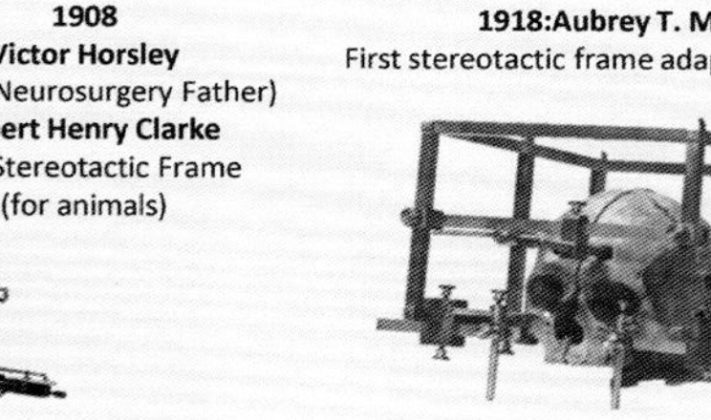

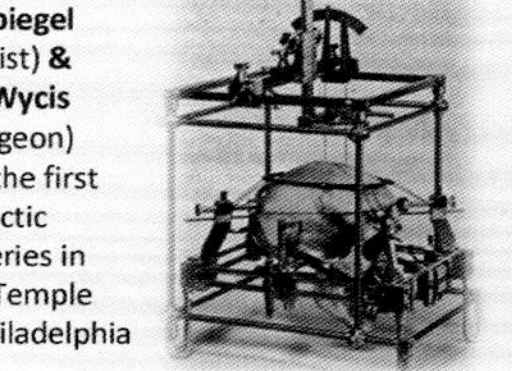

图2.1　直线加速器和质子放射外科的演变

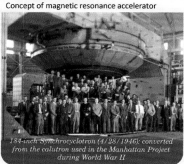

（经Springer许可转载/改编，神经肿瘤学杂志。立体定向放射外科在神经外科实践中的演变（参考文献2）；Trifiletti等®2021）

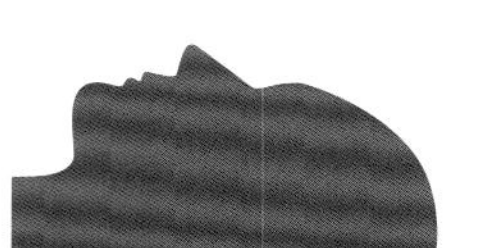

象。相互作用会使它们减速，之前获得的动能将会丢失，并转化为高能光子（X射线）。

总的来说，直线加速器放射治疗的最初发展是与沿路径的加速电子技术发展并行的；然而，这项技术的存在比临床应用早了几十年。直线粒子加速器是与圆加速器（如重粒子回旋加速器和电子加速器[12]）一起发展起来的。

2.3.1 直线加速器开发和漂移管的基本原理

最初，瑞典物理学家Gustav Ising在1924年提出了使用交变电场的直线加速器的概念[13]，但物理学家Rolf Wideröe在其发表的题为《关于产生更高电压的新原理》的手稿中报道了第一台机器的创造，从而实现了这一概念[14]。该装置将是漂移管线性加速器的原型。如图2.2A所示，漂移管是由间距的共线形金属管交替连接到振荡电压发生器的两端制成的。在这个原型中，由于电位差，粒子每次穿过两个管之间的间隙时就会获得能量（加速度），但在穿过管内部时就不会，因为每个管内部的电磁场都是恒定的。重要的是，振荡电压发生器可以通过选择正确的频率来确保粒子在每个间隙中以相同的方向加速，而频率必须是恒定的。这种设计与驻波系统是一致的，在驻波系统中，电场在前半个周期是向前的，下半个周期是向后的，因此只有当电场处于向前的周期时，粒子才会穿过间隙，当电场指向后时，粒子被漂移管屏蔽。重要的是，由于每个后续管接收的粒子速度更高，漂移管每次都需要更长时间。因此，在这些直线加速器的初始原型中，只有重离子或质子被加速。较轻的粒子（如电子）质量小，这导致快速加速度和相对论速度需要非常大的漂移管，这使得使用这种类型的线性加速器加速电子是不切实际的。

尽管对Wideröe加速器的原理进行了一些修改，如Alvarez等（图2.2B）[15-16]介绍的那样，但直到开发出一种产生高频微波功率的方法，直线加速器才能够加速电子。

2.3.2 第二次世界大战：第一批速调管和高频微波

第二次世界大战（1939—1945年）促进了用于雷达应用的高功率高频微波源的发展，如美国的速调管（USA，1939）和英国的磁控管（UK，1941）。瓦里安兄弟发明的速调管发生在这个时间轴的早些时候，因此速调管被认为是现代直线加速器的第一个原型，因为它使产生兆电子伏（MeV）X射线成为可能。速调管背后的基本原理被称为速度调制。1935年，德国的Oskar和Agnessa Heil首次描述了这一原理；他的想法和发明后来被德国在战争中使用。然而，大约在同一时间，来自斯坦福大学的物理学教授William Hansen博士发明了“微波腔”或“空腔共振器”（速调管的一个基本组件）作为一种产生高压电子的方法。Hansen还提出了可以利用速调管作为电路元件的理论。

瓦里安兄弟以研究助理的身份加入了Hansen博士的实验室，Rusell Varian是一名物理学家，此前在通信技术领域工作，Sigurd Varian是一名商业飞行员，他关注飞机安全，对使用高频发射机实现“盲降”着陆感兴趣。Rusell Varian想用Hansen空腔共振器的重入版本来调制电子速度并将它们聚集起来，从而重塑了速度调制原理，而没有受到Heil等的明显影响。通过这样做，瓦里安兄弟创建了双腔速调管的初始模型，这是现代直线加速器的第一个原型。

速调管是基于Alvarez等之前介绍的一些原理[15-16]。他们使用低功率微波产生交变电磁场来调节电子速度。这种调制利用进入腔的“时间”和当时的“场强度”之间的关系，将电子束转化为第一腔中的电子束，即束腔。当遇到由它们自己产生的相反电场时，每个电子束在捕集腔中减速。在这个过程中，电子束失去动能，转移到电磁场中，产生更强大的微波（更高的频率）。这些被放大的微波离开速调管，然后被用于加速直线加速器的另一个组件中的电子，称为加速波导。1939年，Hansen和瓦里安兄弟为速调管申请了专利，然后进行了许多改进，包括增加更多的腔以提高效率。另一个重要的高频微波来源是磁控管，由John Randal和Henry A. Boot于1941年第二次世界大战期间在英国发明。英国和美国的合作使得速调管和磁控管都可在美国制造。在战时，

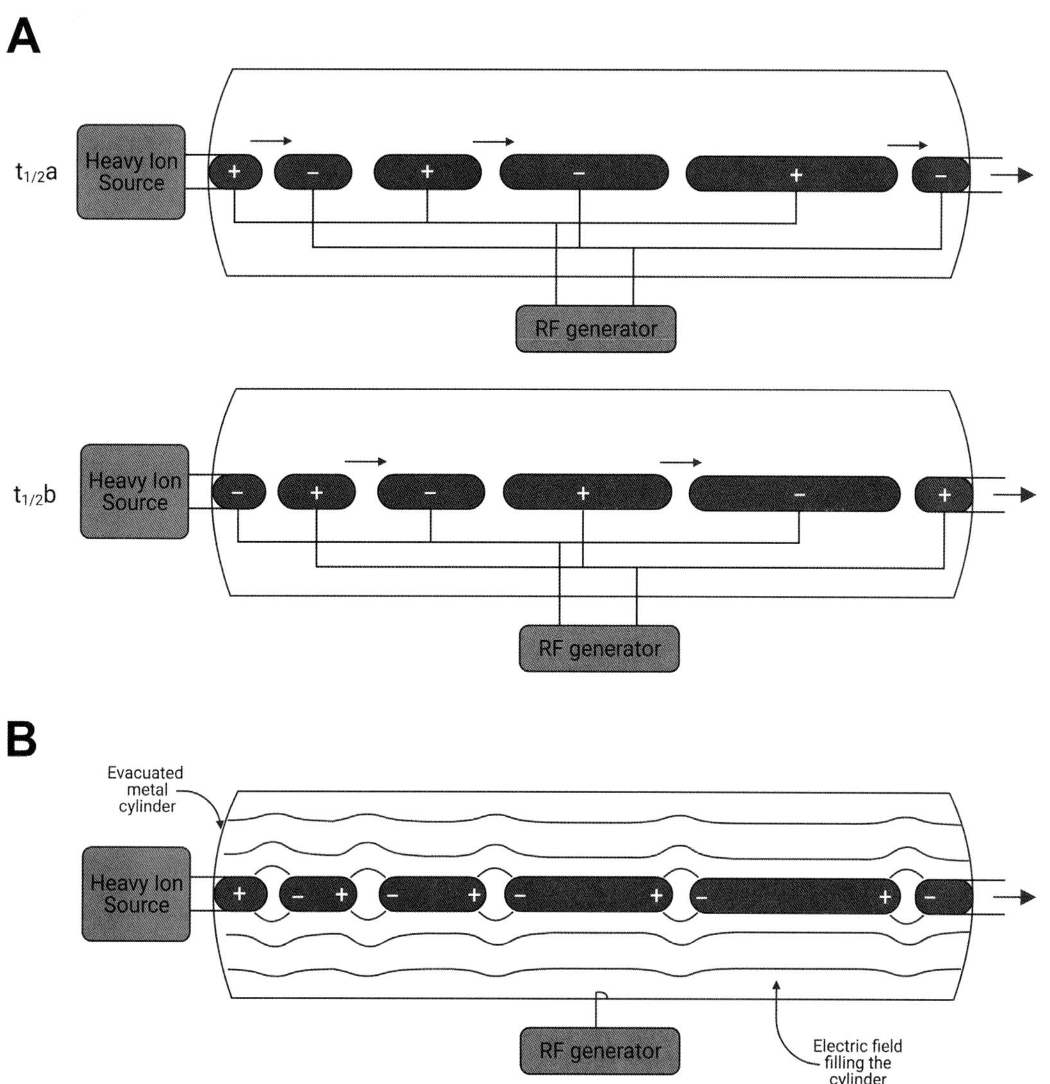

图2.2 A.Wideröe公司的重离子直线加速器样机示意图。Wideröe将射频（RF）电压应用到真空玻璃筒内的连续漂移管，以加速钠离子和钾离子达到50 keV。由于电位差，离子每次穿过两个管之间的间隙时就会获得能量（加速度），但在穿过管内部时就不会，因为每个管内部的电磁场都是恒定的。B.Alvarez的质子直线加速器样机示意图。整个金属真空圆柱体以200兆赫的射频功率供电，通过在任何时间点同步电场，并仅在电场向前时将粒子暴露在电场中，将质子加速到31.5 MeV

完善的速调管用作雷达接收器，磁控管为发射机提供动力；他们一起使机载S波段雷达成为可能。战后，Hansen和斯坦福大学的物理学家Edward L. Ginzton和Marvin Chodorow继续开发加速器技术，包括磁盘加载波导慢波结构、高压调制器和绝缘体及高功率微波窗等新进展。总的来说，这些进步使得电子的高能量加速能够产生用于治疗的高能光子。

2.3.3 第一台临床直线加速器

第一台基于直线加速器的放射治疗装置是在英国开发的，将磁控管作为电源。第一个患者于1953年8月19日在伦敦的Hammersmith医院接受治疗。1954年，英国出现了另外三种以医院为基础的直线加速器，也是由磁控管提供动力。在美国，放射科医生Henry S. Kaplan对一种更新的临床直线加速器有几个想法，他寻求一种更精确、更简单的版本。Kaplan和物理学家Edward L. Ginzton（自1938年以来一直与Hansen和瓦里安兄弟合作）开始设计和建造新的临床直线加速器，由速调管提供动力，并在1950年发射了具有高剂量率和明确照射野的6 MeV X射线[17]。

在此期间，Ginzton和Chodorow还能够在1949年首次开发出新型大功率速调管，并在1952年开发出比战时可用的任何速调管都强1000倍的改进版本。正是这个高功率速调管被用来建造斯坦福大学微波实验室的第一个新型直线加速器单元。这是在美国国立卫生研究院、美国癌症协会和欧文基金会的支持下实现的。1954年，斯坦福医学院放射科开始安装该机器。因此，第一个患者于1956年1月26日在斯坦福由Henry S.Kaplan治疗[17-19]。由于这台机器可以产生非常精确、强烈（超电压放射治疗）和锐利的X射线，Kaplan接受了一个患有视网膜母细胞瘤的婴儿作为他的第一个患者。术后无并发症发生，术后28年视力完好。

2.3.4 全面介绍旋转直线加速器

在所有这些成功的经验之后，瓦里安医疗系统公司（Palo Alto，CA）开始了一个项目，开发第一台360° 等中心直线加速器，这是一个6 MeV系统，使用行波加速器，并于1962年安装在加州大学洛杉矶分校医疗中心。随后，公司于1969年2月推出360° 等中心直列驻波4 MeV X射线直线加速器，1977年推出360° 等中心直列驻波6 MeV X射线直线加速器[17，20]。由于侧耦合驻波加速器波导的发明，使后两种直线加速器（直列式）成为可能，它允许在获得深穿透射束[20]的同时，将该结构安装在门架中。从那时起，该技术在医疗领域得到普及，数以百计的机器被开发用于放射治疗，但尚未用于直线加速器放射外科。

2.3.5 直线加速器放射外科：第一位患者

1953年，Lars Leksell已经测试了X射线作为“放射外科”的能量来源。事实上，Leksell 1951年的开创性论文[1]涉及在他的立体定向框架上安装X射线管，这就是他对第一个患者所做的。1952年4月和6月，2例“放射外科”患者被诊断患有三叉神经痛，并在隆德的Leksell医院接受治疗。尽管这些患者被认为是最早的2例放射外科病例[21-22]，但Leksell使用的是带有6～10 cm准直器和工业低功率正交电压X射线管的系统，只能发射280 kV X射线。此外，Leksell立即发现这项技术过于烦琐，未能有效地应用于临床实践，因此放弃了X射线作为放射外科照射的来源。

到1974年，直线加速器在美国和世界各地得到了更广泛的应用，考虑到以前的电子加速器的发展，甚至乌普萨拉大学Lars Leksell的好朋友和合作伙伴，Kurt Liden和Börje Larsson，已经认识到直线加速器放射外科的临床潜力，并报告说：“如果放射外科将成为一种标准程序，那么用于生产伦琴的改进电子加速器将是一种最有吸引力的选择。”[23]从Liden和Larsson的声明开始，在不到十年的时间里，直线加速器被改进到能够提供符合放射外科特点的辐射。在法国工作期间，来自阿根廷的神经外科医生Oswaldo Betti和工程师Victor Derechinsky于1983年发表了他们在直线加速器放射外科发展中的临床和方法学方面的研究成果，他们是第一个报道基于直线加速器的放射外科的人[24-26]。来自意大利的Federico Colombo也在1984年报道了他关于直线加速器放射外科的首次经验及他们的剂量测量细节[27-28]。在美国，直线加速器放射外科的首次经验来自1985年迈阿密大学的报道[29]。

2.3.6 直线加速器放射外科的关键改进

来自哈佛医学院放射治疗联合中心的物理学家Wendell Lutz和神经外科医生Ken R. Winston发表了直线加速器放射治疗的多弧研究成果。他们利用放疗直线加速器的机架和治疗床的旋转获得了弧形射束，从而改进了放射外科的流程。Lutz和Winston介绍了一种CT引导的立体定向系统，可以在每次治疗之前轻松检查治疗准确性并评估误差来源[30]。到目前为止，同样的测试和原理仍在使用，以建立任何立体定向定位下任何辐射投放系统的精度。重要的是，随着CT、MRI和改进的成像软件的出现，治疗计划的准确性得到进一步提高。

基于直线加速器的放射外科的一个关键补充是动态场塑形的发展。随着分割放射外科治疗的普及，较大的肿瘤得到治疗，随着肿瘤几何形状变得更加复杂，圆形准直仪的局限性变得更加明显。使用大圆形准直仪的放射外科治疗可能会有照射不可接受体积的健康组织的危险。来自犹他大学的Dennis Leavitt在1991年首次描述了放射外科的动态场塑形准直器。这包括在治疗过程中，根据从“鸟瞰”视角观察病变时的实时投影，沿着每一个弧线修改野的形状。这种动态野形状的修正是通过添加四个独立控制的矩形叶片来实现的，这些叶片能够调节初级圆形准直器[31]的截面积。后来，瓦里安公司（Varian Systems）和博医来公司（BrainLab Inc.Heimstetten，Germany）合作开发出了一种更精细的动态野塑形版本，称为微多叶准直器（micromultileaf collimator，MLC）。直到今天，MLC技术可以为世界各地的患者提供复杂的但多样化的、针对解剖学特异性的治疗。

多次分割放射外科的发展也意味着在颅盖上重复安装"硬对接（hard docking）"的框架，这需要在每次治疗前放置锋利的固定钉和预先注射麻醉剂。这种情况催生了发展固定技术的需要，以使这个过程更舒适，并提高再现性。这种需求，以及改进的机载成像技术的发展，导致了无框架放射外科的发展。第一步是创建"软对接（soft-docking）"，它可以在不需要固定钉或麻醉的情况下每日重复，就像1991年[32]前后描述的吉尔-托马斯-科斯曼（Gill-Thomas-Cosman，GTC）框架一样。其他可重新定位的框架包括热塑性定制面罩，1993年首次用于立体定向放射疗法（stereotactic radiotherapy，SRT）[33-34]。鉴于成像技术和计算科学的进一步改进（更高的速度），Jones等于1993年发表了第一篇关于无框架放射外科的文章[35]，使用Clinac-1800（Varian Associates，California）。作者在定位CT和治疗时的正交X线中使用了可见的金基准标记。这些基准点将用于在治疗交付前调整等中心。随后，Lemieux等发表了一种从CT体素坐标获得立体定向靶区坐标的数学方法，用于无框架和基于框架的系统[36]。除了Lemieux的贡献，kV机载成像仪的发展使图像引导放射治疗得以发展，加拿大物理学家David A. Jaffray在1999年报道，现在"锥形束CT"（cone beam CT，CBCT）或"有限视角断层扫描"（limited view tomography）将能够首次在常规直线加速器上提供3D图像[37-39]。这些3D图像是在kV成像仪沿患者上方的弧线旋转时获得的。Jaffray还将开发一种方法，将CBCT数据集和治疗计划CT的数据集进行融合和对齐。几乎同时，佛罗里达大学的Frank Bova将在1997年报告使用红外发光二极管系统来改善患者的体位[40-41]。类似的系统后来由Varian®、BrainLab®和Accuray®开发。总之，这些改进可以改善患者的定位，而无须刚性框架。

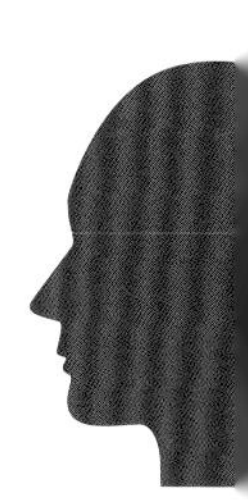

在20世纪90年代，基于直线加速器的放射外科治疗仍然存在争议，因为使用了多种附加的和移动的材料可能会降低基于钴源的放射外科治疗系统提供的可复制精度。这些批评导致了专用的直线加速器放射外科系统的发展，如射波刀（Accuray，Santa Clara CA）、三菱C臂直线加速器，以及另外两个来自瓦里安的系统，即600SR（1994年）和Novalis。与600SR不同的是，Novalis来自Varian和BRAIN-Lab的合作，包括动态电弧输送、改善顺应性、平均减少15分钟的治疗时间；1995年，加州大学洛杉矶分校安装了第一台Novalis。在新版本中引入了一些改进，如IMRT、逆向规划和IGRS，导致了由TrueBeam STx驱动的Novalis TX和Novalis（图2.3A）。最近的治疗计划和治疗交付的进展使得现在能够使用单等中心多靶点（single-isocenter multitarget，SIMT）放射外科技术。该技术通过单个治疗野治疗多个靶点，大大缩短了治疗的交付时间（图2.3B）。现在已经有，如Varian的HyperArc（Varian Medical Systems，Palo Alto，CA）和Brainlab的Elements（Brainlab，Munich，Germany）半自动化治疗计划工具，以帮助该技术的治疗计划过程。由于许多治疗靶区具有离轴位置，当与等中心的距离增加时，旋转偏差导致更大的位置偏移，因此在进行SIMT放射治疗时，准确的患者定位和治疗传递非常重要。目前和进一步的改进有望将覆盖范围扩大到有难以治疗的病变的患者（图2.3C）。

2.4 质子放射外科的历史

质子放射外科的历史与粒子加速器，特别是回旋加速器的发展直接相关。与电子在圆形加速器中旋转时损失大量能量不同，质子和其他较重的粒子足以被回旋加速器加速。电子和较重粒子之间的另一个重要区别是特征深度-剂量曲线，它将剂量集中在布拉格峰附近。布拉格峰出现的深

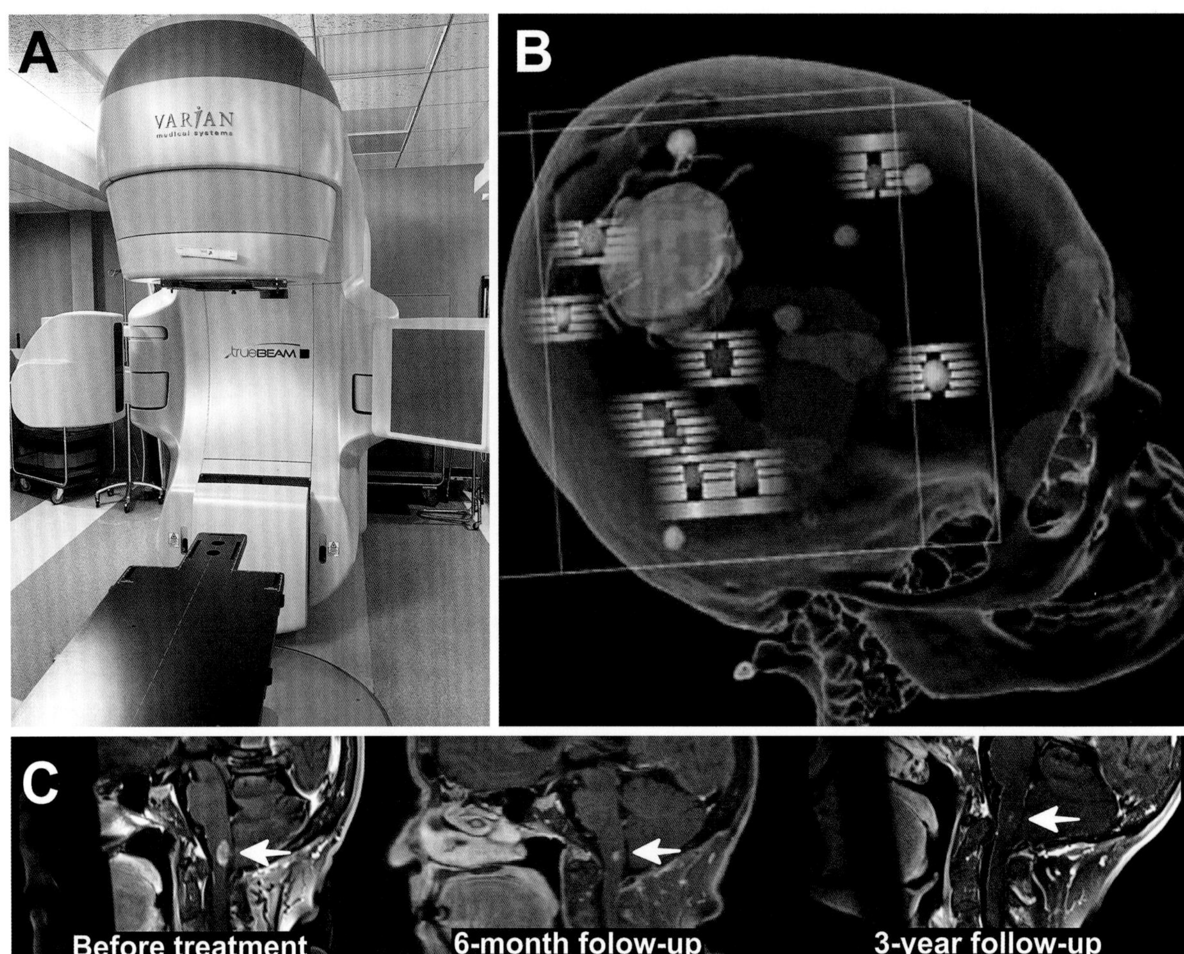

图2.3 A.具有360度旋转机架、车载成像系统和临床实践中的自动沙发重新定位系统的具有代表性的现代直线加速器（Varian Truebeam）。B.治疗野的射束–眼视图（BEV），用单个等中心处理多个靶区。使用多叶准直器（MLC）实现野的塑形。C.1例患有转移性乳腺癌、进行性吞咽困难和单个脑转移瘤的63岁女性接受了基于直线加速器的立体定向放射外科，每次25 Gy分5次进行治疗。（左），放射外科治疗后6个月，她的分辨率为她的吞咽困难（中），在放射外科治疗后3年，她没有副作用并且肿瘤控制良好（右）

度与粒子能量成正比。质子在通过的每毫米水中损失约1 MeV，但当它们携带更高的能量时也可能损失<1 MeV。例如，到达水下10 cm的区域需要115 MeV的能量，而230 MeV的能量可以让质子穿过33 cm的水面。

考虑到布拉格峰周围大量释放的能量，质子在移动路径的最后1 cm，也就是停止之前，对组织的电离比穿过皮肤或开始通过时要多出许多倍。由于这个原因，需要进行非常仔细的计划，因为布拉格峰位置的精度误差可能会转移远端能量质量，从而在健康的周围组织中释放。同样的情况不适用于X射线照射，在X射线照射中，1 cm的位置误差将使肿瘤或正常组织接受的剂量改变约2%。这一事实强调了适当的成像技术的相关性，以便能够利用布拉格峰。

2.4.1 回旋加速器的早期历史和质子治疗的原理

粒子物理学，在第二次世界大战（1939—1945年）期间，由于回旋加速器技术的改进，获得了发展的动力。著名的诺贝尔奖得主、物理学家Ernest O. Lawrence是加州大学伯克利分校的物理学教授。1929年初夏，Lawrence在阅读Wideröe关于漂移管[14]的论文时，想到了共振原理[42]。根据Lawrence于1930年在《科学》（*Science*）杂志上发表的原理[43]，有可能使用磁场使圆形路径上的粒子偏转，并使它们返回到第一个电极，从而无限重复利用间隙中的电场。1930年夏天，Lawrence将这一原理作为实验研究项目建议给他的学生M. Stanley Livingston。Livingston通过发明4.5英寸（1英寸=2.54 厘米）的磁共振加速器（也称回旋加速器）开发并证明了真正的回旋共振（图2.4A）[42-44]。第一台回旋加速器原型是用电线和密封蜡制成的，总共大概花费25美元。然而，Lawrence已经发现了一种获取高能量粒子的方法，克服了以前的困难，例如需要高电压和真空管。Lawrence和他的团队随后开发了其他几个回旋加速器，这为若干粒子的加速打开了大门（图2.4）。

回旋加速器立即被用于与核研究、核裂变、创造新元素（比铀重）和原子能有关的工作。在战争时期，人们对这项新技术的潜在应用越来越感兴趣，这鼓励了更大的回旋加速器的发展，以能够产生更多能量的粒子。事实上，为了净化可裂变的U235，正在建造中的184英寸回旋加速器的磁铁被重新分配给曼哈顿计划，并被转换为“calutron（电磁型同位素分离器）”（图2.4E）。

最初的医学应用研究是由Robert Stone完成的，他于1932年至1942年在加州伯克利使用快中子放射治疗。Stone治疗了250例患者，结果显示明显的晚期组织损伤，与X线治疗相比，没有更好的临床效益。到1942年，加州大学伯克利分校的回旋加速器被搬迁到前面提到的地方，但在战后回到劳伦斯辐射实验室进行物理和医学研究。因此，该系统最终在1946年完成。同年，一直致力于曼哈顿计划的物理学家Robert Wilson提出将高能质子用于医学。他注意到回旋加速器科学的最新发展允许使用这些尚未在医学上使用的粒子。在一篇开创性的论文[45]中，Wilson还描述了在潜在患者治疗过程中布拉格峰的重要性；然而，由于缺乏足够的计划工具，最初使用了交叉发射质子。产生单能质子的方法也被Wilson和Edward Creutz描述过[46]，他们也从曼哈顿计划被调到了匹兹堡卡内基理工学院的物理系。

2.4.2 质子治疗的临床应用

在太平洋海岸，劳伦斯团队已经在1930年[47]描述了高速质子的产生，自1952年战争结束后，劳伦斯辐射实验室迅速开始了动物临床前研究[48-49]。到那时，垂体切除术已经被证明对包括转移性乳腺癌在内的几种疾病具有潜在的疗效。由于这个原因，也因为40年代和50年代的成像技术，粒子治疗的工作集中在垂体照射[49]。

1958年，Cornelius A.Tobias和唐纳实验室（以前称为劳伦斯辐射实验室）的其他成员[49]发表了第一个关于患者治疗的报告。在本报告中，26例患者接受了各种治疗方案，使用340 MeV的184英寸回旋加速器交叉发射质子，接收从30 000 rad/63次到14 000 rad/6次。质子束的最小散射也被描述为一个特别有益的生物学特性，可保留正常组织。1957年，唐纳实验室停止了质子束治疗性辐照研究，开始研究氦和较重粒子辐照[50]。

直到20世纪60年代，乌普萨拉大学的古斯塔夫・维尔纳研究所和波士顿的哈佛回旋加速器实验室才报道了停止质子的使用[51]。Lars Leksell和他的团队之前曾使用动物模型研究过质子以一种清晰的方式照射大脑的潜力[52]，并在1960年使用来自一个230 cm同步回旋加速器的185 MeV停止质子，进行了第一次人体立体定向质子“手术”。尽管手术非常成功，但Leksell认为这种手术过于烦琐，不适合常规手术，于是他把精力集中在伽玛刀的研发上。

在哈佛，第一台回旋加速器的建造于1938年完成，并被用于生产放射性同位素，但它被送往洛斯阿拉莫斯（新墨西哥州），以协助曼哈顿计划。第二次世界大战结束后，哈佛大学建造了第二个回旋加速器，目的是在Robert Wilson的领导下进行生物医学研究。来自哈佛大学的研究小组在1961年用小场质子照射治疗了第1例病例，患者是一位患有间脑胶质瘤的2岁婴儿，尽管最初反应良好，但最终导致了不可避免的死亡[53]。神经外科医生Raymond Kjellberg报道了哈佛大学关于质子照射治疗垂体腺瘤和动静脉畸形（arteriovenous malformations，AVMs）的第一次经验。垂体是一个容易到达的靶区，因为它在蝶鞍的定位可以用正交X线片，由于血管造影的可用性，AVMs也是一个很好的靶区。1968年，Kjellberg在《新英格兰医学杂志》上发表了一篇文章，描述了18例用质子辐射治疗肢端肥大症的患者。这18例患者中有9例的脸、手或脚尺寸变小；8例患者血液中[54]

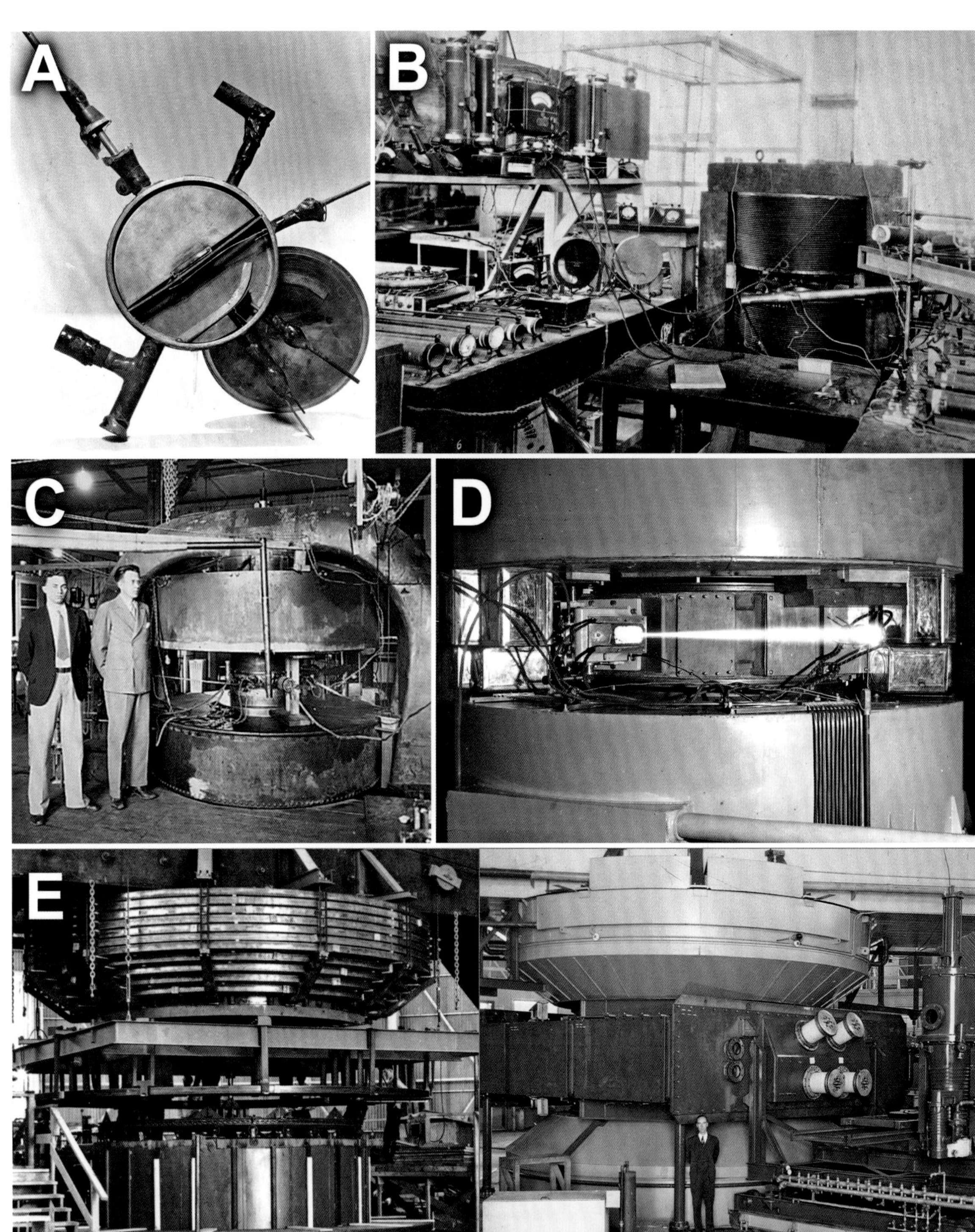

图2.4　A.第一台成功的回旋加速器，4.5英寸原型机，由劳伦斯和他的研究生M. Stanley Livingston于1930年制造。B.11英寸回旋加速器于1931年在加州大学伯克利分校建造和安装，它是第一个能够超过1 MeV（1.2 MeV）并分解原子的回旋加速器，证明对核研究有用。C.27英寸回旋加速器于1934年由加州大学伯克利分校旧辐射实验室的M. Stanley Livingston（左）和Ernest O. Lawrence（右）建造。D.可以欣赏到60英寸回旋加速器，一个约150厘米范围的氘核束。E.正在建设中的184英寸回旋加速器的磁铁被重新分配给曼哈顿计划，并在战争期间转化为“加速器”。建造184英寸回旋加速器，是在战后完成的。左图为184英寸回旋加速器在施工初期的外观，右图为最终外观

（此图中的所有图片均由劳伦斯伯克利国家实验室提供。“© 2010-2019 The Regents of the University of California, Lawrence Berkeley National Laboratory。”）

生长激素水平下降。类似地，Kjellberg也在1983年的同一期刊上描述了他的AVMs经历[55]，他描述了连续75例不能手术的AVMs，其中66例患者无并发症。

Kjellberg还根据他最初经历的接受质子辐射治疗的AVM患者的数据（亚组）提出了等效应风险百分位数曲线。这项工作开创了更现代剂量效应曲线[56]的发展。该概念奠定了现有伽玛刀和直线加速器放射外科平台更先进剂量测量的基础。此外，之前描述的CT和MRI技术的发展，以及计算机能力的发展，允许更好地计算组织密度，这对于更好地确定布拉格峰的最终深度是必要的，因此，这些进步导致了更准确的治疗计划和传输[45]。由于基于机架的质子治疗系统的开发滞后，在提高患者定位精度方面的另一个值得注意的步骤是放射外科立体定向对准系统的开发。在该系统中，立体定向坐标直接从CT、MRI或血管造影中获得；在整个治疗过程中，患者绕着一束固定的质子辐射旋转，它的靶区有相同的等中心[57]。与直线加速器放射外科相似，基准的使用也有助于提高系统[58]的准确性。

最后，从以实验室为基础的质子治疗的过渡发生在1990年，当时第一个以医院为基础的质子设施在加利福尼亚州洛玛琳达医疗中心落成[59]。然后，在哈佛回旋加速器实验室进行的治疗也被转移到2001年在主校区开放的新质子设施[60]。

2.5 直线加速器和质子放射外科的未来展望

直线加速器和质子放射外科正在努力培养更准确和高效的设备。直线加速器放射外科发展了诸如射波刀[61-62]和ZAP[63]放射外科等技术，这将在下一章中讨论。质子放射外科的传递技术也一直是关注的焦点，铅笔束传递目前是提供更适形辐射的首选技术。此外，圆形加速器使碳和其他较重离子的治疗成为可能[64]，并有可能进一步改善放射生物学特性。

参考文献

（遵从原版图书著录格式）

1. Leksell L. The stereotaxic method and radiosurgery of the brain. Acta Chirurgica Scandinavica. 1951;102(4):316–9.
2. Trifiletti DM, Ruiz-Garcia H, Quinones-Hinojosa A, Ramakrishna R, Sheehan JP. The evolution of stereotactic radiosurgery in neurosurgical practice. J Neuro-Oncol. 2021;151(3):451–9.
3. Leksell L. A stereotaxic apparatus for intracerebral surgery. Acta Chirurgica Scandinavica. 1950;99(3):229–33.
4. Broca P. Sur le stéréographe: nouvel instrument craniographique destiné à dessiner tous les détails du relief des corps solides: Hennuyer: Hachette Livre. 1868.
5. Zernov D. L'encephalometre. Rev Gen Clin Ther. 1890;19:302.
6. Picard C, Olivier A, Bertrand G. The first human stereotaxic apparatus. The contribution of Aubrey Mussen to the field of stereotaxis. J Neurosurg. 1983;59(4):673–6.
7. Horsley V, Clarke RH. The structure and functions of the cerebellum examined by a new method. Brain. 1908;31(1):45–124.
8. Spiegel EA, Wycis HT, Marks M, Lee AJ. Stereotaxic apparatus for operations on the human brain. Science. 1947;106(2754):349–50.
9. Spiegel EA, Wycis HT, Thur C. The stereoencephalotome (model III of our stereotaxic apparatus for operations on the human brain). J Neurosurg. 1951;8(4):452–3.
10. Leksell L, Jernberg B. Stereotaxis and tomography. A technical note. Acta Neurochir (Wien). 1980;52(1–2):1–7.
11. Leksell L, Leksell D, Schwebel J. Stereotaxis and nuclear magnetic resonance. J Neurol Neurosurg Psychiatry. 1985;48(1):14–8.
12. Karzmark CJ, Pering NC. Electron linear accelerators for radiation therapy: history, principles and contemporary developments. Phys Med Biol. 1973;18(3):321–54.
13. Ising G. Prinzip einer methode zur herstellung von kanalstrahlen hoher voltzahl. Ark Mat Astron Fys. 1924;18:1–4.
14. Wideröe R. Über ein neues Prinzip zur Herstellung hoher Spannungen. Archiv für Elektrotechnik. 1928;21(4):387–406.
15. Alvarez L, editor The design of a proton linear accelerator. Physical Review; 1946: AMERICAN PHYSICAL SOC ONE PHYSICS ELLIPSE, COLLEGE PK, MD 20740-3844 USA.
16. Alvarez LW, Bradner H, Franck JV, Gordon H, Gow JD, Marshall LC, et al. Berkeley proton linear accelerator. Rev Sci Instrum. 1955;26(2):111–33.
17. Ginzton EL, Nunan CS. History of microwave electron

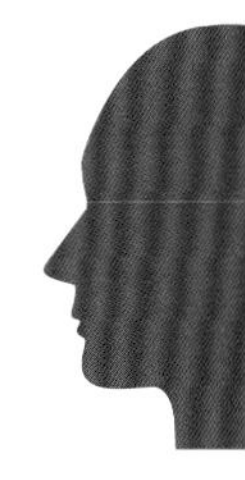

linear accelerators for radiotherapy. Int J Radiation Oncol*Biol*Phys. 1985;11(2):205–16.

18. Ginzton EL, Mallory KB, Kaplan HS. The Stanford medical linear accelerator. I. Design and development. Stanford Med Bull. 1957;15(3):123–40.
19. Kaplan HS, Bagshaw MA. The Stanford medical linear accelerator. III. Application to clinical problems of radiation therapy. Stanford Med Bull. 1957;15(3):141–51.
20. Sable M, Gunn WG, Penning D, Gardner A. Performance of a new 4 MeV standing wave linear accelerator. Radiology. 1970;97(1):169–74.
21. Leksell L. Sterotaxic radiosurgery in trigeminal neuralgia. Acta Chirurgica Scandinavica. 1971;137(4):311–4.
22. Ganz JC. Stereotactic and radiosurgery concepts in Sweden. Prog Brain Res. 2014;215:47–56.
23. Larsson B, Liden K, Sarby B. Irradiation of small structures through the intact skull. Acta Radiol. 1974;13(6):512–34.
24. Betti O, Derechinsky V. Irradiation stereotaxique multifaisceaux. Neuro-chirurgie (Paris). 1983;29(4):295–8.
25. Betti O, Daumas-Duport C, Missir O, Chodkiewicz J-P, Kall BA, De Salles AA, et al. Treatment of arteriovenous malformations with the linear accelerator. Stereotact Funct Neurosurg. 1987;50(1–6):262.
26. Betti OO, Galmarini D, Derechinsky V. Radiosurgery with a linear accelerator. Methodological aspects. Stereotact Funct Neurosurg. 1991;57(1–2):87–98.
27. Colombo F, Benedetti A, Pozza F, Zanardo A, Avanzo RC, Chierego G, et al. Stereotactic radiosurgery utilizing a linear accelerator. Appl Neurophysiol. 1985;48(1–6):133–45.
28. Colombo F, Benedetti A, Pozza F, Avanzo RC, Marchetti C, Chierego G, et al. External stereotactic irradiation by linear accelerator. Neurosurgery. 1985;16(2):154–60.
29. Houdek PV, Fayos JV, Van Buren JM, Ginsberg MS. Stereotaxic radiotherapy technique for small intracranial lesions. Med Phys. 1985;12(4):469–72.
30. Winston KR, Lutz W. Linear accelerator as a neurosurgical tool for stereotactic radiosurgery. Neurosurgery. 1988;22(3):454–64.
31. Leavitt DD, Gibbs FA, Jr., Heilbrun MP, Moeller JH, Takach GA, Jr. Dynamic field shaping to optimize stereotactic radiosurgery. Int J Radiat Oncol Biol Phys. 1991;21(5):1247–55.
32. Gill SS, Thomas DG, Warrington AP, Brada M. Relocatable frame for stereotactic external beam radiotherapy. Int J Radiat Oncol Biol Phys. 1991;20(3):599–603.
33. Schlegel W, Pastyr O, Bortfeld T, Gademann G, Menke M, Maier-Borst W. Stereotactically guided fractionated radiotherapy: technical aspects. Radiother Oncolog. 1993;29(2):197–204.
34. Shrieve DC, Tarbell NJ, Alexander E, 3rd, Kooy HM, Black PM, Dunbar S, et al. Stereotactic radiotherapy: a technique for dose optimization and escalation for intracranial tumors. Acta Neurochirurgica Suppl. 1994;62:118–23.
35. Jones D, Christopherson DA, Washington JT, Hafermann MD, Rieke JW, Travaglini JJ, et al. A frameless method for stereotactic radiotherapy. Br J Radiol. 1993;66(792):1142–50.
36. Lemieux L, Kitchen ND, Hughes SW, Thomas DG. Voxel-based localization in frame-based and frameless stereotaxy and its accuracy. Med Phys. 1994;21(8):1301–10.
37. Jaffray DA, Drake DG, Moreau M, Martinez AA, Wong JW. A radiographic and tomographic imaging system integrated into a medical linear accelerator for localization of bone and soft-tissue targets. Int J Radiat Oncol Biol Phys. 1999;45(3):773–89.
38. Jaffray DA, Siewerdsen JH. Cone-beam computed tomography with a flat-panel imager: initial performance characterization. Med Phys. 2000;27(6):1311–23.
39. Siewerdsen JH, Jaffray DA. Cone-beam computed tomography with a flat-panel imager: effects of image lag. Med Phys. 1999;26(12):2635–47.
40. Bova FJ, Buatti JM, Friedman WA, Mendenhall WM, Yang CC, Liu C. The University of Florida frameless high-precision stereotactic radiotherapy system. Int J Radiat Oncol Biol Phys. 1997;38(4):875–82.
41. Bova FJ, Meeks SL, Friedman WA, Buatti JM. Optic-guided stereotactic radiotherapy. Med Dosimetr. 1998;23(3):221–8.
42. Livingston MS, McMillan EM. History of the cyclotron (Part 1, Livingston; Part 2 McMillan). Phys Today. 1959;12(10):18–34.
43. The National Academy of Sciences. Science. 1930;72(1867): 372–8.
44. Lawrence EO, Livingston MS. A method for producing high speed hydrogen ions without the use of high voltages. Phys Rev. 1931;37(1707):178.
45. Wilson RR. Radiological use of fast protons. Radiology. 1946;47(5):487–91.
46. Creutz EC, Wilson RR. Mono-energetic protons from a cyclotron. Rev Sci Instrum. 1946;17(10):385–8.
47. Lawrence EO, Edlefsen NE. On the production of high speed protons. Science. 1930;72(1867):376.
48. Tobias C, Van Dyke D, Simpson M, Anger H, Huff R,

Koneff A. Irradiation of the pituitary of the rat with high-energy deuterons. Am J Roentgenol Radiat Ther Nucl Med. 1954;72:1–21.

49. Lawrence JH, Tobias CA, Born JL, Mc CR, Roberts JE, Anger HO, et al. Pituitary irradiation with high-energy proton beams: a preliminary report. Cancer Res. 1958;18(2):121–34.
50. De Laney TF, Kooy HM. Proton and charged particle radiotherapy: Lippincott Williams & Wilkins; 2008.
51. Owen H, Holder D, Alonso J, Mackay R. Technologies for delivery of proton and ion beams for radiotherapy. Int J Mod Phys A. 2014;29(14):1441002.
52. Larsson B, Leksell L, Rexed B, Sourander P, Mair W, Andersson B. The high-energy proton beam as a neurosurgical tool. Nature. 1958;182(4644):1222–3.
53. Kirn TF. Proton radiotherapy: some perspectives. JAMA. 1988;259(6):787–8.
54. Kjellberg RN, Shintani A, Frantz AG, Kliman B. Proton-beam therapy in acromegaly. N Engl J Med. 1968;278(13): 689–95.
55. Kjellberg RN, Hanamura T, Davis KR, Lyons SL, Adams RD. Bragg-peak proton-beam therapy for arteriovenous malformations of the brain. N Engl J Med. 1983;309(5):269–74.
56. Barker FG, 2nd, Butler WE, Lyons S, Cascio E, Ogilvy CS, Loeffler JS, et al. Dose-volume prediction of radiation-related complications after proton beam radiosurgery for cerebral arteriovenous malformations. J Neurosurg. 2003;99(2):254–63.
57. Chapman P, Ogilvy C, Butler W. A new stereotactic alignment system for charged-particle radiosurgery at the Harvard Cyclotron Laboratory, Boston. Stereotact Radiosurg. 1993:105–8.
58. Gall KP, Verhey LJ, Wagner M. Computer-assisted positioning of radiotherapy patients using implanted radiopaque fiducials. Med Phys. 1993;20(4):1153–9.
59. Slater JM, Archambeau JO, Miller DW, Notarus MI, Preston W, Slater JD. The proton treatment center at Loma Linda University Medical Center: rationale for and description of its development. Int J Radiation Oncol* Biol* Phys. 1992;22(2):383–9.
60. Slater JM, Miller DW, Archambeau JO. Development of a hospital-based proton beam treatment center. Int J Radiation Oncol* Biol* Phys. 1988;14(4):761–75.
61. Adler JR, Jr., Chang SD, Murphy MJ, Doty J, Geis P, Hancock SL. The Cyberknife: a frameless robotic system for radiosurgery. Stereotact Funct Neurosurg. 1997;69(1–4 Pt 2):124–8.
62. Adler JR, Jr. Accuray, incorporated: a neurosurgical business case study. Clin Neurosurg. 2005;52:87–96.
63. Weidlich GA, Bodduluri M, Achkire Y, Lee C, Adler JR, Jr. Characterization of a Novel 3 megavolt linear accelerator for dedicated intracranial stereotactic radiosurgery. Cureus. 2019;11(3):e4275.
64. Lehrer EJ, Prabhu AV, Sindhu KK, Lazarev S, Ruiz-Garcia H, Peterson JL, et al. Proton and heavy particle intracranial radiosurgery. Biomedicines. 2021;9(1):1–27.

（郑伟 译）

3 射波刀的历史

Maleeha Ahmad，Antonio Meola，Steven D. Chang
神经外科
斯坦福大学
加利福尼亚州 帕洛阿托

3.1 引言

射波刀立体定向放射外科治疗系统是由斯坦福大学的John Adler医生提出、研发并率先应用于临床的。射波刀立体定向放射外科治疗系统由直线加速器和成像系统两部分组成，直线加速器安装在了六维自由机械臂上，成像系统由两个X射线源和探测器组成，并在整个治疗过程中对患者进行实时成像扫描。1999年，射波刀最初被批准用于治疗颅内病灶，2001年，美国国家食品和药品管理局批准Accuray公司的射波刀上市，并允许其应用于全身肿瘤和血管性病变的放射外科治疗。截至2021年，全球安装了353台射波刀治疗系统，其中美国境内共有151台。

本章将讨论射波刀系统的发展和演变，以及相对于其他立体定向放射外科系统的优势，并对该技术的未来发展方向进行概述。

3.2 射波刀的发展由来

1985年，在瑞典斯德哥尔摩的卡罗林斯卡学院获得神经外科奖学金的John Adler医生，亲眼见证了LarsLeksell和他的团队研发具有革命性意义的伽玛刀（Gamma Knife）治疗系统并开展临床应用的过程。在此期间，Adler开始专注于将相同的放射生物学原理应用于脊柱、胸部或腹部等头部以外部位的治疗，并重点关注于确定一种替代方案，来代替传统刚性立体定向框架的固定方式。他设想了一种无框架的立体定向系统用以替代伽玛刀系统的有创固定方法，使其可以实现对体积较大或数目较多的颅内病变进行分割治疗。由于Adler将实时X射线扫描图像与治疗前的定位图像进行融合判定，并开发了个体化的固定装置，使无框架治疗系统成为现实。这两项技术的进步使精准的放射治疗不再需要用金属头架固定。

在没有一位专业导师的指导下，我一步一个脚印地探索着将无框架放射外科技术变成现实，这一艰难的过程长达18年。

Adler医生还有幸参与了第一台基于直线加速器的放射外科治疗系统和质子束放射外科治疗系统这两个关键的放射外科系统的研发，使他对这些新技术有了敏锐而独特的认识。

在研发过程中，Adler必须解决的第一个难题便是如何开发出一种多功能机械臂，并适配一种小型、轻量级的直线加速器，使其可以围绕患者身体自由移动，进行任何路径的治疗，开辟更大体部范围，如脊柱、胸部和骨盆等的治疗。Adler的一位患者碰巧是位物理学家，经他介绍，Adler结识了前Varian公司和斯坦福直线加速器工程师团队Schonberg Engineering。1988年，在Schonberg Engineering团队和Adler斯坦福工程小组的研究资金支持下，无框架的射波刀研发工作开始了。

后续的研发过程中，Adler一直面对的另外一个难题是确保研发工作有稳定的资金投入。美国国立卫生研究院（National Institute of Health，NIH）辐射研究部门负责人建议Adler与工业界合作，而在当时这种方式成功的可能性十分渺茫。直到有一位风险投资家发现了Adler那份被NIH拒绝了的拨款申请，最终在其协助下，Adler成立了放射治疗公司——Accuray股份有限公司。神经外科的同事们也以投资者和潜在的最终用户的身份加入了研发工作。鉴于Adler此前一直在斯坦福大学进行直线加速器方面的工作，因此，第一台射波刀治疗平台于1994年被安装在了斯坦福大学医学中心（图3.1）。Adler宣称："今天，我确信斯坦福大学和旧金山湾区是美国唯一可以让我从零

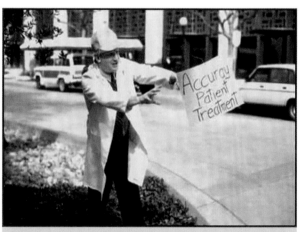

图3.1 1994年6月8日，John Adler医生在斯坦福大学医院外的第一个射波刀中心等待第一位患者接受治疗

（图片经Adler个人许可转载发表）

开始成立放射治疗公司的地方”。

3.3 射波刀的技术革新之路

在过去的20年中，射波刀治疗系统持续发展，治疗时长及精准度等方面不断优化，以应对更多更加复杂的颅内外疾病，并坚持贯彻着创始人Adler最初的设想。

射波刀系统的原型是1994年安装在斯坦福大学的Neurotron 1000。除此之外，最初采购射波刀系统的其他5家医疗中心分别是纽波特诊断中心、克利夫兰临床医疗中心、匹兹堡大学医疗中心、达拉斯的得克萨斯大学医学中心和乔治敦大学医院。

与伽玛刀治疗系统相比，射波刀治疗系统拥有两个全新的技术元素，一个是带有机器人传输系统的轻量级高能直线加速器，另一个则是实时图像引导定位。1997年，Adler和Chang博士总结并撰写了他们从1994年至1997年3年间对最初的30例颅内和椎管内肿瘤患者的治疗经验，并从技术层面详细介绍了射波刀这一新技术：其初始径向误差为1.6 mm，沿各坐标轴的平均定位误差为 ± 0.9 mm。

第一代射波刀是安装有六维机械臂的6MV直线加速器（图3.2）。通过实时图像引导获得患者的X射线扫描图像，进而确定治疗部位，即靶区坐标，然后将靶区坐标传输给机械臂，以引导直线加速器射束到达靶区。系统通过对预先计算的数字重建影像（digitally reconstructed radiographs，DRRs）和患者的实时扫描影像进行对比，借此确定脊柱或颅骨的位置。如果两次扫描中患者保持相同的体位，如头先进仰卧位（即患者面部向上，头部朝向成像设备的正面），配合非侵袭性热塑头膜进一步固定，将使DRR和实时成像保持一致。如果数字重建影像和实时成像之间有差异，算法将利用预先计算的DRR数据库来关联获取的成像，从而对运动进行准确评估。在射波刀的首次更新换代中，仅能评估平移运动，对于旋转运动仍然无法进行评估。

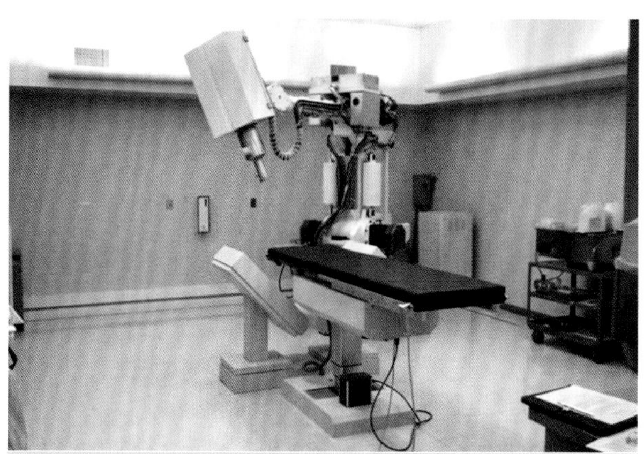

图3.2 1994年斯坦福大学建立的第一个射波刀系统（Neurotron 1000）的原型

（感谢前Accuray公司员工、放射治疗师Mr.Bill Vogel分享的个人照片）

传统的放射治疗是基于球形概念的等中心治疗，对于非球形病灶的治疗精准度存在不足，可能造成对病灶内部的治疗不充分，以及对周围正常组织的辐射损伤。

在传统的放射治疗中，起初以最小的球形靶区分割覆盖非球形靶区，这种利用多个球形填充覆盖靶体积的方式，会使邻近正常组织的靶区剂量覆盖不足。此外，经典的多等中心方案既复杂又耗时，因为每个治疗方案都需要同时手动调整多个准直器和锥形筒。我们将讨论射波刀在连续几代系统更新过程中是如何克服这一障碍，以满足不同形状和大小的病灶治疗需求，成为世界上最快的立体定向放射外科技术之一的。此外，射波刀的治疗概念在观念上不同于非等中心治疗，即允许在工作空间内的任意点发射射束，并瞄准病灶内的任意点。

治疗方案仍然与其他立体定向放射外科技术相似。首先在CT或MR上勾画感兴趣区，根据危及器官耐受量及患者此前接受过的任何其他来源的辐射剂量来确定耐受剂量。然后，由系统生成肿瘤的三维图像，并确定了300个随机间隔的射束（也称为节点），以均匀地覆盖肿瘤表面。该方案经神经外科医生和放射肿瘤学家审查通过后，则可以开始治疗。总治疗时间取决于方案的复杂性和传输路径。在治疗过程中，直线加速器在每个节点停止，非等中心射束被传送到半径为80 cm的球体中心。

2001年，第二代射波刀系统采用了不同的机械臂（KUKA systems gmbh，augsburg，Germany）和新的高分辨率非晶硅平板探测器。在一年后的2002年，采用了更先进的图像追踪算法（Accuray Sunnyvale Inc；CyberKnife设备规格）：

• 六维颅骨追踪系统（6D Skull Tracking）。该功能通过使用DRR与实时采集的图像之间的强度和亮度梯度来识别和追踪刚性颅骨解剖结构，从而实现对颅内病变的直接和无创追踪。值得注意的是，其靶向精度优于0.95 RMS。

• Xsight®脊柱追踪系统（Xsight® Spine Tracking System）。这一技术使得在不植入标记物的情况下追踪颈椎、胸椎、腰椎和骶骨的骨骼结构。这种追踪技术是通过分层网格上2D或3D成像标记点来完成的，系统将每个网格标记点的局部位移组合汇总，最终为治疗机械臂提供6D校正，然后射线自动输出到靶区的位移位置。打靶精度也优于0.95 RMS。

• Synchrony®呼吸追踪系统（Synchrony® Respiratory Tracking System）。这一技术能够跟随呼吸运动的病灶靶区，使得治疗射束与靶区运动同步化。通过X射线成像将病变或内置标记点（金标）可视化从而进行靶区的定位，同时应用外置的基于LED的光纤追踪标记对呼吸模式进行实时追踪和监测。

2003年，本章的第一作者发表了一篇关于使用头部模型的第二代射波刀系统的精确度的综述，文中提到当CT断层层厚为1.25 mm时，其临床精准度为（1.1 ± 0.3）mm。因此可以证明射波刀技术与当时基于固定框架的放射外科系统中公布的定位误差相当。

2005年，G4型号安装了射束准直器的自动交换台，从而减少了治疗时间。准直器确保射束按照治疗方案的规定输出。机器人机械臂对于每个固定准直器都有其独立的运动路径。以前，12个圆形射野的多个二级准直器（在源轴距为800 mm处直径分别为5 mm、7.5 mm、10 mm、12.5 mm、15 mm、20 mm、25 mm、30 mm、35 mm、40 mm、50 mm和60 mm）必须手动更换。但随着G4型号的出现，自动Xchange®机器人准直器转换器（Accuray，Sunnyvale Inc；CyberKnife设备规格）成了一种选择。

2009年，随着Iris™可变孔径准直器的引入，VSI型射波刀显著提高了治疗效率。其由两排六个钨片组成，每排形成一个六角形的孔径。当从准直器的一端看向另一端时，这两排钨片被偏移30°，形成12边形的孔径。这使其能够发射与固定准直器特性相同的射束，从而复制了现有的12种固定准直器尺寸。Biasi等展示了Iris准直器的实时剂量测定验证，证明了剂量分布和输出因子与其他方法获得的结果一致。

2012年，公司推出了M6型射波刀，并进行了进一步改进，其中包括多叶准直器（multileaf collimator，MLC）系统InCise™，该系统使用41个倾斜0.5°的钨叶片对靶区进行非等中心、非共面射束照射，允许射野自由调整以适形肿瘤。随着多叶准直器的引入，Kim等证明，MLC是一种有效的、可接受的治疗选择，与固定直径准直器相比，其计划质量相当，治疗时间显著缩短。Muraiet等还比较了MLC系统和传统的圆形准直器，发现MLC计划中关键结构受量减低的同时，靶区有更加稳定的适形指数和更加均匀的剂量输出。

随着RoboCouch®机器人患者定位系统的引入，五维标准治疗床也有了显著的可选改进。这使得射波刀可以运用高度灵活的六维机制（5个旋转轴和1个线性轴），对患者进行连续自动定位和重复定位。该系统结合了RoboCouch®系统和机器人直线加速器，使射波刀系统能够精确地传送剂量，平移可重复性为0.1 mm，旋转可重复性为0.1°。M6型号改进了射波刀数据管理系统和数据服务器，采用MultiPlan®治疗计划系统，可快速访问患者记录，以优化治疗。

CyberKnife VOLO™是一款治疗计划软件，通过它设计人员可以确保治疗计划的一致性和可重复性。据Accuray公司总部发布的信息，该软件的优化时间缩短了95%以上。VOLO优化了非共面射束的数量，减少了机械臂的运动，使得计划的输出交付速度较前缩短50%。2020年，Schuler等比较了60例使用Sequential和VOLO优化器与Iris和MLC准直器在相同临床限制条件下的治疗计划，结果表明VOLO优化器可以在保持甚至优化计划质量的同时，降低计划复杂性，提高治疗效率。

同样具有重要意义的是几代射波刀系统不断发展转化，成就了今天的治疗系统。例如，对于VSI和M6型号的常规颅内治疗计划，治疗时间约为30分钟，而早期型号的治疗时间为45～60分钟。这是因为早期射波刀型号的剂量率仅为300 MU/min，G4和VSI型号的剂量率为600～1000 MU/min，M6型号的剂量率为1000 MU/min。

2020年，Accuracy公司发布了S7型射波刀（图3.3），根据其官方网站Accuracy.com和发布的技术手册中提供的信息，发现该设备结合了速度、先进的精确度和实时人工智能等优势，将成为迄今为止最具有创新性的设备。S7型射波刀将继续在所有立体定向放射外科治疗和立体定向体部放射治疗中使用同步运动追踪和同步治疗传输，以累积提高精度，并将治疗时间减少到“仅仅15分钟”。

3.4 临床应用

如上所述，射波刀系统的主要优势是在直线加速器的基础上去除了固定框架的束缚并进行放射外科治疗，因而可以最大限度地作为射波刀立体定向全身放射治疗（CyberKnife stereotactic body radiation therapy，CK-SBRT）的形式应用于临床。射波刀的临床应用范围增加了恶性脊柱肿瘤（如图3.4所示的转移瘤）和良性脊柱肿瘤（如脑膜瘤、神经鞘瘤、神经纤维瘤）等，这是由于对于正常脊髓辐射剂量陡然下降，提示了其可以有效防止放射引起的脊髓损伤，并允许更高的治疗剂量（图3.5）。此外，射波刀已成功成为脊柱动静脉畸形的首选或辅助治疗。根据我们医院的经验，在中位时间39个月的随访中，高达19%的病例接受SRS治疗后完全闭塞，27%的病例发生部分闭塞，无治疗后出血事件。

此外，回顾过去，射波刀在较大体积肿瘤、颅底和脊柱肿瘤，甚至在Spetzler-Martin分级较高级别的动静脉畸形的低分割治疗方面，一直处于领先地位。脊髓肿瘤的低分割治疗方案已被证明与单次治疗方案相比效果一致，而且具有更好的局部控制率和更低的重复治疗需求。自2013年以来，斯坦福大学便开始将三次分割的低分割治疗形式用于治疗前庭神经鞘瘤，因为耳蜗较高水平的辐射受量与听力损失风险的增加显著相关，具体可以量化为受照10～16 Gy的耳蜗每增加

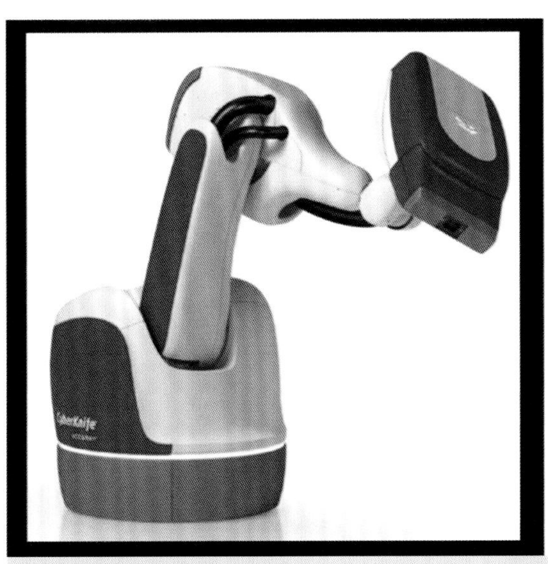

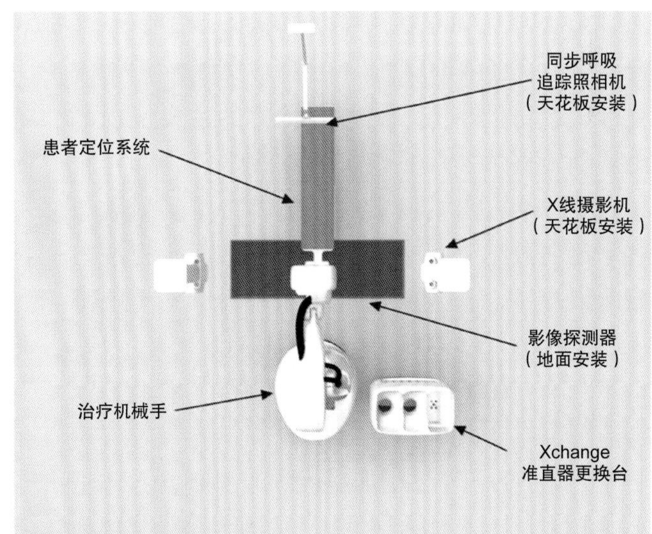

图3.3 S7型射波刀治疗传输系统技术规格

（所有图片由Accuray公司提供©2021 Accuray公司版权所有）

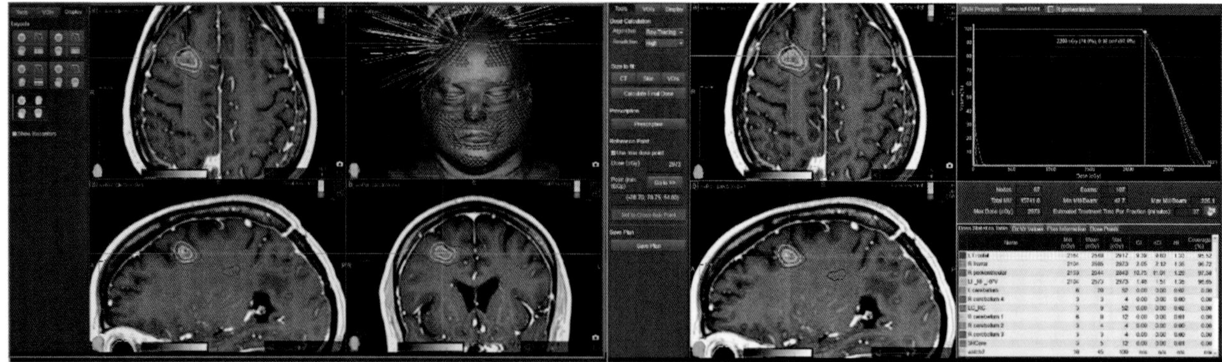

显示了三维射束入射和相关的剂量–体积直方图，处方剂量为22 Gy，等剂量线为74%，总体积为0.58 cm³，使用固定准直器，总治疗时间为37 min。

图3.4 多发（3）个脑转移瘤的射波刀治疗方案

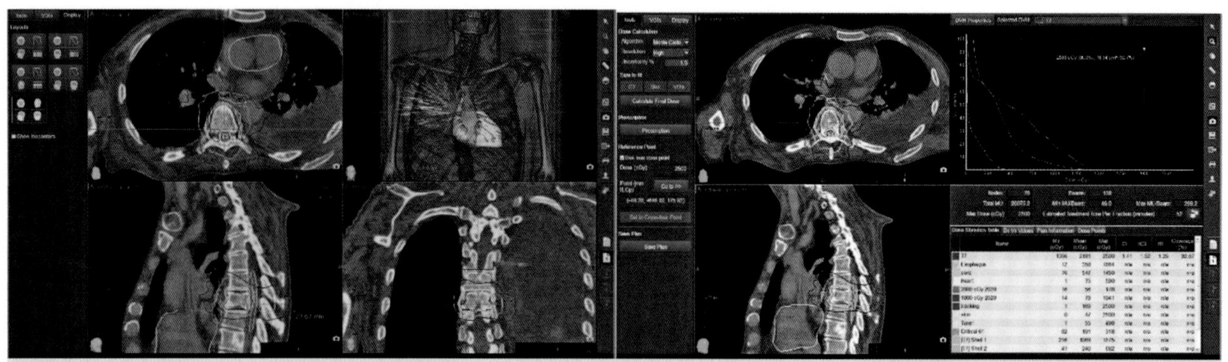

显示了三维射束入射和相关的剂量–体积直方图，处方剂量为20 Gy，等剂量线为80%，总体积为18.28 cm³，使用Iris准直器，总治疗时间为52 min。

图3.5 T7脊柱转移瘤的射波刀治疗方案

1 mm³，听力丧失的概率就增加5%。

2021年，来自斯坦福大学的本章节第一作者，对过去20年间我们医院射波刀的使用情况进行了严格的审查。射波刀治疗的主要颅内病变是脑转移性疾病。值得注意的是，2014年至2018年，99.7%的脑转移瘤患者接受了射波刀立体定向放射外科或外科手术切除联合射波刀辅助治疗，总体局部肿瘤控制率为84%（范围79.2%～100%），中位临床随访时间为10.5个月。此外，对于脊柱转移肿瘤，无论是作为单独治疗还是作为手术辅助治疗，射波刀的使用率都有所上升，从1999年至2003年的8.3%上升到2014年至2018年的27.2%。作者还回顾了良性肿瘤的局部控制率，总体肿瘤控制率为94%。特别是，超过2/3的前庭神经鞘瘤单独应用射波刀治疗，肿瘤控制率可达到97%。

历史上有大量发表的文章对非直线加速器治疗系统和基于直线加速器的治疗系统，如射波刀，进行了比较。虽然伽玛刀和射波刀的计划具有相似的剂量学特性，但射波刀的计划已被证明剂量更加均匀且平均剂量和最大剂量显著降低，并能提供更适形的计划。另一方面，在射波刀与Novalis和伽玛刀在脑膜瘤治疗方面的剂量学特性的比较中，射波刀比Novalis系统获得了更高的适形性，而且与伽玛刀系统相比，射波刀在治疗过程中还具有实时图像验证的能力。在动静脉畸形的剂量学和临床治疗计划比较中，射波刀和伽玛刀显示了相似的剂量适形性。在三叉神经痛治疗计划的剂量学比较中，射波刀能够使用等中心和非等中心计划达到类似伽玛刀治疗计划的剂量分布，而且治疗时间更短。对于直径超过3 cm的脑转移瘤，射波刀分割治疗方案已被证明在安全性和有效性方面与单次治疗的伽玛刀放射外科治疗方案相当。与基于超弧刀（HyperArc）的治疗方案相比，射波刀治疗多发性脑转移瘤的方案具有更好的梯度指数。

而且，射波刀系统的剂量测量可比性也被证明适用于新型的旋转伽玛刀系统。2020年，斯坦福大学医学物理小组通过发布的技术说明，展示了低剂量CT扫描下，所有射波刀追踪方法获得的端到端（end-to-end，E2E）靶向精度（小于0.95 mm），以及能够产生高质量图像的室内X射线成像技术的高追踪精度。重要的是，所有立体定向放射外科治疗系统必须持续遵守实践规范并不断升级，其中包含对于影响参考剂量测定的用户电离室射束质量校正因子的建议，这表明射波刀在安全性和有效性方面有持续不断的改进。最后需要注意的是，对射波刀系统的成本效用分析表明，与传统外放射治疗相比，对于脊柱转移的肿瘤患者而言，射波刀系统是一种更优越且性价比更高的初始主要干预措施。

3.5 射波刀的未来发展

2021年春季撰写本章节时，Clinicaltrials.gov上已公布了71项公开招募的国家级或国际性试验项目，项目涉及在肿瘤治疗中射波刀的应用，尤其是在脊柱转移性肿瘤的应用研究。目前正在开展的项目包括胶质母细胞瘤、颅咽管瘤、松果体肿瘤、慢性头痛、运动障碍、药物难治性癫痫和精神病学疾病等颅内疾病的射波刀治疗研究。除了上述新增的颅内疾病治疗外，还包含了大量的颅外治疗应用研究，如针对肺、肝脏、胰腺和前列腺等部位，射波刀立体定向体部放射治疗已经成为标准的治疗方式之一。此外，目前正在扩大的其他肿瘤部位的临床适应证包括葡萄膜黑色素瘤、喉癌、肾细胞癌和结直肠癌。此外，射波刀联合免疫治疗药物的应用是一个不断发展的知识领域，有大量正在进行的相关研究和亟待发表的相关文章。

3.6 总结

射波刀系统是基于直线加速器的无框架机器人放射外科系统，能以亚毫米精度治疗身体任何部位的肿瘤和血管性病变。无论是软件系统还是硬件设施都得到持续不断的改进换代，并且追求对肿瘤和患者本身进行更好的动态追踪和校正，从而确保高精度以及继续加快治疗照射时间。

致谢

感谢加利福尼亚州森尼维尔市Accuray公司的Mr. Bill Vogel和Ms. Nikki，感谢他们在编写本文过程中提供的专业知识帮助、所倾注的时间，以及提供的个人照片。

参考文献

（遵从原版图书著录格式）

Adler, J. R., Jr. “Accuray, Incorporated: A Neurosurgical Business Case Study.” Clin Neurosurg 52 (2005): 87–96.

Adler, J. R., Jr., and S. D. Chang. “Cyberknife Image-Guided Radiosurgery.” Neurosurg 64, no. 2 Suppl (Feb 2009): A1.

Adler, J. R., Jr., S. D. Chang, M. J. Murphy, J. Doty, P. Geis, and S. L. Hancock. “The Cyberknife: A Frameless Robotic System for Radiosurgery.” Stereotact Funct Neurosurg 69, no. 1–4 Pt 2 (1997): 124–8.

Biasi, G., M. Petasecca, S. Guatelli, E. A. Martin, G. Grogan, B. Hug, J. Lane, et al. “Cyberknife((R)) Fixed Cone and Iris Defined Small Radiation Fields: Assessment with a High-Resolution Solid-State Detector Array.” J Appl Clin Med Phys 19, no. 5 (Sep 2018): 547–57.

Buchegger, N., G. Grogan, B. Hug, C. Oliver, and M. Ebert. “Cyberknife Reference Dosimetry: An Assessment of the Impact of Evolving Recommendations on Correction Factors and Measured Dose.” Med Phys 47, no. 8 (Aug 2020): 3573–85.

Chang, S. D., and J. R. Adler. “Robotics and Radiosurgery–The Cyberknife.” Stereotact Funct Neurosurg 76, no. 3–4 (2001): 204–8.

Chang, S. D., M. Murphy, P. Geis, D. P. Martin, S. L. Hancock, J. R. Doty, and J. R. Adler, Jr. “Clinical Experience with Image-Guided Robotic Radiosurgery (the Cyberknife) in the Treatment of Brain and Spinal Cord Tumors.” Neurol Med Chir (Tokyo) 38, no. 11 (Nov

1998): 780–3.

Chang, S. D., W. Main, D. P. Martin, I. C. Gibbs, and M. P. Heilbrun. "An Analysis of the Accuracy of the Cyberknife: A Robotic Frameless Stereotactic Radiosurgical System." Neurosurgery 52, no. 1 (Jan 2003): 140–6; discussion 46–7.

Cho, Y. H., J. M. Lee, D. Lee, J. H. Park, K. Yoon, S. O. Kim, D. H. Kwon, et al. "Experiences on Two Different Stereotactic Radiosurgery Modalities of Gamma Knife and Cyberknife in Treating Brain Metastases." Acta Neurochir (Wien) 157, no. 11 (Nov 2015): 2003–9; discussion 09.

Clump, D., et al. Stereotactic Body Radiation Therapy (SBRT) with Cetuximab +/- Docetaxel Followed by Adjuvant Cetuximab +/- Docetaxel in Recurrent, Previously-Irradiated Squamous Cell Carcinoma of the Head and Neck (SCCHN). ClinicalTrials.gov. (n.d.). https://clinicaltrials.gov/ct2/show/NCT02057107 (accessed September 28, 2021).

"Cyberknife S7™ Treatment Delivery System Technical Brochure." https://rocol.com.co/wp-content/uploads/2019/02/CyberKnife-Treatment-Delivery-System_-Technical-Specifications.pdf.

"Cyberknife® M6™ Series Technical Specifications." http://delec.com.ar/panel/wp-content/uploads/cTechnical-specifications-CyberKnife-M6-Series.pdf.

Descovich, M., P. K. Sneed, N. M. Barbaro, M. W. McDermott, C. F. Chuang, I. J. Barani, J. L. Nakamura, and M. Lijun. "A Dosimetric Comparison between Gamma Knife and Cyberknife Treatment Plans for Trigeminal Neuralgia." J Neurosurg 113, no. Suppl (Dec 2010): 199–206.

"Equipment Specifications of Cyberknife." http://www.cyberknifelatin.com/pdf/brochure-tecnico.pdf.

Pollom, Erqi, Lei Wang, Iris C. Gibbs, and Scott G. Soltys. "Cyberknife Robotic Stereotactic Radiosurgery." In Stereotactic Radiosurgery and Stereotactic Body Radiation Therapy. Springer, Cham, 2020.

Fatima, N., A. Meola, E. Pollom, S. D. Chang, and S. Soltys. "Stereotactic Radiosurgery for Large Benign Intracranial Tumors." World Neurosurg 134 (2020a): e172–e180. doi: 10.1016/j.wneu.2019.10.005. Epub 2019 Oct 9. PMID: 31605862.

Fatima, N., A. Meola, E. Pollom, N. Chaudhary, S. Soltys, and S. D Chang. "Stereotactic Radiosurgery in Large Intracranial Meningiomas: A Systematic Review." World Neurosurg 129 (2019): 269–275.

Fatima, N., E. Pollom, S. Soltys, S. D. Chang, and A. Meola. "Stereotactic Radiosurgery for Head and Neck Paragangliomas: A Systematic Review and Meta-analysis." Neurosurg Rev 44 (2020b): 741–775.

Fatima, N., Meola, A., Ding, V., Pollom, E., Soltys, S., Hancock, S., Gibbs, I. R., Adler, J. R., Chang, S. D. The Stanford Stereotactic Radiosurgery Experience on 7,000 Patients over Two Decades (1999–2018): Looking far beyond the Scalpel. Journal of Neurosurgery (2021), accepted for publication.

Fareed, M. M., A. Eldib, S. E. Weiss, S. B. Hayes, J. Li, and C. C. Ma. "A Treatment Planning Comparison between a Novel Rotating Gamma System and Robotic Linear Accelerator Based Intracranial Stereotactic Radiosurgery/Radiotherapy." Phys Med Biol 63, no. 3 (Feb 2 2018): 035029.

Gallo, J. J., I. Kaufman, R. Powell, S. Pandya, A. Somnay, T. Bossenberger, E. Ramirez, R. Reynolds, T. Solberg, and J. Burmeister. "Single-fraction Spine SBRT End-to-End Testing on TomoTherapy, Vero, TrueBeam, and CyberKnife Treatment Platforms Using a Novel Anthropomorphic Phantom." J Appl Clin Med Phys 16, no. 1 (2015 Jan 8):5120. doi: 10.1120/jacmp.v16i1.5120. PMID: 25679169; PMCID: PMC5689980.

Hayden Gephart, M. G., A. Hansasuta, R. R. Balise, C. Choi, G. T. Sakamoto, A. S. Venteicher, S. G. Soltys, I. C. Gibbs, G. R. Harsh, J. R. Adler, and S. D. Chang. "Cochlea Radiation Dose Correlates with Hearing Loss after Stereotactic Radiosurgery of Vestibular Schwannoma." World Neurosurg 80, no. 3–4 (2013 Sep–Oct):359–63. doi: 10.1016/j.wneu.2012.04.001. Epub 2012 Apr 5. PMID: 22484770; PMCID: PMC6419735.

Heron, D. E., M. S. Rajagopalan, B. Stone, S. Burton, P. C. Gerszten, X. Dong, G. J. Gagnon, A. Quinn, and F. Henderson. "Single-session and Multisession CyberKnife Radiosurgery for Spine Metastases-University of Pittsburgh and Georgetown University Experience. J Neurosurg Spine 17, no. 1 (2012 Jul):11–8. doi: 10.3171/2012.4.SPINE11902. Epub 2012 May 11. PMID: 22578235.

Ho, A., A. T. Lo, S. Dieterich, S. G. Soltys, I. C. Gibbs, S. G.

Chang, and J. R. Adler. "Trigeminal Neuralgia Treatment Dosimetry of the Cyberknife." Med Dosim 37, no. 1 (Spring 2012): 42–6.

Jang, S. Y., R. Lalonde, C. Ozhasoglu, S. Burton, D. Heron, and M. S. Huq. "Dosimetric Comparison between Cone/Iris-Based and Incise Mlc-Based Cyberknife Plans for Single and Multiple Brain Metastases." J Appl Clin Med Phys 17, no. 5 (Sep 8 2016): 184–99.

Kalani, M. A., O. Choudhri, I. C. Gibbs, S. G. Soltys, J. R. Adler, P. A. Thompson, A. T. Tayag, C. H. Samos, and S. D. Chang. "Stereotactic Radiosurgery for Intramedullary Spinal Arteriovenous Malformations." J Clin Neurosci 29, (2016): 162–7.

Ju, Z., J. Wang, H. Zhang, L. Du, W. Xu, X. Wang, R. Ge, J. Li, Q. Zheng, and J. Li. "Dose Fall-off During the Treatment of Thoracic Spine Metastasis With CyberKnife Stereotactic Body Radiation Therapy (SBRT)." Bosn J Basic Med Sci 20, no. 1 (2020 Feb 5):131–139. doi: 10.17305/bjbms.2018.3185. PMID: 30114379; PMCID: PMC7029207.

Kadoya, N., Y. Abe, T. Kajikawa, K. Ito, T. Yamamoto, R. Umezawa, T. Chiba, et al. "Automated Noncoplanar Treatment Planning Strategy in Stereotactic Radiosurgery of Multiple Cranial Metastases: Hyperarc and Cyberknife Dose Distributions." Med Dosim 44, no. 4 (Winter 2019): 394–400.

Kaplan, I. et al. A Phase II Study of Cyberknife Radiosurgery for Renal Cell Carcinoma. ClinicalTrials.gov. (n.d.). https://clinicaltrials.gov/ct2/show/NCT01890590 (accessed September 28, 2021).

Kaul, D., H. Badakhshi, T. Gevaert, D. Pasemann, V. Budach, C. Tuleasca, A. Gruen, et al. "Dosimetric Comparison of Different Treatment Modalities for Stereotactic Radiosurgery of Meningioma." Acta Neurochir (Wien) 157, no. 4 (Apr 2015): 559–63; discussion 63–4.

Kim, N., H. Lee, J. S. Kim, J. G. Baek, C. G. Lee, S. K. Chang, and W. S. Koom. "Clinical Outcomes of Multileaf Collimator-Based Cyberknife for Spine Stereotactic Body Radiation Therapy." Br J Radiol 90, no. 1079 (Nov 2017): 20170523.

Kuo, C. Y., Y. C. Tsai, A. C. Shiau, H. W. Cheng, H. W. Yu, Y. K. Su, and J. T. Tsai. "Evaluation of Clinical Application and Dosimetric Comparison of Treatment Plans of Gamma Knife and Cyberknife in Treating Arteriovenous Malformations." Stereotact Funct Neurosurg 95, no. 3 (2017): 142–48.

Lanciano, R. et al. Immunotherapy SBRT Sensitization of the Programmed Death-1 (PD-1) Effect. ClinicalTrials.gov. (n.d.). https://clinicaltrials.gov/ct2/show/NCT03825510.

Leksell, L. "The Stereotaxic Method and Radiosurgery of the Brain." Acta Chir Scand 102, no. 4 (Dec 13 1951): 316–9.

Lim, M., A. T. Villavicencio, S. Burneikiene, S. D. Chang, P. Romanelli, L. McNeely, M. McIntyre, J. J. Thramann, and J. R. Adler. "Cyberknife Radiosurgery for Idiopathic Trigeminal Neuralgia." Neurosurg Focus 18, no. 5 (May 15 2005): E9.

Murai, T., Y. Hattori, C. Sugie, H. Iwata, M. Iwabuchi, and Y. Shibamoto. "Comparison of Multileaf Collimator and Conventional Circular Collimator Systems in Cyberknife Stereotactic Radiotherapy." J Radiat Res 58, no. 5 (Sep 1 2017): 693–700.

Nano, T. F., D. P. I. Capaldi, T. Yeung, C. F. Chuang, L. Wang, and M. Descovich. "Technical Note: Performance of Cyberknife((R)) Tracking Using Low-Dose Ct and Kv Imaging." Med Phys 47, no. 12 (Dec 2020): 6163–70.

Papatheofanis, F. J., E. Williams, and S. D. Chang. "Cost-Utility Analysis of the Cyberknife System for Metastatic Spinal Tumors." Neurosurgery 64, no. 2 Suppl (Feb 2009): A73–83.

Patil, C. G., A. Veeravagu, R. S. Bower, G. Li, S. D. Chang, M. Lim, and J. R. Adler, Jr. "Cyberknife Radiosurgical Rhizotomy for the Treatment of Atypical Trigeminal Nerve Pain." Neurosurg Focus 23, no. 6 (2007): E9.

Romanelli, P., G. Heit, S. D. Chang, D. Martin, C. Pham, and J. Adler. "Cyberknife Radiosurgery for Trigeminal Neuralgia." Stereotact Funct Neurosurg 81, no. 1–4 (2003): 105–9.

Schuler, E., A. Lo, C. F. Chuang, S. G. Soltys, E. L. Pollom, and L. Wang. "Clinical Impact of the Volo Optimizer on Treatment Plan Quality and Clinical Treatment Efficiency for Cyberknife." J Appl Clin Med Phys 21, no. 5 (May 2020): 38–47.

Sio, T. T., S. Jang, S. W. Lee, B. Curran, A. P. Pyakuryal, and E. S. Sternick. "Comparing Gamma Knife and Cyberknife in Patients with Brain Metastases." J Appl

Clin Med Phys 15, no. 1 (Jan 6 2014): 4095.

Thomas E. M., R. A. Popple, and M. Bebel. "Linac-Based Stereotactic Radiosurgery and Hypofractionated Stereotactic Radiotherapy: Principles and Practice (Jul 2018). doi: 10.1007/978-3-319-42878-9_44, book: Adult CNS Radiation Oncology (pp. 639–663).

Zhang, M., L. A. Lamsam, M. K. Schoen, S. S. Mehta, G. Appelboom, J. K. Adler, S. G. Soltys, and S. D. Chang. "Brainstem Dose Constraints in Nonisometric Radiosurgical Treatment Planning of Trigeminal Neuralgia: A Single-Institution Experience." World Neurosurg 113 (May 2018): e399–e407.

（潘隆盛　译）

4 立体定向放射外科的放射生物学

Ibrahim Abu-Gheida
肿瘤放射治疗科
阿拉伯联合酋长国大学
布尔吉尔中心，布尔吉尔医院
阿拉伯联合酋长国 阿布扎比

Ehsan H. Balagamwala，Samuel T. Chao，John H. Suh
肿瘤放射治疗科，陶西格肿瘤中心
克利夫兰诊所
俄亥俄州 克利夫兰

4.1 放射生物学基本原理

为了理解立体定向放射外科（stereotactic radiosurgery，SRS）独特的放射生物学特征，我们首先必须理解放射生物学基本概念和细胞死亡机制。这些基本概念通常由放射生物学5R［修复、再分布、再氧合、再增殖、放射敏感性（repair、redistribution、reoxygenation、repopulation、radiosensitivity）］原理构成。

4.1.1 修复

虽然辐射暴露产生大量细胞效应，放射诱导DNA损伤才是最重要的效应。DNA损伤，既可以是单链断裂，也可以是双链断裂，从而引发染色体显著改变。双链DNA断裂是放射致死性细胞损伤的最常见原因。单链DNA断裂可以累积从而最终导致致死性细胞损伤。然而细胞存在多个检查点和通路来检测和修复DNA损伤[1]。损伤的细胞通过G1-S期和G2-M期的检查点来检测DNA损伤，并且触发细胞进入休眠期，同时激活损伤修复机制[2]。多种已知的修复机制已被阐明，包括错配修复、核苷酸切除修复、碱基切除修复，以及其他不常见的放射治疗诱发DNA损伤的修复机制[3]。

双链DNA断裂是直接和不可逆损伤的最常见原因，并且会引发DNA严重损伤后修复机制的激活。其中，关于非同源末端连接（non-homologous end joining，NHEJ）和同源重组的修复机制研究最为广泛。NHEJ可以发生在细胞周期的任意时相，将DNA断裂的末端直接连接。但是，这种修复机制容易发生显著错误，导致DNA序列发生改变。而在同源重组中，DNA断裂通过姐妹染色单体来修复，因此不易产生错误和DNA序列改变。同源重组仅出现在细胞周期中的S和G2晚期，该机制发生在DNA合成之后。如乳腺癌易感基因*BRCA1*和*BRCA2*与同源重组相关。因此*BRCA1/2*突变导致患者对一些不同类型的恶性肿瘤易感，其中包括乳腺癌[4]。

4.1.2 再分布

细胞周期再分布强调肿瘤内的细胞通常处于细胞周期的不同时相。在S晚期，细胞更具有放射抵抗性，这是由于这些细胞可以利用同源重组和NHEJ对致死性DNA断裂进行修复。相较于S晚期，G1期和S早期的细胞仅能利用NHEJ（易发生错误修复），因此放射敏感性更高。总之，常规分割放射治疗使每日分割照射优先杀死处于放射敏感性相对高的时相的细胞，同时等待次日处于细胞周期其他时相的细胞进入放射敏感的时相时再进行照射，形成放射治疗的分割日程。

4.1.3 再氧合

电离辐射产生自由基会引起间接的DNA损伤，损伤持续不到一秒就会消除。氧分子可以稳定自由基，是重要的放射增敏剂，使自由基有时间造成DNA损伤[5]。这就意味着，相较于富氧细胞，肿瘤乏氧细胞更具放射耐受性。在分割放射治疗过程中，首先死亡的是氧合良好的细胞，从而改善肿瘤中央剩余的乏氧细胞的氧合。因此分割放射治疗可以使肿瘤中央乏氧细胞产生较好的再氧合，使其更容易发生DNA损伤和细胞死亡。这个概念被称为氧增强比（oxygen enhancement ratio，OER），该比值用乏氧条件下杀死一定数量细胞的放射剂量除以常氧条件下杀死相同数量细胞所需的放射剂量而得到。据估计，大多数肿瘤细胞的OER范围为2.5～3。这意味着，乏氧细胞的放射剂量是产生相同效果的常氧细胞的放射剂量的2～3倍[5]。

4.1.4 再增殖

再增殖是指电离辐射后未死亡的细胞重新生长。各种正常组织和肿瘤细胞的再增殖率不同。放射治疗中断会引起肿瘤细胞再增殖，导致某种肿瘤的治疗失败风险增高。这一现象在鳞状细胞癌，如头颈部、宫颈、肛门的鳞状细胞癌的治疗中尤为突出[6]。对于正常组织，再增殖使正常组织损伤愈合。因此，急性不良反应通常是快速分裂的细胞死亡所导致的，而这类细胞（如胃肠道黏膜）也会很快愈合。相反，再增殖速度慢的细胞，如神经元，需要很长时间来愈合，因此放射治疗后的神经毒性反应通常是晚期不良反应。

4.1.5 放射敏感性

不同类型的细胞具有不同的固有放射敏感性。同时，相同类型细胞的放射敏感性也因为遗传组成不同而具有个体化差异[7]。某些细胞类型（如性腺细胞）具有高度放射敏感性，因此低剂量放射治疗足以造成暂时甚至永久的功能丧失。虽然大多数肿瘤细胞具有放射敏感性，但是一些肿瘤细胞具有放射耐受性，因此低剂量放射难以造成足够的损伤来杀死肿瘤或者停止其生长[8]。因此，较高的放射总剂量或者分割剂量，如SRS的放射剂量，可以用来克服放射抵抗性。

4.2 对不同放射技术进行放射生物学思考

放射引起细胞死亡有“直接”或“间接”机制。电离辐射在光子或者粒子的轨迹上释放能量，导致细胞死亡。单位距离轨迹中平均释放的能量被称为线性能量传输（linear energy transfer，LET）[3]。这些电离产生的自由基会损伤DNA和其他与细胞功能相关的重要生物分子。自由基与其他分子进一步产生相互作用，导致继发电离反应，从而形成更多的自由基。

一些类型的电离辐射被用于临床。最常用的类型包括高能X射线、γ射线、电子及重离子粒子治疗。光子（X射线和γ射线）是具有相似特性的电磁波（但是来源不同），不具有质量。电子和重离子粒子各具自身特性，因此被分开分类。光子和质子由于单位距离轨迹释放的能量低，因此被认为是低LET形式的辐射。重离子粒子，如碳离子或中子，具有密集的电离作用，被认为是高LET形式的辐射。相对生物学效应（relative biological effectiveness，RBE）被用于表达不同电离辐射的生物学效应。RBE是采用250 kVp的X射线达到生物效应终点的剂量与其他LET放射的剂量的比值。电离辐射的生物学效应可以转化为RBE直接与电离辐射LET的比值。对于低LET辐射，RBE值通常等于1。对于质子，由于Bragg峰，RBE值通常接近1.1[9]。高LET电离辐射通常较低LET电离辐射形成更大的RBE值。例如碳离子的RBE值为2～5，该RBE值取决于不同的剂量模式、Bragg峰的位置、受照组织及生物数学模型[9]。

4.2.1 放射诱导细胞损伤的类型

由于水分子参与细胞内绝大多数分子的构成，电离的级联反应通过产生羟自由基（OH-）导致DNA损伤，这种损伤称为“间接DNA损伤”。据估计，2/3的DNA损伤通过羟自由基的间接效应产生，而1/3的DNA损伤通过电离辐射的直接效应产生[10]。DNA和其他生物分子放射诱导的损伤导致细胞周期更替或者使细胞增殖改变，从而使生长停滞，最终造成有丝分裂细胞死亡。辐射暴露后即刻（数皮秒内）发生电离和形成自由基。同样，DNA损伤在若干分之一秒内发生。一旦DNA损伤发生，细胞通常于数小时到数天内开始部署多种修复机制。如果损伤的细胞未死亡，而DNA损伤仍保持，则细胞生长永久停止或衰老。如果损伤无法修复，细胞发生坏死、凋亡或者有丝分裂灾难，从而死亡。最初，放射生物学家将DNA损伤分为致死性、亚致死性，或者潜在致死性损伤[11]。这些术语在阐明放射暴露的不同类型DNA损伤和修复机制之前已做出描述[12]。致死性损伤，顾名思义，指暴露在辐射中的细胞受到严重影响，无法持续修复。通常认为是双链DNA断裂所致。亚致死性损伤是指细胞损伤不足以导致细胞立即死亡。但是亚致死性损伤具有累加效应，从而累积的亚致死性损伤会导致细胞死亡。亚致死性损伤有助于解释低剂量放射在细胞生存曲线中形成的肩部[13]（图4.1）。曲线上这种肩部解释了为什么细胞在低剂量放射中形成某种不足以导致死亡的损伤。经过分割放射治疗的若干次照射，DNA的累积损伤导致细胞死亡。需

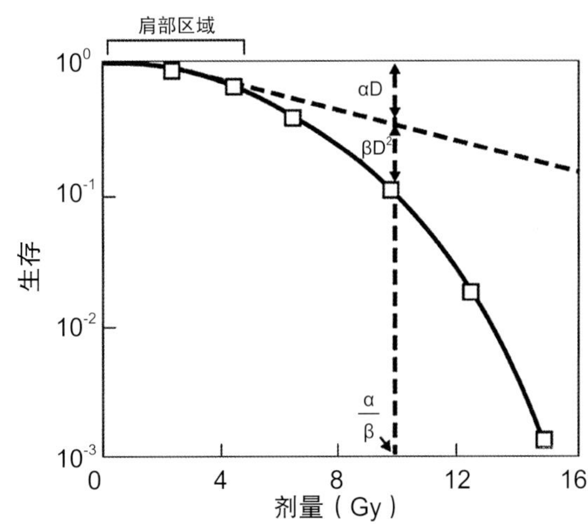

图4.1 细胞对数生存的剂量（Gy）函数

（再版获得负责SAGE版权的协调员Mary Ann Price允许）

要注意的是，亚致死性损伤间接体现了亚致死性DNA损伤修复机制的存在。关键在于分割治疗方案可以平衡有效剂量和安全剂量，即形成杀死肿瘤细胞较高的总剂量的同时，最小化正常组织的损伤，从而每日照射方案给予足够的剂量，并获得最大治疗比率。但这个概念会形成一种错觉，即分割放射较单次高剂量（如SRS/SBRT）能够形成更大的治疗比率。而事实上，这一概念并未得到临床观察和放射生物学研究的证据支持。值得注意的是，正常组织的细胞生存曲线的肩部要比许多肿瘤细胞的曲线肩部小[14]。关于分割间隔的再氧合，理论上有利于增加放射敏感性的间隔时间，将在下一章节讨论。每个放射治疗分割间隔时间对于正常组织的DNA修复也很重要。不同器官的DNA修复速度不同，有些器官修复很迅速，而另一些器官则较为缓慢。例如，脊髓的修复动力较慢，半修复时间约4小时。潜在致死性损伤（potential lethal damage repair，PLDR）是指放射损伤修复通过放射诱导，或者改变细胞微环境（如改变pH值或者温度），使损伤细胞进入休眠或者失活状态。

具体参阅文章中对α/β比值的描述。细胞生存曲线的“肩部”区体现放射剂量引发亚致死性损伤。分割放射治疗“肩部”区的放射剂量允许正常组织对DNA损伤进行修复。由于在错误的修复机制下，肿瘤细胞无法修复DNA，因此肿瘤在下一次分割放射剂量下保持放射敏感性[13]。

辐射暴露也会导致染色体的整体改变，这些改变可引起细胞的一系列结局。这些改变包括易位、倒置、染色体部分或者整体缺失、形成环状DNA或者双微染色体。不涉及必须DNA缺失的染色体畸变，不会导致细胞死亡。但是，染色体畸变通过“功能增益”有机会使细胞发生突变，促使肿瘤进展。而且，某些特殊干预会降低辐射的细胞效应。例如，自由基清除剂可以减少DNA损伤，一些药物可以改变DNA损伤修复或者细胞周期，从而增强放射敏感性。

放射治疗中限制正常组织辐射暴露的替代措施包括改进多叶准直器放射传输、有效固定、患者摆位，以及治疗可重复性设置，从而减少正常组织受照射的体积。先进的治疗策略会针对患者制订最优计划，以使肿瘤受放射治疗的体积最大化，而正常组织受照射范围最小化。通常使用多条不同的射线形成足够高的剂量，以控制肿瘤细胞，并且采用高度适形的方式，避免周围正常组织出现不良反应。先进的患者定位、图像引导、治疗计划交付，以及质量保证（quality assurance，QA）软件的进步，可以优化放射传输。此外，短时程的大剂量放射治疗，如采用非均整模式（flattering filter free，FFF）治疗技术，通过立体定向技术，如SRS，允许对小靶区进行有效治疗。

4.2.2 组织和器官的放射效应

当对肿瘤进行放射治疗时，病灶周围微环境是重要的考虑因素。这些正常组织的放射敏感性和不良反应风险不同[15]。从放射生物学的观点来看，器官可以划分为串行结构或者并行结构。串行排列的器官，如脑干和脊髓，通常是通过串联功能传导来运作的结构。对于这些器官，照射小体积的最大剂量（D_{max}）可预测放射毒性和潜在器官功能障碍[16]。例如，放射外科治疗后的放射性脊髓病与D_{max}密切相关[17-18]。同样，脑干的D_{max}耐受剂量在1 cc体积内不超过15 Gy。如果脑干受照射的剂量和体积增加，放射性坏死的风险随之增高[19-20]。并行排列的器官由并行功能单元构成，如肾脏和肺。在这些器官中，功能单元的数目决定了整个器官的功能。因此，只要功能单元有充足的储备，一小部分功能单元的损伤不会导致整个器官出现功能障碍。所以，在并行器官中，整个器官的平均剂量比D_{max}更重要[16]。值得注意的是，脑组织的串行和并行功能单元混合存在，不同部位的结构特征不同。作用于小范围的高剂量照射超出脑组织的耐受范围（D_{max}）会显著增加放射性坏死和功能单元丧失的风险。而关于干细胞迁移至放射性损伤区域促进脑功能单元恢复的研究也正在进行中[15]。

通常，电离辐射造成的不良反应可以划分为早期和晚期两种。早期不良反应常累及快速分裂细胞，如皮肤细胞（引起红斑和脱屑），以及胃肠道（引起腹泻）。在脑组织中，炎症也可能是一种早期不良反应，患者出现颅内压增高的症状，如头痛、恶心、呕吐，或者取决于肿瘤所在位置的神经功能障碍。临床上，缓慢分裂细胞和休眠细胞启动自我复制时，临床表现为晚期不良反应。晚期不良反应的发生既与每次分割剂量有关，也与总剂量有关。在中枢神经系统中，晚期不良反应表现为神经认知功能障碍、神经内分泌功能障碍、神经病变及脊髓病变[21]。晚期不良反应还与患者年龄有关。儿童患者的骨骼生长会因放射受损伤，而放射也会使老年患者的骨骼受损，导致骨折。值得注意的是，SRS分割方案的每次大剂量与脊柱SRS后压缩性骨折风险增高有关[22]。

4.3 细胞生存模型

被电离辐射照射之前具有复制能力的细胞或组织，在照射之后形成细胞克隆的数目表达为细胞生存模型，成为经典放射生物学的基础。这个概念可以根据放射后细胞生存函数进行作图。而体外和体内试验则用于确定形成细胞克隆数目的放射剂量递增函数。需要注意的是，这些传统放射生物学模型的产生早于现代分子生物学和更为详细的肿瘤生物学。尽管如此，这些放射生物学模型已被广泛接受，将在本章节进行重点阐述。在这些模型中，克隆细胞生存模型成为普遍认可的评价辐照致细胞死亡的“金标准”。但这些模型与当前更新的肿瘤细胞生物学概念存在差异。肿瘤细胞生物学形成了新的细胞-细胞和细胞-细胞外基质相互作用概念。细胞-细胞相互作用包括肿瘤细胞与免疫系统、内皮细胞、肿瘤相关成纤维细胞及其他细胞的相互作用。细胞-细胞和细胞-细胞外基质相互作用与肿瘤生长和治疗效果相关[23-24]。而且，克隆细胞生存模型未考虑肿瘤干细胞产生的影响。肿瘤干细胞是肿瘤细胞中具有自我更新、分化及再生成肿瘤能力的细胞[25]。相较于非干细胞的肿瘤细胞，肿瘤干细胞构成治疗耐受性的最重要因素，对治疗具有高度的适应能力[26]。因此，肿瘤干细胞是肿瘤治疗的重要靶点[27]。尽管有新的概念出现，传统放射生物学模型仍然具有临床应用价值，对于指导常规放射治疗和SRS治疗仍具有重要意义。

4.3.1 常规放射治疗

肿瘤控制概率由被辐射杀死或杀伤的肿瘤克隆细胞比率决定。这个概率由泊松分布模型生成，采用公式$P=e^{-n}$进行计算，P指肿瘤控制概率，n指放射后生存细胞克隆的平均数目。例如，减少10个对数，将有90%的肿瘤控制可能性。

4.3.2 多靶点模型

这个概念是常规放射治疗的放射生物学基础理论之一。它是指放射治疗的每次分割照射会对靶体进行随机但是相等的打击，这意味着辐射剂量的递增会导致相同比例的细胞被杀死。公式$S=1-(1-e^{-D/D0})^n$阐明了这种细胞生存曲线（图4.1），S指生存细胞比例，D指照射剂量，D0指使生存细胞减少至37%的初始细胞数目的剂量。n指放射治疗分割次数，在生存曲线的肩部显示，意味着在观察到生存率下降之前，必须累积多次打击（图4.1）。

根据多靶点模型，在低剂量放射下，没有细胞被杀死。但这种情况在临床实践中没有发生。因此，为了解释这个偏差，线性二次模型被用于临床实践，成为目前最被认可的细胞生存曲线模型。

4.3.3 线性二次模型

该模型假定细胞生存是单次打击和双次打击机制的函数，分别以线性项和二次项表示。描述生存曲线的公式是$S=e^{-\alpha D-\beta D^2}$，其中，α指单次打击机制下的细胞死亡率，而β指双次打击机制下的细胞死亡率。关于形成这些曲线的分子机制尚不明确。但是，目前认为多条染色体单链和双链断裂伴随其他间接的细胞杀死机制与这些效应有关[12]。α/β比值是指杀死细胞的线性项和二次项等效时的剂量。该比值在临床中通常用于描述肿瘤或者正常细胞的放射敏感性和反应类型。具体来说，快速分裂细胞，如大多数肿瘤细胞、皮肤及胃肠道细胞，倾向于有较高的α/β比值，比值约为10，因此被认为是早反应组织（剂量反应和急性不良反应发生在放射治疗过程中）。然而，缓慢分裂的细胞，如脑和脊髓细胞，其α/β

比值较低，因此被认为是晚反应组织（不易在放射治疗过程中立即发生）。线性二次公式也可以用于明确不同分割方案下的放射生物学效应剂量（biologically equivalent dose，BED），即BED=D［1+d（α/β）］，D指总剂量，d指每次分割剂量。因此已知α/β比值的肿瘤细胞可以使我们明确不同分割方案获得相同生物效应的剂量。这些假设在常规放射剂量中得以充分研究。但是对于极端的低分割（SRS或者SBRT），应用线性-二次理论仍具有争议，这是因为起初的实验未采用>10 Gy的单次大剂量。

4.3.4 治疗比率

正常细胞的放射性损伤与肿瘤细胞死亡的关系即治疗比率（图4.2）。两条曲线的分隔被作为治疗窗。其目的是让分隔作用最大化，一方面要使肿瘤控制曲线左移，另一方面要使正常组织并发症曲线右移。通过降低肿瘤控制剂量可以使肿瘤控制曲线左移，如采用放射增敏剂。通过更新改进放射治疗技术（如SRS）可以使正常组织并发症曲线右移，实现正常组织放射暴露剂量最小化。使正常组织并发症曲线右移的其他方法包括放射保护剂，关于放射保护剂的研究正在兴起。因此，我们尽可能提高治疗比率来优化肿瘤控制，同时最小化放射治疗不良反应。

4.3.5 分割方式

分割（每日给予小剂量放射）的概念改进了治疗比率，使肿瘤接受高剂量照射的同时，正常组织在治疗过程中进行修复。常规分割方案是指一周连续5日，每日照射1次，每次剂量1.8～2 Gy，共照射5～7周。从放射生物学的角度看，采用常规分割方案可以使正常组织自我修复，使肿瘤细胞进行再分布，有助于杀死肿瘤细胞，通过再氧合改进放射敏感性，最后，通过正常细胞再增殖使不良反应风险降低。超分割、加速治疗及中度低分割的治疗原理也属于相同的放射生物学原理。然而，对于极低分割方案，如立体定向放射治疗/放射外科治疗，所阐述的概念和机制则不同。目前，关于极低分割改进临床结局（更好的肿瘤控制和更低的不良反应）的理念需要比传统放射生物学模型更合理的解释。

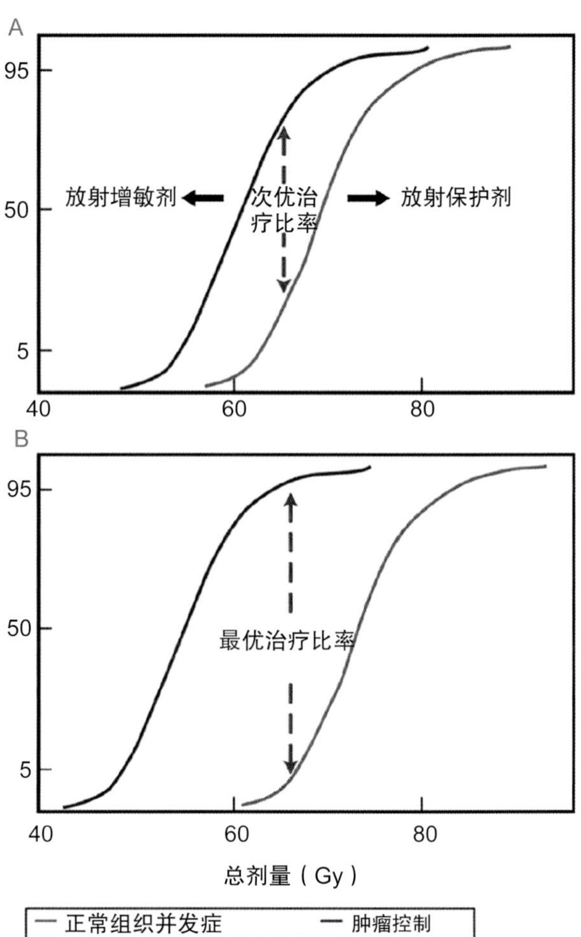

图4.2 肿瘤控制与总剂量、正常组织并发症与总剂量之间的剂量关系。特定剂量所处的治疗窗口是肿瘤控制与正常组织并发症曲线的分隔。A.显示次优治疗比率。放射保护剂、放射增敏剂以及放射技术的进步增加了正常组织并发症曲线与肿瘤控制曲线的分隔，从而优化了治疗比率，正如B所示。优化治疗比率可以使两条曲线最大程度分开[13]

（再版获得负责SAGE版权的协调员Mary Ann Price允许）

4.4 立体定向放射外科和立体定向放射治疗

当单次大剂量的“消融”放射治疗将立体定向定位技术用于颅内或者脊柱靶区时，称为SRS。当相同的原理用于治疗其他部位或者器官时（典型方式为5次高剂量放射治疗），该技术被称为立体定向体部放射治疗（stereotactic body radiation therapy，SBRT）。随着治疗技术的进步，SRS和SBRT越来越广泛地用于脑、脊柱及其他身体器官。机载图像引导和机器人治疗系统设备在无刚性固定下实施精确的治疗[28]。放射外科在理想情况下更适用于小体积靶区照射，这是由于相对于照射较大体积靶区，在照射小体积靶区中，正常组织所受辐射明显更低（图4.3）。随着患者定位、治疗计划及治疗方案的进步，SRS和SBRT的临床实践被广泛认可，但是SRS的放射生物学研究和形成的原理则相对迟滞。正如前面所讨论的，放射生物学模型在分割放射治疗中被广泛研究和认可，但在高剂量“消融”放射治疗中采用传统放射生物学模型评估，获得的治疗指数并不客观，甚至与临床观察结果直接相悖。大量研究显示SRS/SBRT对肿瘤的局部控制很好，甚至对于放射毒性程度很低的“耐受放射”肿瘤也能达到良好的控制效果，这提示高剂量放射治疗的放射生物学效应不同于低剂量分割放射治疗的放射生物学效应。

SRS治疗巨大肿瘤导致靶区之外的范围受到高剂量照射（剂量溢出），引起正常组织损伤。巨大肿瘤的分割放射治疗使肿瘤周围正常组织有充足时间进行亚致死性损伤修复。因此，分割立体定向体部放射治疗成为可行的治疗手段，虽然杀死肿瘤细胞的效率低，但能降低正常组织毒性反应[13]。

单次大剂量消融放射治疗采用线性–二次模型评估是一直具有争议的领域[29-30]。在高剂量放射治疗中，线性–二次模型易于高估肿瘤细胞杀死效应。Park的研究团队开发了改进模型，该模型被称为单次放射外科总体生存曲线[31]。在该曲线中，线性–二次模型的低剂量区与之相同，而曲线的高剂量区被“拉直”，这是由于考虑到其他外部因素与超高剂量细胞杀死作用有关（图4.4）[31]。该模型源自肺癌的SBRT研究，研究进展势头并不大，这是因为研究未考虑其他不同的肿瘤类型以及周围正常器官。因此，尽管存在缺陷，线性–二次模型仍旧是最被认可的细胞生存估计模型，甚至对于SRS也是这样。更为重要的是，基于α/β比值，该模型对于估计病灶周围正常组织的急性和慢性放射毒性反应具有重要价值[32]。

为了最大限度地控制肿瘤，并且减少放射毒性，尤其对于巨大肿瘤，低分割立体定向放射治疗（也称为分期放射外科或者分割放射外科）的理念正在获得研究[33]。通过估算，肿瘤的α/β比值为10，而周围正常组织，如脑组织的α/β比值为2，则采用低分割SRS的肿瘤控制效果显著，同时放射毒性反应保持低水平（图4.5）。这也获得临床数据的验证，对比单次SRS，分割放射外科（9 Gy × 3次）治疗>2 cm的脑部病灶的放射性坏死风险降低，而肿瘤局部控制率更高[34]。

由于大量临床证据支持SRS/SBRT，我们认为采用高剂量放射治疗引起显著的间接细胞杀死作

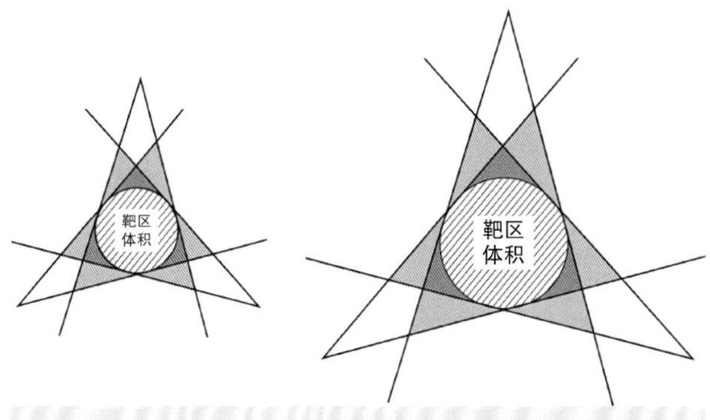

图4.3　立体定向放射外科治疗巨大肿瘤的剂量几何劣势

（再版获得负责SAGE版权的协调员Mary Ann Price允许）

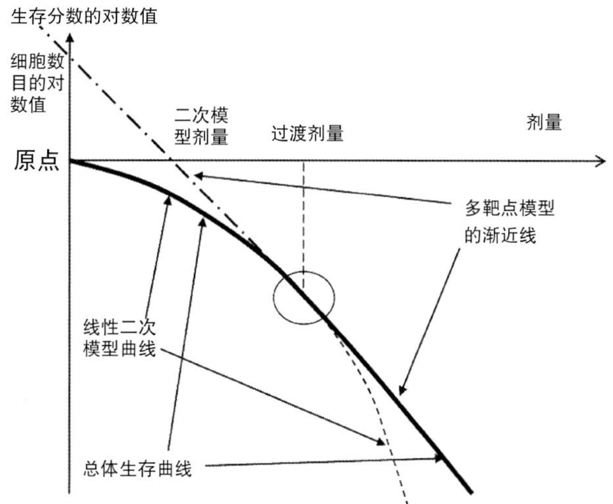

图4.4　总体生存曲线（universal survival curve，USC）以及线性–二次模型（linear-quadratic，LQ）的剂量范围与多靶点模型的剂量范围之间的过渡具有指导效力。在过渡剂量D_T下方，USC曲线与LQ模型曲线相同，而在D_T上方，USC曲线与多靶点模型曲线的端点线性部分相同[31]

（再版获得Elsevier允许）

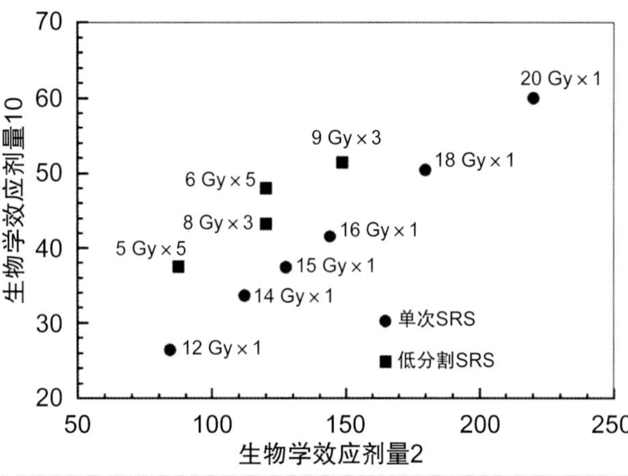

图4.5　典型单次SRS和低分割SRS的BED_2和BED_{10}（分别采用α/β比值2 Gy和10 Gy计算的生物学效应剂量）。请注意BED_2与正常组织放射反应有关，增加BED_2会导致更多正常组织损伤。快速增殖组织，如脑转移瘤和胶质瘤的放射反应更适合表示为BED_{10}，较高的BED_{10}意味着更好的局部控制[33]

（再版获得牛津大学出版社允许）

用，从而出现很好的临床效果，这些效果无法用图4.6所示的DNA直接断裂解释[35]。大剂量放射治疗对细胞产生内部和外部影响，导致细胞杀死作用，例如改变细胞周围毛细血管内皮，以及激活受照射肿瘤和邻近细胞的其他路径，这些路径将在下面进一步详细阐述[36-37]。这表明大剂量放射并非通过分割放射产生DNA损伤，而是激活另外的分子机制，包括改变肿瘤的血管系统，以及使抗肿瘤免疫反应增强，因此线性-二次模型在SRS/SBRT过程中不足以解释细胞杀死作用。

4.5　内皮细胞损伤和肿瘤血管系统改变

为了理解放射外科对肿瘤血管系统的生物学效应，我们首先要理解肿瘤血管系统的复杂性，以及毛细血管内皮细胞和免疫细胞在促进肿瘤血管再生和肿瘤生长方面的作用。

组织学上，肿瘤血管不同于正常血管系统，肿瘤血管结构更紊乱、不规则、扩张，以及存在因单层内皮细胞缺乏结缔组织支持所造成的渗漏[38]。由于血管内皮细胞完整性改变，使得肿瘤血管系统对放射敏感，尤其对高剂量放射敏感。临床前的动物研究数据显示低剂量“常规”放射治疗的辐射暴露导致血管完整性改变较小，而单次大剂量放射暴露所造成的血管完整性改变则很大[39-40]。绝大多数改变出现在8～10 Gy的剂量照射之后，这些改变导致整个肿瘤供血量急剧下降。

SRS强化细胞杀死作用的一项机制是激活鞘磷脂神经酰胺通路[41-42]。鞘磷脂神经酰胺是一种内皮细胞膜蛋白。这种膜蛋白通过高剂量放射激活细胞内鞘磷脂酶（intracellular sphingomyelinase

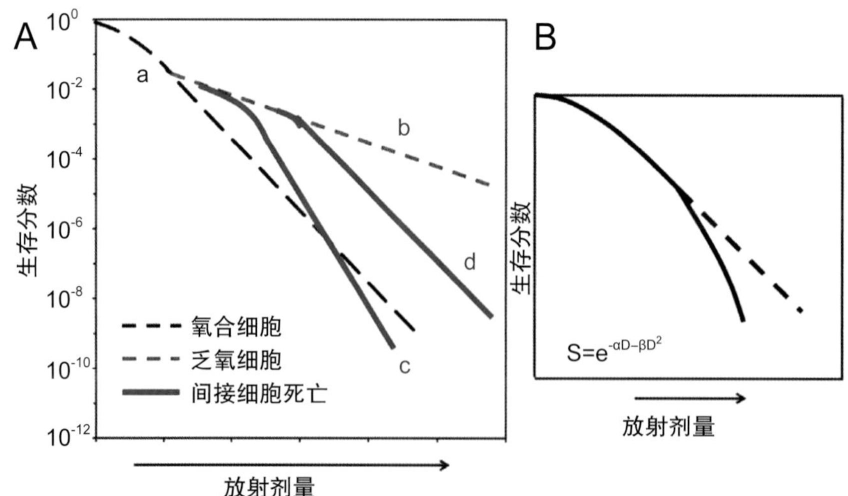

图4.6　A.假设活体肿瘤细胞的10%为乏氧细胞的放射生存曲线。如果肿瘤细胞通过经典放射生物学机制死亡，细胞生存曲线会下降，如a和b所示，这分别表示氧合细胞和乏氧细胞死亡。但是，放射剂量升高10 Gy或者15 Gy，使肿瘤细胞发生间接死亡，如c和d所示，细胞生存曲线会向下弯曲。B.线性-二次模型。实线通过线性-二次生存曲线算出，该曲线随着放射剂量升高而向下弯曲。呈线性下降的虚线显示细胞生存的放射剂量函数[35]

（再版获得Elsevier允许）

enzyme，ASMase），将其转化为神经酰胺[43]。神经酰胺作为二级信使激活促凋亡蛋白BAX，这种蛋白属于Bcl-2家族蛋白，在凋亡调控中起到重要作用[44]。BAX导致线粒体细胞色素C释放，通过内在通路指引细胞凋亡[45-46]。Garcia及其团队阐明该通路通常在肿瘤细胞接受≥10 Gy的剂量时被激活[47]。而且，内皮细胞凋亡在6小时内达到高峰并引起微血管功能障碍，从而迅速中断肿瘤灌注[47]。肿瘤灌注的急性改变导致DNA修复蛋白失活，进一步产生神经酰胺，最终导致肿瘤干细胞凋亡（图4.7）[13]。由于肿瘤细胞氧合的改变有可能增加放射抵抗性，研究显示灌注骤然降低与肿瘤氧合的改变无关，因此弱化了再氧合在SRS放射生物学效应中的重要性[48]。作为这一点的证明，相比于ASMase完整的小鼠，当敲除ASMase的小鼠接受放射时，相同剂量和分割方案照射下，残余DNA损伤明显要少。这提示ASMase激活通路是活化鞘磷脂/神经酰胺通路，引起内皮细胞凋亡，从而增加细胞放射敏感性的重要途径[49]。更高的放射剂量下，也会激活其他通路。当剂量≥17 Gy，神经酰胺合酶直接促进神经酰胺产生。该通路由共济失调-毛细血管扩张突变（ataxia-telangiectasia mutated，ATM）激酶调控[50]。最终导致内皮细胞凋亡和肿瘤死亡（图4.7）[13]。

4.6 立体定向放射外科强化抗肿瘤免疫

免疫系统在肿瘤发病机制和肿瘤控制中发挥关键作用，这一概念已经建立起来[51]。单次高剂量放射治疗与抗肿瘤免疫增强有关[52-53]。免疫系统受损的患者往往在SRS治疗后肿瘤控制不良[54]。因此，SRS与免疫反应的相互作用对于增强放射反应至关重要。

与免疫机制相似，高剂量辐射引起大量细胞死亡，导致抗原从肿瘤细胞脱落，引起抗肿瘤免疫刺激，从而激发患者的免疫反应，对肿瘤细胞进行识别、攻击，直至最终杀死[55]。这是一个复杂的过程，这个过程包括免疫调控因子的表达增加，免疫调控因子包括炎症细胞因子，如肿瘤坏死因子、白介素-1及细胞死亡受体，这些因子促使免疫系统进行更多的肿瘤细胞识别，以及增进

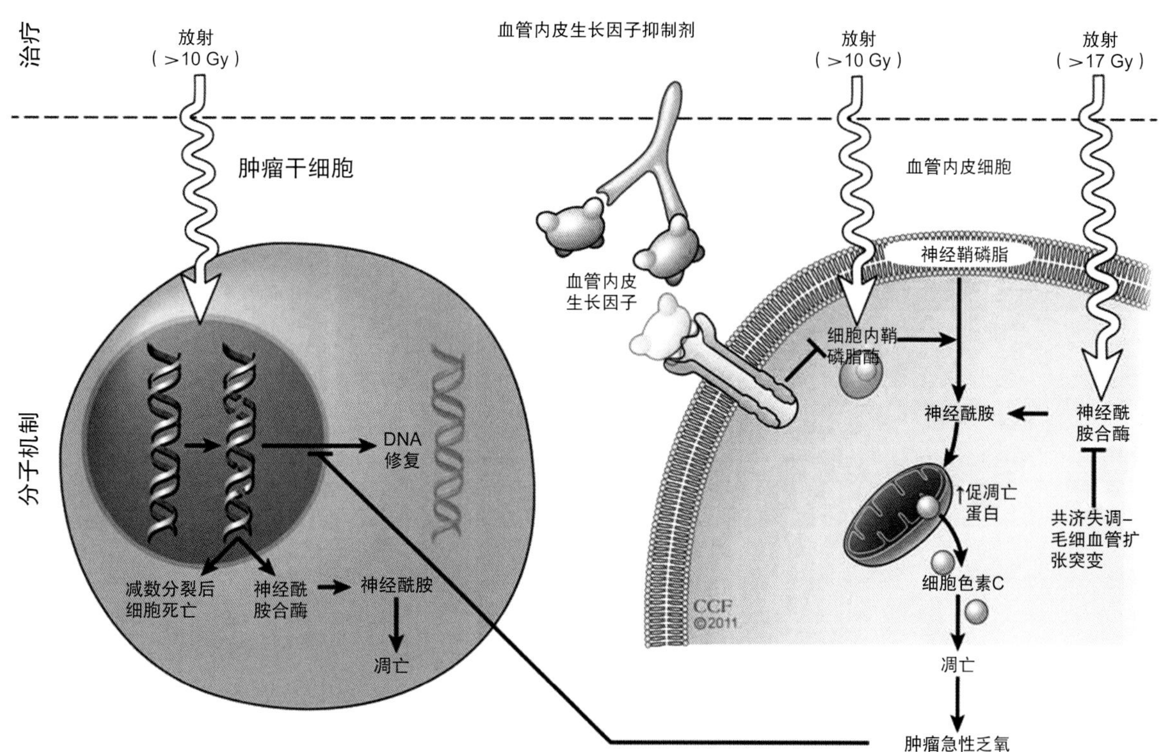

图4.7 目前已阐明的放射外科分子效应机制[13]

（再版获得负责SAGE版权的协调员Mary Ann Price允许）

免疫反应[53]。目前，SBRT联合高剂量白介素-2治疗恶性黑色素瘤和肾癌脑转移的Ⅰ期临床试验显示，SBRT促使患者的T细胞显著增加[56]。有趣的是，不仅可以在接受放射的转移瘤中观察到肿瘤反应，而且在未照射的转移瘤中也观察到肿瘤反应，这个反应称为远隔效应[56]。但是，进行颅内病灶SRS治疗后的患者仍然具有显著的肿瘤远处转移风险，这提示颅内病灶SRS所产生的免疫反应不足以激活广泛的免疫反应[57]。因此，免疫刺激抗原或者免疫治疗联合SRS/SBRT的理念成为热点研究领域。免疫介导的SRS反应也会由于血管损伤受到急性缺氧的影响。乏氧细胞产生细胞毒素，如HIF-1α，这种细胞毒素会导致转移瘤复发或者发生转移。但是，HIF-1α抑制剂可用于降低局部复发和远处转移风险（图4.8）。

总之，多种机制参与肿瘤SRS治疗后的肿瘤控制。直接DNA介导的损伤通常立即发生，而间接血管和免疫介导的损伤往往在SRS治疗后的数周至数月发生（图4.9）。从放射生物学的角度来看，仍有大量未解之谜和热点研究领域。探索最优剂量/分割方案，需要研究总剂量、每次分割放射时长及各次分割的间隔时长，从而优化SRS和SBRT的临床应用。此外，用于分割放射治疗的经典放射生物学机制和模型无法全面解释SRS介导的放射生物学效应。尽管SRS诱导肿瘤血管系统改变和免疫刺激可以解释SRS增强肿瘤控制的效应，但进一步的深入研究正在进行中，以获取对SRS放射生物学基础的详尽理解[35]。

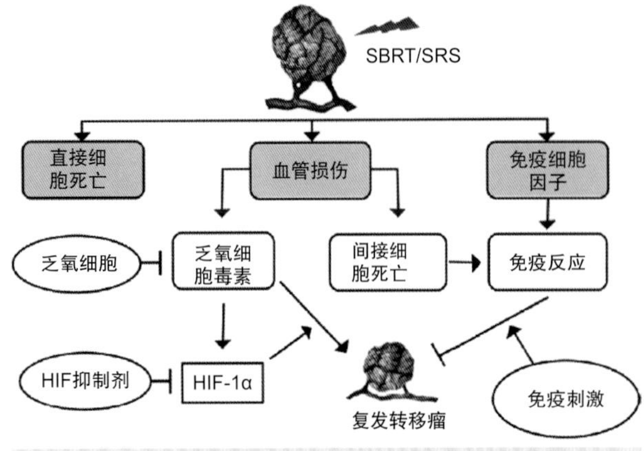

图4.8 SRS诱导乏氧细胞毒素导致的肿瘤复发和转移，可以通过HIF-1α抑制剂及免疫刺激抑制[35]
（再版获得Elsevier允许）

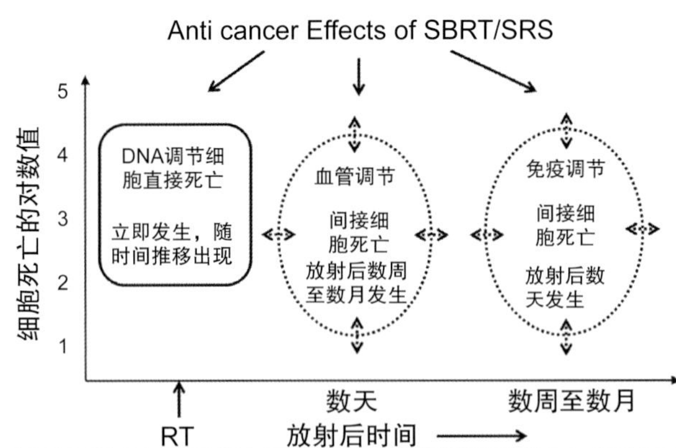

图4.9 SBRT/SRS通过不同机制诱导细胞死亡的期限
（再版获得Elsevier允许）

DNA双链断裂主要发生在放射过程中，进而导致有丝分裂细胞死亡。血管损伤和随后发生的肿瘤内微环境恶化，在放射后的数日内导致细胞间接死亡。由于重伤或者死亡的肿瘤细胞释放大量肿瘤抗原，同时免疫刺激细胞因子水平增高，抗肿瘤免疫于放射后数周至数月得到强化。用虚线圈和箭头表示血管损伤及免疫反应导致的间接细胞死亡的时机和程度，但这些数值尚未构建量化模型。

参考文献

（遵从原版图书著录格式）

1. Ciccia A, Elledge SJ. The DNA damage response: making it safe to play with knives. Mol Cell. 2010;40(2):179–204.
2. Dasika GK, Lin SC, Zhao S, Sung P, Tomkinson A, Lee EY. DNA damage-induced cell cycle checkpoints and DNA strand break repair in development and tumorigenesis. Oncogene. 1999;18(55):7883–99.
3. Hall EJ, Astor M, Bedford J, Borek C, Curtis SB, Fry M, et al. Basic radiobiology. Am J Clin Oncol. 1988;11(3):220–52.
4. Zhang J. The role of BRCA1 in homologous recombination repair in response to replication stress: significance in tumorigenesis and cancer therapy. Cell Biosci. 2013;3(1):11.
5. Duncan W. Exploitation of the oxygen enhancement ratio in clinical practice. Br Med Bull. 1973;29(1):33–8.
6. Withers HR, Maciejewski B, Taylor JM, Hliniak A. Accelerated repopulation in head and neck cancer. Front

Radiat Ther Oncol. 1988;22:105–10.

7. Rojas A, Denekamp J. Modifiers of radiosensitivity. Experientia. 1989;45(1):41–52.
8. Tang L, Wei F, Wu Y, He Y, Shi L, Xiong F, et al. Role of metabolism in cancer cell radioresistance and radiosensitization methods. J Exp Clin Cancer Res. 2018;37(1):87.
9. Uzawa A, Ando K, Koike S, Furusawa Y, Matsumoto Y, Takai N, et al. Comparison of biological effectiveness of carbon-ion beams in Japan and Germany. Int J Radiat Oncol Biol Phys. 2009;73(5):1545–51.
10. Michaels HB, Hunt JW. A model for radiation damage in cells by direct effect and by indirect effect: a radiation chemistry approach. Radiat Res. 1978;74(1):23–34.
11. Little JB. Repair of sub-lethal and potentially lethal radiation damage in plateau phase cultures of human cells. Nature. 1969;224(5221):804–06.
12. Bedford JS. Sublethal damage, potentially lethal damage, and chromosomal aberrations in mammalian cells exposed to ionizing radiations. Int J Radiat Oncol Biol Phys. 1991;21(6):1457–69.
13. Balagamwala EH, Chao ST, Suh JH. Principles of radiobiology of stereotactic radiosurgery and clinical applications in the central nervous system. Technol Cancer Res Treat. 2012;11(1):3–13.
14. Fertil B, Dertinger H, Courdi A, Malaise EP. Mean inactivation dose: a useful concept for intercomparison of human cell survival curves. 1984. Radiat Res. 2012;178(2): Av237–43.
15. Michaelidesová A, Konířová J, Bartůněk P, Zíková M. Effects of radiation therapy on neural stem cells. Genes (Basel). 2019;10(9).
16. Stavrev PV, Stavreva NA, Round WH. A study of objective functions for organs with parallel and serial architecture. Australas Phys Eng Sci Med. 1997;20(1):4–10.
17. Ma L, Kirby N, Korol R, Larson DA, Sahgal A. Assessing small-volume spinal cord dose for repeat spinal stereotactic body radiotherapy treatments. Phys Med Biol. 2012;57(23):7843–51.
18. Sahgal A, Weinberg V, Ma L, Chang E, Chao S, Muacevic A, et al. Probabilities of radiation myelopathy specific to stereotactic body radiation therapy to guide safe practice. Int J Radiat Oncol Biol Phys. 2013;85(2):341–7.
19. Kased N, Huang K, Nakamura JL, Sahgal A, Larson DA, McDermott MW, et al. Gamma Knife radiosurgery for brainstem metastases: the UCSF experience. J Neurooncol. 2008;86(2):195–205.
20. Kilburn JM, Ellis TL, Lovato JF, Urbanic JJ, Bourland JD, Munley MT, et al. Local control and toxicity outcomes in brainstem metastases treated with single fraction radiosurgery: is there a volume threshold for toxicity? J Neurooncol. 2014;117(1):167–74.
21. Kumar G, Dutta P, Parihar VK, Chamallamudi MR, Kumar N. Radiotherapy and its impact on the nervous system of cancer survivors. CNS Neurol Disord Drug Targets. 2020;19(5):374–85.
22. Sahgal A, Whyne CM, Ma L, Larson DA, Fehlings MG. Vertebral compression fracture after stereotactic body radiotherapy for spinal metastases. Lancet Oncol. 2013;14(8): e310–20.
23. Hellevik T, Martinez-Zubiaurre I. Radiotherapy and the tumor stroma: the importance of dose and fractionation. Front Oncol. 2014;4:1.
24. Meacham CE, Morrison SJ. Tumour heterogeneity and cancer cell plasticity. Nature. 2013;501(7467):328–37.
25. Singh SK, Hawkins C, Clarke ID, Squire JA, Bayani J, Hide T, et al. Identification of human brain tumour initiating cells. Nature. 2004;432(7015):396–401.
26. Baumann M, Krause M, Hill R. Exploring the role of cancer stem cells in radioresistance. Nat Rev Cancer. 2008;8(7):545–54.
27. Eyler CE, Rich JN. Survival of the fittest: cancer stem cells in therapeutic resistance and angiogenesis. J Clin Oncol. 2008;26(17):2839–45.
28. Sahgal A, Roberge D, Schellenberg D, Purdie TG, Swaminath A, Pantarotto J, et al. The Canadian Association of Radiation Oncology scope of practice guidelines for lung, liver and spine stereotactic body radiotherapy. Clin Oncol (R Coll Radiol). 2012;24(9):629–39.
29. Kirkpatrick JP, Meyer JJ, Marks LB. The linear-quadratic model is inappropriate to model high dose per fraction effects in radiosurgery. Semin Radiat Oncol. 2008;18(4):240–43.
30. Song CW, Cho LC, Yuan J, Dusenbery KE, Griffin RJ, Levitt SH. Radiobiology of stereotactic body radiation therapy/stereotactic radiosurgery and the linear-quadratic model. Int J Radiat Oncol Biol Phys. 2013;87(1):18–9.
31. Park C, Papiez L, Zhang S, Story M, Timmerman RD. Universal survival curve and single fraction equivalent dose: useful tools in understanding potency of ablative radiotherapy. Int J Radiat Oncol Biol Phys. 2008;70(3):847–52.
32. Chi A, Tomé WA, Fowler J, Komaki R, Nguyen NP, Mehta MP, et al. Stereotactic body radiation therapy in non-small-cell lung cancer: linking radiobiological modeling and clinical outcome. Am J Clin Oncol. 2011;34(4):432–41.

33. Kirkpatrick JP, Soltys SG, Lo SS, Beal K, Shrieve DC, Brown PD. The radiosurgery fractionation quandary: single fraction or hypofractionation? Neuro Oncol. 2017;19(suppl_2):ii38–ii49.
34. Minniti G, Scaringi C, Paolini S, Lanzetta G, Romano A, Cicone F, et al. Single-fraction versus multifraction (3 × 9 Gy) stereotactic radiosurgery for large (>2 cm) brain metastases: a comparative analysis of local control and risk of radiation-induced brain necrosis. Int J Radiat Oncol Biol Phys. 2016;95(4):1142–8.
35. Song CW, Glatstein E, Marks LB, Emami B, Grimm J, Sperduto PW, et al. Biological principles of stereotactic body radiation therapy (SBRT) and stereotactic radiation surgery (SRS): indirect cell death. Int J Radiat Oncol Biol Phys. 2021;110(1):21–34.
36. Garcia-Barros M, Lacorazza D, Petrie H, Haimovitz-Friedman A, Cardon-Cardo C, Nimer S, et al. Host acid sphingomyelinase regulates microvascular function not tumor immunity. Cancer Res. 2004;64(22):8285–91.
37. Park HJ, Griffin RJ, Hui S, Levitt SH, Song CW. Radiation-induced vascular damage in tumors: implications of vascular damage in ablative hypofractionated radiotherapy (SBRT and SRS). Radiat Res. 2012;177(3):311–27.
38. Siemann DW. The unique characteristics of tumor vasculature and preclinical evidence for its selective disruption by tumor-vascular disrupting agents. Cancer Treat Rev. 2011;37(1):63–74.
39. Song CW, Levitt SH. Vascular changes in Walker 256 carcinoma of rats following X irradiation. Radiology. 1971;100(2):397–407.
40. Wong HH, Song CW, Levitt SH. Early changes in the functional vasculature of Walker carcinoma 256 following irradiation. Radiology. 1973;108(2):429–34.
41. Fuks Z, Haimovitz-Friedman A, Kolesnick RN. The role of the sphingomyelin pathway and protein kinase C in radiation-induced cell kill. Important Adv Oncol. 1995:19–31.
42. Peña LA, Fuks Z, Kolesnick R. Stress-induced apoptosis and the sphingomyelin pathway. Biochem Pharmacol. 1997;53(5):615–21.
43. Gulbins E, Kolesnick R. Raft ceramide in molecular medicine. Oncogene. 2003;22(45):7070–7.
44. Kolesnick R, Fuks Z. Radiation and ceramide-induced apoptosis. Oncogene. 2003;22(37):5897–906.
45. Haimovitz-Friedman A, Kan CC, Ehleiter D, Persaud RS, McLoughlin M, Fuks Z, et al. Ionizing radiation acts on cellular membranes to generate ceramide and initiate apoptosis. J Exp Med. 1994;180(2):525–35.
46. Danial NN, Korsmeyer SJ. Cell death: critical control points. Cell. 2004;116(2):205–19.
47. Garcia-Barros M, Paris F, Cordon-Cardo C, Lyden D, Rafii S, Haimovitz-Friedman A, et al. Tumor response to radiotherapy regulated by endothelial cell apoptosis. Science. 2003;300(5622):1155–9.
48. Brurberg KG, Thuen M, Ruud EB, Rofstad EK. Fluctuations in pO2 in irradiated human melanoma xenografts. Radiat Res. 2006;165(1):16–25.
49. Ch'ang HJ, Maj JG, Paris F, Xing HR, Zhang J, Truman JP, et al. ATM regulates target switching to escalating doses of radiation in the intestines. Nat Med. 2005;11(5):484–90.
50. Lu TP, Lai LC, Lin BI, Chen LH, Hsiao TH, Liber HL, et al. Distinct signaling pathways after higher or lower doses of radiation in three closely related human lymphoblast cell lines. Int J Radiat Oncol Biol Phys. 2010;76(1):212–9.
51. Bruni D, Angell HK, Galon J. The immune contexture and Immunoscore in cancer prognosis and therapeutic efficacy. Nat Rev Cancer. 2020;20(11):662–80.
52. Matsumura S, Wang B, Kawashima N, Braunstein S, Badura M, Cameron TO, et al. Radiation-induced CXCL16 release by breast cancer cells attracts effector T cells. J Immunol. 2008;181(5):3099–107.
53. Finkelstein SE, Timmerman R, McBride WH, Schaue D, Hoffe SE, Mantz CA, et al. The confluence of stereotactic ablative radiotherapy and tumor immunology. Clin Dev Immunol. 2011;2011:439752.
54. Shaverdian N, Wang J, Levin-Epstein R, Schaue D, Kupelian P, Lee P, et al. Pro-inflammatory state portends poor outcomes with stereotactic radiosurgery for brain metastases. Anticancer Res. 2016;36(10):5333–7.
55. Kim MS, Kim W, Park IH, Kim HJ, Lee E, Jung JH, et al. Radiobiological mechanisms of stereotactic body radiation therapy and stereotactic radiation surgery. Radiat Oncol J. 2015;33(4):265–75.
56. Postow MA, Callahan MK, Barker CA, Yamada Y, Yuan J, Kitano S, et al. Immunologic correlates of the abscopal effect in a patient with melanoma. N Engl J Med. 2012;366(10):925–31.
57. Lumniczky K, Sáfrány G. The impact of radiation therapy on the antitumor immunity: local effects and systemic consequences. Cancer Lett. 2015;356(1):114–25.

（汤可　译）

5 放射外科学中的影像学考量

Prem Batchala，David Joyner，Joseph Donahue
放射和医学影像中心
弗吉尼亚大学
弗吉尼亚州 夏洛茨维尔

5.1 引言

神经影像学在颅内病变的立体定向放射外科（stereotactic radiosurgery，SRS）治疗或立体定向放射治疗（stereotactic radiotherapy，SRT）中发挥着至关重要的作用。现有的成像方法中，高分辨率磁共振成像（magnetic resonance imaging，MRI）在SRS评估中发挥主要作用，计算机断层扫描（computed tomography，CT）、正电子发射断层扫描/计算机断层扫描（positron emission tomography/computed tomography，PET/CT）和导管血管造影互为补充。治疗前神经影像对勾画病变的大小和范围、识别关键的毗邻结构和预后生物标志物，以及制订治疗计划具有重要意义。治疗后影像对监测治疗反应、识别假性进展和并发症，以及长期随访残留肿瘤和其他放射外科靶区也至关重要。推荐扫描序列、影像生物标志物及缺陷、并发症将在后续的相关部分进行讨论。

5.2 动静脉畸形

动静脉畸形（arteriovenous malformations，AVMs）是一种先天性的高流量脑血管病变，由于发育不良的血管构成的畸形血管巢取代了正常的毛细血管床，导致供血动脉和引流静脉之间形成动静短路。对于小至中等体积的畸形和手术无法触及的深部位置畸形血管巢，放射外科治疗被广泛认可为有效的处理方法；而对于较大的畸形可采用剂量分期治疗策略来限制放射毒性。

5.2.1 治疗前影像

数字减影血管造影（digital subtraction angiography，DSA）具有卓越的空间和时间分辨率，在描述供血血管、畸形血管巢血管构造和血流动力学特征等方面具有显著优势，它依然是AVMs的参考标准成像模态。畸形血管巢内动脉瘤、静脉曲张、流出道狭窄是预示未来出血风险增加的征象，导管血管造影术，尤其是4D DSA技术是显示它们的最佳成像方法[1-3]；而非侵袭性成像方法可提供关于病灶位置（重要功能区和非重要功能区）、体积和三维特征、既往出血的证据及与治疗相关的变化的补充信息。

在非侵袭性成像技术中，AVMs的典型特征既具有特征性的表现，同时也存在潜在的缺陷，讨论如下。

• **畸形血管巢**：在传统的磁共振脉冲序列，特别是T_2WI上，血管内快速流动的血液能够在读取回波之前去除成像平面内被激励的质子，从而产生流空信号，因此在T_2WI上畸形血管巢呈团状缠绕的匍行低信号结构。薄层增强T_1WI能够通过多平面重建显示畸形血管巢、供血血管，并决定血管巢的治疗靶区。缺陷：栓塞剂和血管钙化也可能在T_2WI上呈现类似于未闭合血管的完全的信号强度。

• **动静脉分流**：可以通过以下几种成像技术呈现静脉血流的动脉化。术前观察到动静脉分流，表明血管畸形受累于引流静脉；术后观察到动静脉分流，可判断存在开放的或次全闭塞的畸形血管巢。

时间飞跃（time-of-flight，TOF）MRA是一种基于流速产生信号的非增强技术，高流量的血管巢和流出静脉呈高信号，从而掩盖正常的静脉信号。缺陷：血栓或出血的部分时期也可能表现为高信号（T_1透过效应）。慢血流或湍流和小的畸形血管巢（＜10 mm）无法可靠地检出[4]。

磁敏感加权成像（susceptibility-weighted images，SWI）上，动脉和畸形血管巢等高血流量结构呈高信号，正常静脉呈低信号，一定程度归因于存在脱氧血红蛋白。尤其在血流较慢的皮质静脉和深部引流静脉，静脉呈现异常的高信号提示静脉动脉化[5-6]。缺陷：SWI上慢性血液代谢产物和栓塞剂表现为低信号并呈开花效应，可能会掩盖动静脉分流。

4D MRA技术，如对比增强时间分辨（TWIST）MRA和非对比动脉自旋标记（ASL）MRA提供的亚秒时间分辨率（200～600 ms），可以与DSA（100～200 ms）相当，能够展示动静脉分流。动脉自旋标记是一种利用自旋标记动脉血液质子的非对比成像技术；由于这种标记物衰减时间很短，所以能够检测静脉系统内的ASL信号，从而确认存在动静脉分流[7]。

• **既往出血**：如果偶然发现的动静脉畸形在初

次评估中未见急性出血，血管畸形周围存在脑软化灶和含铁血黄素沉积，提示既往有畸形血管巢出血，有助于预测未来出血的风险。脑软化的典型表现为脑实质体积缩小和T_2或FLAIR信号增高。出血慢性期在MRI上表现为低信号区，在GRE和SWI等对含铁血黄素敏感的序列呈现显著的信号丢失。高场强SWI能最佳显示偶发性蛛网膜下腔出血导致的软脑膜表面铁沉积、含铁血黄素沉积，在脑沟和脑干表面呈“印度墨水样”改变。

- **区域性重要功能（regional eloquence）：** 功能MRI（functional MRI，fMRI）应用血氧水平依赖（blood oxygen level dependent，BOLD）技术描绘特定任务时脑血氧水平的变化，显示功能区皮层。正常情况下，BOLD信号的变化和神经元活性近似呈线性关系。缺陷：由于动静脉分流和血管盗血，AVMs可导致神经血管解偶联，造成功能区周围皮层的fMRI信号减低。

5.2.2 治疗后影像

放射外科治疗后，通常间隔6～12个月监测畸形血管巢是否缩小，畸形血管巢一般在治疗后2～5年发生闭塞。治疗反应包括无变化、部分闭塞（畸形血管巢缩小但持续存在）、次全闭塞（识别到残余畸形血管巢内的早期静脉充血）和完全闭塞[8-9]。大多数临床医生认为必须通过数字减影血管造影来确认并记录完全闭塞，但是这项检查应在经无创成像技术确认无可见的畸形血管巢或无动静脉分流证据之后进行。

在治疗后的早期阶段，辐射诱发的影像学改变是最常见的并发症，其在1～2年内的发生率为5%～35%，约1/4的患者有症状，其中深部畸形血管巢患者更容易出现症状。影像学特征类似于血管源性水肿，即T_2/FLAIR上脑白质呈高信号，伴或不伴相关的占位效应，这种信号异常通常是一过性的，某些残留信号也可能是永久性的[10-11]。放射性坏死表现为治疗区域内出现肿块状不规则强化。脑实质的囊肿形成是一种少见的放射外科治疗的迟发不良反应，6～9年内的发生率为3%～7%，可产生占位效应相关症状，需行囊肿开窗术或分流术（图5.1）[12-13]。

5.3 脑膜瘤

脑膜瘤是发生于脑膜蛛网膜帽状细胞的轴外肿瘤。主要发生于沿着脑脊髓轴的硬脑膜，近90%发生于幕上，少见部位包括硬膜外（包括骨内）和脑室内。脑膜瘤也可与NF-2和辐射后背景相关。

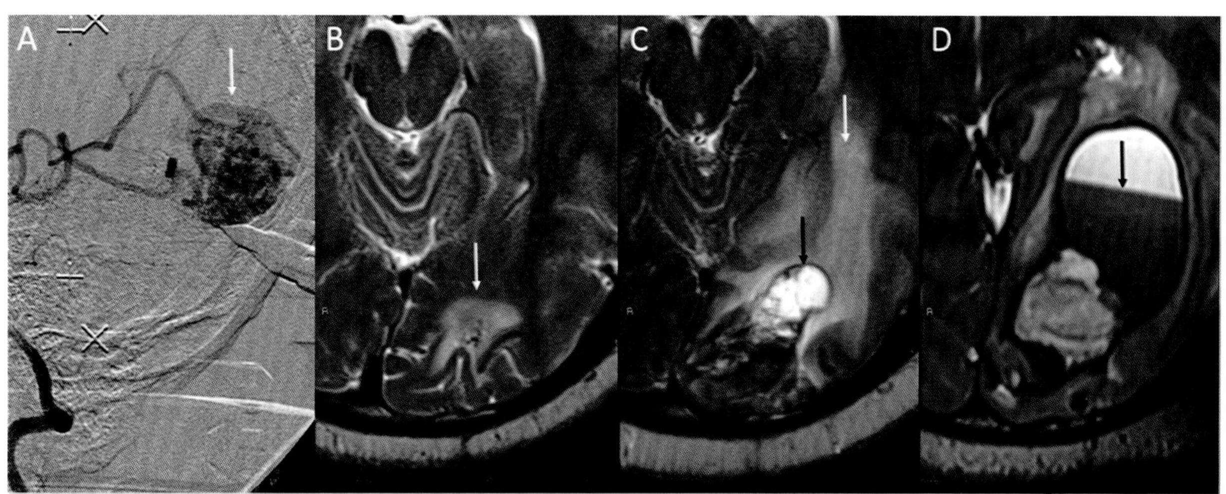

A.左侧椎动脉导管血管造影显示左侧枕叶致密的畸形血管巢（A图中白色箭头）。B～D.分别为随访1年、3年、4年的T_2WI图像。放射外科治疗后1年首次出现放射引起的影像学改变，脑白质呈异常高信号（B图中白色箭头）；放射外科治疗后3年，出现放射治疗诱发的信号改变，体积增大（C图中白色箭头），并出现复杂的脑实质囊肿（C图中黑色箭头）；放射外科治疗4年时囊肿增大，并出现液平面（D图中黑色箭头）。囊肿需要行分流术以减轻占位效应。

图5.1 放射外科治疗动静脉畸形引起的影像学改变和囊肿形成

5.3.1 治疗前影像

几个提示诊断脑膜瘤的影像学征象见图5.2。

• **硬脑膜尾征**：尽管强化的硬脑膜尾征并非脑膜瘤的特异征象，但它可以提示诊断脑膜瘤，并见于60%～72%的患者[14]。反应性硬脑膜充血和（或）肿瘤浸润被认为是脑膜尾征的发生机制。缺陷：一些肿瘤性和非肿瘤性实性肿块（如转移瘤、结节病等）也可出现类似硬膜尾征的脑膜增厚强化。

• **常规MRI**：脑膜瘤在T_1WI和T_2WI上呈等或低信号。一些组织学变异，如微囊型、分泌型、血管瘤型和脊索样型等在T_2WI上呈高信号。T_2/FLAIR是评估肿瘤或非肿瘤性囊变和邻近脑实质水肿的最佳序列。病灶内钙化是典型的表现，可能在SRS治疗后被再吸收。肿瘤钙化显著提示生长潜能低，与手术所见一致。

• **骨质增生**：颅骨改变，典型表现为骨质增生，可能是肿瘤侵袭或反应性骨形成所致。CT能有效检出肿瘤钙化和颅骨改变。缺陷：缺乏骨质增生或存在骨质破坏，并不能排除脑膜瘤的诊断。

脑膜瘤的诊断通常基于典型的神经影像学特征。认识其不典型影像特征非常重要，如均匀一致T_2高信号、缺乏硬膜尾征、骨质破坏和软脑膜受累[15]。具有不典型特征时需要注意与类似脑膜瘤的疾病，如硬脑膜转移瘤、淋巴瘤和血管外皮细胞瘤等进行鉴别。

影像上病灶的大小、位置、生长速度，以及神经影像对邻近关键神经血管结构的形态学描述决定着最初的治疗计划和随访建议。此外，组织学分级是脑膜瘤外科切除后5年内复发率的重要预后因素，复发率波动在3%（1级）到90%（3级）[16]。绝大多数（80%～95%）脑膜瘤为Ⅰ级（良性），其余为Ⅱ级（非典型性），少数为Ⅲ级（间变性）[17-19]。因此，预测肿瘤分级的影像学生物标志物很有意义，尤其在缺乏组织学证据的情况下，考虑对推断诊断为脑膜瘤的患者行放射外科治疗时。提示为高级别脑膜瘤的影像学特征包括：

• **相对弥散受限**：绝对ADC值小于850×10^{-6}或肿瘤与正常脑组织的相对ADC值低（0.6）。缺陷：明显钙化是良性肿瘤的典型特征，也可导致ADC值减低。

• **肿瘤较大和快速生长**：肿瘤较大（>3.0 cm）和年度增长率>3 cm^3。

• **侵袭性表现**：形状不规则、脑肿瘤分界不清、坏死和出血导致不均匀强化、瘤内囊变、经颅底孔管延伸[20]。

5.3.2 治疗后影像

SRS治疗后的影像监测通常在第一年的第3、

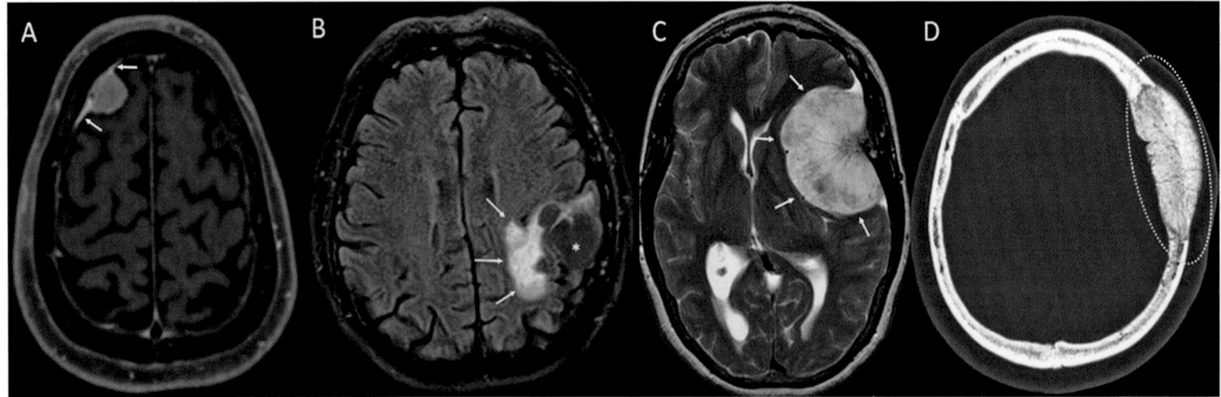

A.轴位增强T_1WI图像上右额凸面脑膜明显强化肿块可见“硬脑膜尾征”（箭头），高度提示为脑膜瘤，但并非特异性的。B.轴位FLAIR图像显示Ⅰ级血管型脑膜瘤周围脑实质血管源性脑水肿（箭头）。脑水肿可能是肿瘤直接侵袭脑实质引起的继发性血管内皮生长因子分泌所致。肿瘤内也可以发生囊变（星号）。C.52岁老年女性，轴位T_2WI显示左侧凸面硬脑膜的高信号肿块（箭头），伴有邻近颅骨改变，被证实为Ⅰ级脊索样型脑膜瘤。D.轴位CT图像上显示斑块状强化的Ⅰ级脑膜上皮型脑膜瘤（未显示）邻近颅骨骨质增生改变（圆圈内）。

图5.2 脑膜瘤的神经影像学表现

第6和第12个月进行，之后5年内每12个月检查1次，如果肿瘤保持稳定，可以减少频率。中央或外周低强化区提示存在凝固性坏死或纤维样坏死。据报道，9%～22%的脑膜瘤患者在治疗后出现“假性进展”（肿瘤短暂性增大），6～8个月时达到高峰，通常12～24个月时体积缩小[21-23]。然而，Harrison等的研究表明，约35%的脑膜瘤患者对治疗无反应，比“假性反应”（肿瘤短暂性缩小）更多见，表现为6个月时肿瘤增大，最终进展[24]。

新发或加重的瘤周脑实质水肿是SRS治疗后最常见的并发症之一，发生率为25%～40%。尽管大多数患者无明显症状，但是部分患者（8%～10%）可以出现与病灶周围脑水肿相关的症状，以及癫痫发作、局灶性功能障碍和颅内高压[25-27]。

5.4 前庭耳蜗神经鞘瘤

前庭耳蜗神经鞘瘤（vestibulocochlear schwannomas，VS）是起源于第Ⅷ对颅神经的良性肿瘤，典型的VS发生于内听道内，常延伸至桥小脑角区。通常仅仅依靠临床和神经影像学即可完成诊断，无须组织学证实。双侧VS是神经纤维瘤病2型（NF-2）的特征表现，常伴有其他部位的神经鞘瘤、脑膜瘤和（或）室管膜瘤。

5.4.1 治疗前影像

在MRI上，VS的典型表现为管内明显强化的肿块，伴或不伴桥小脑角脑池病变。与脑实质相比，肿块在T_1WI上呈等至低信号，T_2WI上呈不均匀的高信号。VS较大时，可导致内听道扩张，并出现病灶不均匀强化，伴或不伴出血或囊变[28]。

VS的典型表现是生长缓慢，它以1～3 mm/年的速度进行性生长，倍增时间为15～52个月[29-31]。为准确评估肿瘤生长速度，除使用常规MR序列外，还需结合增强轴位3D扰相梯度回波序列、轴位高分辨率重T_2加权稳态序列，如CISS和FIESTA（取决于供应商），综合评价体积数据[28]。准确地获取VS的增长速度可作为预测SRS治疗后肿瘤控制的一个重要影像学标记。Langenhuizen等发现，治疗前肿瘤倍增时间（volumetric doubling time，VDT）超过15个月预示SRS治疗的5年和10年控制率分别为97.3%和86.0%，而对于VDT少于15个月的肿瘤，5年和10年控制率分别为85.5%和67.6%（图5.3）[32]。与之类似的，Marston等以治疗前增长速度2.5 mm/年为阈值进行预后分层[33]。

过去人们担心SRS治疗囊性VS时，囊肿快速增大会加重占位效应，然而，最近的研究表明SRS治疗囊性VS，85%～90%的肿瘤得到有效控制（稳定或缩小）[34-36]。

在MRI新技术中，弥散成像对治疗反应具有预测价值，Wu等以治疗前平均ADC＞1.274×10^{-3} mm^2/s为阈值判断治疗反应，其敏感性和特异性分别为69.2%和70%[36]。深度学习相关研究在放射影像学领域的应用正在拓展，它通过分析大量影像数据集来识别人眼不敏感的纹理特征和模式信息，从而确认影像学标记物并预测结果。Yang等采用机器学习模型预测接受SRS治疗的VS的长期预后和短暂性假性进展，其准确率分别为88.4%和85.0%[37]。与之类似，George-Jones等采用纹理和形态特征预测治疗后肿瘤增大，总体敏感性为92%，特异性为65%，阳性似然比为2.6[38]。

5.4.2 治疗后影像

为监测SRS治疗的反应，需对患者进行连续影像学检查，第一年每隔6个月检查一次，之后每年检查一次。绝大多数（＞95%）小至中等大小的VS表现出治疗反应（停止生长或缩小），相当一部分患者（达50%）表现为假性进展，即短暂性肿瘤增大，继而缩小[39-40]。假性进展的一过性增大可能是由于囊性和（或）实质性成分的增大，体积增大可超过20%，通常在放射外科治疗后2～5年缩小[41-44]。病灶中心强化减低，伴或不伴假性进展，是治疗后常见的影像学表现，并不一定与治疗结果相关[42，45]。

在随访过程中，神经影像学对识别并发症也非常重要。交通性脑积水尽管不是常见的并发症，但是它频繁地被报道，可见于3%～5%的接受放射外科治疗的前庭神经鞘瘤患者。交通性脑积水可能的机制是蛛网膜下腔内肿瘤坏死碎片导致脑脊液中蛋白水平的升高[46-48]。

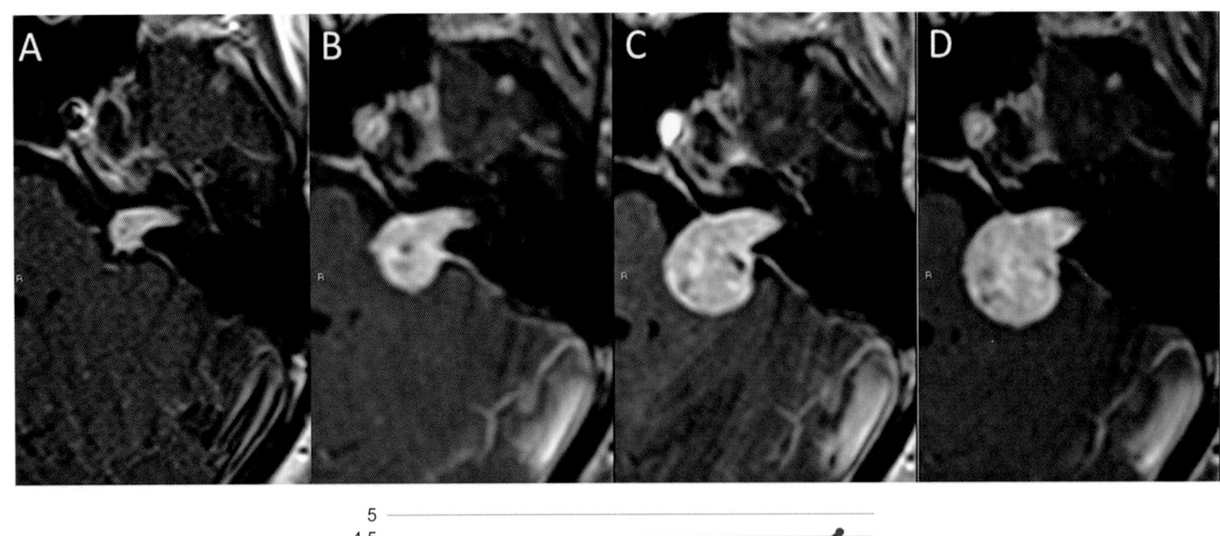

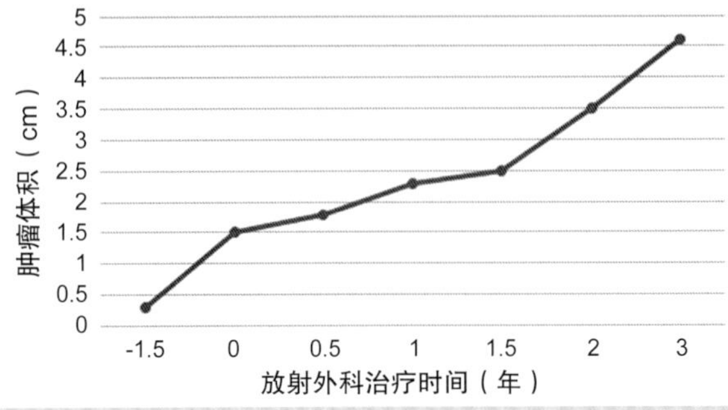

A.放射外科治疗前1.5年，轴位T_1WI增强检查；B.治疗基线；C.放射外科治疗后2年随访；D.放射外科治疗后3年随访。肿瘤体积图表显示放射外科治疗前的生长速度较快，体积倍增时间约为334天，放射外科治疗后3年，体积增加超过治疗时的300%，宣布治疗失效。

图5.3　治疗失效的前庭神经鞘瘤

5.5　颅内转移瘤

放射外科治疗最常见的适应证之一是局部控制脑转移瘤。放射外科治疗可作为独立的治疗方法，也可作为外科切除术或全脑放射治疗的辅助手段。影像学的任务是准确地检出病变和描述病变特征，包括区分治疗相关改变和肿瘤进展。

5.5.1　治疗前影像

检出脑转移瘤最重要的序列是各向同性增强T_1WI序列，它可以提供毫米级或亚毫米级的分辨率以检出病变，同时提供立体定向治疗计划所需的体积数据。这些序列通常采用T_1加权梯度回波技术。但是，T_1加权自旋回波“黑血”容积序列能够抑制背景血管内强化，从而提高对小病灶（<5 mm）的检出[49-50]。高场强MR能够提高检出病灶的敏感性，也可以通过注射对比剂后延迟10～20分钟采集增强图像来提高检出病灶的敏感性[51-52]。尽管有证据表明大剂量对比剂对病灶的检出率较高，但是由于对钆沉积的顾虑，在实践中通常已不再使用双倍或三倍剂量的对比剂方案[53-54]。

5.5.2　治疗后影像

与治疗前成像一样，容积T_1增强序列也是治疗后成像的最重要的序列，治疗前和治疗后保持同一个标准的序列能够简化随访检查中的比较。治疗后成像通常每隔3个月进行一次，以评估治疗过的病灶，同时识别新发转移瘤。尽管在治疗后较短的时间内出现影像学变化，但是如果没有出现新的征象或症状，不太可能因此改变治疗[55]。

大多数病灶在接受治疗后体积会缩小，SRS治疗后前3个月内体积缩小最显著，并在之后持续缩小[56]。但是一小部分病灶在治疗后表现为暂时性增大，后来被证实为假性进展或放射性坏死，而不是真正的肿瘤进展。这种暂时性的增大最早可出现在治疗后6周，并可持续15个月以上[57]。放射外科治疗后，病灶体积增大出现较晚，超过

12～15个月，很可能提示假性进展，而肿瘤进展很可能在较短时间内出现体积增大[57-58]。

常规MRI上肿瘤进展与假性进展有明显重叠，一些有鉴别意义的影像标记总结如下（图5.4）。

• **显著的脑水肿（exuberant edema）**：病灶周围有广泛的血管源性水肿则倾向于假性进展。考虑到T_2/FLAIR序列上周围脑水肿与强化病灶的体积比，在一项研究中，以10为截断值，得出其阳性预测值为92%。另一项研究将这个标准应用于治疗后不到18个月病灶进展的患者，其阳性预测值提高到100%[59]。

• **T_1/T_2匹配**：T_1/T_2匹配是指T_2WI上中等或低信号、境界清楚的结节与T_1WI上的强化边缘相匹配，它被建议作为肿瘤复发的指标，而不是假性进展的指标，具有较高的敏感性和特异性[60]。据报道，类似的"病变商"比值（T_2WI上中等/低信号结节区域与强化区域之比）具有高度敏感性和特异性（取决于阈值的选择）。而另外一些研究未能验证这一指标的价值[59, 61-62]。

• **灌注参数增加**：MRI灌注成像通常采用动态磁敏感加权对比增强（dynamic susceptibility-weighted contrast-enhanced，DSC）技术，现广泛应用于临床实践。多项研究发现，相对脑血容量（relative cerebral blood volume，rCBV）增加预示肿瘤进展，报道的截断值为正常脑白质的1.2～1.5倍[63-67]。缺陷：病灶内部或边缘显著出血可导致低估DSC灌注参数。

Cha等描述了放射性坏死的三层模式：

• **内层**：T_2和ADC的高信号。

• **中层**：ADC低信号伴界线不清的T_2中等信号，且无强化。

• **外层**：环形强化和高灌注。

在他们的研究中，如果外层的rCBV低于2.6，且病灶符合这种三层模式，其敏感性和特异性达100%[68]。

另一种MRI灌注技术，动脉对比增强（dynamic contrast enhanced，DCE）灌注，使用T_1

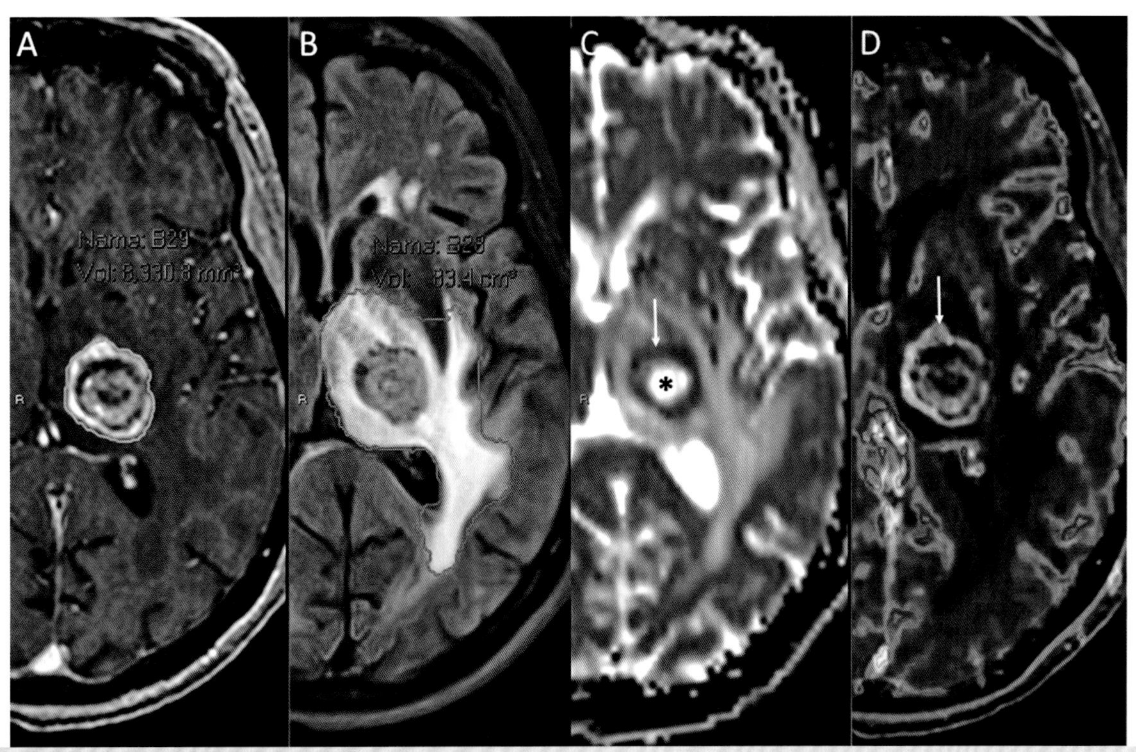

A.MRI轴位增强T_1WI显示左侧丘脑转移瘤（8.3 cm³），伴周围显著脑水肿；B.轴位FLAIR图像体积比为1：10；C.轴位ADC图；D.DSC MR灌注伪彩图叠加增强序列显示放射性坏死的3层特征：中央核心为T_2透射效应（C中*），中间层为弥散受限（C中白色箭头），外层为强化和高灌注（D中白色箭头）。

图5.4 脑转移瘤假性进展

加权序列测量强化程度作为毛细血管通透性指标。以Ktrans（传递系数）预测复发，以Ktrans增加15%预测复发，其敏感性为78%、特异性为85%[69]。Ktrans标准差可能是肿瘤进展的早期指标[70]。

论选择采用何种技术，SRS治疗前后的灌注改变和治疗后的系列影像远比单个时间点的影像更有价值[71]。

• **质子磁共振波谱（magnetic resonance spectroscopy，MRS）**：MRS能够显示采样体素内代谢物的浓度。肿瘤进展的典型表现为N-乙酰天门冬氨酸（一种神经元标志物）峰降低和胆碱（一种细胞膜更新的标志物）峰增高，出现脂质/乳酸（分别为坏死和无氧代谢的标志物）峰。放射性坏死通常表现为脂质/乳酸峰升高，同时其他代谢物减低[72-75]。

• **正电子发射断层扫描（positron emission tomography，PET）**：MRI影像不清楚时，可应用PET。2-氟-2-脱氧-D-葡萄糖（FDG）是PET成像中最常用的放射性药物，作为葡萄糖的类似物，FDG可提供有关脑实质和肿瘤的代谢信息。放射性示踪剂摄取高于正常脑白质的摄取，偏向肿瘤复发。缺陷：感染引起的炎症改变常表现为FDG明显高摄取，在PET上脓肿表现为环形浓聚，类似于肿瘤复发。大脑皮层生理性摄取可能掩盖位于边缘区域的较小复发肿瘤的病理性摄取。

氨基酸-PET在鉴别肿瘤进展和假性进展方面优于FDG-PET，目前尚未广泛应用于临床。

参考文献

（遵从原版图书著录格式）

1. Tranvinh E, Heit JJ, Hacein-Bey L, Provenzale J, Wintermark M. Contemporary imaging of cerebral arteriovenous Malformations. AJR American Journal of Roentgenology. 2017;208(6):1320–1330. doi:10.2214/AJR.16.17306.
2. Sandoval-Garcia C, Royalty K, Yang P, et al. 4D DSA a new technique for arteriovenous malformation evaluation: A feasibility study. Journal of NeuroInterventional Surgery. 2016;8(3). doi:10.1136/neurintsurg-2014-011534.
3. Lang S, Gölitz P, Struffert T, et al. 4D DSA for dynamic visualization of cerebral vasculature: A single-center experience in 26 cases. American Journal of Neuroradiology. 2017;38(6). doi:10.3174/ajnr.A5161.
4. Lee C-C, Reardon MA, Ball BZ, et al. The predictive value of magnetic resonance imaging in evaluating intracranial arteriovenous malformation obliteration after stereotactic radiosurgery. Journal of Neurosurgery. 2015;123(1):136–144. doi:10.3171/2014.10.JNS141565.
5. Finitsis S, Anxionnat R, Gory B, Planel S, Liao L, Bracard S. Susceptibility-weighted angiography for the follow-up of brain arteriovenous malformations treated with stereotactic radiosurgery. American Journal of Neuroradiology. 2019;40(5). doi:10.3174/ajnr.A6053.
6. Hodel J, Leclerc X, Kalsoum E, et al. Intracranial arteriovenous shunting: Detection with arterial spin-labeling and susceptibility-weighted imaging combined. American Journal of Neuroradiology. 2017;38(1). doi:10.3174/ajnr.A4961.
7. Rojas-Villabona A, Pizzini FB, Solbach T, et al. Are dynamic arterial spin-labeling MRA and time-resolved contrast-enhanced MRA suited for confirmation of obliteration following gamma knife radiosurgery of brain arteriovenous malformations? American Journal of Neuroradiology. 2021;42(4). doi:10.3174/ajnr.a6990.
8. Yen CP, Varady P, Sheehan J, Steiner M, Steiner L. Subtotal obliteration of cerebral arteriovenous malformations after Gamma Knife surgery. Journal of neurosurgery. 2007;106(3):361–369. doi:10.3171/jns.2007.106.3.361.
9. Abu-Salma Z, Nataf F, Ghossoub M, et al. The protective status of subtotal obliteration of arteriovenous malformations after radiosurgery: significance and risk of hemorrhage. Neurosurgery. 2009;65(4):708–709. doi:10.1227/01.NEU.0000348546.47242.5D.
10. Yen C-P, Matsumoto JA, Wintermark M, et al. Radiation-induced imaging changes following Gamma Knife surgery for cerebral arteriovenous malformations. Journal of neurosurgery. 2013;118(1):63–73. doi:10.3171/2012.10.JNS12402.
11. Ilyas A, Chen C-J, Ding D, et al. Radiation-induced changes after stereotactic radiosurgery for brain arteriovenous malformations: A systematic review and meta-analysis. Neurosurgery. 2018;83(3):365–376. doi:10.1093/neuros/nyx502.
12. Ilyas A, Chen C-J, Ding D, et al. Cyst formation after stereotactic radiosurgery for brain arteriovenous malformations: A systematic review. Journal of Neurosur-

gery. 2018;128(5):1354–1363. doi:10.3171/2016.12. JNS162478.
13. Pollock BE, Link MJ, Branda ME, Storlie CB. Incidence and management of late adverse radiation effects after arteriovenous malformation radiosurgery. Neurosurgery. 2017;81(6):928–934. doi:10.1093/neuros/nyx010.
14. Wallace EW. The dural tail sign. Radiology. 2004;233(1). doi:10.1148/radiol.2331021332.
15. Starr CJ, Cha S. Meningioma mimics: Five key imaging features to differentiate them from meningiomas. Clinical Radiology. 2017;72(9). doi:10.1016/j.crad.2017.05.002.
16. Messerer M, Richoz B, Cossu G, et al. Recent advances in the management of atypical meningiomas. Neurochirurgie. 2016;62(4). doi:10.1016/j.neuchi.2016.02.003.
17. Agarwal V, McCutcheon BA, Hughes JD, et al. Trends in management of intracranial meningiomas: Analysis of 49,921 cases from modern cohort. World Neurosurgery. 2017;106. doi:10.1016/j.wneu.2017.06.127.
18. Germana A, Gorman JD, Cho AA, Hawley DB, Cathey MR. Overcoming atypical imaging features of meningioma with high-resolution imaging and advanced imaging techniques. Neurographics. 2018;8(3). doi:10.3174/ng.1700046.
19. Mawrin C, Perry A. Pathological classification and molecular genetics of meningiomas. Journal of Neuro-Oncology. 2010;99(3). doi:10.1007/s11060-010-0342-2.
20. Salah F, Tabbarah A, ALArab y N, et al. Can CT and MRI features differentiate benign from malignant meningiomas? Clinical Radiology. 2019;74(11). doi:10.1016/j.crad.2019.07.020.
21. Kim KH, Kang SJ, Choi J-W, et al. Clinical and radiological outcomes of proactive Gamma Knife surgery for asymptomatic meningiomas compared with the natural course without intervention. Journal of Neurosurgery. Published online May 2018:1–10. doi:10.3171/2017.12.JNS171943.
22. Harrison G, Kano H, Lunsford LD, Flickinger JC, Kondziolka D. Quantitative tumor volumetric responses after Gamma Knife radiosurgery for meningiomas. Journal of Neurosurgery. 2016;124(1):146–154. doi:10.3171/2014.12.JNS141341.
23. Gupta A, Xu Z, Cohen-Inbar O, et al. Treatment of asymptomatic meningioma with Gamma Knife radiosurgery: Long-term follow-up with volumetric assessment and clinical outcome. Neurosurgery. Published online May 2019. doi:10.1093/neuros/nyz126.
24. Fega KR, Fletcher GP, Waddle MR, et al. Analysis of MRI volumetric changes after hypofractionated stereotactic radiation therapy for benign intracranial neoplasms. Advances in Radiation Oncology. 2019;4(1):43–49. doi:10.1016/j.adro.2018.08.013.
25. Chang JH, Chang JW, Choi JY, Park YG, Chung SS. Complications after Gamma Knife radiosurgery for benign meningiomas. Journal of Neurology, Neurosurgery, and Psychiatry. 2003;74(2):226–230. doi:10.1136/jnnp.74.2.226.
26. Sheehan JP, Lee C-C, Xu Z, Przybylowski CJ, Melmer PD, Schlesinger D. Edema following Gamma Knife radiosurgery for parasagittal and parafalcine meningiomas. Journal of Neurosurgery. 2015;123(5):1287–1293. doi:10.3171/2014.12.jns142159.
27. Conti A, Pontoriero A, Siddi F, et al. Post-treatment edema after meningioma radiosurgery is a predictable complication. Cureus. 2016;8(5):e605. doi:10.7759/cureus.605.
28. Lin EP, Crane BT. The management and imaging of vestibular schwannomas. American Journal of Neuroradiology. 2017;38(11):2034–2043. doi:10.3174/ajnr.A5213.
29. Paldor I, Chen AS, Kaye AH. Growth rate of vestibular schwannoma. Journal of Clinical Neuroscience. 2016;32:1–8. doi:10.1016/j.jocn.2016.05.003.
30. Varughese JK, Breivik CN, Wentzel-Larsen T, Lund-Johansen M. Growth of untreated vestibular schwannoma: A prospective study—Clinical article. Journal of Neurosurgery. 2012;116(4). doi:10.3171/2011.12.JNS111662.
31. Schnurman Z, Nakamura A, McQuinn MW, Golfinos JG, Roland JT, Kondziolka D. Volumetric growth rates of untreated vestibular schwannomas. Journal of Neurosurgery. 2020;133(3). doi:10.3171/2019.5.JNS1923.
32. Langenhuizen PPJH, Zinger S, Hanssens PEJ, et al. Influence of pretreatment growth rate on Gamma Knife treatment response for vestibular schwannoma: A volumetric analysis. Journal of Neurosurgery. 2019; 131. doi:10.3171/2018.6.JNS18516.
33. Marston AP, Jacob JT, Carlson ML, Pollock BE, Driscoll CLW, Link MJ. Pretreatment growth rate as a predictor of tumor control following Gamma Knife radiosurgery for sporadic vestibular schwannoma. Journal of Neurosurgery. 2017;127(August):380–387. doi:10.3171/2016.5.JNS153013.380.
34. Bowden G, Cavaleri J, Monaco III E, et al. Cystic vestibular schwannomas respond best to radiosurgery. Neurosurgery. 2017;81(3):497. doi:10.1093/neuros/nyx027.

35. Frisch CD, Jacob JT, Carlson ML, et al. Link. Stereotactic radiosurgery for cystic vestibular schwannomas. Neurosurgery. 2017;80(14):112–118.doi:10.1227/NEU.0000000000001376.
36. Wu C-C, Guo W-Y, Chung W-Y, et al. Magnetic resonance imaging characteristics and the prediction of outcome of vestibular schwannomas following Gamma Knife radiosurgery. Journal of Neurosurgery. 2017;127(6):1384–1391. doi:10.3171/2016.9.JNS161510.
37. Yang HC, Wu CC, Lee CC, et al. Prediction of pseudoprogression and long-term outcome of vestibular schwannoma after Gamma Knife radiosurgery based on preradiosurgical MR radiomics. Radiotherapy and Oncology. 2021;155. doi:10.1016/j.radonc.2020.10.041.
38. George-Jones NA, Wang K, Wang J, Hunter JB. Prediction of vestibular schwannoma enlargement after radiosurgery using tumor shape and MRI texture features. Otology & Neurotology : official publication of the American Otological Society, American Neurotology Society [and] European Academy of Otology and Neurotology. 2021;42(3). doi:10.1097/MAO.0000000000002938.
39. Lunsford LD, Niranjan A, Flickinger JC, Maitz A, Kondziolka D. Radiosurgery of vestibular schwannomas: Summary of experience in 829 cases. Journal of Neurosurgery. 2018;102(Special_Supplement):195–199. doi:10.3171/sup.2005.102.s_supplement.0195.
40. Arthurs BJ, Fairbanks RK, Demakas JJ, et al. A review of treatment modalities for vestibular schwannoma. Neurosurgical Review. 2011;34(3):265–279. doi:10.1007/s10143-011-0307-8.
41. Tsao MN, Sahgal A, Xu W, et al. Stereotactic radiosurgery for vestibular schwannoma: International Stereotactic Radiosurgery Society (ISRS) practice guideline. Journal of Radiosurgery and SBRT. 2017;5(1):5–24. http://www.ncbi.nlm.nih.gov/pubmed/29296459
42. Wu CC, Guo WY, Chung WY, et al. Magnetic resonance imaging characteristics and the prediction of outcome of vestibular schwannomas following Gamma Knife radiosurgery. Journal of Neurosurgery. 2017;127(6):1384–1391. doi:10.3171/2016.9.JNS161510.
43. Pollock BE. Management of vestibular schwannomas that enlarge after stereotactic radiosurgery: Treatment recommendations based on a 15 year experience. Neurosurgery. 2006;58(2):241–246. doi:10.1227/01.NEU.0000194833.66593.8B.
44. Hasegawa T, Fujitani S, Katsumata S, Kida Y, Yoshimoto M, Koike J. Stereotactic radiosurgery for vestibular schwannomas: Analysis of 317 patients followed more than 5 years. Neurosurgery. 2005;57(2):257–263. doi:10.1227/01.NEU.0000166542.00512.84.
45. Nakamura H, Jokura H, Takahashi K, Boku N, Akabane A, Yoshimoto T. Serial Follow-up MR Imaging after Gamma Knife Radiosurgery for Vestibular Schwannoma. American Journal of Neuroradiology. 2000;21(8):1540–1546.
46. de Sanctis P, Green S, Germano I. Communicating hydrocephalus after radiosurgery for vestibular schwannomas: Does technique matter? A systematic review and meta-analysis. Journal of Neuro-Oncology. 2019;145(2). doi:10.1007/s11060-019-03305-w.
47. Park CK, Lee SH, Choi MK, Choi SK, Park BJ, Lim YJ. Communicating hydrocephalus associated with intracranial schwannoma treated by Gamma Knife radiosurgery. World Neurosurgery. 2016;89:593–600. doi:10.1016/j.wneu.2015.11.006.
48. Lee S, Seo S-W, Hwang J, et al. Analysis of risk factors to predict communicating hydrocephalus following Gamma Knife radiosurgery for intracranial schwannoma. Cancer Medicine. 2016;5(12):3615–3621. doi:10.1002/cam4.955.
49. Suh CH, Jung SC, Kim KW, Pyo J. The detectability of brain metastases using contrast-enhanced spin-echo or gradient-echo images: A systematic review and meta-analysis. Journal of Neuro-Oncology. 2016;129(2):363–371. doi:10.1007/s11060-016-2185-y.
50. Reichert M, Morelli JN, Runge VM, et al. Contrast-enhanced 3-dimensional SPACE versus MP-RAGE for the detection of brain metastases: Considerations with a 32-channel head coil. Investigative Radiology. 2013;48(1). doi:10.1097/RLI.0b013e318277b1aa.
51. Cohen-Inbar O, Xu Z, Dodson B, et al. Time-delayed contrast-enhanced MRI improves detection of brain metastases: a prospective validation of diagnostic yield. Journal of Neuro-Oncology. 2016;130(3):485–494. doi:10.1007/s11060-016-2242-6.
52. Yuh WTC, Tali ET, Nguyen HD, Simonson TM, Mayr NA, Fisher DJ. The effect of contrast dose, imaging time, and lesion size in the MR detection of intracerebral metastasis. American Journal of Neuroradiology. 1995;16(2):373–380.
53. Engh JA, Flickinger JC, Niranjan A, Amin D v., Kondziolka DS, Lunsford LD. Optimizing intracranial metastasis detection for stereotactic radiosurgery.

Stereotactic and Functional Neurosurgery. 2007;85(4). doi:10.1159/000099075.

54. Ba-Ssalamah A, Nöbauer-Huhmann IM, Pinker K, et al. Effect of contrast dose and field strength in the magnetic resonance detection of brain metastases. Investigative Radiology. 2003;38(7). doi:10.1097/01.RLI.0000067488.57101.bd.
55. Benveniste RJ, Yechieli R, Diwanji T. Early magnetic resonance imaging after Gamma Knife radiosurgery of brain metastases. World Neurosurgery. 2021;146. doi:10.1016/j.wneu.2020.11.119.
56. Oft D, Schmidt MA, Weissmann T, et al. Volumetric regression in brain metastases after stereotactic radiotherapy: Time course, predictors, and significance. Frontiers in Oncology. 2021;10. doi:10.3389/fonc.2020.590980.
57. Patel TR, McHugh BJ, Bi WL, Minja FJ, Knisely JPS, Chiang VL. A comprehensive review of MR imaging changes following radiosurgery to 500 brain metastases. AJNR American Journal of Neuroradiology. 2011;32(10):1885–1892. doi:10.3174/ajnr.A2668.
58. Narloch JL, Farber SH, Sammons S, et al. Biopsy of enlarging lesions after stereotactic radiosurgery for brain metastases frequently reveals radiation necrosis. Neuro-Oncology. 2017;19(10). doi:10.1093/neuonc/nox090.
59. Leeman JE, Clump DA, Flickinger JC, Mintz AH, Burton SA, Heron DE. Extent of perilesional edema differentiates radionecrosis from tumor recurrence following stereotactic radiosurgery for brain metastases. Neuro-Oncology. 2013;15(12):1732–1738. doi:10.1093/neuonc/not130.
60. Kano H, Kondziolka D, Lobato-Polo J, Zorro O, Flickinger JC, Lunsford LD. T1/T2 matching to differentiate tumor growth from radiation effects after stereotactic radiosurgery. Neurosurgery. 2010;66(3):482–486. doi:10.1227/01.NEU.0000360391.35749.A5.
61. Dequesada IM, Quisling RG, Yachnis A, Friedman WA. Can standard magnetic resonance imaging reliably distinguish recurrent tumor from radiation necrosis after radiosurgery for brain metastases? A radiographic-pathological study. Neurosurgery. 2008;63(5):898–903; discussion 904. doi:10.1227/01.NEU.0000333263.31870.31.
62. Stockham AL, Tievsky AL, Koyfman SA, et al. Conventional MRI does not reliably distinguish radiation necrosis from tumor recurrence after stereotactic radiosurgery. Journal of Neuro-Oncology. 2012;109(1). doi:10.1007/s11060-012-0881-9.
63. Hatzoglou V, Yang TJ, Omuro A, et al. A prospective trial of dynamic contrast-enhanced MRI perfusion and fluorine-18 FDG PET-CT in differentiating brain tumor progression from radiation injury after cranial irradiation. Neuro-Oncology. 2016;18(6). doi:10.1093/neuonc/nov301.
64. Huang J, Wang AM, Shetty A, et al. Differentiation between intra-axial metastatic tumor progression and radiation injury following fractionated radiation therapy or stereotactic radiosurgery using MR spectroscopy, perfusion MR imaging or volume progression modeling. Magnetic Resonance Imaging. 2011;29(7). doi:10.1016/j.mri.2011.04.004.
65. Mitsuya K, Nakasu Y, Horiguchi S, et al. Perfusion weighted magnetic resonance imaging to distinguish the recurrence of metastatic brain tumors from radiation necrosis after stereotactic radiosurgery. Journal of Neuro-Oncology. 2010;99(1). doi:10.1007/s11060-009-0106-z.
66. Barajas RF, Chang JS, Sneed PK, Segal MR, McDermott MW, Cha S. Distinguishing recurrent intra-axial metastatic tumor from radiation necrosis following Gamma Knife radiosurgery using dynamic susceptibility-weighted contrast-enhanced perfusion MR imaging. American Journal of Neuroradiology. 2009;30(2). doi:10.3174/ajnr.A1362.
67. Hoefnagels FWA, Lagerwaard FJ, Sanchez E, et al. Radiological progression of cerebral metastases after radiosurgery: Assessment of perfusion MRI for differentiating between necrosis and recurrence. Journal of Neurology. 2009;256(6). doi:10.1007/s00415-009-5034-5.
68. Cha J, Kim ST, Kim H-J, et al. Analysis of the layering pattern of the apparent diffusion coefficient (ADC) for differentiation of radiation necrosis from tumour progression. European Radiology. 2013;23(3):879–886. doi:10.1007/s00330-012-2638-4.
69. Almeida-Freitas DB, Pinho MC, Otaduy MCG, Braga HF, Meira-Freitas D, da Costa Leite C. Assessment of irradiated brain metastases using dynamic contrast-enhanced magnetic resonance imaging. Neuroradiology. 2014;56(6). doi:10.1007/s00234-014-1344-0.
70. Taunk NK, Oh JH, Shukla-Dave A, et al. Early post-treatment assessment of MRI perfusion biomarkers can predict long-term response of lung cancer brain metastases to stereotactic radiosurgery. Neuro-Oncology. 2018;20(4). doi:10.1093/neuonc/nox159.
71. Knitter JR, Erly WK, Stea BD, et al. Interval change in diffusion and perfusion mri parameters for the assessment of pseudoprogression in cerebral metas-

tases treated with stereotactic radiation. American Journal of Roentgenology. 2018;211(1). doi:10.2214/AJR.17.18890.

72. Kimura T, Sako K, Tohyama Y, et al. Diagnosis and treatment of progressive space-occupying radiation necrosis following stereotactic radiosurgery for brain metastasis: Value of proton magnetic resonance spectroscopy. Acta Neurochirurgica. 2003;145(7). doi:10.1007/s00701-003-0051-0.

73. Kimura T, Sako K, Tanaka K, et al. Evaluation of the response of metastatic brain tumors to stereotactic radiosurgery by proton magnetic resonance spectroscopy, 201TlCl single-photon emission computerized tomography, and gadolinium-enhanced magnetic resonance imaging. Journal of Neurosurgery. 2004;100(5). doi:10.3171/jns.2004.100.5.0835.

74. Chernov MF, Hayashi M, Izawa M, et al. Multivoxel proton MRS for differentiation of radiation-induced necrosis and tumor recurrence after Gamma Knife radiosurgery for brain metastases. Brain Tumor Pathology. 2006;23(1). doi:10.1007/s10014-006-0194-9.

75. Chuang MT, Liu YS, Tsai YS, Chen YC, Wang CK. Differentiating radiation-induced necrosis from recurrent brain tumor using MR perfusion and spectroscopy: A meta-analysis. PLoS ONE. 2016;11(1). doi:10.1371/journal.pone.0141438.

（朱丽丽　田树平　译）

6 立体定向放射外科的物理学

David Schlesinger
弗吉尼亚大学
弗吉尼亚州 夏洛茨维尔

Brian Wang
耶鲁大学医学院
康涅狄格州 纽黑文

Stanley Benedict
加利福尼亚大学戴维斯分校
加利福尼亚州 萨克拉门托

6.1 引言

立体定向放射外科（stereotactic radiosurgery，SRS）治疗与常规颅内放射治疗在技术方面相比有很大的差异。常规颅内放射治疗涉及对大量组织进行照射，包括正常组织和异常组织。每次分割治疗之间有间歇期（通常1～3天），给予小剂量（2～3 Gy）进行多次照射（通常20～30次）。这种治疗依赖于正常组织和病理组织对电离辐射引起DNA损伤的不同修复能力[1]。相比之下，SRS治疗较少依赖修复能力的差异，更多的是依赖靶向治疗效果的差异。大剂量的辐射，最多分1～5次传输，理想情况下只针对靶病理组织。在理想的情况下，周围的正常组织接受的剂量可以忽略不计，但实际上，SRS治疗并没有完全达到这个理想化的目标。最终实现的肿瘤杀伤效果很可能是由于DNA损伤及在吸收了一个阈值之后才发生的生物效应[2-3]。

传统放射肿瘤学和SRS/SRT在要求上的不同，促使了后者开发专门的设备和程序。本章讨论了SRS/SRT的技术基础，包括物理学、固定技术、治疗计划、图像引导、质量保证和资格认证，特别强调了为响应SRS的特定技术要求而开发的特性。

6.2 SRS的基本物理原理

SRS依靠三个基本原则来实现其差异性靶向目标：①将辐射剂量分散到一个较大的表面区域而产生高剂量梯度；②准确和精确的靶区定位；③用高剂量照射小野。

6.2.1 高剂量梯度的产生

无论采用何种形式，SRS装置都遵循一个相似的指导原则，以创建放射外科所需的陡峭的剂量梯度；它们各自将传递给靶区的总能量分散到一个广阔的表面区域。伽玛刀放射外科是通过使用许多（192个或201个）广泛分布的射线束来实现的，它们通过准直器相交于一个焦点[4]。射波刀放射外科也是利用许多广泛分布的射线束相交于靶组织处（尽管不总是有明显的焦点）[5]。基于直线加速器的放射外科利用了相对大量的非共面调强野或一系列非共面弧线，这些弧线在靶组织内以等中心方式相交某一点[6-7]。野本身可以使用小的圆锥或微多叶准直器（micro-multileaf collimators，MLCs）来塑形[8-9]。后者对于每个野可能是静态的，或者可以在拉弧的过程中调整和（或）适形（容积调强电弧疗法）[10]。因为入射光子在进入患者体内时分布广泛，所以每个单独的射线束的强度相对较低，并且对远离焦点的正常组织造成的损伤最小。然而，靶区所有光束的总强度是非常高的。大的空间分布实现了一个非常陡峭的梯度远离目标。与基于光子的放射外科相比，质子束放射外科所需的单个光束较少，但理论上能够类似地将剂量集中在靶区组织上，因为质子（和其他带电粒子）射线束具有将其大部分能量传递到可以与靶区相匹配的可预测深度的特点[11]。

6.2.2 精准定位

在三维空间中使大量射线束或弧线瞄准一个小点的能力本身并不足以用于放射外科。为了发挥作用，空间中的那个小点必须在整个治疗过程中尽可能精确地与靶区组织重合。SRS治疗是通过结合现代三维成像技术来实现的，这些技术能使靶区组织和周围组织达到可视化、能定义靶区组织和治疗设备之间的三维空间关系、固定和防止靶区组织在治疗期间从治疗射线束中移出。

6.2.3 小野，高剂量

先前的原理是扩散能量和精准定位，最后的原理，是向小体积的组织提供高剂量的辐射。放射外科的靶点在放射肿瘤学的大范围内一般都很小，差异很难限制，但一个很好的经验标准是，靶区的最大直径应小于40 mm。用高剂量治疗大于这个范围的靶点会增加不良治疗结果的风险。剂量也相当大，通常在靶区范围内的最大点剂量范围为10～150 Gy，而80～150 Gy的最大剂量通常用于功能性毁损患者[12-13]。

6.2.4 立体定向放射外科面临的技术挑战

开发能够实现上述目标的技术解决方案不是一项简单的任务，SRS/SRT的大部分开发都在不断完善以帮助实现这些目标[14]。精确地将靶组织放置在射线束的交叉点上给成像、定位和固定带来了挑战。精准计算小野的照射剂量，与经过充分调查的参考标准不同，给辐射计量和剂量学建模带来了挑战。在本章的其余部分，我们将介绍放射外科采用的技术是如何解决这些问题的。

6.3 固定技术

6.3.1 框架

放射外科直接从立体定向神经外科的实践中发展而来，它包括将一个外部机械框架系统固定在患者的头部，以固定和创建一个坐标系，使神经外科医生能够始终如一地瞄准大脑中任何想要的点。放射外科取代了物理神经外科仪器，其焦点是汇聚的电离束；然而，固定和定位的要求仍然相似。

一些框架已经在放射外科中使用，包括Leksell G型框架[4]、GTC框架[15]和BRW（Brown-Roberts-Wells）框架[16]。虽然不同设计的细节略有不同，但每个框架的基本原理都是相似的。该框架定义了一个目标坐标系，该坐标系包括靶区组织和周围组织（通常是整个头部）的体积。用框架和相关的外部参照物对患者进行成像，从而在本地图像坐标系和框架坐标系之间创建一个坐标转换。框架刚性地安装在治疗台上，这在框架坐标和输送机坐标之间产生了固定的转换。立体定向框架的优点是其机械稳定性、准确性[17]及相对简单性。然而，立体定向框架也有几个缺点：①它们具有轻微的侵入性，实际上限制了放射外科的单次分割治疗；②它们在程序上有时间限制，即治疗计划、成像和照射治疗都必须在同一天进行，因为在成像后调整治疗计划的框架会改变靶向坐标系统；③在某些情况下，立体定向框架（通常是金属）的存在会导致用于治疗计划的MR和CT成像产生伪影[18-19]。

立体定向框架技术仍然在不断改进，包括使用非铁磁材料来减少成像伪影，以及使用一次性快速安装固定钉来减少框架应用的可变性，这可能会减少框架系统的一些缺点[20]。

6.3.2 面罩

为了克服侵入性立体定向框架的一些缺点，于是开发了热塑性面罩系统[21]。在这些系统中，用一个插件支撑患者的后脑，一个塑料面罩覆盖患者的脸。面罩的塑料在加热时很柔软，在冷却时就会变得很坚硬。面罩系统的优点是，它们可以很容易地取下并重新应用于患者，使多次分割治疗变得可行。面罩系统的缺点是在固定方面不是很牢固，据报道患者在面罩内的移动通常大于1 mm[22]。由于固定的不确定性，用于SRT和低分割治疗方案的面罩系统通常与分次内运动管理技术结合使用，这些技术可能包括频繁图像引导[23]、光学标记跟踪[24]和表面成像技术[25]。

6.3.3 其他可重复定位的框架

可重复定位的框架系统已经被开发出来，以试图改善面罩系统的固定功能，同时保持良好的拆卸和更换框架的功能。TALON框架[26]是将两颗钛基螺钉植入患者颅骨的混合系统。可调节的Nomogrip/TALON装置安装在底座螺钉上，并锁定到患者特定的位置。然后，TALON装置可以取出并重新连接到患者身上。

已经开发了几种使用牙齿固定来辅助头部固定的系统。在这些系统中，首先制作患者上颚的牙模，然后将牙科用具连接到框架系统上[27]。通过测量[28]或机载成像[29]来确定患者在框架系统中的位置。在一些系统中，可以使用光学跟踪[30]或真空监测系统[31]来监测患者治疗过程中的位置。使用这些系统固定的不确定性已经被证明接近使用框架系统报告的不确定性。

6.3.4 完全无框架

机载3D成像、六自由度机器人治疗床、内传输成像和位置监测系统的发展使无框架放射外科治疗的想法成为可能。在这些系统中，不需要固定系统。问题来于小野和非标准治疗野。

医学物理师过去将小于常规野的野定义为“小野”，通常小于3 cm × 3 cm[32]。一个较为客观的对野的定义是“小于沿中心轴某一点沉积剂量的带电粒子的横向范围”[33-34]。小野或非常小的野也可以用输出因子（output factor，OF）变化作为野大小或探测器位置变化的函数来定义（例如，非常小的野是指在野大小或探测器位置发生

1.0 mm变化的情况下，其OF变化超过1.0%的任何野[34]）。SRS属于任何一个临床相关的小野的定义。

此外，许多专门的放射外科设备的几何形状与标准化校准协议不兼容，如TG-51和国际原子能机构（International Atomic Energy Agency，IAEA）TRS-398，这些以参考野（10 cm×10 cm）为基础，以水为介质，并指定使用离子室测量剂量，实现从水中收集电荷到吸收剂量的直接转换[33]。例如，伽玛刀和射波刀都没有能够创建10 cm×10 cm的参考野。尽管在这方面已经做了尝试，但是为半球形的伽玛刀几何体创建一个充满水的体模也是不实际的[35]。由于上述原因，对于这些设备，离子室可能不是用来测量的适当选择。

SRS设备调试、SRS性能建模或提供质量保证所需的临床剂量测量必须考虑到小野对不同测量设备和技术的影响。据报道，在没有考虑这种影响的情况下，出现了引起著名新闻机构关注的严重后果[36]。

6.4 小野和非标准野的作用

当辐射野校准到接近探测器大小的小尺寸时，用于将观测读数与剂量联系起来的各种假设都不再有效。

在阈值野大小以下，从探测器的角度看辐射源，被准直部分遮挡。这就产生了模糊和扩大射线束半影及降低探测器位置输出的效果。如果不考虑到这一点的测量可能会高估野的大小和低估输出剂量率[32]。

当野的尺寸小于介质中释放的电荷粒子范围时，支撑电离室等探测器测量的带电粒子平衡（charged particle equilibrium，CPE）假设就开始失效。与原状的CPE相比，到达射线中心轴的电子能谱的平均能量上升[37]。此外，CPE的损失扰乱了介质中的粒子通量，所以使探测器本身的存在成为测量不确定度的一个重要来源。介质中从收集电荷到吸收剂量的转换依赖于几何设置和射线束质量函数的标准化协议。CPE的缺乏增加了这些协议的不确定性。缺乏对小野测量的考虑可能会影响绝对输出测量以及剂量比，如OFs、百分深度剂量/组织最大剂量比（PDDs/TMRs）和离轴比（OARs）[32]。

最后，由于信号体积平均于离子室体积，在野边缘附近的吸收剂量梯度不能被有限尺寸的探测器（如离子室）正确测量。在SRS野中较小的尺寸和模糊的半影增强了这种效应，并导致在测量光束轮廓时增加了不确定性。

机器设计的主要问题是与标准参考剂量协议不兼容，它们打破了这些协议与国家和国际标准实验室保持的可追溯性[33]。那些不能提供标准参考野（即10 cm×10 cm）的机器，或者不能在水模中测量的机器，就只能对标准进行修改，这些修改往往因中心而异[38-39]。在最近的SRS/SRT型直线加速器上出现的高剂量率非均整（flattening-filter-free，FFF）模式可能会导致另一个与标准化协议的偏离[40]。

6.4.1 立体定向放射外科和立体定向放射治疗探测器

临床医学物理学家可使用的探测器种类繁多，包括Farmer型离子室、微电离室、固态探测器、辐射变色胶片、凝胶剂量计、金刚石探测器等。对于SRS/SRT来说，必须根据当前的剂量测量任务选择适当的探测器（例如，绝对剂量输出测量或相对剂量分布测量）。美国医学物理师协会（American Association of Physicists in Medicine，AAPM）TG51协议[40]最近的一份附录建议使用圆柱形电离室作为治疗设备的参考剂量测定，使治疗设备可以符合协议对野的大小的要求和水体模的要求。由于高原子序数电子的扰动、显著的极性效应和难以建模的重组行为，不推荐非常小（体积<0.05 cm^3）的电离室。

对于不符合标准协议的设备，AAPM和IAEA联合发布了一项国际实践守则，创建了一项包含这些设备并同时保持参考标准可追溯性的补充协议[41-42]。操作规范定义了一个中间参考野系统，包括一个机器特定参考野，用于产生不具有标准参考尺寸的静态野的设备，以及一个计划类特定参考野，用于组成许多小野（如伽玛刀、射波刀、螺旋断层放射治疗、静态调强放射治疗）的设备。校正因子用于校正中间参考野与标准参考野之间的差异。后续发表的文章报道了常规临床中不同的治疗设备和各种检测器的校正因子[43-52]。

SRS/SRT设置的射线束轮廓最好使用高分辨率探测器来测量，如微型电离室、立体定向二极管探测器、金刚石探测器或辐射变色胶片。使用去卷积[53-55]或外推[55-56]技术可以将探测器响应从底层信号中分离出来，从而使体积平均效应引起的误差最小化。

6.4.2 SRS/SRT带电粒子的物理考虑

质子和离子等带电粒子（如氦和碳离子）在组织中的物理相互作用使它们在SRS/SRT设置中成为理论上有吸引力的光子替代。质子可预测的、有限的穿透深度主要取决于质子的能量和材料的密度。质子在靠近表面的组织中沉积的能量最小，并且在质子的大部分路径中都是如此。然而，在这条路径的末端附近，电离密度急剧上升，形成了布拉格峰。超过峰值后，剂量可以忽略不计。为了实现纵向上对肿瘤的完全覆盖，质子束的能量可以通过补偿器调制，也可以通过对不同能量的笔形束求和来实现布拉格峰的扩散以覆盖靶区。对于典型的放射外科几何形状的许多汇聚射线束，使用质子可以将射线束传输到靶区，在那里它们将停止。每条射线束的射出剂量可以忽略不计，极大地减少了正常组织受照的整体剂量[57]。与沉积剂量一样，质子电离密度不是恒定的，在布拉格峰区域达到最大值。这种电离密度的增加反而增加了相对生物效应（relative biological effectiveness，RBE），并可能有助于改善乏氧肿瘤的治疗效果，因为这种肿瘤缺氧会导致辐射抗拒[58]。

氦离子和碳离子表现出的特性与质子相似。然而，由于其质量的增加，离子的布拉格峰略窄，布拉格峰区域的电离密度更高[59]。氦离子和碳离子也可以通过核碎裂反应与组织相互作用，从而产生碳和氧的正电子发射同位素。正电子发射断层扫描（positron-emission tomography，PET）技术作为一种监测治疗的方法用于这些相互作用产物的成像[60]。

然而，在临床实践中，实现质子和离子的优势是具有挑战性的。组织的不均匀性会对带电粒子造成很大的射程不确定性。患者位置相对于模拟位置的任何偏差都加剧了这个射程的不确定性。射程的不确定性使射线束在远端边缘毗邻关键结构的射线束设置受到了限制（这在SRS/SRT方案中经常发生）。与现代X射线系统相比，被动散射质子系统的射线束成形能力较差，并可能导致较高的整体剂量[61]。扫描束质子的性能更好，但对成像和运动不确定性更敏感。特别是质子经历多次库仑散射相互作用，使质子束在深度上的半影模糊，对于SRS的小野来说是一个特别关键的问题。目前许多活跃的质子中心缺乏X射线加速器提供的机载3D成像，所以导致了这些不确定性[62]。

6.5 治疗计划

与常规的分割放射治疗和身体其他部位治疗相比，颅内放射外科治疗计划有其独特的特点和挑战。辐射剂量非常高，而且关键结构通常位于靶区附近。因此，要求从靶区处有一个陡峭的剂量回落和计划靶区体积（planning target volume，PTV）的边缘很小。尽管面临着这些艰巨的挑战，由于颅骨的位置和组织组成，一些独特的功能可以使颅内放射外科的治疗计划更容易。首先，许多非共面射线束可以将中或低剂量辐射分散到较大的区域，以避免正常结构受照消融剂量。特别是顶点射线束常用于在头尾方向涂抹剂量，同时保持所需的靶剂量。这在身体的其他部位不容易实现，因为治疗设备和患者或治疗床之间有可能发生碰撞。其次，治疗靶区通常远离组织和骨骼或空气之间的不均匀界面。以前剂量分布是使用简单、快速的算法计算[63]。由于计算硬件的进步，治疗计划算法在过去的几十年里有了巨大的发展。目前的计算算法产生了更精确的剂量分布，并且已被测量结果所验证[64-65]。以前的简单算法（例如，基于校正的方法和笔形束算法）的最大误差发生在不均匀界面上，如肺部靶区。当与历史数据的治疗结果进行比较时，需要用当前的算法重新计算方案，以准确地表示剂量分布[66-67]。颅内放射外科治疗方案由于其相对均匀的组织构成较少受到这一问题的影响[63]。

6.5.1 等中心与非等中心

等中心是空间中三个正交轴相交的一个虚拟点，且治疗装置和治疗床围绕它旋转。在治疗球形靶区时，通常在靶的中心放置一个等中心，其他所有的准直器、机架和治疗床都与这个点密切相关。伽玛刀和其他带有锥形准直器的治疗机使用这种等中心计划技术。对于形状不规则的靶区，伽玛刀计划是在靶区内部放置多个等中心，与不同的准直器尺寸相关联，以形成适形计划（图6.1）。这被称为球状填充[68]，因为许多球形电离总和适形所期望的靶区形状。这些多个等中心形成重叠区域，从而在计划的靶体积内创建“热点”。对于形状不规则的靶区，射波刀计划是将一些射线束瞄准靶区的周围区域，不经过等中心，以便对这些区域进行剂量修补。这种计划被称为“非等中心”技术（图6.2）。

6.5.2 正向计划与逆向计划

在放射外科早期，当时的治疗计划计算机还没有强大到可以进行多次迭代的自动优化，颅内放射外科主要采用正向计划。在当代的实践中，特别是随着调强放射治疗的发展，逆向计划技术得到越来越多的应用。在正向计划中，治疗计划者选择各种参数，如准直器的尺寸、等中心的数目和位置、射线束角度、拉弧角度、治疗床角度和射线束权重。虽然有时会使用以模板形式出现的先前经验知识，但正向计划技术在很大程度上依赖于计划人员的经验。在逆向计划中，首先由计划者为治疗靶区和正常结构对靶区的剂量学目标和邻近正常组织（如危及器官）的约束进行设定，然后使用计算机程序优化所有可变参数，以满足这些目标和约束。对于专业的CyberKnife[69]、Versa HD、Edge和tomotherapy[70]设备，射线束参数组合的数量是巨大的，大多数情况下只能通过逆向技术来计划。虽然逆向计划技术已成为颅内放射外科治疗的重要技术，但正向计划技术对于许多病例来说仍然快速有效。

6.5.3 射线束的形成和传输

伽玛刀于半个多世纪前发展起来，至今仍然是放射外科治疗的一种流行方法[71-72]。伽玛刀使用许多来自不同方向的交叉圆形射线束，在治疗

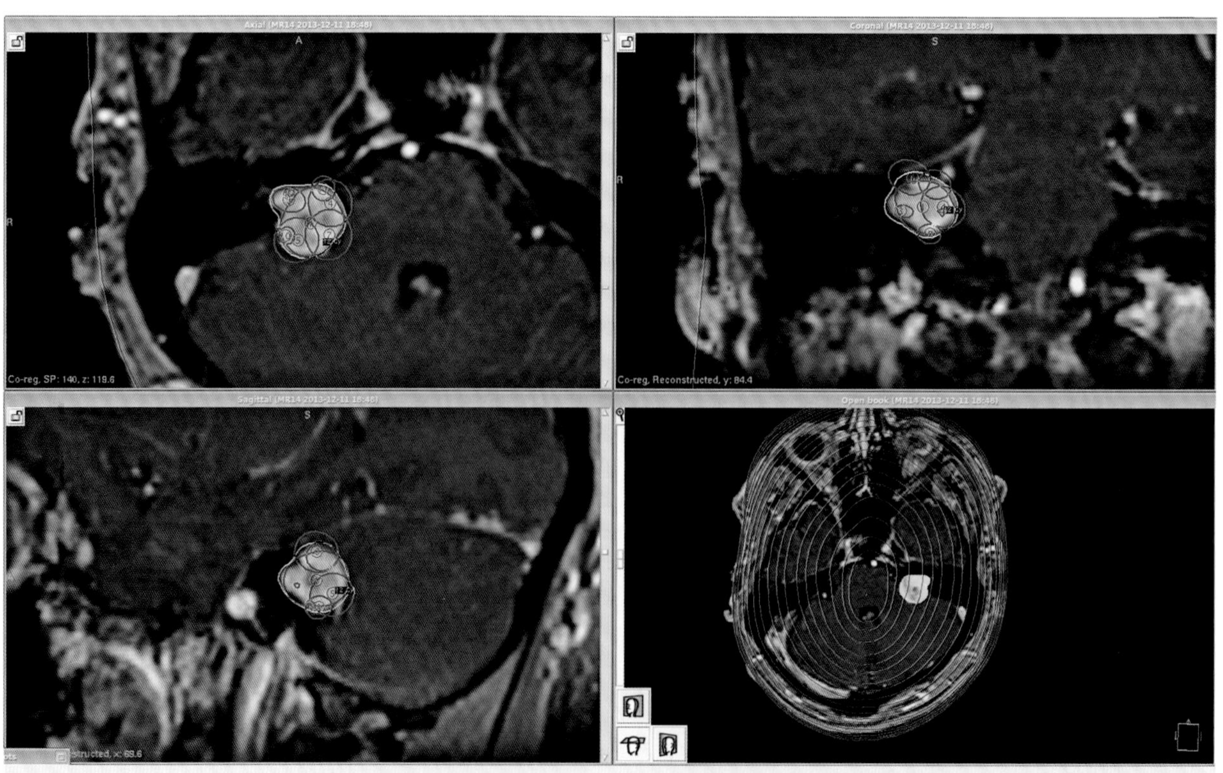

图6.1 前庭神经鞘瘤的伽玛刀计划使用多个等中心以达到适形

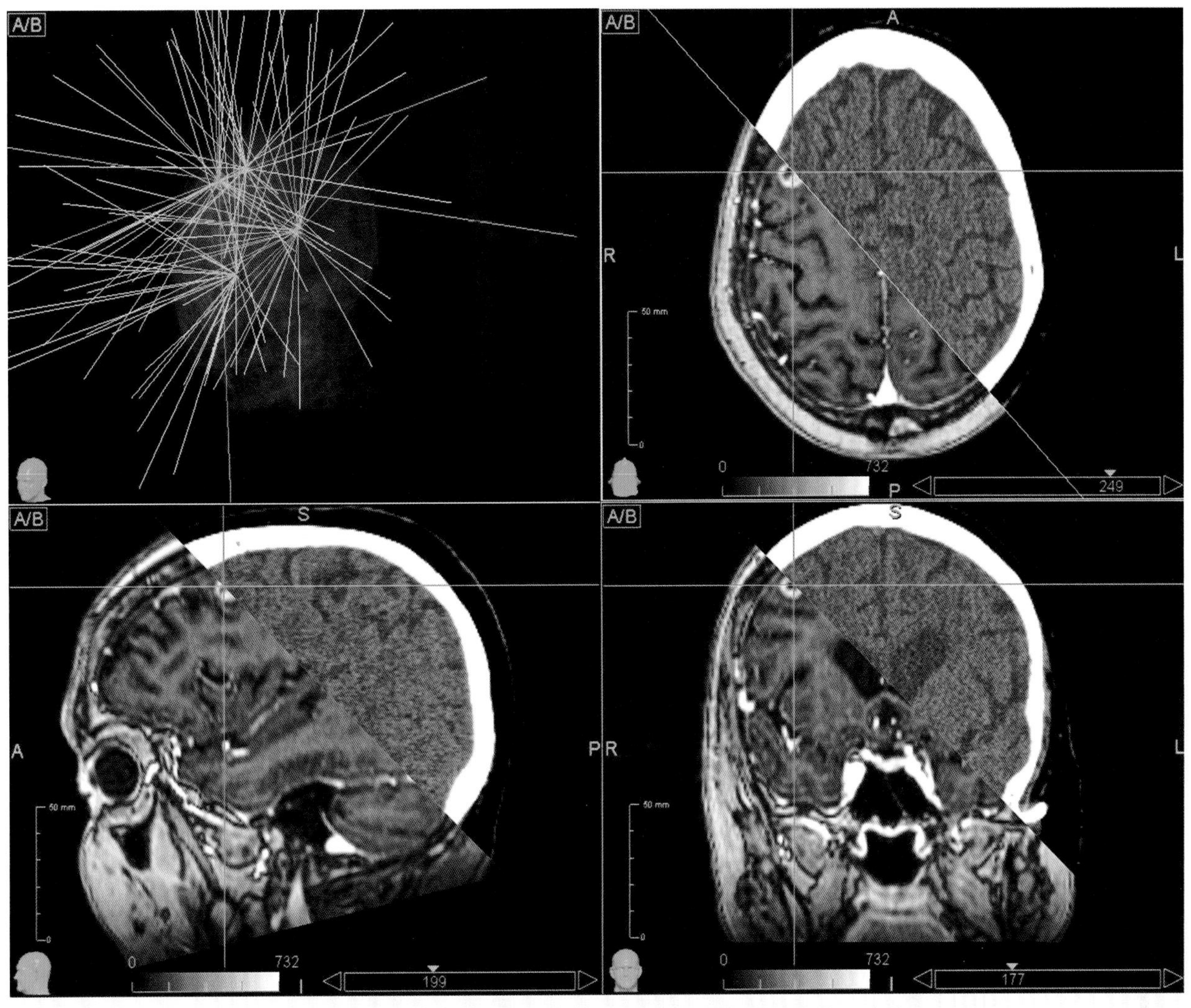

图6.2 用74个节点和107条射线束照射4个靶区的射波刀方案

靶区周围形成一个球形的高剂量区域。这并不奇怪，因为直线加速器最初应用于放射外科治疗时是使用锥形准直器来模拟伽玛刀射线束的[73-74]。计划是由正向技术生成的，通常带有预先定义的治疗床和射线束角度模板。由Brainlab和Varian主导的下一步发展，利用多叶准直器（multi-leaf collimator，MLC）进行适形拉弧传输技术。在该方法中，MLC连续成形，以匹配靶区在所有传输拉弧角度中的射线束-视线形状[75-76]。与锥体技术相比，适形拉弧技术的一个优势是它能够更有效地照射到非球形靶区。适形拉弧仍然是一个正向计划的过程，需要人工选择拉弧和调整权重。对剂量进行塑形以避开附近关键结构是一项具有挑战性的事情，而调强放射治疗技术经常被用来逆向优化射线束，以在靶区产生高剂量，同时保持关键结构受照的剂量在可耐受范围内。调强放射治疗技术采用多束固定光束，避免了从任何单个机架角度照射消融剂量。容积调强电弧疗法（volume modulated arc therapy，VMAT）的下一步发展是将逆向IMRT和拉弧传输技术相结合。与适形拉弧方法相似，VMAT通过在几个拉弧内传输剂量，将小剂量扩散到更大的区域。与适形拉弧不同的是，VMAT可以通过调节多叶准直器的形状、机架旋转速度、机器剂量率来逆向优化计划，避开关键结构。

VMAT的另一个优点是能够用一个等中心和多个非共面弧治疗多个靶点，称为单等中心多靶点（single isocenter for multiple targets，SIMT）[10, 77]（图6.3）。近年来，SIMT在基于直线加速器的SRS/SBRT中越来越受欢迎，尤其是在颅内SRS

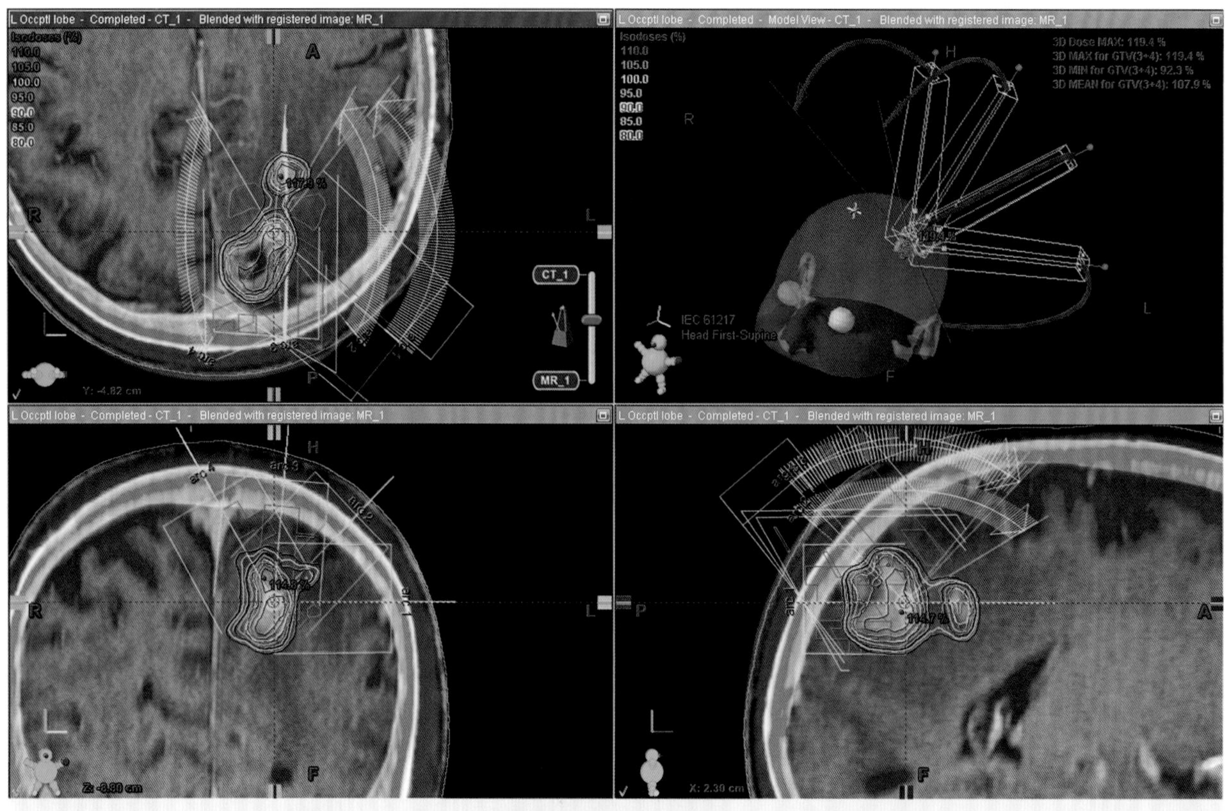

图6.3 非共面拉弧单等中心平面，四个拉弧治疗两个靶区

中[77]。治疗计划通常由2～4个非共面调强拉弧来优化和传输辐射[78]。SIMT技术的计划质量与常规的每个靶区单独等中心的方法相似，通过适形指数、梯度指数和全脑受照剂量来评估[79-80]。有几种计划技术是有用的，包括颌骨跟踪、准直器角度选择，以及最重要的是，在优化目标中限制正常的大脑平均受照剂量[81]。SIMT通过同时照射多个靶区来缩短射线束照射时间。与常规技术相比，这种共享的机器跳数（MU）特性，加上FFF模式的高剂量率和除去单个靶区之间的重复设置，大大减少了整体治疗时间[82]。患者在治疗体位上花费的时间更少，可以更舒适地保持相同的体位，从而减少了分次内运动的幅度[83]。

SIMT技术在颅外SBRT应用中还没有得到广泛的普及。与颅内靶区不同，它们通常不能保持刚性的几何关系，这将导致某些靶区剂量严重不足[84-85]。研究人员提出了具有独特优化的单等中心技术，即所有野共享一个等中心，而每个射野只治疗一个靶区[86]。通过治疗床在治疗野之间的平移，可以减轻旋转和变形的影响。然而，SIMT技术对于颅外应用来说是一个挑战。最近开发的生物引导放射治疗机器为更有效地治疗这些多个颅外靶区打开了大门[87]。

6.5.4 边缘和边缘假设的问题

在大多数放射治疗中，通常会在临床靶体积（clinical target volume，CTV）中加入PTV边缘扩展，以考虑设置的不确定性。对于颅内放射外科计划，PTV边缘通常被假定为零[88]。这可能是因为在过去的所有颅内放射外科治疗中，总是使用侵入性框架将头颅固定在治疗床上。与身体的其他部分不同，大脑不受显著的内部运动影响；因此，在治疗期间，病变保持在空间中固定不变。然而，关于可能违背零PTV边缘假设的几个问题需要考虑。

第一，多模态图像配准产生的误差可以导致靶区轮廓的不确定性。大多数颅内靶区是在功能性图像数据集（如MRI）上勾画的，然后导入到定位的CT数据集。两个配准图像集之间的任何不匹配都会导致靶区轮廓的不确定性。第二，放射治疗过程中的分次内运动会引起靶点的不确定性。由于近年来图像引导技术的进步，无框固定在颅内放射外科治疗中越来越普遍。这种无框方法利用了侵入性较小的面罩，并提供了一种替代传统的将定位框架螺钉拧入患者头骨中的方法。尽管无框方法更方便、更舒适，但在治疗过程中，患者可以在固定面罩内移动2 mm，这造成了额外的不确定性[89]。第三，在治疗照射和图像引导系统的两个等中心之间仍然存在一个差异，这个差异属于亚毫米量级[90-91]。第四，在个体患者治疗照射前，将设置验证图像配准到治疗定位图像，并且任何配准不匹配都不会被考虑在内。第五，同样重要的是，可能的亚临床疾病和肿瘤细胞可能位于影像学对比所定义的病变之外。这种不确定性可以说是从肿瘤区（gross tumor volume，GTV）到临床靶区CTV的差值[88, 92]，有些医生通过故意将处方等剂量线放置在可看到的肿瘤外几毫米处，间接地解释了这一点。所有这些假设都应该在开始制定颅内放射外科方案时加以描述，而端到端测试可以通过用模型模拟整个过程来评估整体的几何不确定性。

6.5.5 剂量的不均匀性和适形性

与其他放射治疗计划类似，颅内放射外科治疗计划中的剂量不均匀性和适形性是两个相互矛盾的指标。不均匀性用最大剂量与处方剂量的百分比来评价。最大剂量的位置被称为“热点”，应该发生在治疗靶区内。适形性衡量处方等剂量面与靶区轮廓的匹配程度。一个常见的适形性度量被定义为两个比率的乘积。一个测量处方等剂量外溢进入正常组织的量，定义为处方等剂量体积所包含的靶体积与处方等剂量体积的比值。另一个测量的是有多少靶区未被处方等剂量所覆盖，即处方等剂量体积所包含的靶体积与靶体积的比值。适形性度量范围为0～1，其中1为最好的情况[93]。如图6.4所示，为了避免不规则靶区出现冷点，增加了一个5 mm的锥体。由于两个锥体的等剂量云重叠，因此该方案将产生比单个等中心方案更高的热点。在这种情况下，适形性是以牺牲不均匀性为代价的。剂量的不均匀性和适形性随照射方式的不同而不同，是处方等剂量面的函数。例如，Hazard及其同事提出了一种选择处方等剂量面的统一方法，以平衡动态适形拉弧照射方法的靶区覆盖率和适形性[94]。

6.5.6 多模态成像配准

剂量计算和图像引导通常需要一个主要的CT图像数据集，但颅内放射外科治疗的靶区往往不能很容易地在CT数据集上可视化。多模态图像配准需要在主要的CT数据集上勾画映射的靶区。这些模式包括MRI[95]、PET[96]、质子磁共振波谱成像[97-98]和单光子发射计算机断层扫描（single-photon emission computed tomography，SPECT）[99]。几何不确定性应该被量化，并对MR图像失真进行校正。固有的系统失真是由主磁场的不均匀性和梯度场的非线性造成的。这种系统失真随着与磁体中心的距离增加而增加，它可以通过使用体模来校正[100-101]。然而，与患者相关的失真是不容易校正的，这主要是高磁场的问题。

6.6 图像引导

传统的颅内放射外科治疗程序使用侵入性头架和定位框来固定患者并对准治疗靶区。图像引导技术的发展是放射外科最有价值的贡献之一。图像引导促进了无创性无框架固定的应用，从而实现了多次分割治疗，以及模拟和治疗照射的灵活性。除了让患者方便和减少侵入性，图像引导还在消融性高剂量照射前或过程中直接显示治疗靶区或颅骨替代物。当然，所有这些优势都伴随着额外的成像剂量，因为某些技术和相关的质量保证程序需要验证成像和治疗中心的一致性。常见的图像引导技术包括立体二维X射线、CBCT、红外或光学引导和MR引导。它们既可用于治疗照射前的设置引导，也可用于治疗期间的分次内引导。

6.6.1 立体二维X射线成像

在该技术中，首先从定位CT数据集生成一组数字重建X线片（digital reconstructed radio-graphs，DRRs）。患者处于治疗体位，以斜交或正交的角度获得两个平面X线图像。接着，将X射线图像配准到DRR上来计算图像引导偏移。这种技术包括治疗室安装和机架安装成像系统。在治疗室安装装置中，千伏X射线管和数字探测板相

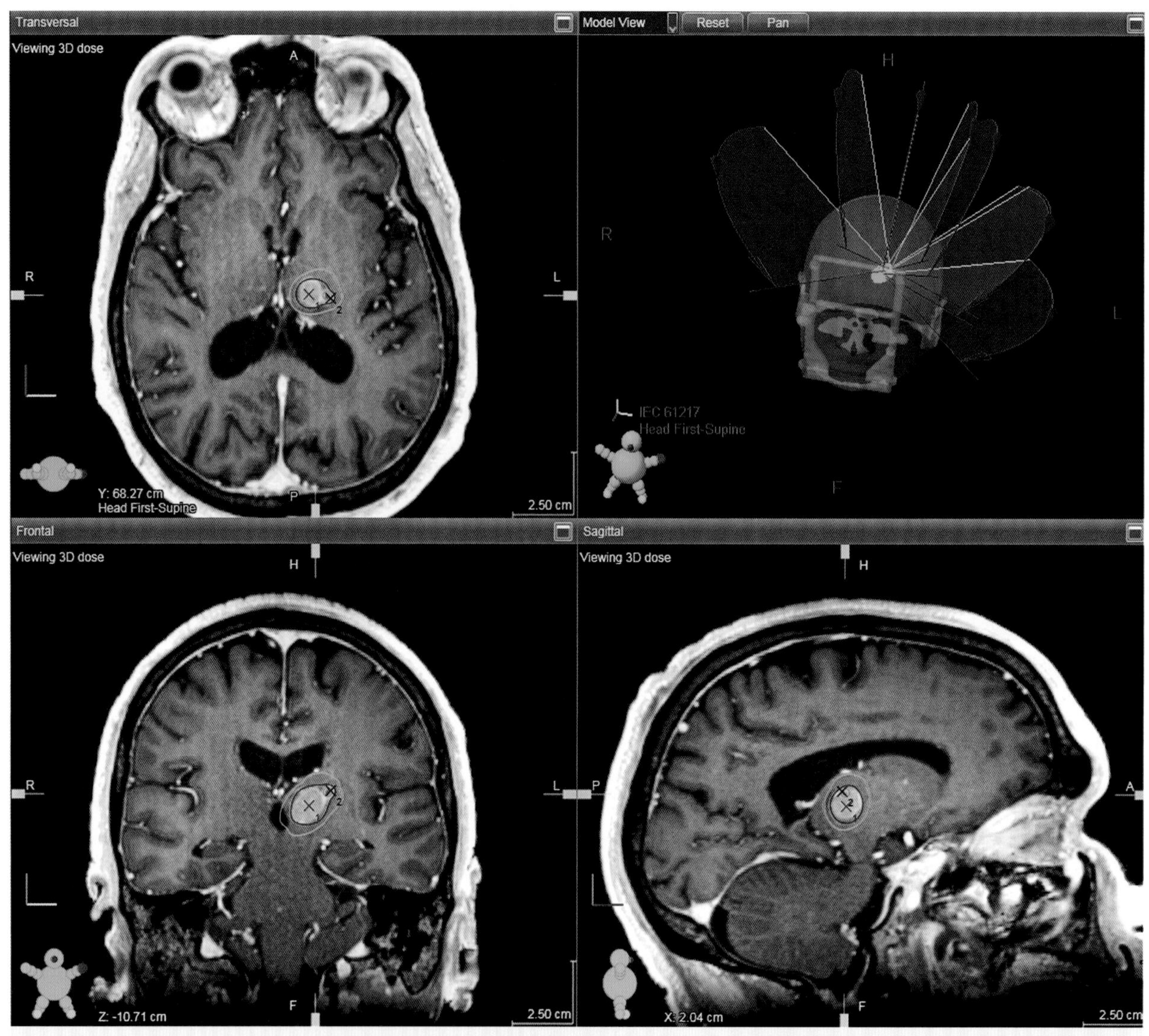

图6.4 非共面拉弧计划，增加等中心以达到适形性

对地安装在天花板和地板上，成像射线束斜穿过靶区。采用该技术的典型商业系统是Novalis[76]和CyberKnife[69]。对于机架系统，千伏X射线管和检测板安装在与机架治疗射线束正交的位置。在两机架角上可正交获得两个千伏图像，用于图像引导。另一种替代技术是在不需要旋转机架的情况下，利用直线加速器的机架成像系统获得单个千伏图像和兆电压图像。机架安装系统可用于大多数现代直线加速器。

安装在治疗室的装置将图像引导系统的硬件组件从治疗输送系统中分离。其优势包括不受机架位置变化影响的更稳定的成像中心，以及与机架安装系统相比，有较短的成像时间。治疗室安装的系统除了用于治疗前的摆位引导，也可以用于治疗照射期间的分次内引导。另一方面，机架式系统可以在任何角度对靶区进行成像，而不需要担心在某个特定角度机架会阻挡图像。

6.6.2 体积三维X射线成像

另一种常用方法是使用体积三维锥形束CT（cone beam CT，CBCT）进行图像引导，CBCT是由安装在机架上的KV成像仪获得的若干投影图像重建的。将CBCT图像集配准到计划CT数据集中，以推导平移和旋转校正[102]。与二维技术相比，体积三维成像可以在轴向、矢状面和冠状面显示解剖结构。当用单个等中心点设置治疗多个靶目标时，此特性特别有吸引力。体积三维技术的一个限制是使用CBCT进行非共面射束的摆位引导，因为治疗床（或患者）和直线加速器机架之间可能发生物理碰撞。体积三维技术的另一个主要限制是无法实现分次内引导，因为整个图像采集和重建过程大约需要1分钟，这对于实时引导来说太长了。

由于治疗传输的效率高，人们对使用单个等中心点和几个非共面弧线计划及治疗多个颅内靶区的兴趣越来越大[77]。治疗时间越短，患者越舒适，靶区位置的变化也越小。但是，治疗和计划位置之间未校正的旋转差异可能会引入一些剂量测定误差。例如，旋转偏差为1会导致距等中心10 cm处的位移为1.7 mm。这种位移可以将治疗靶区部分甚至完全移出治疗区域。在这种情况下，机器人治疗床是必要的，以纠正安装旋转误差。当所需的旋转超出机器人治疗床的限制时，应该重新固定和设置图像引导过程。在治疗照射过程中，分次内引导应监测旋转和平移的变化。

6.6.3 红外和光学引导

X线图像引导技术使患者暴露在额外的成像剂量下，这不是小事情，特别是当用于分次内引导时。红外[103]和光学[104-105]是解决这一问题的两种常用技术。红外技术使用安装在天花板上的摄像机来检测被动标记物或主动发光标记物的反射，标记物被放置在患者身上，它们可以作为靶区运动的合适替代[106]。红外引导技术可用于治疗前的初始摆位或分次内引导。这个技术的主要限制是标记物相对于患者颅骨的潜在移动。在过去的几年里，光学引导技术已经出现在颅内放射外科的应用中。一些研究小组已经研究了使用商业化AlignRT系统开放式面罩固定的方法[104-105]。在这种光学引导技术中，首先从计划CT数据集的皮肤描绘中生成参考图像。三个安装在天花板上的摄像头捕捉患者的面部特征，然后将它们与参考图像进行比较。这种光学引导技术的一个主要优点是能够监测治疗期间的任何运动，而不需要额外的成像剂量。另外，在限制性较小的固定面罩下，患者更加舒适、依从性更好。光学引导技术通常是在以X射线为基础的技术设置后被用作分次内的引导方法使用。但是，有些问题可能会导致使用光学技术的定位误差，例如，它依赖于治疗室照明和感兴趣区域的选择[105]。此外，当患者改变体重或服药时，会发生皮肤变形，导致治疗靶区和监测的面部之间的位置发生变化。

6.6.4 基于MR的引导

基于MR的图像引导系统是最近发展出来的，可能成为颅内放射外科的范式改变。最初其作为集成的MR/钴-60装置推出，最近的发展导致引入集成MR-linac系统[107-108]。磁共振成像引导的优点包括无电离成像剂量、快速的三维体积数据采集和高软组织对比度。它们可以提供治疗前和分次内引导的三维数据集，可以在任一平面上查看。基于MR的图像引导可以提供直接的靶区可视化，这与其他依赖将颅骨、皮肤或标记物作为替代的图像引导技术相比是一个主要优势。对于在颅内放射外科的应用，在大多数情况下，MR图像已经用于治疗计划过程中的靶区勾画，因此，一种基于MR的技术提供了独特的相同图像模式引导。

6.7 质量保证和安全性

患者和治疗团队的安全性在任何放射治疗过程中都是至关重要的问题，尤其是SRS/SRT。剂量很高，而分割次数很少，这意味着在治疗过程中几乎没有纠正错误的空间，但常规放射治疗可以做到这一点。现代治疗设备越来越依赖复杂的模拟成像、机载成像和内传输治疗监测技术，以确保正确的射线束传输。用于SRS的某些设备（伽玛刀就是一个突出的例子）依赖于放射性物质作为能源，因此需要对RAM进行特殊监管。强有力的质量保证、风险管理和培训制度对于放射外科项目的安全有效操作至关重要。

6.7.1 SRS/SRT的质量保证

来自国家和国际组织的大量已发表的研究和报告概述了射线束传输装置、治疗室内成像设备[109]、多叶光栅[110]（MLCs）、治疗计划系统[111]和二次剂量学检查软件[112]等方面的调试和质量保证的最佳实践。作者建议读者参考这些报告，以获得SRS/SRT治疗照射传输方面的指导。质量保证计划的范围也开始超越标准化的、一刀切的程序，并利用失效模式和效应分析、故障树分析等技术对程序中涉及的相对风险进行正式的、基于风险的分析[113]。

SRS/SRT高剂量的传输和陡峭的剂量梯度，对靶区定位精度提出了极为严格的要求。即使是与预期靶区的微小偏离也会引起肿瘤控制概率的重大变化。例如，Treuer等研究了20例动静脉畸形患者和20例脑转移瘤患者的队列，观察靶区偏差对预测闭塞/肿瘤控制和正常组织并发症概率的影响。他们发现，1.3 mm的偏差会使闭塞率/局部控制率降低约5%，这表明需要扩大治疗边缘[114]。

然而，如前所述，在SRS/SRT的设置中往往不应用PTV边缘扩展[88]。此外，在SRS/SRT的设置中，常规放射治疗中常用的边缘扩展公式所依据的少数射线束和大量分割的假设也被违背[115]。在治疗中，边缘扩展会增加照射组织的体积，而这些额外的体积本身就可能导致并发症发生率的增加。

通过扩大治疗体积来补偿射线束传输不确定性的有限能力强化了尽可能减少射线束传输不确定性的目标。根据作者的观察，AAPM TG-142考虑到整个治疗过程中各方面的总体不确定性，对放射治疗过程的各个部分提出了一些行动标准建议[109]。

6.7.2 Winston-Lutz测试和端到端（隐藏靶区）测试

人们很早就认识到，直线加速器常规的质量保证程序在SRS/SRBT的设置中是不够的，因此开发了专门的程序以确保程序的准确性。也许这些测试中最突出的是Winston-Lutz测试，该测试可以用来评估直线加速器的机械等中心和辐射等中心的一致性[73]。经典的Winston-Lutz测试包括在治疗机的假定等中心放置一个小球形靶区（通常使用治疗室激光），在机器上设置一个合适的准直器（在SRS的情况下通常是一个圆形准直器），在靶球的下游垂直放置一个射线胶片。胶片曝光后，产生一个带有球体叠影的辐射点。靶区阴影中心与射野中心之间的偏移量可以用来确定机械等中心和辐射等中心之间的差值。在各种机架、工作台和准直器角度重复试验，以评估等中心一致性的稳定性[116]。

随着时间的推移，Winston Lutz测试也随着技术的发展而不断改进。已经开发利用电子射野成像装置代替胶片作为检测器的方法。机载CBCT系统用于对准被测靶区，以测试机载成像系统与机械等中心和辐射等中心的重合度。随着专门建造的Winston-Lutz体模的使用，靶区设置也得到了改进，比原来的球形靶区设置更为直观[116]。

另一项相关但关键的QA技术是端到端测试（也称为隐藏靶区测试），尽管是在一个体模上，它试图评估从模拟到传输的全部治疗不确定性。虽然细节可以采取多种形式，但测试包括一个嵌入靶区的体模及一个嵌入的探测器（通常是辐射变色胶片或辐射敏感凝胶）。在某些情况下，靶区和探测器被设计成体模中独立可更换的插件。使用常规的临床成像协议对嵌入靶区的体模进行成像，并制定治疗方案，以指定剂量治疗目标。然后将体模安装在治疗机上并进行治疗。接着使用绝对剂量差或联合剂量/距离度量（如伽玛分析）将胶片或凝胶上捕获的最终剂量分布与原始计划进行比较[117-118]。

某些专门的SRS/SRT设备有相关的专门质量保证测试。例如，最新版本的伽玛刀使用一组可追踪的专用二极管探测器来为治疗床创建校准补偿，用精确测量的参考伽玛刀对一组主二极管检测器进行校准。然后，这些主工具被用于为临床站点使用的特定位点二极管检测器创建校准补偿[72]。另一个例子是射波刀，它使用等晶体来定义机械治疗室坐标系统。治疗室内X线系统上的等晶图像用于确定X线源/检测器的对准[119]。

6.7.3 单等中心多靶点技术的质量保证

旋转设置的不确定性对单等中心多靶点有较高的剂量影响[120-121]。对于距离等中心较远的靶区，一个较小的旋转偏差会显著降低PTV的覆盖率，一些研究人员建议将靶区的等中心距离限制在4 cm以内[122]。已经开发了专用的体模来测试旋转的不确定性[123]。在治疗前，应尽一切努力在初始对准时尽量减少旋转残留。分次内跟踪在监测这种旋转偏差中起着关键作用。最常用的技术是采用成对的正交图像[124]和MRI的表面成像引导[125-126]。

6.8 SRS/SRT计划的临床实施

临床实施SRS/SRT计划需要对治疗的适应证范围、实施计划的临床和技术方面所需的人员、设备选择、认证标准及持续的SRS/SRT特定培训计划进行仔细的前期规划。

在制定方案范围时，重要的考虑因素包括治疗团队的临床和技术专长、机器上预期的患者负荷（以及该负荷是否在常规放射治疗负荷之上）、已发布的国家方案或其他临床指南的可用性。只有在机构伦理审查委员会的监督和批准下，才可以尝试偏离既定的临床标准。

SRS/SRT需要的工作流程和工作时长不同，在许多情况下比常规的放射治疗所需的时间更多。在人员和时间评估方面应牢记这一点。可以利用各种来源来评估所需的人员配置水平。诸如AAPM、AANS/CNS和ASTRO等全国性专业组织已经发布了有助于评估的基准[127]。

治疗机器的选择应该考虑医疗机构的放射肿瘤学和神经外科项目的整体范围。在许多情况下，放射肿瘤科现有的治疗设备将足以应付SRS/SRT治疗程序，很少或无须修改。在其他情况下，一个专门的放射治疗设备，如伽玛刀或射波刀可能具有最佳的临床和经济意义。设备选择的关键问题是确保整个系统（从成像到传输）满足SRS/SRT对精度和准度的严格要求。

严格的认证标准和定期的SRS/SRT特定培训是任何放射外科项目的另一个关键组成部分。在SRS中的一些管理失误可以直接追溯到治疗团队的一个或多个成员缺乏适当的培训。美国放射学会（American College of Radiology，ACR）和ASTRO为参与放射外科治疗的神经外科医生、放射肿瘤科医生、医学物理师、放射剂量学家和放射治疗师提供了定义和最低资格要求[128]。此外，对于使用放射性材料的设备，美国核管理委员会和各协议国对从事放射外科的授权用户（放射肿瘤科医生）和授权医学物理师所需的经验、证书和培训有特定的监管要求。

由于SRS/SRT中不同的工作流程、靶区策略、处方剂量和专门的治疗设备，建议进行专门的培训。临床操作前的先期培训应包括供应商对用于SRS/SRT的设备的特定培训，以及在实施SRS/SRT方面具有丰富经验的中心进行观察。培训应包括治疗团队中的所有人员，以覆盖整个程序的范围。持续培训应包括审查临床操作程序，审查最近的管理失误和医疗事件报告，审查任何供应商报告的安全通知，模拟临床事故，以演练应急反应程序。

参考文献

（遵从原版图书著录格式）

1. Hall EJ. Radiation biology. Cancer. 1985;55:2051–2057.
2. Kirkpatrick JP, Meyer JJ, Marks LB. The linear-quadratic model is inappropriate to model high dose per fraction effects in radiosurgery. Sem Radiat Oncol. 2008;18:240–243.
3. Timmerman RD. An overview of hypofractionation and introduction to this issue of seminars in radiation oncology. Sem Radiat Oncol. 2008;18:215–222.
4. Wu A, Lindner G, Maitz AH, et al. Physics of Gamma Knife approach on convergent beams in stereotactic radiosurgery. Int J Radiat Oncol Biol Phys. Apr 1990;18(4):941–949.
5. Adler JR, Jr., Chang SD, Murphy MJ, Doty J, Geis P, Hancock SL. The Cyberknife: a frameless robotic system for radiosurgery. Stereotact Funct Neurosurg. 1997;69(1-4 Pt 2):124–128.
6. Bova F, Spiegelmann R, Friedman WA. A device for experimental radiosurgery. Stereotact Funct Neurosurg. 1991;56(4):213–219.
7. Friedman WA, Bova FJ. The University of Florida radiosurgery system. Surg Neurol. Nov 1989;32(5):334–342.
8. Benedict SH, Cardinale RM, Wu Q, Zwicker RD, Broaddus WC, Mohan R. Intensity-modulated stereotactic radiosurgery using dynamic micro-multileaf collimation. Int J Radiat Oncol Biol Phys. Jul 1 2001;50(3):751–758.
9. Wurm RE, Cosgrove VP, Schlenger L, et al. Commissioning of a micro-multileaf collimator for conformal stereotactic radiosurgery and radiotherapy. Front Radiat Ther Oncol. 1999;33:64–77.
10. Audet C, Poffenbarger BA, Chang P, et al. Evaluation of volumetric modulated arc therapy for cranial radiosurgery using multiple noncoplanar arcs. Med Phys. Nov 2011;38(11):5863–5872.
11. Lawrence JH. Proton irradiation of the pituitary. Can-

cer. Jul-Aug 1957;10(4):795–798.
12. Kondziolka D, Flickinger JC, Hudak R. Results following gamma knife radiosurgical anterior capsulotomies for obsessive compulsive disorder. Neurosurgery. Jan 2011;68(1):28–32; discussion 23–23.
13. Sheehan JP, Patterson G, Schlesinger D, Xu Z. Gamma knife surgery anterior capsulotomy for severe and refractory obsessive-compulsive disorder. J Neurosurg. Nov 2013;119(5):1112–1118.
14. Benedict SH, Bova FJ, Clark B, et al. Anniversary Paper: the role of medical physicists in developing stereotactic radiosurgery. Med Phys. Sep 2008;35(9):4262–4277.
15. Kassaee A, Das IJ, Tochner Z, Rosenthal DI. Modification of Gill-Thomas-Cosman frame for extracranial head-and-neck stereotactic radiotherapy. Int J Radiat Oncol Biol Phys. Nov 15 2003;57(4):1192–1195.
16. Ekstrand KE, Hinson WH, Bourland JD, et al. The use of a Leksell-BRW adapter for linac radiosurgery as an adjunct to Gamma Knife treatment. Phys Med Biol. Dec 21 2003;48(24):4105–4110.
17. Park JH, Han JH, Kim CY, et al. Effect of fiducial marker defects on stereotactic target localization in the Leksell stereotactic system. Med Biol Eng Comput. Jul 2011;49(7):775–782.
18. Niranjan A, Pathak S, Fallon K, Kim JO, Lunsford LD. Imaging Techniques for Leksell Radiosurgery. Prog Neurol Surg. 2019:28–39.
19. Yu C, Apuzzo ML, Zee CS, Petrovich Z. A phantom study of the geometric accuracy of computed tomographic and magnetic resonance imaging stereotactic localization with the Leksell stereotactic system. Neurosurgery. May 2001;48(5):1092–1098; discussion 1098–1099.
20. AB EI. Leksell Vantage Stereotactic System Head Frame Fixation (whitepaper). Stockholm: Elekta Instrument, AB;2020.
21. Gilbeau L, Octave-Prignot M, Loncol T, Renard L, Scalliet P, Gregoire V. Comparison of setup accuracy of three different thermoplastic masks for the treatment of brain and head and neck tumors. Radiother Oncol J Eur Soc Ther Radiol Oncol. Feb 2001;58(2):155–162.
22. Fuss M, Salter BJ, Cheek D, Sadeghi A, Hevezi JM, Herman TS. Repositioning accuracy of a commercially available thermoplastic mask system. Radiother Oncol J Eur Soc Ther Radiol Oncol. Jun 2004;71(3):339–345.
23. Hoogeman MS, Nuyttens JJ, Levendag PC, Heijmen BJ. Time dependence of intrafraction patient motion assessed by repeat stereoscopic imaging. Int J Radiat Oncol Biol Phys. Feb 1 2008;70(2):609–618.
24. Wiersma RD, Wen Z, Sadinski M, Farrey K, Yenice KM. Development of a frameless stereotactic radiosurgery system based on real-time 6D position monitoring and adaptive head motion compensation. Phys Med Biol. Jan 21 2010;55(2):389–401.
25. Hoisak JDP, Pawlicki T. The role of optical surface imaging systems in radiation therapy. Semin Radiat Oncol. Jun 2018;28(3):185–193.
26. Salter BJ, Fuss M, Vollmer DG, et al. The TALON removable head frame system for stereotactic radiosurgery/radiotherapy: measurement of the repositioning accuracy. Int J Radiat Oncol Biol Phys. Oct 1 2001;51(2):555–562.
27. Sweeney R, Bale R, Vogele M, et al. Repositioning accuracy: comparison of a noninvasive head holder with thermoplastic mask for fractionated radiotherapy and a case report. Int J Radiat Oncol Biol Phys. May 1 1998;41(2):475–483.
28. Schlesinger D, Xu Z, Taylor F, Yen CP, Sheehan J. Interfraction and intrafraction performance of the Gamma Knife Extend system for patient positioning and immobilization. J Neurosurg. Dec 2012;117 Suppl:217–224.
29. Baumert BG, Egli P, Studer S, Dehing C, Davis JB. Repositioning accuracy of fractionated stereotactic irradiation: assessment of isocentre alignment for different dental fixations by using sequential CT scanning. Radiother Oncol J Eur Soc Ther Radiol Oncol. Jan 2005;74(1):61–66.
30. Ryken TC, Meeks SL, Pennington EC, et al. Initial clinical experience with frameless stereotactic radiosurgery: analysis of accuracy and feasibility. Int J Radiat Oncol Biol Phys. Nov 15 2001;51(4):1152–1158.
31. Ruschin M, Nayebi N, Carlsson P, et al. Performance of a novel repositioning head frame for gamma knife perfexion and image-guided linac-based intracranial stereotactic radiotherapy. Int J Radiat Oncol Biol Phys. Sep 1 2010;78(1):306–313.
32. Das IJ, Ding GX, Ahnesjö A. Small fields: Nonequilibrium radiation dosimetry. Med Phys. 2008;35:206.
33. Alfonso R, Andreo P, Capote R, et al. A new formalism for reference dosimetry of small and nonstandard fields. Med Phys. 2008;35:5179.
34. Charles PH, Cranmer-Sargison G, Thwaites DI, et al. A practical and theoretical definition of very small field size for radiotherapy output factor measurements. Med Phys. 2014;41:041707.
35. Drzymala RE, Wood RC, Levy J. Calibration of the Gamma Knife using a new phantom following the AAPM TG51 and TG21 protocols. Med Phys.

2008;35:514–521.
36. Blogdanich W, Rebelo K. A pinpoint beam strays invisibly, harming instead of healing. The New York Times; 2010, (12/29/2010).
37. Wu A, Zwicker RD, Kalend AM, Zheng Z. Comments on dose measurements for a narrow beam in radiosurgery. Med Phys. May–Jun 1993;20(3):777–779.
38. McDonald D, Yount C, Koch N, Ashenafi M, Peng J, Vanek K. Calibration of the Gamma Knife Perfexion using TG-21 and the solid water Leksell dosimetry phantom. Med Phys. 2011;38:1685–1693.
39. Meltsner SG, DeWerd LA. Air kerma based dosimetry calibration for the Leksell Gamma Knife. Med Phys. 2009;36:339–350.
40. McEwen M, Dewerd L, Ibbott G, et al. Addendum to the AAPM's TG-51 protocol for clinical reference dosimetry of high-energy photon beams. Med Phys. Apr 2014;41(4):041501.
41. Dosimetry of Small Static Fields Used in External Beam Radiotherapy. Vienna: International Atomic Energy Agency; 2017.
42. Palmans H, Andreo P, Huq MS, Seuntjens J, Christaki KE, Meghzifene A. Dosimetry of small static fields used in external photon beam radiotherapy: summary of TRS-483, the IAEA-AAPM international Code of Practice for reference and relative dose determination. Med Phys. Nov 2018;45(11):e1123–e1145.
43. Benmakhlouf H, Johansson J, Paddick I, Andreo P. Monte Carlo calculated and experimentally determined output correction factors for small field detectors in Leksell Gamma Knife Perfexion beams. Phys Med Biol. May 21 2015;60(10):3959–3973.
44. Cyriac SL, Liu J, Calugaru E, Chang J. A novel and effective method for validation and measurement of output factors for Leksell Gamma Knife(R) Icon using TRS 483 protocol. J Appl Clin Med Phys. Oct 2020;21(10):80–88.
45. Ghazal M, Westermark M, Kaveckyte V, Carlsson-Tedgren A, Benmakhlouf H. 6-MV small field output factors: intra-/intermachine comparison and implementation of TRS-483 using various detectors and several linear accelerators. Med Phys. Nov 2019;46(11):5350–5359.
46. Hager W, Kaveckyte V, Benmakhlouf H. Experimental investigation of TRS-483 reference dosimetry correction factors for Leksell Gamma Knife(R) Icon beams. Med Phys. Jan 2021;48(1):434–444.
47. Irmen P, Reft C, Fitzherbert C, Solin L, Hand C. Verification of representative data for output factors of SRS cones utilizing IAEA TRS 483 recommendations. Phys Med Biol. Nov 4 2019;64(21):215011.
48. Lopes MDC, Santos T, Ventura T, Capela M. Application of the TRS 483 code of practice for reference and relative dosimetry in tomotherapy. Med Phys. Dec 2019;46(12):5799–5806.
49. Mirzakhanian L, Bassalow R, Huntzinger C, Seuntjens J. Extending the IAEA-AAPM TRS-483 methodology for radiation therapy machines with field sizes down to 10 x 2 cm(2). Med Phys. Oct 2020;47(10):5209–5221.
50. Mirzakhanian L, Bassalow R, Zaks D, Huntzinger C, Seuntjens J. IAEA-AAPM TRS-483-based reference dosimetry of the new RefleXion biology-guided radiotherapy (BgRT) machine. Med Phys. Dec 9 2020.
51. Mirzakhanian L, Sarfehnia A, Seuntjens J. Experimental validation of recommended msr-correction factors for the calibration of Leksell Gamma Knife((R)) Icon(tm) unit following IAEA TRS-483. Phys Med Biol. Mar 11 2020;65(6):065003.
52. Smith CL, Montesari A, Oliver CP, Butler DJ. Evaluation of the IAEA-TRS 483 protocol for the dosimetry of small fields (square and stereotactic cones) using multiple detectors. J Appl Clin Med Phys. Feb 2020;21(2):98–110.
53. Bednarz G, Saiful Huq M, Rosenow UF. Deconvolution of detector size effect for output factor measurement for narrow Gamma Knife radiosurgery beams. Phys Med Biol. 2002;47:3643–3649.
54. Higgins PD. Deconvolution of detector size effect for small field measurement. Med Phys. 1995;22(10):1663.
55. Sibata CH, Mota HC, Beddar aS, Higgins PD, Shin KH. Influence of detector size in photon beam profile measurements. Phys Med Biol. 1991;36:621–631.
56. Sauer OA, Wilbert J. Measurement of output factors for small photon beams. Med Phys. Jun 2007;34(6):1983–1988.
57. D'Agostino J, Pelczynski L. An overview of cyclotron treatment, Bragg peak proton hypophysectomy and Bragg peak radiosurgery for arteriovenous malformation of the brain. J Neurosurg Nurs. Dec 1979;11(4):208–214.
58. Suit H, DeLaney T, Goldberg S, et al. Proton vs carbon ion beams in the definitive radiation treatment of cancer patients. Radiother Oncol J Eur Soc Ther Radiol Oncol. Apr 2010;95(1):3–22.
59. Lehrer EJ, Prabhu AV, Sindhu KK, et al. Proton and heavy particle intracranial radiosurgery. Biomedicines. Jan 3 2021;9(1).
60. Enghardt W, Debus J, Haberer T, et al. Positron

emission tomography for quality assurance of cancer therapy with light ion beams. Nuclear Physics A. 1999;654(1, Supplement 1):1047c–1050c, (07/26/1999).

61. Macdonald OK, Kruse JJ, Miller JM, et al. Proton beam radiotherapy versus three-dimensional conformal stereotactic body radiotherapy in primary peripheral, early-stage non-small-cell lung carcinoma: a comparative dosimetric analysis. Int J Radiat Oncol Biol Phys. Nov 1 2009;75(3):950–958.
62. Chen CC, Chapman P, Petit J, Loeffler J. Proton radiosurgery in neurosurgery. Neurosurg Focus. 2007;23(6):E5.
63. Wilcox EE, Daskalov GM, Lincoln H. Stereotactic radiosurgery-radiotherapy: should Monte Carlo treatment planning be used for all sites? Prac Radiat Oncol. 2011;1(4):251–260.
64. Deng J, Ma CM, Hai J, Nath R. Commissioning 6 MV photon beams of a stereotactic radiosurgery system for Monte Carlo treatment planning. Med Phys. Dec 2003;30(12):3124–3134.
65. Fragoso M, Wen N, Kumar S, et al. Dosimetric verification and clinical evaluation of a new commercially available Monte Carlo-based dose algorithm for application in stereotactic body radiation therapy (SBRT) treatment planning. Phys Med Biol. Aug 21 2010;55(16):4445–4464.
66. Wilcox EE, Daskalov GM, Lincoln H, Shumway RC, Kaplan BM, Colasanto JM. Comparison of planned dose distributions calculated by Monte Carlo and Ray-Trace algorithms for the treatment of lung tumors with cyberknife: a preliminary study in 33 patients. Int J Radiat Oncol Biol Phys. May 1 2010;77(1):277–284.
67. Xiao Y, Papiez L, Paulus R, et al. Dosimetric evaluation of heterogeneity corrections for RTOG 0236: stereotactic body radiotherapy of inoperable stage I-II non-small-cell lung cancer. Int J Radiat Oncol Biol Phys. Mar 15 2009;73(4):1235–1242.
68. Yu C, Shepard D. Treatment planning for stereotactic radiosurgery with photon beams. Technol Cancer Res Treat. Apr 2003;2(2):93–104.
69. Kuo JS, Yu C, Petrovich Z, Apuzzo ML. The CyberKnife stereotactic radiosurgery system: description, installation, and an initial evaluation of use and functionality. Neurosurgery. Nov 2003;53(5):1235–1239; discussion 1239.
70. Mackie TR, Holmes T, Swerdloff S, et al. Tomotherapy: a new concept for the delivery of dynamic conformal radiotherapy. Med Phys. Nov–Dec 1993;20(6):1709–1719.
71. Andrews DW, Bednarz G, Evans JJ, Downes B. A review of 3 current radiosurgery systems. Surg Neurol. Dec 2006;66(6):559–564.
72. Lindquist C, Paddick I. The Leksell Gamma Knife Perfexion and comparisons with its predecessors. Neurosurgery. Sep 2007;61(3 Suppl):130–140; discussion 140–131.
73. Lutz W, Winston KR, Maleki N. A system for stereotactic radiosurgery with a linear accelerator. Int J Radiat Oncol Biol Phys. Feb 1988;14(2):373–381.
74. Winston KR, Lutz W. Linear accelerator as a neurosurgical tool for stereotactic radiosurgery. Neurosurgery. Mar 1988;22(3):454–464.
75. Grebe G, Pfaender M, Roll M, Luedemann L, Wurm RE. Dynamic arc radiosurgery and radiotherapy: commissioning and verification of dose distributions. Int J Radiat Oncol Biol Phys. Apr 1 2001;49(5):1451–1460.
76. Solberg TD, Boedeker KL, Fogg R, Selch MT, DeSalles AA. Dynamic arc radiosurgery field shaping: a comparison with static field conformal and noncoplanar circular arcs. Int J Radiat Oncol Biol Phys. Apr 1 2001;49(5):1481–1491.
77. Clark GM, Popple RA, Young PE, Fiveash JB. Feasibility of single-isocenter volumetric modulated arc radiosurgery for treatment of multiple brain metastases. Int J Radiat Oncol Biol Phys. Jan 1 2010;76(1):296–302.
78. Clark GM, Popple RA, Prendergast BM, et al. Plan quality and treatment planning technique for single isocenter cranial radiosurgery with volumetric modulated arc therapy. Pract Radiat Oncol. Oct–Dec 2012;2(4):306–313.
79. Hardcastle N, Tome WA. On a single isocenter volumetric modulated arc therapy SRS planning technique for multiple brain metastases. J Radiosurg SBRT. 2012;2(1):1–9.
80. Ruggieri R, Naccarato S, Mazzola R, et al. Linac-based VMAT radiosurgery for multiple brain lesions: comparison between a conventional multi-isocenter approach and a new dedicated mono-isocenter technique. Radiat Oncol. Mar 5 2018;13(1):38.
81. Yuan Y, Thomas EM, Clark GA, Markert JM, Fiveash JB, Popple RA. Evaluation of multiple factors affecting normal brain dose in single-isocenter multiple target radiosurgery. J Radiosurg SBRT. 2018;5(2):131–144.
82. Thomas EM, Popple RA, Prendergast BM, Clark GM, Dobelbower MC, Fiveash JB. Effects of flattening filter-free and volumetric-modulated arc therapy delivery

on treatment efficiency. J Appl Clin Med Phys. Nov 4 2013;14(6):4328.

83. Hanna SA, Mancini A, Dal Col AH, Asso RN, Neves-Junior WFP. Frameless image-guided radiosurgery for multiple brain metastasis using VMAT: a review and an institutional experience. Front Oncol. 2019;9:703.
84. Pokhrel D, Sanford L, Halfman M, Molloy J. Potential reduction of lung dose via VMAT with jaw tracking in the treatment of single-isocenter/two-lesion lung SBRT. J Appl Clin Med Phys. May 2019;20(5):55–63.
85. Sanford L, Molloy J, Kumar S, Randall M, McGarry R, Pokhrel D. Evaluation of plan quality and treatment efficiency for single-isocenter/two-lesion lung stereotactic body radiation therapy. J Appl Clin Med Phys. Jan 2019;20(1):118–127.
86. Trager M, Salama J, Yin FF, Adamson J. SBRT treatment of multiple extracranial oligometastases using a single isocenter with distinct optimizations. J Radiosurg SBRT. 2017;4(4):265–273.
87. Shirvani SM, Huntzinger CJ, Melcher T, et al. Biology-guided radiotherapy: redefining the role of radiotherapy in metastatic cancer. Br J Radiol. Jan 1 2021;94(1117):20200873.
88. Nataf F, Schlienger M, Liu Z, et al. Radiosurgery with or without A 2-mm margin for 93 single brain metastases. Int J Radiat Oncol Biol Phys. Mar 1 2008;70(3):766–772.
89. Murphy MJ, Chang SD, Gibbs IC, et al. Patterns of patient movement during frameless image-guided radiosurgery. Int J Radiat Oncol Biol Phys. Apr 1 2003;55(5):1400–1408.
90. Solberg TD, Medin PM, Mullins J, Li S. Quality assurance of immobilization and target localization systems for frameless stereotactic cranial and extracranial hypofractionated radiotherapy. Int J Radiat Oncol Biol Phys. 2008;71(1 Suppl):S131–135.
91. Wurm RE, Erbel S, Schwenkert I, et al. Novalis frameless image-guided noninvasive radiosurgery: initial experience. Neurosurgery. May 2008;62(5 Suppl):A11–17; discussion A17–18.
92. Noel G, Simon JM, Valery CA, et al. Radiosurgery for brain metastasis: impact of CTV on local control. Radiother Oncol J Eur Soc Ther Radiol Oncol. Jul 2003;68(1):15–21.
93. Paddick I. A simple scoring ratio to index the conformity of radiosurgical treatment plans. Technical note. J Neurosurg. Dec 2000;93 Suppl 3:219–222.
94. Hazard LJ, Wang B, Skidmore TB, et al. Conformity of LINAC-based stereotactic radiosurgery using dynamic conformal arcs and micro-multileaf collimator. Int J Radiat Oncol Biol Phys. Feb 1 2009;73(2):562–570.
95. Hill DL, Hawkes DJ, Crossman JE, et al. Registration of MR and CT images for skull base surgery using point-like anatomical features. Br J Radiol. Nov 1991;64(767):1030–1035.
96. Gross MW, Weber WA, Feldmann HJ, Bartenstein P, Schwaiger M, Molls M. The value of F-18-fluorodeoxyglucose PET for the 3-D radiation treatment planning of malignant gliomas. Int J Radiat Oncol Biol Phys. Jul 15 1998;41(5):989–995.
97. Pirzkall A, McKnight TR, Graves EE, et al. MR-spectroscopy guided target delineation for high-grade gliomas. Int J Radiat Oncol Biol Phys. Jul 15 2001;50(4):915–928.
98. Nelson SJ, Graves E, Pirzkall A, et al. In vivo molecular imaging for planning radiation therapy of gliomas: an application of 1H MRSI. J Mag Res Imag. Oct 2002;16(4):464–476.
99. Seo Y, Fukuoka S, Nakagawara J, et al. Effect of Gamma Knife radiosurgery on acoustic neurinomas. Assessment by 99mTc-DTPA-human serum albumin- and 201TlCl-single photon emission computed tomography. Stereotact Func Neurosurg. 1996;66 Suppl 1:93–102.
100. Constable RT, Henkelman RM. Contrast, resolution, and detectability in MR imaging. J Comput Assist Tomograph. Mar–Apr 1991;15(2):297–303.
101. Fransson A, Andreo P, Potter R. Aspects of MR image distortions in radiotherapy treatment planning. Strahlentherapie und Onkologie: Organ der Deutschen Rontgengesellschaft ... [et al]. Feb 2001;177(2):59–73.
102. Jaffray DA, Siewerdsen JH. Cone-beam computed tomography with a flat-panel imager: initial performance characterization. Med Phys. Jun 2000;27(6):1311–1323.
103. Meeks SL, Bova FJ, Friedman WA, Buatti JM, Moore RD, Mendenhall WM. IRLED-based patient localization for linac radiosurgery. Int J Radiat Oncol Biol Phys. May 1 1998;41(2):433–439.
104. Cervino LI, Pawlicki T, Lawson JD, Jiang SB. Frame-less and mask-less cranial stereotactic radiosurgery: a feasibility study. Phys Med Biol. Apr 7 2010;55(7):1863–1873.
105. Peng JL, Kahler D, Li JG, et al. Characterization of a real-time surface image-guided stereotactic positioning system. Med Phys. Oct 2010;37(10):5421–5433.
106. Wright G, Harrold N, Hatfield P, Bownes P. Validity of the use of nose tip motion as a surrogate for intracrani-

al motion in mask-fixated frameless Gamma Knife((R)) Icon therapy. J Radiosurg SBRT. 2017;4(4):289–301.

107.Fallone BG, Murray B, Rathee S, et al. First MR images obtained during megavoltage photon irradiation from a prototype integrated linac-MR system. Med Phys. Jun 2009;36(6):2084–2088.

108.Raaymakers BW, Lagendijk JJ, Overweg J, et al. Integrating a 1.5 T MRI scanner with a 6 MV accelerator: proof of concept. Phys Med Biol. Jun 21 2009;54(12):N229–237.

109.Klein EE, Hanley J, Bayouth J, et al. Task Group 142 report: quality assurance of medical accelerators. Med Phys. Sep 2009;36(9):4197–4212.

110.LoSasso T, Chui CS, Ling CC. Comprehensive quality assurance for the delivery of intensity modulated radiotherapy with a multileaf collimator used in the dynamic mode. Med Phys. Nov 2001;28(11):2209–2219.

111.Fraass B, Doppke K, Hunt M, et al. American association of physicists in medicine radiation therapy committee task group 53: quality assurance for clinical radiotherapy treatment planning. Med Phys. Oct 1998;25(10):1773–1829.

112.Stern RL, Heaton R, Fraser MW, et al. Verification of monitor unit calculations for non-IMRT clinical radiotherapy: report of AAPM Task Group 114. Med Phys. Jan 2011;38(1):504–530.

113.Huq MS, Fraass BA, Dunscombe PB, et al. A method for evaluating quality assurance needs in radiation therapy. Int J Radiat Oncol Biol Phys. 2008;71(1 Suppl):S170–173.

114.Treuer H, Kocher M, Hoevels M, et al. Impact of target point deviations on control and complication probabilities in stereotactic radiosurgery of AVMs and metastases. Radiother Oncol J Eur Soc Ther Radiol Oncol. Oct 2006;81(1):25–32.

115.Gordon JJ, Siebers JV. Convolution method and CTV-to-PTV margins for finite fractions and small systematic errors. Phys Med Biol. Apr 7 2007;52(7):1967–1990.

116.Rowshanfarzad P, Sabet M, O'Connor DJ, Greer PB. Isocenter verification for linac-based stereotactic radiation therapy: review of principles and techniques. J Appl Clin Med Phys. 2011;12(4):3645.

117.Ma L, Chuang C, Descovich M, Petti P, Smith V, Verhey L. Whole-procedure clinical accuracy of Gamma Knife treatments of large lesions. Med Phys. 2008;35:5110.

118.Mack A, Czempiel H, Kreiner H-J, Dürr G, Wowra B. Quality assurance in stereotactic space. A system test for verifying the accuracy of aim in radiosurgery. Med Phys. 2002;29:561–568.

119.Dieterich S, Cavedon C, Chuang CF, et al. Report of AAPM TG 135: quality assurance for robotic radiosurgery. Med Phys. Jun 2011;38(6):2914–2936.

120.Nakano H, Tanabe S, Utsunomiya S, et al. Effect of setup error in the single-isocenter technique on stereotactic radiosurgery for multiple brain metastases. J Appl Clin Med Phys. Dec 2020;21(12):155–165.

121.Sagawa T, Ohira S, Ueda Y, et al. Dosimetric effect of rotational setup errors in stereotactic radiosurgery with HyperArc for single and multiple brain metastases. J Appl Clin Med Phys. Oct 2019;20(10):84–91.

122.Prentou G, Pappas EP, Logothetis A, et al. Dosimetric impact of rotational errors on the quality of VMAT-SRS for multiple brain metastases: comparison between single- and two-isocenter treatment planning techniques. J Appl Clin Med Phys. Mar 2020;21(3):32–44.

123.Poder J, Brown R, Porter H, Gupta R, Ralston A. Development of a dedicated phantom for multi-target single-isocentre stereotactic radiosurgery end to end testing. J Appl Clin Med Phys. Nov 2018;19(6):99–108.

124.Covington EL, Fiveash JB, Wu X, et al. Optical surface guidance for submillimeter monitoring of patient position during frameless stereotactic radiotherapy. J Appl Clin Med Phys. Jun 2019;20(6):91–98.

125.Oliver JA, Kelly P, Meeks SL, Willoughby TR, Shah AP. Orthogonal image pairs coupled with OSMS for noncoplanar beam angle, intracranial, single-isocenter, SRS treatments with multiple targets on the Varian Edge radiosurgery system. Adv Radiat Oncol. Jul–Sep 2017;2(3):494–502.

126.Wen N, Kim J, Doemer A, et al. Evaluation of a magnetic resonance guided linear accelerator for stereotactic radiosurgery treatment. Radiother Oncol J Eur Soc Ther Radiol Oncol. Jun 2018;127(3):460–466.

127.Benedict SH, Yenice KM, Followill D, et al. Stereotactic body radiation therapy: the report of AAPM Task Group 101. Med Phys. Aug 2010;37(8):4078–4101.

128.Seung SK, Larson DA, Galvin JM, et al. American College of Radiology (ACR) and American Society for Radiation Oncology (ASTRO) Practice Guideline for the Performance of Stereotactic Radiosurgery (SRS). Am J Clin Oncol l. Jun 2013;36(3):310–315.

（钱大棣　译）

7 颅内立体定向放射外科的重要解剖结构及其剂量耐受限值

Phillip Wall，Matthew S. Susko，Steve E. Braunstein，Lijun Ma
加利福尼亚大学旧金山分校医学院
加利福尼亚州 旧金山

7.1 引言

颅内立体定向放射外科（stereotactic radiosurgery，SRS）的两大特征是剂量陡降和亚毫米级精度[1-2]。正是由于这些特点，使得靶区在接受高剂量照射的同时还能最大限度地保护靶区周边的中枢神经系统（central nervous system，CNS）结构亚单元。自从20世纪50年代Lars Leksell医生首创伽玛刀实施第1例SRS治疗以来，现代颅内SRS在过去几十年的技术发展中取得了巨大突破。然而，颅内SRS的临床应用原则和放射学原理几乎与首次SRS治疗时类似[1, 3]。

自SRS诞生以来，如何将经典的5Rs（再群体化、再氧合、再分布、再修复和放射敏感性）放射生物学原则应用于SRS场景一直存在理解上的争议。随着肿瘤微血管、癌干细胞及远隔效应的发现，这一情况变得更加复杂[4-5]。尽管如此，正常组织受照剂量的最小化仍然是SRS领域由来已久的原则，因为靶区外正常组织的照射不会带来益处。

根据定义，SRS是单次或5次分割以内的治疗。不言而喻，将根据常规分割放射治疗推断的剂量耐受限值应用于单次或低分割治疗可能会导致严重误判[1, 6-7]。尽管SRS经常引用生物等效剂量（biological effective dose，BED）公式，但仍缺乏将该公式用于现代SRS治疗的一级证据。这是可以理解的，因为多数临床医生为最小化SRS的放射不良反应风险往往趋于警惕或过度保守，SRS的放射不良反应发生率较低。因此，决定整个正常组织并发症率（normal tissue complication probability，NTCP）[8-11]曲线形态必需的数据，如D50（并发症率达到50%的辐射剂量），无法直接测算。

生物模型相关参数的变异，如α/β值，也能显著影响低概率NTCP曲线的可信区间。然而，基于专家观点和改进的放射生物学模型方法的有关SRS剂量耐受限值的治疗指南比比皆是[12-14]。这些对于SRS领域的初学者特别有帮助。

本章节的重点是总结有关单次SRS剂量耐受限值的最新研究进展，这已成为自Lars Leksell医生开创SRS以来的参考标准。就这一点而言，低分割SRS的正常组织剂量耐受限值尚在不断研究中。正在进行该研究的AAPM-ASTRO临床低分割治疗效果（HyTEC）工作组在过去几年里回顾了所有疾病部位（包括脑SRS）低分割治疗的现有证据，并制定了最新的指南。

然而，多数SRS医生在日常临床实践中采纳了BED估算，例如既往文献中α/β=3 Gy被普遍用于评估正常脑组织的剂量耐受限值。因此，不管这种方法是否有效，读者都可将本章节提到的单次SRS剂量耐受限值水平转化成低分割SRS治疗时的限值水平。鼓励读者将这种转化与先前已发表的专家观点进行对比，以洞悉设计临床试验的研究者采纳特定剂量限值背后的原理。

7.2 剂量耐受限值–SRS的解剖结构

7.2.1 脑实质

脑组织的放射不良反应包括恶心、呕吐和头痛等早期急性反应及放射性坏死、认知功能障碍等晚期迟发性反应。癌症治疗评估计划的毒性反应标准根据症状将CNS放射性坏死分为5级：轻度或无症状（1级）；中度，对日常活动无影响（2级）；严重干扰日常活动（3级）；危及生命或致残（4级）；死亡（5级）[15]。放射外科晚期毒性反应的发生率取决于放射剂量、体积及按临床正常组织效应定量分析（quantitative analyses of normal tissue effects in the clinic，QUANTEC）推荐勾画的受照大脑分区[16]。放射性坏死的预测因素包括正常脑组织20 cm^3体积的平均受照剂量、10 Gy和12 Gy的照射体积（V_{10}和V_{12}）及肿瘤位置[16]。文献报道准确评估脑组织发生辐射诱导毒性反应风险的困难在于随访时间、数据完整性、毒性反应标准化评分，甚至靶区勾画过程的巨大差异。然而，众所周知放射性坏死的风险随着V_{10}和V_{12}的增加而增加。需要强调的是，按照RTOG90-05指南，将V_{12}用作正常脑组织的剂量耐受限值，靶区体积必须足够小，这样靶区周边处方剂量就能高于12 Gy[17]。否则当一个大体积肿瘤的处方剂量低到12 Gy甚至更低时，用V_{12}代替正常脑组织的剂量耐受限值是没有意义的，因为此时即使100%的V_{12}也只代表了一部分靶区体积。

Milano等最近发表的关于HyTEC器官特异性的系列文章，对明确单次SRS和分割SRS后发生辐射诱导脑组织毒性反应的剂量学和临床预测因子的最新知识做出了综述[18]。在他们的综述中，符合入选标准的研究需提供毒性反应终点事件（包括放射性坏死、脑水肿或放射外科治疗后的其他症状）的NTCPs及定量剂量体积数据。他们的总结聚焦在动静脉畸形（arteriovenous malformation，AVM）和脑转移瘤（排除了仅为胶质瘤、脑膜瘤、前庭神经鞘瘤或脑干病灶的患者）。作者发现文献报道的放射性坏死发生率差异较大，其中在V_{12}=5 cm^3、10 cm^{3}及>15 cm^{3}时，单次SRS治疗脑转移瘤后发生症状性放射性坏死的风险分别约为10%、15%和20%，而SRS治疗AVM时相似的V_{12}值发生症状性毒性反应的比率较低。总的来说，他们认为单次等效剂量为14 Gy（V_{14}）的总照射体积在5 cm^3、10 cm^{3}和20 cm^{3}时发生3级坏死的风险分别约为0.4%、0.8%和3.4%。这些HyTEC推荐补充了先前建立的QUANTEC关于V_{12}的限值，Korytoko等的研究发现这些限值仍可指导避免症状性放射性脑坏死的高风险[19]。HyTEC总结既往研究结果指出当V_{12}=10 cm^{3}时，SRS后发生症状性坏死的风险在脑转移瘤中约为15%，而在AVM中低于10%。

7.2.2 脑干

脑干的放射性损伤是SRS后危及生命的并发症。脑干组织的放射性坏死临床可表现为局灶性运动感觉或颅神经功能障碍，无特异性神经功能丧失，甚至是死亡。这种严重的辐射诱导CNS损伤通常需要在治疗后数月到数年才能显现。由于多数患者的生存期常较短，再加上难以鉴别辐射诱导的不良反应和疾病进展，客观公正地评估相关的脑干毒性反应具有挑战性。此外，由于脑干与大脑和小脑脚的边界通常不清晰，脑干上部的体积定义有差异，使得研究人员很难获得稳定的剂量耐受限值[20]。

针对单次SRS，QUANTEC推荐12.5 Gy作为最大的安全点剂量以将脑干神经损伤或坏死终点事件的发生风险限制在5%以内。从Timmerman已发表的文献来看[21]，美国医学物理师协会（American Association of Physicists in Medicine，AAPM）101任务小组（TG-101）建议将10 Gy作为<0.5 cm^{3}体积的阈值剂量，最大点剂量（定义为任何≤0.035 cm^{3}的体积）限定在15 Gy以内，以减少单次SRS后发生3级以上颅神经功能障碍的风险[1]。Mayo等回顾了已发表的CT治疗计划时代的剂量体积数据，这些数据提供了与毒性反应相关的定量脑干剂量和剂量体积直方图（dose volume histogram，DVH）[20]。他们回顾了5项单次SRS的研究[22-26]，Foote等通过单变量分析发现颅神经功能障碍的高危因素包括最大点剂量≥17.5 Gy、处方剂量≥12.5 Gy、开颅切除手术史、年龄<62岁、直径>8 mm的脑桥岩骨区肿瘤及肿瘤体积>1.7 mL[22]。总的来说，Mayo等认为脑干最大剂量为12.5 Gy时的风险发生率<5%。他们对较高剂量（15～20 Gy）的低并发症发生率报道持谨慎态度：如果患者通常预后不佳或者本来生存期就短，就会导致结果的细微差别。

7.2.3 视路

视神经和视交叉通过电脉冲将视觉信息从视网膜传导到视觉皮层。视路的放射性损伤一般在放射治疗的3年内出现，例如放射性视神经病变（radiation induced optic neuropathy，RION）引起的视力障碍[27-28]。然而，由于历来对视路的临床剂量阈值较为谨慎，这种损伤的发生率相当低。正如Milano等在最近有关视路的HyTEC器官特异性文章中所概述的，虽然对晶状体、视网膜或泪腺的照射可导致视觉障碍，但关于这些结构的SRS后损伤数据不足，这可能是因为通常它们的位置距离常见的SRS颅内靶区并不近[28]。因此，RION成为文献中评估与SRS背景下视路剂量耐受限值相关临床结果的主要可行终点事件。

AAPM TG-101建议单次SRS时将受8 Gy照射的视路体积不超过0.2 cm^{3}及最大点剂量10 Gy作为阈值，以最小化视神经炎的发生风险。该结果与三叉神经痛治疗时所观察到的剂量体积效应相一致[29]。Milano等综述了报道SRS后视觉终点事件并涉及视路器官［定义为视神经、视交叉和（或）前视路］剂量学的文献[28]，从中他们发现来自梅奥诊所的研究和经验在评估SRS后RION毒性反应方面具有最可靠的患者队列[29-32]。在这些研究中的超过300例接受SRS治疗的无既往放射治疗史的患者中（视路的中位最大剂量范围为9.2 ~ 10 Gy），仅有1例在最大剂量为12.8 Gy后发生RION[29, 31]。这表明最大剂量低于12 Gy时毒性反应的风险较低。同样，QUANTEC综述文献认为在SRS的视路最大剂量低于8 Gy时可以忽略RION的发生率，一旦最大剂量达12 ~ 15 Gy，发生率就上升到10%[27]。

总的来说，HyTEC的文章推荐，针对既往无放射治疗史的患者，单次SRS的视路最大剂量限值是10 Gy，这被认为具有临床上合理的RION风险。这个限值对应了1%的NTCP风险发生率，并与其他已建立的剂量限值相一致。斯坦福大学的一项后续研究独立地证实了这些风险估计值，在这项研究中，262例患者的视路单次最大点剂量是10 Gy，毒性反应发生率低于1%[33]。特定于视神经，根据生物建模结果，0 Gy的剂量阈值对应于0.3%的NTCP风险发生率。此外，他们估算，当单次SRS视神经NTCP值分别为1%、2%、3%和5%时，最大剂量的截断点分别对应为12.7 Gy、14.6 Gy、15.9 Gy和17.5 Gy[33]。

7.2.4 听觉器官

耳蜗和（或）听神经通常被认为是与SRS后听力损伤毒性反应（感音性耳聋）相关的危及器官（organ at risk，OAR）[34]。大多数文献报道都来自于聚焦SRS治疗前庭神经鞘瘤（vestibular schwannoma，VS）的研究。这是因为这些患者的耳蜗本身就邻近肿瘤，而且常规都进行基线和随访时的听力评估。SRS的主要不良反应是有效听力的下降，这是因为直接放射性损伤或辐射诱导的肿瘤水肿反应造成了神经纤维的受压以及内耳结构的直接放射性损伤。然而，由于对OAR详细定义（耳蜗*vs.*听神经体积/长度*vs.*两者均有）、肿瘤大小及肿瘤位置（内听道管内*vs.*内听道管外）具有显著的异质性，故文献报道的这个终点事件的剂量耐受限值范围很大。

在Starnoni等对大型VS的荟萃分析中，SRS治疗中小型VS的听力保留率超过70%，在管内型肿瘤患者中甚至达到90%[35]。Rykaczewski和Zabek汇总了28项研究数据，发现3233例患者经伽玛刀SRS治疗后，听力保留率是66%，平均随访时间为51个月[36]。不出所料，伽玛刀SRS的耳蜗剂量被证明是影响长期有效听力结果的主要因素。Massager等在一项对82例接受伽玛刀SRS治疗VS的患者队列研究中发现，中位耳蜗剂量为3.7 Gy的患者有听力保留，相比之下，中位耳蜗剂量为5.33 Gy的患者，在接受照射后听力恶化，显示出两者有显著统计学差异[37]。Kano等研究发现当伽玛刀SRS治疗中央耳蜗剂量低于4.2 Gy时患者具有显著更好的初始听力功能保留率[38]。同样的，Tamura等发现耳蜗剂量低于4 Gy时，有效听力的保留率较高（在44例接受伽玛刀SRS治疗的VS患者中达到90.9%）[39]。Baschnagel等采用伽玛刀SRS治疗40例VS患者，研究发现，平均耳蜗剂量3 Gy是残留有效听力保留或丧失的预测阈值[40]。此外，Yomo等在一项比较154例VS患者SRS前后听力情况的纵向研究中发现，耳蜗最大剂量低于4 Gy是诸多因素如患者年龄、性别、SRS前听力水平及靶区体积中影响听力保留的唯一预后因素[41]。Paek等也在类似的研究中得出相似的结果：耳蜗核的最大剂量超过10 Gy是VS患者伽玛刀SRS后听力丧失唯一有显著意义的预后因素[42]。

QUANTEC（Bhandare等）关于辐射诱导听力损伤的回顾性研究报告也总结并评估了SRS治疗VS的听觉毒性反应[34]。他们强调由于耳蜗神经直径较小、CT上无法显示及层厚不一等因素，难以进行剂量体积分析。然而，以往的研究已经确定了神经相对于肿瘤的位置和长度，以及处方剂量或肿瘤边缘剂量如何替代耳蜗神经的受照剂量[43-44]。他们的分析建议SRS治疗VS的处方剂量应限制在12 ~ 14 Gy以使听力保留率最大化。至于具体的最大剂量截断点，TG-101推荐耳蜗受照的最大点剂量限制在9 Gy[1]。

由于每个患者的耳蜗结构体积相对较小且具有相似性，加州大学旧金山分校的研究人员推导出了SRS治疗前庭神经鞘瘤各个替代剂量（包括最大点剂量、耳蜗轴剂量及平均耳蜗剂量）之间的内在相关性。基于此相关性，各个剂量耐受限值水平能够互换指定，并在各个替代剂量间相互转换，用于临床结果的报道和治疗计划的优化。

7.2.5 颅外危及器官

由于SRS治疗设备的内部散射和漏射，对颅外结构如甲状腺和性腺的照射是无法避免的。然而，根据经验，这些照射的剂量水平低，大约是靶区剂量的0.1%。SRS的靶区剂量明显高于常规分割治疗的靶区剂量，因此对颅外放射敏感结构（尤其是晶状体和甲状腺）的照射令人担忧。但根据在体模中测得的剂量，这种担忧现已消除，从而验证了前面的经验判断。因此，SRS对颅外结构的照射剂量低到可以忽略不计，几乎没有继发恶性肿瘤的风险。然而，对于一些罕见病例，如治疗患有多发脑转移瘤的孕妇时，在治疗前必须仔细确认胎儿受照射的剂量。对于这类患者，应把美国辐射防护委员会公布的胎儿剂量限值0.5 cGy作为需要达到的目标。此外，极力推荐基于治疗前测量数据的患者特异性胎儿剂量估算。

7.3 总结

颅内单次SRS的OAR剂量耐受限值详见表7.1。随着SRS领域大数据倡议的兴起，通过剂量学和精算结果共享数据库了解这些毒性反应的精算发生率已成为一种新的势头。最终，著名的ALARA（合理最低剂量）原则应该是评估所有颅内SRS实践中正常组织剂量需要遵循的准则。

7.1 单次 SRS 中颅内主要解剖结构的相关剂量耐受限值汇总

OAR	剂量耐受限值	临床终点事件	备注
脑实质	$V_{12}<5\sim10\ cm^3$（风险10%） $V_{14}<5\ cm^3$（风险<1%）	放射性坏死	耐受限值和临床敏感性取决于肿瘤位置和是否位于功能区
脑干	$D_{max}<12.5$ Gy（风险<5%） $D_{0.5\ cm^3}<10$ Gy	放射性坏死 神经病变	对于脑干转移瘤，<2 cm的病灶实践中采用15 Gy进行照射
视路	$D_{max}<10$ Gy（风险<1%） $D_{0.2\ cm^3}<8$ Gy	放射性视神经病变	指视神经和视交叉
耳蜗	$D_{max}<9$ Gy D_{mean}或$D_{modiolus}<4$ Gy	感音性听力丧失	耳蜗核可能也很重要，但需要更多的数据

参考文献

（遵从原版图书著录格式）

1. S. H. Benedict, K. M. Yenice, D. Followill, J. M. Galvin, W. Hinson, B. Kavanagh, P. Keall, M. Lovelock, S. Meeks, L. Papiez, T. Purdie, R. Sadagopan, M. C. Schell, B. Salter, D. J. Schlesinger, A. S. Shiu, T. Solberg, D. Y. Song, V. Stieber, R. Timmerman, W. A. Tome, D. Verellen, L. Wang and F. F. Yin, Med. Phys. 37 (8), 4078–4101 (2010).
2. B. E. Pollock, L. K. Phuong, D. A. Gorman, R. L. Foote and S. L. Stafford, J. Neurosurg. 97 (2), 347 (2002).
3. L. Leksell, Acta Chir. Scand. 102 (4), 316–319 (1951).
4. C. W. Song, E. Glatstein, L. B. Marks, B. Emami, J. Grimm, P. W. Sperduto, M. S. Kim, S. Hui, K. E. Dusenbery and L. C. Cho, Int. J. Radiat. Oncol. Biol. Phys. 110(1), 21–34 (2019).
5. I. S. Grills, V. S. Mangona, R. Welsh, G. Chmielewski, E. McInerney, S. Martin, J. Wloch, H. Ye and L. L. Kestin, J. Clin. Oncol. 28 (6), 928–935 (2010).
6. S. M. Bentzen, L. S. Constine, J. O. Deasy, A. Eisbruch, A. Jackson, L. B. Marks, R. K. Ten Haken and E. D. Yorke, Int. J. Radiat. Oncol. Biol. Phys. 76 (3 Suppl), S3–9 (2010).
7. B. Emami, J. Lyman, A. Brown, L. Coia, M. Goitein, J. E. Munzenrider, B. Shank, L. J. Solin and M. Wesson, Int. J. Radiat. Oncol. Biol. Phys. 21 (1), 109–122 (1991).
8. H. A. Gay and A. Niemierko, Phys. Med. 23 (3-4), 115–125 (2007).
9. A. Niemierko, Med. Phys. 24 (1), 103–110 (1997).
10. S. Rana and C. Cheng, Ann Med Health Sci Res 4 (2), 167–172 (2014).
11. Q. Wu, R. Mohan, A. Niemierko and R. Schmidt-Ullrich, Int. J. Radiat. Oncol. Biol. Phys. 52 (1), 224–235 (2002).
12. V. Moiseenko, J. Battista and J. Van Dyk, Int. J. Radiat. Oncol. Biol. Phys. 46 (4), 983–993 (2000).
13. L. P. Muren, N. Jebsen, A. Gustafsson and O. Dahl, Int. J. Radiat. Oncol. Biol. Phys. 50 (3), 627–637 (2001).
14. H. Wang, B. T. Cooper, P. Schiff, N. J. Sanfilippo, S. P. Wu, K. S. Hu, I. J. Das and J. Xue, Br. J. Radiol. 92

(1094), 20180471 (2019).
15. N. C. I. C. T. E. Program, Common Terminology Criteria for Adverse Events:(CTCAE) version 5.0. (Cancer Therapy Evaluation Program, 2017).
16. Y. R. Lawrence, X. A. Li, I. el Naqa, C. A. Hahn, L. B. Marks, T. E. Merchant and A. P. Dicker, Int. J. Radiat. Oncol. Biol. Phys. 76 (3 Suppl), S20–27 (2010).
17. E. Shaw, C. Scott, L. Souhami, R. Dinapoli, R. Kline, J. Loeffler and N. Farnan, Int. J. Radiat. Oncol. Biol. Phys. 47 (2), 291–298 (2000).
18. M. T. Milano, J. Grimm, A. Niemierko, S. G. Soltys, V. Moiseenko, K. J. Redmond, E. Yorke, A. Sahgal, J. Xue, A. Mahadevan, A. Muacevic, L. B. Marks and L. R. Kleinberg, Int. J. Radiat. Oncol. Biol. Phys. 110(1), 68–86 (2020).
19. T. Korytko, T. Radivoyevitch, V. Colussi, B. W. Wessels, K. Pillai, R. J. Maciunas and D. B. Einstein, Int. J. Radiat. Oncol. Biol. Phys. 64 (2), 419–424 (2006).
20. C. Mayo, E. Yorke and T. E. Merchant, Int. J. Radiat. Oncol. Biol. Phys. 76 (3 Suppl), S36–S41 (2010).
21. R. D. Timmerman, Semin. Radiat. Oncol. 18 (4), 215–222 (2008).
22. K. D. Foote, W. A. Friedman, J. M. Buatti, S. L. Meeks, F. J. Bova and P. S. Kubilis, J. Neurosurg. 95 (3), 440–449 (2001).
23. B. E. Pollock, D. A. Gorman and P. D. Brown, J. Neurosurg. 100 (2), 210–214 (2004).
24. N. Kased, K. Huang, J. L. Nakamura, A. Sahgal, D. A. Larson, M. W. McDermott and P. K. Sneed, J. Neurooncol. 86 (2), 195–205 (2008).
25. S. Fuentes, C. Delsanti, P. Metellus, J. C. Peragut, F. Grisoli and J. Regis, Neurosurgery 58 (1), 37–42 (2006).
26. K. Maruyama, D. Kondziolka, A. Niranjan, J. C. Flickinger and L. D. Lunsford, J. Neurosurg. 100 (3), 407–413 (2004).
27. C. Mayo, M. K. Martel, L. B. Marks, J. Flickinger, J. Nam and J. Kirkpatrick, Int. J. Radiat. Oncol. Biol. Phys. 76 (3 Suppl), S28–35 (2010).
28. M. T. Milano, J. Grimm, S. G. Soltys, E. Yorke, V. Moiseenko, W. A. Tome, A. Sahgal, J. Xue, L. Ma, T. D. Solberg, J. P. Kirkpatrick, L. S. Constine, J. C. Flickinger, L. B. Marks and I. El Naqa, Int. J. Radiat. Oncol. Biol. Phys. 110(1), 87–99 (2018).
29. J. A. Leavitt, S. L. Stafford, M. J. Link and B. E. Pollock, Int. J. Radiat. Oncol. Biol. Phys. 87 (3), 524–527 (2013).
30. R. C. Miller, R. L. Foote, R. J. Coffey, D. A. Gorman, J. D. Earle, P. J. Schomberg and R. W. Kline, Int. J. Radiat. Oncol. Biol. Phys. 39 (5), 977–981 (1997).
31. B. E. Pollock, J. Cochran, N. Natt, P. D. Brown, D. Erickson, M. J. Link, Y. I. Garces, R. L. Foote, S. L. Stafford and P. J. Schomberg, Int. J. Radiat. Oncol. Biol. Phys. 70 (5), 1325–1329 (2008).
32. S. L. Stafford, B. E. Pollock, J. A. Leavitt, R. L. Foote, P. D. Brown, M. J. Link, D. A. Gorman and P. J. Schomberg, Int. J. Radiat. Oncol. Biol. Phys. 55 (5), 1177–1181 (2003).
33. S. M. Hiniker, L. A. Modlin, C. Y. Choi, B. Atalar, K. Seiger, M. S. Binkley, J. P. Harris, Y. J. Liao, N. Fischbein, L. Wang, A. Ho, A. Lo, S. D. Chang, G. R. Harsh, I. C. Gibbs, S. L. Hancock, G. Li, J. R. Adler and S. G. Soltys, Semin. Radiat. Oncol. 26 (2), 97–104 (2016).
34. N. Bhandare, A. Jackson, A. Eisbruch, C. C. Pan, J. C. Flickinger, P. Antonelli and W. M. Mendenhall, Int. J. Radiat. Oncol. Biol. Phys. 76 (3 Suppl), S50–57 (2010).
35. D. Starnoni, R. T. Daniel, C. Tuleasca, M. George, M. Levivier and M. Messerer, Neurosurg. Focus 44 (3), E4 (2018).
36. B. Rykaczewski and M. Zabek, Contemp. Oncol. 18 (1), 60 (2014).
37. N. Massager, O. Nissim, C. Delbrouck, I. Delpierre, D. Devriendt, F. Desmedt, D. Wikler, J. Brotchi and M. Levivier, J. Neurosurg. 107 (4), 733–739 (2007).
38. H. Kano, D. Kondziolka, A. Khan, J. C. Flickinger and L. D. Lunsford, J. Neurosurg. 111 (4), 863–873 (2009).
39. M. Tamura, R. Carron, S. Yomo, Y. Arkha, X. Muraciolle, D. Porcheron, J. M. Thomassin, P. H. Roche and J. Regis, Neurosurgery 64 (2), 289–296; discussion 296 (2009).
40. A. M. Baschnagel, P. Y. Chen, D. Bojrab, D. Pieper, J. Kartush, O. Didyuk, I. C. Naumann, A. Maitz and I. S. Grills, J. Neurosurg. 118 (3), 571–578 (2013).
41. S. Yomo, R. Carron, J. M. Thomassin, P. H. Roche and J. Regis, J. Neurosurg. 117 (5), 877–885 (2012).
42. S. H. Paek, H. T. Chung, S. S. Jeong, C. K. Park, C. Y. Kim, J. E. Kim, D. G. Kim and H. W. Jung, Cancer 104 (3), 580–590 (2005).
43. M. E. Linskey, L. D. Lunsford and J. C. Flickinger, Neurosurgery 31 (5), 829–844 (1992).
44. J. C. Flickinger, D. Kondziolka and L. D. Lunsford, Radiother. Oncol. 41 (3), 215–219 (1996).

（汤旭群　译）

8 放射外科病理学基础

György T. Szeifert
神经外科
森梅威思大学
匈牙利 布达佩斯

L. Dade Lunsford
神经外科
匹兹堡大学
宾夕法尼亚州 匹兹堡

8.1 引言

由于在放射外科学方面已经积累了大量临床经验，我们现在有必要系统地探讨与聚焦照射有关的病理基础效应。更好地理解放射生物学将提高放射外科治疗的效果。本章对放射病理学的研究旨在探讨单次高剂量的伽玛刀立体定向放射外科（Gamma Knife stereotactic radiosurgery，GKSRS）治疗在人类脑肿瘤和实验动物中引起的短期和长期组织反应。组织病理学研究显示，GKSRS在放射靶体的实质、间质及血管中产生退行性和增生性的组织反应。γ射线损伤可分为3种主要的组织学类型，即急性、亚急性和慢性组织反应变化，并在不同肿瘤中得到了确认，且与肿瘤的个体发生性质无关。诱发组织学反应的形态学特征与GKSRS后的时间间隔无显著相关性。不同的肿瘤具有相似的组织学图像，不同肿瘤具有相似的组织学图像，表明个体肿瘤中这种相对时间和环境自主性的病理性病变或者是由血管机制所介导，或者是由高剂量光子辐射的电离能所引起的特征性改变。

实验研究支持，血管壁的内皮损伤是照射后伴随周围脑组织凋亡活性增加的最早期的形态学改变之一。这些病理生理过程可能导致间质血管闭塞，随后出现肿瘤实质的坏死，并可促进立体定向放射外科辐射效应诱发的细胞死亡。

8.2 研究背景

1958年，Larsson等在《自然》杂志中报道，在动物的中枢神经系统中，“通过高能质子的作用，可以在任一想要的部位造成边界清晰的损伤”[1]。高能电离辐射造成神经组织的基本病理学改变是靶体积内的凝固性坏死，根据靶区外的急剧辐射衰减，坏死与邻近正常结构间有清晰的边界[2]。尽管实现靶坏死目标的最大剂量要超过100 Gy，但几乎所有人类肿瘤都以较低、更具抑制细胞作用的剂量来进行照射。在第3天和第9天分别用400 Gy和200 Gy剂量照射后，脊髓出现早期损伤。损伤的边界清晰，宽度与射线束大致相同。在大脑半球，200 Gy照射后14天可观察到最早的变化，且2周和8周之间的变化相似。这些病变的一个显著特征是坏死周围细胞反应稀少，离病变较远的组织似乎未受损。然而，400 Gy辐射产生了非常不同的损伤。受照动物的半球明显肿胀，且中线结构移位，坏死区域周围的脑组织体积至少与坏死区域本身的大小相同。大脑其他部位未出现病理变化。这些是单次高剂量照射后的早期实验观察结果。照射后反应的这一阶段被称为坏死阶段。放射外科治疗后的下一阶段是再吸收阶段。再吸收阶段的特征是细胞碎片的吸收、巨噬细胞反应和损伤周围的初始胶质瘢痕形成。这些变化是在高剂量照射后18～28个月的山羊中观察到的。晚期的组织学特征是残留空洞周围明显的胶质瘢痕形成[1-5]。

放射外科治疗学，是一个由Lars Leksell教授描述的术语和领域，在过去的60年里，已经成为神经外科领域中一种成功的治疗模式[6-7]。自1967年第一位患者在斯德哥尔摩Sophiahemmet医院采用原型伽玛刀治疗颅咽管瘤以来，全世界已有超过150万例患者接受了GKSRS。还有许多其他患者接受直线加速器或带电粒子装置等其他放射外科技术进行治疗。由于治疗适应证和接受治疗的患者数量不断增加（每年接近100 000例），因此探索放射外科治疗的放射病理学基础变得越来越重要。此类研究试图解释放射生物学和病理生理学机制带来的有益治疗效果和并发症，或不期望的放射不良反应。未来的放射外科治疗技术进步将建立在对放射生物学基础的更好理解以及将其应用扩展到新疾病的基础上[8]。医学是建立在经验之上的。正如古代所发生的那样，临床适应证的进展比放射外科疾病的病理放射生物学机制的探索要快得多。考虑到过去几十年来放射外科积累的丰富临床经验临床经验，系统回顾单次高剂量照射效果的病理基础是适时的[2，9-10]。

放射外科，是指在实验生物学或临床医学中，对任何类型的电离辐射能量的应用，旨在精确和完全地破坏包含健康和（或）病理细胞的靶结构，而不会对相邻组织造成显著的伴随或后期辐射损伤[11]。因此，放射病理学的目标应是通过组织学、电镜、组织培养和生物生化方法研究高剂量聚焦照射对神经组织及其病理学的短期和长期影响。放射病理学聚焦于人体和实验动物或细胞系和其他体外实验中的组织、细胞、遗传和分子变化，这些变化是由放射外科设备产生的电离辐射造成的。较好地理解放射生物学过程将提高放射外科治疗的效果，并集中适应证和新应用，以造福有需要的患者。

8.3 材料与方法

对接受过Leksell伽玛刀放射外科治疗（Gamma Knife radiosurgery，LGKRS）的患者的脑肿瘤切除标本进行组织病理学研究。这些患者有放射学和临床进展，需要通过开颅手术切除病变。肿瘤包括转移瘤、星形细胞瘤、脑膜瘤、前庭神经鞘瘤和血管母细胞瘤。使用C型LGK（由瑞典斯德哥尔摩Elekta Instruments AB公司生产）进行LGKRS。剂量计划基于MR和CT成像。治疗体积在25.6～266 mm^3（中位数为4.7 mm^3）。肿瘤在30%～60%等剂量线（中位数为50%）接受12～20 Gy的边缘剂量（中位数为16 Gy），最大剂量为24～40 Gy（中位数为32Gy）。

切除的标本用10%中性缓冲甲醛固定，常规处理，石蜡包埋。除了常规苏木精-伊红染色和Masson三色染色外，我们还进行了GFAP、Vimentin、S100、neurofilament（神经丝）、synaptophysin（突触素）、S上皮膜抗原（EMA）、pankeratin、CK7、CK20、CAM5.2、CD3、CD20、CD31和CD68（PGM1）免疫组化染色来表征肿瘤细胞的表型特征，并确定肿瘤组织周围或浸润性肿瘤组织的反应性细胞群。用Ki-67和P53评估肿瘤细胞的增殖活性。生物素-链霉亲和素-过氧化物酶复合物法根据标准程序在5 μm石蜡切片上进行。

使用伽玛刀专用的小动物立体定向放射外科框架，依据标准程序进行大鼠实验性放射外科治疗。处死的动物用10%中性缓冲甲醛灌注固定。取出的全脑切成5 mm薄片，并按如上所述进行组织学处理。

8.4 结果

忽略LGKRS与开颅术之间的时间间隔，不同肿瘤中显示辐射效应所致各种病变的形态学外观相似，但受照肿瘤的组织病理学改变不同。组织的变化可分为即刻反应（毫秒至小时）、早期反应（几天至数周）和延迟反应（暴露后数月至数年）。总之，形态学和临床变化可以描述为急性、亚急性或慢性。急性组织反应以早期或延迟方式发生，慢性组织反应仅以延迟方式发生[12]。

放射外科治疗引起的组织病理学变化发生在肿瘤实质、结缔组织间质和血管内。这些变化要么是退行性的，要么是增生性的。退行性改变主要发生在不同肿瘤的实质中，而增生过程首先发生在肿瘤的间质结缔组织和血管中。高剂量辐射的电离能引起的基本组织病理学改变就是急剧的辐射下降引起的与周围组织界线分明的病变。γ射线引起的组织学和细胞学损伤有三种类型。在急性型反应中，可见到由嗜酸性纤维蛋白样物质和无定形均匀组织碎片交织形成的呈网状结构的凝固性坏死（图8.1）。坏死的核周围有脱细胞反应，或少量嗜碱性深染的以核碎裂和固缩为特征的凋亡细胞，其间夹杂着分散的多形核白细胞和一些扩张的毛细血管后微静脉。无明显的巨噬细胞或淋巴细胞浸润、反应性胶质增生或瘢痕组织形成。在放射外科治疗后早期或延迟时间间隔可观察到类似的急性型病变组织学图像。这些实质性改变伴有坏死周围间质血管的改变，其特征是内皮破坏、纤维蛋白样坏死、内弹力膜的波动和空泡化，以及血管壁中嗜酸

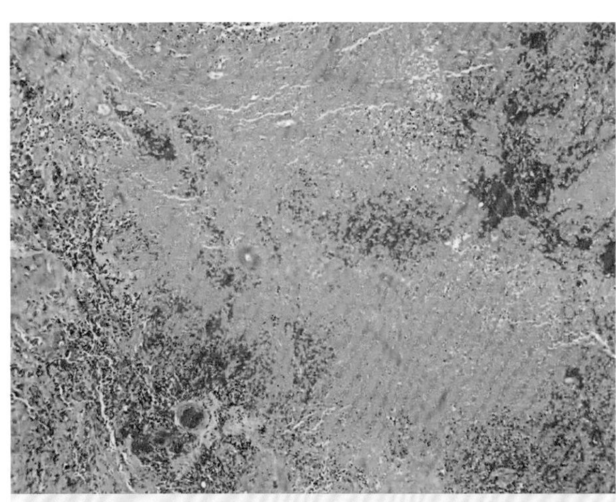

GKRS治疗后4个月可见肿瘤实质内边界清晰的凝固性坏死（HE，×200）。

图8.1 急性γ射线损伤

性物质的聚积（渗出）。

在放射外科治疗后数月至数年内可观察到第二组γ射线损伤病灶呈亚急性病理改变的特征。病变的主要组织学特征是炎性组织反应。中央凝固性坏死核心周围可见巨噬细胞环绕（图8.2）。这些巨噬细胞具有吞噬活性，免疫组化主要表达CD68（PGM1），但有时也表达CD31。与聚焦照射之外的其他坏死肿瘤区域相比，该靶体积中的坏死通常是局限性的、均匀的，并且与周围残留的肿瘤组织界线分明。这种区域具有不规则的多灶状表现，并有肿瘤岛包围。肉芽组织区延伸到巨噬细胞层外，包含大量的小血管、毛细血管、小动脉和小静脉，伴有炎性细胞、纤维细胞和波形蛋白阳性表达的成纤维细胞。在放射后的中心坏死区域周边也可观察到血管病变。GFAP染色显示，放射损伤的外缘由星形细胞成分和大量胶质丝形成的反应性胶质瘢痕构成。

第三种类型是放射外科治疗后数年出现的慢性（终末期）病理反应。放射损伤病灶的中心部分被细胞减少的瘢痕组织取代，伴有退行性改变，包括玻璃样沉积和（或）与周围肿瘤组织界线分明的局灶钙化（图8.3）。致密胶原束周围可见散在的纤维细胞、成纤维细胞和局灶淋巴细胞浸润。这些区域的肿瘤抗原样免疫组化标志物S100或神经丝反应显著减少。晚期放射治疗后血管病变可见内皮下纺锤状细胞增殖和透明样变性，导致管腔次全甚至完全闭塞。

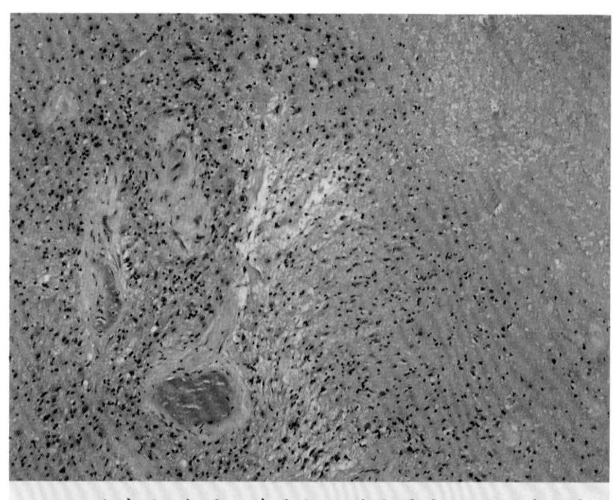

GKRS治疗后7个月，中央坏死被主要由巨噬细胞组成的炎性细胞反应包围（HE，×300）。

图8.2 亚急性组织反应

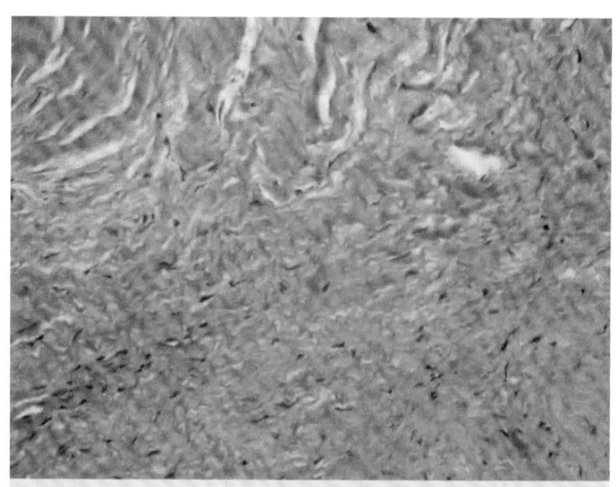

GKRS治疗15个月后转移瘤中伴有透明样变性的少细胞瘢痕组织（HE，×300）。

图8.3 慢性（终末期）病变

放射外科治疗后2～17个月（中位数11个月）出现急性组织学改变。LGKRS后4～59个月（中位数16个月）出现亚急性组织学反应。放射外科治疗后18～82个月（中位数32个月）出现慢性组织反应。大鼠模型中的实验性放射外科治疗表明，在照射后的早期阶段，受照射血管壁的内皮破坏，周围脑组织的凋亡活性增强。放射外科治疗后约1年发生晚期血管病变，伴有管腔狭窄，甚至缺血性中风。

8.5 讨论

立体定向放射外科技术的不断完善和新适应证的治疗需要进行广泛的放射生物学和病理学研究，以确定这种治疗干预的价值，并在未来减少不良作用的发生。放射外科的初衷是治疗功能性疾病[6-7，13]，但在引入后不久，动静脉畸形（arteriovenous malformations，AVM）[14]和脑肿瘤[15-16]成为高风险手术区域的主要靶标。

脑肿瘤放射外科的实验基础已有很好的阐述，并为高剂量照射的有效性提供了证据[17-23]。人类病理的病例报告和综述支持实验结果[24-31]。本综合研究的目的是比较评估伽玛刀放射外科对实验动物和一系列不同组织学类型及照射后不同时间间隔的人脑肿瘤的影响。

在人类脑肿瘤中，放射性损伤病灶的形态与

实验动物中发现的相似。本研究证实，高聚焦电离辐射导致脑肿瘤的退行性改变或增生性组织的病理学改变。在退行性改变中，肿瘤实质发生坏死和凋亡，致肿瘤细胞破坏，而透明质、类纤维蛋白和钙沉积主要出现在间质结缔组织和血管壁中。增生过程如肉芽组织形成、炎症反应、巨噬细胞侵袭、纤维细胞–纤维母细胞增生和瘢痕组织生成，见于肿瘤间质和血管系统中。这种炎症反应提供了一种“清除”功能，有助于清除被破坏的肿瘤组织（坏死碎片），并最终用瘢痕组织替代。瘢痕组织由透明变性胶原束和具有一定收缩倾向的胶质原纤维组成。这种收缩加快了肿瘤的体积退缩，且在随访影像学检查中经常会看到。

本研究描述了LGKRS的三种主要组织病理学反应。急性伽玛放射性损伤以坏死变化为特征，在早期或延迟时间间隔出现。亚急性放射损伤在早期或延迟开始时表达吸收活性。慢性病变表现出修复趋势，但仅发生在延迟期。这些变化是连续的，与肿瘤组织学类型或照射后的时间间隔没有任何显著关系。唯一一致的观察结果是，慢性病变以延迟的方式出现与病变是终末期改变的概念相一致。

放射外科治疗可通过直接的早期细胞毒性效应（凝固坏死、凋亡）或晚期血管变化破坏或靶向灭活肿瘤细胞增殖。有人认为放射外科治疗良性肿瘤的放射生物学机制是细胞毒性和血管效应的结合[32]。直接的细胞影响可能是溶酶体膜损伤释放各种细胞质水解酶导致细胞坏死的结果。集中的电离能量很可能在会聚的γ射线交叉处导致严重的间接DNA损伤。对小靶体积的高剂量可导致下一个细胞周期开始时的细胞死亡（细胞凋亡，即程序性细胞死亡）。正是由于这个原因，与增殖率较低的缓慢生长的良性肿瘤相比，快速增殖的细胞有丝分裂率高的肿瘤（如转移瘤或恶性胶质瘤）对放射外科治疗的反应更早。非增殖性靶体，如AVM反应的潜伏期更长。放射外科治疗的晚期血管效应可能由异常血管壁的反应所介导。临床实践中使用的典型放射外科剂量通常不会影响靶附近的正常脑血管[33]。相反，肿瘤或血管畸形的异常血管对放射外科的高剂量光子辐射的能量具有较高的敏感性。这种血管反应的差异为肿瘤和非肿瘤性脑靶体（如AVM）的选择性放射外科治疗提供了病理生理学基础[34-35]。

本组织病理学研究旨在探讨放射外科治疗后脑肿瘤的形态学变化。放射外科治疗后的外科病理学或尸检标本的研究相对较少，主要是因为该治疗方法的成功率较高。以前的文献发现了肿瘤细胞数量减少、纤维间质增多、中心坏死、巨噬细胞边集、淋巴细胞浸润、血管改变和反应性星形细胞增多等变化[25-26, 36-37]。Jagannathan等得出结论，放射性坏死和肿瘤放射抵抗是导致放射外科治疗脑转移瘤后患者需要手术切除的最常见原因[38]。他们发现有存活肿瘤的患者的生存率明显低于仅有肿瘤坏死的患者。Kano等报道从立体定向放射外科治疗到切除术的时间间隔越短，肿瘤复发的可能性越高[39]。当在放射外科治疗后2个月内进行切除时，病理总能观察到肿瘤细胞[40]。我们的组织病理学和免疫组织化学研究结果表明，放射外科治疗引起脑转移瘤及其血管的坏死变化，并伴有无菌炎症反应[41]。在不同的转移瘤中也观察到三种组织学类型的组织反应。组织反应揭示了一定的时间发生，但与肿瘤的组织学起源没有显著相关性。炎症反应似乎在局部肿瘤控制过程中起重要作用。放射外科治疗后<5个月有肿瘤复发需要开颅手术，呈轻度至无炎症反应。放射外科治疗后局部肿瘤控制时间>5个月的肿瘤表现出中等至强烈的炎症反应。免疫组化显示亚急性型病变中CD68阳性巨噬细胞占优势，慢性型组织反应中CD3阳性T淋巴细胞占优势。反应性较低的转移性肿瘤的稀疏炎症反应（需要在<5个月内进行开颅手术）表明这些肿瘤对放射外科治疗的反应存在固有延迟，或者这些患者的免疫系统可能受损。放射外科治疗引起脑转移瘤炎症反应的病理生理机制可能源于经治疗的肿瘤细胞或血管内皮。例如，电离辐射可能会破坏血液–肿瘤屏障，使血液中的细胞成分，特别是白细胞，穿过血管壁并渗入周围的肿瘤实质。这一理论得到了组织病理学观察的支持，许多炎性细胞浸润似乎起源于肿瘤

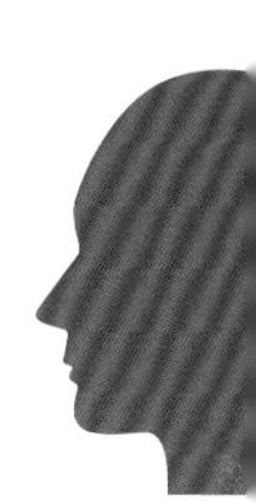

和周围脑组织的血管周间隙并在其中增殖。聚焦照射也可能刺激大脑的免疫系统，这与在其他病理条件下观察到的情况，如放射外科治疗后的动静脉畸形相似[32，34-35，42]。中枢神经系统最初的免疫豁免（immune privilege）概念已经被修改，各种研究表明，正常中枢神经系统中存在传入和传出的免疫通路[43]。

8.6 结论

在目前的研究中，我们对在放射外科治疗后进展并随后接受开颅手术的脑肿瘤患者中所观察到的组织反应，提出了一个组织病理学分类系统。我们观察到单次高剂量照射诱发三种形式的组织学反应，即急性、亚急性和慢性。不同组织学亚型的各种脑肿瘤，最初表现为凝固性坏死，通常伴有炎症反应和血管改变，随后形成瘢痕组织。随着时间的推移，这些组织病理学形态从急性到亚急性再到慢性改变。在所研究的肿瘤中，我们还观察到不同程度的放射后血管病变。对放射治疗更有利的肿瘤反应与更活跃的CD68阳性和CD3阳性细胞反应有关。

不同肿瘤和不同患者放射损伤的形态学相似，表明诱发的组织病理学反应可能与高剂量聚焦辐射的直接生物效应有关。我们认为这些组织反应包括直接的细胞效应和血管机制。急性效应表明受损伤时释放的细胞因子直接损伤细胞。亚急性和慢性效应可能由放射外科电离能量触发的炎症级联反应介导。我们的人体病理观察结果与遗传学和药理学研究结果一致。这些研究揭示了辐射诱导的微血管和肿瘤细胞损伤的关键作用，两者都已成为肿瘤对辐射反应的基本要素[44]。未来的放射生物学研究应着眼于激活信号通路的研究，以提高放射外科的疗效和选择性[45]。

LGKRS是一种安全的颅内肿瘤初始主要或辅助治疗方式。其具体作用与肿瘤组织学高度相关。区分适当的治疗反应和放射不良反应具有重要的临床意义。在放射外科治疗后最终需要手术切除的少数患者中，病理分析可以极大地补充我们对临床影像学变化的解释[46-47]。

参考文献

（遵从原版图书著录格式）

1. Larsson B, Leksell L, Rexed B, Sourander P, Mair W, Andersson B: The high-energy proton beam as a neurosurgical tool. Nature 1958;182:1222–1223.
2. Szeifert GT, Kondziolka D, Lunsford LD, Nyáry I, Hanzély Z, Salmon I, Levivier M: The contribution of pathology to radiosurgery. Prog Neurol Surg 2007;20:1–15.
3. Leksell L, Larsson B, Andersson B, Rexed B, Sourander P, Mair W: Lesions in the depth of the brain produced by a beam of high energy protons. Acad Radiol 1960;54:251–264.
4. Andersson B, Larsson B, Leksell L, Mair W, Rexed B, Sourander P, Wennerstrand J: Histopathology of late local radiolesions in the goat brain. Acta Radiologica Therapy Physics Biology 1970;9(5):385–394.
5. Wennerstrand J, Ungerstedt U: Cerebral radiosurgery. II. An anatomical study of gamma radiolesions. Acta Chir Scand 1970;136(2):133–137.
6. Leksell L: The stereotaxic method and radiosurgery of the brain. Acta Chir Scand 1951;102:316–319.
7. Leksell L: Cerebral radiosurgery I. Gamma thalamotomy in two cases of intractable pain. Acta Chir Scand 1968;134:585–595.
8. Kondziolka D, Lunsford LD, Witt TC, Flickinger JC: The future of radiosurgery: radiobiology, technology, and applications. Surg Neurol 2000;54:406–414.
9. Szeifert GT, Atteberry DS, Kondziolka D, Levivier M, Lunsford LD: Cerebral metastases pathology after radiosurgery: a multicenter study. Cancer 2006;106:2672–2681.
10. Szeifert GT, Levivier M, Lorenzoni J, Nyáry I, Major O, Kemeny AA: Morphological observations in brain arteriovenous malformations after Gamma Knife radiosurgery. Prog Neurol Surg 2013;27:119–129.
11. Larsson B: Radiobiological fundamentals in radiosurgery. In: Steiner L, Lindquist C, Forster D, Backlund EO (eds): Radiosurgery: Baseline and Trends. New York, NY: Raven Press, 1992.
12. Fajardo L-GLF, Berthrong M, Anderson RE (eds): Radiation pathology. New York, NY: Oxford University Press, Inc., 2001.
13. Leksell L: Stereotaxic radiosurgery in trigeminal neuralgia. Acta Chir Scand 1971;137:311–314.
14. Steiner L, Leksell L, Greitz T, Forster DM, Backlund EO: Stereotaxic radiosurgery for cerebral

arteriovenous malformations. Report of a case. Acta Chir Scand 1972;138:459–464.
15. Leksell L: A note on the treatment of acoustic tumors. Acta Chir Scand 1971;137:763–765.
16. Backlund EO, Johansson L, Sarby B: Studies on craniopharyngiomas II. Treatment by stereotaxis and radiosurgery. Acta Chir Scand 1972;138:749–759.
17. Lunsford LD, Altschuler EM, Flickinger JC, Wu A, Martinez AJ: In vivo biological effects of stereotactic radiosurgery: a primate model. Neurosurgery 1990;27(3):373–382.
18. Kondziolka D, Lunsford LD, Claassen D, Pandalai S, Maitz AH, Flickinger JC: Radiobiology of radiosurgery: Part II. The rat C6 glioma model. Neurosurgery 1992;31(2):280–287; discussion 87–88.
19. Blatt DR, Friedman WA, Bova FJ, Theele DP, Mickle JP: Temporal characteristics of radiosurgical lesions in an animal model. J Neurosurg 1994;80(6):1046–1055.
20. Inoue HK, Kohga H, Hirato M, Nakamura M, Ohye C: Neurobiologic effects of radiosurgery: histologic, immunohistochemical and electron-microscopic studies of a rat model. Stereotact Funct Neurosurg 1994;63(1–4):280–285.
21. Linskey ME, Martinez AJ, Kondziolka D, Flickinger JC, Maitz AH, Whiteside T, Lunsford LD: The radiobiology of human acoustic schwannoma xenografts after stereotactic radiosurgery evaluated in the subrenal capsule of athymic mice. J Neurosurg 1993;78(4):645–653.
22. Niranjan A, Wolfe D, Tamura M, et al: Treatment of rat gliosarcoma brain tumors by HSV-based multigene therapy combined with radiosurgery. Mol Ther 2003;8(4):530–542.
23. Niranjan A, Moriuchi S, Lunsford LD, et al: Effective treatment of experimental glioblastoma by HSV vector-mediated TNF alpha and HSV-tk gene transfer in combination with radiosurgery and ganciclovir administration. Mol Ther 2000;2(2):114–120.
24. Szeifert GT, Massager N, DeVriendt D, et al: Observations of intracranial neoplasms treated with gamma knife radiosurgery. J Neurosurg 2002;97(Suppl 5):623–626.
25. Thompson BG, Coffey RJ, Flickinger JC, Lunsford LD: Stereotactic radiosurgery of small intracranial tumors: neuropathological correlation in three patients. Surg Neurol 1990;33(2):96–104.
26. Hirato M, Hirato J, Zama A, Inoue H, Ohye C, Shibazaki T, Andou Y: Radiobiological effects of gamma knife radiosurgery on brain tumors studied in autopsy and surgical specimens. Stereotact Funct Neurosurg 1996;66(Suppl 1):4–16.
27. Szeifert GT, Massager N, Brotchi J, Levivier M: Morphological redifferentiation in a malignant astrocytic tumor after gamma knife radiosurgery. J Neurosurg 2002;97(Suppl 5):627–630.
28. Szeifert GT, Salmon I, David P, et al: Tumor control and growth in a patient with two cerebral metastases treated with the Leksell Gamma Knife. In: Kondziolka D (ed): Radiosurgery, vol. 4. Basel: Karger, 2002:152–161.
29. Kwon Y, Khang SK, Kim CJ, Lee DJ, Lee JK, Kwun BD: Radiologic and histopathologic changes after Gamma Knife radiosurgery for acoustic schwannoma. Stereotact Funct Neurosurg 1999;72(Suppl 1):2–10.
30. Nielsen SL, Kjellberg RN, Asbury AK, Koehler AM: Neuropathologic effect of proton-beam irradiation in man. I. Dose-response relationship after treatment of intracranial neoplasms. Acta Neuropathol (Berl) 1972;20:348–356.
31. Szeifert GT, Figarella-Branger D, Roche PH, Régis J: Histopathological observations on vestibular schwannomas after gamma knife radiosurgery: the Marseille experience. Neurochirurgie 2004;50(2-3):327–337.
32. Kondziolka D, Lunsford LD, Flickinger JC: The radiobiology of radiosurgery. Neurosurg Clin N Am 1999;10:157–167.
33. Major O, Szeifert GT, Radatz MW, Walton L, Kemeny AA: Experimental stereotactic gamma knife radiosurgery. Vascular contractility studies of the rat middle cerebral artery after chronic survival. Neurol Res 2002;24:191–198.
34. Schneider BF, Eberhard DA, Steiner LE: Histopathology of arteriovenous malformations after gamma knife radiosurgery. J Neurosurg 1997;87:352–357.
35. Szeifert GT, Kemeny AA, Timperley WR, Forster DM: The potential role of myofibroblasts in the obliteration of arteriovenous malformations after radiosurgery. Neurosurgery 1997;40:61–65.
36. Julow J, Slowik F, Kelemen J: Late post-irradiation necrosis of the brain. Acta Neurochir (Wien) 1979;46:135–150.
37. Yamamoto M: Radiosurgery for metastatic brain tumors. Prog Neurol Surg 2007;20:106–128.
38. Jagannathan J, Bourne TD, Schlesinger D, Yen CP, Shaffrey ME, Laws ER Jr, Sheehan JP: Clinical

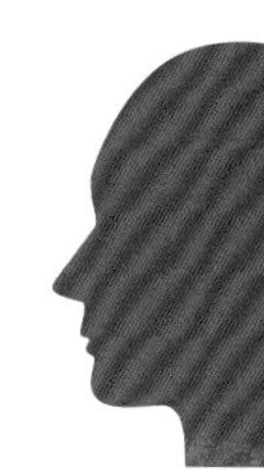

and pathological characteristics of brain metastasis resected after failed radiosurgery. Neurosurgery 2010;66:208–217.

39. Kano H, Kondziolka D, Lobato-Polo J, Zorro O, Flickinger JC, Lunsford LD: T1/T2 matching to differentiate tumor growth from radiation effects after stereotactic radiosurgery. Neurosurgery 2010;66:486–491.
40. Kano H, Kondziolka D, Zorro O, Lobato-Polo J, Flickinger JC, Lunsford LD: The results of resection after stereotactic radiosurgery for brain metastases. J Neurosurg 2009;111:825–831.
41. Szeifert GT, Salmon I, Rorive S, et al: Does gamma knife surgery stimulate cellular immune response to metastatic brain tumors? A histopathological and immunohistochemical study. J Neurosurg 2005;102(Suppl):180–184.
42. Szeifert GT, Salmon I, Baleriaux D, Brotchi J, Levivier M: Immunohistochemical analysis of a cerebral arteriovenous malformation obliterated by radiosurgery and presenting with re-bleeding. Case report. Neurol Res 2003;25:718–721.
43. Wikstrand C, Ashley DM, Bigner DD, Hale LP: Cellular immunology. Lymphocyte populations, cytokines and target-effector systems. In: Bigner D, McLendon R, Bruner JM (eds): Russell and Rubinstein’s pathology of tumors of the nervous system, ed. 6th, vol. 1. London, UK: Arnold, 1998:231–249.
44. Fuks Z, Kolesnick R: Engaging the vascular component of the tumor response. Cancer Cell 2005;8:89–91.
45. Storer K, Tu J, Karunanayaka A, Smee R, Short R, Thorpe P, Stoodley M: Coadministration of low-dose lipopolysaccharide and soluble tissue factor induces thrombosis after radiosurgery in an animal arteriovenous malformation model. Neurosurgery 2007;61:604–611.
46. Alomari A, Rauch PJ, Orsaria M, Minja FJ, Chiang VL, Vortmeyer AO: Radiologic and histologic consequences of radiosurgery for brain tumors. J Neurooncol 2014;117:33–42.
47. Iorio-Morin C, Kano H, Huang M, et al: Histology-stratified tumor control and patient survival after stereotactic radiosurgery for pineal region tumors: A report from the international Gamma Knife research foundation. World Neurosurg 2017;107:974–982.

（吴惠　译）

动静脉畸形的立体定向放射外科治疗

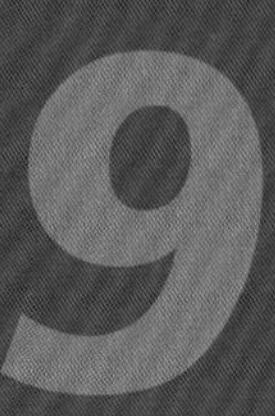

L.Dade Lunsford，Andrew Faramand，Hideyuki Kano，Ajay Niranjan
神经外科
匹兹堡大学医学院
宾夕法尼亚州 匹兹堡

9.1 引言

脑动静脉畸形（arteriovenous malformation，AVM）是一种先天性的血管异常，它将血液从动脉血管分流到静脉，而两者之间不存在减压毛细血管床，其主要风险是出血和死亡。动静脉畸形相对少见，年发病率为（0.89～1.34）/10万，估计患病率为18/10万[1-3]。在现代影像技术的时代，越来越多的患者偶然或在对头痛或癫痫发作的检查中发现了动静脉畸形。数字减影血管造影（digital subtraction angiography，DSA）仍然是AVM诊断和制定治疗方案的“金标准”。结合轴状位MRI，这些检查可以准确地定义三维解剖，确定是否存在畸形血管巢内动脉瘤或供血动脉瘤，并描绘静脉引流模式。AVM的主要治疗目标是减少或消除出血和死亡的风险，改善非出血症状，避免未来的神经功能障碍，并减少与患者管理相关的并发症。

许多动静脉畸形患者仍有出血，最常见的是脑实质内或蛛网膜下腔出血[4]。对自发性动静脉畸形出血的总体风险估计各不相同，但一般在每年2%～4%[5-12]。AVM的年死亡率估计为1%。初次出血后，第一年再出血的风险增加到6%～15%[13-16]。与出血风险相关的因素包括畸形血管团的体积和位置、是否存在单一的引流静脉，以及是否发现畸形血管巢内动脉瘤或供血动脉瘤[17-22]。

对AVM的管理有四种选择：观察、手术切除、放射外科和栓塞。其中后三种可单独使用或联合使用，应以患者为中心确定最佳管理策略。年龄、症状和体征、是否有内科或外科合并症、病灶位置和AVM体积、出血史、血管构筑及是否有相关的动脉瘤都会影响选择。图9.1中的决策树总结了我们中心采用的AVM管理方法。

对于非出血性的大体积（通常＞20 cc）AVM，考虑到即使采用多模式治疗仍存在风险，观察仍然是一个合理的策略[23]。在“未破裂脑动静脉畸形随机试验（ARUBA）”研究结果发表后，在未破裂AVM患者中，观察的作用得到更为清晰的关注[24]。在该研究中，109例患者被随机分配接受内科治疗，而114例患者被分配接受干预，在大多数情况下接受栓塞治疗，主要的结局指标是卒中或死亡。在相对短暂的33个月随访期间，接受干预的患者有30.7%发生卒中或死亡，而接受内科治疗的患者发生卒中和死亡的只有10.1%。在随访中，干预组中46%的患者临床功能受损（定义为改良的Rankin评分≥2分），而观察组中这一比例只有15%。作者得出结论：对于未破裂的AVM患者，3年内科治疗优于内科管理加干预。因优先使用栓塞治疗和随访期短，该研究的发现受到广泛批评。自ARUBA试验以来，Ding等发表了一项关于立体定向放射外科（stereotactic radiosurgery，SRS）治疗符合ARUBA入组标准的Spetzler-Martin Ⅰ级和Ⅱ级AVM效果的回顾

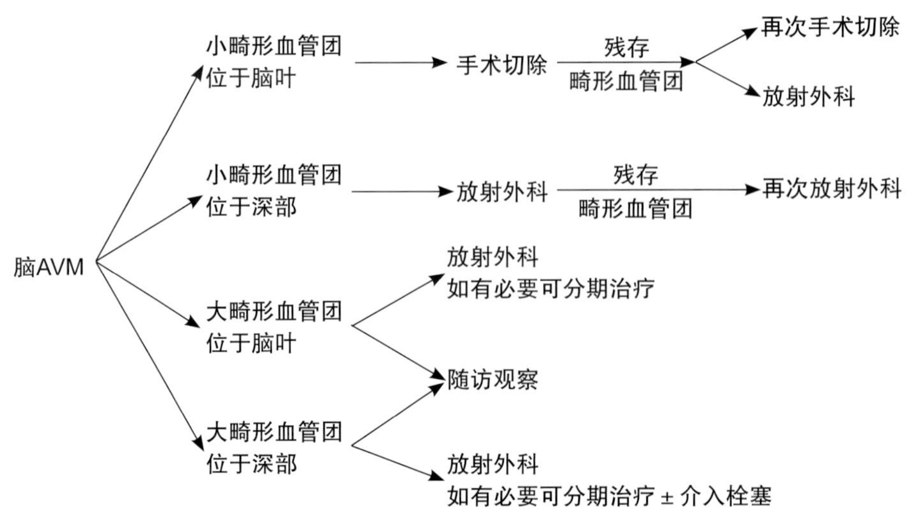

图9.1 基于AVM特征的诊疗范式

性多中心报告。研究结果表明，与自然历史队列相比，SRS治疗后的结果更为有利[25]。使用与ARUBA试验相同的入组标准，Pollock等观察到174例接受SRS治疗的患者在治疗后的前5年中每年发生卒中或死亡的风险为2%，此后为0.2%[26]。他们认为，在5～10年的随访期内，与自然病史组相比，小体积AVM的患者能从SRS中获益。

在开颅手术和手术切除之前，使用各种微粒、胶水或弹簧圈方法的血管内栓塞，可能是一种有价值的辅助手段[27]。在手术切除前，栓塞可能会减少畸形血管巢内血流或闭塞深部供血动脉，否则会增加切除AVM的重大风险。虽然也曾提倡过在SRS治疗之前进行介入栓塞，但学界也意识到栓塞一般不会使AVM体积明显减小，且会降低SRS治疗后畸形血管巢闭塞率。虽然栓塞后AVM内的血流可能发生变化，但SRS治疗仍必须以栓塞前的体积为靶区。相反，随着时间的推移，AVM被栓塞部分的再通可能需要重复SRS治疗。最近使用的液体黏性栓塞材料大大影响了SRS治疗时确定AVM分流所需的轴位MRI或CT成像。

通过手术完全切除AVM，可以立即消除出血的风险，从而提供AVM的早期确定性治疗。这种获益必须与麻醉、开颅手术、感染、卒中或切除不完全等总体手术风险所中和。在关键结构中的病变体积和位置有助于预测手术风险。Spetzler和Martin等证实，在卓越的脑血管中心，畸形血管巢的大小、静脉引流模式和位置是决定AVM手术结果的关键要素[28-31]。虽然没有专门设计用来评估放射外科治疗AVM结果的指标，但现有指标对SRS治疗后的结果预测也很重要。除这些特征外，患者年龄、AVM体积、AVM血管构筑和照射剂量[32]也是影响SRS治疗结果的额外因素。对体积小于10 cc的AVM患者，单次SRS治疗最为有效。对于体积较大（10～20 cc）的AVM患者，通常需要分阶段进行SRS治疗。初次治疗后≥3年患者的影像学显示有残留的AVM，重复SRS治疗的目的是使其完全闭塞。所有AVM管理策略的目标都是彻底闭塞，如何平衡各种方案的目标和风险仍然是座“圣杯”。

SRS的主要优势是降低风险；主要劣势是实现AVM完全闭塞所需的潜伏期间隔长[33-34]。潜伏期一般为2～3年，直到确认完全闭塞为止；但在某些患者中，潜伏期会更长。放射外科治疗AVM已被用于不适合其他治疗策略的儿童，以及有手术切除显著医疗风险的老年患者[35]。放射外科持续聚焦以AVM闭塞为目标，同时努力减少并发症，恢复、维持或提高生活质量。

9.2 放射外科的历史

20世纪60年代末，在经验表明标准分割放射治疗没有获益后，首次考虑使用立体定向放射治疗闭塞异常的脑血管。20世纪70年代和80年代初，Raymond Kjellberg利用位于马萨诸塞州剑桥的哈佛大学附属质子设施，倡导质子布拉格峰立体定向放射[36-37]。1000多例AVM患者接受治疗，但按双平面血管造影定位的计划技术和给予的辐射剂量基本上没有效果。产生质子束和氦离子束的设备因利用布拉格峰效应而被认为能够减少出口处剂量。尽管Kjellberg坚持认为布拉格峰值辐射时给出的低剂量可以稳定AVM的血管壁，并减低随后的出血风险（与人寿保险表中的年龄相关生存率相比），但只有20%的患者的AVM被完全闭塞。20世纪80年代，伯克利Lawrence Livermore实验室的Fabrikant和Steinberg，使用氦离子束进行了多疗程的AVM照射[38]。

在斯德哥尔摩，Lars Leksell和Ladislau Steiner于1970年使用179个钴源的第一代原型Leksell伽玛刀装置治疗了第一个AVM患者[39]，用双平面血管造影确定靶区。在对这个小的深部AVM进行最大剂量50 Gy治疗2年后，血管造影证实其完全闭塞。这个病例在斯德哥尔摩促成了大量的AVM治疗经验，特别是1975年在卡罗林斯卡医院放射科地下室安装了第二代Gamma 2设备之后。

直线加速器技术也被应用于SRS。在巴黎和布宜诺斯艾利斯工作的Osvald Betti[40]、在西班牙工作的Juan Barcia-Solorio[41-42]和在意大利维琴察工作的Vincenzo Columbo[43-45]，都是使用新一代直线加速器（linear accelerator，LINAC）应用光子辐射的先驱者。在美国，波士顿联合中心[46]和佛罗里达州盖恩斯维尔[47]的外科医生和肿瘤放射治疗科医生合作使用改良的直线加速器来治疗AVM。

9.3 匹兹堡大学的经验

1987年8月，我们使用新安装的有201个源的伽玛刀治疗了第1例AVM患者[48]，这是第5台设备。我们在1991年报道了治疗227例患者的初步经验[49]。我们注意到，两年的完全闭塞率与AVM畸形血管巢体积和AVM边缘剂量有关，这是采用血管造影和轴位数字断层扫描来成像的。边缘剂量为25 Gy时，体积小于1 cc的AVM的闭塞率接近100%。3年时，体积为1～4 cc的AVM的闭塞率下降到85%，体积大于4 cc的AVM的闭塞率下降到58%。对于这些患者，平均在3年左右给予第二次SRS治疗。

从1987年到2021年，我们的累计经验增加到1302例患者。表9.1至表9.3列出了患者人口统计资料、AVM特征和治疗参数的摘要。我们随后报道了1987—2004年期间接受放射外科治疗的906例患者的预后数据。患者的中位年龄为36岁（范围3～80岁）。临床表现包括出血（46%）、癫痫发作（24%）和头痛（18%），8%的患者有神经系统功能障碍（8%），4%的患者有意外偶发的AVM，7%的患者之前的治疗策略包括手术切除或血块评估，21%的患者在接受SRS治疗之前接受了一次或多次介入栓塞。中位靶体积为3.4 cc（范围0.065～57.7 cc）。中位边缘剂量为20 Gy（范围13～32 Gy）。865例（94.3%）患者接受了单次治疗，173例（10.4%）患者需要在3年后再次使用放射外科治疗未完全闭塞的畸形血管巢。84例（5.6%）患者接受了前瞻性的体积分期放射外科治疗。

在中位3年的随访期中，78%的患者实现了畸形血管巢完全闭塞（通过血管造影或MRI证实）。另外，21%的患者实现了畸形血管巢近乎完全闭塞。在随访期间，38例患者治疗后发生出血（4.1%）。在出现癫痫发作的患者中，51%的患者的癫痫发作控制得到了改善。24例患者（2.6%）出现了导致神经功能障碍的放射不良反应（adverse radiation effect，ARE）。我们在108例患者（12%）中检测到AVM靶区周围新的T_2信号升高。16例患者（1.7%）出现了远期并发症，包括迟发囊肿形成或慢性扩张性包裹性血肿。在这组AVM病例中，没有患者出现符合Cahan标准的与放射相关的继发性肿瘤。

表 9.1 匹兹堡大学医学中心患者统计信息

患者统计信息	
患者数量	1302
年龄	
中位数	38岁
范围	3～87岁
性别	
男	637（49%）
女	665（51%）
SRS治疗肿瘤前出血	611（47%）
症状	
感觉或运动功能障碍	449（34%）
癫痫发作	334（26%）
头痛	286（22%）
其他	181（14%）
意外偶发	52（4%）
既往治疗	
介入栓塞	216（17%）
外科切除	131（10%）

表 9.2 1302 个 AVM 在脑的位置和分级

AVM（*n*=1302个）位置与分级	
AVM位置	
颞叶	19%
额叶	20%
顶叶	17%
丘脑/基底节	12%
枕叶	12%
小脑	8%
脑干	6%
硬膜	2%
胼胝体	2%
脑室内	1%
松果体	1%
Spetzler-Martin分级	
Ⅰ级	6%
Ⅱ级	28%
Ⅲ级	41%
Ⅳ级	12%
Ⅴ级	13%
共存动脉瘤	130（10%）
共存曲张静脉	170（13%）

表 9.3 匹兹堡大学治疗 AVM 的放射外科参数

AVM放射外科参数	
AVM体积	
中位数	3.6 mL
范围	0.065 ~ 57.7 mL
放射外科剂量	
中位数	20 Gy
范围	13 ~ 32 Gy
放射外科次数	
总次数	1655
单次治疗	865/1482（94.3%）
前瞻性体积分期	84/1482（5.6%）
再次治疗	173/1655（10.4%）

9.4 放射外科技术

用Leksell伽玛刀（Elekta AB公司）进行的SRS是一种合作性治疗手段，融合了专科的神经外科医师、肿瘤放射治疗科医师和医学物理师的训练和经验。在大多数情况下，SRS是在门诊进行的。我们对幕上脑叶或软脑膜AVM患者通常会事先给予抗惊厥治疗，以减少围手术期癫痫发作的风险。对于治疗前没有癫痫发作史的患者，在治疗数周后停止使用抗惊厥药物。传统上，治疗从安装与影像兼容的Leksell立体定向头架开始，该过程在头皮局部麻醉下进行，通常会辅以静脉有意识镇静（芬太尼和咪达唑仑）。由于面罩下不可行立体定向DSA，所以即使在当今，头架固定仍然是重要的。12岁以下的儿童或不能忍受操作的成人，需要在MRI中心在安装框架之前进行气管插管下全身麻醉。

下一个步骤是图像采集。自20世纪90年代初以来，为制订治疗计划所使用的影像包括高分辨率轴位MRI和双平面立体定向DSA。具体而言，是增强3D薄层（1.5 mm）轴位成像，辅以3 mm轴位全头T_2快速自旋回波成像序列。选用早期、中期和晚期的正位和侧位DSA图像来制订剂量计划，因为它们能最好地显示AVM畸形血管巢和早期静脉引流。当MRI有禁忌证时（如心脏起搏器、顺磁性金属异物），可进行对比剂增强的CT血管成像。图像是通过连接在头部框架上的基准装置获得的，以便将图像配准入既定的立体定向空间。一旦完成，立体定向图像将被上传到剂量计划软件中。对所有影像都要仔细检查，以确定可能存在的任何畸形血管巢内动脉瘤或供血动脉瘤，这些动脉瘤是出血的危险因素，也可能是进一步的手术或血管内治疗的指征[22]。所有相关的颈外动脉和颈内动脉及椎动脉造影都是根据AVM的血供进行的。

放射外科治疗的靶区是AVM畸形血管巢，也就是供血动脉和引流静脉之间的分流部分。通常情况下，要创建有多个等中心的计划，以在选定的治疗等剂量下，使辐射剂量与AVM畸形血管巢体积高度适形。剂量的选择要考虑到AVM体积、解剖位置、既往放射治疗史（如果曾治疗过）和临床病史等因素。最小的治疗边缘剂量为18 ~ 22 Gy。在分析我们的数据时，我们发现最大剂量、边缘剂量或等效剂量都不能作为闭塞AVM的最佳预判因素。相反，重要的是接受剂量大于20 Gy的畸形血管巢体积百分比，而且该剂量应至少覆盖AVM的63%。这一发现导致了对计划过程的微调，其中规定了最小剂量（通常是18 ~ 20 Gy），然后在AVM体积中加入多个小的低权重等中心，以增加接受最小剂量20 Gy的体积（图9.2）[50]。

在SRS治疗AVM的过程中，剂量均匀性的概念是不可靠的，适形性指数对于闭塞率没有预测能力。选择性（靶区外的剂量衰减率）是最重要的原则之一。ARE与AVM周围的大脑受照有关。这种风险可以通过受照12 Gy的体积来估计。其中包括靶和靶区外剂量衰减体积。根据解剖位置的不同，处方剂量会有所改变。治疗结束后，立即静脉注射单次剂量的甲泼尼龙。

建议定期进行影像学随访。只要有可能，就在我们自己的中心进行成像；但如果患者住得比较远，我们会复核患者在离家较近处扫描的影像。与患者转诊医生团队之间的沟通是至关重要的。我们通常建议在6个月后进行MRI扫描，然后每年一次，以评估放射外科治疗的效果。如果3年后，MRI提示完全闭塞（T_2图像上没有流空），我们要求复查DSA（图9.3）。仅凭增强图像不能预测闭塞，因为典型的血脑屏障反应性改变通常在所有患者中都能看到。如果MRI明确显示了残留的畸形血管巢，则推迟血管造影，并与患者联系，建议其再次进行放射外科治疗以达到最终闭塞效应。

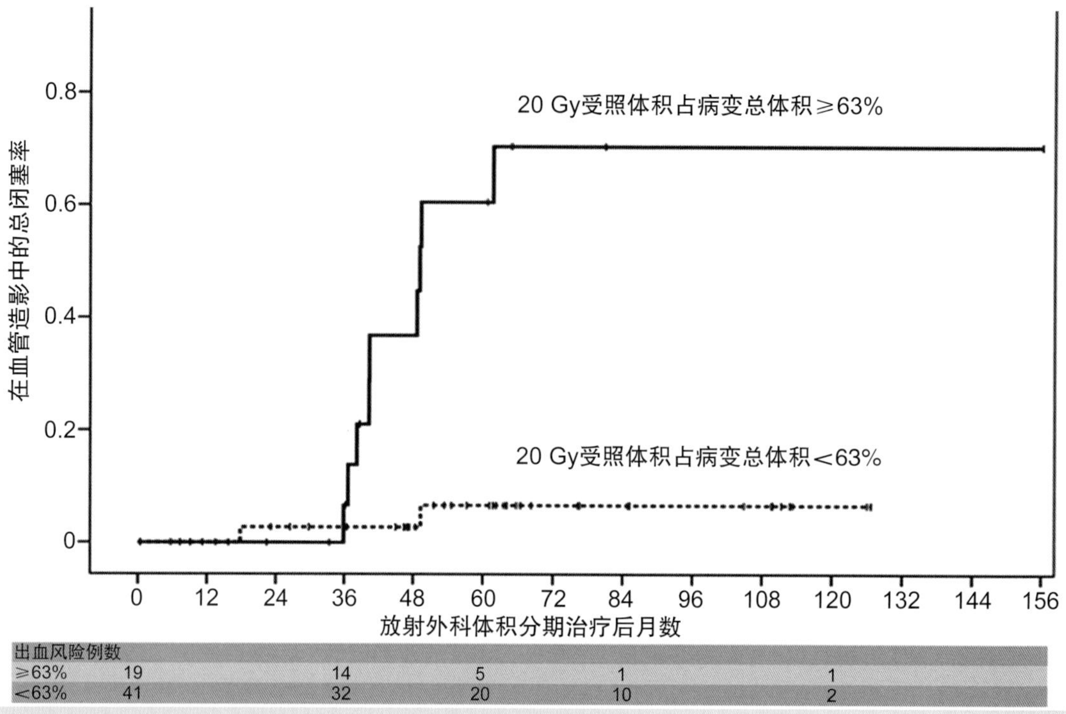

图9.2　整个靶体积中20 Gy受照体积占比≥63%与＜63%的大型AVMs进行体积分期SRS治疗后在血管造影上完全闭塞的Kaplan Meier曲线对比

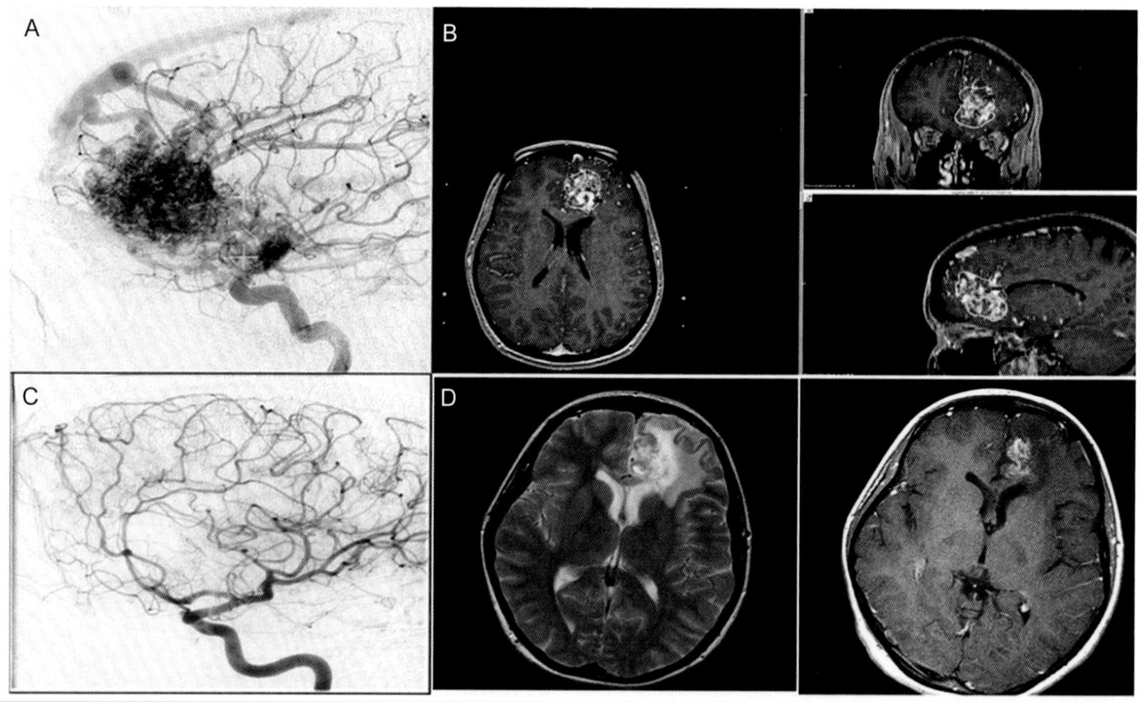

A.最初的术前导管血管造影显示有一个3 cm×3.5 cm×4.5 cm的左额叶动静脉畸形，由左侧大脑前动脉和左侧大脑中动脉分支供血，静脉引流既有浅层也有深层。B.手术第二阶段当天进行的T_1轴位、冠状位和矢状位磁共振成像。第一阶段对AVM的下半部分（蓝色圈处）进行了治疗，使用18 Gy，按50%等剂量线覆盖10.6 cc体积。黄线所包围的区域代表第二阶段治疗AVM的部分，使用18 Gy，按50%等剂量线来治疗剩余的10.7 cc体积。C.治疗后3年进行的血管造影显示AVM完全闭塞。D.T_1-T_2 MRI显示没有血管流空，AVM闭塞，T_2信号显示治疗AVM的位置上存在放射性改变。

图9.3　一位20岁的患者因影像学检查偶然发现左侧额叶动静脉畸形来我们中心就诊。鉴于动静脉畸形的大小，我们分两个阶段进行SRS治疗，其间间隔4个月

9.5 立体定向放射外科治疗动静脉畸形的当前结果

在未经治疗的情况下，每年自发性出血的总风险估计值在2%～5%[10，17]。既往有过出血病史的患者，再次出血的风险明显更高。有报告，早期再出血率为每年6%～18%[17，21]。在24年的人群研究中，出血是一个相对稳定的终身风险，每年的死亡风险约为1%，每年的出血风险约为4%[10]。我们对放射外科治疗AVM患者前的出血风险的分析表明，总体粗算出血率为每年2.4%[21]。

在我们的分析中，我们发现了影响出血风险的其他因素。这些因素包括畸形血管巢前或畸形血管巢内的动脉瘤（对于这些动脉瘤，观察者之间往往意见不一致），以及血管造影上存在弥散性而非紧凑性的AVM畸形血管巢。Pollock等构建了与这些重要因素有关的出血风险估计[21]（表9.4，表9.5）。对于低风险的AVM（无出血史，也无其他风险因素，畸形血管巢紧凑，或单一引流静脉），出血年风险率约为1%。相比之下，对于有其他危险因素的患者，具有弥散性畸形血管巢的AVM，二次出血的风险为2%～3.7%；而具有高风险血管结构特征（单一引流静脉或弥散性形态）的AVM的出血风险为8.94%。

终身出血风险的累积估计随诊断时的年龄不同而变化。一个简单的生命周期风险率表明，使用105减去患者年龄，就可以得出该患者发生出血事件的总累积风险[51-52]。对于儿童来说，这种风险是非常大的；而对于老年人来说，一个从未出血过的患者，其一生中剩余的出血风险可能相对较低。在一个由539例患者组成的儿科患者队列中，AVM总的闭塞率为64%，15年后的累积闭塞率为88%。SRS治疗后出血的风险为8%，2%的患者出现迟发性囊肿[53]。

表 9.4 AVM 患者初次和二次出血的预计终身风险 [21]

AVM特征	颅内出血预计风险	
	初次出血	二次出血
低风险AVM（畸形血管巢边界清楚，引流静脉多于1条）	1.00%	3.70%
高风险AVM（弥散性畸形血管巢或只有1条引流静脉）	2.20%	8.90%

9.6 动静脉畸形的闭塞

在我们对351例患者进行的为期3～11年的影像随访研究中，使用20 Gy（中位）边缘剂量，73%的患者血管造影检查记录到AVM闭塞，86%的患者单独MRI检查记录到AVM闭塞[54]。此外，我们认为，MRI检测到的闭塞，经血管造影确认，准确率约为90%[55]。有些患者不愿意再做血管造影，尽管这项研究仍然是确认治疗后反应的最佳标准。即使存在引流静脉早显，但没有可辨认的畸形血管团，也能提供对出血风险的保护，因为当只看到引流静脉早显时，我们不会意识到后续的出血情况。6个月至1年后的血管造影随访一般也会显示早显的引流静脉消失。

闭塞失败是多因素的，如前所述，可能与剂量、时间、体积、对三维几何形状的识别不足或既往栓塞部位发生再通有关。最近的出血可能会留下血肿，压迫部分AVM，导致次全性治疗。在我们旨在探究靶区边缘失败原因的研究中，我们

表 9.5 根据既往出血病史和是否存在形态学高风险特征（弥漫性形态或单一引流静脉）估计终身出血风险 [21，52]

诊断时年龄（岁）	预计生存期（岁）	颅内出血终身风险			
		低出血风险AVM		高出血风险AVM	
		无既往出血	有既往出血	无既往出血	有既往出血
15	77	46	90.5	75.1	99.7
25	67	40.4	86.1	68.9	99.2
35	78	34.8	80.4	61.9	98.2
45	79	28.7	72.4	53.4	95.9
55	80	22	61.2	43	90.4
65	83	16.4	49.5	33.2	81.5
75	86	10.4	34.1	21.9	64.3
85	91	5.8	20.3	12.6	43

注意到，在18%的既往栓塞患者中可见到持续存在靶区外残余的AVM，但在未栓塞的患者中只有5%。我们还注意到，女性的闭塞率结果可能略低。我们最初假设，小儿AVM会比成人AVM患者更快、更彻底的闭塞。这一假设在国际放射外科研究基金会资助的多中心回顾性研究[53]和我们在2020年发表的中心综述[35]中均未得到证实。

9.7 立体定向放射外科治疗后出血

我们还分析了放射外科治疗后观察期（或延迟间隔期）的出血率[56]。在这项研究中，我们评估了312例患者的临床和血管造影结果，平均时间为4年。21例患者在放射外科治疗后的中位随访期8个月时发生AVM出血。在排除其他的出血风险因素（如未治疗的动脉瘤）后，每位患者放射外科治疗后发生出血的总风险为7.4%。在放射外科治疗后的前2年，未完全闭塞AVM的实际出血率为每年4.8%；如果接下来AVM仍没有完全闭塞，则在放射外科治疗后的第3～5年实际出血率为每年5%。到目前为止，我们的数据还没有提供强有力的证据证明在完全闭塞之前，放射外科治疗有保护作用。Maruyama[57]的研究及Steiner对Karolinska经验[58]的重新解读表明，即使在畸形血管巢完全闭塞之前，放射外科治疗也可能有一些对AVM出血的保护性获益。

有近端未处理动脉瘤的患者，放射外科治疗后出血的风险会增加[22]。如果动脉瘤紧挨着AVM，它可能会随着AVM的闭塞而自愈。有动脉瘤的患者应考虑进一步处理，以减少潜伏期出血的风险。Ding等最近的一项研究发现，当使用的边缘剂量较低且存在动脉瘤时，深部AVM的出血风险增加[59]。

我们评估了AVM静脉扩张引流（静脉扩张）是否会影响出血风险。静脉扩张可能是静脉流出部分受限的标志，可能会增加出血风险。在这项分析中，我们无法证明具有静脉扩张引流模式的患者潜伏期出血的风险在统计学上有所增加。

9.8 放射不良反应

早期的不良反应相对较少，包括安装头架带来的头部疼痛、清醒镇静药物带来的恶心，以及皮层下脑叶AVM患者发生癫痫的风险[55, 60-62]。我们建议对这些患者使用预防性抗惊厥药物，但不建议对深部AVM患者使用。放射外科的迟发AREs也相对罕见。我们评估了85例在伽玛刀放射外科治疗后出现症状性并发症的AVM患者，并将其与337例无并发症的患者进行比较[63]。有35例患者被归类为永久性的症状性后遗症。我们构建了各种模型来比较AVM位置和受照≥12 Gy的组织体积与发生ARE风险的影响。与脑叶位置相比，丘脑、中脑和脑干位置的ARE风险明显增加。我们能够利用12 Gy的体积构建统计模型，预测永久性辐射后遗症的风险（图9.4）[64]。这些数据对于定义风险（进行效益分析）是非常重要的。这个数据库虽然有用，但它是用相对较少的并发症例数和相对较多的变量种类构建的，脑干某些部位的风险可能被明显高估。

对于体积较大的尤其是≥15 cc的AVM，需要采取体积分期治疗。这样做的目的是在保持安全的前提下提高最终的闭塞率。在制订治疗计划期间，我们一般将AVM分成两个比例大致相同的体积。在第一次手术时（通过血管造影和磁共振成像），我们会为整个AVM设计一个计划，然后逐渐从计划中减去等中心点，直到形成与初始阶段相对应的50%体积。然后再做第二阶段体积分期的治疗计划，以完成完整体积的剂量计划。这种策略增加了大脑修复正常组织的能力，并减少了ARE的发生。

放射外科治疗AVM的其他并发症是非常罕见的。这些风险包括闭塞出血的风险（终身风险1%），以及迟发囊肿形成或发展为慢性包裹性扩张性血肿（chronic encapsulated expanding hematoma，CEEH）的风险。迟发囊肿是由日本神经外科医生首次报道的，他们在放射外科发展的早期将患者转诊到瑞典接受SRS治疗[65]。其他长期随访研究中也有囊肿形成的报道[66-67]。在我们20年的经验中，1.7%的患者出现迟发囊肿形成。我们还观察到，发生迟发囊肿形成的患者更有可能在治疗之前有过出血。对这类囊肿的处理方法是观察、简单引流、囊肿分流或手术开窗分流。CEEH是迟发的、逐渐扩大的出血性洋葱皮样病变，类似于（但不是）海绵状血管畸形。它们在血管造影上是隐匿的，在磁敏感加权MRI上可以很清楚地看到不同层次的含铁血黄素沉积。根据位置和体积的不同，它们会导致进行性神经功能障碍，最终需要开颅和手术切除（图9.5）[68]。在我们治疗1100例患者的经验中，有6例患者发生了CEEH，风险计算为0.0045次/（人·年）。

根据UPMC超过17 300次的伽玛刀手术经验，我们还没有发现明显符合Cahan标准的与辐射相关的肿瘤患者。Sheehan和Steiner报道了2例接受AVM放射外科治疗的患者，后来发现患有脑膜瘤[69]。由于脑膜瘤在老年患者中很常见，从人群基础上来看，与脑膜瘤的自然发展史相比，并不清楚这是否代表风险明显增加。然而，另外有2例胶质母细胞瘤的报道[70-71]。在过去的40年里，超过150万例患者接受了伽玛刀放射外科治疗。虽然分母（治疗人数）是已知的，但分子（与辐射相关肿

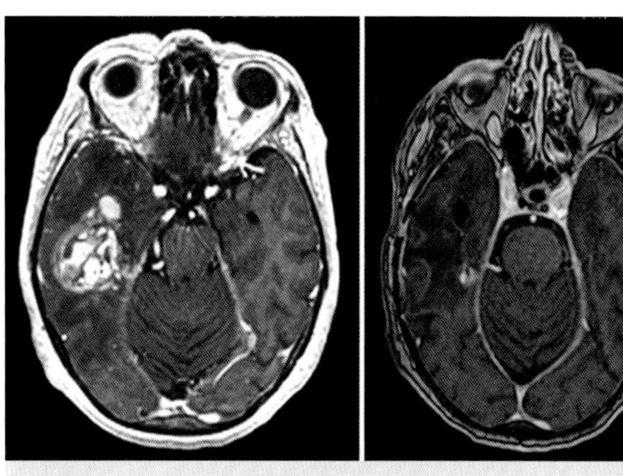

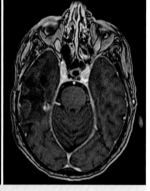

图9.5 MRI显示手术切除前后的右侧颞叶CEEH

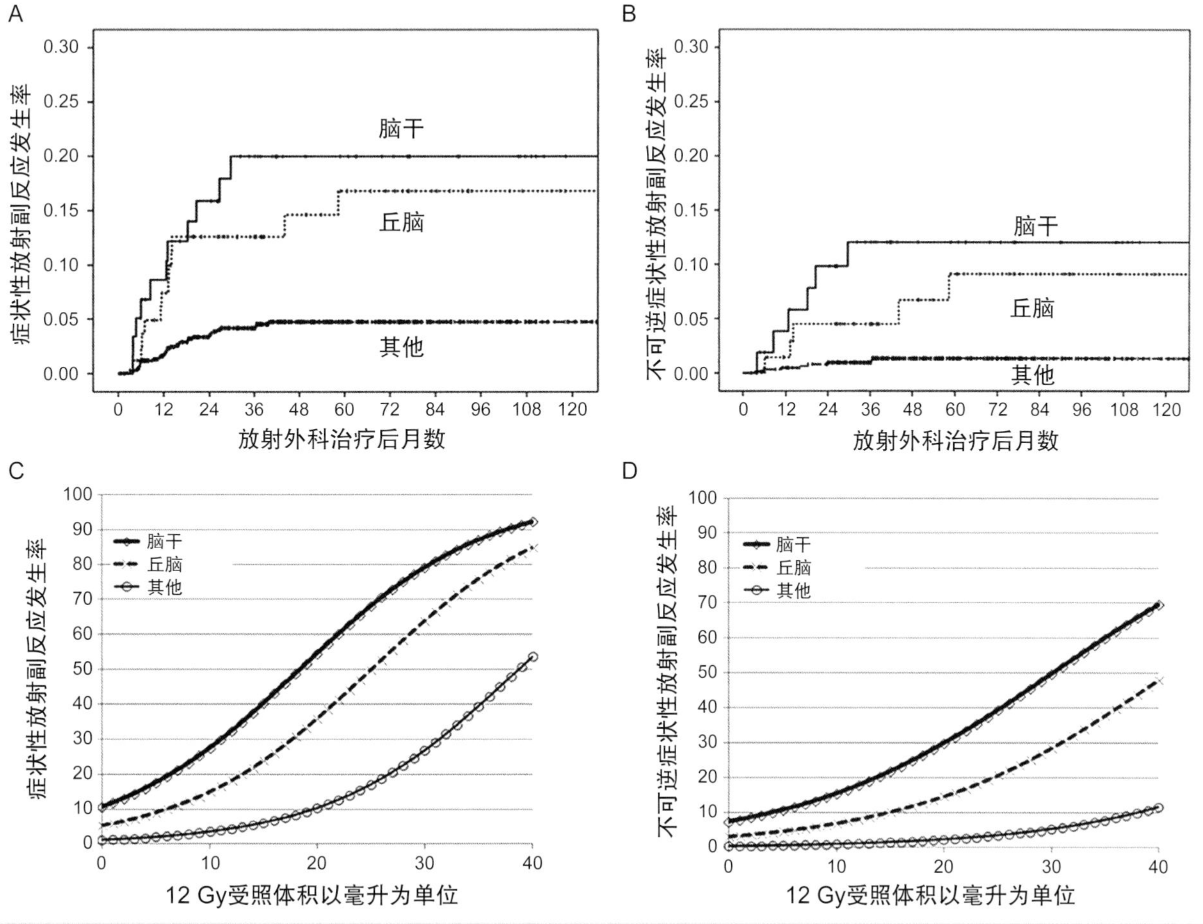

图9.4 A.放射外科治疗位于脑干、丘脑与其他位置AVM后的症状性ARE的Kaplan-Meier曲线。B.放射外科治疗位于脑干、丘脑与其他位置AVM后的不可逆的症状性ARE的Kaplan-Meier曲线。C.根据脑干、丘脑和其他位置的AVM，通过多变量逻辑回归分析，得出AVM患者的风险预测曲线，12 Gy体积与发生症状性ARE的风险相关。D.根据脑干、丘脑和其他位置的AVM，通过多变量逻辑回归分析，得出AVM患者的风险预测曲线，12 Gy体积与发生不可逆的症状性ARE的风险相关

瘤的发生率）仍是一个估计值。我们警告患者，与辐射相关肿瘤的风险可能高达1/1000，尽管我们的个人经验和英国发表的数据都无法证实这一发生率[72]。一项基于5个国际放射外科中心人群的多中心队列研究发现，每10万患者每年的风险为6.87，与普通人群的风险相似[73]。

9.9 重复放射治疗

对于那些在放射外科治疗后3年或3年以上，通过影像学检查发现有残留病灶的患者，我们建议再次进行放射外科治疗。对于这类患者，我们偶尔可以稍微增加剂量到残留的小体积AVM。既往未接受放射外科治疗的患者的永久性神经损伤率略高于预期[74]。然而，应该提醒的是，大多数这类患者在初始接受治疗时都有相对较大体积的AVM。

9.9.1 硬脑膜动静脉畸形的治疗

与我们对颅内AVM的经验不同，硬脑膜血管畸形或硬脑膜动静脉瘘（dural AV fistulas，DAVF）确实可以从栓塞和放射外科联合中获益[75-76]。治疗的时机非常关键。我们倾向于在没有栓塞伪影的影响下，能确定瘘口的整体情况，先行放射外科治疗。大多数此类DAVF发生在横窦或乙状窦区域，可能与搏动性耳鸣相关[77]。其他DAVF可能发生在海绵窦，与复视、视力受损或眼球突出相关。上矢状窦DAVF可能引起视盘水肿、视力下降和脑积水。有皮层静脉引流的DAVF容易出现颅内出血、进行性功能障碍或癫痫发作。由于这类患者的总体颅内出血率约为每年2%，因此需要进行治疗[77]。我们通常进行放射外科治疗和当天栓塞。患者安装头架并接受MRI检查，然后进行初步的血管造影，并在留置股动脉鞘管的情况下被转送接受伽玛刀治疗。完成放射外科后，他们被转回介入中心，接受栓塞治疗。栓塞可以早期缓解DAVF的症状，而放射外科可以确保远期闭塞。

9.9.2 未来方向

放射外科治疗AVM是一种成熟的管理策略。近50年来，使用伽玛刀治疗超过12万例AVM患者的经验（2020年Leksell伽玛刀协会报告）已经验证了SRS，现在已成为全世界最常用的AVM治疗策略。我们认为，除DAVF患者外，在显微神经外科手术之前进行栓塞有重要意义，而在SRS治疗前进行栓塞的作用有限。由于不能安全地增加AVM边缘剂量，我们现在寻求优化计划，使AVM的63%体积受照>20 Gy。我们约束周围大脑受照剂量的能力（选择性）似乎可以通过目前的成像技术以及辐射传输系统得到最大限度的发挥。计算机断层血管造影和磁共振血管成像都不能改善AVM的剂量规划。这是因为这些图像不能确定畸形血管周围的组织（也就是风险发生的位置）。AVM的标准分割以及小分割方案目前均未发挥作用。大型AVM的体积分期是成功治疗其他无法手术的AVM的重要策略。到目前为止，还没有开发出一种有用的、能在放射外科治疗前立即用微导管给药的辐射增敏剂。同样地，脑保护药物也令人失望。缩短SRS治疗后的潜伏间隔期值得进一步努力。对随后远期不良反应（如CEEH或迟发囊性变）的预防方法，仍有待评估。对于这种年死亡率1%而未得以治疗的疾病，目前的数据显示，SRS提供了安全和有效的管理。

参考文献

（遵从原版图书著录格式）

1. Kim H, Su H, Weinsheimer S, Pawlikowska L, Young WL. Brain arteriovenous malformation pathogenesis: a response-to-injury paradigm. Acta Neurochir Suppl. 2011;111:83–92.
2. Berman MF, Sciacca RR, Pile-Spellman J, et al. The epidemiology of brain arteriovenous malformations. Neurosurgery. 2000;47(2):389–396; discussion 397.
3. Laakso A, Hernesniemi J. Arteriovenous malformations: epidemiology and clinical presentation. Neurosurg Clin N Am. 2012;23(1):1–6.
4. Brown RD, Jr., Wiebers DO, Torner JC, O'Fallon WM. Frequency of intracranial hemorrhage as a presenting symptom and subtype analysis: a population-based study of intracranial vascular malformations in Olmsted Country, Minnesota. J Neurosurg. 1996;85(1):29–32.
5. Brown RD, Jr., Wiebers DO, Forbes G, et al. The nat-

ural history of unruptured intracranial arteriovenous malformations. J Neurosurg. 1988;68(3):352–357.
6. ApSimon HT, Reef H, Phadke RV, Popovic EA. A population-based study of brain arteriovenous malformation: long-term treatment outcomes. Stroke. 2002;33(12):2794–2800.
7. Choi JH, Mast H, Sciacca RR, et al. Clinical outcome after first and recurrent hemorrhage in patients with untreated brain arteriovenous malformation. Stroke. 2006;37(5):1243–1247.
8. Fults D, Kelly DL, Jr. Natural history of arteriovenous malformations of the brain: a clinical study. Neurosurgery. 1984;15(5):658–662.
9. Halim AX, Johnston SC, Singh V, et al. Longitudinal risk of intracranial hemorrhage in patients with arteriovenous malformation of the brain within a defined population. Stroke. 2004;35(7):1697–1702.
10. Ondra SL, Troupp H, George ED, Schwab K. The natural history of symptomatic arteriovenous malformations of the brain: a 24-year follow-up assessment. J Neurosurg. 1990;73(3):387–391.
11. Stapf C, Mast H, Sciacca RR, et al. Predictors of hemorrhage in patients with untreated brain arteriovenous malformation. Neurology. 2006;66(9):1350–1355.
12. Wedderburn CJ, van Beijnum J, Bhattacharya JJ, et al. Outcome after interventional or conservative management of unruptured brain arteriovenous malformations: a prospective, population-based cohort study. Lancet Neurol. 2008;7(3):223–230.
13. da Costa L, Wallace MC, Ter Brugge KG, O'Kelly C, Willinsky RA, Tymianski M. The natural history and predictive features of hemorrhage from brain arteriovenous malformations. Stroke. 2009;40(1):100–105.
14. Hernesniemi JA, Dashti R, Juvela S, Vaart K, Niemela M, Laakso A. Natural history of brain arteriovenous malformations: a long-term follow-up study of risk of hemorrhage in 238 patients. Neurosurgery. 2008;63(5):823–829; discussion 829–831.
15. Itoyama Y, Uemura S, Ushio Y, et al. Natural course of unoperated intracranial arteriovenous malformations: study of 50 cases. J Neurosurg. 1989;71(6):805–809.
16. Yamada S, Takagi Y, Nozaki K, Kikuta K, Hashimoto N. Risk factors for subsequent hemorrhage in patients with cerebral arteriovenous malformations. J Neurosurg. 2007;107(5):965–972.
17. Graf CJ, Perret GE, Torner JC. Bleeding from cerebral arteriovenous malformations as part of their natural history. J Neurosurg. 1983;58(3):331–337.
18. Waltimo O. The change in size of intracranial arteriovenous malformations. J Neurol Sci. 1973;19(1):21–27.
19. Duong DH, Young WL, Vang MC, et al. Feeding artery pressure and venous drainage pattern are primary determinants of hemorrhage from cerebral arteriovenous malformations. Stroke. 1998;29(6):1167–1176.
20. Marks MP, Lane B, Steinberg GK, Chang PJ. Hemorrhage in intracerebral arteriovenous malformations: angiographic determinants. Radiology. 1990;176(3):807–813.
21. Pollock BE, Flickinger JC, Lunsford LD, Bissonette DJ, Kondziolka D. Factors that predict the bleeding risk of cerebral arteriovenous malformations. Stroke. 1996;27(1):1–6.
22. Kano H, Kondziolka D, Flickinger JC, et al. Aneurysms increase the risk of rebleeding after stereotactic radiosurgery for hemorrhagic arteriovenous malformations. Stroke. 2012;43(10):2586–2591.
23. Han PP, Ponce FA, Spetzler RF. Intention-to-treat analysis of Spetzler-Martin grades IV and V arteriovenous malformations: natural history and treatment paradigm. J Neurosurg. 2003;98(1):3–7.
24. Mohr JP, Parides MK, Stapf C, et al. Medical management with or without interventional therapy for unruptured brain arteriovenous malformations (ARUBA): a multicentre, non-blinded, randomised trial. Lancet. 2014;383(9917):614–621.
25. Ding D, Starke RM, Kano H, et al. Stereotactic radiosurgery for ARUBA (A Randomized Trial of Unruptured Brain Arteriovenous Malformations)-eligible Spetzler-Martin grades I and II arteriovenous malformations: a multicenter study. World Neurosurg. 2017;102:507–517.
26. Pollock BE, Link MJ, Brown RD. The risk of stroke or clinical impairment after stereotactic radiosurgery for ARUBA-eligible patients. Stroke. 2013;44(2):437–441.
27. Ledezma CJ, Hoh BL, Carter BS, Pryor JC, Putman CM, Ogilvy CS. Complications of cerebral arteriovenous malformation embolization: multivariate analysis of predictive factors. Neurosurgery. 2006;58(4):602–

611; discussion 602-611.

28. Spetzler RF, Martin NA. A proposed grading system for arteriovenous malformations. J Neurosurg. 1986;65(4):476–483.
29. Davidson AS, Morgan MK. How safe is arteriovenous malformation surgery? A prospective, observational study of surgery as first-line treatment for brain arteriovenous malformations. Neurosurgery. 2010;66(3):498–504; discussion 504–495.
30. Morgan MK, Rochford AM, Tsahtsarlis A, Little N, Faulder KC. Surgical risks associated with the management of Grade I and II brain arteriovenous malformations. Neurosurgery. 2004;54(4):832–837; discussion 837–839.
31. Potts MB, Lau D, Abla AA, et al. Current surgical results with low-grade brain arteriovenous malformations. J Neurosurg. 2015;122(4):912–920.
32. Pollock BE, Flickinger JC. A proposed radiosurgery-based grading system for arteriovenous malformations. J Neurosurg. 2002;96(1):79–85.
33. Liscak R, Vladyka V, Simonova G, et al. Arteriovenous malformations after Leksell gamma knife radiosurgery: rate of obliteration and complications. Neurosurgery. 2007;60(6):1005–1014; discussion 1015–1006.
34. Pollock BE, Gorman DA, Coffey RJ. Patient outcomes after arteriovenous malformation radiosurgical management: results based on a 5- to 14-year follow-up study. Neurosurgery. 2003;52(6):1291–1296; discussion 1296–1297.
35. McDowell MM, Agarwal N, Mao G, et al. Long-term outcomes of pediatric arteriovenous malformations: the 30-year Pittsburgh experience. J Neurosurg Pediatr. 2020;26(3):1–8.
36. Kjellberg RN. Stereotactic Bragg peak proton beam radiosurgery for cerebral arteriovenous malformations. Ann Clin Res. 1986;18(Suppl 47):17–19.
37. Kjellberg RN, Hanamura T, Davis KR, Lyons SL, Adams RD. Bragg-peak proton-beam therapy for arteriovenous malformations of the brain. N Engl J Med. 1983;309(5):269–274.
38. Fabrikant JI, Levy RP, Steinberg GK, et al. Heavy-charged-particle radiosurgery for intracranial arteriovenous malformations. Stereotact Funct Neurosurg. 1991;57(1–2):50–63.
39. Steiner L, Leksell L, Greitz T, Forster DM, Backlund EO. Stereotaxic radiosurgery for cerebral arteriovenous malformations. Report of a case. Acta Chir Scand. 1972;138(5):459–464.
40. Betti OO, Munari C, Rosler R. Stereotactic radiosurgery with the linear accelerator: treatment of arteriovenous malformations. Neurosurgery. 1989;24(3):311–321.
41. Barcia-Salorio JL, Barcia JA, Soler F, Hernandez G, Genoves JM. Stereotactic radiotherapy plus radiosurgical boost in the treatment of large cerebral arteriovenous malformations. Acta Neurochir Suppl (Wien). 1993;58:98–100.
42. Barcia-Salorio JL, Soler F, Hernandez G, Barcia JA. Radiosurgical treatment of low flow carotid-cavernous fistulae. Acta Neurochir Suppl (Wien). 1991;52:93–95.
43. Colombo F, Benedetti A, Pozza F, Marchetti C, Chierego G. Linear accelerator radiosurgery of cerebral arteriovenous malformations. Neurosurgery. 1989;24(6):833–840.
44. Colombo F, Cavedon C, Francescon P, et al. Three-dimensional angiography for radiosurgical treatment planning for arteriovenous malformations. J Neurosurg. 2003;98(3):536–543.
45. Colombo F, Pozza F, Chierego G, Casentini L, De Luca G, Francescon P. Linear accelerator radiosurgery of cerebral arteriovenous malformations: an update. Neurosurgery. 1994;34(1):14–20; discussion 20–11.
46. Loeffler JS, Alexander E, 3rd, Siddon RL, Saunders WM, Coleman CN, Winston KR. Stereotactic radiosurgery for intracranial arteriovenous malformations using a standard linear accelerator. Int J Radiat Oncol Biol Phys. 1989;17(3):673–677.
47. Friedman WA, Bova FJ, Mendenhall WM. Linear accelerator radiosurgery for arteriovenous malformations: the relationship of size to outcome. J Neurosurg. 1995;82(2):180–189.
48. Altschuler EM, Lunsford LD, Coffey RJ, Bissonette DJ, Flickinger JC. Gamma knife radiosurgery for intracranial arteriovenous malformations in childhood and adolescence. Pediatr Neurosci. 1989;15(2):53–61.
49. Lunsford LD, Kondziolka D, Flickinger JC, et al. Stereotactic radiosurgery for arteriovenous malformations of the brain. J Neurosurg. 1991;75(4):512–524.
50. Kano H, Flickinger JC, Nakamura A, et al. How to improve obliteration rates during volume-staged ste-

reotactic radiosurgery for large arteriovenous malformations. J Neurosurg. 2018:1–8.

51. Brown RD, Jr. Simple risk predictions for arteriovenous malformation hemorrhage. Neurosurgery. 2000;46(4):1024.
52. Kondziolka D, McLaughlin MR, Kestle JR. Simple risk predictions for arteriovenous malformation hemorrhage. Neurosurgery. 1995;37(5):851–855.
53. Chen CJ, Lee CC, Kano H, et al. Stereotactic radiosurgery for pediatric brain arteriovenous malformations: long-term outcomes. J Neurosurg Pediatr. 2020:1–9.
54. Flickinger JC, Kondziolka D, Maitz AH, Lunsford LD. An analysis of the dose-response for arteriovenous malformation radiosurgery and other factors affecting obliteration. Radiother Oncol. 2002;63(3):347–354.
55. Pollock BE, Kondziolka D, Flickinger JC, Patel AK, Bissonette DJ, Lunsford LD. Magnetic resonance imaging: an accurate method to evaluate arteriovenous malformations after stereotactic radiosurgery. J Neurosurg. 1996;85(6):1044–1049.
56. Pollock BE, Flickinger JC, Lunsford LD, Bissonette DJ, Kondziolka D. Hemorrhage risk after stereotactic radiosurgery of cerebral arteriovenous malformations. Neurosurgery. 1996;38(4):652–659; discussion 659–661.
57. Maruyama K, Shin M, Tago M, Kishimoto J, Morita A, Kawahara N. Radiosurgery to reduce the risk of first hemorrhage from brain arteriovenous malformations. Neurosurgery. 2007;60(3):453–458; discussion 458–459.
58. Karlsson B, Lax I, Soderman M. Risk for hemorrhage during the 2-year latency period following gamma knife radiosurgery for arteriovenous malformations. Int J Radiat Oncol Biol Phys. 2001;49(4):1045–1051.
59. Ding D, Chen CJ, Starke RM, et al. Risk of brain arteriovenous malformation hemorrhage before and after stereotactic radiosurgery. Stroke. 2019;50:1384–1391.
60. Flickinger JC, Kondziolka D, Lunsford LD, et al. Development of a model to predict permanent symptomatic postradiosurgery injury for arteriovenous malformation patients. Arteriovenous malformation radiosurgery study group. Int J Radiat Oncol Biol Phys. 2000;46(5):1143–1148.
61. Flickinger JC, Kondziolka D, Maitz AH, Lunsford LD. Analysis of neurological sequelae from radiosurgery of arteriovenous malformations: how location affects outcome. Int J Radiat Oncol Biol Phys. 1998;40(2):273–278.
62. Flickinger JC, Kondziolka D, Pollock BE, Maitz AH, Lunsford LD. Complications from arteriovenous malformation radiosurgery: multivariate analysis and risk modeling. Int J Radiat Oncol Biol Phys. 1997;38(3):485–490.
63. Flickinger JC, Kondziolka D, Lunsford LD, et al. A multi-institutional analysis of complication outcomes after arteriovenous malformation radiosurgery. Int J Radiat Oncol Biol Phys. 1999;44(1):67–74.
64. Kano H, Flickinger JC, Tonetti D, et al. Estimating the risks of adverse radiation effects after gamma knife radiosurgery for arteriovenous malformations. Stroke. 2017;48(1):84–90.
65. Hara M, Nakamura M, Shiokawa Y, et al. Delayed cyst formation after radiosurgery for cerebral arteriovenous malformation: two case reports. Minim Invasive Neurosurg. 1998;41(1):40–45.
66. Izawa M, Hayashi M, Chernov M, et al. Long-term complications after gamma knife surgery for arteriovenous malformations. J Neurosurg. 2005;102(Suppl):34–37.
67. Pan HC, Sheehan J, Stroila M, Steiner M, Steiner L. Late cyst formation following gamma knife surgery of arteriovenous malformations. J Neurosurg. 2005;102(Suppl):124–127.
68. Abou-Al-Shaar H, Faramand A, Zhang X, et al. Chronic encapsulated expanding hematomas after stereotactic radiosurgery for intracranial arteriovenous malformations. J Neurosurg. 2021:1–11.
69. Sheehan J, Yen CP, Steiner L. Gamma knife surgery-induced meningioma. Report of two cases and review of the literature. J Neurosurg. 2006;105(2):325–329.
70. Berman EL, Eade TN, Brown D, et al. Radiation-induced tumor after stereotactic radiosurgery for an arteriovenous malformation: case report. Neurosurgery. 2007;61(5):E1099; discussion E1099.
71. Kaido T, Hoshida T, Uranishi R, et al. Radiosurgery-induced brain tumor. Case report. J Neurosurg. 2001;95(4):710–713.
72. Rowe J, Grainger A, Walton L, Silcocks P, Radatz M, Kemeny A. Risk of malignancy after gamma knife stereotactic radiosurgery. Neurosurgery. 2007;60(1):60–65; discussion 65–66.

73. Wolf A, Naylor K, Tam M, et al. Risk of radiation-associated intracranial malignancy after stereotactic radiosurgery: a retrospective, multicentre, cohort study. Lancet Oncol. 2019;20(1):159–164.
74. Maesawa S, Flickinger JC, Kondziolka D, Lunsford LD. Repeated radiosurgery for incompletely obliterated arteriovenous malformations. J Neurosurg. 2000;92(6):961–970.
75. Houser OW, Campbell JK, Campbell RJ, Sundt TM, Jr. Arteriovenous malformation affecting the transverse dural venous sinus–an acquired lesion. Mayo Clin Proc. 1979;54(10): 651–661.
76. Tonetti DA, Gross BA, Jankowitz BT, et al. Reconsidering an important subclass of high-risk dural arteriovenous fistulas for stereotactic radiosurgery. J Neurosurg. 2018;130(3):972–976.
77. Awad IA, Little JR, Akarawi WP, Ahl J. Intracranial dural arteriovenous malformations: factors predisposing to an aggressive neurological course. J Neurosurg. 1990;72(6):839–850.

（徐立新　译）

海绵状血管瘤的立体定向放射外科治疗 10

Gábor Nagy
功能神经外科
匈牙利国家精神卫生、神经病学和神经外科研究所
匈牙利 布达佩斯

Andras A. Kemeny
索恩伯里放射外科中心
英国 谢菲尔德

10.1 引言

脑海绵状血管瘤（cerebral cavernomas，CCM）又称海绵状血管畸形（cavernous malformation）、海绵状血管瘤（cavernous angiomas或cavernous hemangiomas）等。在过去的30年里，得益于较早期、越来越可靠的影像学诊断，人们对CCM的自然史有了更好的理解，治疗策略也发生了重大变化。然而，由于缺乏高质量证据，对于CCM的最优管理仍存在争议。现有的一些治疗共识似乎也只限于颅脑半球的浅表病灶：有伴随症状者行显微手术切除；对意外偶发病灶可予观察；而对于脑干、丘脑和基底神经节等深部重要功能区病变，无论是否有过出血，其管理策略都是两难的，因为如果不治疗，其行为上似乎更具侵袭性（aggressive），任何干预措施都将伴随较高风险[1]。

立体定向放射外科（stereotactic radiosurgery，SRS）被引入CCM的治疗是基于人们已知的认识，即设想其病理组织会类似放射线作用于动静脉畸形（arterio venous malformations，AVMs）那样发生应答反应，出现血管闭塞[2]。从那时起，这一新颖的治疗方法在世界范围内得到越来越多的应用，临床经验的积累[3]和组织病理学病例似乎都支持了最初的直觉。于是，SRS成为那些手术无法探及并伴有反复出血CCM的治疗选择[4]，并且一些大型医疗机构鼓励放射外科同仁尽早使用SRS治疗CCM，尤其是那些致病率较高的深部病变，以避免因反复出血而导致神经功能逐步恶化[5-6]。近来，这一策略似乎在神经血管学界获得了更广泛的认可[1]。

早年，神经血管学界对SRS的有效性和安全性抱有怀疑态度[7]，并且至今仍有专家持相同看法[8-10]。不可否认，由于目前尚无可靠的影像诊断学方法（终点）可用来证明治愈，因此主张应用SRS者的论点仅是基于数据观察。而所有的干预措施，包括SRS都会带来并发症的风险。另一方面，人们也意识到了显微手术的缺点，包括手术并发症、术后持续出血等风险[11-12]。那么对于有症状的患者，我们在选择治疗方式时，SRS是否真的被认为能替代显微手术？对于无神经功能受损的患者，从安全角度考虑，又是否应该采取等待与观察的策略?依据现有的对自然史的认知和现代SRS技术推荐的数据收集和治疗标准，我们回顾了2015年的SRS文献并进行了数据收集处理，发现已发表的论文质量参差不齐[6]，结果令人失望。随着现代大型放射外科系列设备的应用，低的、轻度的致病率结果发表的数量增加，首先更容易回答有关安全性的问题。然而，由于SRS治疗的自然史和长期结果的证据质量参差不齐，有关疗效的问题更难回答。直到最近，才有更可靠的数据公布，这些数据涉及了更大规模的观察和受治患者，随访的时间更长，从而使我们更接近于这个问题的答案。这也令过去10年间主导该领域的纯粹推测性辩论[8，13]转变为更基于事实的讨论[10]。本章在对自然史进行简要总结后，基于我们的标准，评判性地回顾了SRS治疗CCM的文献并设法解答SRS批评者们经常提出的问题，为现代SRS治疗CCM的安全性和有效性进行论证。

10.2 海绵状血管瘤的自然史

CCM具有明显的病理和MRI特征（表10.1），以往被归类在隐匿性血管畸形（angiographically occult vascular malformations，AOVM）中（图10.1），所占比例较大[14-16]。CCM患病率为0.15%～0.9%[17-19]。其中76%位于幕上，8%位于基底神经节/丘脑，18%位于脑干；多达19%的患者为多发性CCM[20]，所有患者中至少6%有着更常见的普通形态[21]。在一项基于当代苏格兰人群的前瞻性研究中，发现CCM的年患病率约为6/100万[22]。47%～60%的患者在发现CCM时无症状；9.3%的最初因意外偶然被发现或以癫痫发作为表现的病变在5年内继续引起出血或局灶性神经功能障碍，但第二次事件的风险增加到42.4%[23]。出现症状时，患者的平均年龄通常为30多岁；37%出现癫痫发作，36%有出血，23%伴有头痛，22%有局灶性神经功能缺损[20]。21%～33%的CCM还合并有成人静脉发育异常（developmental venous anomalies，DVA）[21，24]，DVA被认为是促进CCM形成[21]并增加出血风险的因素[25]（图10.1）。

表 10.1 CCM 出血时间及分型的 MRI 表现

	MRI表现	病理学特征
超急性期（<24小时）	T_1：等或高信号 T_2：中心等或高信号，外围低信号，边缘高信号	
急性期（1～3天）	T_1：等或低信号 T_2：低信号	
Ⅰ型：亚急性出血		亚急性出血，周围环绕含铁血黄素染色，伴有巨噬细胞和胶质细胞增生
早期（3～7天）	T_1：高信号 T_2：低信号	
晚期（7～14天）	T_1：高信号 T_2：高信号	
慢性期（>14天）或无出血		
Ⅱ型	T_1：网状混杂信号 T_2：网状混杂信号，周围低信号边缘 GE/SWI：网状核心，伴有放大的低信号边缘	包含不同时期的局部出血以及血栓形成。病灶周边脑组织被铁血黄素染色并出现胶质增生，较大的病变可伴有钙化
Ⅲ型	T_1：等或低信号 T_2：低信号，因周边低信号边缘病变被放大 GE/SWI：低信号，信号区域大于T_2	出血吸收，被含铁血黄素染色的脑胶质细胞包围
Ⅳ型	T_1：不可见或不明显 T_2：不可见或不显现 GE/SWI：点状低信号	可伴有毛细血管扩张

T_1=T_1加权；T_2=T_2加权；GE=梯度回波；SWI=磁敏感加权成像。
数据来源：参考文献15～16。

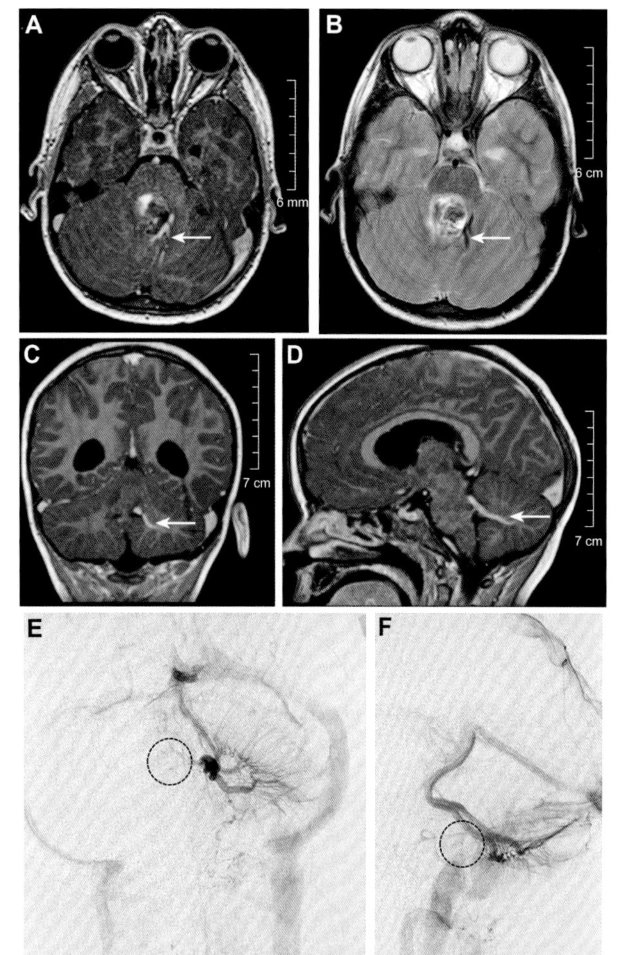

轴位MR图像T_1加权（A）和T_2加权（B），显示近期出现的血肿和相关DVA（箭头）。同一个DVA的T_1加权冠状位（C）和矢状位（B）MR图像（箭头）。数字减影血管造影静脉期的同一DVA前后位视图（E）和侧位视图（F）。隐匿性CCM在血管造影中不可见（黑色虚线圈）。

图10.1 脑桥-中脑背侧CCM

10.2.1 临床出血的定义

如何定义临床出血是影响CCM治疗的关键因素。似乎都认为病变的首次出血对病灶后续行为有重大影响[26]。但这个定义并非明晰，因为不是所有的临床事件（如急性神经功能恶化）都与CCM并发出血相关[27]，即使在那些无临床症状的患者中，病灶周边也几乎总是存在含铁血黄素环。对后者的超微结构研究显示，病灶部位的血脑屏障受损，即使没有显著的临床出血，红细胞可能也会缓慢地渗漏到周围脑组织，从而出现含铁血黄素沉积[28]。Al-Shahi Salman等对“出血”的定义最为全面且最具有临床实用意义：出血是一种具有急性或亚急性发作症状的临床事件，并有近期病变外或病变内出血的影像学、病理学、手术或脑脊液证据支持，而仅仅是存在含铁血黄素环或病灶直径增加不被认为是出血[16]。

10.2.2 出血风险

尽管有证据表明CCM是先天形成的[15, 29]，但还是有人针对首次出血率进行了回顾性研究，假设的前提是出生后就存在病变；得出的估算结果与前瞻性研究相似：0.1%～2.7%/病灶/年[17-18, 30-32]和0.25%～3.1%/人/年[17, 24, 27, 30-33]。首次出血后的CCM可能不稳定，并会增加再次出血的风险；而每次出血又是进一步出血最重要的危险因素，该发现支持了这一观点[23, 34-35]。无出血者的首次出血率为0.4%～0.6%/年，再出血率为4.5%～33.77%/年[33，36]；已发生出血表现者，5年内再出血的累计发生率为16%～57%，10年则高达72%[37-38]。一些研究表明，再出血风险的增加有时间限制，在第一次出血后的几年会有所降低（即“时间聚集性”）[24，38-39]。即便如此，在初次出血后至少5年内，与基线（定义为首次出血的年发生率）相比，再出血风险似乎还是增加的[40-41]。病灶位于深部功能区是再出血的另一个重要危险因素。脑干部位的年再出血率为32.3%，其他部位为6.3%；已确诊脑干出血者，5年内再出血的风险估计达30.8%[37]。另一项研究发现，脑干CCM患者的5年无出血生存率甚至更低，估计为53%，且有出血表现的中位无出血生存期为5～6年[42]。同样，幕上的深部CCM每年再出血率也较高（14.1%），5年总体无出血生存率为55.3%[43]；然而目前尚不清楚，是深部CCM更容易出血，还是由于深部结构的功能密集性高，出血更容易引发症状。

因此，对于治疗方案的制定，注意首次出血和重复出血之间的区别，以及浅表病变和深部病变的不同特点是非常重要的。此外，也有可能存在更明显的亚群，一些病灶表现出侵袭性，有临时再次出血的高风险或首次出血后较长时间内再次出血的风险，而其他的则比较静默。如果这种情况属实，那么不稳定病变的比例是未知的，并且我们目前还无法从第一次出血中预测CCM会遵循哪种表现模式。

10.2.3 出血的致病性

大脑半球浅表部位CCM出血后的临床表现通常为癫痫发作，局灶性神经功能障碍少见[44]；而深部功能部位病变则具有较高的局灶性神经系统永久性致死致残率[44-46]。深部功能区CCM的单次出血即可导致持续性神经功能缺损并伴有很高的死亡风险，这一比例高达40%～60%[30，41，45，47]。此外，随着每一次发生出血，永久性功能障碍机会也在逐渐增加[41，46]。

10.2.4 癫痫发作

癫痫发作是与CCM相关的另一重要临床事件，一般认为癫痫发作是由病灶周围的含铁血黄素沉积、胶质细胞增生及炎性反应所引起[48]。幕上部位似乎是其专属区域，病变位于丘脑或基底神经节的发生率为13%，半球部位的发生率为55%，其中58%的半球部位没有出血表现[49]。首次无诱因癫痫发作的5年致病风险相对较低，而其中6%还伴有出血或局灶性神经功能障碍，4%为意外偶发病灶。然而单次癫痫发作后5年发病风险却高达94%。此外，尽管对97%的患者使用了抗癫痫药物（antiepileptic drugs，AEDs），46%的患者接受了综合治疗，但只有53%的患者实现了2年无癫痫发作[50]。

10.3 海绵状血管瘤的治疗方案

对于CCM，可考虑三种治疗方案：显微手术切除、SRS治疗和保守治疗。保守治疗通常也只是密切观察；不过，针对抗血栓药物[51]、普萘洛尔[52]等可以预防出血的研究却颇具前景，近几年已经有论文发表。手术切除浅表半球的症状性CCM通常安全有效，手术并发症发生率约为5%，死亡率可忽略不计，完全切除率为98%[53-55]。对于经保守治疗无效的合并癫痫的CCM，通常也推荐手术治疗。71%的单个病变在被切除后预后良好，结合药物治疗，在发病1年内的控制率最高（81%）[56]。然而，由于癫痫持续发作的概率不高，因此大脑半球CCM往往是被偶然意外发现的[1]。在某些情况下，如病灶的位置位于重要功能区、患者的身体状况或个人意愿，问题在于SRS是否可以作为替代显微手术切除的一种治疗选择？对于深部功能区病变的手术切除，一般只建议在特定情况下，由有经验的医生进行手术切除。对有反复出血史并伴有进行性神经功能障碍或引起显著的肿块占位效应的病变，应从软脑膜或室管膜表面，或可通过非重要功能区的入路进行手术（图10.2）[39，57-59]。另外，位于功能区的CCM，因病灶生长、出血引发梗阻性脑积水、颅压升高症状，即使不伴有局灶性神经功能损伤，手术处理也具有帮助作用（图10.3）。不可否认，随着经验的积累和更多安全技术的引入，近年来显微手术切除病灶的风险已经降低，但手术的风险仍然很大[60-61]。对一系列脑干或丘脑/基底节区CCM手术的荟萃分析显示，切除

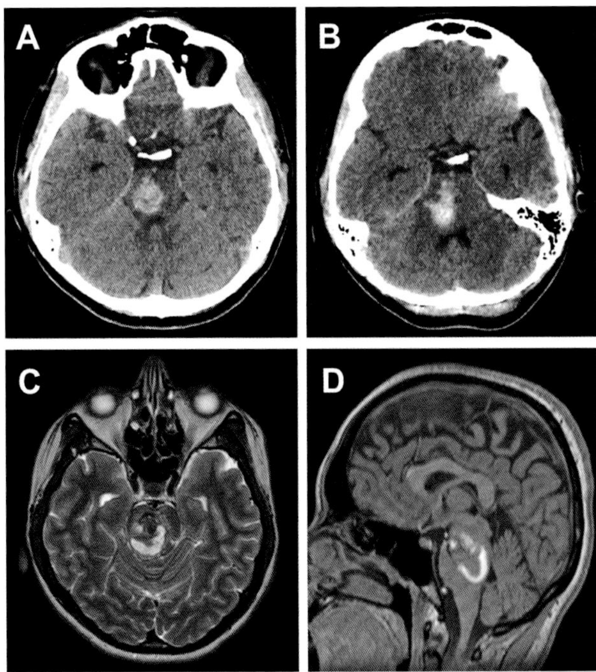

A.CT扫描：24岁女性，表现为双眼轻度视力障碍和一过性轻度半侧躯体症状，无重大神经功能障碍，住院数天后出院；计划3个月后进行MRI随访，并考虑行SRS治疗。B.在第一次出血的2周后，患者症状突然恶化再次入院，CT扫描显示再次出血。C.T_2加权轴位。D.T_1加权矢状位MRI显示急性/亚急性出血。由于早期再出血并伴有进行性神经功能障碍，在第二次出血2周后行显微手术切除病灶，术后无持续的并发症。

图10.2 显微外科手术切除深部CCM

率为89%～91%，术后并发症发生率为10%～14%，死亡率为1.5%～1.9%。重要的是，即使进行了显微外科手术，因存在一定比例的病变残留，再出血率也从未达到过零。62%的部分切除病灶有再出血，年再出血率为0.5%～2%，死亡率为6%[11-12]。因此，虽然手术切除是一种有效的挽救性治疗，但对于深部CCM患者，如果无或仅有轻微神经功能受损症状，则很少将手术切除作为预防措施[62-63]，究竟是采用保守治疗还是SRS治疗也是一个问题[6, 9]。由于缺乏有质量的循证证据，目前对这三种治疗方案在CCM管理中的作用尚未达成共识。值得注意的是，尽管存在适应证重叠[1, 64]，但这三种治疗方案并不具有竞争性，而是相互补充。在做出决定时，不仅要考虑CCM的部位和特点，还应考虑患者的年龄和身体状况。此外，最终的治疗决策也要受神经外科医生的经验和患者在完全知情的前提下个人偏好的影响。

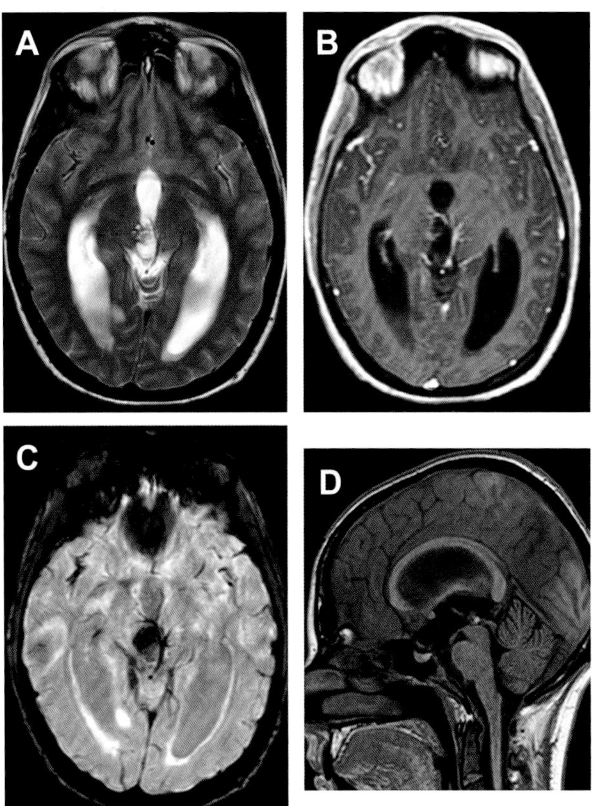

图10.3 26岁女性，亚急性起病，呈颅内压升高表现：有头颈部疼痛、复视2周，重度视盘水肿。MR图像［T_2加权（A）、钆剂增强后T_1加权（B）、SWI轴位（C）和平扫T_1加权矢状位（D）］显示右侧丘脑假性脑室内CCM，伴有亚急性病灶内出血，导水管近端水平梗阻性脑积水。患者接受了内镜下第三脑室造瘘术。神经功能完全恢复后，海绵状血管瘤交由放射外科治疗。在轴位图像上双侧丘脑可见与CCM相关的静脉发育异常

10.3.1 海绵状血管瘤的放射外科治疗

放射外科治疗海绵状血管瘤的基本原理

有充分证据表明，辐射可诱导AVM的病理性血管壁内皮细胞发生增厚和玻璃样变[65]。最初应用SRS治疗是因为AOVM大体上也是一种伴有部分血栓形成的AVM，病变血管会因高剂量的聚焦辐射而闭塞，正如在真正的AVM病理中所观察到的那样[66]。后来通过组织病理学研究发现，大多数的AOVM实际上是CCM[14]，早期临床研究提示，这些病变在SRS治疗后2年潜伏期内的再出血率降低[2]，其时间尺度与AVM相似。此外，切除照射过的CCM，组织学研究显示其病理改变与辐射作用后的AVM相似：纤维蛋白样坏死、血管内皮破坏、玻璃样变、明显的纤维化和瘢痕组织

形成[67-69]；同次全闭塞的AVM一样，大多数（非全部）的血管发生了闭塞并有新生血管形成征象[69]。值得注意的是，这些标本均来自于那些经放射外科治疗后仍有症状的病变，如果对因治疗而变得静默的病变进行切除分析，那么它们很可能已经完全闭塞。即使没有完全闭塞，血流压力也会降低，而瘢痕化的管壁又足够稳固，可以防止再出血。

10.3.2 放射外科对出血率的影响

SRS的主要目的是降低未来出血和由此导致的神经功能恶化的风险。实际上，大多数的SRS研究在比较了未经治疗与接受治疗两者2～3年的出血率后，都肯定了这一点[6]。第一个使用现代SRS技术并充分随访的大规模临床系列报告发表于1995年[2]，研究发现，年再出血率从治疗前的32%降至治疗后前2年的8.8%，之后继续降至1.1%。该组后来更新了数据，收纳了更多的患者和更长的随访时间[70]，包括应用一系列当代SRS技术治疗深部功能区的CCM患者[71-80]。无论病灶位于浅表[49]或深部（包含脑叶深部）[70，81-88]，该研究的分析结果都确定了这一发现（表10.2）。

10.3.3 放射外科对癫痫的作用

对于难治性癫痫患者，手术切除半球CCM的并发症低而有效性高，是一个治疗选择[89]。但有几种情况可能需要备选方案，包括重要功能区位置的病变、患者的身体状况或个人偏好，SRS也许是一个现实的替代方案。一项回顾性多中心研究表明，53%的药物难治性长期癫痫患者，在接受SRS治疗后平均4个月内无发作（Engel's分级Ⅰ-A级和Ⅰ-B级），20%的患者有显著改善（Engel's分级Ⅱ级），只有26%有轻微改善或没有改善（Engel' s分级Ⅲ级和Ⅳ级）[90]。颞叶内侧CCM患者的预后较其他部位的差。最近的研究发现了类似的结果，39%～54%的患者无癫痫发作（Ⅰ级），14%～20.5%的患者显著改善（Ⅱ级）[82-83]。一项荟萃分析发现，SRS治疗后，31%的患者不再有癫痫发作，35%的患者病情显著改善[91]。就第一组的数据分析而言，这似乎不如手术系列，因为在手术治疗药物难治性患者中，69%的患者缓解达到了Ⅰ级[56]。然而视患者癫痫病史的长短，在发作后及时应用SRS似乎与手术同样有效。采用SRS治疗，癫痫症状改善的比例在癫痫病史较短（≤3年）者中达90%，而在癫痫病史较长者中只有38.5%[83]；采用手术治疗，癫痫症状改善比例在病史较短（≤1年）者中为81%，较长者中为70%，并且病史较短者中也只有那些完全切除CCM及其周围含铁血黄素环的才获得了良好的预后（完全切除的90.5%得到改善，部分切除的60%得到改善）[56]。在我们最近的研究中，SRS治疗的总体改善率为85%，出血组为87%，非出血组为78.6%，SRS治疗前未使用抗癫痫药物控制癫痫发作者，有利结果率为81%。然而对早期应用SRS的获益性还需要进一步的研究，因为在我们的资料中，有利结果似乎并不取决于干预的时机[49]。

10.3.3.1 放射外科治疗海绵状血管瘤的关键性思考

与AVM不同，目前还没有影像学手段能用于评价SRS治疗后的CCM，这当然使怀疑论继续存在。不仅因为这些病变在血管造影上是隐匿的，而且MRI也不能显示SRS治疗后病灶的明确变化。虽然仅有少数的CCM在照射后有增大[71，84，92]，但在未治疗的人群中这一比例还要略高[15，29]。无论CCM是否接受过SRS治疗，MRI的统计结果都是参差不一的。放射外科治疗后大约一半的病灶缩小[70，84]，但缩小原因可能部分是由于病灶内的血肿消退。因此不可能从单个病灶中判断出未来它会不会再出血。

由于缺乏确切的评价措施，如果有一项前瞻性随机对照试验用来澄清围绕SRS治疗相互矛盾的争议可能会是引人瞩目的。然而由于诸多原因，在不久的将来也不大可能实现这样的试验，主要是由于三种选项的直接影响截然不同，限制了患者的招募入组。因此我们建议进行前瞻性的国际数据收集，包括所有发现的病例，不考虑后续治疗模式[6]；但这样的合作也尚未实现。由于缺乏此类数据，要想回答针对SRS治疗CCM有效性和安全性的批评意见，定义标准化的数据采集和

表 10.2 使用现代 γ 射线 SRS 治疗 CCM 的系列综述

研究者	病例/病灶（个）	深部例数（个）	浅部例数（个）	边缘处方剂量（Gy）	靶区体积（cm^3）	治疗前首次出血率（/年）	治疗前再次出血率（/年）	治疗后2年内出血率（/年）	治疗后2年以上出血率（/年）	永久ARE发生率（%）	治疗后与出血相关的并发症发病率（%）	因治疗CCM而导致的死亡率（%）	治疗年份（年）
Kida和Hasegawa，2004[81]	152	87	65	14.9	N/A	N/A	31.8[a]	8[b]	<5	N/A	N/A	2	1991—2001
Liu等，2005[82]	125	63	49	12.1	3.12	N/A	29.2	10.3	3.3	2.5	9.6	0	1993—2002
Kida，2009[71]	84	84	0	13.4	N/A	N/A	N/A	7.1	1.8	N/A	N/A	2.4	N/A
Wang等，2010[83]	96	13	83	15.6	N/A	N/A	N/A	4.2	<2.1	5.2	N/A	0	1995—2005
Lunsford等，2010[70]	103	93	10	16	1.31	N/A	32.5	10.8	1.06	1	N/A	1	1988—2005
Lee等，2012[72]	49/50	50	0	11	3.2	N/A	31.3	3.3	1.74	4.1	N/A	0	1993—2010
Jay等，2012[73]	16	16	0	13	0.42	N/A	N/A	3.72	3.59	0	0	6.25	1998—2009
Park和Hwang，2013[74]	20	20	0	13	0.56	N/A	39.9	8.2	0	5	0	0	2005—2010
Liscak等，2013[84]	112	50	62	16	0.9	N/A	N/A	3.2	0.5	0.9	3.6	2.7	1992—2000
Frischer等，2014[75]	38	38	0	12	0.3	N/A	7.2	2.36	0.6	7.9	N/A	N/A	1987—2011
Lee等，2014[76]	49	49	0	13.1	0.74	N/A N/A	 38.36	7.6[c] 9.84	2.3	2	N/A	0	1992—2011
Kim等，2014[77]	39	39	0	13	1.1	N/A	33.6[d]	8.1	2.4	0	N/A	0	1997—2012
Azimi等，2015[85]	100	74	26	13	1.5	N/A	34.3	4.1	1.9	N/A	N/A	0	2003—2011
Fedorcsák等，2015[86]	45/51	14	37	14	1.38[e] 1.53	2 0.3	21.7 0	7.1 0	0 0	7 0	7 0	0 0	2008—2012
Kida等，2015[87]	298	178	118	14.6	N/A	3.9	21.4	7.4	2.8	3.7	N/A	2	1991—2012
López-Serrano等，2017[88]	95	76	19	11.87	1.57	N/A	N/A	1.4	0.16	0	1.05	0	1994—2014
Park等，2018[78]	45	45	0	13	1.82	N/A	40.06	3.33	2.13[f]	0	N/A	0	1998—2011
Jacobs等，2018[79]	76	76	0	15	0.66	N/A	31.3	9.58	1.83	N/A	N/A[g]	2.6	1988—2016
Nagy等，2019a[80]	210	210	0	12～13	0.24～0.54	2.4[c] 2.8	 20.7	4.3 7.9	1.1 1.3	7.2	7.4	0.5～1	1995—2014
Nagy等，2019b[49]	96/109	0	109	15	0.6	2.5[c] 2.1	 14.15	1.8 3.85	0.7 1.3	2	4.3	0.9～2.7	1995—2014

表中仅列出每组的最新报告。ARE＝放射不良反应；N/A＝不适用的。

a：放射外科治疗前5年。

b：治疗后第1年。

c：第一栏为1次出血，第二栏为SRS治疗前多次出血。

d：39例患者中只有5例在SRS治疗前有过2次出血。

e：第一栏为深部病灶，第二栏浅层病灶。

f：2～5年为1.48%，5年后为4.64%。

g：23.7%的患者因再出血或ARE引起症状恶化，但尚不清楚这些恶化是暂时的还是持续的。

h、i、j：数据来自同一组，同时对深部和浅层的病变进行了分析或仅分析脑干病变。

除一组使用Gamma-ART-6000™装置以外，所有各组均使用伽玛刀（Gamma Knife®）[86]。

现代SRS治疗方案至关重要。

虽然大多数已发表的文献表明，SRS治疗多次出血的CCM在2年或超过2年的潜伏期后再出血率会降低[68]，但这也并非是一个普遍结果，也有报道称再出血率会暂时增加[41, 84, 92]。我们前面已经提到解读出血表现是困难的，特别是在确诊前；有例外存在也许是反映了对“出血”的不同解释，也许是针对不同的患者有着不同的判断。正确解读SRS治疗CCM的关键是认清其自然史，区分首次和反复出血的风险，并考虑解剖位置，因为脑叶CCM出血和再出血的年发病率远低于深部功能区病变。无论是综合分析[70]还是专门分析[41, 72, 74, 93]，结果均显示深部功能区的CCM在SRS治疗前有过两次或以上出血（即行为更具侵袭性），但是我们发现治疗后2年内的再出血率急剧下降，由每年30.5%～32.5%降至0～2.4%。当专门分析被SRS治疗过的，至多有过一次出血的CCM时，我们发现在治疗后的前2年可能会比治疗前有更高的出血率[41]，然而这仍远低于未接受治疗的人群，无论其病灶有无侵袭性。重要的是，这组人群过了2年潜伏期进一步出血的发生率就变得极低。最近关于SRS治疗CCM对出血率影响的争论集中在2年内再出血率的下降：是归因于治疗的放射生物学效应？还是仅仅反映了其自然史？因为有几项观察性研究提出了出血可能会“聚集性发生”的观点[24, 38-39]，并且有观察结果的支持，即治疗前有长期反复出血史的病变似乎在多年内仍保持着高出血发生率[40-41]。另一个肯定SRS作用的论点是：SRS治疗后再出血率降低的时间进程与已知辐射后发生的组织学变化进程相吻合，因此SRS治疗后2年内再出血率明显下降似乎不太可能是与自然史的巧合。由于目前的放射外科文献缺乏未经治疗的对照组[94]，在获得这些数据之前，这场争论仍都是推测性的。

SRS的批评者们经常引用早期研究报告，称SRS会带来较高的与辐射相关的并发症发生率。然而，那些研究来自CT或低适形度MRI勾画出来的靶区质量很差的时代，往往使用较高的剂量方案[68, 92, 95-96]。显然这些研究展现了人们在早期实验阶段应用SRS治疗CCM的集体学习曲线。现代的治疗方案，特别是使用γ射线装置并利用高适形度的MRI进行治疗计划制定的方案，给出的处方剂量低于20 Gy（通常12～15 Gy），照射后并没有近期出血的证据（Ⅱ型或Ⅲ型[15]，距最近一次出血至少3个月）（图10.4）。病灶的范围被严格定义在含铁血黄素环之内，因为后者被推测是一种辐射增敏物质[97]，并发症发生率与它们的受照有关；与之类似的是，在行显微外科手术时往往也要保留与之相关的DVA[47, 98]。现代研究结果一再表明，应用这种治疗方案的放射不良反应率或轻微后遗症的发生率都较低，与治疗相关的死亡率也是最低的（表10.2）[6]。

10.3.3.2 放射外科的文献综述

令人失望的是，有关SRS治疗CCM的文献质量参差不一，对自然史、治疗后出血率和致病率的评判标准也不尽相同，这就为批评者们提供了武器。他们经常引用早期的实验性研究和低质量的当代文章来支持他们的负面观点[8, 9, 64]。目前针

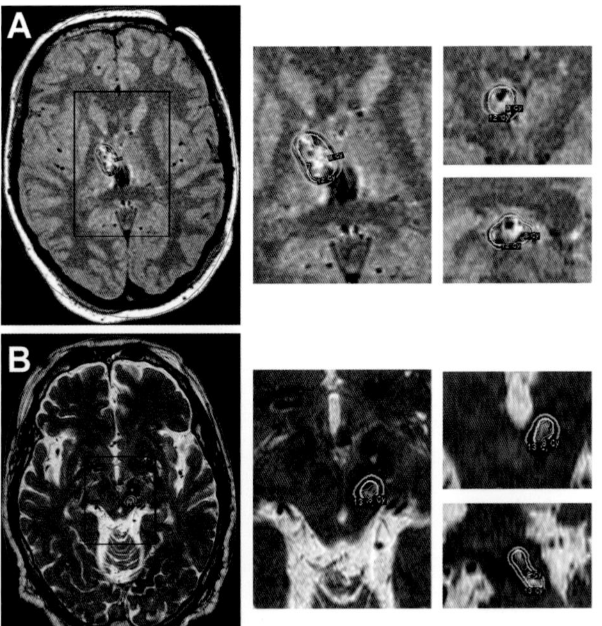

现代放射外科治疗CCM的关键是将高适形度的靶区限定在含铁血黄素环内。A.右侧丘脑，Ⅱ型CCM[15]，质子密度加权MR图像。B.左侧中脑被盖，Ⅱ型CCM，T_2加权MR图像。左图：轴位成像；中图：轴位计划图的放大视图；右上：冠状位视图；右下：矢状位视图。浅蓝色和红色线：病灶靶区。黄线：50%处方等剂量线，丘脑12 Gy，中脑13 Gy；绿线：8 Gy等剂量线。

图10.4 治疗计划示例

对CCM的SRS适应证仍然缺乏高质量证据，还无法制定一个通用的评估SRS治疗CCM的方法[6]，这促使我们向放射外科界提出了标准化数据收集的要求。在获得高级别证据之前，应着手于改善数据收集以及进行标准化治疗与总结，这是了解安全性和有效性最现实的方法。基于这些标准，我们对目前的放射外科文献进行了严格的回顾和分析[3]，同时回顾了我们在谢菲尔德进行的大规模人群长期随访的最近数据[49, 80]。

首先，在CCM领域[16]未来发表的所有论文中应将临床出血的定义标准化，从而明确区分出血性和非出血性临床事件，以便分别归档[41]；回顾治疗后病灶的年度首次出血率（病灶/年）时，应与治疗前的年度再出血率分开报告；治疗后2年以内和以上的出血率也应单独计算。同样，由于自然史的不同，我们认为对浅表的、深部的、未出血的、1次出血或多次出血的病变也要分别分析，提供这样的数据是至关重要的。虽然与SRS的因果关系并没有在所有病例中得到证实，但所有与治疗后出血无关的持久神经系统恶化都应被认为是放射不良反应，以便最大化确定SRS治疗的潜在并发症发生率。由于疗效保护具有延迟性，对与治疗后出血相关的并发症发生率也应准确记录。当代最精确的治疗方案当属γ射线SRS治疗，它所展现的多个等中心照射的适形性最高。

目前已发表的关于SRS治疗CCM的系统性综述很少，所汇集的研究通常参差不一，且没有一篇符合上述标准。外科综述也总是参考早期报告来对SRS持否定观点[7, 11, 99]。与所有治疗干预措施相似，SRS也有其技术发展，使用早期实验研究作为反对SRS的理由，相当于拿显微外科时代之前的不良结果来反对外科手术。最近一项应用现代循证医学标准的系统综述发现，只有1项研究将SRS与手术进行了比较，1项研究将SRS与随访观察进行了比较[94]，然而这两项研究都只代表了早期尝试，对自然史、选择标准和随访的定义很差。另一篇详细而广泛的荟萃分析汇集了2009年之前发表的所有可用的SRS研究，那时一系列现代大型SRS设备已经开始投入使用；但该文章并没有对自然史、解剖位置和SRS技术进行区分[91]，不可避免地低估了有效性而高估了并发症发生率。还有一篇文章重点分析了5组脑干CCM的SRS治疗[100]，参照当前对CCM自然史的认知以及现代SRS技术，只有3组符合我们严格的系统标准[72, 74, 93]。最近一项综述分析了30篇研究，包括1576例因CCM接受SRS治疗的患者，发现其安全性与未治疗的相似[101]。尽管该荟萃分析也缺乏前述特定的SRS质量标准，但因其采用了严格的统计方法，无疑是迄今为止最好的分析。表10.2是遵照我们最新的建议标准，切合当代SRS技术总结出的数据，主要关注了SRS出血率的影响及其安全性[6]。有用的信息只能来自于现代SRS技术，并且至少获得了一个相关参数结果，这样的研究才值得被考虑。注意，表中没有列出SRS对癫痫影响的专项研究。我们还必须承认，所有这些观察研究都是回顾性的且缺乏对照组。

10.3.3.2.1 临床出血

因为存在影像学证据，事实上最微小的出血也可被定义为一种新的临床事件[41, 70, 72, 74, 93]，然而超过一半的研究未能定义什么是出血。此外，由于对CCM位置的深浅、首次和反复出血缺乏区分[70, 81-84]，所以难以正确了解SRS对出血率的真实影响。在严格定义的基础上，我们在批判性综述中发现，深部功能区合并多次出血CCM组的年再出血率从治疗前的32.3%下降到SRS治疗后前2年的8.3%，之后又下降到1.5%[3]。这个结果与应用现代SRS技术完成的首篇大宗临床系列报告以及我们最近的报告相类似（前者的再出血率：治疗前32%，治疗后前2年8.8%，2年后1.1%[2]；后者的再出血率：治疗前20.7%，治疗后前2年7.9%，2年后1.3%）[80]。当专项分析SRS治疗0～1次出血的CCM时，我们发现年再出血率短暂增加至5.7%，但在2年后稳定在1.6%。如前所述，这一结果可能反映了这些CCM当中高侵袭性病灶的占比以及SRS疗效的延迟，但这一结果仍远低于未治疗者的再出血率[3]。有过1次或多次出血的半球病变，SRS治疗后的模式也有些许类似，出血率略有降低，但不显著[49]。

目前最关切的问题是，2年内再出血率的下降果真归因于SRS治疗的放射生物学效应吗？还是仅仅反映了CCM的自然史？因为出血可能处于某些观察性研究所提示的“聚集性发生”中。自2010年以来，我们对CCM自然史的理解有了显著提高，彼时我们和匹兹堡团队发表了两组最大的队列结果[41, 70]。当时的反对者对虚拟的患者模型进行了争论，该模型是基于现有自然史的差异性数据模拟而来[8]；这场争论仅仅是推测性的，却让我们更好地了解了CCM的自然史。从那时起已经发表了一些高质量研究来分析大规模患者群体的自然史及SRS治疗后的长期随访数据。最近的一项多中心研究估计，伴有出血的脑干CCM，5年再出血的风险为31%[37]。另一项针对脑干和丘脑病变的单中心研究发现这一比例约为50%[42-43]。我们最近的研究显示，有出血表现的深部CCM，经SRS治疗后，5年无出血生存率为90%，远远优于自然史[80]；而观察组的（伴和不伴出血的脑干病变）混合人群，10年无出血生存率为24%，15年仅为10%；我们估计SRS后10年的无出血生存率为85%～95%，甚至20年也可达75%～95%，这取决于是否存在出血性表现。特定病例的15年死亡率：保守组为6%[42]，SRS组治疗后随访期间＜1%[80]。因此这些最新的数据提示，SRS治疗后2年出现的再出血率降低很难用自然史中观察到的“时间聚集性”来解释。当然需要注意，那时也没有高质量的比较研究可用。

10.3.3.2.2　放射外科治疗后的致病率

在未经治疗的患者中，发病率和疾病严重程度均与出血显著相关，反复出血则愈加严重，CCM位于深部功能区时则更容易体现。由于预计SRS的获益要经过一段潜伏期后才会产生，且出血风险也永远不会为零，因此治疗后的持续发病率也可能因出血而增加。我们在回顾性综述中发现这一比例在深部病变中为5.3%[3]，这与我们近期的结果（7.7%）相似[80]。我们还发现半球病变的出血相关发病率略低，为4.3%[49]，症状程度也同样较轻[49, 80]。特殊类型病灶的死亡率低于1%，原因均与治疗后出血或与再出血后的手术有关[3]。一旦发生出血，无论是在治疗前还是治疗后，发生永久性神经受损的概率似乎是相同的，这表明SRS的获益并不是降低出血的严重程度，而是降低出血频率[41]。

放射不良反应可能是暂时的，因为在SRS治疗后的12个月内通常可观察到引起暂时性神经功能缺损或临床症状不明显的病灶周围脑水肿。持续性放射不良反应通常较晚出现，使用现代治疗方案（见上文）时的发生率较低，深部病变为4.2%～7.2%，仅导致轻度功能障碍（改良Rankin量表增加1分），半球病变的持续致病率更低，为0.8%～1.95%[3, 49, 80]。

10.3.3.3　放射外科对CCM的重复治疗

众所周知，所有接受SRS治疗的病种都会出现失败，因此推断CCM的治疗失效也是合理的。从临床角度来看，CCM的治疗失效定义严格来讲是指超过2年潜伏期之后的出血，发生率大约为5%，与SRS治疗其他病种的失效率相差不大。除了真正的临床出血，出现暂时性神经症状或病灶周边放射性脑水肿者，即便没有出血证据也需要进一步干预，因为这不利于患者的生活质量。我们发现治疗失效的原因有2个：对靶区定义不准确和放射治疗效应未完全显现。大多数病变由于手术的高风险才接受SRS治疗，因此在SRS治疗失败后再进行显微手术仍然会存在风险。这种情况下，可以考虑将重复SRS治疗作为一个替代措施，来挽救我们的CCM患者。根据一项我们在试点研究中报道的初步经验，病灶接受再次治疗后，在3年的中位随访时间中没有发生再次出血或出现短暂性神经症状，也没有观察到短暂或持久的AREs[102]。

应当承认，关于SRS重复治疗CCM的数量和随访时间相对不足，还需要更多的病例和更长的随访时间验证。我们对重复SRS治疗的有效性尚持谨慎态度，但因其不良事件的发生率较低，也鼓励我们对SRS疗效欠佳而又不适合手术切除的患者进行重复治疗。

10.4　总结

近年来，SRS治疗CCM得到了广泛接受，是当代放射外科最有活力的领域之一。CCM有着差异化及难以预测的属性，我们能更好地理解其自然史，很大程度要归功于越来越先进的医学影像技术及不断发展的放射外科技术。关于CCM的适应证，先是实验性地尝试用SRS治疗无法手术的侵袭性病变，后来发展成为一种有吸引力的治疗方式；特别是能用在发病后不久的深部病变，以防止病情进一步恶化[5-6]。毫无疑问，特别是在最近的10年中，SRS被认为是除显微手术及随访观察策略以外的补充方式（图10.5）[6]。

尽管反对的声音越来越少，但我们承认，由于缺乏高级别证据，SRS在CCM中的应用仍存在争议。目前，位于脑干、丘脑、基底神经节或内囊的CCM如果出现了症状，已有足够的正面经验来支持使用SRS治疗。此外，考虑到重复出血的症状累加和较低的放射不良反应风险，我们主张在第一次出血后（一俟症状缓解，血肿消退）立即进行治疗[41]，这一决策最近获得了更广泛的接受[1]。有人说，争议是无知的产物，“对CCM的争议”可能仍将是一个争论主题，直到今后的进一步研究让这种治疗方式在神经外科学界赢得其应有的地位。

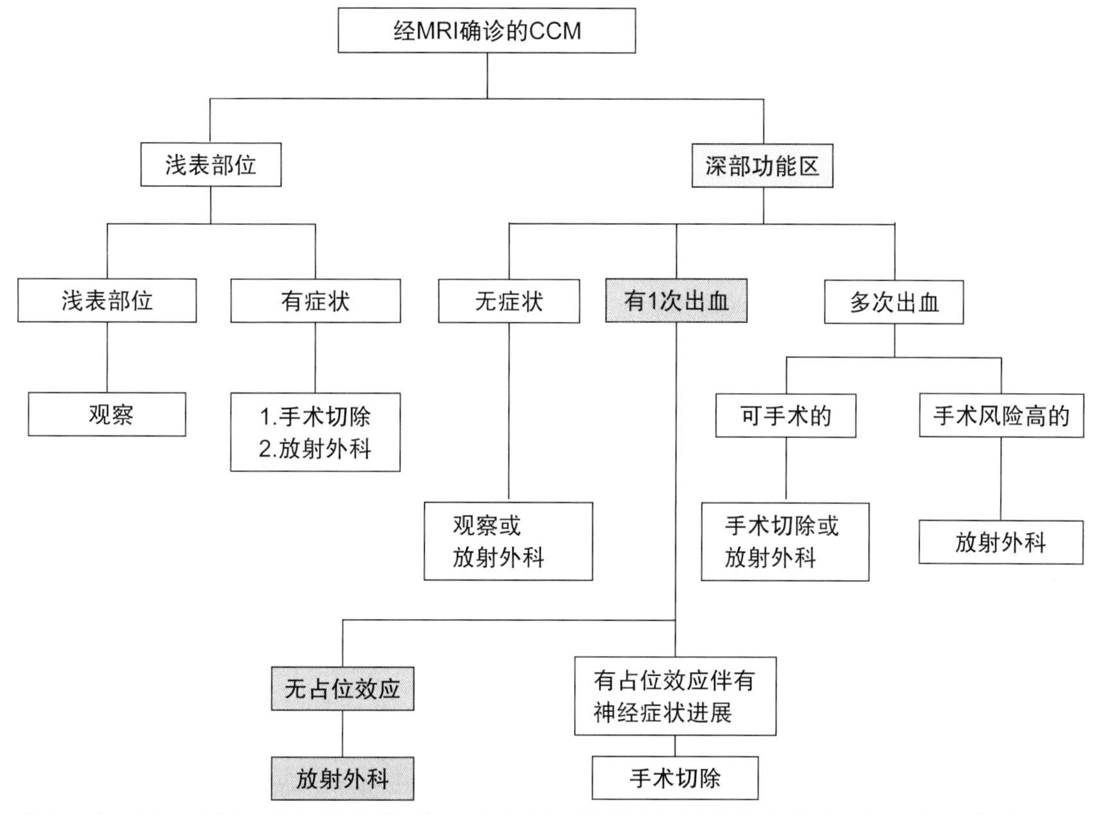

图10.5 CCM的建议性管理原则

（经Nagy G、Kemeny AA授权使用。颅内海绵状血管瘤的立体定向放射外科治疗。临床神经外科杂志，2013，24：584[6].）

参考文献

（遵从原版图书著录格式）

1. Akers A, Al-Shahi Salman R, I AA, et al. Synopsis of guidelines for the clinical management of cerebral cavernous malformations: consensus recommendations based on systematic literature review by the Angioma Alliance Scientific Advisory Board Clinical Experts Panel. Neurosurgery. May 01 2017;80(5):665–680.
2. Kondziolka D, Lunsford LD, Flickinger JC, Kestle JR. Reduction of hemorrhage risk after stereotactic radiosurgery for cavernous malformations. Journal of Neurosurgery. Nov 1995;83(5):825–831.
3. Nagy G, Kemeny AA. Radiosurgery for cerebral cavernomas. Journal of Neurosurgical Sciences. Sep 2015;59(3):295–306.
4. Brown RD, Jr., Flemming KD, Meyer FB, Cloft HJ, Pollock BE, Link ML. Natural history, evaluation, and management of intracranial vascular malformations. Mayo Clinic Proceedings. Feb 2005;80(2):269–281.
5. Niranjan A, Lunsford LD. Stereotactic radiosurgery

guidelines for the management of patients with intracranial cavernous malformations. Progress in Neurological Surgery. 2013;27:166–175.

6. Nagy G, Kemeny AA. Stereotactic radiosurgery of intracranial cavernous malformations. Neurosurgery Clinics of North America. Oct 2013;24(4):575–589.
7. Bertalanffy H, Benes L, Miyazawa T, Alberti O, Siegel AM, Sure U. Cerebral cavernomas in the adult. Review of the literature and analysis of 72 surgically treated patients. Neurosurgical review. Mar 2002;25(1–2):1–53; discussion 54–55.
8. Steiner L, Karlsson B, Yen CP, Torner JC, Lindquist C, Schlesinger D. Radiosurgery in cavernous malformations: anatomy of a controversy. Journal of Neurosurgery. Jul 2010;113(1):16–21.
9. Bertalanffy H, Gerganov VM. Microsurgical or radiosurgical management of intracranial cavernomas. Acta Neurochirurgica. Supplement. 2013;116:103–106.
10. Kalani MYS, Lawton MT, Spetzler RF. Letter to the Editor. Radiosurgery for cerebral cavernous malformations: a word of caution. Journal of Neurosurgery. Jun 2019;130(6):2086–2090.
11. Gross BA, Batjer HH, Awad IA, Bendok BR. Cavernous malformations of the basal ganglia and thalamus. Neurosurgery. Jul 2009;65(1):7–18; discussion 18–19.
12. Gross BA, Batjer HH, Awad IA, Bendok BR, Du R. Brainstem cavernous malformations: 1390 surgical cases from the literature. World Neurosurgery. Jul–Aug 2013;80(1–2):89–93.
13. Kondziolka D, Lunsford LD. Discussion. Radiosurgery in cavernous malformations: anatomy of a controversy. Journal of Neurosurgery. 2010;113(1):21–22.
14. Tomlinson FH, Houser OW, Scheithauer BW, Sundt TM, Jr., Okazaki H, Parisi JE. Angiographically occult vascular malformations: a correlative study of features on magnetic resonance imaging and histological examination. Neurosurgery. May 1994;34(5):792–799; discussion 799–800.
15. Zabramski JM, Wascher TM, Spetzler RF, et al. The natural history of familial cavernous malformations: results of an ongoing study. Journal of Neurosurgery. Mar 1994;80(3):422–432.
16. Al-Shahi Salman R, Berg MJ, Morrison L, Awad IA. Hemorrhage from cavernous malformations of the brain: definition and reporting standards. Angioma Alliance Scientific Advisory Board. Stroke; A Journal of Cerebral Circulation. Dec 2008;39(12):3222–3230.
17. Del Curling O, Jr., Kelly DL, Jr., Elster AD, Craven TE. An analysis of the natural history of cavernous angiomas. Journal of Neurosurgery. Nov 1991;75(5):702–708.
18. Robinson JR, Awad IA, Little JR. Natural history of the cavernous angioma. Journal of Neurosurgery. Nov 1991;75(5):709–714.
19. Sage MR, Brophy BP, Sweeney C, et al. Cavernous haemangiomas (angiomas) of the brain: clinically significant lesions. Australasian radiology. May 1993;37(2):147–155.
20. Gross BA, Lin N, Du R, Day AL. The natural history of intracranial cavernous malformations. Neurosurgical Focus. Jun 2011;30(6):E24.
21. Batra S, Lin D, Recinos PF, Zhang J, Rigamonti D. Cavernous malformations: natural history, diagnosis and treatment. Nature Reviews Neurology. Dec 2009;5(12):659–670.
22. Al-Shahi R, Bhattacharya JJ, Currie DG, et al. Prospective, population-based detection of intracranial vascular malformations in adults: the Scottish Intracranial Vascular Malformation Study (SIVMS). Stroke; A Journal of Cerebral Circulation. May 2003;34(5):1163–1169.
23. Al-Shahi Salman R, Hall JM, Horne MA, et al. Untreated clinical course of cerebral cavernous malformations: a prospective, population-based cohort study. Lancet Neurology. Mar 2012;11(3):217–224.
24. Flemming KD, Link MJ, Christianson TJ, Brown RD, Jr. Prospective hemorrhage risk of intracerebral cavernous malformations. Neurology. Feb 28 2012;78(9):632–636.
25. Abdulrauf SI, Kaynar MY, Awad IA. A comparison of the clinical profile of cavernous malformations with and without associated venous malformations. Neurosurgery. Jan 1999;44(1):41–46; discussion 46–47.
26. Lippitz B. Treatment of cavernoma: an evidence-based dilemma? Acta Neurochirurgica. Supplement. 2013;116: 99–101.
27. Porter PJ, Willinsky RA, Harper W, Wallace MC. Cerebral cavernous malformations: natural history and prognosis after clinical deterioration with or without hemorrhage. Journal of Neurosurgery. Aug 1997;87(2):190–197.
28. Clatterbuck RE, Eberhart CG, Crain BJ, Rigamonti D. Ultrastructural and immunocytochemical evidence that an incompetent blood-brain barrier is related to the pathophysiology of cavernous malformations. Jour-

nal of Neurology, Neurosurgery, and Psychiatry. Aug 2001;71(2):188–192.

29. Pozzati E, Acciarri N, Tognetti F, Marliani F, Giangaspero F. Growth, subsequent bleeding, and de novo appearance of cerebral cavernous angiomas. Neurosurgery. Apr 1996;38(4):662–669; discussion 669–670.
30. Fritschi JA, Reulen HJ, Spetzler RF, Zabramski JM. Cavernous malformations of the brain stem. A review of 139 cases. Acta Neurochirurgica. 1994;130(1–4):35–46.
31. Kim DS, Park YG, Choi JU, Chung SS, Lee KC. An analysis of the natural history of cavernous malformations. Surgical Neurology. Jul 1997;48(1):9–17; discussion 17–18.
32. Moriarity JL, Wetzel M, Clatterbuck RE, et al. The natural history of cavernous malformations: a prospective study of 68 patients. Neurosurgery. Jun 1999;44(6):1166–1171; discussion 1172–1163.
33. Kondziolka D, Lunsford LD, Kestle JR. The natural history of cerebral cavernous malformations. Journal of neurosurgery. Nov 1995;83(5):820–824.
34. Taslimi S, Modabbernia A, Amin-Hanjani S, Barker FG, 2nd, Macdonald RL. Natural history of cavernous malformation: systematic review and meta-analysis of 25 studies. Neurology. May 24 2016;86(21):1984–1991.
35. Gross BA, Du R. Hemorrhage from cerebral cavernous malformations: a systematic pooled analysis. Journal of Neurosurgery. Apr 2017;126(4):1079–1087.
36. Jeon JS, Kim JE, Chung YS, et al. A risk factor analysis of prospective symptomatic haemorrhage in adult patients with cerebral cavernous malformation. Journal of Neurology, Neurosurgery, and Psychiatry. Dec 2014;85(12):1366–1370.
37. Horne MA, Flemming KD, Su IC, et al. Clinical course of untreated cerebral cavernous malformations: a meta-analysis of individual patient data. Lancet Neurology. Feb 2016;15(2):166–173.
38. Barker FG, 2nd, Amin-Hanjani S, Butler WE, et al. Temporal clustering of hemorrhages from untreated cavernous malformations of the central nervous system. Neurosurgery. Jul 2001;49(1):15–24; discussion 24–15.
39. Wang CC, Liu A, Zhang JT, Sun B, Zhao YL. Surgical management of brain-stem cavernous malformations: report of 137 cases. Surgical Neurology. Jun 2003;59(6):444–454; discussion 454.
40. Hasegawa T, McInerney J, Kondziolka D, Lee JY, Flickinger JC, Lunsford LD. Long-term results after stereotactic radiosurgery for patients with cavernous malformations. Neurosurgery. Jun 2002;50(6):1190–1197; discussion 1197–1198.
41. Nagy G, Razak A, Rowe JG, et al. Stereotactic radiosurgery for deep-seated cavernous malformations: a move toward more active, early intervention. Journal of Neurosurgery. Oct 2010;113(4):691–699.
42. Li D, Hao SY, Jia GJ, Wu Z, Zhang LW, Zhang JT. Hemorrhage risks and functional outcomes of untreated brainstem cavernous malformations. Journal of Neurosurgery. Jul 2014;121(1):32–41.
43. Tian KB, Zheng JJ, Ma JP, et al. Clinical course of untreated thalamic cavernous malformations: hemorrhage risk and neurological outcomes. Journal of Neurosurgery. 2017 Sep;127(3):480–491.
44. Robinson JR, Jr., Awad IA, Magdinec M, Paranandi L. Factors predisposing to clinical disability in patients with cavernous malformations of the brain. Neurosurgery. May 1993;32(5):730–735; discussion 735–736.
45. Aiba T, Tanaka R, Koike T, Kameyama S, Takeda N, Komata T. Natural history of intracranial cavernous malformations. Journal of Neurosurgery. Jul 1995;83(1):56–59.
46. Tung H, Giannotta SL, Chandrasoma PT, Zee CS. Recurrent intraparenchymal hemorrhages from angiographically occult vascular malformations. Journal of Neurosurgery. Aug 1990;73(2):174–180.
47. Porter RW, Detwiler PW, Spetzler RF, et al. Cavernous malformations of the brainstem: experience with 100 patients. Journal of Neurosurgery. Jan 1999;90(1):50–58.
48. Awad I, Jabbour P. Cerebral cavernous malformations and epilepsy. Neurosurgical Focus. Jul 15 2006;21(1):e7.
49. Nagy G, Stokes SS, Eross LG, et al. Contemporary radiosurgery of cerebral cavernous malformations: part 2. Treatment outcome for hemispheric lesions. Journal of Neurosurgery. Jun 2019;130(6):1826–1834.
50. Josephson CB, Leach JP, Duncan R, Roberts RC, Counsell CE, Al-Shahi Salman R. Seizure risk from cavernous or arteriovenous malformations: prospective population-based study. Neurology. May 3 2011;76(18):1548–1554.
51. Zuurbier SM, Hickman CR, Tolias CS, et al. Long-term antithrombotic therapy and risk of intracranial haemorrhage from cerebral cavernous malformations: a population-based cohort study, systematic

review, and meta-analysis. Lancet Neurology. Oct 2019;18(10):935–941.

52. Apra C, Dumot C, Bourdillon P, Pelissou-Guyotat I. Could propranolol be beneficial in adult cerebral cavernous malformations? Neurosurgical Review. Jun 2019;42(2):403–408.
53. Amin-Hanjani S, Ogilvy CS, Ojemann RG, Crowell RM. Risks of surgical management for cavernous malformations of the nervous system. Neurosurgery. Jun 1998;42(6):1220–1227; discussion 1227–1228.
54. Gross BA, Smith ER, Goumnerova L, Proctor MR, Madsen JR, Scott RM. Resection of supratentorial lobar cavernous malformations in children: clinical article. Journal of Neurosurgery. Pediatrics. Oct 2013;12(4):367–373.
55. Pasqualin A, Meneghelli P, Giammarusti A, Turazzi S. Results of surgery for cavernomas in critical supratentorial areas. Acta Neurochirurgica. Supplement. 2014;119:117–123.
56. Englot DJ, Han SJ, Lawton MT, Chang EF. Predictors of seizure freedom in the surgical treatment of supratentorial cavernous malformations. Journal of Neurosurgery. Dec 2011;115(6):1169–1174.
57. Abla AA, Lekovic GP, Turner JD, de Oliveira JG, Porter R, Spetzler RF. Advances in the treatment and outcome of brainstem cavernous malformation surgery: a single-center case series of 300 surgically treated patients. Neurosurgery. Feb 2011;68(2):403–414; discussion 414–405.
58. Dukatz T, Sarnthein J, Sitter H, et al. Quality of life after brainstem cavernoma surgery in 71 patients. Neurosurgery. Sep 2011;69(3):689–695.
59. Pandey P, Westbroek EM, Gooderham PA, Steinberg GK. Cavernous malformation of brainstem, thalamus, and Basal Ganglia: a series of 176 patients. Neurosurgery. Apr 2013;72(4):573–589.
60. Abla AA, Turner JD, Mitha AP, Lekovic G, Spetzler RF. Surgical approaches to brainstem cavernous malformations. Neurosurgical Focus. Sep 2010;29(3):E8.
61. Ulrich NH, Kockro RA, Bellut D, et al. Brainstem cavernoma surgery with the support of pre- and postoperative diffusion tensor imaging: initial experiences and clinical course of 23 patients. Neurosurgical Review. Jul 2014;37(3):481–491; discussion 492.
62. Samii M, Eghbal R, Carvalho GA, Matthies C. Surgical management of brainstem cavernomas. Journal of Neurosurgery. Nov 2001;95(5):825–832.
63. Bradac O, Majovsky M, de Lacy P, Benes V. Surgery of brainstem cavernous malformations. Acta Neurochirurgica. Nov 2013;155(11):2079–2083.
64. Gross BA, Du R. Diagnosis and treatment of vascular malformations of the brain. Current Treatment Options in Neurology. Jan 2014;16(1):279.
65. Szeifert GT, Levivier M, Lorenzoni J, Nyary I, Major O, Kemeny AA. Morphological observations in brain arteriovenous malformations after gamma knife radiosurgery. Progress in Neurological Surgery. 2013;27:119–129.
66. Kondziolka D, Lunsford LD, Coffey RJ, Bissonette DJ, Flickinger JC. Stereotactic radiosurgery of angiographically occult vascular malformations: indications and preliminary experience. Neurosurgery. Dec 1990;27(6):892–900.
67. Gewirtz RJ, Steinberg GK, Crowley R, Levy RP. Pathological changes in surgically resected angiographically occult vascular malformations after radiation. Neurosurgery. Apr 1998;42(4):738–742; discussion 742–733.
68. Karlsson B, Kihlstrom L, Lindquist C, Ericson K, Steiner L. Radiosurgery for cavernous malformations. Journal of Neurosurgery. Feb 1998;88(2):293–297.
69. Nyáry I, Major O, Hanzély Z, Szeifert GT. Histopathological findings in a surgically resected thalamic cavernous hemangioma 1 year after 40-Gy irradiation. Journal of Neurosurgery. Jan 2005;102(Suppl):56–58.
70. Lunsford LD, Khan AA, Niranjan A, Kano H, Flickinger JC, Kondziolka D. Stereotactic radiosurgery for symptomatic solitary cerebral cavernous malformations considered high risk for resection. Journal of Neurosurgery. Jul 2010;113(1):23–29.
71. Kida Y. Radiosurgery for cavernous malformations in basal ganglia, thalamus and brainstem. Progress in Neurological Surgery. 2009;22:31–37.
72. Lee CC, Pan DH, Chung WY, et al. Brainstem cavernous malformations: the role of Gamma Knife surgery. Journal of Neurosurgery. Dec 2012;117(Suppl):164–169.
73. Jay SM, Chandran H, Blackburn TP. Gamma knife stereotactic radiosurgery for thalamic & brainstem cavernous angiomas. British Journal of Neurosurgery. Jun 2012;26(3):367–370.
74. Park SH, Hwang SK. Gamma knife radiosurgery for symptomatic brainstem intra-axial cavernous malformations. World Neurosurgery. Dec 2013;80(6):e261–266.

75. Frischer JM, Gatterbauer B, Holzer S, et al. Microsurgery and radiosurgery for brainstem cavernomas: effective and complementary treatment options. World Neurosurgery. Mar–Apr 2014;81(3–4):520–528.

76. Lee SH, Choi HJ, Shin HS, Choi SK, Oh IH, Lim YJ. Gamma knife radiosurgery for brainstem cavernous malformations: should a patient wait for the rebleed? Acta Neurochirurgica. Oct 2014;156(10):1937–1946.

77. Kim BS, Yeon JY, Kim JS, Hong SC, Lee JI. Gamma knife radiosurgery of the symptomatic brain stem cavernous angioma with low marginal dose. Clinical Neurology and Neurosurgery. Nov 2014;126:110–114.

78. Park K, Kim JW, Chung HT, Paek SH, Kim DG. Long-term outcome of Gamma Knife radiosurgery for symptomatic brainstem cavernous malformation. World Neurosurgery. Aug 2018;116:e1054–e1059.

79. Jacobs R, Kano H, Gross BA, Niranjan A, Monaco EA, 3rd, Lunsford LD. Defining long-term clinical outcomes and risks of stereotactic radiosurgery for brainstem cavernous malformations. World Neurosurgery. April 2019;124:e58–e64

80. Nagy G, Burkitt W, Stokes SS, et al. Contemporary radiosurgery of cerebral cavernous malformations: part 1. Treatment outcome for critically located hemorrhagic lesions. Journal of Neurosurgery. Jun 2019;130(6):1817–1825.

81. Kida Y, Hasegawa T. Radiosurgery for cavernous malformations: results of long-term follow-up. In: Kondziolka D, ed. Radiosurgery. Vol 5. Basel: Karger; 2004:153–160.

82. Liu KD, Chung WY, Wu HM, et al. Gamma knife surgery for cavernous hemangiomas: an analysis of 125 patients. Journal of Neurosurgery. Jan 2005;102(Suppl):81–86.

83. Wang P, Zhang F, Zhang H, Zhao H. Gamma knife radiosurgery for intracranial cavernous malformations. Clinical Neurology and Neurosurgery. Jul 2010;112(6): 474–477.

84. Liscak R, Urgosik D, Simonova G, Vymazal J, Semnicka J. Gamma knife radiosurgery of brain cavernomas. Acta Neurochirurgica. Supplement. 2013;116:107–111.

85. Azimi P, Shahzadi S, Bitaraf MA, et al. Cavernomas: outcomes after gamma-knife radiosurgery in Iran. Asian Journal of Neurosurgery. 2015;10(1):49–50.

86. Fedorcsak I, Nagy G, Dobai JG, Mezey G, Bognar L. Radiosurgery of intracerebral cavernomas—Current Hungarian practice. Ideggyogyaszati szemle. Jul 30 2015;68(7–8):243–251.

87. Kida Y, Hasegawa T, Iwai Y, et al. Radiosurgery for symptomatic cavernous malformations: a multi-institutional retrospective study in Japan. Surgical neurology international. 2015;6(Suppl 5):S249–257.

88. Lopez-Serrano R, Martinez NE, Kusak ME, Quiros A, Martinez R. Significant hemorrhage rate reduction after gamma knife radiosurgery in symptomatic cavernous malformations: long-term outcome in 95 case series and literature review. Stereotactic and Functional Neurosurgery. 2017;95(6):369–378.

89. Lekovic GP, Porter RW, Spetzler RF. Supratentorial and infratentorial cavernous malformations. In: Winn HR, ed. Youmans Neurological Surgery. Vol 4. 6th ed. Philadelphia, PA: Elsevier Saunders; 2011:4134–4145.

90. Régis J, Bartolomei F, Kida Y, et al. Radiosurgery for epilepsy associated with cavernous malformation: retrospective study in 49 patients. Neurosurgery. Nov 2000;47(5):1091–1097.

91. Pham M, Gross BA, Bendok BR, Awad IA, Batjer HH. Radiosurgery for angiographically occult vascular malformations. Neurosurgical Focus. May 2009;26(5):E16.

92. Amin-Hanjani S, Ogilvy CS, Candia GJ, Lyons S, Chapman PH. Stereotactic radiosurgery for cavernous malformations: Kjellberg's experience with proton beam therapy in 98 cases at the Harvard Cyclotron. Neurosurgery. Jun 1998;42(6):1229–1236; discussion 1236–1228.

93. Monaco EA, Khan AA, Niranjan A, et al. Stereotactic radiosurgery for the treatment of symptomatic brainstem cavernous malformations. Neurosurgical Focus. Sep 2010;29(3):E11.

94. Poorthuis M, Samarasekera N, Kontoh K, et al. Comparative studies of the diagnosis and treatment of cerebral cavernous malformations in adults: systematic review. Acta Neurochirurgica. Apr 2013;155(4):643–649.

95. Pollock BE, Garces YI, Stafford SL, Foote RL, Schomberg PJ, Link MJ. Stereotactic radiosurgery for cavernous malformations. Journal of Neurosurgery. Dec 2000;93(6):987–991.

96. Mitchell P, Hodgson TJ, Seaman S, Kemeny AA, Forster DM. Stereotactic radiosurgery and the risk of haemorrhage from cavernous malformations. British Journal of Neurosurgery. Apr 2000;14(2):96–100.

97. St George EJ, Perks J, Plowman PN. Stereotactic radiosurgery XIV: the role of the haemosiderin 'ring' in the development of adverse reactions following radiosurgery for intracranial cavernous malformations: a sustainable hypothesis. British Journal of Neurosurgery. Aug 2002;16(4):385–391.
98. Lindquist C, Guo WY, Karlsson B, Steiner L. Radiosurgery for venous angiomas. Journal of Neurosurgery. Apr 1993;78(4):531–536.
99. Gross BA, Batjer HH, Awad IA, Bendok BR. Brainstem cavernous malformations. Neurosurgery. May 2009;64(5):E805–818; discussion E818.
100. Lu XY, Sun H, Xu JG, Li QY. Stereotactic radiosurgery of brainstem cavernous malformations: a systematic review and meta-analysis. Journal of eurosurgery. Apr 2014;120(4):982–987.
101. Poorthuis MHF, Rinkel LA, Lammy S, Al-Shahi Salman R. Stereotactic radiosurgery for cerebral cavernous malformations: a systematic review. Neurology. Nov 19 2019;93(21):e1971–e1979.
102. Nagy G, Yianni J, Bhattacharyya D, Rowe JG, Kemeny AA, Radatz MWR. Repeat radiosurgery treatment after cavernous malformation radiosurgery. World Neurosurgery. Oct 2018;118:e296–e303.

（刘启勇 译）

硬脑膜动静脉瘘的立体定向放射外科治疗

11

Cheng-Chia Lee，Huai-Che Yang
神经外科，神经科学研究所
台北荣民总医院
中国台湾 台北

Wen-Yuh Chung
神经外科
高雄荣民总医院
中国台湾 高雄

Yong-Sin Hu，Chung-Jung Lin，Hsiu-Mei Wu，Wan-Yuo Guo
放射科
台北荣民总医院
中国台湾 台北

David HC Pan
神经外科
台北医学大学双和医院
中国台湾 台北

11.1 引言

颅内硬脑膜动静脉瘘（dural arteriovenous fistulas，DAVF）是硬脑膜内的异常动静脉通道，脑膜动脉将血液直接分流到硬脑膜窦或软脑膜静脉中[3，27]。据估计，DAVF占所有颅内血管畸形的5%～20%[2，63，71，82]。DAVF仅占幕上血管畸形的6%，但占幕下血管畸形的35%[1]。DAVF的平均发病年龄为50～60岁，年龄范围广且没有性别倾向[8，77]。与常见的脑内或脑实质内动静脉畸形（arteriovenous malformation，AVM）不同，人们普遍认为DAVF是在硬脑膜窦的炎症、血栓形成或是创伤的作用下形成的。尽管如此，疾病的确切病因和基础疾病往往难以追踪，DAVF被认为是特发性的[10，31]。DAVF最常发生在海绵窦、横窦/乙状窦、小脑幕/窦汇或可引流至的上矢状窦的大脑凸面部位[3，14，42]。

彻底了解DVAF的形态需要详细的脑血管造影检查。DAVF的静脉引流可顺行或逆行经过硬脑膜窦、皮层静脉或两者兼有。但要注意，静脉引流的模式不一定是静态的。在一些患者中可以观察到静脉流动从顺行到逆行逐渐变化和供血动脉延迟进入病灶的情况（水坑效应）[2，15，77]。研究人员推测这是由于进行性静脉窦性高压引起血流重新进入皮层静脉所致[6，14，27]。逐渐的静脉高压和皮层静脉反流可能最终使个体更易发生脑出血和（或）其他神经系统功能障碍[3]。

注意，并不是所有的DAVF都遵循上述临床进展规则。偶尔在血栓形成后，DAVF会出现自愈[16，57]，导致个人DAVF进展或退化的因素尚未被阐明。

11.1.1 DAVF的血管构筑和分类

目前已经为DAVF设计了大量的分类系统。Borden-Shucart和Cognard系统根据血管造影中静脉引流模式对DAVF进行分类[6，14]。

Borden-Shucart系统根据引流部位和是否存在皮层静脉引流（cortical venous drainage，CVD）来区分DAVF[6]。Ⅰ型DAVF直接顺行引流入静脉窦或脑膜静脉，而Ⅱ型DAVF血流逆行通过静脉窦引流入蛛网膜下腔静脉。Ⅲ型DAVF血流逆行直接进入蛛网膜下腔静脉。Cognard系统与Borden-Shucart系统使用相同的标准。然而，Cognard系统也考虑了引流静脉的流向及是否存在皮层静脉扩张[14]。类似于Borden-Shucart系统，Cognard Ⅰ型DAVF仅表现为顺行引流到静脉窦。Cognard Ⅱ型DAVF表现为逆行引流，根据引流是通过静脉窦（Ⅱa）、皮层静脉（Ⅱb）还是两者均有（Ⅱa+b）进一步划分。

与Borden-Shucart系统一样，Cognard Ⅲ型DAVF直接引流入皮层静脉。然而，涉及静脉扩张病变的患者被单独划分为Ⅳ型。最后，引流入脊髓髓周静脉的DAVF被划分为Ⅴ型。基于一项包括258例患者的研究，Cognard等证明了DAVF分型与侵袭性临床症状的发生率和出血风险之间存在很强的相关性。

Barrow系统的分类方法常用于动脉供应海绵窦（cavernous sinus，CS）的DAVF分类。CS型DAVF分为直接型（A型）和间接型（B～D型）。直接CS型DAVF是颈内动脉海绵窦段与海绵窦之间的高流量瘘，多由创伤性颈内动脉撕裂伤或海绵窦内动脉瘤破裂引起。间接CS型DAVF是指海绵窦与颈内动脉硬膜支（B型）、颈外动脉分支（C型）或两者均有（D型）的硬脑膜瘘。

11.1.2 临床表现

DAVF的临床表现取决于其位置和静脉引流模式。最常见的位置是CS和横窦–乙状窦，约占全部患者的80%[71]。许多CS型DAVF患者有眼部表现（眼球突出、水肿、视力障碍和复视）。在诊断为CS型DAVF之前，临床症状的中位持续时间大约为4个月。横窦–乙状窦DAVF（transverse-sigmoid sinus DAVF，TSS DAVF）最常见的症状包括搏动性耳鸣和搏动性头痛[71]。

与其他脑动静脉畸形一样，DAVF有出血风险，每年的出血风险估计为1.8%[8]。2002年，van Dijk等报道，持续性皮层静脉引流的DAVF患者中，每年有8.1%的患者发生出血，其中10.4%的患者发生死亡[90]。Duffau等报道，第一次出血后早期再出血的风险很高（两周内为35%），第二次出血的后果更严重[18]。Söderman等在2008年报道了一项包括85例逆行性CVD的DAVF患者的研究，其出血发生率低于以往的报道。该研究中，复发出血的年风险为7.4%，而首次出血的年风险为1.5%[83]。2013年，Pan等在一项基于321例DAVF患者的伽玛刀放射外科（Gamma Knife radiosurgery，GKRS）治疗研究系列中报道，206例CS型DAVF患者中有7例（3.4%）发生过出血，115例非海绵窦（non-cavernous sinus，NCS）型DAVF患者中有16例（13.9%）在确诊前发生过出血事件[71]。在2021年对一项基于467例DAVF患者的更新报道中，236例CS型DAVF患者中有10例（4.2%）发生过出血，231例NCS型DAVF患者中有32例（13.9%）在确诊前发生过出血事件（表11.1）。值得注意的是，在这两篇报道中，涉及小脑幕、额基底、蝶顶窦或窦汇的动静脉分流的病例出血风险更高[71]。

DAVF被认为是一种获得性疾病，有两个潜在的诱发因素：头部外伤史（13.4%）和头-颈部手术史（6%）[71]。伴有顺行性CVD的DAVF通常被认为是良性的，而伴有逆行性CVD的DAVF被认为是更具有进袭性的（aggressive）[17, 77, 90]。在1990年一项涉及377例DAVF患者的荟萃分析中，Awad等确定277例为良性，100例为进袭性（涉及出血或进行性局灶性神经功能障碍）[3]。他们的结论是，任何部位都不能避免进袭性神经系统表现，并确定了一些预测进袭性神经系统表现的因素，包括软脑膜静脉引流、静脉曲张或动脉瘤样静脉扩张和大脑大静脉引流。

除出血性发作外，许多患者还伴有持续或缓慢进展的神经功能障碍，包括偏瘫、偏身感觉障碍、小脑体征、痴呆和精神错乱等症状。基于我们对467例DAVF患者的分析，我们对非出血性神经功能障碍发生率的估计如下：CS型DAVF（236例中有16例，6.8%）；非CS型DAVF（231例中48例，20.8%）（表11.1，图11.1）

我们还分析了临床症状的持续时间与血管造影上DAVF分型之间的关系。231例NCS型DAVF患者确诊前症状的平均持续时间如下：Borden Ⅰ型/Cognard Ⅰ型和Ⅱa型患者（19.5个月；范围3～168个月；$n = 125$）；Borden Ⅱ型/Cognard Ⅱb型和Ⅱa+b型患者（39.9个月；范围2～180个月；$n = 59$）；Borden Ⅲ型/Cognard Ⅲ型、Ⅳ型、Ⅴ型患者（23.1个月；范围1～144个月；$n = 47$）。病情分级越高，症状持续时间越长（Borden Ⅰ型和Ⅱ/Ⅲ型之间$P<0.0001$；独立t检验），提示DAVF可能在确诊前已存在了较长时间。

表 11.1 467例DAVF患者GKRS治疗前脑出血（intracerebral hemorrhage，ICH）和非出血性神经功能障碍（non-hemorrhagic neurological deficit，NHND）的发生率

	数量	ICH	百分数	NHND*	百分数
海绵窦	236	10	4.2%	16	6.8%
横窦-乙状窦	134	17	12.7%	30	22.4%
岩下窦	7	1	14.3%	2	28.6%
上矢状窦	19	0	0	4	21.1%
小脑幕	12	3	25.0%	4	33.3%
额底（颅前窝）	14	5	35.7%	3	21.4%
蝶顶窦	4	2	50%	0	0
Galen静脉	2	0	0	1	50%
颈静脉孔	15	1	6.7%	0	0
斜坡	18	0	0	3	16.7%
窦汇	3	2	66.7%	0	0
枕骨大孔	1	0	0	1	100%
其他	2	2	100%	0	0
合计	467	42	9.0%	64	13.7%

非出血性神经功能障碍包括偏瘫、偏身感觉障碍、小脑体征、痴呆和精神错乱。

11.1.3 治疗方案

对DAVF的治疗建议取决于病变的预期自然史和血流动力学改变。对于具有顺行静脉窦引流（Borden Ⅰ型）和良性临床表现的病变，除非症状难以忍受，否则通常采取姑息治疗或观察治疗[77, 82]。对于搏动性头痛、搏动性耳鸣、眼部症状恶化、进行性神经功能障碍、颅内压升高或出血风险升高的患者，建议采取治疗性干预措施[6, 14, 76, 98]。

介入神经放射学领域的发展扩大了DAVF患者的治疗选择范围。可以尝试通过动脉或静脉途径闭塞瘘结构。由于有大量的供血动脉通向病灶，仅经动脉栓塞很少会导致DAVF完全闭塞。经动脉入路的主要目的是减少供血动脉的数目并姑息性缓解症状[76]。治愈性治疗一般需要额外的逆行

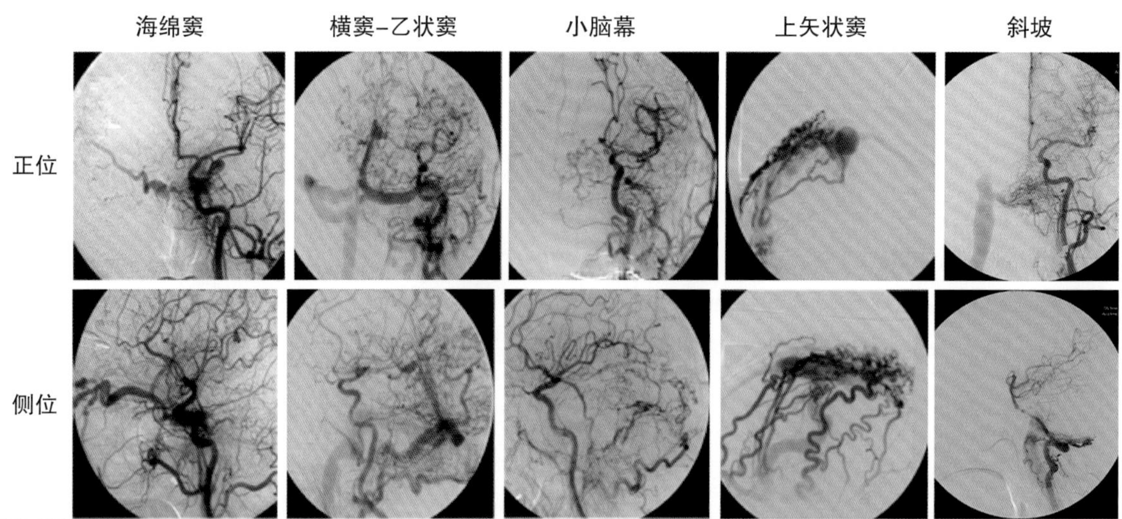

图中显示海绵窦DAVF、横窦-乙状窦DAVF、小脑幕DAVF、上矢状窦DAVF和斜坡支DAVF。

图11.1 DAVF的不同位置

性静脉栓塞。需要注意的是，超选择性阻断引流静脉优于牺牲硬脑膜静脉窦；然而，在寻求治愈时，后一种方式往往是不可避免的[76]。血管内治疗也可以与手术或放射外科治疗联合实施，以确保DAVF完全闭塞。

开颅手术治疗适合具有进袭性特征且无法进行综合血管内治疗的DAVF。由于有出血的可能，累及颅前窝或小脑幕切迹的病变也适合手术治疗。手术策略包括在引流静脉交汇处结扎瘘结构，中断动脉供血，凝固和（或）切除硬脑膜内的瘘，以及切除受累的静脉窦[40, 55, 87]。最近的研究报道，仅切断引流静脉而不切除静脉窦与仅切除瘘结构同样有效。特别是在静脉窦通畅的情况下，前者降低了与切除静脉窦相关的静脉高压的风险[11, 30, 88, 91]。与手术干预相关的发病率和死亡率为0～13%[39]。

长期以来，立体定向放射外科（stereotactic radiosurgery，SRS）一直用于治疗脑实质内动静脉畸形，现已扩展到DAVF的治疗。1993年，Chandler和Friedman首次报道了用放射外科成功治疗1例颅前窝DAVF病例[9]。从那时起，放射外科治疗被用于海绵窦、横窦-乙状窦、上矢状窦、小脑幕和其他部位的DAVF[22, 26, 49, 53, 60, 69, 73, 81, 94]。Guo等[26]和Pollock等[73]均报道使用伽玛刀（单独或联合栓塞）治疗海绵窦DAVF取得了显著成效，其闭塞率约为80%。2006年，Söderman等进行了包括49例涉及52个DAVF患者的研究，报告得出2年内68%的患者出现闭塞，24%的患者出现了血流减退[82]。在2010年匹兹堡大学（University of Pittsburgh，UPMC）对40例DAVF患者的系列报告中，Yang等报道先期放射外科治疗联合栓塞的患者中，闭塞率为83%，而在单纯放射外科治疗的患者中，闭塞率为67%[95]。2010年，Cifarelli等在弗吉尼亚大学对55例DAVF患者进行了一系列研究，报道了65%的闭塞率[13]。放射外科治疗通常与血管内治疗联合实施，以立即缓解症状并减少出血风险[7, 22, 42, 49, 53, 65, 72]。在一些基于症状改善的报告中，单独接受放射外科治疗的DAVF闭塞率与联合治疗的闭塞率相当[26, 53, 69]。与放射外科治疗直接相关的并发症并不多见。

11.2 放射外科技术和计划制订

11.2.1 原则

SRS治疗的特点是辐射向靶区边缘的剂量陡降，因此周围的正常组织受到的辐射相对较少。经神经外科医生、神经放射科医生、放射肿瘤科医生和物理学家的改进，极大地改善了颅内血管或肿瘤病变的治疗方案。尽管SRS设备发生了相当大的变化，其基本概念仍保持不变。放射外科对血管病变的放射生物学影响主要表现为内皮损伤、内弹性膜波动、增生性血管病变伴管腔狭窄、内皮下细胞增生和管腔闭塞[87]。

11.2.2 立体定向框架的安装

在目前的研究中，患者接受了立体定向框架安装（Elekta仪器公司G型Leksell框架），根据需要使用局部麻醉并进行有意识的镇静。安装框架前，使用碘伏和酒精消毒头皮，对放置固定钉的区域，使用长效局部麻醉药进行浸润麻醉。对于CS型DAVF，靶区通常在颅骨的中央区域，这样框架的轴线对齐到中线（即没有偏侧）。在DAVF位于横窦内的患者中，框架通常偏向患侧。

11.2.3 影像成像

固定框架后，患者在有或没有静脉对比剂的条件下接受薄层立体定向MR成像。平扫磁共振成像（magnetic resonance image，MRI）序列包括快速自旋回波序列（fast spin echo，FSE）轴位和冠状位T_2加权（3 mm薄层）图像、对比增强三维容积MR图像和时间飞跃法磁共振血管成像（1.5 mm层厚）。患者随后接受X线双平面数字减影血管造影（digital subtraction angiography，DSA）。需要注意的是，对于无法耐受MRI的患者（例如，有不确定的植入物、心脏起搏器或有旧式动脉瘤夹的患者），CT是一种替代的成像选择。然而，需要注意的是，特别是对于曾经接受过手术或栓塞的患者，CT图像分辨率较低，无法以相同的清晰度显示感兴趣的区域。

11.2.4 治疗计划和处方剂量

通过整合立体定向平扫MRI、薄层、轴扫的时间飞跃（Time-of-Flight，TOF）MRA和大脑X线血管造影的成像数据来进行DAVF的靶区定位。我们的最终目标是完全闭塞瘘的分流，这取决于有效勾画靶区，包括在硬脑膜静脉窦壁上的所有异常的动静脉分流。沿着硬脑膜窦壁中实际发生动静脉瘘的区域划定靶体积[2, 24, 27, 64, 69]。远离静脉窦的供血动脉和引流静脉被排除在治疗体积之外，因为它们不被认为是真正畸形血管巢的一部分（图11.2）。

DAVF放射外科处方的边缘剂量为18 ~ 20 Gy（范围为15 ~ 25 Gy），靶区覆盖在50% ~ 70%等剂量线内。在CS型DAVF的治疗中，最好使用一个大的（C型为14 mm或18 mm，Perfexion/Icon型Gamma Knife为16 mm）准直器覆盖CS边缘。在本研究中，平均等中心数目为3个（范围为1 ~ 14个）。对于NCS型DAVF，覆盖治疗体积平均需要13个等中心（范围1 ~ 27个），包括几个大的靶点和许多8 mm小的靶点。注意保护相邻的关键结构，目的是将视神经和脑干的受辐射剂量限制在8 ~ 9 Gy。

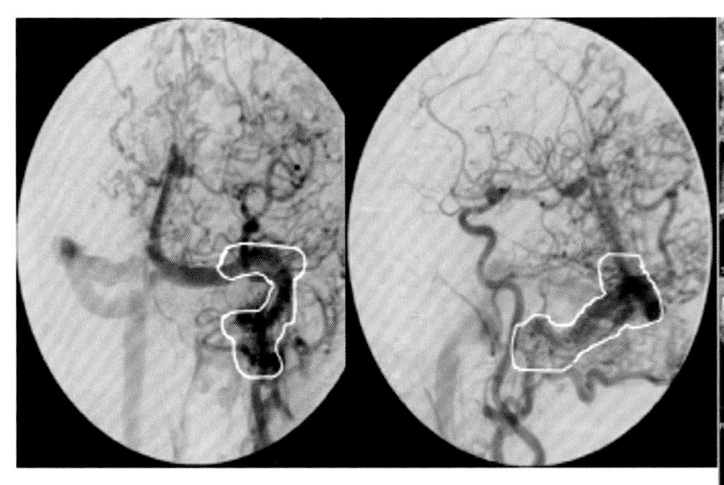
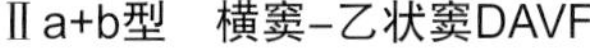

Ⅱa+b型 横窦–乙状窦DAVF

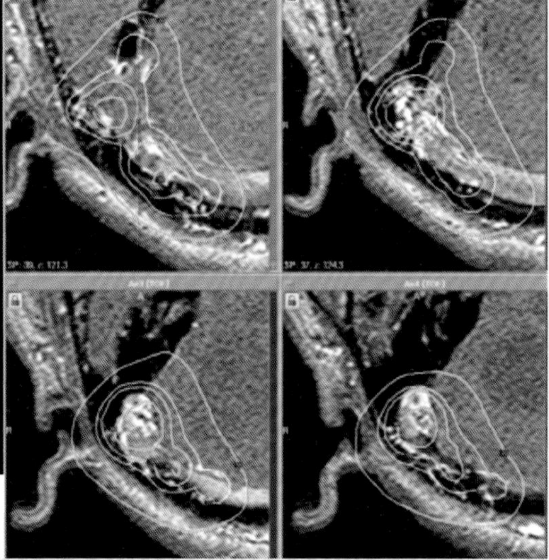

畸形血管团的勾画应结合X线脑血管造影、MRI（T_1、T_2）、MRA（TOF），限于累及窦壁的区域。

图11.2 施行放射外科剂量计划时对DAVF的勾画

11.3 随访计划

GKRS治疗后，每6个月进行一次临床神经学检查和影像学检查（MRI和MRA）。只要MRI显示病变完全消退，通常在GKRS治疗后1～3年内进行脑血管造影。CS型DAVF患者每隔3个月经眼球行无创彩色多普勒超声（color Doppler ultrasonography，CDU）检查，评估眼上静脉（superior ophthalmic vein，SOV）血流方向和流速。在MRI分析和脑血管造影中，CDU的正常化与DAVF的完全闭塞有关[11]。

在本章中，患者经放射外科治疗后的结果被分为4类：①完全改善，临床症状完全缓解，脑血管造影和（或）MRA中DAVF完全闭塞；②部分改善，临床症状部分缓解，MRA上DAVF病灶消退>50%；③稳定，随访时MRA显示DAVF病灶无变化；④进展，MRA显示DAVF病灶扩大或有侵袭性改变。

11.4 DAVF的放射治疗结果

在台北荣民总医院的系列研究中，236例CS型DAVF患者中的187例（79.2%）和231例NCS型DAVF患者中的208例（90.0%）经GKRS治疗后随访分析结果是有效的。CS组中位随访时间为21.8个月（范围：1～149个月），NCS组中位随访时间为28.5个月（范围：2～141个月）。

表11.2总结了395例有随访结果患者的临床结果。187例CS型DAVF患者中有135例（72.2%）完全改善，53例（27.8%）部分改善。放射外科治疗后，这组患者的病灶无保持稳定或有进展的征象。208例NCS型DAVF患者中，131例（63.0%）完全改善，69例（33.2%）部分改善，4例（1.9%）保持稳定，1例（0.5%）出现进展，3例（1.4%）死亡。

我们根据Borden分类方法分析208例NCS型DAVF患者的治疗结果，评估不同静脉引流方式的DAVF患者对GKRS治疗的反应（表11.3）。这些结果显示，放射外科治疗Borden Ⅰ型病灶是有效的，71.8%的患者完全闭塞，25.6%的患者部分改善。放射外科治疗Borden Ⅱ型和Ⅲ型病变效果较差，91例Borden Ⅱ型和Ⅲ型患者中，47例完全闭塞（51.6%），39例部分改善（42.9%），1例保持稳定（1.1%），1例有进展（1.1%），出现了3.3%的死亡患者。

表11.4列出了放射外科治疗与影像学图像证实闭塞之间的时间跨度。CS型DAVF患者中，基于MRI/MRA影像的中位闭塞时间为12.8个月，基于脑血管造影影像的中位闭塞时间为19.6个月。NCS型DAVF患者中，基于MRI/MRA影像的中位闭塞时间为23.7个月，基于脑血管造影影像的中位闭塞时间为26.5个月。既往一些研究报道了放射外科治疗和DAVF闭塞之间的时间跨度很短（有些病例在6个月内）[4, 26, 28, 68, 82]。这是因为DAVF的瘘血管大部分位于静脉窦壁上，其尺寸较小，因此DAVF对放射外科治疗的反应往往比脑动静脉畸形更快[69]。图11.3给出了一个说明性的例子。

表 11.2 395例可进行神经学和影像学随访的DAVF患者GKRS治疗后的临床结果

	CS	NCS
完全改善	135（72.2%）	131（63.0%）
部分改善	52（27.8%）	69（33.2%）
稳定	0	4（1.9%）
进展	0	1（0.5%）
死亡	0	3（1.4%）
合计	187	208

CS＝海绵窦DAVF；NCS＝非海绵窦DAVF。

表 11.3 208例按照Borden和Cognard分类方法进行分类的NCS型DAVF患者进行GKRS治疗后的临床结果

Borden分型	完全缓解	部分缓解	稳定	进展	死亡	合计
Ⅰ	84	30	3	0	0	117
Ⅱ	24	24	0	1	2	51
Ⅲ	23	15	1	0	1	40
合计	131	69	4	1	3	208

表 11.4 放射外科治疗DAVF后到影像学证实闭塞的时间跨度

	CS		NCS	
	n	中位时间（月）	n	中位时间（月）
MRI/MRA	187	12.8（1.1～240.2）	208	23.7（1.6～221.8）
造影	55	19.6（4.2～197.3）	69	26.5（4.4～221.8）

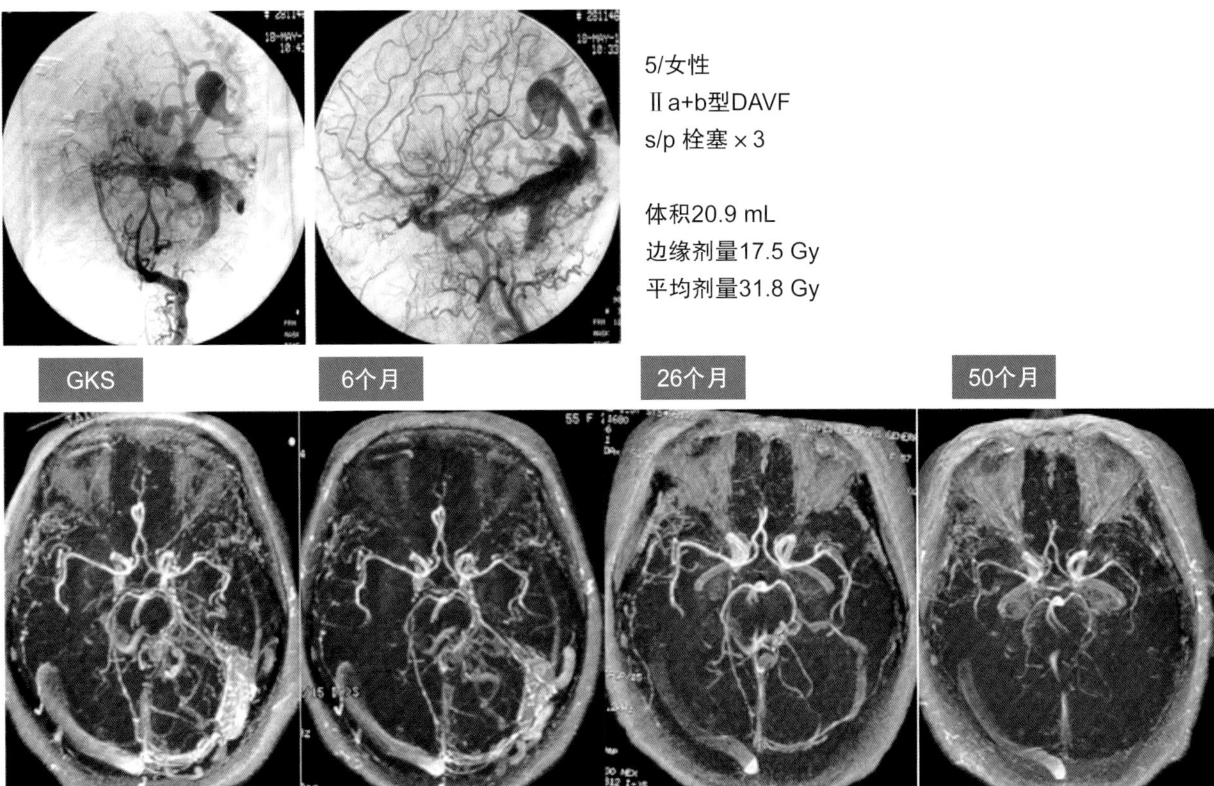

图11.3　55岁，女性，入院时出现搏动性耳鸣和头晕，接受了3次栓塞治疗，颈总动脉造影显示累及横窦-乙状窦的Cognard Ⅱa+b型DAVF：前后位（上）和侧位片（下）。患者接受了DAVF病灶的初始GKRS治疗，边缘剂量为17.5 Gy，平均剂量为31.8 Gy，照射体积为20.9 mL。连续MRA随访显示DAVF完全闭塞。患者神经系统状况有明显改善

我们的2例患者在治疗后39个月和59个月死于新的脑出血（intracerebral hemorrhage，ICH）。患者因不可控的静脉高压而出现放射外科治疗后出血，伴随广泛、进袭性的DAVF（Borden Ⅱ型）累及横窦-乙状窦。死亡是由经血管内栓塞治疗后的静脉高压所致。其中1例死于栓塞材料的占位效应及放射不良反应引起的吞咽困难、窒息和肺炎。在这个系列的患者中，97.7%（395例患者中的386例）在放射外科治疗后保持稳定或表现出临床改善的征象。至于放射不良反应，MR图像显示仅1例在放射外科治疗后6个月出现放射性脑水肿，经类固醇治疗后逐渐消退。

对于一些广泛累及硬脑膜静脉窦和皮层静脉的DAVF，可能需要重复进行放射外科治疗才能完全闭塞。在我们的系列研究中，5例CS型DAVF和14例NCS型DAVF在首次治疗后的1～3年需要重复行放射外科治疗。第二次放射外科治疗的方法和剂量选择标准与第一次相似。

越来越多的证据表明GKRS在治疗DAVF方面的疗效。Shin报道了2例小脑幕DAVF患者，患者均接受超过20 Gy剂量的照射，瘘结构在27个月和29个月时完全闭塞[81]。Söderman报道了49例患者共52个DAVF，2年后68%的患者实现闭塞，24%的患者出现血流速度降低的情况[82]。O'Leary在77%的患者中实现完全闭塞，在15%的患者中实现了改善[65]。Brown报道了在Mayo诊所接受血管造影随访的50例患者，68%的患者实现了完全闭塞，14%的患者接近完全闭塞[7]。Koebbe在2005年报道了一个UPMC系列，所有患者（18例）症状完全消失或接近完全消失，8例完成血管造影随访的患者均实现完全闭塞[42]。在2010年发表的UPMC系列中，共有28例患者（32个DAVF）通过影像学结果证实实现完全闭塞，中位随访时间为45个月（范围：23～116个月）。在先期SRS治疗合并栓塞的患者中，相应的闭塞率为83%，而在仅单独SRS治疗的患者中闭塞率为67%。与横窦-乙状窦

相关瘘相比，海绵窦颈动脉瘘相关的闭塞率较高（P=0.012），症状改善率较高（P=0.010）[95]。在弗吉尼亚大学治疗的55例患者中，65%的患者实现了DAVF的完全闭塞[13]。在上述研究中，一些患者在放射外科治疗前接受了手术切除或血管内栓塞治疗，然而，应该注意的是，他们被转到放射外科接受治疗残留DAVF。虽然已发表的治疗DAVF的结果主要是使用伽玛刀治疗的，但其他SRS设备也可以用于治疗DAVF。综上所述，放射外科治疗已在65%～77%的患者中实现了DAVF的完全闭塞，很大比例的患者获得症状缓解。

11.5 并发症

放射外科治疗的潜在并发症包括持续性静脉高压、颅内出血、颅神经功能障碍、静脉窦狭窄伴血栓形成、迟发性囊性扩张型血肿和局灶性放射性脑水肿。

对于有逆行性CVD的DAVF，放射外科治疗后颅内出血的风险一直持续到静脉反流停止，即相当于动静脉瘘的闭塞。在DAVF闭塞前的潜伏期，放射外科治疗后出血的风险普遍较低，然而，Söderman等报道GKRS治疗后每年出血率为2.5%[82]，而我们的数据显示0.6%的患者有出血现象[71]。

在CS型DAVF中，一般在GKRS治疗后的3～9个月观察到SOV中逆向脉冲血流恢复正常[11]，表明静脉血流的速度和方向逐渐改变。治疗后，MRI检查偶尔会发现SOV血栓形成，患者的临床表现在改善前会出现暂时恶化[45]。Lau等报道了1例放射外科治疗后1个月在SOV和前海绵窦同时形成血栓的病例。Barcia-Salorio等报道25例患者中有2例在分流闭塞的同时出现了暂时的症状恶化[4]。

在目前的研究系列中，1例患者因在DAVF区域出现迟发性的出血性囊肿而使情况变得复杂，与颅内AVM放射外科治疗后所看到的类似[47]。这是文献中第1例出现此类SRS晚期并发症的DAVF患者。患者在放射外科治疗后6.5年接受开颅手术切除慢性出血性囊肿。

其他与辐射相关的并发症很少见。到目前为止，尚无接受SRS治疗的DAVF患者发生颞叶放射性坏死、下丘脑-垂体轴功能障碍或放射性继发性脑肿瘤的报道。

11.6 特殊考虑和争论

11.6.1 DAVF的自然史

DAVF的潜在病因和自然病程尚未完全阐明，不同研究的风险程度差异很大[8, 18, 83, 90]。Söderman等对85例患者进行了为期25年的随访，其中无出血史的患者每年出血率约为1.5%，有出血史的患者每年出血率约为7.4%[88]。值得注意的是，他们的研究存在选择偏差、影像模式敏感性有限、患者随访依从性低及纳入无症状的患者。很明显，存在皮层静脉反流会增加颅内出血的风险；然而，目前尚不清楚病程持续时间是否对风险有影响。

一些研究报道，在某些情况下，放射外科治疗完成至DAVF闭塞之间的时间可能比AVM治疗完成至闭塞之间的时间短[4, 26, 28, 68, 82]。鉴于一些病例报告显示有自发性的DAVF闭塞，因此对于瘘结构的闭塞在多大程度上可以归因于治疗或是疾病的自然过程意见存在分歧[57, 67, 74-75]。然而，快速闭合的瘘无疑缩短了患者遭受搏动性头痛、耳鸣或眼部症状的时间。在皮层静脉反流的患者中，放射外科治疗和血管内手术结合的多模式治疗可以缩短脑出血风险或疾病进展风险升高的时间。

11.6.2 DAVF的治疗策略

DAVF的管理应该考虑到患者的临床表现、病变的预期自然史（基于DAVF的位置和血管结构），以及治疗方式的获益和固有风险，在个体化的基础上进行。一般认为，在伴有出血、进行性神经功能障碍和（或）颅内压增高的DAVF患者中，需要通过血管内栓塞、手术或两者结合的方式及时缓解静脉充血的症状。

对于Borden Ⅱ～Ⅲ型病变伴单发或少量CVD，或伴孤立硬脑膜窦和CVD的DAVF，通常可以通过手术或血管内干预实现病变的完全闭塞[29, 37, 92]。然而，当DAVF累及硬脑膜窦并有多个复杂的供血动脉和CVD时，手术和血管内治疗在技术上具有挑战性。在1997年的一项荟萃分析中，Lucus等得出结论，即使结合手术和栓塞治疗，超过30%涉及横窦–乙状窦的DAVF表现为残留充盈或有持续症状[56]。目前SRS的应用为提高治疗效果提供了一种额外的治疗方法。

当考虑治疗Borden Ⅰ型DAVF时，治疗的收益应该超过治疗的风险。有证据表明，硬脑膜静脉窦的损伤或压力增高可诱发DAVF或导致继发于神经系统功能障碍的静脉高压[27]。在这种情况下，对于Borden Ⅰ型DAVF，经静脉介入治疗或手术牺牲有功能的硬脑膜静脉窦是没有必要的。此外，由于动脉供血往往是复杂而曲折的，单纯使用经动脉栓塞很难完全闭塞Borden Ⅰ型DAVF[76]。研究表明，在血管内干预和（或）手术干预后，DAVF不完全闭塞所引起的局部缺血往往会增加各种血管生长因子的表达，这可以促进形成新的侧支循环，导致DAVF再通[41，43，89，97]。因此，血管内干预或手术干预作为Borden Ⅰ型DAVF的一线治疗方法，目的是缓解而不是治愈，应该仔细权衡手术的风险和收益。当下和以往的研究表明，可以使用放射外科安全治疗有良性静脉引流的DAVF，在保留硬脑膜静脉窦功能的同时，获得较高的血管造影上的闭塞率[26，69，83，94]。

目前，我们对于DAVF患者的治疗策略如下。

• 对于伴随持续良性症状［头痛、搏动性耳鸣（和）或眼部症状］的Borden Ⅰ型（Cognard Ⅰ型、Ⅱa型）DAVF，放射外科治疗可以作为初步治疗方法。

• 对于伴随逆行性CVD的Borden Ⅱ型、Ⅲ型DAVF，治疗方法包括以下内容：

a.有症状的CVD[98]［伴出血、颅内压升高和（或）进行性神经系统功能障碍］建议将外科手术或血管内介入治疗作为初始治疗手段。

b.无症状的CVD[98]［仅有头痛、搏动性耳鸣和（或）眼部症状，无出血和颅内压增高］建议将血管内介入治疗作为一线治疗手段。放射外科治疗也可以考虑作为年老、身体虚弱或DAVF结构复杂的DAVF患者的初始治疗手段。

2010年，UPMC发表了他们对DAVF的治疗经验，并对DAVF患者的治疗和随访提出建议，如图11.4所示，对于血管通路良好的DAVF，在栓塞术后或术前（早期和晚期）行SRS治疗能得到最高的闭塞率。对于血管通路不良的患者，单独SRS治疗通常是并发症发生风险最低的有效治疗手段。他们建议所有DAVF患者每年接受MRI随访。对于所有具有进袭性DAVF的患者，血管造影仍然是评估治疗效果的金标准。对于进袭性较低且有症状改善的DAVF患者，MRI/MRA可能是评估治疗结果的合理方法[95]。

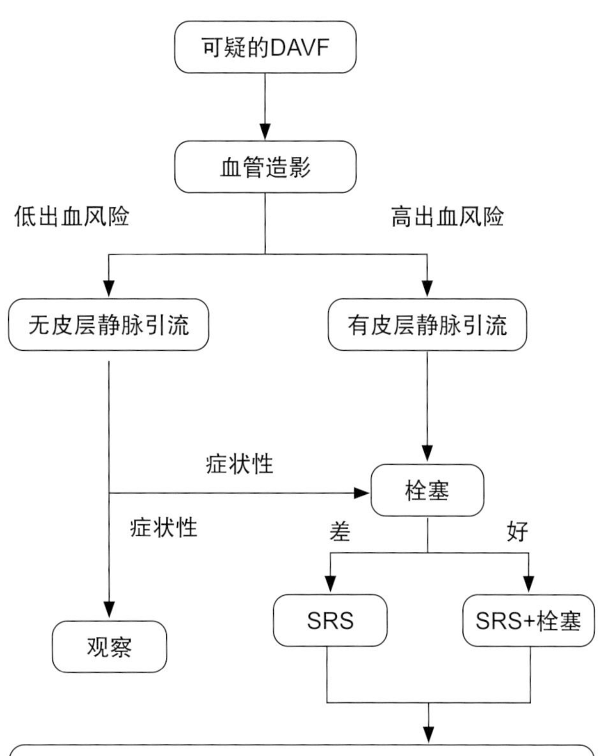

图11.4 潜在的DAVF治疗策略
（引自Yang等报道）

11.6.3 窦静脉流出受限及其与出血的关系

Obrador等在1975年的一篇论文中指出，横窦DAVF的静脉窦阻塞是导致临床症状的重要因素[66]。1987年Ishii等发现3例横窦闭塞并伴随出血的DAVF，他们认为这种闭塞使DAVF更容易出血[36]。Lalwani等提出了第一个基于静脉引流模式和SOR严重程度的DAVF分类系统[44]。与Lalwani分类方法一致，Cognard和Borden分类方法均仅将静脉引流模式作为出血的预测指标，其基础是假设皮层静脉反流（cortical vein reflex，CVR）是静脉窦闭塞的结果，因此对疾病的进袭行进行预测。

Satomi等报道了2例由良性向进袭性转变的静脉出口自发性进行性血栓形成的患者[77]。然而，从SOR到CVR进展的病理生理学机制仍然不清楚。理论上，DAVF患者的静脉压力是由动脉流入及静脉流出决定的。SOR会增加颅内静脉的压力，影响脑脊液的吸收，并逐渐导致静脉充血和出血[34，84]。既往研究还发现横窦狭窄是特发性颅内高压患者的一个共同特征，也是放置颈动脉支架后发生高灌注综合征的危险因素[21，51]。在2017年的一篇文章中，作者基于对163例横窦DAVF患者的分析，对SOR的严重程度进行了半量化。我们确定，在DAVF中SOR与出血的关系比CVR与出血的关系更密切[33]。这可能在一定程度上解释了伴CVR的DAVF患者出血率的变化[83，85]。

11.6.4 静脉流出受限是GKRS治疗后海绵窦区DAVF闭塞的预测因素

在1985年的一项研究中，Barrow等将颈动脉-海绵窦瘘分为高流量直接型瘘和低流量间接型瘘[5]。低流量间接型瘘也被称为CS型DAVF。由Cognard等[14]和Borden等[6]制定的分类系统主要用于硬膜内DAVF；然而，由于CS型DAVF位于硬膜外并且有多个静脉引流部位，上述两个分类系统并不能完美地描述CS型DAVF的表现[6，14]。Suh[86]等根据动脉供血和静脉引流模式，将CS型DAVF分为增生型（proliferative type，PT）、受限型（restrictive type，RT）和迟发受限型（late restrictive type，LRT）。他们发现，在CS型DAVF实际临床表现的相关性方面，他们的分类方法优于其他方法。在2019年的一项研究中[93]，作者基于Suh等[86]描述的类型制定了一种新的分类方案；但PT的GKRS治疗参数不同于其他类型。此外，具有眼部和更多静脉引流路径的CS型DAVF在接受GKRS治疗后完全闭塞可能性较小。这些发现表明，GKRS对所有三种类型的CS型DAVF可能同样有效；但GKRS参数应根据类型进行调整。通过计算静脉引流路径仔细检查静脉流出通畅度有助于预测GKRS治疗的预后。

在本研究中，我们还通过分别检查动脉和静脉成分来研究CS型DAVF的血流动力学状况。我们的结果显示，有更多静脉引流路径的CS型DAVF在GKRS治疗后完全闭塞的可能性较小。相反，存在大量供血动脉与GKRS治疗结果无关。尚不清楚这一观察结果背后的机制。既往研究表明，静脉引流受限与晚期CS型DAVF相关，后者更容易发生自发闭塞[54，77]。GKRS可引起内皮损伤，导致静脉窦血栓形成[78，82]。因此，我们认为GKRS治疗更有可能实现闭塞，因为在静脉引流路径较少的CS型DAVF中，静脉窦内血栓形成的可能性较大[26，71]。然而，GKRS治疗的主要靶区是CS壁的相关成分，而不是远端供血动脉或静脉引流路径。GKRS治疗后，尽管有一定数目的供血动脉，但动脉分流处的CS壁会增厚和发生纤维化，导致静脉窦内血流减慢。如果是这样，那么在预测GKRS治疗CS型DAVF的结果时，静脉引流路径的数目可能比供血动脉的数目更为重要。这也就可以解释为什么GKRS治疗后36个月从PT到LRT，完全闭塞率与静脉引流途径的数量成反比。

11.6.5 罕见位置的DAVF

DAVF是累及硬膜外间隙和邻近骨结构的脑膜动脉与硬膜静脉窦或软脑膜静脉之间的直接动静脉分流[3，27]。斜坡硬膜外-骨性DAVF患者常伴有头痛和患侧与脉搏同步的耳鸣[23]。要注意这些腹侧硬膜外DAVF从邻近骨结构募集血管[59]，还需要注意的是，这种罕见的骨质内DAVF与传统的或骨质外DAVF的不同之处在于，血管性畸形血管病灶完全或部分位于骨质内。到目前为止，文献中只有25例，其中大多数涉及经静脉或经动脉栓塞[20，38，62，79-80]。台北荣民总医院早期使用GKRS治疗颅内DAVF的经验中[26，70，94-95]，一系列斜坡硬膜外-骨性DAVF被认为对放射外科治疗有良好的反应[46]。

当我们仔细回顾这些病例时，我们发现一组具有特殊位置的患者，病灶较大，血管复杂，但放射外科治疗效果良好。DAVF主要位于斜坡周围，分布于硬膜外或骨质内。病变不在脑实质内，故大脑的放射性损伤并不多见。此外，大多数斜坡硬膜外-骨性DAVF是良性的，且没有CVR。因为在闭塞前的潜伏期出血的可能性较小，SRS治疗适合这组患者。在选择对斜坡型DAVF的初始治疗方法时，SRS治疗似乎是一个很好的选择。

11.6.6 窦再通在治疗DAVF中的作用

已经提出了两种假说来解释DAVF的初始病理生理学：一种假说认为，生理性动静脉分流是由于静脉窦和静脉压力增加而开放的[27]；另一种假说认为，当静脉流出受阻导致静脉高压时，新生血管会减少脑灌注，导致缺氧，并重新形成DAVF[89]。无论哪一种理论是正确的，纠正静脉窦高压应该可以减少静脉性脑水肿，扭转DAVF形成的恶性循环。血管内球囊成形术或静脉窦内支架植入术可用于纠正这类静脉高压。

这一点在处理复合型DAVF时尤为重要，如多处静脉窦狭窄、单一静脉引流或累及上矢状窦伴静脉高压的DAVF。栓塞或切除的静脉窦闭塞有时会有阻碍静脉引流的风险，而这可能会带来灾难性的后果。如果静脉窦的瘘部分没有适当的引流，任何治疗性干预都必须非常小心。

在这种困难的情况下，静脉窦再通可能是恢复静脉流出和纠正静脉高压的唯一方法。我们最近开始使用球囊充气或支架植入联合GKRS治疗一些有部分静脉窦阻塞的DAVF。许多研究也提出了血管成形术的应用[12, 48, 50, 58, 61, 96]。在2000年的一篇论文中，Murphy等报道了1例经皮血管成形术和支架植入治疗部分血栓形成的横窦-乙状窦DAVF的患者[61]。在随后的章节中，支架植入治疗DAVF被认为是一种很有前途的一线治疗方法[48, 50]。

根据我们的经验，球囊扩张或支架植入似乎可以纠正静脉反流方向并改善静脉回流，可能在随后进行GKRS治疗时有助于DAVF闭塞。值得注意的是，血管成形术联合GKRS治疗的有效性和安全性研究仍在进行中。需要更多的研究人群来证实临床结果。

11.6.7 平扫MRI/3D TOF MRA有助于评估GKRS治疗后DAVF的闭塞程度

钆对比剂（Gadolinium-based contrast agent，GBCA）增强时间分辨的磁共振血管造影技术通过提供重要的血流动力学信息大大改善了DAVF的表征。尽管如此，研究人员仍然关注肾衰竭患者大脑中钆的沉积及肾源性系统性纤维化[25]。这一担忧引发了在随访检查中使用平扫MRI/3D TOF MRA来评估DAVF闭塞程度的研究。目前该方法特异性为100%，敏感性为84.2%[32]。由于缺乏假阳性，对于平扫MRI/3D TOF MRA结果中无CS型DAVF证据的患者，放弃后续DSA随访似乎是合理的。

最近先进的动脉自旋标记技术或4D磁共振血流研究的选择性流动跟踪制图技术可以实现时间分辨MRA，而不需要使用GBCA[19, 35]。Iryo等[35]证明了在3T下基于时间分辨的动脉自旋标记的MRA在300 ms的时间分辨率下显示瘘口的位置、主要供血动脉和DAVF静脉引流的有效性。Edjlali等[19]证明，将选择性血流跟踪制图方法应用于时间分辨MRA，可以使DAVF的特征与DSA所显示的相当。Lin等[52]的荟萃分析表明，时间分辨MRA在检测DAVF方面并没有明显改善MRI的诊断性能；但是，时间分辨MRA通过排除静脉窦或静脉内早期出现的微弱高信号，降低了3D TOF MRA中DAVF闭塞假阴性结果的可能性。

11.7 总结

SRS是一种安全有效的DAVF替代治疗方法。这种方法对于那些DAVF的进袭性不强但患有难以忍受的头痛、搏动性耳鸣或眼部症状的患者来说是微创的。对于伴有广泛CVD的进袭性DAVF患者，我们建议使用血管内治疗（如栓塞术或血管成形术）或手术进行初始治疗，以减少出血、进行性神经功能障碍和严重静脉高压的直接风险。在这种情况下，放射外科治疗可以作为进一步处理残余瘘的二次治疗。放射外科的一个主要缺点是有潜伏期，在此期间射线的作用尚未发挥，因此与手术治疗和血管内治疗相比，治愈所需的时间延长。尽管如此，放射外科治疗后逐渐闭塞DAVF有助于避免静脉高压或栓塞加重的直接风险，因为这很容易导致血管内栓塞和手术复杂化。总的来说，似乎多学科的DAVF管理方法能产生更好的效果。

参考文献

（遵从原版图书著录格式）

1. Aminoff MJ: Vascular anomalies in the intracranial dura mater. Brain 96:601–612, 1973.
2. Awad IA: The diagnosis and management of intracranial dural arteriovenous malformations. Contemp Neurosurg 13:1–5, 1991.
3. Awad IA, Little JR, Akarawi WP, Ahl J: Intracranial dural arteriovenous malformations: factors predisposing to an aggressive neurological course. J Neurosurg 72:839–850, 1990.
4. Barcia-Salorio JL, Soler F, Barcia JA, Hernandez G: Stereotactic radiosurgery for the treatment of low-flow carotid-cavernous fistulae: results in a series of 25 cases. Stereotact Funct Neurosurg 63:266–270, 1994.
5. Barrow DL, Spector RH, Braun IF, Landman JA, Tindall SC, Tindall GT: Classification and treatment of spontaneous carotid-cavernous sinus fistulas. J Neurosurg 62:248–256, 1985.
6. Borden JA, Wu JK, Shucart WA: A proposed classification for spinal and cranial dural arteriovenous fistulous malformations and implications for treatment. J Neurosurg 82:166–179, 1995.
7. Brown RD, Jr., Flemming KD, Meyer FB, Cloft HJ, Pollock BE, Link ML: Natural history, evaluation, and management of intracranial vascular malformations. Mayo Clin Proc 80:269-281, 2005.
8. Brown RD, Jr., Wiebers DO, Nichols DA: Intracranial dural arteriovenous fistulae: angiographic predictors of intracranial hemorrhage and clinical outcome in nonsurgical patients. J Neurosurg 81:531–538, 1994.
9. Chandler HC, Jr., Friedman WA: Successful radiosurgical treatment of a dural arteriovenous malformation: case report. Neurosurgery 33:139–141; discussion 141–132, 1993.
10. Chaudhary MY, Sachdev VP, Cho SH, Weitzner I, Jr., Puljic S, Huang YP: Dural arteriovenous malformation of the major venous sinuses: an acquired lesion. AJNR Am J Neuroradiol 3:13–19, 1982.
11. Chiou HJ, Chou YH, Guo WY, Teng MM, Hsu CC, Tiu CM, et al: Verifying complete obliteration of carotid artery-cavernous sinus fistula: role of color Doppler ultrasonography. J Ultrasound Med 17:289–295, 1998.
12. Choi BJ, Lee TH, Kim CW, Choi CH: Reconstructive treatment using a stent graft for a dural arteriovenous fistula of the transverse sinus in the case of hypoplasia of the contralateral venous sinuses: technical case report. Neurosurgery 65:E994–996; discussion E996, 2009.
13. Cifarelli CP, Kaptain G, Yen CP, Schlesinger D, Sheehan JP: Gamma knife radiosurgery for dural arteriovenous fistulas. Neurosurgery 67:1230–1235; discussion 1235, 2010.
14. Cognard C, Gobin YP, Pierot L, Bailly AL, Houdart E, Casasco A, et al: Cerebral dural arteriovenous fistulas: clinical and angiographic correlation with a revised classification of venous drainage. Radiology 194:671–680, 1995.
15. Cognard C, Houdart E, Casasco A, Gabrillargues J, Chiras J, Merland JJ: Long-term changes in intracranial dural arteriovenous fistulae leading to worsening in the type of venous drainage. Neuroradiology 39:59–66, 1997.
16. Davies MA, ter Brugge K, Willinsky R, Wallace MC: The nature history and management of intracranial dural arteriovenous fistulae: Part 2 Aggressive lesions. Interv Neurol 3:303–311, 1997.
17. Davies MA, TerBrugge K, Willinsky R, Coyne T, Saleh J, Wallace MC: The validity of classification for the clinical presentation of intracranial dural arteriovenous fistulas. J Neurosurg 85:830–837, 1996.
18. Duffau H, Lopes M, Janosevic V, Sichez JP, Faillot T, Capelle L, et al: Early rebleeding from intracranial dural arteriovenous fistulas: report of 20 cases and review of the literature. J Neurosurg 90:78–84, 1999.
19. Edjlali M, Roca P, Rabrait C, Trystram D, Rodriguez-Regent C, Johnson KM, et al: MR selective flow-tracking cartography: a postprocessing procedure applied to four-dimensional flow MR imaging for complete characterization of cranial dural arteriovenous fistulas. Radiology 270:261–268, 2014.
20. Ernst R, Bulas R, Tomsick T, van Loveren H, Aziz KA: Three cases of dural arteriovenous fistula of the anterior condylar vein within the hypoglossal canal. AJNR Am J Neuroradiol 20:2016–2020, 1999.
21. Farb RI, Vanek I, Scott JN, Mikulis DJ, Willinsky RA, Tomlinson G, et al: Idiopathic intracranial hypertension: the prevalence and morphology of sinovenous stenosis. Neurology 60:1418–1424, 2003.
22. Friedman JA, Pollock BE, Nichols DA, Gorman DA, Foote RL, Stafford SL: Results of combined stereotactic radiosurgery and transarterial embolization for dural arteriovenous fistulas of the transverse and sigmoid sinuses. J Neurosurg 94:886–891, 2001.
23. Geibprasert S, Pereira V, Krings T, Jiarakongmun P, Toulgoat F, Pongpech S, et al: Dural arteriovenous shunts: a new classification of craniospinal epidural venous anatomical bases and clinical correlations. Stroke

39:2783–2794, 2008.

24. Graeb DA, Dolman CL: Radiological and pathological aspects of dural arteriovenous fistulas. Case report. J Neurosurg 64:962–967, 1986.
25. Gulani V, Calamante F, Shellock FG, Kanal E, Reeder SB, International Society for Magnetic Resonance in M: Gadolinium deposition in the brain: summary of evidence and recommendations. Lancet Neurol 16:564–570, 2017.
26. Guo WY, Pan DH, Wu HM, Chung WY, Shiau CY, Wang LW, et al: Radiosurgery as a treatment alternative for dural arteriovenous fistulas of the cavernous sinus. AJNR Am J Neuroradiol 19:1081–1087, 1998.
27. Hamada Y, Goto K, Inoue T, Iwaki T, Matsuno H, Suzuki S, et al: Histopathological aspects of dural arteriovenous fistulas in the transverse-sigmoid sinus region in nine patients. Neurosurgery 40:452–456; discussion 456–458, 1997.
28. Hasuo K, Mizushima A, Matsumoto S, Uchino A, Uehara S, Miyoshi M, et al: type D dural carotid-cavernous fistula. Results of combined treatment with irradiation and particulate embolization. Acta Radiol 37:294–298, 1996.
29. Heros RC: Gamma knife surgery for dural arteriovenous fistulas. J Neurosurg 104:861–863; discussion 865–866, 2006.
30. Hoh BL, Choudhri TF, Connolly ES, Jr., Solomon RA: Surgical management of high-grade intracranial dural arteriovenous fistulas: leptomeningeal venous disruption without nidus excision. Neurosurgery 42:796–804; discussion 804–795, 1998.
31. Houser OW, Campbell JK, Campbell RJ, Sundt TM, Jr.: Arteriovenous malformation affecting the transverse dural venous sinus–an acquired lesion. Mayo Clin Proc 54:651–661, 1979.
32. Hu YS, Guo WY, Lin CJ, Wu HM, Luo CB, Wu CA, et al: Magnetic resonance imaging as a single diagnostic tool for verifying radiosurgery outcomes of cavernous sinus dural arteriovenous fistula. Eur J Radiol 125:108866, 2020.
33. Hu YS, Lin CJ, Wu HM, Guo WY, Luo CB, Wu CC, et al: Lateral sinus dural arteriovenous fistulas: sinovenous outflow restriction outweighs cortical venous reflux as a parameter associated with hemorrhage. Radiology 285:528–535, 2017.
34. Hurst RW, Bagley LJ, Galetta S, Glosser G, Lieberman AP, Trojanowski J, et al: Dementia resulting from dural arteriovenous fistulas: the pathologic findings of venous hypertensive encephalopathy. AJNR Am J Neuroradiol 19:1267–1273, 1998.
35. Iryo Y, Hirai T, Kai Y, Nakamura M, Shigematsu Y, Kitajima M, et al: Intracranial dural arteriovenous fistulas: evaluation with 3-T four-dimensional MR angiography using arterial spin labeling. Radiology 271:193–199, 2014.
36. Ishii K, Goto K, Ihara K, Hieshima GB, Halbach VV, Bentson JR, et al: High-risk dural arteriovenous fistulae of the transverse and sigmoid sinuses. AJNR Am J Neuroradiol 8:1113–1120, 1987.
37. Jiang C, Lv X, Li Y, Zhang J, Wu Z: Endovascular treatment of high-risk tentorial dural arteriovenous fistulas: clinical outcomes. Neuroradiology 51:103–111, 2009.
38. Jung C, Kwon BJ, Kwon OK, Baik SK, Han MH, Kim JE, et al: Intraosseous cranial dural arteriovenous fistula treated with transvenous embolization. AJNR Am J Neuroradiol 30:1173–1177, 2009.
39. Kakarla UK, Deshmukh VR, Zabramski JM, Albuquerque FC, McDougall CG, Spetzler RF: Surgical treatment of high-risk intracranial dural arteriovenous fistulae: clinical outcomes and avoidance of complications. Neurosurgery 61:447–457; discussion 457–449, 2007.
40. Kawaguchi T, Hosoda K, Shibata Y, Kidoguchi K, Koyama J, Tamaki N: Direct surgical removal of the dural arteriovenous fistulas involving transverse-sigmoid sinuses. J Clin Neurosci 9 Suppl 1:16–18, 2002.
41. Klisch J, Kubalek R, Scheufler KM, Zirrgiebel U, Drevs J, Schumacher M: Plasma vascular endothelial growth factor and serum soluble angiopoietin receptor sTIE-2 in patients with dural arteriovenous fistulas: a pilot study. Neuroradiology 47:10–17, 2005.
42. Koebbe CJ, Singhal D, Sheehan J, Flickinger JC, Horowitz M, Kondziolka D, et al: Radiosurgery for dural arteriovenous fistulas. Surg Neurol 64:392–398; discussion 398–399, 2005.
43. Kojima T, Miyachi S, Sahara Y, Nakai K, Okamoto T, Hattori K, et al: The relationship between venous hypertension and expression of vascular endothelial growth factor: hemodynamic and immunohistochemical examinations in a rat venous hypertension model. Surg Neurol 68:277–284; discussion 284, 2007.
44. Lalwani AK, Dowd CF, Halbach VV: Grading venous restrictive disease in patients with dural arteriovenous fistulas of the transverse/sigmoid sinus. J Neurosurg 79:11–15, 1993.
45. Lau LI, Wu HM, Wang AG, Yen MY, Hsu WM: Paradoxical worsening with superior ophthalmic vein thrombosis after gamma knife radiosurgery for dural arteriovenous fistula of cavernous sinus: a case report

suggesting the mechanism of the phenomenon. Eye (Lond) 20:1426–1428, 2006.

46. Lee CC, Chen CJ, Chen SC, Yang HC, Lin CJ, Wu CC, et al: Gamma Knife surgery for clival epidural-osseous dural arteriovenous fistulas. J Neurosurg 128:1364–1371, 2018.
47. Lee CC, Pan DH, Ho DM, Wu HM, Chung WY, Liu KD, et al: Chronic encapsulated expanding hematoma after gamma knife stereotactic radiosurgery for cerebral arteriovenous malformation. Clin Neurol Neurosurg 113:668–671, 2011.
48. Levrier O, Metellus P, Fuentes S, Manera L, Dufour H, Donnet A, et al: Use of a self-expanding stent with balloon angioplasty in the treatment of dural arteriovenous fistulas involving the transverse and/or sigmoid sinus: functional and neuroimaging-based outcome in 10 patients. J Neurosurg 104:254–263, 2006.
49. Lewis AI, Tomsick TA, Tew JM, Jr.: Management of tentorial dural arteriovenous malformations: transarterial embolization combined with stereotactic radiation or surgery. J Neurosurg 81:851–859, 1994.
50. Liebig T, Henkes H, Brew S, Miloslavski E, Kirsch M, Kuhne D: Reconstructive treatment of dural arteriovenous fistulas of the transverse and sigmoid sinus: transvenous angioplasty and stent deployment. Neuroradiology 47:543–551, 2005.
51. Lin CJ, Chang FC, Tsai FY, Guo WY, Hung SC, Chen DY, et al: Stenotic transverse sinus predisposes to poststenting hyperperfusion syndrome as evidenced by quantitative analysis of peritherapeutic cerebral circulation time. AJNR Am J Neuroradiol 35:1132–1136, 2014.
52. Lin YH, Lin HH, Liu HM, Lee CW, Chen YF: Diagnostic performance of CT and MRI on the detection of symptomatic intracranial dural arteriovenous fistula: a meta-analysis with indirect comparison. Neuroradiology 58:753–763, 2016.
53. Link MJ, Coffey RJ, Nichols DA, Gorman DA: The role of radiosurgery and particulate embolization in the treatment of dural arteriovenous fistulas. J Neurosurg 84:804–809, 1996.
54. Liu HM, Wang YH, Chen YF, Cheng JS, Yip PK, Tu YK: Long-term clinical outcome of spontaneous carotid cavernous sinus fistulae supplied by dural branches of the internal carotid artery. Neuroradiology 43:1007–1014, 2001.
55. Liu JK, Dogan A, Ellegala DB, Carlson J, Nesbit GM, Barnwell SL, et al: The role of surgery for high-grade intracranial dural arteriovenous fistulas: importance of obliteration of venous outflow. J Neurosurg 110:913–920, 2009.
56. Lucas CP, Zabramski JM, Spetzler RF, Jacobowitz R: Treatment for intracranial dural arteriovenous malformations: a meta-analysis from the English language literature. Neurosurgery 40:1119–1130; discussion 1130–1112, 1997.
57. Luciani A, Houdart E, Mounayer C, Saint Maurice JP, Merland JJ: Spontaneous closure of dural arteriovenous fistulas: report of three cases and review of the literature. AJNR Am J Neuroradiol 22:992–996, 2001.
58. Malek AM, Higashida RT, Balousek PA, Phatouros CC, Smith WS, Dowd CF, et al: Endovascular recanalization with balloon angioplasty and stenting of an occluded occipital sinus for treatment of intracranial venous hypertension: technical case report. Neurosurgery 44:896–901, 1999.
59. Malik GM, Mahmood A, Mehta BA: Dural arteriovenous malformation of the skull base with intraosseous vascular nidus. Report of two cases. J Neurosurg 81:620–623, 1994.
60. Maruyama K, Shin M, Kurita H, Tago M, Kirino T: Stereotactic radiosurgery for dural arteriovenous fistula involving the superior sagittal sinus. Case report. J Neurosurg 97:481–483, 2002.
61. Murphy KJ, Gailloud P, Venbrux A, Deramond H, Hanley D, Rigamonti D: Endovascular treatment of a grade IV transverse sinus dural arteriovenous fistula by sinus recanalization, angioplasty, and stent placement: technical case report. Neurosurgery 46:497–500; discussion 500–491, 2000.
62. Nerva JD, Hallam DK, Ghodke BV: Percutaneous transfacial direct embolization of an intraosseous dural arteriovenous fistula. Neurosurgery 10Suppl 1:E178–182, 2014.
63. Newton TH, Cronqvist S: Involvement of dural arteries in intracranial arteriovenous malformations. Radiology 93:1071–1078, 1969.
64. Nishijima M, Takaku A, Endo S, Kuwayama N, Koizumi F, Sato H, et al: Etiological evaluation of dural arteriovenous malformations of the lateral and sigmoid sinuses based on histopathological examinations. J Neurosurg 76:600–606, 1992.
65. O'Leary S, Hodgson TJ, Coley SC, Kemeny AA, Radatz MW: Intracranial dural arteriovenous malformations: results of stereotactic radiosurgery in 17 patients. Clin Oncol (R Coll Radiol) 14:97–102, 2002.
66. Obrador S, Soto M, Silvela J: Clinical syndromes of arteriovenous malformations of the transverse-sigmoid sinus. J Neurol Neurosurg Psychiatry 38:436–451, 1975.

67. Olutola PS, Eliam M, Molot M, Talalla A: Spontaneous regression of a dural arteriovenous malformation. Neurosurgery 12:687–690, 1983.
68. Onizuka M, Mori K, Takahashi N, Kawahara I, Hiu T, Toda K, et al: Gamma knife surgery for the treatment of spontaneous dural carotid-cavernous fistulas. Neurol Med Chir (Tokyo) 43:477–482; discussion 482–473, 2003.
69. Pan DH, Chung WY, Guo WY, Wu HM, Liu KD, Shiau CY, et al: Stereotactic radiosurgery for the treatment of dural arteriovenous fistulas involving the transverse-sigmoid sinus. J Neurosurg 96:823–829, 2002.
70. Pan DH, Lee CC, Wu HM, Chung WY, Yang HC, Lin CJ: Gamma Knife radiosurgery for the management of intracranial dural arteriovenous fistulas. Acta Neurochir Suppl 116:113–119, 2013.
71. Pan DH, Wu HM, Kuo YH, Chung WY, Lee CC, Guo WY: Intracranial dural arteriovenous fistulas: natural history and rationale for treatment with stereotactic radiosurgery. Prog Neurol Surg 27:176–194, 2013.
72. Pan HC, Sun MH, Yang DY, Wang YC, Lee SD, Chen WH, et al: Multidisciplinary treatment of cavernous sinus dural arteriovenous fistulae with radiosurgery and embolization. J Clin Neurosci 12:744–749, 2005.
73. Pollock BE, Nichols DA, Garrity JA, Gorman DA, Stafford SL: Stereotactic radiosurgery and particulate embolization for cavernous sinus dural arteriovenous fistulae. Neurosurgery 45:459–466; discussion 466–457, 1999.
74. Pritz MB, Pribram HF: Spontaneous closure of a high-risk dural arteriovenous malformation of the transverse sinus. Surg Neurol 36:226–228, 1991.
75. Saito A, Furuno Y, Nishimura S, Kamiyama H, Nishijima M: Spontaneous closure of transverse sinus dural arteriovenous fistula: case report. Neurol Med Chir (Tokyo) 48:564–568, 2008.
76. Sarma D, ter Brugge K: Management of intracranial dural arteriovenous shunts in adults. Eur J Radiol 46:206–220, 2003.
77. Satomi J, van Dijk JM, Terbrugge KG, Willinsky RA, Wallace MC: Benign cranial dural arteriovenous fistulas: outcome of conservative management based on the natural history of the lesion. J Neurosurg 97:767–770, 2002.
78. Schneider BF, Eberhard DA, Steiner LE: Histopathology of arteriovenous malformations after gamma knife radiosurgery. J Neurosurg 87:352-357, 1997.
79. Shi ZS, Qi TW, Gonzalez NR, Ziegler J, Huang ZS: Combined covered stent and onyx treatment for complex dural arteriovenous fistula involving the clivus and cavernous sinus. Surg Neurol 72:169–174, 2009.
80. Shi ZS, Ziegler J, Gonzalez NR, Feng L, Tateshima S, Jahan R, et al: Transarterial embolization of clival dural arteriovenous fistulae using liquid embolic agents. Neurosurgery 62:408–415; discussion 415, 2008.
81. Shin M, Kurita H, Tago M, Kirino T: Stereotactic radiosurgery for tentorial dural arteriovenous fistulae draining into the vein of Galen: report of two cases. Neurosurgery 46:730–733; discussion 733–734, 2000.
82. Soderman M, Edner G, Ericson K, Karlsson B, Rahn T, Ulfarsson E, et al: Gamma knife surgery for dural arteriovenous shunts: 25 years of experience. J Neurosurg 104:867-875, 2006.
83. Soderman M, Pavic L, Edner G, Holmin S, Andersson T: Natural history of dural arteriovenous shunts. Stroke 39:1735–1739, 2008.
84. Stam J: Thrombosis of the cerebral veins and sinuses. N Engl J Med 352:1791–1798, 2005.
85. Strom RG, Botros JA, Refai D, Moran CJ, Cross DT, 3rd, Chicoine MR, et al: Cranial dural arteriovenous fistulae: asymptomatic cortical venous drainage portends less aggressive clinical course. Neurosurgery 64:241–247; discussion 247–248, 2009.
86. Suh DC, Lee JH, Kim SJ, Chung SJ, Choi CG, Kim HJ, et al: New concept in cavernous sinus dural arteriovenous fistula: correlation with presenting symptom and venous drainage patterns. Stroke 36:1134–1139, 2005.
87. Sundt TM, Jr., Piepgras DG: The surgical approach to arteriovenous malformations of the lateral and sigmoid dural sinuses. J Neurosurg 59:32–39, 1983.
88. Thompson BG, Doppman JL, Oldfield EH: Treatment of cranial dural arteriovenous fistulae by interruption of leptomeningeal venous drainage. J Neurosurg 80:617–623, 1994.
89. Tirakotai W, Bertalanffy H, Liu-Guan B, Farhoud A, Sure U: Immunohistochemical study in dural arteriovenous fistulas and possible role of local hypoxia for the de novo formation of dural arteriovenous fistulas. Clin Neurol Neurosurg 107:455–460, 2005.
90. van Dijk JM, terBrugge KG, Willinsky RA, Wallace MC: Clinical course of cranial dural arteriovenous fistulas with long-term persistent cortical venous reflux. Stroke 33:1233–1236, 2002.
91. van Dijk JM, TerBrugge KG, Willinsky RA, Wallace MC: Selective disconnection of cortical venous reflux as treatment for cranial dural arteriovenous fistulas. J Neurosurg 101:31–35, 2004.
92. van Rooij WJ, Sluzewski M, Beute GN: Dural arteriovenous fistulas with cortical venous drainage: inci-

dence, clinical presentation, and treatment. AJNR Am J Neuroradiol 28:651–655, 2007.

93. Wu CA, Yang HC, Hu YS, Wu HM, Lin CJ, Luo CB, et al: Venous outflow restriction as a predictor of cavernous sinus dural arteriovenous fistula obliteration after Gamma Knife surgery. J Neurosurg:1–8, 2019.
94. Wu HM, Pan DH, Chung WY, Guo WY, Liu KD, Shiau CY, et al: Gamma Knife surgery for the management of intracranial dural arteriovenous fistulas. J Neurosurg 105Suppl:43–51, 2006.
95. Yang HC, Kano H, Kondziolka D, Niranjan A, Flickinger JC, Horowitz MB, et al: Stereotactic radiosurgery with or without embolization for intracranial dural arteriovenous fistulas. Neurosurgery 67:1276–1283; discussion 1284–1275, 2010.
96. Yeh PS, Wu TC, Tzeng WS, Lin HJ: Endovascular angioplasty and stent placement in venous hypertension related to dural arteriovenous fistulas and venous sinus thrombosis. Clin Neurol Neurosurg 112:167–171, 2010.
97. Zhu Y, Lawton MT, Du R, Shwe Y, Chen Y, Shen F, et al: Expression of hypoxia-inducible factor-1 and vascular endothelial growth factor in response to venous hypertension. Neurosurgery 59:687–696; discussion 687–696, 2006.
98. Zipfel GJ, Shah MN, Refai D, Dacey RG, Jr., Derdeyn CP: Cranial dural arteriovenous fistulas: modification of angiographic classification scales based on new natural history data. Neurosurg Focus 26:E14, 2009.

（向思诗　译）

12 脑膜瘤的立体定向放射外科治疗

Sonia Ajmera，Andrew I. Yang，John Y. K. Lee
神经外科
宾夕法尼亚大学医院
宾夕法尼亚州 费城

12.1 脑膜瘤

脑膜瘤是成人最常见的颅内原发性肿瘤（37.6%），在一般人群中，其每年发病率为8.58/10万。在40%的经组织学证实的脑膜瘤中，绝大多数（80.5%）为良性（WHO Ⅰ级）。WHO Ⅱ级（非典型，符合2016年新增的具脑侵袭性的标准）和WHO Ⅲ级（恶性）肿瘤分别占17.7%和1.7%。

这些轴外肿瘤通常是在影像学检查中偶然发现的。有症状的患者通常发病隐匿，最常见的表现为头痛、癫痫发作和局部神经功能障碍。虽然大多数患者脑膜瘤的发生没有特定的危险因素，但电离辐射和遗传综合征，如神经纤维瘤病2型、利–弗劳梅尼综合征、痣样基底细胞癌综合征、脑视网膜血管瘤病、多发性错构瘤综合征和多发性内分泌肿瘤已多次被证明与脑膜瘤的发生有关。

在考虑对脑膜瘤进行治疗时，重要的影响因素包括肿瘤的大小、症状的程度和肿瘤位置。研究表明，肿瘤的线性生长速度为每年2～4 mm。这些报告表明，偶然发现的脑膜瘤通过定期影像观察直到肿瘤明显增大或引起症状前是安全的。

传统上，手术切除是对持续生长或有症状的脑膜瘤患者的主要治疗方式。在1957年的一篇里程碑式的论文中，Simpson将术后肿瘤复发率与肿瘤、肿瘤附着的硬脑膜和异常颅骨的切除范围相关联，将脑膜瘤的切除分为5个级别：Simpson 1级切除是对肿瘤、肿瘤附着的硬脑膜和受累颅骨的全切除术（gross total resection，GTR）；Simpson 2级切除是肿瘤全切除并对肿瘤附着的硬脑膜进行电凝处理；Simpson 3级切除是肿瘤全切除，未对肿瘤附着硬脑膜及硬膜外部分进行处理；Simpson 4级切除是肿瘤次全切除；Simpson 5级切除是仅活检。肿瘤复发率随着切除级别的增高而升高，Simpson 1～5级切除后脑膜瘤的复发率分别约为10%、20%、30%、40%和接近100%。

对于WHO Ⅰ级肿瘤，肿瘤全切除是治疗目标。然而，在某些部位，如枕骨大孔、斜坡、矢状窦旁和海绵窦肿瘤全切除是较困难的，主要是由于这些位置涉及重要的神经、血管而变得复杂。事实上，Oya等进一步探讨了WHO Ⅰ级脑膜瘤患者Simpson分级与无复发生存期的关系，发现Simpson 1～3级切除相较Simpson 4～5级切除，后者的无复发生存期明显较短。因此，WHO Ⅰ级脑膜瘤经肿瘤全切除术后患者（Simpson 1～3级）定期进行影像观察是合理的，但是未完全切除的脑膜瘤患者（Simpson 4～5级）需辅助放射治疗。此外，组织学分级较高的肿瘤（WHO Ⅱ～Ⅲ级）通常需要放射治疗。

对于由于肿瘤位置、神经血管受累程度或患者自身特殊情况（如高龄、合并内科疾病等）而不符合手术适应证的病变，放射治疗也是主要的治疗方式。大家普遍认为，老年人群的手术风险和并发症发生率较高，脑膜瘤的发病率随着年龄的增长而增加，患者诊断时的中位年龄为66岁。在这种情况下，外科治疗是不适宜的，甚至是不可行的，SRS治疗已经成为替代方案。

12.2 立体定向放射外科治疗

1951年，瑞典神经外科医生Lars Leskell发表了一项研究，形成了现代SRS的基本理论。他结合应用外照射射线聚焦和神经外科立体定位图谱，瞄准一个精确的神经组织区域，最终发展形成了伽玛刀（Gamma Knife，GK）。GK利用钴-60从多个不同的角度辐射γ射线。引入伽玛刀后不久，20世纪80年代，在布宜诺斯艾利斯的神经外科医生Osvaldo和意大利神经外科医生Federico Colombo的努力下，发明出另一种SRS设备。这两位神经外科医生与工程师Victor Derechinsky合作，将立体定向装置同直线加速器相结合，从而使得单一的移动X射线束接近靶区。随着时间的推移，不同团队努力提高伽玛刀和直线加速器的精度和准确性，以及通过加入如计算机断层扫描和磁共振成像等先进成像技术，技术得到了增强。

SRS作为一种微创的治疗方式，可对指定靶区给予单次破坏性剂量的照射，并有效保护周围的结构。SRS可避免广泛的组织损伤，针对邻近关键神经血管的颅内病变，其成为极具吸引力的治疗选项。

12.3 SRS治疗脑膜瘤预后的预测因素

脑膜瘤适宜接受SRS治疗，主要由于大部分脑膜瘤（WHO Ⅰ级或影像诊断为良性）边缘整齐，极少侵袭脑组织。脑膜瘤生长缓慢，可能也为射线诱发的血管闭塞形成治疗效果提供了时间。单次SRS是直径小于30 mm病灶的经典治疗方式，可同时通过调整剂量保护视交叉等射线敏感组织。对于大体积肿瘤，可应用低分割SRS或分割SRT进行治疗。随访因不同机构和神经外科医生而异，但大部分患者需进行每几个月至几年一次的连续影像学复查，并且以MRI复查为佳。

1991年，Kondziolka等发表了伽玛刀治疗脑膜瘤的研究报道，该研究中，匹兹堡大学的50例脑膜瘤患者经伽玛刀治疗后2年肿瘤控制率达到96%，该研究是伽玛刀治疗脑膜瘤的最早研究之一。此后，许多医学团队对SRS治疗脑膜瘤进行了深入研究，评估如肿瘤组织学影响肿瘤控制率差异性、肿瘤大小和位置、SRS作为初始主要或辅助治疗及放射诱发的不良反应等重要因素。

本节中，我们主要讨论影响SRS疗效的肿瘤特征。除另有说明，所有治疗均按50%的等剂量线给予边缘剂量。

12.3.1 肿瘤级别

Malik等通过对1994—2000年接受中位边缘剂量为20 Gy的伽玛刀治疗的309例脑膜瘤患者研究发现，肿瘤组织学是控制生长的重要决定因素。作者报道了WHO Ⅰ级、Ⅱ级、Ⅲ级脑膜瘤5年肿瘤控制率分别为87%、49%、0。2007年，Kondziolka等对972例患者进行了为期18年的研究，其中约一半为脑膜瘤切除术后患者，得出结论：WHO Ⅰ级、Ⅱ级、Ⅲ级脑膜瘤4年中位肿瘤控制率分别为93%、50%、17%，研究中患者SRS平均剂量为14 Gy，该结论更新了匹兹堡大学的经验。2011年，Santacroce等发表了多中心研究，该研究回顾了1987—2003年接受中位治疗剂量为14 Gy的3768例脑膜瘤患者，其总体局部控制（local control，LC）率为92.5%，5年和10年无进展生存（progression-free survival，PFS）率分别为95.2%、88.6%。具体来说，组织学确认的WHO Ⅰ级脑膜瘤5年和10年PFS率分别为92.7%、83.2%。值得注意的是，未经组织学确认但影像学特征呈良性的脑膜瘤5年和10年PFS率分别为96.8%、92.7%。2013年，Pollock等研究了1990—2008年接受中位剂量为16 Gy的GK放射外科治疗的416例WHO Ⅰ级脑膜瘤患者，其5年、10年LC率分别为96%、89%。笔者同样得出结论，肿瘤级别与治疗后复发密切相关。WHO Ⅱ级和Ⅲ级病变患者接受中位剂量为18 Gy的治疗，其1年和5年LC率分别为65%和45%（图12.1）。

12.3.2 肿瘤体积

较多研究表明，LC率和PFS率与肿瘤体积无关。也有研究表明，肿瘤体积与控制肿瘤的增长呈负相关。Kondziolka等发现肿瘤体积越大，LC率越差，PFS越短。同样，Pollock等发现较大的复发性肿瘤（WHO Ⅰ级＞12.9 cm或WHO Ⅱ级、Ⅲ级肿瘤＞14.6 cm），局部控制率较低，更易出现与放射相关的不良反应。在一项回顾1990—2018年SRS治疗颅内大脑膜瘤（直径＞2.5 cm，体积＞8.1 cm^3）的荟萃分析中，Fatima等发现452例患者2～7.5年的肿瘤控制率为84%～100%。值得注意的是，87.8%的患者接受单次GK治疗（中位剂量为14 Gy），其余患者接受分次GK治疗（中位剂量为10 Gy），后者肿瘤控制率更佳。肿瘤体积较大与肿瘤总体控制率不佳、不良反应较多密切相关。

12.3.3 肿瘤位置

在多数SRS的研究中，70%～80%的脑膜瘤起源于颅底（包括眼眶、海绵窦、蝶骨嵴、岩斜区、小脑幕、桥小脑角区、小脑、颈静脉孔区和枕骨大孔区），其次起源于矢状窦和镰旁。

北美伽玛刀联盟一项纳入675例颅后窝脑膜瘤患者的多中心研究中，患者5年、10年肿瘤控制率分别为92%、81%。与岩斜区、小脑幕、枕骨大孔区不同，斜坡、岩骨、桥小脑角区脑膜瘤经SRS治疗后较易出现神经功能下降。在国际立体定向放射外科学会（the International Stereotactic Radiosurgery Society，ISRS）关于WHO Ⅰ级海绵窦脑膜瘤实践指南中，Lee等对1963—2014年的

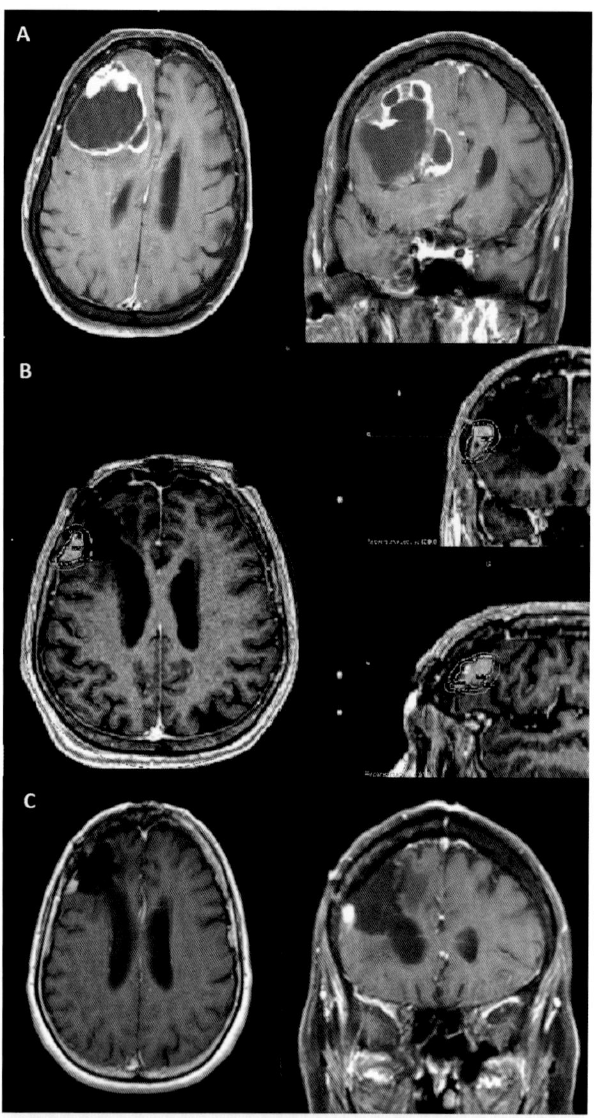

图12.1 A.术前MRI（增强后的轴位和冠状位T_1）；B.伽玛刀定位MRI；C.术后随访MRI。88岁，女性，表现为头痛、呕吐、疲劳和性格改变，并被诊断为右额脑膜瘤。于2018年2月接受手术切除，病理证实为WHO Ⅱ级脑膜瘤。2020年7月，因肿瘤复发接受SRS治疗，肿瘤边缘剂量为18 Gy，50%等剂量线，17个等中心点，治疗时间92分钟。患者对伽玛刀治疗耐受良好，无并发症

49项回顾性研究进行荟萃分析，评估了SRS对该类肿瘤的影响，5年、10年PFS率分别为86%～99%和69%～97%。虽然治疗剂量为10～19 Gy，但作者认为12 Gy应该是最小治疗剂量，该治疗剂量下肿瘤复发率为20%，而在治疗剂量＞14 Gy时肿瘤复发率接近0。当肿瘤涉及视神经时，治疗需要格外小心，研究表明，10 Gy左右的治疗剂量较适宜（图12.2）。

研究表明，矢状窦旁、镰旁、凸面脑膜瘤肿瘤控制率较低。Santacroce等发现，凸面脑膜瘤的肿瘤控制率明显低于颅底脑膜瘤。Pollock等研究表明，与颅底、小脑幕脑膜瘤不同，位置是矢状窦旁、镰旁及凸面脑膜瘤LC率低的负相关影响因素。类似的，Hasegawa等研究了1990—2014年接受中位剂量为16 Gy放射治疗的67例患者，结果表明，位置是矢状窦旁、镰旁脑膜瘤治疗后肿瘤控制率的重要预测因素。Ding等发表研究，比较了1991—2006年GK治疗的WHO Ⅰ级或影像诊断为良性的矢状窦脑膜瘤和镰旁脑膜瘤，结果表明，在中位剂量为15 Gy、40%等剂量线时，矢状窦旁脑膜瘤的5年肿瘤控制率为70%，PFS明显长于镰旁脑膜瘤（P=0.014）。

许多解剖学因素可能导致以上部位的脑膜瘤预后较差。肿瘤邻近上矢状窦，辐射可能诱发血栓形成，可导致迟发性静脉栓塞、加重脑水肿。一种关于镰旁病变控制率较低的假说认为，相较于矢状窦旁脑膜瘤，镰旁脑膜瘤较深的引流静脉使放射外科治疗较复杂，导致肿瘤完全控制的可能性较低。镰旁和矢状窦旁脑膜瘤常伴有较长的硬脑膜尾征，其可能未被包括在治疗计划区域内，导致该类脑膜瘤有较高的复发率。

12.4 初始主要*vs*.辅助SRS治疗

SRS应作为脑膜瘤的初始主要治疗或是辅助治疗难以确定。在一项手术切除术后SRS治疗*vs*. SRS作为初次治疗的回顾性研究中，Pollock等报告，对于直径＜35 mm的脑膜瘤，单独SRS治疗后PFS率与Simpson 1级切除术相当，优于Simpson 2～4级切除术。在一份随访报告中，作者表明既往手术切除是影响辅助SRS治疗后WHO Ⅰ级脑膜瘤LC率的负面风险因素。Kondziolka等对他们医院的脑膜瘤患者进行了18年的前瞻性研究，发现仅采用SRS治疗的536例小体积（直径＜3.5 cm）脑膜瘤，4年随访期间，达到97%的肿瘤控制率，这些结果与辅助性SRS治疗获得的结果具有良好的可比性，后者4年肿瘤控制率，WHO Ⅰ级的为93%，WHO Ⅱ级的为50%，WHO Ⅲ级的为

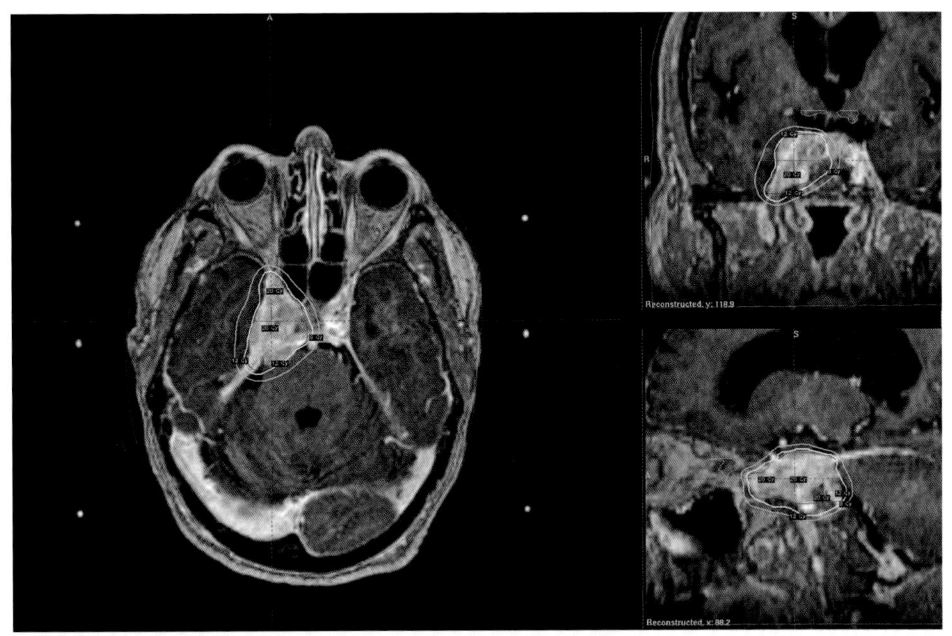

图12.2 90岁，女性，新发右侧CN Ⅲ麻痹，海绵窦脑膜瘤患者的伽玛刀计划。2020年12月接受SRS治疗，肿瘤边缘剂量12 Gy，50%等剂量线，28个等中心点，治疗时间84分钟，视神经最大受照剂量为7.7 Gy。治疗后，患者复视症状明显改善，但仍有持续性前额头痛

17%。在Ding等关于矢状窦旁与镰旁脑膜瘤的对比研究中，既往未接受过手术的脑膜瘤患者5年PFS率明显较高（93% *vs*.70%）。既往接受过手术切除也被认为是脑膜瘤患者肿瘤控制的负面预测因素，尤其是65岁及以上患者和矢状窦旁或海绵窦脑膜瘤患者。

值得注意的是，Park等对1987—2009年治疗的200例患者的研究表明，与接受显微手术的患者相比，之前未接受过显微手术的患者不仅肿瘤进展率明显较低，颅神经（cranial nerve，CN）麻痹的改善率也较高。该研究中，肿瘤中位边缘剂量为13 Gy，视神经附件受照剂量＜10 Gy。在一项对57例枕骨大孔区脑膜瘤患者的多中心回顾性研究中，Mehta等发现，大多数出现神经功能障碍症状的患者接受SRS治疗后，症状改善的可能性较低，但也没有明显加重，少数患者症状有所改善（其中，18%的患者SRS治疗前有颅神经功能障碍）。

虽然以上研究表明，对于WHO Ⅰ级脑膜瘤，特别是对于体积较小的病变，单独SRS治疗是一个更有利的选择，其他研究未能证明SRS作为初始主要治疗或辅助治疗的结果具有显著差异。SRS治疗颅后窝脑膜瘤后，PFS无明显差异。在ISRS实践指南中，作者认为应用SRS作为初始主要治疗较辅助治疗的疗效更佳，可能是由于尝试过手术切除的肿瘤术后影像给SRS治疗计划增加额外的复杂性，或者由于只适合次全切除术的肿瘤本质上更具有进袭性。总之，作者强调，与辅助性SRS治疗相比，支持SRS作为初始主要治疗脑膜瘤的证据有限，具体治疗仍然依赖于医院的具体实践与患者自身决定的结合。

12.5 SRS的不良反应

在ISRS实践指南所进行的荟萃分析中，SRS治疗后总体症状控制率可达95%。SRS治疗脑膜瘤的各种不良反应也相继被报道，较高的边缘剂量和较大的肿瘤体积是可能的预后因素。Kollova等对1992—1999年治疗的368例患者的研究发现，按50%等剂量线、边缘剂量＞16 Gy时，与放射相关的不良反应发生率较高。Hasegawa等特别主张，65岁以上患者的治疗剂量范围为10～15 Gy，因为超过16 Gy的治疗剂量不良反应发生率较高。

SRS治疗最常见的不良反应之一是瘤周新发或加重的脑水肿，其发生率为8%～25%。

Fatima等发现肿瘤体积＞4.2 cm^3、放射剂量15～16 Gy、治疗前已存在瘤周水肿均与SRS治疗后（5.3%的患者）脑水肿加重密切相关。在Hasegawa等的研究中，15%出现脑水肿加重的患者中，4%的患者出现轻度偏瘫、感觉障碍或癫痫发作的症状。在所关注的矢状窦旁和镰旁脑膜瘤患者中，Ding等报道，8.2%的患者出现症状性水肿，主要症状表现为癫痫发作（75%）或神经功能衰退（25%）。国际伽玛刀研究基金会（International Gamma Knife Research Foundation，IGKRF）对1989—2014年接受中位边缘剂量为14 Gy的SRS治疗的212例矢状窦旁及镰旁脑膜瘤患者进行了多中心研究，最终确定了以下SRS后脑水肿发生或进展的可预测因素：肿瘤位于矢状窦旁、肿瘤体积＞10 cm^3、静脉窦受压或受侵袭、较高的边缘剂量和较高的最大剂量。一般而言，大多数患者的脑水肿可自行消退或是短期应用皮质类固醇治疗后消退。

许多研究未报道有放射性坏死（radiation-induced necrosis，RIN）。在一项对64例患者的研究中，Lee等特别关注了SRS治疗后RIN的发生，中位随访时间为19.9个月，RIN发生率为32.8%，最大放射剂量＞25 Gy、肿瘤体积＞4.5 cm^{3}与RIN的发生密切相关。另有研究报道SRS治疗后放射性坏死的发生率较低，为4%～20%，通常在SRS治疗后6个月发生。

其他一些位置、体积特殊的肿瘤患者并发症也被强调。5.5%～9%的海绵窦脑膜瘤患者，颅神经损伤直接归因于SRS治疗，而与肿瘤进展或已存在的颅神经障碍无关，最常见的颅神经损伤表现为三叉神经功能障碍或复视。虽然一些CN功能障碍可以自行改善或通过应用类固醇得以改善，但Park等发现7.5%的患者出现永久性颅神经功能障碍与肿瘤体积较大（＞10 cm^3）密切相关。这可能是由于在大肿瘤压迫或浸润的情况下，颅神经难以免受照射，更普遍的是，从SRS治疗到肿瘤消退所需的时间较长。在Pollock等的研究中，11%的WHO Ⅰ级肿瘤患者和26%的WHO Ⅱ级、Ⅲ级肿瘤患者出现并发症，包括脑水肿、脑梗死、囊变及辐射诱发的海绵状血管瘤。辐射风险与肿瘤体积大，以及矢状窦旁、镰旁、凸面脑膜瘤的位置密切相关。

其他不常见的不良反应（0.2%～2.2%）包括头痛、感觉运动障碍、脑积水、脑梗死和垂体功能减退。在Malik等对1994—2000年研究的中位剂量为20 Gy治疗的309例患者中，1例患者发展为高级别脑膜瘤，并因反复出血而死亡。梅奥诊所对1990—2009年接受治疗的（中位剂量为16 Gy）1837例患者进行回顾性研究发现，316例接受SRS治疗的WHO Ⅰ级脑膜瘤患者中有7例患者（2.2%）发生恶变。3例病例报道提出SRS治疗脑膜瘤可能引起胶质母细胞瘤。常用的辐射诱发肿瘤标准是Cahan等在1948年提出的：①继发肿瘤必须出现在照射野内；②继发肿瘤不得出现在放射治疗前；③从照射到出现肿瘤必须有足够的潜伏期（通常为5年）；④患者必须没有第2种恶性肿瘤的遗传倾向；⑤组织学确认。由于生物学证据不足，有研究人员赞成放宽潜伏期。Labuschagne的团队报道了脑膜瘤治疗后18个月发生胶质母细胞瘤的病例，Lee等的患者在SRS治疗后3年发现胶质母细胞瘤，Yu等的患者在SRS治疗后7年发现胶质母细胞瘤。Wolf等在一项多中心回顾性队列研究中进一步研究了这种潜在的不良反应，该研究包括了1490例接受单独SRS治疗的脑膜瘤患者，这些患者放射治疗后均未发生恶性肿瘤。

12.6 分割立体定向放射治疗

分割SRT的研究数据是有限的。Marchetti等对1964—2018年良性脑膜瘤治疗研究的荟萃分析发现，分割SRT治疗与单次SRS治疗具有相似的局部控制率。两项研究表明，分割SRT较适宜治疗较大体积病变，4项研究表明，肿瘤的体积较大是肿瘤控制的负面预后因素。

2019年，Fatima等发表了一篇系统综述和荟萃分析，对比研究了1980—2018年的单次SRS与多次低分割SRT（hypofractionated SRT，hfSRT；中位剂量为33 Gy，5～10次治疗）*vs.*全分割SRT（full-fractionated SRT，fSRT；中位剂量为

53 Gy，>10次治疗）。对较大体积肿瘤采用SRT（中位体积12.75 cm^3采用fSRT，中位体积5.45 cm^3采用hfSRT）。研究发现，多次SRT治疗的患者末次随访时肿瘤控制率较好（90.2%），SRS治疗为75.5%；hfSRT和fSRT的中位随访时间分别为33.5个月和36个月。不良反应的发生率越来越低，主要由于高剂量、高精度、高准确率的治疗，使得邻近组织所受照的不必要的剂量最小化。作者假设，SRS治疗分次越少，直接损伤血管、释放肿瘤特异性抗原和炎症因子风险越高，这些因子与肿瘤进展相结合共同导致神经功能恶化。他们发现，SRS治疗的患者出现瘤周脑水肿概率高，可能是由于脑膜瘤界面的破坏及血管源性因子扩散到脑组织所引起的。值得注意的是，SRS治疗和SRT治疗后的PFS率并未见明显不同（89% *vs.* 88.8%）。

fSRT除被应用于治疗较大病灶外，可能有益于治疗海绵窦脑膜瘤。Lee等通过荟萃分析发现，fSRT有利于提高肿瘤控制率，同时放射性水肿等并发症发生率较低。这些结果在体积较大的肿瘤、鞍上弥漫性或脑干浸润性肿瘤中尤其明显。

12.7 SRS治疗多发肿瘤

很少有研究讨论同次治疗多发性病变。2014年，Samblas等发表了一项关于1991—2005年73例多发脑膜瘤患者（n=221，每个患者的范围为1～10个脑膜瘤）进行SRS治疗的研究。肿瘤平均边缘剂量为14 Gy。68%的患者应用SRS治疗原发脑膜瘤，对32%的患者手术切除的初发脑膜瘤附近或远处的复发脑膜瘤进行SRS治疗。目前尚不清楚在同次SRS治疗期间是否靶向多个脑膜瘤或是否分次治疗。最常见的症状是颅神经功能障碍（38%）和癫痫发作（27%）。作者报告，37%的患者症状改善，45%的患者症状无变化，18%的患者症状恶化。有意思的是，SRS治疗后，51%的患者需要进行抗惊厥治疗，9.6%的患者会出现晚期毒性，表现为脑水肿、脑坏死、胶质增生和动眼神经（CN Ⅲ）麻痹。

Tsermoulas等在2018年发表了一项研究，报道了1991—2006年对27例患者的55个脑膜瘤治疗的经验（将放射治疗作为一线治疗），其中10例患者维持初发症状，其余患者尚在观察中。9例患者接受同次治疗多发病变。总共有19例患者接受了GK治疗，6例接受了fSRT治疗，2例患者接受了GK和fSRT结合治疗，接受GK治疗的患者均不需要重复治疗。未见关于随访时间和放射治疗后不良反应的相关信息。

12.8 总结

关于SRS治疗脑膜瘤的作用，目前已有大量的临床经验。已证明SRS治疗可获得极好的长期肿瘤控制率，尤其是对良性（Ⅰ级）脑膜瘤或较小的病变。SRS治疗某些位置的脑膜瘤，如矢状窦旁、镰旁或凸面的脑膜瘤，有效率可能较低。当手术干预有风险时，如海绵窦脑膜瘤或其他颅底脑膜瘤，SRS可作为一种重要的替代治疗方式。脑膜瘤患者并发症的发生率一般在10%左右，常见并发症如瘤周脑水肿、颅神经损伤性病变、癫痫发作或头痛等是暂时性的。然而，目前的研究主要是回顾性研究，证据水平有限。更大型的前瞻性研究、更长的随访期和标准化的肿瘤控制措施会提高目前文献的质量。

参考文献

（遵从原版图书著录格式）

Benedict SH, Yenice KM, Followill D, Galvin JM, Hinson W, Kavanagh B, Keall P, Lovelock M, Meeks S, Papiez L, Purdie T, Sadagopan R, Schell MC, Salter B, Schlesinger DJ, Shiu AS, Solberg T, Song DY, Steber V, Timmerman R, Tome WA, Verellen D, Wang L, and Yin F. Stereotactic body radiation therapy: the report of AAPM Task Group 101. Med Phys 2010. 37:4078–4101.

Buerki RA, Horbinski CM, Kruser T, Horowitz PM, James CD, and Lukas RV. An overview of meningiomas. Future Oncol 2018. 14(21): 2161–2177.

Cahan WG and Woodard HQ. Sarcoma arising in irradiated bone; report of 11 cases. Cancer 1948. 1:3–29.

Colombo F, Benedetti A, and Pozza F. External stereotactic irradiation by linear accelerator. Neurosurgery 1985.

15:154–160.

Deinsberger R and Tidstrand J. Linac radiosurgery as a tool in neurosurgery. Neurosurg Rev 2005. 28:79–88.

DeSalles AAF, Gorgulho AA, Pererira JLB, and McLaughlin N. Intracranial stereotactic radiosurgery concepts and techniques. Neurosurg Clin N Am 2013. 24:491–498.

Ding D, Xu Z, McNeill IT, Yen C, and Sheehan JP. Radiosurgery for parasagittal and parafalcine meningiomas. J Neurosurg 2013. 119:871–877.

Fatima N, Meola A, Pollom E, Chaudhary N, Soltys S, and Chang SD. Stereotactic radiosurgery in large intracranial meningiomas: a systematic review. World Neurosurg 2019. 129:269–275.

Fatima N, Meola Aa, Pollom E, Soltys SG, and Chang SD. Stereotactic radiosyrgery vs. stereotactic radiotherapy in the management of intracranial meningiomas: a systemic review and meta-analysis. Neurosurg Focus 2019. 46:E2.

Hasegawa H, Hanakita S, Shin M, Koga T, Takahashi W, Nomoto AK, Sakuramachi M, and Saito N. Single-fractionated stereotactic radiosurgery for intracranial meningioma in elderly patients: 25-year experience at a single institution. Oper Neurosurg 2017. 14:341–350.

Kim JW, Kim DG, Se Y, Kim SK, Chung H, Paek S, and Jung H. Gamma knife radiosurgery for petroclival meningioma: long-term outcomes and failure pattern. Stereotact Funct Neurosurg 2017. 95:209–215.

Kollova A, Liscak R, Novotny J, Vladyka V, Simonova G, and Janouskova L. Gamma knife surgery for benign meningioma. J Neurosurg 2007. 107:325–336.

Kondziolka D, Lunsford LD, Coffey RJ, and Flickinger JC. Stereotactic radiosurgery of meningiomas. J Neurosurg 1991. 74:552–559.

Kondziolka D, Mathieu D, Lunsford LD, Martin JJ, Madhok R, Niranjan A, and Flickinger JC. Radiosurgery as definitive management of intracranial meningiomas. Neurosurgery 2007. 62:53–60.

Kondziolka D, Mathieu D, Lunsford LD, Martin JJ, Madhok R, Niranjan A, and Flickinger JC. Radiosurgery as definitive management of intracranial meningiomas. Neurosurgery 2008. 62: 53–58.

Labuschagne JJ and Chetty D. Glioblastoma multiforme as a secondary malignancy following stereotactic radiosurgery of a meningioma: case report. Neurosurg Focus 2019. 46:E11.

Lee C, Trifiletti DM, Sahgal A, DeSalles A, Fariselli L, Hayashi M, Levivier M, Ma L, Martinez-Alvarez R, Paddick I, Regis J, Ryu S, Slotman B, and Sheehan J. Stereotactic radiosurgery for benign (World Health Organization grade I) cavernous sinus meningiomas - International Stereotactic Radiosurgery Society (ISRS) practice guideline: a systematic review. Neurosurgery 2018. 83:1128–1142.

Lee HS, Kim JH, and Lee J. Glioblastoma following radiosurgery for meningioma. J Korean Neurosurg Soc 2012. 51:96–101.

Lee SR, Yang KA, Kim SK, and Kim S. Radiation-induced intratumoral necrosis and peritumoral edema after gamma knife radiosurgery for intracranial meningiomas. J Korean Neurosurg Soc 2012. 52:98–102.

Leskell L. The stereotaxic method and radiosurgery of the brain. Acta Chir Scand 1951. 12:316–319.

Malik I, Rowe JG, Walton L, Radatz MWR, and Kemeny AA. The use of stereotactic radiosurgery in the management of meningiomas. Br J Neurosurg 2005. 19:13–20.

Mansouri A, Guha D, Klironomos G, Larjani S, Zadeh G, and Kondziolka D. Stereotactic radiosurgery for intracranial meningiomas: current concepts and future perspectives. Neurosurgery 2015. 76:362–371.

Marchetti M, Sahgal A, DeSalles AAF, Levivier M, Ma L, Paddick I, Pollock BE, Regis J, Sheehan K, Suh JH, Yomo S, and Fariselli L. Stereotactic radiosurgery for intracranial noncavernous sinus benign meningioma: International Stereotactic Radiosurgery Society systematic review, meta-analysis and practice guideline. Neurosurgery 2020. 83:879–890.

Mehta GU, Zenonos G, Patibandla MR, Lin CJ, Wolf A, Grilla I, Mathieu D, McShane B, Lee JY, Blas K, Kondziolka D, Lee C, Lunsford LD, and Sheehan JP. Outcomes of stereotactic radiosurgery for foramen magnum meningiomas: an international multicenter study. J Neurosurg 2017. 129:383–389.

Nakamura M, Roser F, Michel K, Jacobs C, and Samii M. The natural history of incidental meningiomas. Neurosurgery 2003. 53:62–70.

National Comprehensive Cancer Network (NCCN). Central

Nervous System Cancers (Version 3.2020). Retrieved from https://www.nccn.org/professionals/physician_gls/pdf/cns.pdf. Accessed 1/26/2020.

Olivero WC, Lister JR, and Elwood PW. The natural history and growth rate of asymptomatic meningiomas: a review of 60 patients. J Neurosurg 1995. 83:222–224.

Ostrom QT, Cioffi G, GIttleman H, Patil N, Waite K, Kruchko C, and Barnholtz-Sloan JS. CBTRUS statistical report: primary brain and other central nervous system tumors diagnosed in the United States in 2012-2016. Neuro Oncol 2019. 21(S5):1–100.

Oya S, Kawai K, Nakatomi H, and Saito N. Significance of Simpson grading system in modern meningioma surgery: integration of the grade with MIB-1 labeling index as a key to predict the recurrence of WHO grade I meningiomas. J Neurosurg 2012. 117:121–128.

Park K, Kano H, Iyer A, Liu X, Tonetti DA, Lehocky C, Faramand A, Niranjan A, Flickinger JC, Konziolka D, and Lunsford LD. Gamma knife stereotactic radiosurgery for cavernous sinus meningioma: long-term follow-up in 200 patients. J Neurosurg 2019. 130:1799–1808.

Patibandla MR, Lee C, Tata A, Addagada GC, and Sheehan JP. Stereotactic radiosurgery for WHO grade I posterior fossa meningiomas: long-term outcomes with volumetric evaluation. J Neurosurg 2018. 129:1249–1259.

Pollock BE, Stafford SL, Utter A, Giannini C, and Schreiner SA. Stereotactic radiosurgery provides equivalent tumor control to Simpson grade I resection for patients with small- to medium-size meningiomas. Int J Radiat Oncol Biol Phys 2003. 55:1000–1005.

Pollock BE, Stafford SL, and Link MJ. Stereotactic radiosurgery of intracranial meningiomas. Neurosurg Clin N Am 2013. 24:499–507.

Pollock BE, Link MJ, Stafford SC, Parney IF, and Foote RL. The risk of radiation-induced tumors or malignant transformation after single-fraction intracranial radiosurgery: results based on a 25-year experience. Int J Radiation Oncol Biol Phys 2017. 97:919–923.

Raza SM, Gallia GL, Brem H, Weingart JD, Long DM, and Olivi A. Perioperative and long-term outcomes from the management of parasagittal meningiomas invading the superior sagittal sinus. Neurosurgery 2010. 67:885–893.

Rogers L, Barani I, Chamberlain M, Kaley T, McDermott M, Raizer J, Schiff D, Weber DC, Wen PT, and Vogelbaum MA. Meningiomas: knowledge base, treatment outcomes, and uncertainties: a RANO review. J Neurosurg 2015. 122:4–23.

Rogers L, Zhang P, Vogelbaum MA, Perry A, Ashby LS, Modi JM, Alleman AM, Galvin J, Brachman D, Jenrette JM, De Groot J, Bovi JA, Werner-Waik M, Knisely JPS, and Mehta MP. Intermediate-risk meningioma: initial outcomes from NRG Oncology RTOG 0539. J Neurosurg 2018. 129:35–47.

Samblas J, Luis Lopez Guerra J, Bustos J, Angel Gutierrez-Diaz A, Wolski M, Peraza C, Marsiglia H, Sallabanda K. Stereotactic radiosurgery in patients with multiple intracranial meningiomas. J BUON 2014. 19:250–255

Santacroce A, Walier M, Regis J, Liscak R, Motti E, Lindquist C, Kemeny A, Kitz K, Lippitz B, Alvarez RM, Pedersen P, Yomo S, Lupidi F, Dominikus K, Blackburn P, Mindermann T, Bundschuh O, van Eck ATCJ, Fimmers R, and Horstmann GA. Long-term tumor control of benign intracranial meningiomas after radiosurgery in a series of 4565 patients. Neurosurgery 2012. 70:32–39.

Sheehan JP, Cohen-Inbar O, Ruangkanchanasetr R, Omay SB, Hess J, Chiang V, Iorio-Morin C, Alonso-Basanta M, Mathieu D, Grills IS, Lee JYK, Lee C, and Lunsford LD. Post-radiosurgical edema associated with parasagittal and parafalcine meningiomas: a multicenter study. J Neuro-Onc 2015. 125:317–324.

Sheehan JP, Starke RM, Kano H, Barnett GH, Mathieu D, Chiang V, Yu JB, Hess J, McBride HL, Honea N, Nakaji P, Lee JYK, Rahmathulla F, Evanoff WA, Alonso-Basanta M, aand Lunsford LD. Gamma knife radiosurgery for posterior fossa meningiomas: a multicenter study. J Neurosurg 2015. 122:1479–1489.

Simpson D. The recurrence of intracranial meningiomas after surgical treatment. J Neurol Neurosurg Psychiat 1957. 20:22–40.

Tsermoulas G, Turel MK, Wilcox JT, Shultz D, Farb R, Zadeh G, Bernstein M. Management of multiple meningiomas. J Neurosurg 2018. 1403–1409.

Wolf A, Naylor K, Tam M, Habibi A, Novotny J, Liscak R, Martinez-Moreno N, Martinez-Alvarez R, Sisterson N, Golfinos JG, Silverman J, Kano H, Sheehan J, Lunsford LD, and Kondziolka D. Risk of radiation-associated intracranial malignancy after stereotactic radiosurgery: a retrospective, multicentre, cohort study. Lancet Oncol 2019. 20:159–164.

Yu JS, Yong WH, Wilson D, and Black KL. Glioblastoma induction after radiosurgery for meningioma. Lancet 2000. 356:1576–1577.

（杨如意　许自强　译）

13 孤立性纤维性肿瘤（血管外皮细胞瘤）的立体定向放射外科治疗

Johnnie Hodge
神经外科
西弗吉尼亚大学
西弗吉尼亚州 摩根敦

Stylianos Pikis
神经外科
弗吉尼亚大学
弗吉尼亚州 夏洛茨维尔

David E. Arsanious
放射肿瘤科
宾夕法尼亚大学
宾夕法尼亚州 费城

Christopher P. Cifarelli
神经外科
放射肿瘤科
西弗吉尼亚大学
西弗吉尼亚州 摩根敦

13.1 引言

尽管孤立性纤维性肿瘤（solitary fibrous tumors，SFTs）发病率低，但是该疾病即使在全切除的情况下也有复发倾向，因此往往需要包括辅助放射治疗在内的多学科综合治疗。和许多其他颅底肿瘤或脑膜瘤一样，立体定向放射外科（stereotactic radiosurgery，SRS）治疗已成为安全有效控制该病的重要措施。因为该肿瘤相对于周围结构血管更加丰富、增强后显影明显、边界清晰，所以SFTs成为SRS的理想靶点。但是SRS最适合的应用时机仍不清楚，该疗法主要用于术后阶段。分子特征和病理亚分类为SFTs研究进展提供了更多见解，并可能为未来优化SRS的治疗提供方法。

13.2 发病率和发病机制

SFTs是中胚层起源的软组织肉瘤。这类肿瘤占所有颅内肿瘤的0.4%和脑膜病变的2.4%，在所有患者群体中都非常罕见[1-3]。诊断时患者的平均年龄为43岁，大多数SFTs的诊断年龄是30～50岁，只有10%的病例出现于儿童。性别差异方面，男性患者略高发，男女发病率比为1.4：1[4-7]。从1928年Bailey、Cushing和Eisenhardt的最初描述到1993年的重新分类，SFTs被归类为脑膜瘤的血管母细胞亚型，主要被称为血管外皮细胞瘤（hemangiopericytomas，HPCs），直到最近世界卫生组织（World Health Organization，WHO）修订了命名法[6，8]。像大多数脑膜瘤一样，SFTs通常伴有硬脑膜附着，但有较高的血管密度，以及局部复发和偶尔转移的倾向[9-10]。最初推测SFTs来源于发育过程中遍布中枢神经系统（central nervous system，CNS）的硬脑膜毛细血管周细胞和毛细血管后微静脉；最近的研究表明，这类肿瘤起源于纤维母细胞。因此，不再使用HPCs，转而采用SFTs这一诊断名词。即使HPCs和SFTs过去被认为是两种不同的诊断疾病，二者都表现出12q13基因位点倒置的遗传变化，从而导致*NAB2*和*STAT6*的基因融合[11]。在2021年世界卫生组织对中枢神经系统肿瘤的最新分类中，2016年提出的Ⅰ级SFTs和HPCs的组合被放弃，只采用SFT命名，同时保留了三级系统的整体结构[7]。

组织学上，间质主要由梭形细胞组成，富含血管。这些丰富的异常血管呈现出“鹿角形”的几何形状。肿瘤细胞的形态和免疫组织化学染色的模式（STAT6+、CD34+、Vimentin+）不是SFT所特有的，其组织病理学诊断是基于组织的整体模式做出的。最近研究发现，在SFT/HPC中存在一个独特的融合基因——*NAB2-STAT6*，它可能在SFTs的颅内和颅外转移能力中发挥作用[12]。一些组织学特征有助于排除其他类型的肿瘤，如ⅩⅢa因子，它在SFT中存在，但在脑膜瘤和血管球瘤（两者在影像学上都可能类似于SFT[13]）中不存在。作为Ⅱ级和Ⅲ级病变，SFTs是高度细胞性的，通过每个高倍视野中存在5个以上的有丝分裂像来区分Ⅱ级和Ⅲ级[7]。根据Ki-67标记指数计算的增殖通常约为10%。

13.3 放射影像诊断

SFTs几乎完全是孤立性的幕上病变，也很少有报道病变发生在颅后窝和脊髓[14-16]。X线常表现为分叶状，易侵犯邻近骨质[6，17]。靠近颅底的位置给手术入路带来了挑战，如果病灶位于关键的功能和血管结构附近，通常仅能进行次全切除而不是全切除[18]。在这些情况下，如果不及时开始辅助治疗，将会面临局部快速进展的巨大风险。

临床症状由肿瘤占位效应引起，可能包括头痛、恶心、呕吐，偶尔还会出现视盘水肿。癫痫发作和神经功能缺损（如肢体瘫痪）不太常见，但也可能发生。鉴于血供丰富，也有报道称SFTs表现为蛛网膜下腔出血，尽管SFTs是一种已经很罕见的疾病，但仍有这种罕见的表现[19-20]。

在CT上，SFTs相对于周围脑实质表现为高密度，而分散在肿瘤中的低密度灶，代表增生的血管产生的血管流空影。SFTs增强显影非常明显，但通常不显示邻近骨结构骨质增生或内部钙化，这一特征进一步将SFTs与脑膜瘤区别开来。

在MRI上，SFTs确实具有脑膜瘤的一些影像学特征，即HPCs在T_1和T_2序列上与灰质等信号，对比增强，边界清楚。与典型的脑膜瘤不同，

SFTs的增强模式是不均匀的，边缘呈更明显的分叶状。磁共振波谱形式的分子成像也有助于SFTs的鉴别诊断，SFTs中有高肌醇峰而无丙氨酸峰，与典型脑膜瘤的情况相反[6]。

传统的血管造影术仍然有效，不仅可用在基于缺乏早期静脉引流的动静脉畸形的初始影像学诊断，而且提供了手术切除前栓塞治疗途径[21]。

13.4 放射外科治疗

与其他边界清楚的局限性颅内病变一样，SFTs特别适合将SRS作为辅助放射治疗的首选方式。现有证据支持在治疗残余和（或）复发SFTs的连续过程中的多个节点使用SRS，包括伽玛刀、射波刀和其他线性加速器SRS平台，并证明了相关的反应（表13.1）。

一篇关于SRS治疗SFTs（作为治疗过程的一部分）的现有研究的综述中提到，几乎所有病例都采用了外科干预作为主要治疗方式。从手术切除至实施SRS的时间间隔在不同的研究中有所不同，一些患者进行SRS的依据是影像学描述的肿瘤进展，而另一些患者进行SRS的依据是存在残留病灶（特别是病理诊断明确为WHO Ⅲ级时）。图13.1和图13.2展示了采用SRS治疗SFTs的两个临床病例。

表 13.1 SRS 治疗的已发表孤立性纤维性肿瘤（血管外皮细胞瘤）病例系列总结

研究者	患者数量	主要治疗方法	平均随访时间（月）	整体局部控制率
Galanis 等，1998[22]	10	手术（3），手术+放射治疗（7）	36	90%
Payne 等，2000[23]	10	手术（6）、手术+放射治疗（2）、手术+栓塞（2）	24.8	未统计
Ecker 等，2003[4]	15	手术（14），手术+放射治疗（1）	45.6	93%
Kano 等，2008[24]	20	手术（8），手术+放射治疗（12）	37.9	65%
Sun 等，2009[25]	22	手术（10），手术+放射治疗（12）	26	89%
Olson 等，2010[26]	21	手术（11）、手术+放射治疗（6）、手术+栓塞（2）、手术+栓塞+放射治疗（2）	69	90%
Copeland 等，2014[27]	22	手术（8），手术+放射治疗（14）	66（中位数）	89%
Kim 等，2017[28]	18	手术（12），手术+放射治疗（6）	34	WHO Ⅱ级：90%；WHO Ⅲ级：84%
Cohen-Inbar，2016年[1]	90	手术（48），手术+放射治疗（34），手术+栓塞（8）	59	82%

总结的所有患者都接受了手术切除，并结合了栓塞、放射治疗和立体定向放射外科治疗。

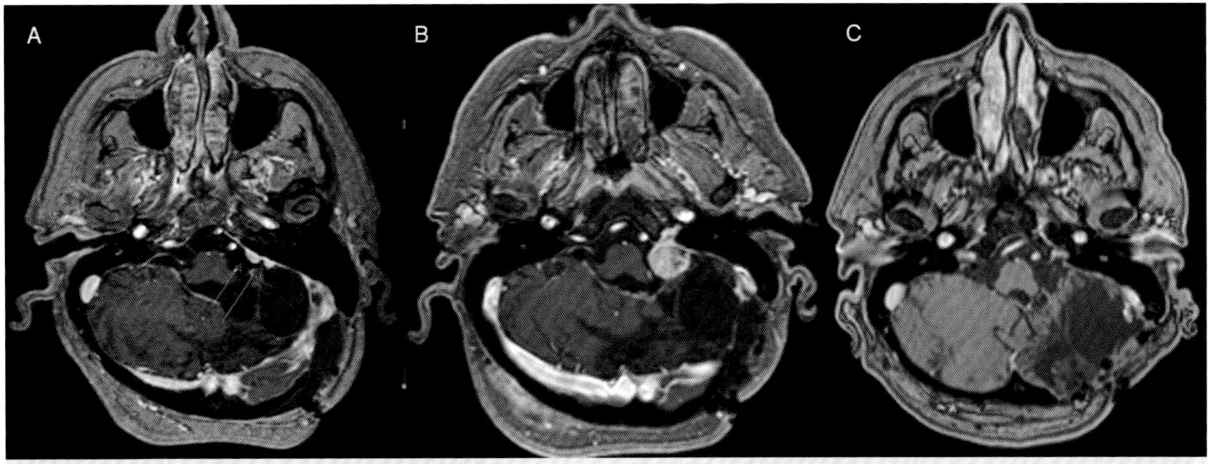

图13.1 A.1例63岁的女性患者出现复发结节性病灶（红色箭头），该病灶出现在全切手术并沿天幕残留病灶进行SRS治疗后60个月；B.由于缺乏定期影像学复查，短短2个月间隔后进行了一次扫描，显示有显著的生长。C.实施了15 Gy的边缘剂量照射，并继续进行常规影像学复查，显示第二次SRS治疗对36个月的野外复发完全起效

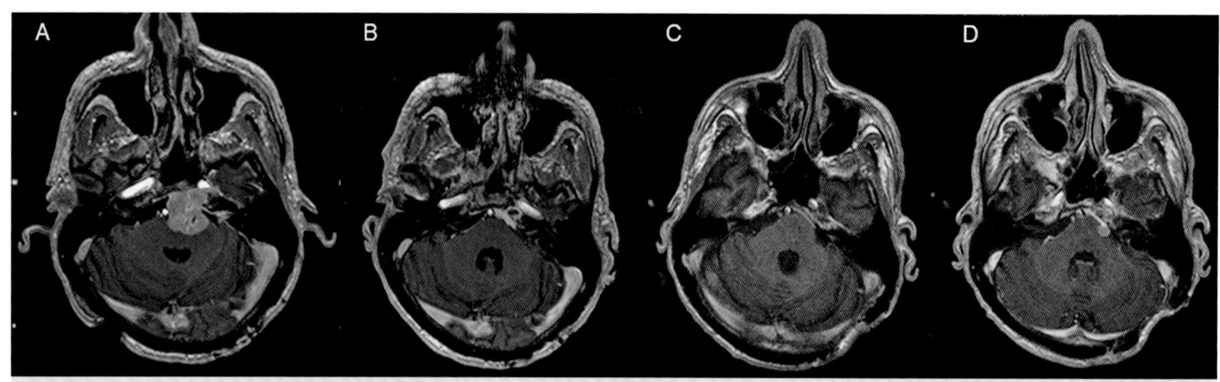

图13.2 A.一名48岁男性接受了辅助性单次伽玛刀放射外科治疗斜坡背侧区域的残余SFT，使用的治疗剂量为17 Gy，50%等剂量线；2年（B）和5年（C）后，轴位增强脑部MRI显示SFT明显缩小；D.在第6年随访的时间点，脑部MRI显示肿瘤复发。该患者随后接受了调强放射治疗

在大多数研究中，单次SRS治疗SFT的剂量参数显示，常用的平均边缘剂量固定在15～17 Gy，平均治疗体积为1～8 cm^3。尽管大多数多中心研究表明，在单变量分析中已证明边缘剂量高于或低于16 Gy，肿瘤体积和SFTs的WHO分级可以预测局部控制，但在多元分析中只有边缘剂量和肿瘤分级仍然有意义[1]。来自匹兹堡大学医学中心（University of Pittsburgh Medical Center，UPMC）的单中心数据模拟了这些发现，发现生存期较短与肿瘤级别较高和边缘剂量较低相关[24]。这些数据支持SFTs的分子特征可作为其对SRS反应的决定因素，WHO分级可决定根据确切疗效的局部控制率所需的边缘剂量。Kim等也观察到类似的发现，其中WHO Ⅱ和Ⅲ级病变的局部控制率分别为90%和84%。值得注意的是，在这项研究中，Ⅱ级和Ⅲ级病变实际上接受了相同的16～17 Gy的中位边缘剂量[28]。

如前所述，SFTs表现出转移的能力，这一发现被SRS治疗后的野内和野外复发率所证实。虽然这不是其他脑膜上皮肿瘤亚型的典型特征，但SFTs会隐袭复发，证明除了在SRS治疗区域内，它们还具有在初始SRS靶区之外出现新发病灶的能力。在国际放射外科研究基金会（International Radiosurgery Research Foundation，IRRF）［过去为国际伽玛刀研究基金会（International Gamma Knife Research Foundation，IGKRF）］总结8个国际中心发表的90例患者的治疗经验后发现，78%的进展性病变为野外复发，而22%的病变为野内生长[1]。与之类似，梅奥诊所发现7例SRS治疗后复发患者中有4例复发灶在治疗靶区之外[4]。虽然对于偏远部位进展的肿瘤是否需要改变靶区的勾画、剂量，甚至辐射方式很难得出结论，但这些数据强调了需要进行持续和彻底的影像学随访，因为在这些情况下重复SRS治疗对疾病长期控制仍然有效。

SRS中主要剂量限制之一是避免损伤危及器官或产生放射不良反应（adverse radiation effect，ARE）。在表13.1中引用的研究中，总共42例患者中仅有2例患者出现AREs的迹象，且其中只有1例患者出现症状[24, 27]。与转移性疾病相比，SFT治疗的平均边缘剂量适中，AREs的发生率普遍很低，尽管在治疗计划中需要考虑到接近视觉器官、耳蜗和脑干的关键结构，特别是在反复SRS或以前接受过外照射治疗的患者的情况下。

13.5 未来方向

尽管基于多项长期结果研究，SRS对SFTs的局部肿瘤控制是有效的，但在过去30年中，SRS治疗SFTs并未发生太大进展。无论是否加入SRS，化学治疗一再被认为是无效的[4]。然而，基于疾病病理分级的数据结果支持存在明显差异。此外，颅内肿瘤分子分类的最新进展，包括SFTs，为患者和药企提供了靶向治疗的新途径（包括免疫调节剂）。考虑到SFTs的富血供及其耐受聚焦放射外科治疗的能力，未来的研究可能需要有效评估SRS和新型全身治疗方法的潜力，包括但不限于血管内皮生长因子受体阻断剂贝伐单抗或激酶抑制剂（如伊布替尼），这可能有助于加强放射治疗的效果并提供更好的长期控制。

13.6 结论

SFTs是颅内非星形细胞肿瘤里一种罕见但具有侵袭性的肿瘤，如果不治疗，有局部复发和转移的倾向。尽管SRS主要作为初始手术切除的辅助手段，但它为建立长期的肿瘤控制提供了安全有效的方法。未来的研究旨在优化手术切除与SRS治疗的相对时机，并增加局部或全身化学治疗可能会进一步扩大SRS在这种隐袭性疾病中的作用。

参考文献

（遵从原版图书著录格式）

1. Cohen-Inbar O, Lee CC, Mousavi SH, Kano H, Mathieu D, Meola A, Nakaji P, Honea N, Johnson M, Abbassy M, Mohammadi AM, Silva D, Yang HC, Grills I, Kondziolka D, Barnett GH, Lunsford LD, Sheehan J. Stereotactic radiosurgery for intracranial hemangiopericytomas: a multicenter study. J Neurosurg. 2017;126(3):744–54. doi: 10.3171/2016.1.JNS152860.
2. Melone AG, D'Elia A, Santoro F, Salvati M, Delfini R, Cantore G, Santoro A. Intracranial hemangiopericytoma – our experience in 30 years: a series of 43 cases and review of the literature. World Neurosurg. 2014;81(3-4):556–62. doi: 10.1016/j.wneu.2013.11.009.
3. Guthrie BL, Ebersold MJ, Scheithauer BW, Shaw EG. Meningeal hemangiopericytoma: histopathological features, treatment, and long-term follow-up of 44 cases. Neurosurgery. 1989;25(4):514–22.
4. Ecker RD, Marsh WR, Pollock BE, Kurtkaya-Yapicier O, McClelland R, Scheithauer BW, Buckner JC. Hemangiopericytoma in the central nervous system: treatment, pathological features, and long-term follow up in 38 patients. J Neurosurg. 2003;98(6):1182–7. doi: 10.3171/jns.2003.98.6.1182.
5. Lee JK, Kim SH, Joo SP, Kim TS, Jung S, Kim JH, Lee JH. Spinal metastasis from cranial meningeal hemangiopericytomas. Acta Neurochir (Wien). 2006;148(7):787–90. doi: 10.1007/s00701-006-0766-9.
6. Smith AB, Horkanyne-Szakaly I, Schroeder JW, Rushing EJ. From the radiologic pathology archives: mass lesions of the dura: beyond meningioma-radiologic-pathologic correlation. Radiographics. 2014;34(2):295–312. doi: 10.1148/rg.342130075.
7. Louis DN, Perry A, Reifenberger G, von Deimling A, Figarella-Branger D, Cavenee WK, Ohgaki H, Wiestler OD, Kleihues P, Ellison DW. The 2016 World Health Organization classification of tumors of the central nervous system: a summary. Acta Neuropathol. 2016;131(6):803–20. doi: 10.1007/s00401-016-1545-1.
8. Louis DN, Ohgaki H, Wiestler OD, Cavenee WK, Burger PC, Jouvet A, Scheithauer BW, Kleihues P. The 2007 WHO classification of tumours of the central nervous system. Acta Neuropathologica. 2007;114(2):97–109. doi: 10.1007/s00401-007-0243-4.
9. Bouvier C, Métellus P, de Paula AM, Vasiljevic A, Jouvet A, Guyotat J, Mokhtari K, Varlet P, Dufour H, Figarella-Branger D. Solitary fibrous tumors and hemangiopericytomas of the meninges: overlapping pathological features and common prognostic factors suggest the same spectrum of tumors. Brain Pathol. 2012;22(4):511–21. doi: 10.1111/j.1750-3639.2011.00552.x.
10. Mena H, Ribas JL, Pezeshkpour GH, Cowan DN, Parisi JE. Hemangiopericytoma of the central nervous system: a review of 94 cases. Hum Pathol. 1991;22(1):84–91. doi: 10.1016/0046-8177(91)90067-y.
11. Schweizer L, Koelsche C, Sahm F, Piro RM, Capper D, Reuss DE, Pusch S, Habel A, Meyer J, Göck T, Jones DT, Mawrin C, Schittenhelm J, Becker A, Heim S, Simon M, Herold-Mende C, Mechtersheimer G, Paulus W, König R, Wiestler OD, Pfister SM, von Deimling A. Meningeal hemangiopericytoma and solitary fibrous tumors carry the NAB2-STAT6 fusion and can be diagnosed by nuclear expression of STAT6 protein. Acta Neuropathol. 2013;125(5):651–8. doi: 10.1007/s00401-013-1117-6.
12. Hong JH, Noh MG, Akanda MR, Kim YJ, Kim SH, Jung TY, Jung S, Lee JH, Rhee JH, Kim KK, Kim SS, Lee KH, Moon KS. Solitary fibrous tumor/hemangiopericytoma metastasizes extracranially, associated with altered expression of WNT5A and MMP9. Cancers (Basel). 2021;13(5). doi: 10.3390/cancers13051142.
13. Wick MR, Hornick JL. Chapter 4 - immunohistology of soft tissue and osseous neoplasms. In: Dabbs DJ, editor. Diagnostic Immunohistochemistry (Third Edition). Philadelphia: W.B. Saunders; 2011. p. 83–136.
14. Cohen-Inbar O. Nervous system hemangiopericytoma. Can J Neurol Sci. 2019:1–12. doi: 10.1017/cjn.2019.311.
15. Seo I, Kim YS, Kim HS, Kim JH, Lee MK. Heman-

giopericytoma of the posterior fossa: a case report and review of the literature. Brain Tumor Res Treat. 2013;1(2):95–8. doi: 10.14791/btrt.2013.1.2.95.
16. Radley MG, McDonald JV. Meningeal hemangiopericytoma of the posterior fossa and thoracic spinal epidural space: case report. Neurosurgery. 1992;30(3):446–52. doi: 10.1227/00006123-199203000-00027.
17. Park BJ, Kim YI, Hong YK, Jeun SS, Lee KS, Lee YS. Clinical analysis of intracranial hemangiopericytoma. J Korean Neurosurg Soc. 2013;54(4):309–16. doi: 10.3340/jkns.2013.54.4.309.
18. Chang SD, Sakamoto GT. The role of radiosurgery for hemangiopericytomas. Neurosurg Focus. 2003;14(5):e14. Epub 2003/05/15. doi: 10.3171/foc.2003.14.5.15.
19. Maruya J, Seki Y, Morita K, Nishimaki K, Minakawa T. Meningeal hemangiopericytoma manifesting as massive intracranial hemorrhage–two case reports. Neurol Med Chir (Tokyo). 2006;46(2):92–7. doi: 10.2176/nmc.46.92.
20. Seki S, Kamide T, Tamase A, Mori K, Yanagimoto K, Nomura M. Subarachnoid and intracerebral hemorrhage from intracranial hemangiopericytoma: an uncommon cause of intracranial hemorrhage. Neuroradiol J. 2016;29(3):183–6. doi: 10.1177/1971400916638352.
21. Marc JA, Takei Y, Schechter MM, Hoffman JC. Intracranial hemangiopericytomas. Angiography, pathology and differential diagnosis. Am J Roentgenol Radium Ther Nucl Med. 1975;125(4):823–32. doi: 10.2214/ajr.125.4.823.
22. Galanis E, Buckner JC, Scheithauer BW, Kimmel DW, Schomberg PJ, Piepgras DG. Management of recurrent meningeal hemangiopericytoma. Cancer. 1998;82(10):1915–20.
23. Payne BR, Prasad D, Steiner M, Steiner L. Gamma surgery for hemangiopericytomas. Acta Neurochir (Wien). 2000;142(5):527–36; discussion 536-7. doi: 10.1007/s007010050465
24. Kano H, Niranjan A, Kondziolka D, Flickinger JC, Lunsford LD. Adjuvant stereotactic radiosurgery after resection of intracranial hemangiopericytomas. Int J Radiat Oncol Biol Phys. 2008;72(5):1333–9. doi: 10.1016/j.ijrobp.2008.03.024.
25. Sun S, Liu A, Wang C. Gamma knife radiosurgery for recurrent and residual meningeal hemangiopericytomas. Stereotact Funct Neurosurg. 2009;87(2):114–9. doi: 10.1159/000202978
26. Olson C, Yen CP, Schlesinger D, Sheehan J. Radiosurgery for intracranial hemangiopericytomas: outcomes after initial and repeat Gamma Knife surgery. J Neurosurg. 2010;112(1):133–9. doi: 10.3171/2009.3.JNS0923.
27. Copeland WR, Link MJ, Stafford SL, Pollock BE. Single-fraction stereotactic radiosurgery of meningeal hemangiopericytomas. J Neurooncol. 2014;120(1):95–102. doi: 10.1007/s11060-014-1521-3.
28. Kim BS, Kong DS, Seol HJ, Nam DH, Lee JI. Gamma knife radiosurgery for residual or recurrent intracranial hemangiopericytomas. J Clin Neurosci. 2017;35:35–41. doi: 10.1016/j.jocn.2016.10.002.

（周春辉　吕文英　译）

14 无功能垂体腺瘤的立体定向放射外科治疗

Tafadzwa L. Chaunzwa，Marc R. Bussière，Jay S. Loeffler，Helen A. Shih
放射肿瘤科
马萨诸塞州总医院
马萨诸塞州 波士顿

14.1 引言

无功能垂体腺瘤（nonfunctioning pituitary adenomas，NFPA），系指起源于垂体前叶不伴有垂体激素过度分泌的垂体腺瘤[1]。NFPA是垂体腺瘤中的一种类型，后者居颅内原发肿瘤的第三位，仅次于脑胶质瘤和脑膜瘤[2]。在所有垂体腺瘤亚型中，NFPA占比超过14%，居第二位[3-4]。绝大多数垂体腺瘤系良性肿瘤，临床上无症状，很难统计其在整体人群中的确切发病率[4]，不过一般认为，垂体腺瘤的发病率为（7～41.3）/10万，NFPA为（0.65～2.34）/10万[1, 5]。近年来由于先进的神经影像技术（如磁共振成像）广泛应用，偶然发现的鞍区肿瘤增多，NFPA发病率亦成逐渐增高趋势[6]。NFPA好发年龄为30～80岁。根据瑞士2001—2011年人口统计，此病好发于男性，特别是老年男性[7]。

2017年世界卫生组织（World Health Organization，WHO）发布的第四版内分泌肿瘤分类法，依据垂体特殊转录因子和垂体激素免疫组化表达进一步对NFPA亚型进行了分类[8]。其中静默型促性腺激素腺瘤最常见，约占NFPA的80%。其他亚型还包括静默型促生长激素腺瘤、促皮质激素腺瘤、PIT_1阳性多激素腺瘤、零细胞腺瘤、催乳素腺瘤和促甲状腺激素腺瘤[9]。这种细分类型对判断各自临床表现特点作用不大。

目前尚不清楚垂体瘤致病原因，但与NFPA相关的高危因素包括手术所致的绝经、过早生育和直结肠癌家族史[10]。

14.2 临床表现

NFPA的临床症状主要由肿瘤占位引起。由于激素分泌正常，也不存在激素过度分泌的相关临床症状，NFPA很少能在早期被发现，常常是肿瘤长大到一定程度压迫邻近结构时才能发现。例如，肿瘤压迫视交叉或漏斗和突入到海绵窦，引起视力障碍、高催乳素血症、头痛或颅神经症状，偶尔也会发生垂体卒中。

14.2.1 眼神经症状

肿瘤压迫视交叉或视路其他部位引起的视力视野障碍，是NFPA最常见症状，双侧颞侧视野偏盲最为常见，约占NFPA眼神经症状的40%。当然，如果肿瘤累及视路其他部位，也会造成其他方向视野障碍。肿瘤急性出血（即垂体卒中）较为少见，如果伴有急性视力丧失，需要急诊手术以挽救视力。

14.2.2 头痛

据报道，约75%的患者伴有头痛[9, 11-12]。肿瘤刺激三叉神经、颅高压或硬脑膜牵拉都会引起头痛。垂体卒中的典型表现是急性剧烈头痛。当急剧头痛伴急性视力下降时，需要通过影像学检查评估出血量和是否需行紧急减压手术。

14.2.3 其他症状

NFPA的其他症状包括垂体激素分泌低下，系肿瘤压迫垂体柄所致。肿瘤直接侵犯促性腺激素细胞或间接引起的高催乳素血症均可导致性腺功能减退。一般来讲，只有肿瘤大于1 cm（大腺瘤）时，才出现上述症状。

14.3 解剖结构

鉴于NFPA临床症状与垂体解剖关系密切，无论是手术处理还是放射治疗（radiation therapy，RT）的靶区勾画，都需要充分掌握垂体的解剖结构。

垂体腺位于颅底中线蝶骨的蝶鞍窝内，海绵窦构成垂体窝的外侧壁，颈内动脉、Ⅲ/Ⅳ/Ⅴ1/Ⅴ2/Ⅵ颅神经穿过静脉性的海绵窦，蝶鞍的前方和下方是蝶窦，垂体经垂体柄（也即漏斗）与下丘脑相连。NFPA压迫垂体柄，进而影响到下丘脑对垂体催乳素细胞的抑制作用，可导致高催乳素血症[13-14]。

依据胚胎来源和形态学，垂体被分为两种功能成分，即腺垂体和神经垂体。腺垂体即垂体前叶，占整个垂体的80%，被垂体裂（Rathke囊）分成前部和中间部（无功能的小Rathke囊肿的潜在位置）。神经垂体即垂体后叶，主要由神经组织构成，由胚胎期的中脑神经外胚层延续而来。腺垂体激素分泌源于垂体前部，分泌促肾上腺皮质激素（adrenocorticotropic hormone，ACTH）、卵泡刺激素（follicle-stimulating hormone，FSH）、黄体生成素（luteinizing hormone，LH）、促甲状腺素（thyroid-stimulating hormone，TSH）、生长激素（growth hormone，GH）和催乳素（prolactin，PRL）。垂体后叶是下丘脑分泌激素的储存和释放之所，有两种激素：催产素和抗利尿激素（antidiuretic hormone，ADH）。腺垂体通过垂体门脉系统与下丘脑发生联系，通过刺激或抑制下丘脑激素分泌以调解垂体激素平衡。这些下丘脑激素包括促肾上腺皮质激素释放激素（corticotrophin-releasing hormone，CRH）、促性腺激素释放激素（gonadotrophin-releasing hormone，GnRH）、生长激素释放激素（GH-releasing hormone，GHRH）、促甲状腺激素释放激素（thyrotrophin-releasing hormone，TRH）、生长抑素和多巴胺。

垂体大小和影像学表现受年龄和性别影响。典型MRI表现为刚出生时垂体呈球状T_1高信号，6周时T_1信号逐渐变暗。大多数垂体瘤发生于垂体前叶，神经垂体肿瘤十分罕见，如垂体细胞瘤和梭形细胞嗜酸细胞瘤。

14.4 诊断和检查

当出现垂体功能亢进或低下、视力视野障碍和颅神经麻痹时，头颅影像学检查大多可以明确垂体瘤诊断。但NFPA进展相对缓慢，不伴激素过度分泌症状，大多是在神经影像检查时偶然发现。

内分泌协会临床指南建议，对疑似垂体瘤者应行完整的既往史调查、体格检查，并对是否存在垂体功能低下或亢进进行临床及实验室评估[6]。对于CT检查偶然发现的垂体瘤，应行MRI检查以更好地明确肿瘤大小和突入方向。如果影像检查发现视神经、视交叉受压，还应行视力视野检查[6]。

14.5 影像学检查

垂体瘤的最佳影像检出方法是动态MRI增强扫描。垂体瘤常呈T_1低信号或等信号，并呈延迟性强化。低信号的垂体瘤在动态增强扫描早期可以不强化。垂体瘤MRI检查最好采取T_1加权像1～3 mm层厚多序列（轴位、冠状位和矢状位）垂体窝平扫加动态增强扫描，某些情况下T_2加权像也可以提供补充信息，但其不能替代T_1加权像扫描。如果行SRS治疗，应行1 mm层厚MRI扫描，以便更好勾画靶区和看清视神经、视交叉。当有MRI禁忌或放射治疗计划需要时，可以做垂体CT扫描。

还有一些其他成像方式，但作用不确定。正电子发射断层显像（positron emission tomography，PET）对肿瘤分期和动态监测有些帮助，但不能替代MRI。PET对较小的NFPA显示不清，况且还有文献报道其NFPA影像表现相互矛盾[15]。先进的MRI技术，如弥散加权成像（diffusion weighted imaging，DWI）和质子MR成像，可以提供肿瘤代谢状态，有助于垂体肿瘤和垂体卒中的鉴别[15]。

14.6 生化检查

NFPA没有激素过度分泌的临床表现，内分泌检验也未显示激素水平增高[1]。大腺瘤，特别是大于3 cm的肿瘤，由于压迫垂体柄扰乱下丘脑对垂体前叶的调节功能，常常伴有至少一种垂体激素分泌低下，垂体GH轴受影响最大，性腺轴次之[15]。催乳素和胰岛素样生长因子-1（insulin-like growth factor-1，IGF-1）也在检测之列。全面的神经内分泌激素检验是十分必要的，因为有时即使6～9 mm大小的NFPA，同样可以像巨大腺瘤那样引起垂体功能低下[6]。

14.7 鉴别诊断

在取得手术病理诊断前，需要将NFPA与许多鞍区非激素分泌肿瘤相鉴别。一些颅底肿瘤影像学特点和临床表现与NFPA类似，术前确诊有一定难度。生物标志物也许有所帮助。例如，约有30%的NFPA患者糖蛋白激素α亚单位升高。鞍区非垂体源性肿瘤常伴有多饮、多尿，而垂体瘤则少见尿崩[16]。

14.8 分期和预后

NFPA属于良性肿瘤，没有现成的分期体系。内分泌功能是指导临床治疗的最重要指标。其他影响治疗选择的指标还包括肿瘤大小、邻近重要结构受侵程度、视力视野状况及组织学结果。肿瘤生长每年大于80 mm^3、肿瘤超出蝶鞍、女性、手术入路选择（经额、显微手术或经鼻内镜）及术后残留，都预示着术后复发风险，需要再次手术或放射治疗[16-18]。NFPA切除后的组织学表现并非是后续再治疗的独立因素[17]。

有关NFPA自然病程的研究不多。有两组长期随访研究发现，40%～50%的NFPA患者肿瘤逐渐增大，视野缺损进行性加重，20%～30%需要医疗干预[19-20]。

14.9 治疗

14.9.1 观察

无症状的NFPA可以观察。对于无垂体功能低下或眼神经障碍者，常规MRI和（或）内分泌检查随访即可[19]，不过还是会有1/3的患者因肿瘤增大和视力下降需要治疗[19-21]。未接受治疗的患者，约23%的大腺瘤和10%的微腺瘤将来会增大[21]。有限的几组研究表明，目前尚无某种独立因素可以预测肿瘤是否会增大[20]。

14.9.2 手术治疗

对于有症状的NFPA，手术切除是第一选择。对于主要症状为肿瘤占位引起的视力障碍或垂体卒中者，尽早手术可快速缓解视力和挽救生命。术前评估包括内分泌和神经眼科学检查[22]。经鼻蝶入路显微手术或内镜手术最常用，有时也行经额手术[22]。手术效果取决于肿瘤鞍外侵犯范围和手术切除程度，手术切除大多效果良好且并发症较少[23]。前瞻性和回顾性研究均表明手术切除具有良好的肿瘤局控效果，术后几乎所有患者肿瘤体积缩小，眼神经症状改善率为75%～91%，激素分泌低下改善50%[23-25]。不过，经蝶手术技术要求高、难度大，当肿瘤靠近视神经、视交叉时，常常难以全切。某些报道肿瘤残留者达80%[26-27]。手术后残留常与下列因素有关：肿瘤体积大、侵犯海绵窦（Knosk 3～4级）及不伴垂体卒中[28-29]。多中心回顾性神经内分泌研究结果显示，Knosp 3～4级与术后垂体功能低下高度相关，完全采用内镜手术可减少垂体功能低下的发生[29]。

术后患者，特别是术后肿瘤残留者，需要长期随访[26]。有研究发现，初次手术后10年肿瘤复发率为20.4%，建议长期影像学随访，每年进行1次MRI检查[26]。

尽管手术引起的垂体功能低下并不常见，但是术后1～3个月内仍需要对患者内分泌功能进行密切随访[28]。NFPA单纯手术切除后，激素替代治疗不会促进肿瘤复发[30-31]。对于术前即有或术后发生激素水平低下者（如TSH低下），可以在内分泌医师指导下行激素替代治疗。

14.9.3 药物治疗

由于身体原因不能手术或拒绝手术者，可以选择药物治疗。手术后残留或肿瘤进展引起症状者，也适宜药物治疗。生长抑素类似物和多巴胺拮抗剂都能不同程度地控制肿瘤[32]。越来越多的证据表明，用于功能性腺瘤的药物，如替莫唑胺，对NFPA瘤残留或复发同样有益[33]。将来的系统治疗还应包括免疫治疗[33]。

14.9.4 放射治疗

14.9.4.1 原理和指征

放射治疗主要用于不能手术的NFPA，也有患者自己首先选择放射治疗。放射治疗可作为不可手术患者的首选治疗，也可作为术后残留或复发肿瘤的辅助治疗。肿瘤次全切后10年约有50%的患者出现肿瘤进展，即便是肉眼肿瘤全切，10年后也有25%的肿瘤复发率[34-39]。所以放射治疗在NFPA的治疗中发挥着重要作用[39-40]。尽管部分NFPA患者放射治疗后肿瘤会缩小甚至完全消失，但对于不可手术或术后残留或复发患者[41]，放射治疗还是以控制肿瘤生长作为首要目的[39，42-43]。术后残留肿瘤应用放射治疗已有几十年的临床经验，但对于手术切除后的NFPA何时采取SRS治疗尚未取得一致意见。一项回顾性研究（4级证据）认为，经鼻切除术后早期行SRS治疗有利于控制肿瘤复发[44]。近来，随着手术技巧的提高和新的神经影像技术（如MRI）的出现，接受手术的患者可以等到NFPA复发时再行放射治疗，除非患者过度担心肿瘤早期复发或者复发肿瘤压迫视路。对于不能手术切除或者有手术禁忌的患者，放射治疗是首选。文献表明，大多数NFPA患者将SRS作为次全切除后的辅助治疗，或不能手术者的挽救性治疗[39]。

14.9.4.2 放射治疗方式（SRS和分次照射）

放射治疗可以是高度精确适形的单次照射（如SRS），也可是分次照射。SRS可以经直线加速器（linear accelerator，LINAC）、质子刀、射波刀或伽玛刀实现。LINAC是最普通便利的SRS设备平台（图14.1）。分次照射治疗包括LINAC立体定向放射治疗/低分割立体定向放射治疗（hypofractionated stereotactic radiotherapy，HSRT）（2～5次），或普通分次照射（大于5次），例如，调强适形放射治疗（intensity-modulated radiation therapy，IMRT）、容积调强照射（volumetric modulated radiation therapy，VMRT）、动态适形拉弧照射（dynamic conformal arcs，DCA）、三维适形照射（3D conformal radiation therapy，3D-CRT）和质子照射。CK和新近的无框架GK也可用来做分次照射。

照射方式选择取决于肿瘤位置与重要结构的关系和肿瘤的生长速度。单次视路受照剂量超过8 Gy时，视力下降的危险大幅增加，所以肿瘤靠近视神经、视交叉（3～5 mm）时通常选择分次照射。分次照射也常用于直径>2.5～3 cm或是侵犯海绵窦的肿瘤[45-47]。SRS可有效保护周围重要结构，并发症较少，相较于分次照射，也更便利快捷。HSRT也用于复杂病例照射，但其疗效尚需进一步系统验证[39]。质子照射可以减轻肿瘤后方重要组织的照射量，减少大脑远期放射性并发症，这对于预期长期存活的年轻患者尤其重要[48-49]。

无论采用哪种照射方式，放射治疗都有良好的肿瘤局控率（90%）（表14.1）。最大的一组SRS肿瘤NFPA多中心回顾性研究显示，512例患者，肿瘤边缘中位照射剂量16 Gy，5年局控率达95%，10年局控率达85%[47]。其他研究采用20 Gy边缘剂量，局控率达100%[39-40，42-43，45-47，50-54]。采用普通分次照射，也能达到类似结果。分析1971—2017年经SRS或HSRT治疗的2671例NFPA患者，发现SRS治疗安全有效，肿瘤5年局控率达94%[39]。也有数据显示HSRT对于某些NFPA治疗的5年局控率达97%[39]。另一项大型长期疗效回顾性研究显示，NFPA分次照射后10年局控率达97%，20年达92%[55]。有报道24例NFPA质子照射54 Gy，4年局控率达100%[49]。

14.9.4.3 照射剂量

无论采取哪种放射外科照射方式，SRS都能很好地控制NFPA。一般选择14～18 Gy肿瘤边缘剂量单次照射，偶尔也有低于12 Gy或者大于20 Gy的，但低于12 Gy照射，肿瘤控制率也相应降低[47]。NFPA的经典处方剂量是50%等剂量线18 Gy，这个剂量低于功能性腺瘤SRS处方剂量，后者通常为20～25 Gy。LINAC SRS处方剂量线常用80%～90%，CK或GK常用50%。

普通分次放射治疗常采取相对统一的治疗计划，45～54 Gy分次照射，每次1.8 Gy。通常认为

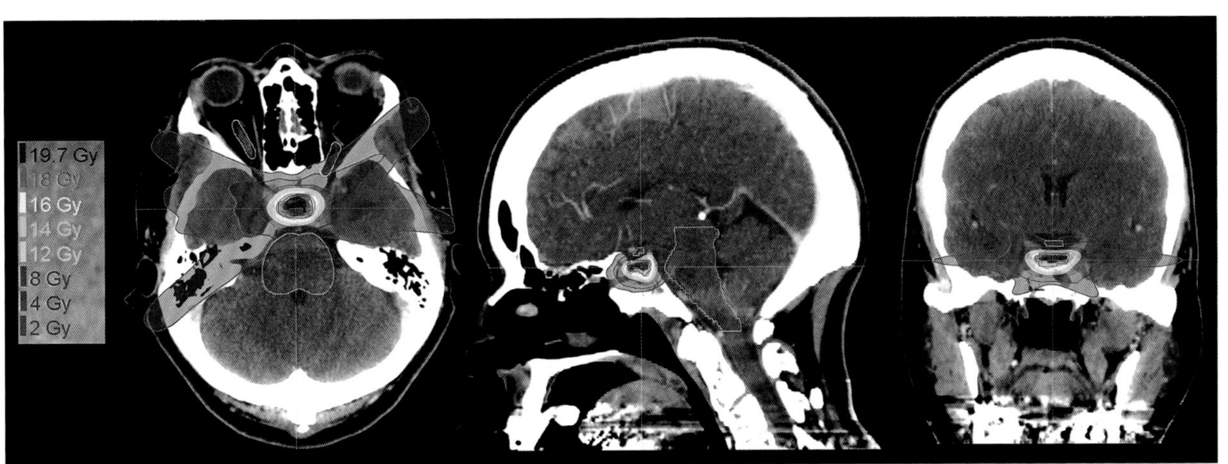

采用6 MV FFF直线加速器容积调强非共面拉弧照射，靶区剂量18 Gy单次照射。

图14.1 NFPA典型LINAC SRS治疗计划

表 14.1 部分已发表的 NFPA 放射治疗结果的研究

研究（年代）	病例数（时间）	中位剂量	中位随访时间	肿瘤局控率	垂体功能低下率（年限）
质子放射治疗（PRT）					
Ronson等（2006）[49]	24（1991—2001年）	54 Gy	3.9年	100%	44%（10年）
放射外科（SRS）[a]					
Iwai等（2005）[50]	34（1994—1999年）	14 Gy	5年	93%	6.5%（5年）
Colin等（2005）[51][b]	63（1990—1999年）	50.4 Gy	5年	100%	60%（8年）
Mingione等（2006）[43]	90（1989—2004年）	18.5 Gy[c]	3.7年	92%	25%（3年）
Voges等（2006）[52]	37（1990—2004年）	13.4 Gy[c]	4.7年[c]	100%	18%（5年）
Liščák等（2007）[45]	140（1993—2003年）	20 Gy	5年	100%	6.7%（7年）
Pollock等（2008）[42]	62（1992—2004年）	16 Gy	5.3年	95%	32%（5年）
Sheehan等（2011）[46]	152（1989—2006年）	24 Gy	2.6年	90%	22%（5年）
Sheehan等（2013）[47]	512（1988—2011年）	16 Gy	3年	95%	21%（10年）
Xu等（2014）[54]	34（1994—2012年）	–（?17 Gy）	4.7年	73%	29%（–）
Lee等（2014）[56]	42（1988—2012年）	12 Gy	4年	94%	24.4%（10年）
Hasegawa等（2015）[57]	16（–）	15 Gy	8.2年	100%	6%（–）
Oh等（2018）[58]	76（2001—2015年）	14.2 Gy	4.5年	96%	25%（10年）
Graffeo等（2018）[53]	57（2007—2014年）	20 Gy	4年	99%	31%（5年）
Cordeiro等（2018）[40]	410（1988—2016年）	16 Gy	4.3年	94.4%	35%（–）
Kotecha等（2020）[39][d]	2671（1971—2017年）	15 Gy	4年	94%	21%（10年）
普通放射治疗					
Brada等（1993）[55]	252（1962—1986年）	45 Gy	–	88%	50%（19年）
Tsang等（1994）[59]	128（1972—1986年）	45 Gy	8.3年	91%	>23%（–）
Van den Bergh等（2007）[34]	76（1979—1998年）	45 Gy	7.8年	95%	36%（–）
Snead等（2008）[60]	59（1983—2003年）	45 Gy	6.7年	98%	35%（–）
Chang等（2008）[24]	340（1975—1995年）	45 Gy	8.4年	74%	–
Erridge等（2009）[61]	189（1974—2003年）	45 Gy	9.1年	95%	28%（10年）

[a] 伽玛刀放射外科、直线加速器立体定向放射外科和低分割立体定向放射治疗。
[b] 分割立体定向放射治疗。
[c] 平均。
[d] SRS和HSRT的Meta分析，5年肿瘤局控率分别为95%和97%。

45 Gy就足以控制肿瘤生长。分次照射可以采用以下模式，VMRT、IMRT、DCA、3D-CRT或者质子束照射。与SRS剂量类似，分次照射时，NFPA的处方剂量也低于功能性腺瘤照射剂量。

14.9.4.4 照射技术和治疗计划

以颅骨头钉固定的刚性立体定向框架曾用于LINAC和GK放射外科治疗。这种固定方式逐步被牙套固定或热塑面膜替代，即无框定位技术。LINAC SRS采用固定光束或拉弧照射，通过多叶光栅的开通或遮挡进行适形和避开毗邻重要结构。治疗计划的剂量适形可以采用正向计划（手动选择光束和准直器）或逆向计划（计算机自动优化光束和准直器）。传统LINAC SRS使用固定直径限光筒，其适形性稍差。CK采用无框固定技术，以MLC或环形准直器进行剂量适形，并辅以非等中心图像引导机器人系统，照射精度达到亚毫米级水平[62]。

钴-60 GK早期采用微创固定，准直射线对靶组织进行聚焦照射。LINAC SRS治疗计划，典型的处方剂量线选80%～90%，得益于剂量递减陡峭特点。GK则使用50%等剂量线，其适形性好，靶内剂量高，中心最大剂量通常是LINAC SRS的1.8～2.0倍。对于某些复杂病例，如肿瘤包绕视路，SRS单次照射风险较大，可以采用HSRT计划［（18～24）Gy/（2～5）次］[63-64]。

医学影像和放射技术的发展极大地提升了垂体瘤的普通分次放射治疗。IMRT和VMRT均可对垂体瘤进行精确照射，并保护正常组织，在这一点上明显优于3D-CRT技术。不过目前还没有随机研究比较这几种技术在垂体瘤治疗中的优劣。

SRS和分次治疗计划的靶区勾画，使用1 mm层厚CT和MRI平扫/增强扫描图像，通常采用增强3D T_1 MRI 结合计划CT 图像勾画肿瘤轮廓（gross tumor volume，GTV）和危及器官。因NFPA生长缓慢且大多无瘤周水肿，所以很少用到T_2图像。尽管有研究发现基于软组织图像融合的误差可达2.8 mm，但基于颅底骨性解剖的图像融合误差很小，可以忽略不计[65-66]。计划时还应该把术前、术后的图像予以整合比较。临床靶区（clinical target volume，CTV）勾画尤其重要，应包括突入到海绵窦部分或切除后的瘤床[39]。CTV无须刻意外扩，根据定位方式不同，计划靶区（planning target volume，PTV）通常在GTV基础上外扩1～3 mm即可。

危及器官（organs at risk，OAR）包括视神经、视交叉、下丘脑和脑干，分次照射时还应把颞叶、耳蜗和泪腺包括在内。垂体瘤患者寿命几近正常人，要特别注意晚期并发症。视神经受压、血供差或激素异常时，视路的耐受剂量更低[34]。单次剂量和总剂量与放射损伤直接相关，SRS视神经、视交叉剂量8～10 Gy对应2%的放射性视神经病变（radiationinduced optic neuropathy，RION）[67-69]。分次照射时视神经、视交叉总剂量在50～55 Gy，一般建议不超过54 Gy[34, 70-71]。为了减少听力损伤，分次照射的耳蜗剂量不超过30 Gy，SRS单次照射剂量不超过12～14 Gy[72]。泪腺损伤可引起放射性干眼症，泪腺照射剂量控制在V30＜50%[42, 71, 73-74]。

导致SRS疗效不佳的因素包括肿瘤向鞍上生长、剂量低于12 Gy、肿瘤体积大和侵袭性肿瘤[39]。有文献指出，SRS治疗后肿瘤复发要区分照射野内复发与照射野外复发，这关系到靶区勾画范围对预后的影响[75]。

14.10 毒性反应

目前还缺乏垂体瘤SRS相较于分次照射的不良反应的前瞻性研究。不过，对小体积病变进行SRS治疗，不良反应会更小。SRS治疗后早期反应主要是疲惫，分次放射治疗后反应更明显，除了疲惫有时还有头痛。目前使用的照射设备都很先进，一般不会引起头皮损伤。

无论是SRS还是分次照射，治疗后晚期的常见并发症都是垂体功能低下。一组1971－2017年SRS治疗的2671例垂体瘤长期随访结果显示，21%发生垂体功能低下[40]。以至少50%等剂量线覆盖靶区，尽量避免全蝶鞍照射，可以减少SRS治疗后垂体功能低下的发生[58, 61, 76]。RT治疗后的垂体功能低下，随着总照射剂量增加或单次照射剂量增加而增多。分次照射方案如果没有达到正常垂体修复要求，无疑会增加垂体功能低下的概率。很多患者RT治疗后出现不止一种激素分泌障碍，和切除手术类似，都是GH分泌受影响最大[55]。治疗前已有的垂体功能障碍对治疗后垂体功能低下也有较大影响，所以对鞍区照射的患者，建议治疗前做详尽的神经内分泌评估。

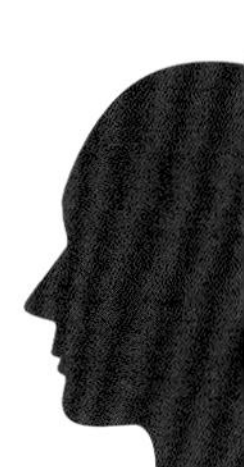

其他少见的远期放射并发症包括视神经和其他颅神经损伤、继发于颈动脉损伤的脑卒中、放射性坏死及罕见的继发肿瘤等[49]。文献报道，颅神经损伤发生率为0～7%，大多属于暂时性麻痹，动眼神经麻痹最常见，其他穿过海绵窦的颅神经损伤相对较少[39]。

参考文献

（遵从原版图书著录格式）

1. Ntali, G. & Wass, J. A. Epidemiology, clinical presentation and diagnosis of non-functioning pituitary adenomas. Pituitary 21, 111–118 (2018).
2. Sivakumar, W., Chamoun, R., Nguyen, V. & Couldwell, W. T. Incidental pituitary adenomas. Neurosurgical Focus 31(6), E18 (2011).
3. Daly, A. F. et al. High prevalence of pituitary adenomas: A cross-sectional study in the province of Liège, Belgium. Journal of Clinical Endocrinology and Metabolism 91, 4769–4775 (2006).
4. Ezzat, S. et al. The prevalence of pituitary adenomas. Cancer 101, 613–619 (2004).
5. Esposito, D. et al. Non-functioning pituitary adenomas: Indications for pituitary surgery and post-surgical management. Pituitary 22 422–434 (2019).
6. Freda, P. U. et al. Pituitary incidentaloma: An endo-

crine society clinical practice guideline. Journal of Clinical Endocrinology and Metabolism 96, 894–904 (2011).

7. Tjörnstrand, A. et al. The incidence rate of pituitary adenomas in western Sweden for the period 2001-2011. European Journal of Endocrinology 171, 519–526 (2014).
8. Drummond, J. B., Ribeiro-Oliveira, A. & Santana Soares, B. Non-Functioning Pituitary Adenomas. [Updated 2018 Nov 28]. In Endotext [Internet]. South Dartmouth (MA): MDText.com, Inc. (eds. Feingold Kenneth R, Anawalt Bradely, Boyce Alison & et al.) (2000).
9. Drummond, J., Roncaroli, F., Grossman, A. B. & Korbonits, M. Clinical and pathological aspects of silent pituitary adenomas. The Journal of Clinical Endocrinology & Metabolism 104, 2473–2489 (2019).
10. Schoemaker, M. J. & Swerdlow, A. J. Risk factors for pituitary tumors: A case-control study. Cancer Epidemiology Biomarkers and Prevention 18, 1492–1500 (2009).
11. Chen, L., White, W. L., Spetzler, R. F. & Xu, B. A prospective study of nonfunctioning pituitary adenomas: Presentation, management, and clinical outcome. Journal of Neuro-Oncology 102, 129–138 (2011).
12. Ferrante, E. et al. Non-functioning pituitary adenoma database: A useful resource to improve the clinical management of pituitary tumors. European Journal of Endocrinology 155, 823–829 (2006).
13. Kruse, A., Astrup, J., Gyldensted, C. & Cold, G. E. Hyperprolactinaemia in patients with pituitary adenomas. The pituitary stalk compression syndrome. British Journal of Neurosurgery 9, 453–458 (1995).
14. Karavitaki, N. et al. Do the limits of serum prolactin in disconnection hyperprolactinaemia need re-definition? A study of 226 patients with histologically verified non-functioning pituitary macroadenoma. Clinical Endocrinology 65, 524–529 (2006).
15. Chaudhary, V. & Bano, S. Imaging of the pituitary: Recent advances. Indian Journal of Endocrinology and Metabolism 15(Suppl 3), S216–S223 (2011).
16. Tampourlou, M. et al. Outcome of nonfunctioning pituitary adenomas that regrow after primary treatment: A study from two large UK centers. The Journal of Clinical Endocrinology & Metabolism 102, 1889–1897 (2017).
17. Ratnasingam, J. et al. Predictors for secondary therapy after surgical resection of nonfunctioning pituitary adenomas. Clinical Endocrinology 87, 717–724 (2017).
18. Messerer, M. et al. Evidence of improved surgical outcome following endoscopy for nonfunctioning pituitary adenoma removal. Neurosurgical Focus 30, E11 (2011).
19. Arita, K. et al. Natural course of incidentally found nonfunctioning pituitary adenoma, with special reference to pituitary apoplexy during follow-up examination. Journal of Neurosurgery JNS 104, 884–891 (2006).
20. Dekkers, O. M. et al. The natural course of non-functioning pituitary macroadenomas. European Journal of Endocrinology 156, 217–224 (2007).
21. Huang, W. & Molitch, M. E. Management of nonfunctioning pituitary adenomas (NFAs): Observation. Pituitary 21, 162–167 (2018).
22. Penn, D. L., Burke, W. T. & Laws, E. R. Management of non-functioning pituitary adenomas: Surgery. Pituitary 21, 145–153 (2018).
23. Lucas, J. W. et al. Congress of neurological surgeons systematic review and evidence-based guideline on primary management of patients with nonfunctioning pituitary adenomas. Neurosurgery 79, E533–E535 (2016).
24. Chang, E. F. et al. Long-term recurrence and mortality after surgery and adjuvant radiotherapy for nonfunctional pituitary adenomas. Journal of Neurosurgery JNS 108, 736–745 (2008).
25. O'Sullivan, E. P. et al. The natural history of surgically treated but radiotherapy-naïve nonfunctioning pituitary adenomas. Clinical Endocrinology 71, 709–714 (2009).
26. Reddy, R., Cudlip, S., Byrne, J. V., Karavitaki, N. & Wass, J. A. H. Can we ever stop imaging in surgically treated and radiotherapy-naive patients with non-functioning pituitary adenoma? European Journal of Endocrinology 165, 739–744 (2011).
27. Øystese, K. A., Evang, J. A. & Bollerslev, J. Non-functioning pituitary adenomas: Growth and aggressiveness. Endocrine 53, 28–34 (2016).
28. Losa, M. et al. Early results of surgery in patients with nonfunctioning pituitary adenoma and analysis of the risk of tumor recurrence. Journal of Neurosurgery JNS 108, 525–532 (2008).
29. Little, A. S. et al. Pituitary gland recovery following fully endoscopic transsphenoidal surgery for nonfunctioning pituitary adenoma: Results of a prospective multicenter study. Journal of Neurosurgery JNS 133, 1732–1738 (2019).
30. Arnold, J. R., Arnold, D. F., Marland, A., Karavitaki, N. & Wass, J. A. H. GH replacement in patients with non-functioning pituitary adenoma (NFA) treated solely by surgery is not associated with increased risk of tu-

mour recurrence. Clinical Endocrinology 70, 435–438 (2009).
31. Gasco, V., Caputo, M., Lanfranco, F., Ghigo, E. & Grottoli, S. Management of GH treatment in adult GH deficiency. Best Practice & Research Clinical Endocrinology & Metabolism 31, 13–24 (2017).
32. Gomes-Porras, M., Cárdenas-Salas, J. & Álvarez-Escolá, C. Somatostatin analogs in clinical practice: A Review. International Journal of Molecular Sciences 21, 1682 (2020).
33. Dai, C., Liu, X., Ma, W. & Wang, R. The treatment of refractory pituitary adenomas. Frontiers in Endocrinology 10, 334 (2019).
34. van den Bergh, A. C. M. et al. Immediate postoperative radiotherapy in residual nonfunctioning pituitary adenoma: Beneficial effect on local control without additional negative impact on pituitary function and life expectancy. International Journal of Radiation Oncology*Biology*Physics 67, 863–869 (2007).
35. Brochier, S. et al. Factors predicting relapse of nonfunctioning pituitary macroadenomas after neurosurgery: A study of 142 patients. European Journal of Endocrinology 163, 193–200 (2010).
36. Dekkers, O. M. et al. Observation alone after transsphenoidal surgery for nonfunctioning pituitary macroadenoma. The Journal of Clinical Endocrinology & Metabolism 91, 1796–1801 (2006).
37. Greenman, Y. et al. Postoperative surveillance of clinically nonfunctioning pituitary macroadenomas: Markers of tumour quiescence and regrowth. Clinical Endocrinology 58, 763–769 (2003).
38. Turner, H. E., Stratton, I. M., Byrne, J. V., Adams, C, B. & Wass, J. A. Audit of selected patients with nonfunctioning pituitary adenomas treated without irradiation—a follow-up study. Clinical Endocrinology 51, 281–284 (1999).
39. Kotecha, R. et al. Stereotactic radiosurgery for non-functioning pituitary adenomas: Meta-analysis and International Stereotactic Radiosurgery Society practice opinion. Neuro-Oncology 22, 318–332 (2020).
40. Cordeiro, D. et al. Hypopituitarism after Gamma Knife radiosurgery for pituitary adenomas: A multicenter, international study. Journal of Neurosurgery 131, 1188–1196 (2019).
41. Losa, M. et al. Gamma Knife surgery for treatment of residual nonfunctioning pituitary adenomas after surgical debulking. Journal of Neurosurgery 100, 438–444.
42. Pollock, B. E. et al. Gamma Knife radiosurgery for patients with nonfunctioning pituitary adenomas: Results from a 15-year experience. International Journal of Radiation Oncology*Biology*Physics 70, 1325–1329 (2008).
43. Mingione, V. et al. Gamma surgery in the treatment of nonsecretory pituitary macroadenoma. Journal of Neurosurgery JNS 104, 876–883 (2006).
44. Pomeraniec, I. J., Dallapiazza, R. F., Xu, Z., Jane, J. A. & Sheehan, J. P. Early versus late Gamma Knife radiosurgery following transsphenoidal resection for nonfunctioning pituitary macroadenomas: A matched cohort study. Journal of Neurosurgery 125, 202–212 (2016).
45. Liščák, R., Vladyka, V., Marek, J., Šimonová, G. & Vymazal, J. Gamma Knife radiosurgery for endocrine-inactive pituitary adenomas. Acta Neurochirurgica 149, 999–1006 (2007).
46. Sheehan, J. P., Pouratian, N., Steiner, L., Laws, E. R. & Vance, M. L. Gamma Knife surgery for pituitary adenomas: Factors related to radiological and endocrine outcomes. Journal of Neurosurgery JNS 114, 303–309 (2011).
47. Sheehan, J. P. et al. Gamma Knife radiosurgery for the management of nonfunctioning pituitary adenomas: A multicenter study. Journal of Neurosurgery JNS 119, 446–456 (2013).
48. Durante, M. & Loeffler, J. S. Charged particles in radiation oncology. Nature Reviews Clinical Oncology 7, 37–43 (2010).
49. Ronson, B. B. et al. Fractionated proton beam irradiation of pituitary adenomas. International Journal of Radiation Oncology*Biology*Physics 64, 425–434 (2006).
50. Iwai, Y., Yamanaka, K. & Yoshioka, K. Radiosurgery for nonfunctioning pituitary adenomas. Neurosurgery 56, 699–705 (2005).
51. Colin, P. et al. Treatment of pituitary adenomas by fractionated stereotactic radiotherapy: A prospective study of 110 patients. International Journal of Radiation Oncology*Biology*Physics 62, 333–341 (2005).
52. Voges, J. et al. Linear accelerator radiosurgery for pituitary macroadenomas. Cancer 107, 1355–1364 (2006).
53. Graffeo, C. S., Link, M. J., Brown, P. D., Young, W. F. & Pollock, B. E. Hypopituitarism after single-fraction pituitary adenoma radiosurgery: Dosimetric analysis based on patients treated using contemporary techniques. International Journal of Radiation Oncology*Biology*Physics 101, 618–623 (2018).
54. Xu, Z. et al. Silent corticotroph adenomas after stereotactic radiosurgery: A case–control study. International

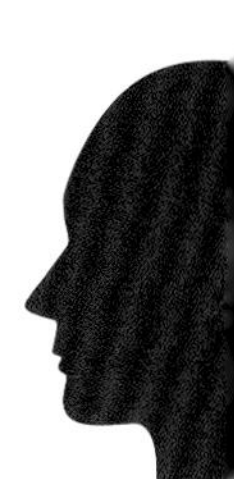

Journal of Radiation Oncology*Biology*Physics 90, 903–910 (2014).
55. Brada, M. et al. The long-term efficacy of conservative surgery and radiotherapy in the control of pituitary adenomas. Clinical Endocrinology 38, 571–578 (1993).
56. Lee, C.-C. et al. Initial Gamma Knife radiosurgery for nonfunctioning pituitary adenomas. Journal of Neurosurgery JNS 120, 647–654 (2014).
57. Hasegawa, T., Shintai, K., Kato, T. & Iizuka, H. Stereotactic radiosurgery as the initial treatment for patients with nonfunctioning pituitary adenomas. World Neurosurgery 83, 1173–1179 (2015).
58. Oh, J. W. et al. Hypopituitarism after Gamma Knife surgery for postoperative nonfunctioning pituitary adenoma. Journal of Neurosurgery 129, 47–54 (American Association of Neurological Surgeons, 2018).
59. Tsang, R. W. et al. Radiation therapy for pituitary adenoma: Treatment outcome and prognostic factors. International Journal of Radiation Oncology*Biology*-Physics 30, 557–565 (1994).
60. Snead, F. E., Amdur, R. J., Morris, C. G. & Mendenhall, W. M. Long-term outcomes of radiotherapy for pituitary adenomas. International Journal of Radiation Oncology*Biology*Physics 71, 994–998 (2008).
61. Erridge, S. C. et al. Radiotherapy for pituitary adenomas: Long-term efficacy and toxicity. Radiotherapy and Oncology 93, 597–601 (2009).
62. Collins, S. P. et al. CyberKnife® radiosurgery in the treatment of complex skull base tumors: Analysis of treatment planning parameters. Radiation Oncology 1, 46 (2006).
63. Iwata, H. et al. Hypofractionated stereotactic radiotherapy with CyberKnife for nonfunctioning pituitary adenoma: High local control with low toxicity. Neuro-Oncology 13, 916–922 (2011).
64. Adler Jr, J. R., Gibbs, I. C., Puataweepong, P. & Chang, S. D. Visual field preservation after multisession CyberKnife radiosurgery for perioptic lesions. Neurosurgery 59, 244–254 (2006).
65. Minniti, G., Osti, M. F. & Niyazi, M. Target delineation and optimal radiosurgical dose for pituitary tumors. Radiation Oncology 11, (2016).
66. Guckenberger, M. et al. Reliability of the bony anatomy in image-guided stereotactic radiotherapy of brain metastases. International Journal of Radiation Oncology*Biology*Physics 69, 294–301 (2007).
67. Leber, K. A., Berglöff, J. & Pendl, G. Dose—response tolerance of the visual pathways and cranial nerves of the cavernous sinus to stereotactic radiosurgery. Journal of Neurosurgery 88, 43–50.
68. Stafford, S. L. et al. A study on the radiation tolerance of the optic nerves and chiasm after stereotactic radiosurgery. International Journal of Radiation Oncology*Biology*Physics 55, 1177–1181 (2003).
69. Tishler, R. B. et al. Tolerance of cranial nerves of the cavernous sinus to radiosurgery. International Journal of Radiation Oncology*Biology*Physics 27, 215–221 (1993).
70. Emami, B. et al. Tolerance of normal tissue to therapeutic irradiation. International Journal of Radiation Oncology*Biology*Physics 21, 109–122 (1991).
71. Scoccianti, S. et al. Organs at risk in the brain and their dose-constraints in adults and in children: A radiation oncologist's guide for delineation in everyday practice. Radiotherapy and Oncology 114, 230–238 (2015).
72. Bhandare, N. et al. Radiation therapy and hearing loss. International Journal of Radiation Oncology, Biology, Physics 76, S50–S57 (2010).
73. Chen, Y. et al. Gamma knife surgery for patients with volumetric classification of nonfunctioning pituitary adenomas: A systematic review and meta-analysis. European Journal of Endocrinology 169, 487–495 (2013).
74. Gheorghiu, M. L. & Fleseriu, M. Stereotactic radiation therapy in pituitary adenomas, is it better than conventional radiation therapy? Acta endocrinologica (Bucharest, Romania : 2005) 13, 476–490 (2017).
75. Losa, M. et al. Frequency, pattern, and outcome of recurrences after gamma knife radiosurgery for pituitary adenomas. Endocrine 56, 595–602 (2017).
76. Jenkins, P. J., Bates, P., Carson, M. N., Stewart, P. M. & Wass, J. A. H. Conventional pituitary irradiation is effective in lowering serum growth hormone and insulin-like growth factor-I in patients with acromegaly. The Journal of Clinical Endocrinology & Metabolism 91, 1239–1245 (2006).

（周东学　曲志峰　译）

15 功能性垂体腺瘤的立体定向放射外科治疗

Adomas Bunevicius，Jason Sheehan
神经外科
弗吉尼亚大学卫生系统
弗吉尼亚州 夏洛茨维尔

15.1 引言

垂体腺瘤是最常见的鞍区肿瘤，约占所有颅内肿瘤的15%。垂体腺瘤按其激素分泌状态可分为功能性垂体腺瘤（functioning pituitary adenomas，FPA）和非功能性垂体腺瘤。FPA会根据垂体细胞的来源引起自主性和不受负反馈抑制的激素过度分泌，并根据它们产生的激素类型进行分类。最常见的FPA类型是催乳素腺瘤（产生催乳素）、生长激素腺瘤［产生生长激素（growth hormone，GH）］、促肾上腺皮质激素腺瘤［产生促肾上腺皮质激素（adrenocorticotrophichormone，ACTH）］和促甲状腺激素腺瘤［产生促甲状腺激素（thyroid-stimulating，TSH）］。产生催乳素的腺瘤导致高催乳素血症，产生ACTH的垂体腺瘤导致库欣病，产生GH的垂体腺瘤导致肢端肥大症，产生TSH的垂体腺瘤导致甲状腺功能亢进。促性腺激素腺瘤很少引起激素分泌过多的症状，往往是偶然发现或表现为鞍区占位效应。除了激素分泌过多外，所有FPA还可因占位效应引起神经系统症状，例如，由视觉器官受压引起的视野缺损和头痛。由FPA压迫正常垂体引起的其他内分泌轴一定程度的垂体功能减退并不少见。FPA少见的症状包括脑脊液漏和垂体卒中。

FPA的综合治疗包括手术切除（经蝶内镜或显微手术）、药物治疗、放射外科治疗、放射治疗和（或）观察，具体取决于患者的生化指标、肿瘤大小、神经系统症状和整体临床情况。手术切除通常是首选，因为其可以立即减轻视路的受压，获取组织学诊断，并可能得到快速的内分泌改善。立体定向放射外科（stereotactic radiosurgery，SRS）治疗通常考虑在浸润性FPA手术切除不完全、肿瘤复发时或药物治疗未能达到内分泌缓解后进行。在本章中，我们将介绍SRS用于治疗FPA的原则、预后和并发症，重点是针对ACTH分泌腺瘤和GH分泌腺瘤。

15.2 历史

垂体疾病的放射治疗于1909年引入，初次用于治疗肢端肥大症。最初描述的放射治疗是（从口腔）向蝶鞍给予200伦琴，在1个月的时间内每周2次，每次1小时。Beclere提出了转动患者的想法，以便“通过额颞区4～5个不同位置的交叉重叠剂量治疗垂体”。大约在20世纪50年代，几位学者发表了他们对垂体腺瘤进行放射治疗的经验。他们提出大约4伦琴是垂体窝肿瘤放射治疗最有效的辐射剂量。随着放射治疗的实施及定位有效性和安全性的提高，其在垂体腺瘤治疗中的地位越发重要。

Lars Leksell在1951年发明了伽玛刀，用于选择性地治疗体积小且边界清晰的颅内组织，包括累及垂体的肿瘤。伽玛刀在1968年被用于治疗首例垂体腺瘤患者。根据Leksell在1980年的最初病例报道，95例库欣病和纳尔逊综合征患者接受了γ射线治疗。伽玛刀SRS展现出令人满意的治疗前景，使得这种治疗方法被广泛采用，在此期间治疗了数千名垂体腺瘤患者。

与Leksell发明伽玛刀的时间相近，Raymond Kjellberg和Jacob Fabrikant发明并介绍了使用回旋加速器的重粒子进行脑部放射治疗。此后，1983年在布宜诺斯艾利斯的一家医院，Betti和Derechinsky提出了使用改良型直线加速器（linear accelerator，LINAC）行SRS的理念。他们的治疗系统依托于10-MV的LINAC，并使用了基于Talairach立体定向框架的专用椅子。紧随其后，基于LINAC的SRS设备出现了其他创新性发展，包括马萨诸塞州波士顿的Winston和Lutz、德国海德堡的Hartman和Sturm、西班牙巴伦西亚的Barcia-Salorio、意大利维琴察的Colombo和加拿大蒙特利尔的Podgorsak

15.3 SRS原理

使用由多个电离束提供的单次高剂量辐射来治疗颅内疾病是一种范式转换和理念创新。放射外科的剂量快速跌落特点可以使周围正常脑组织免受辐射照射。许多神经外科医生、放射肿瘤学家和物理学家均为SRS发展与进步做出了巨大贡献，从而进一步提高了SRS的安全性和有效性。放射外科治疗的主要放射生物学效应是血管和细胞毒性效应。

SRS涉及多学科领域。根据美国神经外科医师协会、神经外科医师大会和美国放射肿瘤学会的说法，SRS治疗需要一个由神经外科医师、放射肿瘤学家和医学物理师组成的团队。美国放射学院还建议采用多学科方法来确保治疗质量，并在SRS最佳践行中为多学科团队的每个成员指定职责。

15.4 患者选择和SRS治疗前评估

FPA的初步诊断需综合考虑临床和生化特点。所有疑似垂体瘤的患者都应接受全面的内分泌评估、恰当的神经影像学检查和眼科检查。全面内分泌评估应包括GH、胰岛素样生长因子-1（insulin-like growth factor-1，IGF-1）、ACTH、血清皮质醇、催乳素、T4或游离T4、TSH、黄体生成素（luteining hormone，LH）、促卵泡激素（follicle-stimulating hormone，FSH）和睾酮（男性）水平。影像学检查应包括MRI平扫或增强，并通过鞍区扫描获得容积。动态增强扫描可能有助于更好地发现微腺瘤。眼科评估通常包括视力和视野测试。

占位效应已导致神经功能障碍的FPA，以及除催乳素腺瘤外尚无占位效应的FPA，手术治疗都可以作为首选方案。通过内镜或显微镜进行经蝶手术可以立即缓解库欣病和肢端肥大症患者的占位效应，并降低过高的激素水平。手术切除也为后续SRS治疗提供了便利，因为靶区体积越小，受照剂量可以越高。毕竟恰当的处方剂量对于FPA的内分泌缓解很重要。

研究表明，在SRS治疗期间，应用抗分泌药物（例如，用于肢端肥大症的生长抑素类似物、用于库欣病的酮康唑和用于催乳素腺瘤的多巴胺激动剂）可能降低SRS治疗后内分泌缓解概率。基于这些研究结果，我们在SRS治疗前停用抗分泌药物6周，并在SRS治疗后2～6周恢复使用。

15.5 放射外科技术

15.5.1 立体定向框架装置

固定立体定向框架（Leksell框架；医科达设备AB，瑞典斯德哥尔摩）装置需要在头钉部位进行局部麻醉，如有必要，还需进行清新镇静麻醉。用酒精擦拭头皮，并用长效局部麻醉剂浸润头钉放置的区域。利用视器角度作为立体定向框架的轴，近似于连接外眦和耳郭顶部的线，并且可在同一磁共振层面上完整显示整个视路，从而更容易识别视神经、视交叉和视束。

15.5.2 热塑面罩

当垂体腺瘤靠近重要神经结构（尤其是视路），或当患者不能或不愿意接受框架固定的SRS，要进行低分割（分割）照射时，可使用热塑面罩来固定。无框架方法需要一个定制的头枕和一个热塑面罩。首先，将软枕放在患者头部后方，当暴露在空气中时枕头会变硬，然后将热塑面罩（加热到165 ℉，约74 ℃）覆盖于患者面部。随室内空气冷却，面罩会变硬并贴合患者面部骨性结构轮廓。接下来，作为治疗计划的立体定向参考行CBCT，并在每次SRS治疗前行CBCT。红外运动跟踪系统［高清运动管理系统（high-definition motion-management，HDMM）］利用患者鼻尖的红外反射标记来监测患者运动，并控制治疗状态的开启和关闭。

15.5.3 脑部影像学检查

制订放射外科治疗计划时常常需要进行平扫或增强的薄层MRI定位扫描。治疗计划所需的影像学检查通常在SRS治疗前就完成了。在弗吉尼亚大学（弗吉尼亚州夏洛茨维尔），进行垂体瘤SRS治疗所需的影像学数据，除定位序列外还包括标准MRI序列。MRI平扫序列包括冠状和矢状T_1加权（层厚1 mm）、快速自旋回波（fast spin-echo，FSE）轴向和冠状T_2加权（层厚1 mm）图像。增强序列包括冠状T_1加权（层厚1 mm）、矢状FSE T_1加权（层厚1 mm）和冠状扰相梯度回波（spoiled gradient echo，SPGR）T_1加权图像。自2010年以来，我们还经常使用动态MRI序列作为放射外科计划的一部分。

对于不能耐受或不能接受MRI成像的患者，可以使用平扫和增强薄层计算机断层扫描（computed tomography，CT）成像作为治疗计划的替代。然而，与MRI相比，CT提供的空间分辨率较差，特别是对于有垂体瘤手术史的患者。正电子发射断层显像（positron emission tomography，PET）对分泌功能亢进的垂体瘤的检测有一定价值。此类图像可以叠加在立体定向断层扫描图像（如MRI或CT）上。

在SRS治疗当天，固定立体定向框架后，所有患者还需进行平扫和增强CT定位，定位图像与预先扫描的MRI进行图像融合后用于治疗（计划制订）。

15.5.4 治疗计划

SRS是一种图像引导的治疗技术，无论采用何种放射外科治疗方式，都需要高质量的影像以精确地确定治疗靶区。成像技术的进步有助于提高SRS对垂体病变治疗的有效性和安全性。传统的放射外科治疗中，精确的治疗都会避免照射残留的正常垂体；然而，当肿瘤因术后改变或者侵犯到邻近结构（如海绵窦）而在影像学上无法界定时，也会进行全鞍区SRS治疗。现有证据表明，对于肢端肥大症和库欣病，SRS全鞍区照射的疗效（局部肿瘤控制和内分泌缓解）和安全性与SRS局部精确照射相似。

利用计算机软件可进行SRS治疗计划的制订。靶区体积和周围结构的轮廓需要被勾画。制订的剂量计划可在将指定的剂量辐射到靶区的同时保证邻近重要结构的安全。应评估和调整适形性、剂量均匀性和梯度指数，以优化剂量计划。当治疗视器附近的肿瘤时，可能需要适当调整头架的角度。

15.5.5 剂量选择

FPA的单次放射外科边缘剂量通常在15～30 Gy。应注意避免高剂量或“热点”作用于海绵窦区域内的关键神经血管结构，如颅神经（cranial nerves，CN）或颈动脉。某些剂量受限的病例中可以考虑行2～5次的低分割放射外科治疗，可以采用20～30 Gy，分5次完成。

SRS治疗后腺瘤体积和内分泌缓解率间存在正相关。然而，剂量体积通常不是限制因素，因为垂体腺瘤通常在手术后进行治疗，因此非常适合SRS。对于FPA，应考虑合理使用高剂量（周边≥20 Gy），以最大限度地提高内分泌缓解的可能。在某些情况下，FPA甚至可能需要一次给予25 Gy或30 Gy的边缘剂量。如海绵窦内病灶在影像学上清晰可辨，可以调整SRS计划以允许更大范围的治疗剂量，同时保护正常的垂体柄、腺体和视器。

15.5.6 邻近重要结构的剂量限制

垂体功能减退是FPA的SRS治疗后最常见的并发症。目前仍不清楚周边剂量对发生迟发性垂体功能减退风险的影响；不过，建议对可辨别的垂体的照射剂量限制在11.0 Gy以下，并尽可能避免全蝶鞍SRS治疗。

SRS治疗后视力恶化是一种罕见的不良反应。尽管一些研究已经报道了视路照射剂量达到10～12 Gy，但如果将视器官的剂量限制在≤8 Gy，则可以避免不良反应的发生。一般来讲，肿瘤顶部与视路的理想间距至少在3 mm以上。然而，现代放射外科设备和计划软件可允许靶区和重要结构间的距离小至1～2 mm。治疗靶区和视器官之间的绝对距离不是限制因素，而是剂量梯度陡峭程度的决定因素，以保证对腺瘤进行有效照射，同时保持视器官的剂量在可耐受范围内。如重要结构的剂量梯度无法达到预期，则应考虑替代方法，例如，低分割SRS或传统放射治疗，以最大限度地提高视力保留的可能性。

对邻近重要结构的绝对耐受剂量因人而异，并且可能受到既往视器损伤、缺血改变、既往治疗（如分割放射治疗和手术）的类型、时间、患者年龄和其他合并症（如糖尿病或高血压）的影响。海绵窦中的大多数颅神经似乎比视神经更耐辐射，但颅神经损伤，特别是在再次SRS治疗后，也已有不少文献报道。目前仍不完全清楚海绵窦中颅神经的剂量限值。但有研究详细记录了该区域的有效放射外科剂量达到19～30 Gy，不良放射反应的风险仍较低。SRS对颈动脉海绵状段的损伤极为罕见。对于海绵窦内可通过影像学明确辨识的FPA，可以调整SRS计划以允许更高的治疗剂量，同时保护了大部分正常的垂体柄、腺体和视路。

关于内分泌功能的保护，应尽可能限制对

下丘脑、垂体柄和正常腺体的剂量。有一项研究表明，垂体柄和垂体最高剂量的比值是新发或者加重的垂体功能低下显著性的预测因素。一些学者对59例接受伽玛刀SRS治疗的功能性和无功能性垂体腺瘤患者的下丘脑区域、垂体和垂体柄进行了点剂量评估，并观察到SRS治疗后有垂体功能减退的患者的垂体柄受到更高剂量的照射，这一差异有统计意义［分别为（7.7 ± 3.7）Gy和（5.5 ± 3）Gy］。

此外，颈动脉海绵窦段剂量较高可能预示着较为罕见的颈动脉狭窄的风险增加，尽管通常无症状。

15.5.7 低分割SRS

低分割放射外科治疗通常指5次及5次以下、单次剂量4 Gy ~ 10 Gy的放射治疗。传统SRS治疗有时间短、靶区适形性好的优点；分次照射时，在照射间期正常组织可修复，而肿瘤细胞因再氧合和再分布进入放射敏感的细胞周期而受到更大程度的杀伤。低分割放射外科治疗将两者很好地结合起来。因此，低分割放射外科治疗可以减少单次SRS对大体积靶区和欠佳剂量跌落的限制，并提高治疗率，从而与单次SRS方案相比可以更好地避免正常组织发生毒性反应。例如，低分割将视器前方的辐射耐受剂量提高到15.3 ~ 17.4 Gy（3次）和23 ~ 25 Gy（5次）。这对于治疗与视路相邻或者相接，但同时需要较高剂量来达到治疗目的的FPA很重要。

低分割SRS治疗垂体腺瘤的经验越来越多。到目前为止，它已被证实是治疗FPA的有效且安全的方法。基于头架固定的低分割放射外科最初用于没有其他治疗选择的患者。随着基于直线加速器放射外科数量的增加，低分割放射外科的应用也在增加。尚需要进一步的研究来更好地确定FPA低分割放射外科治疗的最佳适应证和治疗方案。我们认为，对围绕视神经或者造成视神经-视交叉移位而无法明确勾画OAR的FPA患者，可以进行低分割放射外科治疗。

15.6 治疗策略和预后

FPA患者行SRS的主要治疗目的是局部肿瘤控制和内分泌缓解。放射学肿瘤控制通常伴随内分泌缓解，但一些FPA会表现出局部肿瘤控制但并未达到内分泌缓解。放射外科在持续性库欣病和肢端肥大症的治疗中发挥着重要作用，对于手术和（或）药物治疗难治性的催乳素瘤以及非常罕见的恶性催乳素瘤病例也很少需要放射外科治疗。

15.6.1 库欣病

库欣病的治疗具有挑战性，需要多学科医生的联合，包括神经外科医生、神经内分泌学家、放射肿瘤学家和医学物理师。库欣病治疗的目的是使皮质醇浓度或作用正常化，以改善高皮质醇血症带来的长期风险。内分泌缓解通常定义为清晨血清皮质醇浓度正常或24小时尿皮质醇浓度为零。手术切除是产生促肾上腺皮质激素的垂体腺瘤的主要治疗方法，可以迅速控制高皮质醇血症和对神经结构进行减压。然而，尽管手术技术不断进步及经验不断增加，仍有高达35%的库欣病患者的ACTH腺瘤未能达到全切，或因肿瘤进展复发导致持续性高皮质醇血症。SRS通常用于未全切的垂体腺瘤或切除后持续性库欣病的治疗。

伽玛刀放射外科（gamma knife radiosurgery，GKRS）和LINAC-SRS是库欣病研究最广泛的SRS治疗技术（图15.1）。多数SRS病例表明，SRS可以在大多数库欣病患者中实现内分泌缓解（表15.1）。治疗ACTH腺瘤的标准处方剂量为23 Gy，剂量范围为15 ~ 30 Gy。GKRS后库欣病的内分泌缓解率为35% ~ 72%，LINAC-SRS后缓解率为22% ~ 59%。从GKRS到库欣病内分泌缓解的平均间隔通常超过12个月。在对278例接受GKRS治疗的库欣病患者进行的国际多中心研究中，皮质醇增多症的10年长期控制率为64%。与延迟治疗相比，对术后残留的ACTH垂体腺瘤尽早行SRS治疗可以提高库欣病早期内分泌控制的可能性。

现有对于库欣病的射波刀放射外科治疗经验仅限于一项小型研究（*n*=7）。该研究报道了57%的内分泌缓解率和100%的肿瘤控制率。质子束治疗库欣病的经验主要来自麻省总院（*n*=74），3年完全缓解率为54%，中位时间为32个月。

立体定向放射外科治疗计划

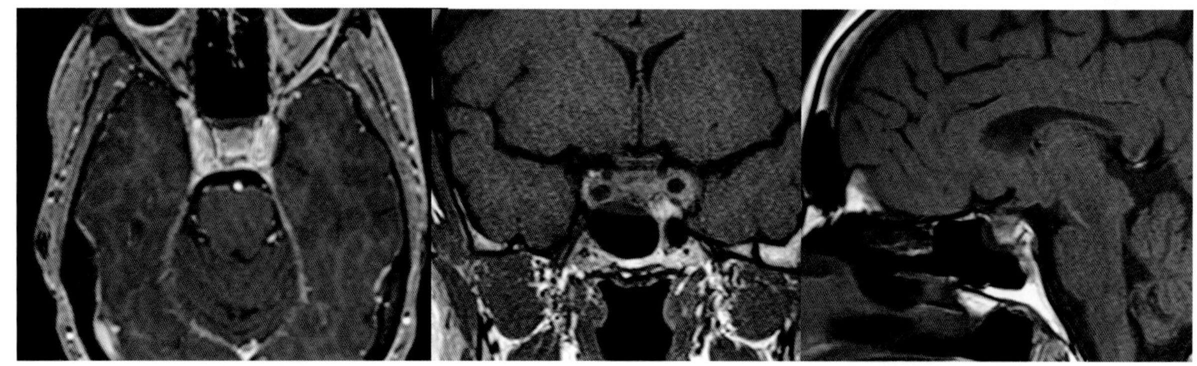

影像学随访

10个月随访

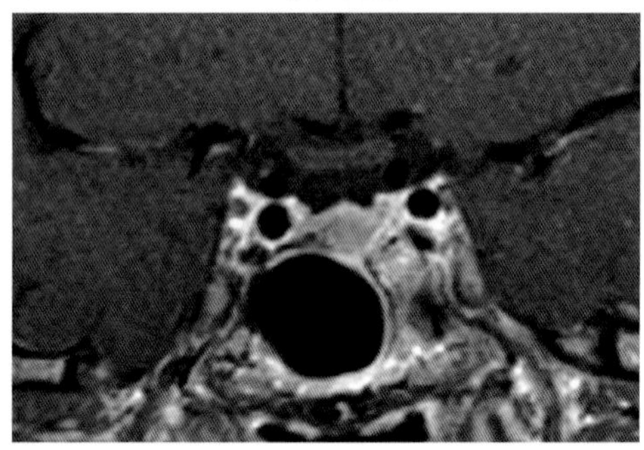

22个月随访

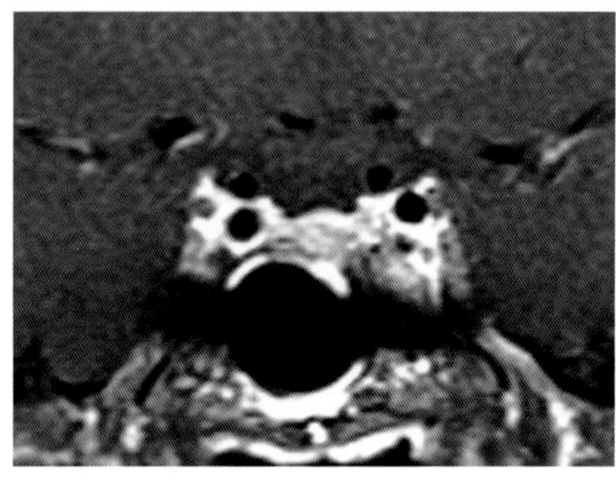

生化随访

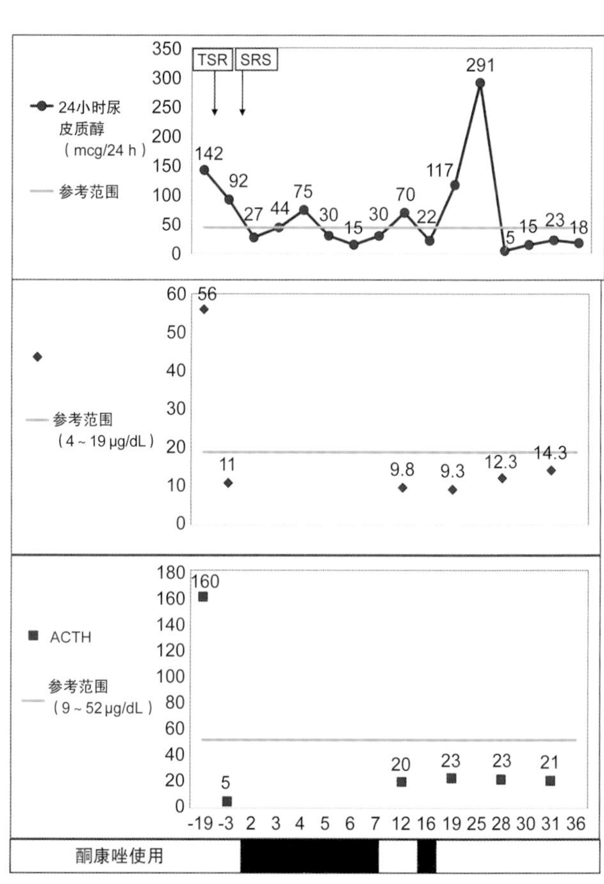

图15.1 1例37岁女性患有ACTH依赖性库欣病。头部MRI显示垂体前叶右侧6 mm×5 mm腺瘤。她接受了经蝶手术。术后17个月，库欣病复发，伽玛刀对蝶鞍和双侧海绵窦进行了24.0 Gy（50.0%等剂量）的单次分割（治疗体积=2.1 cc）。患者在SRS治疗后17个月取得了良好的局部肿瘤控制和内分泌缓解

15.6.2 肢端肥大症

肢端肥大症的生化治疗目标定义为年龄标准化血清IGF-1值正常和随机GH<1.0 μg/L。手术是GH分泌腺瘤导致肢端肥大症的基本治疗手段，但高达40%的患者在手术后未能达到内分泌缓解。手术失败后通常考虑使用降低IGF-1的药物，但需要终生用药，且治疗并不永久有效，而且价格高昂。在手术失败以及药物治疗失败、不可用或不能耐受的情况下，应考虑行SRS来治疗残留的GH瘤。

在SRS病例中，肢端肥大症的内分泌缓解通常定义为IGF-1正常或最低血清GH<2.5 μg/dL。一些SRS研究使用口服葡萄糖耐量试验（oral glucose tolerance test，OGTT）来定义肢端肥大症

表 15.1 放射外科治疗库欣病

研究者	n	平均或中位随访（月）	平均或中位边缘剂量	内分泌缓解或治愈率
Bunevicius、Sheehan等（2020）	134	63.8	21.93	82%/66%[a]
KilicDurankus等（2020）	9	105	28	89%
Kara等（2020）	10/35[a]	85.3/80.8[a]	19/28[a]	40%/54%[b]
Apaydin等（2020）	38	76	25.9	52.6%
Sherry等（2019）	18	36	21	31%
Shrivastava等（2019）	24	52	25	71%
Hughes等（2019）	38	76	25	72%
Mehta等（2017）	278	67	23.7	69%
Moore等（2018）	7	55	25	57%
Narayan等（2018）	12	48.2	17.5	67%
Marek等（2015）	26	78	30	80.7%
Grant等（2014）	15	40.2	35	73%
Wilson、Williams和Smee（2014）36	66		20	5.6%
Sheehan、Xu等（2013）	96	48	22	70%
Wein、Dally和Bach（2012）	17	23	18	59%
Kobayashi（2009）	30	64.1	28.7	35%
Wan、Chihiro和Yuan（2009）68	67.3	23.1	27.9%	50%
Tinnel等（2008）	12	37	25	
Castinetti等（2007）	40	48	29.5	42.5%
Voges等（2006）	17	58.7	16.4	52.9%
Devin等（2004）	35	23	14.7	49%
Izawa等（2000）	12	26.4	24.2	16.7%

[a]治疗日期：2000年以前/2000年以后。
[b]侵袭性促肾上腺皮质激素垂体肿瘤/促肾上腺皮质激素腺瘤。

的内分泌缓解。据文献报道，肢端肥大症行SRS治疗后内分泌缓解率为0～96%，中位数为44%（表15.2）。在一项对371例接受SRS治疗的GH垂体腺瘤患者的研究中，在平均79个月的随访后，10年初始和长期内分泌缓解的精算率分别为69%和59%。在SRS治疗前停用降低IGF-1的药物是长期缓解的唯一独立预测因素。

15.6.3 催乳素瘤

催乳素瘤通常对药物治疗反应良好。对于手术和（或）药物难治的催乳素瘤或在极少数侵袭性肿瘤病例中可考虑使用SRS。

SRS治疗后的催乳素瘤的内分泌缓解率为17%～84%。在一项针对289例接受SRS治疗的催乳素瘤患者的多中心研究中，SRS治疗后3年、5年和8年的内分泌缓解率分别为28%、41%和54%。内分泌控制的定义为多巴胺激动剂治疗期间内分泌缓解或控制PRL水平≤30 ng/mL。与其他FPA相比，SRS治疗催乳素瘤的成功率较低。因为催乳素瘤对药物治疗的总体反应良好，而SRS通常用于更具侵袭性的肿瘤。尽管相关证据级别较低，应考虑在SRS治疗前暂时停用抗分泌药物，最大限度地提高SRS治疗催乳素瘤的成功率。

15.6.4 SRS作为首选治疗方法

SRS通常用于术后复发或残留的FPA，也适用于术后激素持续高分泌导致症状无法缓解的患者和无法耐受药物治疗的患者。SRS通常不是FPA的首选。然而，对于那些不适合手术切除的患者，或者在某些罕见或特殊情况下切除不能给患者带来益处时（如仅位于海绵窦的肿瘤），可以考虑优先选择SRS。SRS也可作为位于海绵窦中FPA的首选治疗方法，这种情况下手术不太可能切除大部分肿瘤。

有项研究报道了在药物治疗失败后对库欣病（*n*=21）和肢端肥大症（*n*=25）进行早期SRS治疗的结果。早期行SRS治疗的原因包括广泛合并症造成手术风险增加（27例患者）及患者的意愿（19例患者）。整个队列中有51%的患者实现了内分泌缓解，肢端肥大症患者缓解率28%，库欣

表 15.2　放射外科治疗肢端肥大症

研究者	n	平均或中位随访（月）	平均或中位边缘剂量（Gy）	内分泌治愈或缓解
Uygur、Deyneli和Yavuz（2020）	110	78	23.3	16.4%
Balossier等（2020）	42	62.5	27.7	52.4%
Graffeo等（2020）	102	63	25	57%
Knappe等（2020）	119	106.8	N/R	52%
Shrivastava等（2019）	12	70.4	18	42%
Kong等（2019）	138	85.2	25	34.1%
Sims-Williams等（2019）	20	166.5	27.5	75%
Pai等（2019）	76	72.8	15.8	43.4%
Ding等（2019）	371	79	24.2	29%
Sala等（2018）	22	43.2	24	41%
Kim等（2018）	30	47	26	46.7%
Hiromitsu Iwata等（2016）	52	60	21（3 fr.）~25（5 fr.）	17%
Grant等（2014）	13	40.2	35	61%
Lee等（2014）	136	61.4	25	82.6%
Wilson等（2013）	86	66	20	14%
Yan等（2013）	22	98	15	68.2%
Zeiler等（2013）	21	32.8	23.6	30%
Franzin等（2012）	103	75	22.	60.7%
Liu等（2012）	40	72	21	47.5%
Sallabanda等（2011）	11	90	14	63.6%
Castro、Cecilio和Canteras（2010）	10	42	20	44.4%
Iwai等（2010）	26	84	20	38%
Poon等（2010）	40	73.8	20 ~ 35	75%
Kobayashi（2009）	71	63.3	18.9	16.7%
Swords等（2009）	10	38.5	13.2	10%
Wan、Chihiro和Yuan（2009）	103	67.3	21.4	36.9%
Pollock等（2007）	46	63	20	50%
Vik-Mo等（2007）	61	66	26.5	17%
Jezkova等（2006）	96	54	35	57.1%
Voges等（2006）	64	54.3	16.5	37.5%
Frederic Castinetti等（2005）	82	49.5	12 ~ 40	70%
Gutt等（2005）	44	23	18	48%
Ikeda、Jokura和Yoshimoto（2001）	17	48	25	82%
Izawa等（2000）	29	26.4	24.2	41.4%
Zhang等（2000）	68	43.2	31.3	96%
Mokry等（1999）	16	47	16	0%
Landolt等（1998）	16	60	25	50%

fr.=分割次数；N/R=未报告。

病患者缓解率81%。所有患者的FPA大小保持稳定（39%）或缩小（61%）。另一项研究是针对78例不适合手术或者不愿手术的药物难治性肢端肥大症患者。上述患者直接接受了SRS治疗，研究报告精算2年和5年的内分泌缓解率分别为20%和42%。

15.6.5　重复SRS治疗

对于难治性库欣病和肢端肥大症，如对SRS初次治疗有良好反应，但随后又复发，会考虑再次进行放射外科治疗。对于难治性库欣病患者，可延长药物治疗时间，再次进行更大范围的垂体手术（如垂体切除术）和（或）双侧肾上腺切除术。然而，高皮质醇血症的终身药物治疗会造成不良反应，且费用高昂；而再次垂体手术和肾上腺切除术可能有较高的不良反应发生率。一项针对20例库欣病患者的研究报告称，60%的患者在首次SRS治疗后1.3 ~ 9.7年接受了再次SRS治疗，在6.6年（1.4 ~ 19.1年）的中位内分泌随访期间实现了内分泌缓解。2例患者（10%）发生了放射不良反应，包括短暂的视力丧失和永久性复视。对于经过精心挑选的库欣病患者，如果在首次SRS治疗后至少1年内出现持续性高皮质醇血症，或在首次SRS治疗起效后出现复发的皮质醇增多症，则可以考虑再次进行SRS治疗。

对于首次SRS治疗失败后的难治性肢端肥大症，也可以考虑终身药物治疗和再次手术，但可能会导致不良反应发生，且疗效可能较为有限。一组21例肢端肥大症患者，在首次SRS治疗后平均经过5年时间再次接受了SRS治疗，中位边缘剂量为23 Gy。据报道，83.3%的患者在最后一次影像学检查中发现肿瘤得到控制，42.9%的患者内分泌随访时达到内分泌缓解。这些数据表明，权衡利弊后，在上述难治性患者中重复SRS治疗仍不失为合理选择。

15.7 放射不良反应

电离辐射的不良反应分为急性（几天内）、早期迟发性（几周内）和晚期迟发性（几个月到几年内）。与传统放射治疗相比，SRS治疗后发生急性毒性的风险较低。急性放射损伤，如皮肤变化和脱发，目前在临床中很少见。早期迟发性放射损伤可能包括垂体功能减退、下丘脑功能障碍、放射性坏死、新发视力减退或其他CN功能障碍。SRS治疗所致的并发症因肿瘤大小、肿瘤范围和辐射剂量而异。

15.7.1 垂体功能减退

垂体功能减退症是SRS治疗FPA最常见的并发症。接受SRS治疗后，多达1/4的FPA患者可能会新出现某种形式的迟发性垂体前叶功能减退。下丘脑-垂体-甲状腺轴功能最常受影响，其次是促性腺激素、ACTH和GH缺乏。更高的肿瘤边缘剂量以及肿瘤向鞍上生长可能提示更高的激素缺乏发生风险。尽管理想的放射外科剂量计划具有陡峭的梯度指数，可以最大限度地减少对正常垂体组织的剂量，从而降低治疗引起的垂体功能减退风险；但实际上，使患者避免垂体功能减退的真正安全剂量并不存在。而且，不应为了避免垂体功能减退而调整靶区病变的最佳放射外科剂量。肉眼可见的肿瘤进展、复发或持续性激素分泌过多的发生远远多于放射外科所致的垂体功能减退，而后者可以通过激素替代疗法得到控制。

另一方面，很少有患者在SRS治疗后发生尿崩症。放射外科治疗后尿崩症的发生通常与对垂体产生机械压迫的肿瘤的变化有关。SRS治疗后罕见其他下丘脑功能障碍，如体温异常、睡眠和食欲改变。

15.7.2 视神经病变和其他颅神经病变

垂体腺瘤照射后常见的放射外科相关并发症是颅神经病变。由于多个CN位于鞍旁和鞍上区域，包括Ⅲ、Ⅳ、Ⅴ和Ⅵ，因此存在放射外科治疗意外损伤的风险。大多数放射外科病例报告的神经功能障碍率<5%。视神经病变是最常见的，因为它对放射引起的损伤高度敏感。

在一项对217例接受放射外科治疗的垂体腺瘤患者进行的大型研究中，9例患者（4%）出现新发的或恶化的CN功能障碍。在放射外科引起的颅神经病变患者中，有6例（67%）在中位随访32个月后完全康复。因此，对于单次照射，视器官的放射外科最大剂量应控制在8 ~ 12 Gy的限值以下，以最大限度地降低视神经损伤的风险。仔细的剂量规划和对关键结构的屏蔽，既可以达到给靶区提供最佳剂量，又可以使关键结构受到常规安全剂量。

15.7.3 其他并发症

垂体腺瘤经SRS治疗后很少发生放射性坏死。放射性坏死导致的神经功能恶化通常是滞后性的，发生在鞍区电离辐射后数月至数年。对于垂体腺瘤患者，延伸至海绵窦的肿瘤可发生放射性坏死；在极少数病例中也出现了颞叶坏死。SRS对颈动脉海绵体段的损伤导致颈动脉狭窄或闭塞是极为罕见的事件。

SRS治疗鞍区肿瘤后发生与放射相关的颅内恶性肿瘤的风险较低。在一组接受SRS治疗的4905例患者中，只有2例患者发生颅内恶性肿瘤，被认为与放射野无关。放射外科相关恶性肿瘤的总体发病率为每年6.80/100 000（95%*CI* 1.73 ~ 18.50），这与普通人群中发生恶性中枢神经系统肿瘤的概率相似。与应用更广泛的放射治疗方法相比，SRS的快速剂量跌落导致很少有细胞发生恶性转化。

15.8 总结

在当代FPA诊疗过程中，放射外科发挥着重要作用。SRS通常用于治疗术后仍有大量肿瘤残留或仍伴有激素水平亢进的患者、手术后复发患者或术后内分泌缓解失败的患者。放射外科治疗后，即使腺瘤累及海绵窦，神经功能也通常得以保留，部分患者得以改善。放射外科治疗后迟发性垂体功能减退症是最常见的并发症，但可以通过适当的检测和激素替代控制。建议对接受放射外科治疗的FPA患者进行长期神经影像动态观察和内分泌随访。

参考文献

（遵从原版图书著录格式）

Adler, John R., Iris C. Gibbs, Putipun Puataweepong, and Steven D. Chang. 2006. "Visual Field Preservation after Multisession Cyberknife Radiosurgery for Perioptic Lesions." Neurosurgery 59 (2): 244–54; discussion 244–254. doi:10.1227/01.NEU.0000223512.09115.3E.

Alonso, Clayton E., Adomas Bunevicius, Daniel M. Trifiletti, James Larner, Cheng-Chia Lee, Fu-Yuan Pai, Roman Liscak, et al. 2019. "Safety and Efficacy of Repeat Radiosurgery for Acromegaly: An International Multi-Institutional Study." Journal of Neuro-Oncology 145 (2): 301–7. doi:10.1007/s11060-019-03296-8.

Apaydin, Tugce, Hande Mefkure Ozkaya, Sebnem Memis Durmaz, Rasim Meral, and Pinar Kadioglu. 2020. "Efficacy and Safety of Stereotactic Radiotherapy in Cushing's Disease: A Single Center Experience." Experimental and Clinical Endocrinology & Diabetes: Official Journal, German Society of Endocrinology [and] German Diabetes Association, August. doi:10.1055/a-1217-7365.

Assié, Guillaume, Hélène Bahurel, Jérôme Bertherat, Michèle Kujas, Paul Legmann, and Xavier Bertagna. 2004. "The Nelson's Syndrome… Revisited." Pituitary 7 (4): 209–15. doi:10.1007/s11102-005-1403-y.

Bachman, A. L., and W. Harris. 1949. "Roentgen Therapy for Pituitary Adenoma; Correlation of Tumor Dose with Response in 64 Cases." Radiology 53 (3): 331–41. doi:10.1148/53.3.331.

Balossier, Anne, Constantin Tuleasca, Christine Cortet-Rudelli, Gustavo Soto-Ares, Marc Levivier, Richard Assaker, and Nicolas Reyns. 2020. "Gamma Knife Radiosurgery for Acromegaly: Evaluating the Role of the Biological Effective Dose Associated with Endocrine Remission in a Series of 42 Consecutive Cases." Clinical Endocrinology, September. doi:10.1111/cen.14346.

Barnett, Gene H., Mark E. Linskey, John R. Adler, Jeffrey W. Cozzens, William A. Friedman, M. Peter Heilbrun, L. Dade Lunsford, Michael Schulder, and Andrew E. Sloan. 2007. "Stereotactic Radiosurgery—an Organized Neurosurgery-Sanctioned Definition." Journal of Neurosurgery 106 (1). American Association of Neurological Surgeons: 1–5. doi:10.3171/jns.2007.106.1.1.

Beclere. 1909. "The Radiotherapeutic Treatment of Tumours of the Hypophysis, Gigantism and Acromegaly." Arch Roentgen Ray 111: 114.

Benedict, Stanley H., Kamil M. Yenice, David Followill, James M. Galvin, William Hinson, Brian Kavanagh, Paul Keall, et al. 2010. "Stereotactic Body Radiation Therapy: The Report of AAPM Task Group 101." Medical Physics 37 (8): 4078–4101. doi:10.1118/1.3438081.

Betti, O., and V. Derechinsky. 1983. "Multiple-Beam Stereotaxic Irradiation." Neuro-Chirurgie 29 (4): 295–98.

Betti, O. O. 1998. "History of Radiosurgery." Cancer Radiotherapie 2 (2): 101–4.

Buatti, J. M., W. A. Friedman, S. L. Meeks, and F. J. Bova. 1998. "The Radiobiology of Radiosurgery and Stereotactic Radiotherapy." Medical Dosimetry: Official Journal of the American Association of Medical Dosimetrists 23 (3): 201–7. doi:10.1016/s0958-3947(98)00010-7.

Bunevicius, Adomas, Hideyuki Kano, Cheng-Chia Lee, Michal Krsek, Ahmed M. Nabeel, Amr El-Shehaby, Khaled Abdel Karim, et al. 2020. "Early versus Late Gamma Knife Radiosurgery for Cushing's Disease after Prior Resection: Results of an International, Multicenter Study." Journal of Neurosurgery, February, 1–9. doi:10.3171/2019.12.JNS192836.

Bunevicius, Adomas, Edward R. Laws, Mary Lee Vance, Sherry Iuliano, and Jason Sheehan. 2019. "Surgical and Radiosurgical Treatment Strategies for Cushing's Disease." Journal of Neuro-Oncology 145 (3): 403–13. doi:10.1007/s11060-019-03325-6.

Bunevicius, Adomas, Darrah Sheehan, Mary Lee Vance, David Schlesinger, and Jason P. Sheehan. 2020. "Outcomes of Cushing's Disease Following Gamma Knife Radiosurgery: Effect of a Center's Growing Experience and Era of Treatment." Journal of Neurosurgery, January, 1–8. doi:10.3171/2019.12.JNS192743.

Buschke, F. 1950. "Radiotherapy of Pituitary Adenomas." Western Journal of Surgery, Obstetrics, and Gynecology. 58 (6): 271–8.

Capatina, Cristina, José Miguel Hinojosa-Amaya, Catalina Poiana, and Maria Fleseriu. 2020. "Management of Patients with Persistent or Recurrent Cushing's Disease after Initial Pituitary Surgery." Expert Review of Endocrinology & Metabolism 15 (5): 321–39. doi:10.1080/17446651.2020.1802243.

Casanueva, Felipe F., Mark E. Molitch, Janet A. Schlechte, Roger Abs, Vivien Bonert, Marcello D. Bronstein, Thierry Brue, et al. 2006. "Guidelines of the Pituitary Society for the Diagnosis and Management of Prolactinomas." Clinical Endocrinology 65 (2): 265–73. doi:https://doi.org/10.1111/j.1365-2265.2006.02562.x.

Castinetti, F., M. Nagai, H. Dufour, J.-M. Kuhn, I. Morange, P. Jaquet, B. Conte-Devolx, J. Regis, and T. Brue. 2007. "Gamma Knife Radiosurgery Is a Successful Adjunctive Treatment in Cushing's Disease." European Journal of Endocrinology 156 (1): 91–98. doi:10.1530/eje.1.02323.

Castinetti, Frédéric, David Taieb, Jean-Marc Kuhn, Philippe Chanson, Manabu Tamura, Philippe Jaquet, Bernard Conte-Devolx, Jean Régis, Henry Dufour, and Thierry Brue. 2005. "Outcome of Gamma Knife Radiosurgery in 82 Patients with Acromegaly: Correlation with Initial Hypersecretion." The Journal of Clinical Endocrinology and Metabolism 90 (8): 4483–88. doi:10.1210/jc.2005-0311.

Castro, Douglas G., Soraya A. J. Cecílio, and Miguel M. Canteras. 2010. "Radiosurgery for Pituitary Adenomas: Evaluation of Its Efficacy and Safety." Radiation Oncology (London, England) 5 (November): 109. doi:10.1186/1748-717X-5-109.

Cifarelli, Christopher P., David J. Schlesinger, and Jason P. Sheehan. 2012. "Cranial Nerve Dysfunction Following Gamma Knife Surgery for Pituitary Adenomas: Long-Term Incidence and Risk Factors." Journal of Neurosurgery 116 (6): 1304–10. doi:10.3171/2012.2.JNS111630.

Colombo, Federico, Antonio Benedetti, Franco Pozza, Renzo Carlo Avanzo, Cristina Marchetti, Giorgio Chierego, and Agostino Zanardo. 1985. "External Stereotactic Irradiation by Linear Accelerator." Neurosurgery 16 (2). Oxford University Press: 154–60.

Cordeiro, Diogo, Zhiyuan Xu, Gautam U. Mehta, Dale Ding, Mary Lee Vance, Hideyuki Kano, Nathaniel Sisterson, et al. 2018. "Hypopituitarism after Gamma Knife Radiosurgery for Pituitary Adenomas: A Multicenter, International Study." Journal of Neurosurgery 131 (4). American Association of Neurological Surgeons: 1188–96. doi:10.3171/2018.5.JNS18509.

Devin, Jessica K., George S. Allen, Anthony J. Cmelak, Dennis M. Duggan, and Lewis S. Blevins. 2004. "The Efficacy of Linear Accelerator Radiosurgery in the Management of Patients with Cushing's Disease." Stereotactic and Functional Neurosurgery 82 (5–6): 254–62. doi:10.1159/000083476.

Ding, Dale, Gautam U. Mehta, Mohana Rao Patibandla, Cheng-Chia Lee, Roman Liscak, Hideyuki Kano, Fu-Yuan Pai, et al. 2019. "Stereotactic Radiosurgery for Acromegaly: An International Multicenter Retrospective Cohort Study." Neurosurgery 84 (3): 717–25. doi:10.1093/neuros/nyy178.

Feigl, Gunther Christian, Christine Maria Bonelli, Andrea Berghold, and Michael Mokry. 2002. "Effects of Gamma Knife Radiosurgery of Pituitary Adenomas on Pituitary Function." Journal of Neurosurgery 97 (5 Suppl): 415–21. doi:10.3171/jns.2002.97.supplement.

Fernandez, Alberto, Niki Karavitaki, and John A. H. Wass. 2010. "Prevalence of Pituitary Adenomas: A Community-Based, Cross-Sectional Study in Banbury (Oxfordshire, UK)." Clinical Endocrinology 72 (3): 377–82. doi:10.1111/j.1365-2265.2009.03667.x.

Franzin, Alberto, Giorgio Spatola, Marco Losa, Piero Picozzi, and Pietro Mortini. 2012. "Results of Gamma Knife Radiosurgery in Acromegaly." International Journal of Endocrinology 2012: 342034. doi:10.1155/2012/342034.

Freda, P. U., and K. D. Post. 1999. "Differential Diagnosis of Sellar Masses." Endocrinology and Metabolism Clinics of North America 28 (1): 81–117, vi. doi:10.1016/s0889-8529(05)70058-x.

Garcia-Barros, Monica, Francois Paris, Carlos Cordon-Cardo, David Lyden, Shahin Rafii, Adriana Haimovitz-Friedman, Zvi Fuks, and Richard Kolesnick. 2003. "Tumor Response to Radiotherapy Regulated by Endothelial Cell Apoptosis." Science (New York, N.Y.) 300

(5622): 1155–59. doi:10.1126/science.1082504.

Gheorghiu, Monica Livia. 2017. "Updates in Outcomes of Stereotactic Radiation Therapy in Acromegaly." Pituitary 20 (1). Springer: 154–68.

Gittleman, Haley, Quinn T. Ostrom, Paul D. Farah, Annie Ondracek, Yanwen Chen, Yingli Wolinsky, Carol Kruchko, et al. 2014. "Descriptive Epidemiology of Pituitary Tumors in the United States, 2004–2009." Journal of Neurosurgery 121 (3): 527–35. doi:10.3171/2014.5.JNS131819.

Graffeo, Christopher S., Diane Donegan, Dana Erickson, Paul D. Brown, Avital Perry, Michael J. Link, William F. Young, and Bruce E. Pollock. 2020. "The Impact of Insulin-Like Growth Factor Index and Biologically Effective Dose on Outcomes After Stereotactic Radiosurgery for Acromegaly: Cohort Study." Neurosurgery 87 (3): 538–46. doi:10.1093/neuros/nyaa054.

Graffeo, Christopher S., Michael J. Link, Paul D. Brown, William F. Young, and Bruce E. Pollock. 2018. "Hypopituitarism After Single-Fraction Pituitary Adenoma Radiosurgery: Dosimetric Analysis Based on Patients Treated Using Contemporary Techniques." International Journal of Radiation Oncology, Biology, Physics 101 (3). Elsevier: 618–23. doi:10.1016/j.ijrobp.2018.02.169.

Graffeo, Christopher S., Michael J. Link, Scott L. Stafford, Ian F. Parney, Robert L. Foote, and Bruce E. Pollock. 2019. "Risk of Internal Carotid Artery Stenosis or Occlusion after Single-Fraction Radiosurgery for Benign Parasellar Tumors." Journal of Neurosurgery, October, 1–8. doi:10.3171/2019.8.JNS191285.

Gramegna, A. 1909. "Un Cas d'acromégalie Traité Par La Radiothérapie." Reviews Neurology 17: 15–17.

Grant, Ryan A., Margaret Whicker, Ranee Lleva, Jonathan P. S. Knisely, Silvio E. Inzucchi, and Veronica L. Chiang. 2014. "Efficacy and Safety of Higher Dose Stereotactic Radiosurgery for Functional Pituitary Adenomas: A Preliminary Report." World Neurosurgery 82 (1–2): 195–201. doi:10.1016/j.wneu.2013.01.127.

Gupta, Amitabh, Zhiyuan Xu, Hideyuki Kano, Nathaniel Sisterson, Yan-Hua Su, Michal Krsek, Ahmed M. Nabeel, et al. 2018. "Upfront Gamma Knife Radiosurgery for Cushing's Disease and Acromegaly: A Multicenter, International Study." Journal of Neurosurgery 131 (2). American Association of Neurological Surgeons: 532–38. doi:10.3171/2018.3.JNS18110.

Gutt, B., B. Wowra, R. Alexandrov, E. Uhl, L. Schaaf, G. K. Stalla, and J. Schopohl. 2005. "Gamma-Knife Surgery Is Effective in Normalising Plasma Insulin-like Growth Factor I in Patients with Acromegaly." Experimental and Clinical Endocrinology & Diabetes: Official Journal, German Society of Endocrinology [and] German Diabetes Association 113 (4): 219–24. doi:10.1055/s-2005-837552.

Hartmann, Günther H., Wolfgang Schlegel, Volker Sturm, Bernd Kober, Otto Pastyr, and Walter J. Lorenz. 1985. "Cerebral Radiation Surgery Using Moving Field Irradiation at a Linear Accelerator Facility." International Journal of Radiation Oncology* Biology* Physics 11 (6). Elsevier: 1185–92.

Hayashi, Motohiro, Takaomi Taira, Mikhail Chernov, Seiji Fukuoka, Roman Liscak, Chung Ping Yu, Robert TK Ho, Jean Regis, Yoko Katayama, and Yoriko Kawakami. 2002. "Gamma Knife Surgery for Cancer Pain—Pituitary Gland—Stalk Ablation: A Multicenter Prospective Protocol since 2002." Journal of Neurosurgery 97 (Supplement 5). Journal of Neurosurgery Publishing Group: 433–37.

Hofmann, Bernd Markus, Michal Hlavac, Ramon Martinez, Michael Buchfelder, Otto Albrecht Müller, and Rudolf Fahlbusch. 2008. "Long-Term Results after Microsurgery for Cushing Disease: Experience with 426 Primary Operations over 35 Years." Journal of Neurosurgery 108 (1): 9–18. doi:10.3171/JNS/2008/108/01/0009.

Hughes, Joshua D., William F. Young, Alice Y. Chang, Michael J. Link, Yolanda I. Garces, Nadia N. Laack, Geoffrey B. Thompson, and Bruce E. Pollock. 2019. "Radiosurgical Management of Patients With Persistent or Recurrent Cushing Disease After Prior Transsphenoidal Surgery: A Management Algorithm Based on a 25-Year Experience." Neurosurgery, May. doi:10.1093/neuros/nyz159.

Hung, Yi-Chieh, Cheng-Chia Lee, Huai-Che Yang, Nasser Mohammed, Kathryn N. Kearns, Ahmed M. Nabeel, Khaled Abdel Karim, et al. 2019. "The Benefit and Risk of Stereotactic Radiosurgery for Prolactinomas: An International Multicenter Cohort Study." Journal of Neurosurgery, August, 1–10. doi:10.3171/2019.4.JNS183443.

Ikeda, H., H. Jokura, and T. Yoshimoto. 2001. "Transsphenoidal Surgery and Adjuvant Gamma Knife Treatment for Growth Hormone-Secreting Pituitary Adenoma." Journal of Neurosurgery 95 (2): 285–91. doi:10.3171/jns.2001.95.2.0285.

Iwai, Yoshiyasu, Kazuhiro Yamanaka, Masaki Yoshimura, Isao Kawasaki, Keiko Yamagami, and Katsunobu Yoshioka. 2010. "Gamma Knife Radiosurgery for Growth Hormone-Producing Adenomas." Journal of Clinical Neuroscience: Official Journal of the Neurosurgical Society of Australasia 17 (3): 299–304. doi:10.1016/j.jocn.2009.05.040.

Iwata, H., K. Sato, K. Tatewaki, N. Yokota, M. Inoue, Y. Baba, and Y. Shibamoto. 2011. "Hypofractionated Stereotactic Radiotherapy with CyberKnife for Nonfunctioning Pituitary Adenoma: High Local Control with Low Toxicity." Neurology Oncology 13 (8): 916–22. doi:10.1093/neuonc/nor055.

Iwata, Hiromitsu, Kengo Sato, Ryutaro Nomura, Yusuke Tabei, Ichiro Suzuki, Naoki Yokota, Mitsuhiro Inoue, Seiji Ohta, Shozo Yamada, and Yuta Shibamoto. 2016. "Long-Term Results of Hypofractionated Stereotactic Radiotherapy with CyberKnife for Growth Hormone-Secreting Pituitary Adenoma: Evaluation by the Cortina Consensus." Journal of Neuro-Oncology 128 (2): 267–75. doi:10.1007/s11060-016-2105-1.

Izawa, M., M. Hayashi, K. Nakaya, H. Satoh, T. Ochiai, T. Hori, and K. Takakura. 2000. "Gamma Knife Radiosurgery for Pituitary Adenomas." Journal of Neurosurgery 93 Suppl 3 (December): 19–22. doi:10.3171/jns.2000.93.supplement.

Jagannathan, Jay, Jason P. Sheehan, Nader Pouratian, Edward R. Laws, Ladislau Steiner, and Mary Lee Vance. 2007. "Gamma Knife Surgery for Cushing's Disease." Journal of Neurosurgery 106 (6). American Association of Neurological Surgeons: 980–87.

Jagannathan, Jay, Jason P. Sheehan, Nader Pouratian, Edward R. Laws Jr, Ladislau Steiner, and Mary L. Vance. 2008. "Gamma Knife Radiosurgery for Acromegaly: Outcomes after Failed Transsphenoidal Surgery." Neurosurgery 62 (6). Oxford University Press: 1262–70.

Jezková, Jana, Václav Hána, Michal Krsek, Vladimír Weiss, Vilibald Vladyka, Roman Liscák, Josef Vymazal, Ladislav Pecen, and Josef Marek. 2009. "Use of the Leksell Gamma Knife in the Treatment of Prolactinoma Patients." Clinical Endocrinology 70 (5): 732–41. doi:10.1111/j.1365-2265.2008.03384.x.

Jezková, Jana, Josef Marek, Václav Hána, Michal Krsek, Vladimír Weiss, Vilibald Vladyka, Roman Lisák, Josef Vymazal, and Ladislav Pecen. 2006. "Gamma Knife Radiosurgery for Acromegaly–Long-Term Experience." Clinical Endocrinology 64 (5): 588–95. doi:10.1111/j.1365-2265.2006.02513.x.

Kara, Müjdat, Mustafa Güdük, Yavuz Samanci, Meltem Yilmaz, Meriç S¸engöz, and Selçuk Peker. 2020. "Gamma Knife Radiosurgery in Patients with Cushing's Disease: Comparison of Aggressive Pituitary Corticotroph Tumor versus Corticotroph Adenoma." Clinical Neurology and Neurosurgery 197 (October): 106151. doi:10.1016/j.clineuro.2020.106151.

Katznelson, Laurence, Edward R. Laws, Shlomo Melmed, Mark E. Molitch, Mohammad Hassan Murad, Andrea Utz, John A. H. Wass, and Endocrine Society. 2014. "Acromegaly: An Endocrine Society Clinical Practice Guideline." The Journal of Clinical Endocrinology and Metabolism 99 (11): 3933–51. doi:10.1210/jc.2014-2700.

Kilic Durankus, Nulifer, Yavuz Samanci, Meltem Yilmaz, Meriç Sengoz, Yasemin Bolukbasi, and Selcuk Peker. 2020. "Efficacy of Whole-Sellar Gamma Knife Radiosurgery for Magnetic Resonance Imaging-Negative Cushing's Disease." Journal of Neurosurgical Sciences, September. doi:10.23736/S0390-5616.20.05048-1.

Killory, B. D., J. J. Kresl, S. D. Wait, F. A. Ponce, R. Porter, and W. L. White. 2009. "Hypofractionated CyberKnife Radiosurgery for Perichiasmatic Pituitary Adenomas: Early Results." Neurosurgery 64: A19–25.

Kim, Eui Hyun, Min Chul Oh, Jong Hee Chang, Ju Hyung Moon, Cheol Ryong Ku, Won-Seok Chang, Eun Jig Lee, and Sun Ho Kim. 2018. "Postoperative Gamma Knife Radiosurgery for Cavernous Sinus-Invading Growth Hormone-Secreting Pituitary Adenomas." World Neurosurgery 110 (February): e534–45. doi:10.1016/j.wneu.2017.11.043.

Knappe, U. J., D. Petroff, M. Quinkler, S. M. Schmid, C. Schöfl, J. Schopohl, M. R. Stieg, A. Tönjes, and participants of the German Acromegaly Registry. 2020. "Fractionated Radiotherapy and Radiosurgery in Acromegaly: Analysis of 352 Patients from the German Acromegaly Registry." European Journal of Endocrinology 182 (3): 275–84. doi:10.1530/EJE-19-0784.

Kobayashi, Tatsuya. 2009. "Long-Term Results of Stereotactic Gamma Knife Radiosurgery for Pituitary Adenomas. Specific Strategies for Different Types of Adenoma." Progress in Neurological Surgery 22: 77–95. doi:10.1159/000163384.

Kobayashi, Tatsuya, Yoshihisa Kida, and Yoshimasa Mori. 2002. "Gamma Knife Radiosurgery in the Treatment of Cushing Disease: Long-Term Results." Journal of Neurosurgery 97 (5 Suppl): 422–28. doi:10.3171/jns.2002.97.supplement.

Kondziolka, Douglas, Peter K. Dempsey, L. Dade Lunsford, John RW Kestle, Eugen J. Dolan, Emanuel Kanal, and Ronald R. Tasker. 1992. "A Comparison between Magnetic Resonance Imaging and Computed Tomography for Stereotactic Coordinate Determination." Neurosurgery 30 (3). Oxford University Press: 402–7.

Kong, Doo-Sik, Young-Hoon Kim, Yong Hwy Kim, Kyu Yeon Hur, Jung Hee Kim, Min-Seon Kim, Sun Ha Paek, Do-Hoon Kwon, Dong-Kyu Kim, and Jung-Il Lee. 2019. "Long-Term Efficacy and Tolerability of Gamma Knife Radiosurgery for Growth Hormone-Secreting Adenoma: A Retrospective Multicenter Study (MERGE-001)." World Neurosurgery 122 (February): e1291–99. doi:10.1016/j.wneu.2018.11.038.

Kotecha, Rupesh, Arjun Sahgal, Muni Rubens, Antonio De Salles, Laura Fariselli, Bruce E. Pollock, Marc Levivier, et al. 2020. "Stereotactic Radiosurgery for Non-Functioning Pituitary Adenomas: Meta-Analysis and International Stereotactic Radiosurgery Society Practice Opinion." Neuro-Oncology 22 (3). Oxford Academic: 318–32. doi:10.1093/neuonc/noz225.

Kuo, John S., Joseph CT Chen, Cheng Yu, Vladimir Zelman, Steven L. Giannotta, Zbigniew Petrovich, Dana MacPherson, and Michael LJ Apuzzo. 2004. "Gamma Knife Radiosurgery for Benign Cavernous Sinus Tumors: Quantitative Analysis of Treatment Outcomes." Neurosurgery 54 (6). Oxford University Press: 1385–94.

Lam, Grace, Vivek Mehta, and Gabriel Zada. 2012. "Spontaneous and Medically Induced Cerebrospinal Fluid Leakage in the Setting of Pituitary Adenomas: Review of the Literature." Neurosurgical Focus 32 (6): E2. doi:10.3171/2012.4.FOCUS1268.

Landolt, A. M., D. Haller, N. Lomax, S. Scheib, O. Schubiger, J. Siegfried, and G. Wellis. 1998. "Stereotactic Radiosurgery for Recurrent Surgically Treated Acromegaly: Comparison with Fractionated Radiotherapy." Journal of Neurosurgery 88 (6): 1002–8. doi:10.3171/jns.1998.88.6.1002.

Landolt, A. M., D. Haller, N. Lomax, S. Scheib, O. Schubiger, J. Siegfried, and G. Wellis. 2000. "Octreotide May Act as a Radioprotective Agent in Acromegaly." The Journal of Clinical Endocrinology and Metabolism 85 (3): 1287–89. doi:10.1210/jcem.85.3.6464.

Leber, K. A., J. Berglöff, and G. Pendl. 1998. "Dose-Response Tolerance of the Visual Pathways and Cranial Nerves of the Cavernous Sinus to Stereotactic Radiosurgery." Journal of Neurosurgery 88 (1): 43–50. doi:10.3171/jns.1998.88.1.0043.

Lee, Cheng-Chia, Ching-Jen Chen, Chun-Po Yen, Zhiyuan Xu, David Schlesinger, Francis Fezeu, and Jason P. Sheehan. 2014. "Whole-Sellar Stereotactic Radiosurgery for Functioning Pituitary Adenomas." Neurosurgery 75 (3): 227–37; discussion 237. doi:10.1227/NEU.0000000000000425.

Lee, Cheng-Chia, Mary Lee Vance, Zhiyuan Xu, Chun-Po Yen, David Schlesinger, Blair Dodson, and Jason Sheehan. 2014. "Stereotactic Radiosurgery for Acromegaly." The Journal of Clinical Endocrinology and Metabolism 99 (4): 1273–81. doi:10.1210/jc.2013-3743.

Leksell, L. 1983. "Stereotactic Radiosurgery." Journal of Neurology, Neurosurgery & Psychiatry 46 (9): 797–803. doi:10.1136/jnnp.46.9.797.

Levivier, Marc, Nicolas Massager, David Wikler, Daniel Devriendt, and Serge Goldman. 2007. "Integration of Functional Imaging in Radiosurgery: The Example of PET Scan." In Radiosurgery and Pathological Fundamentals, 20:68–81. Karger Publishers.

Li, Yanli, Minyi Huang, Shunyao Liang, Chao Peng, Xi Li, Jiamin Zeng, Yong He, Wangen Li, Yinhui Deng, and Jinxiu Yu. 2020. "Gamma Knife Radiosurgery (GKRS) for Patients with Prolactinomas: Long-Term Results From a Single-Center Experience." Medical Science Monitor: International Medical Journal of Experimental and Clinical Research 26 (September): e924884. doi:10.12659/MSM.924884.

Liao, Huang-I., Chun-Chieh Wang, Kuo-Cheng Wei, Cheng-Nen Chang, Yung-Hsin Hsu, Shih-Tseng Lee, Yin-Cheng Huang, Hsien-Chih Chen, and Peng-Wei Hsu. 2014. "Fractionated Stereotactic Radiosurgery Using the Novalis System for the Management of Pituitary Adenomas Close to the Optic Apparatus." Journal of Clinical Neuroscience: Official Journal of the Neurosurgical Society of Australasia 21 (1): 111–15. doi:10.1016/j.jocn.2013.03.024.

Lim, Y. J., W. Leem, J. T. Park, T. S. Kim, B. A. Rhee, and G. K. Kim. 1999. "Cerebral Infarction with ICA Occlusion after Gamma Knife Radiosurgery for Pituitary Adenoma: A Case Report." Stereotactic and Functional Neurosurgery 72: 132–39.

Lim, Y. L., W. Leem, T. S. Kim, B. A. Rhee, and G. K. Kim.

1998. "Four Years' Experiences in the Treatment of Pituitary Adenomas with Gamma Knife Radiosurgery." Stereotactic and Functional Neurosurgery 70 (Suppl. 1). Karger Publishers: 95–109.

Lindholm, J., and Eigil Husted Nielsen. 2009. "Craniopharyngioma: Historical Notes." Pituitary 12 (4). Springer: 352–59.

Liu, A.-Li, Chungcheng Wang, Shibing Sun, Meihua Wang, and Peng Liu. 2005. "Gamma Knife Radiosurgery for Tumors Involving the Cavernous Sinus." Stereotactic and Functional Neurosurgery 83 (1). Karger Publishers: 45–51.

Liu, Xiaomin, Hideyuki Kano, Douglas Kondziolka, Kyung-Jae Park, Aditya Iyer, Ajay Niranjan, John C. Flickinger, and L. Dade Lunsford. 2012. "Gamma Knife Radiosurgery for Clinically Persistent Acromegaly." Journal of Neuro-Oncology 109 (1): 71–79. doi:10.1007/s11060-012-0862-z.

Liu, Xiaomin, Hideyuki Kano, Douglas Kondziolka, Kyung-Jae Park, Aditya Iyer, Samuel Shin, Ajay Niranjan, John C. Flickinger, and L. Dade Lunsford. 2013. "Gamma Knife Stereotactic Radiosurgery for Drug Resistant or Intolerant Invasive Prolactinomas." Pituitary 16 (1): 68–75. doi:10.1007/s11102-012-0376-x.

Lutz, Wendell, Ken R. Winston, and Nasser Maleki. 1988. "A System for Stereotactic Radiosurgery with a Linear Accelerator." International Journal of Radiation Oncology* Biology* Physics 14 (2). Elsevier: 373–81.

Marek, Josef, Jana Ježková, Václav Hána, Michal Kršek, Roman Liščák, Vilibald Vladyka, and Ladislav Pecen. 2015. "Gamma Knife Radiosurgery for Cushing's Disease and Nelson's Syndrome." Pituitary 18 (3): 376–84. doi:10.1007/s11102-014-0584-7.

Mayo, Charles, Mary K. Martel, Lawrence B. Marks, John Flickinger, Jiho Nam, and John Kirkpatrick. 2010. "Radiation Dose-Volume Effects of Optic Nerves and Chiasm." International Journal of Radiation Oncology, Biology, Physics 76 (3 Suppl): S28–35. doi:10.1016/j.ijrobp.2009.07.1753.

McDermott, Patrick N. 2007. "Radiation Shielding for Gamma Stereotactic Radiosurgery Units." Journal of Applied Clinical Medical Physics 8 (3): 147–57. doi:10.1120/jacmp.v8i3.2355.

McDowell, Bradley D., Robert B. Wallace, Ryan M. Carnahan, Elizabeth A. Chrischilles, Charles F. Lynch, and Janet A. Schlechte. 2011. "Demographic Differences in Incidence for Pituitary Adenoma." Pituitary 14 (1): 23–30. doi:10.1007/s11102-010-0253-4.

McTyre, E., C. A. Helis, M. Farris, L. Wilkins, D. Sloan, W. H. Hinson, J. D. Bourland, et al. 2017. "Emerging Indications for Fractionated Gamma Knife Radiosurgery." Neurosurgery 80 (2): 210–16. doi:10.1227/NEU.0000000000001227.

Mehta, Gautam U., Dale Ding, Amitabh Gupta, Hideyuki Kano, Nathaniel D. Sisterson, Nuria Martinez-Moreno, Michal Kršek, et al. 2018. "Repeat Stereotactic Radiosurgery for Cushing's Disease: Outcomes of an International, Multicenter Study." Journal of Neuro-Oncology 138 (3): 519–25. doi:10.1007/s11060-018-2817-5.

Mehta, Gautam U., Dale Ding, Mohana Rao Patibandla, Hideyuki Kano, Nathaniel Sisterson, Yan-Hua Su, Michal Krsek, et al. 2017. "Stereotactic Radiosurgery for Cushing Disease: Results of an International, Multicenter Study." The Journal of Clinical Endocrinology and Metabolism 102 (11): 4284–91. doi:10.1210/jc.2017-01385.

Mehta, Gautam U., and Russell R. Lonser. 2017. "Management of Hormone-Secreting Pituitary Adenomas." Neuro-Oncology 19 (6): 762–73. doi:10.1093/neuonc/now130.

Mehta, Minesh P. 1995. "The Physical, Biologic, and Clinical Basis of Radiosurgery." Current Problems in Cancer 19 (5). Elsevier: 270–328.

Melmed, Shlomo. 2020. "Pituitary-Tumor Endocrinopathies." New England Journal of Medicine 382 (10). Massachusetts Medical Society: 937–50. doi:10.1056/NEJMra1810772.

Milano, Michael T., Jimm Grimm, Scott G. Soltys, Ellen Yorke, Vitali Moiseenko, Wolfgang A. Tomé, Arjun Sahgal, et al. 2018. "Single- and Multi-Fraction Stereotactic Radiosurgery Dose Tolerances of the Optic Pathways." International Journal of Radiation Oncology*Biology*Physics, January. doi:10.1016/j.ijrobp.2018.01.053.

Milker-Zabel, Stefanie, Peter Huber, Wolfgang Schlegel, Jürgen Debus, and Angelika Zabel-du Bois. 2009. "Fractionated Stereotactic Radiation Therapy in the Management of Primary Optic Nerve Sheath Meningiomas." Journal of Neuro-Oncology 94 (3): 419–24. doi:10.1007/s11060-009-9874-8.

Minniti, Giuseppe, Maurizio Amichetti, and Riccardo Maurizi Enrici. 2009. "Radiotherapy and Radiosurgery for Benign Skull Base Meningiomas." Radiation Oncology 4 (1): 42. doi:10.1186/1748-717X-4-42.

Mohammed, Nasser, Dale Ding, Yi-Chieh Hung, Zhiyuan Xu, Cheng-Chia Lee, Hideyuki Kano, Roberto Martínez-Álvarez, et al. 2019. "Primary versus Postoperative Stereotactic Radiosurgery for Acromegaly: A Multicenter Matched Cohort Study." Journal of Neurosurgery, April, 1–10. doi:10.3171/2019.1.JNS183398.

Mokry, M., S. Ramschak-Schwarzer, J. Simbrunner, J. C. Ganz, and G. Pendl. 1999. "A Six Year Experience with the Postoperative Radiosurgical Management of Pituitary Adenomas." Stereotactic and Functional Neurosurgery 72 (Suppl 1): 88–100. doi:10.1159/000056444.

Moore, Justin M., Elisa Sala, Alvaro Amorin, Hector Martinez, Aprotim C. Bhowmik, Steven D. Chang, Scott G. Soltys, Griffith R. Harsh, and Laurence Katznelson. 2018. "CyberKnife Radiosurgery in the Multimodal Management of Patients with Cushing Disease." World Neurosurgery 112 (April): e425–30. doi:10.1016/j.wneu.2018.01.057.

Nakamura, Naoki, Masahiro Shin, Masao Tago, Atsuro Terahara, Hiroki Kurita, Kejichi Nakagawa, and Kuni Ohtomo. 2002. "Gamma Knife Radiosurgery for Cavernous Hemangiomas in the Cavernous Sinus: Report of Three Cases." Journal of Neurosurgery 97 (Supplement 5). Journal of Neurosurgery Publishing Group: 477–80.

Narayan, Vinayak, Nasser Mohammed, Shyamal C. Bir, Amey R. Savardekar, Devi Prasad Patra, Papireddy Bollam, and Anil Nanda. 2018. "Long-Term Outcome of Nonfunctioning and Hormonal Active Pituitary Adenoma After Gamma Knife Radiosurgery." World Neurosurgery 114 (June): e824–32. doi:10.1016/j.wneu.2018.03.094.

Nawar, Rita N., Dima AbdelMannan, Warren R. Selman, and Baha M. Arafah. 2008. "Pituitary Tumor Apoplexy: A Review." Journal of Intensive Care Medicine 23 (2): 75–90. doi:10.1177/0885066607312992.

Nguyen, James H., Ching-Jen Chen, Cheng-Chia Lee, Chun-Po Yen, Zhiyuan Xu, David Schlesinger, and Jason P. Sheehan. 2014. "Multisession Gamma Knife Radiosurgery: A Preliminary Experience with a Noninvasive, Relocatable Frame." World Neurosurgery 82 (6): 1256–63. doi:10.1016/j.wneu.2014.07.042.

Nieman, Lynnette K, Beverly M K Biller, James W Findling, M Hassan Murad, John Newell-Price, Martin O Savage, and Antoine Tabarin. 2015. "Treatment of Cushing's Syndrome: An Endocrine Society Clinical Practice Guideline Summary of Recommendations." Journal of Clinical Endocrinology and Metabolism 100: 2807–31. doi:10.1210/jc.2015-1818.

Ntali, Georgia, Cristina Capatina, Ashley Grossman, and Niki Karavitaki. 2014. "Functioning Gonadotroph Adenomas." The Journal of Clinical Endocrinology & Metabolism 99 (12): 4423–33. doi:10.1210/jc.2014-2362.

OzkayaAkagunduz, Ozlem, Suzan Guven Yilmaz, Deniz Yalman, Berna Yuce, Elif Demirkilinc Biler, Filiz Afrashi, and Mustafa Esassolak. 2017. "Evaluation of the Radiation Dose–Volume Effects of Optic Nerves and Chiasm by Psychophysical, Electrophysiologic Tests, and Optical Coherence Tomography in Nasopharyngeal Carcinoma." Technology in Cancer Research & Treatment 16 (6): 969–77. doi:10.1177/1533034617711613.

Pai, Fu-Yuan, Ching-Jen Chen, Wen-Hsin Wang, Huai-Che Yang, Chung Jung Lin, Hsiu-Mei Wu, Yi-Chun Lin, et al. 2019. "Low-Dose Gamma Knife Radiosurgery for Acromegaly." Neurosurgery 85 (1): E20–30. doi:10.1093/neuros/nyy410.

Pan, L., N. Zhang, E. M. Wang, B. J. Wang, J. Z. Dai, and P. W. Cai. 2000. "Gamma Knife Radiosurgery as a Primary Treatment for Prolactinomas." Journal of Neurosurgery 93 (Suppl 3) (December): 10–13. doi:10.3171/jns.2000.93.supplement.

Park, Clint, Lech Papiez, Shichuan Zhang, Michael Story, and Robert D. Timmerman. 2008. "Universal Survival Curve and Single Fraction Equivalent Dose: Useful Tools in Understanding Potency of Ablative Radiotherapy." International Journal of Radiation Oncology, Biology, Physics 70 (3): 847–52. doi:10.1016/j.ijrobp.2007.10.059.

Park, Kyung-Jae, Hideyuki Kano, Phillip V. Parry, Ajay Niranjan, John C. Flickinger, L. Dade Lunsford, and Douglas Kondziolka. 2011. "Long-Term Outcomes after Gamma Knife Stereotactic Radiosurgery for Nonfunctional Pituitary Adenomas." Neurosurgery 69 (6). Oxford University Press: 1188–99.

Parsons, J. T., F. J. Bova, C. R. Fitzgerald, W. M. Mendenhall, and R. R. Million. 1994. "Radiation Optic Neuropathy after Megavoltage External-Beam Irradiation: Analysis of Time-Dose Factors." International Journal of Radiation Oncology, Biology, Physics 30 (4): 755–63. doi:10.1016/0360-3016(94)90346-8.

Patibandla, Mohana Rao, Zhiyuan Xu, David Schlesinger, and Jason P. Sheehan. 2018. "Cavernous Carotid Stenosis Following Stereotactic Radiosurgery for Cushing's Disease: A Rare Complication and Review of the Literature." Journal of Clinical Neuroscience: Official Journal of the Neurosurgical Society of Australasia 47 (January): 151–54. doi:10.1016/j.jocn.2017.10.043.

Peker, S., T. Kılıç, M. Ş̧engöz, and M. N. Pamir. 2004. "Radiosurgical Treatment of Cavernous Sinus Cavernous Haemangiomas." Acta Neurochirurgica 146 (4). Springer: 337–41.

Pendharkar, Arjun V., Eric S. Sussman, Allen L. Ho, Melanie G. Hayden Gephart, and Laurence Katznelson. 2015. "Cushing's Disease: Predicting Long-Term Remission after Surgical Treatment." Neurosurgical Focus 38 (2): E13. doi:10.3171/2014.10.FOCUS14682.

Petersenn, Stephan, Albert Beckers, Diego Ferone, Aart van der Lely, Jens Bollerslev, Marco Boscaro, Thierry Brue, et al. 2015. "Therapy of Endocrine Disease: Outcomes in Patients with Cushing's Disease Undergoing Transsphenoidal Surgery: Systematic Review Assessing Criteria Used to Define Remission and Recurrence." European Journal of Endocrinology 172 (6): R227–239. doi:10.1530/EJE-14-0883.

Phan, Kevin, Joshua Xu, Rajesh Reddy, Piyush Kalakoti, Anil Nanda, and Jacob Fairhall. 2017. "Endoscopic Endonasal versus Microsurgical Transsphenoidal Approach for Growth Hormone-Secreting Pituitary Adenomas-Systematic Review and Meta-Analysis." World Neurosurgery 97 (January): 398–406. doi:10.1016/j.wneu.2016.10.029.

Podgorsak, Ervin B., André Olivier, Marina Pla, Joseph Hazel, Alain de Lotbinière, and Bruce Pike. 1987. "Physical Aspects of Dynamic Stereotactic Radiosurgery." Stereotactic and Functional Neurosurgery 50 (1–6). Karger Publishers: 263–68.

Pollock, Bruce E., Joseph Cochran, Neena Natt, Paul D. Brown, Dana Erickson, Michael J. Link, Yolanda I. Garces, Robert L. Foote, Scott L. Stafford, and Paula J. Schomberg. 2008. "Gamma Knife Radiosurgery for Patients with Nonfunctioning Pituitary Adenomas: Results from a 15-Year Experience." International Journal of Radiation Oncology* Biology* Physics 70 (5). Elsevier: 1325–29.

Pollock, Bruce E., Jeffrey T. Jacob, Paul D. Brown, and Todd B. Nippoldt. 2007. "Radiosurgery of Growth Hormone-Producing Pituitary Adenomas: Factors Associated with Biochemical Remission." Journal of Neurosurgery 106 (5): 833–38. doi:10.3171/jns.2007.106.5.833.

Pollock, Bruce E., Todd B. Nippoldt, Scott L. Stafford, Robert L. Foote, and Charles F. Abboud. 2002. "Results of Stereotactic Radiosurgery in Patients with Hormone-Producing Pituitary Adenomas: Factors Associated with Endocrine Normalization." Journal of Neurosurgery 97 (3): 525–30. doi:10.3171/jns.2002.97.3.0525.

Pomeraniec, I. Jonathan, Davis G. Taylor, Or Cohen-Inbar, Zhiyuan Xu, Mary Lee Vance, and Jason P. Sheehan. 2019. "Radiation Dose to Neuroanatomical Structures of Pituitary Adenomas and the Effect of Gamma Knife Radiosurgery on Pituitary Function." Journal of Neurosurgery, April, 1–8. doi:10.3171/2019.1.JNS182296.

Poon, Tak Lap, Samuel Cheong Lun Leung, Christopher Yee Fat Poon, and Chung Ping Yu. 2010. "Predictors of Outcome Following Gamma Knife Surgery for Acromegaly." Journal of Neurosurgery 113 (Suppl) (December): 149–52.

Pouratian, Nader, Jason Sheehan, Jay Jagannathan, Edward R. Laws Jr, Ladislau Steiner, and Mary L. Vance. 2006. "Gamma Knife Radiosurgery for Medically and Surgically Refractory Prolactinomas." Neurosurgery 59 (2). Oxford University Press: 255–66.

Singh, R, Didwania P, Lehrer EJ, Sheehan D, Sheehan K, Trifiletti DM, and Sheehan JP. 2020. "Stereotactic Radiosurgery for Acromegaly: An International Systematic Review and Meta-Analysis of Clinical Outcomes." Journal of Neuro-Oncology. J Neurooncol. July. doi:10.1007/s11060-020-03552-2.

Raappana, Antti, John Koivukangas, Tapani Ebeling, and Tapio Pirilä. 2010. "Incidence of Pituitary Adenomas in Northern Finland in 1992-2007." The Journal of Clinical Endocrinology and Metabolism 95 (9): 4268–75. doi:10.1210/jc.2010-0537.

Rähn, T., M. Thoren, K. Hall, and E. O. Backlund. 1980. "Stereotactic Radiosurgery in Cushing's Syndrome: Acute Radiation Effects." Surgical Neurology 14 (2): 85.

Saeger, Wolfgang, Dieter K. Lüdecke, Michael Buchfelder, Rudolf Fahlbusch, Hans-Jürgen Quabbe, and Stephan Petersenn. 2007. "Pathohistological Classification of Pituitary Tumors: 10 Years of Experience with the German Pituitary Tumor Registry." European Journal of Endocrinology 156 (2): 203–16. doi:10.1530/eje.1.02326.

Sahgal, Arjun, Simon S. Lo, Lijun Ma, and Jason P. Sheehan. 2016. Image-Guided Hypofractionated Stereotactic Radiosurgery: A Practical Approach to Guide Treatment of Brain and Spine Tumors. CRC Press.

Sala, Elisa, Justin M. Moore, Alvaro Amorin, Hector Martinez, Aprotim C. Bhowmik, Layton Lamsam, Steven Chang, Scott G. Soltys, Laurence Katznelson, and Griffith R. Harsh. 2018. "CyberKnife Robotic Radiosurgery in the Multimodal Management of Acromegaly Patients with Invasive Macroadenoma: A Single Center's Experience." Journal of Neuro-Oncology 138 (2): 291–98. doi:10.1007/s11060-018-2793-9.

Sallabanda, Kita, Sergey Usychkin, Fernando Puebla, José C. Bustos, José A. Gutiérrez-Diaz, Carmen Peraza, César Beltrán, Hugo Marsiglia, and José Samblás. 2011. "Stereotactic Radiosurgery in Pituitary Adenomas: Long-Term Single Institution Experience and Role of the Hypothalamic-Pituitary Axis." Journal of Radiosurgery and SBRT 1 (3): 213–20.

Seung, Steven K., David A. Larson, James M. Galvin, Minesh P. Mehta, Louis Potters, Christopher J. Schultz, Santosh V. Yajnik, Alan C. Hartford, and Seth A. Rosenthal. 2013. "American College of Radiology (ACR) and American Society for Radiation Oncology (ASTRO) Practice Guideline for the Performance of Stereotactic Radiosurgery (SRS)." American Journal of Clinical Oncology 36 (3). NIH Public Access: 310.

Sheehan, J., Jay Jagannathan, Nader Pouratian, and Ladislau Steiner. 2006. "Stereotactic Radiosurgery for Pituitary Adenomas: A Review of the Literature and Our Experience." Frontiers of Hormone Research 34 (R). S. Karger AG: 185.

Sheehan, Jason P., Nader Pouratian, Ladislau Steiner, Edward R. Laws, and Mary Lee Vance. 2011. "Gamma Knife Surgery for Pituitary Adenomas: Factors Related to Radiological and Endocrine Outcomes." Journal of Neurosurgery 114 (2): 303–9. doi:10.3171/2010.5.JNS091635.

Sheehan, Jason P., Robert M. Starke, David Mathieu, Byron Young, Penny K. Sneed, Veronica L. Chiang, John Y. K. Lee, et al. 2013. "Gamma Knife Radiosurgery for the Management of Nonfunctioning Pituitary Adenomas: A Multicenter Study." Journal of Neurosurgery 119 (2): 446–56. doi:10.3171/2013.3.JNS12766.

Sheehan, Jason P., Zhiyuan Xu, David J. Salvetti, Paul J. Schmitt, and Mary Lee Vance. 2013. "Results of Gamma Knife Surgery for Cushing's Disease." Journal of Neurosurgery 119 (6): 1486–92. doi:10.3171/2013.7.JNS13217.

Sheehan, Jonas M., Mary L. Vance, Jason P. Sheehan, Dilantha B. Ellegala, and Edward R. Laws. 2000. "Radiosurgery for Cushing's Disease after Failed Transsphenoidal Surgery." Journal of Neurosurgery 93 (5): 738–42.

Sheline, Glenn E., Minnie B. Goldberg, and Robert Feldman. 1961. "Pituitary Irradiation for Acromegaly." Radiology 76 (1): 70–75. doi:10.1148/76.1.70.

Shepard, Matthew J., Gautam U. Mehta, Zhiyuan Xu, Hideyuki Kano, Nathaniel Sisterson, Yan-Hua Su, Michal Krsek, et al. 2018. "Technique of Whole-Sellar Stereotactic Radiosurgery for Cushing Disease: Results from a Multicenter, International Cohort Study." World Neurosurgery 116 (August): e670–79. doi:10.1016/j.wneu.2018.05.067.

Sherry, Alexander D., Mohamed H. Khattab, Mark C. Xu, Patrick Kelly, Joshua L. Anderson, Guozhen Luo, Andrea L. Utz, Lola B. Chambless, Anthony J. Cmelak, and Albert Attia. 2019. "Outcomes of Stereotactic Radiosurgery and Hypofractionated Stereotactic Radiotherapy for Refractory Cushing's Disease." Pituitary 22 (6): 607–13. doi:10.1007/s11102-019-00992-6.

Shrivastava, Adesh, Nasser Mohammed, Zhiyuan Xu, Roman Liščák, Mikulas Kosak, Michal Krsek, Khaled Abdel Karim, et al. 2019. "Outcomes After Gamma Knife Stereotactic Radiosurgery in Pediatric Patients with Cushing Disease or Acromegaly: A Multi-Institutional Study." World Neurosurgery, February. doi:10.1016/j.wneu.2019.01.252.

Sims-Williams, Hugh P., Kaveesha Rajapaksa, Saurabh Sinha, Matthias Radatz, Lee Walton, John Yianni, and John Newell-Price. 2019. "Radiosurgery as Primary Management for Acromegaly." Clinical Endocrinology 90 (1): 114–21. doi:10.1111/cen.13870.

Spatola, Giorgio, Laura Frosio, Marco Losa, Antonella Del Vecchio, Martina Piloni, and Pietro Mortini. 2016. "Asymptomatic Internal Carotid Artery Occlusion after Gamma Knife Radiosurgery for Pituitary Adenoma: Report of Two Cases and Review of the Literature." Reports of Practical Oncology and Radiotherapy: Journal of Greatpoland Cancer Center in Poznan and Polish Society of Radiation Oncology 21 (6): 555–59. doi:10.1016/j.rpor.2016.09.006.

Stafford, Scott L., Bruce E. Pollock, Jacqueline A. Leavitt, Robert L. Foote, Paul D. Brown, Michael J. Link, Deborah A. Gorman, and Paula J. Schomberg. 2003. "A Study on the Radiation Tolerance of the Optic Nerves and Chiasm after Stereotactic Radiosurgery." International Journal of Radiation Oncology, Biology, Physics

55 (5): 1177–81. doi:10.1016/s0360-3016(02)04380-8.

Swords, F. M., J. P. Monson, G. M. Besser, S. L. Chew, W. M. Drake, A. B. Grossman, and P. N. Plowman. 2009. "Gamma Knife Radiosurgery: A Safe and Effective Salvage Treatment for Pituitary Tumours Not Controlled despite Conventional Radiotherapy." European Journal of Endocrinology 161 (6): 819–28. doi:10.1530/EJE-09-0493.

Tanaka, Shota, Michael J. Link, Paul D. Brown, Scott L. Stafford, William F. Young, and Bruce E. Pollock. 2010. "Gamma Knife Radiosurgery for Patients with Prolactin-Secreting Pituitary Adenomas." World Neurosurgery 74 (1): 147–52. doi:10.1016/j.wneu.2010.05.007.

Taylor, Davis G., Andrew Janssen, Dale Ding, Zhiyuan Xu, Gautam U. Mehta, Roman Liscak, Hideyuki Kano, et al. 2020. "Whole Sella vs Targeted Stereotactic Radiosurgery for Acromegaly: A Multicenter Matched Cohort Study." Neurosurgery 86 (5): 656–64. doi:10.1093/neuros/nyz245.

Tinnel, Brent A., Mark A. Henderson, Thomas C. Witt, Achilles J. Fakiris, Robert M. Worth, Paul M. Des Rosiers, James W. Edmondson, Robert D. Timmerman, and Simon S. Lo. 2008. "Endocrine Response after Gamma Knife-Based Stereotactic Radiosurgery for Secretory Pituitary Adenoma." Stereotactic and Functional Neurosurgery 86 (5): 292–96. doi:10.1159/000151717.

Uygur, Meliha Melin, Og˘uzhan Deyneli, and Dilek Gogas Yavuz. 2020. "Long-Term Endocrinological Outcomes of Gamma Knife Radiosurgery in Acromegaly Patients." Growth Hormone & IGF Research: Official Journal of the Growth Hormone Research Society and the International IGF Research Society 55 (December): 101335. doi:10.1016/j.ghir.2020.101335.

Vik-Mo, Einar Osland, Marianne Oksnes, Paal-Henning Pedersen, Tore Wentzel-Larsen, Eyvind Rødahl, Frits Thorsen, Thomas Schreiner, Sylvi Aanderud, and Morten Lund-Johansen. 2007. "Gamma Knife Stereotactic Radiosurgery for Acromegaly." European Journal of Endocrinology 157 (3): 255–63. doi:10.1530/EJE-07-0189.

Voges, Juergen, Martin Kocher, Matthias Runge, Jorg Poggenborg, Ralph Lehrke, Doris Lenartz, Mohammad Maarouf, et al. 2006. "Linear Accelerator Radiosurgery for Pituitary Macroadenomas: A 7-Year Follow-up Study." Cancer 107 (6): 1355–64. doi:10.1002/cncr.22128.

Walton, Lee, Anna Hampshire, Anthony Roper, Patrick Mitchell, Paul Vaughan, David MC Forster, Andras A. Kemeny, and Matthias WR Radatz. 2000. "Development of a Relocatable Frame Technique for Gamma Knife Radiosurgery." Journal of Neurosurgery 93 (supplement_3). Journal of Neurosurgery Publishing Group: 198–202.

Wan, Heng, Ohye Chihiro, and Shubin Yuan. 2009. "MASEP Gamma Knife Radiosurgery for Secretory Pituitary Adenomas: Experience in 347 Consecutive Cases." Journal of Experimental & Clinical Cancer Research: CR 28 (March): 36. doi:10.1186/1756-9966-28-36.

Wattson, Daniel A., Shyam K. Tanguturi, Daphna Y. Spiegel, Andrzej Niemierko, Beverly M. K. Biller, Lisa B. Nachtigall, Marc R. Bussière, et al. 2014. "Outcomes of Proton Therapy for Patients with Functional Pituitary Adenomas." International Journal of Radiation Oncology, Biology, Physics 90 (3): 532–39. doi:10.1016/j.ijrobp.2014.06.068.

Wein, L., M. Dally, and L. A. Bach. 2012. "Stereotactic Radiosurgery for Treatment of Cushing Disease: An Australian Experience." Internal Medicine Journal 42 (10): 1153–56. doi:10.1111/j.1445-5994.2012.02903.x.

Wilson, P. J., K. J. De-Loyde, J. R. Williams, and R. I. Smee. 2013. "Acromegaly: A Single Centre's Experience of Stereotactic Radiosurgery and Radiotherapy for Growth Hormone Secreting Pituitary Tumours with the Linear Accelerator." Journal of Clinical Neuroscience: Official Journal of the Neurosurgical Society of Australasia 20 (11): 1506–13. doi:10.1016/j.jocn.2012.11.026.

Wilson, P. J., J. R. Williams, and R. I. Smee. 2014. "Cushing's Disease: A Single Centre's Experience Using the Linear Accelerator (LINAC) for Stereotactic Radiosurgery and Fractionated Stereotactic Radiotherapy." Journal of Clinical Neuroscience: Official Journal of the Neurosurgical Society of Australasia 21 (1): 100–106. doi:10.1016/j.jocn.2013.04.007.

Wilson, Thomas J., Erin L. McKean, Ariel L. Barkan, William F. Chandler, and Stephen E. Sullivan. 2013. "Repeat Endoscopic Transsphenoidal Surgery for Acromegaly: Remission and Complications." Pituitary 16 (4): 459–64. doi:10.1007/s11102-012-0457-x.

Witt, Thomas C. 2003. "Stereotactic Radiosurgery for Pituitary Tumors." Neurosurgical Focus 14 (5). American Association of Neurological Surgeons: 1–12.

Wolf, Amparo, Kyla Naylor, Moses Tam, Akram Habibi, Josef Novotny, Roman Liščák, Nuria Martinez-Moreno, et al. 2019. “Risk of Radiation-Associated Intracranial Malignancy after Stereotactic Radiosurgery: A Retrospective, Multicentre, Cohort Study.” The Lancet. Oncology 20 (1): 159–64. doi:10.1016/S1470-2045(18)30659-4.

Xu, Zhiyuan, Mary Lee Vance, David Schlesinger, and Jason P. Sheehan. 2013. “Hypopituitarism after Stereotactic Radiosurgery for Pituitary Adenomas.” Neurosurgery 72 (4): 630–37; 636–37. doi:10.1227/NEU.0b013e3182846e44.

Yamada, Shozo, Noriaki Fukuhara, Kenichi Oyama, Akira Takeshita, and Yasuharu Takeuchi. 2010. “Repeat Transsphenoidal Surgery for the Treatment of Remaining or Recurring Pituitary Tumors in Acromegaly.” Neurosurgery 67 (4): 949–56. doi:10.1227/NEU.0b013e3181ec4379.

Yan, Jiun-Lin, Chen-Nen Chang, Chi-Cheng Chuang, Peng-Wei Hsu, Jen-Der Lin, Kuo-Chen Wei, Shi-Tseng Lee, Jen-Kan Tseng, Ping-Ching Pai, and Yao-Liang Chen. 2013. “Long-Term Follow-up of Patients with Surgical Intractable Acromegaly after Linear Accelerator Radiosurgery.” Journal of the Formosan Medical Association = Taiwan Yi Zhi 112 (7): 416–20. doi:10.1016/j.jfma.2012.01.020.

Zeiler, F. A., M. Bigder, A. Kaufmann, P. J. McDonald, D. Fewer, J. Butler, G. Schroeder, and M. West. 2013. “Gamma Knife in the Treatment of Pituitary Adenomas: Results of a Single Center.” The Canadian Journal of Neurological Sciences. Le Journal Canadien Des Sciences Neurologiques 40 (4): 546–52. doi:10.1017/s0317167100014645.

Zhang, N., L. Pan, E. M. Wang, J. Z. Dai, B. J. Wang, and P. W. Cai. 2000. “Radiosurgery for Growth Hormone-Producing Pituitary Adenomas.” Journal of Neurosurgery 93 (Suppl 3) (December): 6–9. doi:10.3171/jns.2000.93.supplement.

（刘晓民　译）

16 颅咽管瘤的立体定向放射外科治疗

Stylianos Pikis，Adomas Bunevicius，Jason Sheehan
神经外科
弗吉尼亚大学卫生系统
弗吉尼亚州 夏洛茨维尔

16.1 引言

颅咽管瘤是WHO Ⅰ级上皮性肿瘤，起源于Rathke囊上皮的胚胎残余，可以是实性或囊性，更常见的是囊实混合性。颅咽管瘤有两种不同的组织病理学分型[1-2]。一种是鳞状上皮型颅咽管瘤，其含有β-catenin基因突变[3-5]，具有年龄双峰分布，常见于5～15岁儿童和45～60岁成人[6]。另一种是乳头状颅咽管瘤，以*BRAF V600E*[3-5]突变为特征，常见于40～55岁的成人[6]。

颅咽管瘤是一种罕见的肿瘤，年总发病率为（0.5～2.5）/100万。然而，在儿童患者中，颅咽管瘤占脑肿瘤的1.2%～10%，是最常见的非胶质起源的原发性颅内肿瘤[1，3，7]。肿瘤位于鞍区和（或）鞍上，无性别差异[1]。颅咽管瘤可能因下丘脑–垂体轴受累而出现内分泌紊乱、颅高压症状、视觉障碍[8]、脑积水[2]和认知功能障碍[1]。

16.2 颅咽管瘤的治疗

虽然颅咽管瘤在组织学上是良性的，但由于其位置深在，又与邻近的重要神经血管和内分泌结构粘连，治疗上具有挑战性。此外，尽管总体生存率很高，但治疗应考虑肿瘤本身及治疗引起的严重并发症。因此，治疗决策应个体化，治疗通常需要多学科方法。

16.2.1 药物治疗

除了针对激素缺乏的内分泌激素替代治疗外，颅咽管瘤还没有标准的医学治疗方法。然而，在一些小型研究中，评估乳头状颅咽管瘤患者单独或联合BRAF-V600E（如达拉非尼）或MEK抑制剂（如曲美替尼）取得了令人满意的结果——使用BRAF V600E和MEK抑制剂联合治疗后肿瘤体积减小＞75%，并且毒性低[9-11]。达拉非尼单药治疗与颅咽管瘤体积显著减小相关，并且后者在停药后持续1年[12]。Aylwin等报告维罗非尼（BRAF-V600E抑制剂）治疗的颅咽管瘤几乎完全消失，引起了脑脊液（cerebrospinal fluid，CSF）漏、气颅和脑膜炎，需要手术修补和抗菌治疗。然而，维罗非尼停药后6周肿瘤复发。患者的肿瘤最初在维罗非尼重新治疗后稳定，但在重新治疗后7个月出现进展[13]。目前正在进行一项临床试验，评估BRAF-V600E维罗非尼和MEK抑制剂考比替尼在乳头状颅咽管瘤患者中的联合应用疗效（NCT03224767）。与之类似，一项评估IL-6抑制剂托西珠单抗治疗鳞状上皮型颅咽管瘤的试验目前正在进行中（NCT03970226）。

16.2.2 手术切除

据报道，大部切除术（gross total resection，GTR）有较高的肿瘤控制率，并被认为是特定患者的首选治疗方法[14-17]。然而，完全切除颅咽管瘤通常是不可能的，必须将切除的侵袭性与视神经损伤和下丘脑–垂体轴功能障碍的风险进行权衡[18-20]。在手术困难的情况下，部分或次全颅咽管瘤切除后，25%～100%的患者出现肿瘤残留进展[7，14，21-22]。此外，约10%完全切除颅咽管瘤的患者出现复发[17]，复发颅咽管肿瘤的再次切除与手术发病率和死亡率增加相关[21，23]。初次手术为次全切除的患者，术后的辅助放射治疗可将颅咽管瘤复发率降低至9.1%～37.5%，与大部切除的患者复发率相似[19-20，24-25]。

16.2.3 放射治疗

放射治疗最常用于GTR术后复发性颅咽管瘤的补救治疗，以及部分或次全切除术后的辅助治疗。现代放射治疗选择包括分割立体定向放射治疗、腔内照射、立体定向放射外科治疗和质子治疗。

16.2.4 分割放射治疗

分割立体定向放射治疗涉及使用基于CT的治疗计划，包括或不包括与MRI融合，与常规放射治疗相比，可进行更加精确的放射剂量照射。在Minniti等的系列研究中，39例颅咽管瘤患者接受了立体定向导向适形放射治疗。总剂量为50 Gy，在6～6.5周分30～33次每日照射。5年无进展生存期（progression-free survival，PFS）为92%，5年生存率为100%[26]。Combs等报道了40例接受分割立体定向放射治疗的患者，主要为颅咽管瘤进展。使用的中位剂量为52.2 Gy（范围为50.4～56 Gy），使用的中位分割剂量为每周5×1.8 Gy。10年局部控制率和总生存率分别为100%和89%[27]。分割立体定向放射治疗可能导致囊性部分扩大[3, 26]，因此建议在治疗期间每周进行CT扫描[3]。

16.2.5 腔内放射治疗

囊性颅咽管瘤的腔内放射治疗，是将发射β射线的放射性同位素，如钇-90或磷-32植入肿瘤囊中，中位随访期为3.9~9.4年，有效率为42%~100%[28-30]。据报道，腔内照射的并发症包括视力恶化、颅神经麻痹[28-29]、新发尿崩症和全垂体功能低下[1]。

16.2.6 立体定向放射外科治疗

适应证

SRS可作为GTR后复发性颅咽管瘤的补救治疗，可为部分或次全切除术后的辅助治疗。如果患者有意愿或不适合手术切除，则可作为首选治疗[31-43]。

16.2.7 伽玛刀放射外科治疗

16.2.7.1 治疗技术

在治疗前，患者通常会接受全面的视力、视野和内分泌评估，并获得高清晰度、薄层、T_1加权增强和T_2加权、非立体定向的脑部MRI图像。

伽玛刀放射外科治疗颅咽管瘤可以通过单次、基于框架的方法或多次、基于面罩的方法进行。对于成人患者，无论选择何种方法，治疗多数在门诊进行。需要全身麻醉的儿童或成人患者可在手术后第二天出院。

立体定向框架（Leksell框架；瑞典斯德哥尔摩Elekta Instruments AB公司）的放置是在患者坐姿下于局部麻醉后进行的。18岁以下的患者在全身麻醉下进行框架放置。当颅咽管瘤紧邻视觉通路时，可将视交叉的角度（耳郭顶部与外眦之间的连接线）作为安装框架角度的参考。然后将患者带到影像科，进行立体定向头部CT和MRI扫描。

基于面罩的多次（2~5次）SRS治疗特别适用于与视神经、视交叉关系非常密切的颅咽管瘤，以及需要对复发性颅咽管瘤进行再照射的患者。患者在手术前一天单独模制一个热塑面罩。面罩上有一个鼻出口，可以在患者的鼻子上放置一个基准标记，在治疗过程中监测其运动情况。在每次照射之前通过锥形束CT扫描进行定位。

16.2.7.2 治疗计划

基于框架的立体定向头部CT扫描，或基于面罩的锥束CT扫描，以及立体定向、高分辨率的脑MRI扫描，可通过网络传输到治疗计划计算机，并进行图像融合。

然后对靶肿瘤体积和周围危险结构进行轮廓勾画。随后制订剂量计划，以向靶区提供有效的放射剂量。理想情况下，手术靶体积应包括整个增强肿瘤区域，包括肿瘤的实体和囊性成分。然而，也有人提出，在靠近视觉通路的大型囊性颅咽管瘤中，仅针对肿瘤的实体部分进行照射[31-33]。

16.2.7.3 剂量选择和剂量限制

关于颅咽管瘤的最佳治疗剂量，目前尚无明确的共识。采用单次GKRS治疗颅咽管瘤、患者数在20例以上的研究报告称，平均和中位边缘剂量分别为11.5~14.9 Gy[34-37]和11.4~15 Gy[31-32, 38-41]（表16.1）。两项研究报告的低分割GKRS的平均边缘剂量和中位数边缘剂量分别为6.9 Gy和6 Gy[35, 39]。

视路optic apparatus前部是颅咽管瘤单次GKRS治疗中的主要剂量限制结构。历史上，根据Tishler等的开创性研究，视路的单次SRS剂量限制被设置为8 Gy[44]。然而，最近的证据表明，视路的放射耐受性可能高于先前的建议。Pollock等和Leavitt等报告称，如果视路的最大剂量保持在≤12 Gy，先前未接受过照射的良性颅底肿瘤患者在接受单次SRS治疗后，发生放射性视神经病变（radiation-induced optic neuropathy，RION）的风险很低[45-47]。Hasegawa等得出结论，如果部分照射，视路可能接收高达14 Gy的能量。在他们的研究中，与RION相关的因素包括外照射治疗史和接受高剂量辐射治疗的视路体积[41]。

16.2.7.4 伽玛刀放射治疗颅咽管瘤的效果

在Tsugawa等的研究中，首次GKRS治疗后的3年、5年和10年总生存率分别为95.4%、92.6%和82.1%，3年、5年、10年的PFS率分别为73.1%、62.2%和42.6%[40]。Lee等在他们的研究中报告，5年和10年总生存率分别为91.5%和83.9%。放射手术后5年和10年的精算PFS率分别为70.0%和

表 16.1 2000 年后发表的关于颅咽管瘤的主要研究

作者/年	病例数	SRS技术	肿瘤体积（平均或中位）	剂量（平均或中位）	末次随访控制率	5年、10年无进展生存期	5年、10年总生存率
Chung等，2000	31	GK[a]	8.94 cm^3	12.2 Gy	87%	–	90.3%
Ulfarsson等，2002	21	GK	7.8 cm^3	5 Gy	36%	–	100%
Kobayashi等，2005	98	GK	3.5 cm^3	11.5 Gy	79.6%	60.8%，53.8%	94.1%，91%
Hasegawa等，2009	100	GK	3.3 cm^3	11.4 Gy	69%，60%	62%，52%	93%，88%
Niranjan等，2010	46	GK	1.0 cm^3	13 Gy	67.8%	91.6%	97.1%
Zhiyuan等，2011	37	GK	1.8 cm^3	14.5 Gy	68%	67%	75.6%
Iwata等，2012	3 40	SSCK[b] CKSRT[c]	0.5 cm^3 2.2 cm^3	14.3 Gy 21 Gy	85% 3年	78% 3年	100% 3年
Sallem等，2013	35	GK	12 cm^3	11.5 Gy	88.5%	–	100%
Lee等，2014	137	GK	5.5 cm^3	12 Gy	55.5%	70% 43.8%	91.5% 83.9%
Kobayashi等，2015	29	GK	2.64 cm^3	11.7 Gy	90%	76% 76%	96% 86%
Dho等，2018	22 18	SSGK[d] SRT[e]	0.95 cm^3 1.95 cm^3	15 Gy 6 Gy (three fractions)	60%	63.1%	100%
Losa等，2018	29 21	SSGK SRT	1.66 cm^3 2.73 cm	14.9 Gy 6.9 Gy (three fractions)	86%	90.3% 78.4%	100%
Tsugawa等，2020	242	GK	3.1 cm^3	11.4 Gy	69.4%	62.2% 42.6%	92% 82%
Ohhashi等，2020	33	CKSRT	6.2 cm^3	1366 cGy	97%	97%	97%

[a] GK：伽玛刀。
[b] SSCK：单次射波刀。
[c] CKSRT：射波刀立体定向放射治疗。
[d] SSGK：单次伽玛刀。
[e] SRT：立体定向治疗。

43.8%。再次放射手术后5年和10年的PFS率分别增加到77.3%和61.2%[38]。Hasegawa等研究了100例接受GKRS治疗的颅咽管瘤患者，并报道GKRS后肿瘤进展的5年和10年总生存率分别为93%和88%。5年和10年的精算PFS率分别为62%和52%，精算的局部肿瘤控制率分别为69%和60%[41]。Kobayasi等报告的5年和10年精算生存率分别为94.1%和91%，5年和10年PFS率分别为60.8%和53.8%（图16.1）[34]。

16.2.7.5 并发症

伽玛刀SRS是一种普遍耐受性良好的手术。最常见的放射外科相关并发症是内分泌功能障碍和视力下降。在日本的一项包括242例复发或残留颅咽管瘤患者的系列研究中，有15例患者（6.2%）出现了放射相关并发症。其中包括8例垂体前叶功能恶化患者，4例视力恶化患者，以及3例新发尿崩症患者。下丘脑肥胖症、脑水肿和脑积水分别发生在1例患者身上[40]。在对137例接受颅咽管瘤放射外科治疗的患者进行评估的研究中，Lee等报道了8.8%的死亡率[38]。8%的患者出现了新的垂体功能障碍。在没有肿瘤进展的情况下，有2例患者的视野缺损恶化，1例患者出现新的动眼神经麻痹，2例患者出现无症状的放射不良反应[38]。在对10项研究的回顾中，Gopalan等报道了SRS治疗的颅咽管瘤患者的发病率和死亡率分别为4%和0.5%[2]。

16.2.8 射波刀放射外科治疗

有关射波刀放射外科治疗颅咽管瘤的数据有限。Iwata等在对43例患者的研究中报道，3年的局部控制率和PFS率分别为85%和78%[48]。Ohashi等报道，在33例颅咽管瘤患者中，28例因复发或残留肿瘤接受射波刀放射外科治疗，PFS率为74.8%，局部控制率为94.1%[49]。在11例颅咽管瘤患者中，91%的患者在平均15.4个月的随访中发现

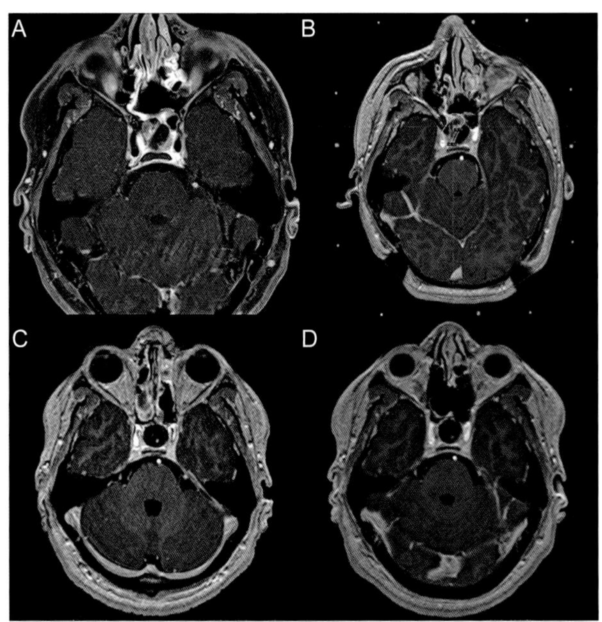

A.T_1增强轴位脑MRI示位于鞍区右前方及下方的周边强化，部分囊性变，提示颅咽管瘤复发。B.伽玛刀剂量计划。黄色线为单次照射肿瘤的16 Gy等剂量线。绿色等剂量线对应接收15 Gy照射剂量的区域。C.9个月的随访。D.62个月的随访，T_1增强轴位脑MRI显示复发性颅咽管瘤明显消退。

图16.1 1例青年男性因复发颅咽管瘤行伽玛刀放射外科治疗

局部肿瘤得到控制[50]。

16.2.9 基于粒子的治疗

质子疗法利用重粒子、带电粒子和加速粒子的束流剖面来减少正常组织的总辐射剂量。因此，对于更易受到脑辐射长期影响的儿童患者来说，质子治疗是一种有吸引力的治疗方式。然而，由于设施的复杂性和高昂的维护成本，质子治疗并没有得到广泛应用。在基于粒子的治疗中，质子可用于放射外科或放射治疗。质子疗法在少数粒子治疗中心进行。

因此，关于颅咽管瘤质子治疗的数据仅限于相对较少的一些报道。Fitzek等报道，15例复发性或残余性颅咽管瘤患者，单用质子治疗（n=5）或联合质子光子照射（n=10）治疗后，精算5年和10年局部控制率分别为93%和85%，精算10年生存率为72%。儿童患者均未出现（n=5）新的放射治疗相关的神经认知缺陷[51]。

Ajithkumar等报道了16例复发或残留颅咽管瘤患者的质子放射治疗结果，中位随访时间为18.4个月，生存率为100%。1例患者在质子放射治疗后8.7个月因肿瘤进展接受手术切除。未发现3级毒性[52]。在Luu等的系列研究中，15例患者中有14例在平均60.2个月的随访中实现了局部控制。3例患者在随访期间死亡，3例存活患者出现与治疗相关的毒性反应，包括1例颅后窝脑膜瘤、1例脑血管意外和1例全垂体功能低下[53]。在一组14例成人患者中，3年局部控制率和总生存率均为100%，未发现3级或更高毒性[54]。Winkfield等报道，在接受质子治疗颅咽管瘤的17例儿童患者中，有4例患者的囊性部分增大，需要调整治疗方案[55]。碳基粒子疗法可能为治疗颅咽管瘤等复杂颅底肿瘤提供新的治疗可能[55]。

16.3 总结

SRS是颅咽管瘤患者安全有效的治疗选择。它可用于治疗GTR后复发性颅咽管瘤，并作为残余颅咽管肿瘤的辅助治疗。SRS也可作为拒绝手术或不适合手术的患者的主要治疗方法，以及那些患有无法手术切除的肿瘤的患者的首选治疗方法。此外，有必要进行精心设计的研究，以评估SRS在颅咽管瘤患者治疗中的长期作用。

参考文献

（遵从原版图书著录格式）

1. Jane, John A., and Edward R. Laws. “Craniopharyngioma.” Pituitary, 2006. https://doi.org/10.1007/s11102-006-0413-8.
2. Gopalan, Rupa, Kasandra Dassoulas, Jessica Rainey, Jonathan H. Sherman, and Jason P. Sheehan. “Evaluation of the Role of Gamma Knife Surgery in the Treatment of Craniopharyngiomas.” Neurosurgical Focus 24, no. 5 (2008): 1–6. https://doi.org/10.3171/FOC/2008/24/5/E5.
3. Varlotto, John, Christopher DiMaio, Clemens Grassberger, Matthew Tangel, Heath Mackley, Matt Pavelic, Charles Specht, et al. “Multi-Modality Management of Craniopharyngioma: A Review of Various Treatments and Their Outcomes.” Neuro-Oncology Practice 3, no. 3 (2016): 173–87. https://doi.org/10.1093/nop/npv029.
4. Brastianos, Priscilla K., Amaro Taylor-Weiner, Peter E. Manley, Robert T. Jones, Dora Dias-Santagata, Aaron R. Thorner, Michael S. Lawrence, et al. “Exome Se-

quencing Identifies BRAF Mutations in Papillary Craniopharyngiomas." Nature Genetics, 2014. https://doi.org/10.1038/ng.2868.

5. Martinez-Barbera, Juan Pedro, and Cynthia Lilian Andoniadou. "Biological Behaviour of Craniopharyngiomas." Neuroendocrinology, 2020. https://doi.org/10.1159/000506904.
6. Bunin, Greta R., Tanya S. Surawicz, Philip A. Witman, Susan Preston-Martin, Faith Davis, and Janet M. Bruner. "The Descriptive Epidemiology of Craniopharyngioma." Journal of Neurosurgery, 1998. https://doi.org/10.3171/jns.1998.89.4.0547.
7. Müller, Hermann L. "Craniopharyngioma." Endocrine Reviews 35, no. 3 (2014): 513–43. https://doi.org/10.1210/er.2013-1115.
8. Crotty, T. B., B. W. Scheithauer, W. F. Young, D. H. Davis, E. G. Shaw, G. M. Miller, and P. C. Burger. "Papillary Craniopharyngioma: A Clinicopathological Study of 48 Cases." Journal of Neurosurgery, 1995. https://doi.org/10.3171/jns.1995.83.2.0206.
9. Brastianos, Priscilla K., Ganesh M. Shankar, Corey M. Gill, Amaro Taylor-Weiner, Naema Nayyar, David J. Panka, Ryan J. Sullivan, et al. "Dramatic Response of BRAF V600E Mutant Papillary Craniopharyngioma to Targeted Therapy." Journal of the National Cancer Institute, 2016. https://doi.org/10.1093/jnci/djv310.
10. Roque, Ashley, and Yazmin Odia. "BRAF-V600E Mutant Papillary Craniopharyngioma Dramatically Responds to Combination BRAF and MEK Inhibitors." CNS Oncology, 2017. https://doi.org/10.2217/cns-2016-0034.
11. Rostami, Elham, Petra Witt Nyström, Sylwia Libard, Johan Wikström, Olivera Casar-Borota, and Olafur Gudjonsson. "Recurrent Papillary Craniopharyngioma with BRAFV600E Mutation Treated with Neoadjuvant-Targeted Therapy." Acta Neurochirurgica, 2017. https://doi.org/10.1007/s00701-017-3311-0.
12. Himes, Benjamin T., Michael W. Ruff, Jaimie J. Van Gompel, Sean S. Park, Evanthia Galanis, Timothy J. Kaufmann, and Joon H. Uhm. "Recurrent Papillary Craniopharyngioma with BRAF V600E Mutation Treated with Dabrafenib: Case Report." Journal of Neurosurgery, 2019. https://doi.org/10.3171/2017.11.JNS172373.
13. Aylwin, Simon J.B., Istvan Bodi, and Ronald Beaney. "Pronounced Response of Papillary Craniopharyngioma to Treatment with Vemurafenib, a BRAF Inhibitor." Pituitary, 2016. https://doi.org/10.1007/s11102-015-0663-4.
14. Maira, Giulio, Carmelo Anile, Gian Franco Rossi, and Cesare Colosimo. "Surgical Treatment of Craniopharyngiomas: An Evaluation of the Transsphenoidal and Pterional Approaches." Neurosurgery, 1995. https://doi.org/10.1227/00006123-199504000-00012.
15. Karavitaki, N., C. Brufani, J. T. Warner, C. B.T. Adams, P. Richards, O. Ansorge, B. Shine, H. E. Turner, and J. A.H. Wass. "Craniopharyngiomas in Children and Adults: Systematic Analysis of 121 Cases with Long-Term Follow-Up." Clinical Endocrinology, 2005. https://doi.org/10.1111/j.1365-2265.2005.02231.x.
16. Kim, Seung Ki, Kyu Chang Wang, Sang Hoon Shin, Gheeyoung Choe, Je G. Chi, Byung Kyu Cho, and Massimo Caldarelli. "Radical Excision of Pediatric Craniopharyngioma: Recurrence Pattern and Prognostic Factors." Child's Nervous System, 2001. https://doi.org/10.1007/s003810100458.
17. Effenterre, Rémy Van, and Anne Laure Boch. "Craniopharyngioma in Adults and Children: A Study of 122 Surgical Cases." Journal of Neurosurgery, 2002. https://doi.org/10.3171/jns.2002.97.1.0003.
18. Stripp, Diana C.H., Amit Maity, Anna J. Janss, Jean B. Belasco, Zelig A. Tochner, Joel W. Goldwein, Thomas Moshang, et al. "Surgery with or without Radiation Therapy in the Management of Craniopharyngiomas in Children and Young Adults." International Journal of Radiation Oncology Biology Physics, 2004. https://doi.org/10.1016/S0360-3016(03)01570-0.
19. Hoffman, H. J., M. De Silva, R. P. Humphreys, J. M. Drake, M. L. Smith, and S. I. Blaser. "Aggressive Surgical Management of Craniopharyngiomas in Children." Journal of Neurosurgery, 1992. https://doi.org/10.3171/jns.1992.76.1.0047.
20. Schoenfeld, Adam, Melike Pekmezci, Michael J. Barnes, Tarik Tihan, Nalin Gupta, Kathleen R. Lamborn, Anu Banerjee, et al. "The Superiority of Conservative Resection and Adjuvant Radiation for Craniopharyngiomas." Journal of Neuro-Oncology, 2012. https://doi.org/10.1007/s11060-012-0806-7.
21. Fahlbusch, Rudolf, Jürgen Honegger, Werner Paulus, Walter Huk, and Michael Buchfelder. "Surgical Treatment of Craniopharyngiomas: Experience with 168 Patients." Journal of Neurosurgery, 1999. https://doi.org/10.3171/jns.1999.90.2.0237.
22. Kalapurakal, John A., Stewart Goldman, Y. C. Hsieh, Tadanori Tomita, and Maryanne H. Marymont. "Clinical Outcome in Children with Craniopharyngioma Treated with Primary Surgery and Radiotherapy Deferred until Relapse." Medical and Pediatric Oncology, 2003. https://doi.org/10.1002/mpo.10247.
23. Rocco, Concezio Di, Massimo Caldarelli, Gianpiero Tamburrini, and Luca Massimi. "Surgical Management of Craniopharyngiomas – Experience with a Pediatric

Series." Journal of Pediatric Endocrinology and Metabolism, 2006.
24. Lin, Lilie L., Issam El Naqa, Jeffrey R. Leonard, Sung Park Tae, Abby S. Hollander, Jeff M. Michalski, and David B. Mansur. "Long-Term Outcome in Children Treated for Craniopharyngioma with and without Radiotherapy." Journal of Neurosurgery: Pediatrics, 2008. https://doi.org/10.3171/PED/2008/1/2/126.
25. Yang, Isaac, Michael E. Sughrue, Martin J. Rutkowski, Rajwant Kaur, Michael E. Ivan, Derick Aranda, Igor J. Barani, and Andrew T. Parsa. "Craniopharyngioma: A Comparison of Tumor Control with Various Treatment Strategies." Neurosurgical Focus, 2010. https://doi.org/10.3171/2010.1.FOCUS09307.
26. Minniti, Giuseppe, Frank Saran, Daphne Traish, Rubin Soomal, Susan Sardell, Adam Gonsalves, Susan Ashley, et al. "Fractionated Stereotactic Conformal Radiotherapy Following Conservative Surgery in the Control of Craniopharyngiomas." Radiotherapy and Oncology, 2007. https://doi.org/10.1016/j.radonc.2006.11.005.
27. Combs, Stephanie E., Christoph Thilmann, Peter E. Huber, Angelika Hoess, Jürgen Debus, and Daniela Schulz-Ertner. "Achievement of Long-Term Local Control in Patients with Craniopharyngiomas Using High Precision Stereotactic Radiotherapy." Cancer, 2007. https://doi.org/10.1002/cncr.22703.
28. J., Julow, Backlund E.-O., Lányi F., Hajda M., Bálint K., Nyáry I., Szeifert G.T., and Di Rocco C. "Long-Term Results and Late Complications after Intracavitary Yttrium-90 Colloid Irradiation of Recurrent Cystic Craniopharyngiomas." Neurosurgery, 2007.
29. Barriger, Robert Bryan, Andrew Chang, Simon S. Lo, Robert D. Timmerman, Colleen Desrosiers, Joel C. Boaz, and Achilles J. Fakiris. "Phosphorus-32 Therapy for Cystic Craniopharyngiomas." Radiotherapy and Oncology, 2011. https://doi.org/10.1016/j.radonc.2010.12.001.
30. Zhao, Rong, Jinglan Deng, Xiaoyan Liang, Jin Zeng, Xiaoyuan Chen, and Jing Wang. "Treatment of Cystic Craniopharyngioma with Phosphorus-32 Intracavitary Irradiation." Child's Nervous System, 2010. https://doi.org/10.1007/s00381-009-1025-1.
31. Niranjan, Ajay, Hideyuki Kano, David Mathieu, Douglas Kondziolka, John C. Flickinger, and L. Dade Lunsford. "Radiosurgery for Craniopharyngioma." International Journal of Radiation Oncology Biology Physics, 2010. https://doi.org/10.1016/j.ijrobp.2009.07.1693.
32. Xu, Zhiyuan, Chun Po Yen, David Schlesinger, and Jason Sheehan. "Outcomes of Gamma Knife Surgery for Craniopharyngiomas." Journal of Neuro-Oncology, 2011. https://doi.org/10.1007/s11060-010-0494-0.
33. Chiou, Shang Ming, L. Dade Lunsford, Ajay Niranjan, Douglas Kondziolka, and John C. Flickinger. "Stereotactic Radiosurgery of Residual or Recurrent Craniopharyngioma, after Surgery, with or without Radiation Therapy." Neuro-Oncology, 2001. https://doi.org/10.1215/S1522851700000491.
34. Kobayashi, Tatsuya, Yoshihisa Kida, Yoshimasa Mori, and Toshinori Hasegawa. "Long-Term Results of Gamma Knife Surgery for the Treatment of Craniopharyngioma in 98 Consecutive Cases." Journal of Neurosurgery, 2005. https://doi.org/10.3171/ped.2005.103.6.0482.
35. Losa, Marco, Valentina Pieri, Michele Bailo, Filippo Gagliardi, Lina Raffaella Barzaghi, Lorenzo Gioia, Antonella Del Vecchio, Angelo Bolognesi, and Pietro Mortini. "Single Fraction and Multisession Gamma Knife Radiosurgery for Craniopharyngioma." Pituitary 21, no. 5 (2018): 499–506. https://doi.org/10.1007/s11102-018-0903-5.
36. Saleem, M. Abid, A. Sattar M. Hashim, Azher Rashid, and Muhammed Ali. "Role of Gamma Knife Radiosurgery in Multimodality Management of Craniopharyngioma." Acta Neurochirurgica. Supplement, 2013. https://doi.org/10.1007/978-3-7091-1376-9_9.
37. Chung, W. Y., D. H.C. Pan, C. Y. Shiau, W. Y. Guo, and L. W. Wang. "Gamma Knife Radiosurgery for Craniopharyngiomas." In Journal of Neurosurgery, 2000. https://doi.org/10.3171/jns.2000.93.supplement_3.0047.
38. Lee, Cheng Chia, Huai Che Yang, Ching Jen Chen, Yi Chieh Hung, Hsiu Mei Wu, Cheng Ying Shiau, Wan Yuo Guo, David H.ung Chi Pan, Wen Yuh Chung, and Kang Du Liu. "Gamma Knife Surgery for Craniopharyngioma: Report on a 20-Year Experience." Journal of Neurosurgery 121, no. December (2014): 167–78. https://doi.org/10.3171/2014.8.GKS141411.
39. Dho, Yun Sik, Yong Hwy Kim, Jin Wook Kim, Chul Kee Park, Hyun Tai Chung, Seung Ki Kim, Sun Ha Paek, Kyu Chang Wang, and Dong Gyu Kim. "Optimal Strategy of Gamma Knife Radiosurgery for Craniopharyngiomas." Journal of Neuro-Oncology 140, no. 1 (2018): 135–43. https://doi.org/10.1007/s11060-018-2943-0.
40. Tsugawa, Takahiko, Tatsuya Kobayashi, Toshinori Hasegawa, Yoshiyasu Iwai, Shigeo Matsunaga, Masaaki Yamamoto, Motohiro Hayashi, et al. "Gamma Knife Surgery for Residual or Recurrent Craniopharyngioma After Surgical Resection: A Multi-Institutional Retrospective Study in Japan." Cureus, 2020. https://doi.

org/10.7759/cureus.6973.

41. Hasegawa, Toshinori, Tatsuya Kobayashi, and Yoshihisa Kida. "Tolerance of the Optic Apparatus in Single-Fraction Irradiation Using Stereotactic Radiosurgery: Evaluation in 100 Patients with Craniopharyngioma." Neurosurgery 66, no. 4 (2010): 688–94. https://doi.org/10.1227/01.NEU.0000367554.96981.26.
42. Úlfarsson, Elfar, Christer Lindquist, Maud Roberts, Tilt Rähn, Melker Lindquist, Marja Thorén, and Bodo Lippitz. "Gamma Knife Radiosurgery for Craniopharyngiomas: Long-Term Results in the First Swedish Patients." Journal of Neurosurgery, 2002. https://doi.org/10.3171/jns.2002.97.supplement_5.0613.
43. Kobayashi, Tatsuya, Takahiko Tsugawa, Manabu Hatano, Chisa Hashizume, Yoshimasa Mori, and Yuta Shibamoto. "Gamma Knife Radiosurgery of Craniopharyngioma: Results of 30 Cases Treated at Nagoya Radiosurgery Center." Nagoya Journal of Medical Science, 2015. https://doi.org/10.18999/nagjms.77.3.447.
44. Tishler, Roy B., Jay S. Loeffler, L. Dade Lunsford, Christopher Duma, Eben Alexander, Hanne M. Kooy, and John C. Flickinger. "Tolerance of Cranial Nerves of the Cavernous Sinus to Radiosurgery." International Journal of Radiation Oncology, Biology, Physics, 1993. https://doi.org/10.1016/0360-3016(93)90230-S.
45. Stafford, Scott L., Bruce E. Pollock, Jacqueline A. Leavitt, Robert L. Foote, Paul D. Brown, Michael J. Link, Deborah A. Gorman, and Paula J. Schomberg. "A Study on the Radiation Tolerance of the Optic Nerves and Chiasm after Stereotactic Radiosurgery." International Journal of Radiation Oncology Biology Physics, 2003. https://doi.org/10.1016/S0360-3016(02)04380-8.
46. Leavitt, Jacqueline A., Scott L. Stafford, Michael J. Link, and Bruce E. Pollock. "Long-Term Evaluation of Radiation-Induced Optic Neuropathy after Single-Fraction Stereotactic Radiosurgery." International Journal of Radiation Oncology Biology Physics, 2013. https://doi.org/10.1016/j.ijrobp.2013.06.2047.
47. Pollock, Bruce E., Michael J. Link, Jacqueline A. Leavitt, and Scott L. Stafford. "Dose-Volume Analysis of Radiation-Induced Optic Neuropathy after Single-Fraction Stereotactic Radiosurgery." Neurosurgery, 2014. https://doi.org/10.1227/NEU.0000000000000457.
48. Iwata, Hiromitsu, Koshi Tatewaki, Mitsuhiro Inoue, Naoki Yokota, Yoshimi Baba, Ryutaro Nomura, Yuta Shibamoto, and Kengo Sato. "Single and Hypofractionated Stereotactic Radiotherapy with CyberKnife for Craniopharyngioma." Journal of Neuro-Oncology 106, no. 3 (2012): 571–77. https://doi.org/10.1007/s11060-011-0693-3.
49. Ohhashi, Genichiro, Shinichiro Miyazaki, Hidetoshi Ikeda, and Tomokatu Hori. "Postoperative Long-Term Outcomes of Patient with Craniopharyngioma Based on CyberKnife Treatment." Cureus, 2020. https://doi.org/10.7759/cureus.7207.
50. Lee, Marco, Yashar S. Kalani, Samuel Cheshier, Iris C. Gibbs, John R. Adler, and Steven D. Chang. "Radiation Therapy and CyberKnife Radiosurgery in the Management of Craniopharyngiomas." Neurosurgical Focus, 2008. https://doi.org/10.3171/FOC/2008/24/5/E4.
51. Fitzek, Markus M., Rita M. Linggood, Judy Adams, and John E. Munzenrider. "Combined Proton and Photon Irradiation for Craniopharyngioma: Long-Term Results of the Early Cohort of Patients Treated at Harvard Cyclotron Laboratory and Massachusetts General Hospital." International Journal of Radiation Oncology Biology Physics 64, no. 5 (2006): 1348–54. https://doi.org/10.1016/j.ijrobp.2005.09.034.
52. Ajithkumar, T., A. L. Mazhari, M. Stickan-Verfürth, P. H. Kramer, C. S. Fuentes, J. Lambert, H. Thomas, H. Müller, G. Fleischhack, and B. Timmermann. "Proton Therapy for Craniopharyngioma — An Early Report from a Single European Centre." Clinical Oncology, 2018. https://doi.org/10.1016/j.clon.2018.01.012.
53. Luu, Quoc T., Lilia N. Loredo, John O. Archambeau, Les T. Yonemoto, James M. Slater, and Jerry D. Slater. "Fractionated Proton Radiation Treatment for Pediatric Craniopharyngioma: Preliminary Report." Cancer Journal, 2006.
54. Winkfield, Karen M., Claudia Linsenmeier, Torunn I. Yock, P. Ellen Grant, Beow Y. Yeap, William E. Butler, and Nancy J. Tarbell. "Surveillance of Craniopharyngioma Cyst Growth in Children Treated With Proton Radiotherapy." International Journal of Radiation Oncology Biology Physics 73, no. 3 (2009): 716–21.
55. Lehrer, Eric J., Arpan V. Prabhu, Kunal K. Sindhu, Stanislav Lazarev, Henry Ruiz-Garcia, Jennifer L. Peterson, Chris Beltran, et al. "Proton and Heavy Particle Intracranial Radiosurgery." Biomedicines 9, no. 1 (2021): 31. https://doi.org/10.3390/biomedicines9010031.

（孙君昭　李杰　王鹏　译）

17 脊索瘤和软骨肉瘤的立体定向放射外科治疗

Ghusn Al Sideiri，Farid El Hefnawi，Gene Barnett
神经外科
克利夫兰诊所
俄亥俄州 克利夫兰

17.1 引言

脊索瘤和软骨肉瘤是一类缓慢生长的罕见恶性肿瘤，具有局部侵袭性，复发率高。由于二者有着相似的影像学特征，有时难以鉴别。脊索瘤起源于残余脊索的转化；而软骨肉瘤是仅次于骨肉瘤的第二常见的原发性恶性骨肿瘤，起源于胚胎样软骨基质的间叶细胞。与中线取向的脊索瘤不同，软骨肉瘤往往位于旁正中位置，还可以位于蝶窦和斜坡区。软骨肉瘤的MRI有不均匀增强和T_2高信号，在CT扫描上可以看到钙化，并且比脊索瘤有更好的预后。由于缓慢生长的特性和发病部位，脊索瘤和软骨肉瘤有多种临床症状和体征[1-4, 10, 16]。这两种肿瘤容易包裹血管或重要的颅神经，或附着于脑干上，想要完全切除肿瘤通常是不可行的。立体定向放射外科（stereotactic radiosurgery，SRS）是新发或复发肿瘤的主要治疗手段，或者作为完全或部分切除术后的辅助治疗方案。

17.2 流行病学

根据美国国家癌症研究所（National Cancer Institute，NCI）的数据，脊索瘤占原发性恶性骨肿瘤的1%～4%，发病率为0.89/10万[1-2]，其中男性比女性发病率更高（分别为0.10/10万和0.06/10万）[1-2, 16]；白色人种的年发病率是黑色人种的4倍。脊索瘤的平均诊断年龄通常在60岁，在40岁以下人群中非常少见。软骨肉瘤在原发性骨肿瘤中占11%～19%，约占颅底肿瘤的0.15%[3]。男性的发病率是女性的3倍。软骨肉瘤的年龄范围和临床表现与脊索瘤非常相似，但是软骨肉瘤相对较少发生在中线部位。病理学家将软骨肉瘤分为传统型、经典型、透明细胞型、间叶细胞型和未分化型。间叶细胞型表现出具有最强侵袭性的生长行为，预后最差。

17.3 治疗选择

17.3.1 外科手术

手术切除是脊索瘤和软骨肉瘤的最常用治疗方案。无论是为了改善症状还是维持功能状态，手术全切仍是主要目标。现有研究证明，肿瘤的根治性全切或次全切可以延长这些肿瘤患者的生存时间[4-6]。但研究表明，就算是有丰富经验的团队，肿瘤的完全切除率也只有0～60%。在一项由Feuvret等[8]报道的159例颅底软骨肉瘤病例的研究中，肿瘤的完全切除率只有8.2%。Gay等[6]为此尝试了全切手术，但是只有60%的患者可以耐受手术，并且30%的患者产生了脑脊液漏。手术技术的进步使得在某些情况下可达到肿瘤全切，但是要达到切缘阴性仍然十分困难。手术需要根据每个肿瘤的大小、位置和范围制定特定的手术入路，包括近来我们采用的开放或内镜手术，以此来达到最大的范围切除。这些入路包括经蝶骨入路、经基底入路、经眶颧入路、经颧骨扩大中窝底入路、经髁入路和经上颌骨入路。手术侵入的程度需要与减轻病症的目标相平衡，并应当保护邻近或包绕的神经解剖结构。硬膜内的延伸是脊索瘤区别于软骨肉瘤的一个常见特征，这增加了治疗的复杂性和术后脑脊液漏的风险。为了达到阴性切缘这一最佳结果，并最大限度减少手术相关的并发症，这些手术应该在由多学科团队指导的卓越医疗中心实施。

17.3.2 常规放射治疗和带电粒子治疗

辅助放射治疗（radiation therapy，RT）对几乎所有患者都是必要的，它可以控制局部病灶，对术后仍有残余病灶的患者尤其必要。人们认为脊索瘤和软骨肉瘤是一种放射抵抗的肿瘤。因此很多报道都提到，高剂量放射治疗对肿瘤的局部控制有良好的效果。Bloch等[9]的一篇系统回顾发现，单纯进行手术治疗的患者有44%的复发率，而接受了手术和放射治疗的患者有9%的复发率。剂量小于60 Gy的传统光子照射治疗并不能产生较好的肿瘤控制效果。质子束治疗（proton beam therapy，PBT）在过去30年里兴起，其Bragg峰效应的特性促使高能量沉积，减少对周围结构的损害。Noel等报道了90例使用质子照射（每周4天）和光子照射（每周1天）联合治疗的脊索瘤和软骨肉瘤病例，随访中位数34个月，局部控制率为72%[10]。在另一系列研究中，58例患者接受PBT治疗，随访33个月，脊索瘤和软骨肉瘤的控制率为76%和92%。

17.3.3　立体定向放射外科治疗

立体定向放射外科治疗在保留周围正常结构的同时，将高能量传递给肿瘤组织。它是一种外科技术，旨在实现比常规分割放射治疗更好的放射生物学效果[10]。

17.3.4　技术和方法

立体定向放射外科治疗是一种微创治疗，通常在门诊进行。大多数已发表的研究使用伽玛刀放射治疗（Elekta AB，瑞典斯德哥尔摩）。这是一种高度定向性手术，由192～201个钴-60放射源衰变产生的射线聚焦而成。伽玛刀和直线加速器技术（如射波刀）（Accuracy,Sunnyvale,CA）都可通过多达5个治疗分割来实施[1]。与传统分割放射治疗相比，立体定向放射外科治疗通过1～5次剂量分割把剂量极其精确地照射到靶区，显著增加了SRS的放射生物学效应（图17.1）。SRS治疗时肿瘤中心受到辐射的放射生物学效应是传统放射治疗安全剂量的4倍。SRS也可以作为放射生物学的补量方法加入到传统的分割放射治疗。

17.3.5　应用SRS治疗脊索瘤和软骨肉瘤的主要研究

多项研究表明，SRS可作为脊索瘤和软骨肉瘤的主要治疗方法或辅助治疗。SRS的主要作用是控制肿瘤和延长无进展生存期（progression-free survival，PFS），特别是对于那些曾经接受过其他放射治疗的患者。

17.3.5.1　应用SRS治疗脊索瘤的主要研究

很多报道中提到了用SRS治疗颅内或脊髓内脊索瘤的案例（表17.1）。Hafez等[12]发表了12例经术后病理证实的脊索瘤患者行伽玛刀治疗的研究。平均肿瘤体积为7 cc（2.2～16 cc），平均周边处方剂量为14.7 Gy，平均最大处方剂量为42 Gy，平均随访时间为45个月。4例患者得到了局部肿瘤控制，平均体积为2.7 cc；而8例患者的肿瘤继续进展，平均体积为9.2 cc（6.2～16 cc）。随访期间，总体的肿瘤无进展率为33.3%。据统计，在伽玛刀治疗2年、3年、5年后的肿瘤控制率分别为35%、30%和25%。

Kano等[15]发表了来自北美6个中心用SRS治疗颅底脊索瘤的病例相关研究，中位随访时间为5年，中位肿瘤体积为7.1 cc，中位肿瘤周边处方剂量为15 Gy。使用等中心的中位数为7。整组在SRS治疗后5年的总体生存（overall survival，OS）率为80%，之前未接受过分割放射治疗的患者生存率为93%，而之前接受过分割放射治疗的患者生存率为43%。年龄越小、初始诊断与SRS治疗间隔时间越长、无既往放射治疗史、小于2对颅神经受累、肿瘤总体积较小等因素与较长生存期的相关性有显著意义。整组患者在SRS治疗后5年肿瘤的控制率为66%，既往未接受过放射治疗的患者控制率为69%，接受过放射治疗的控制率为62%。老龄、复发、既往接受过放射治疗、肿瘤总体积

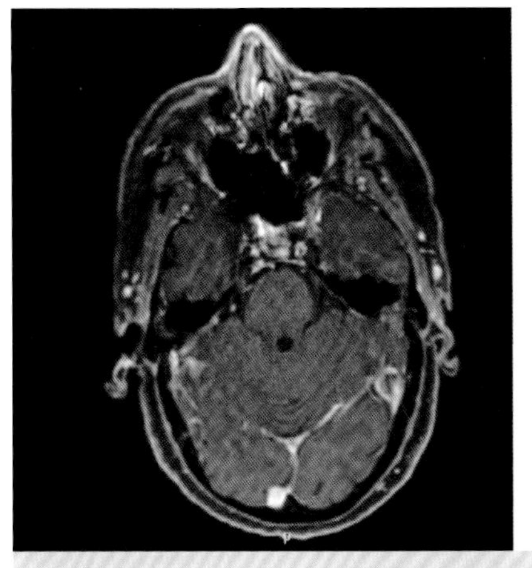

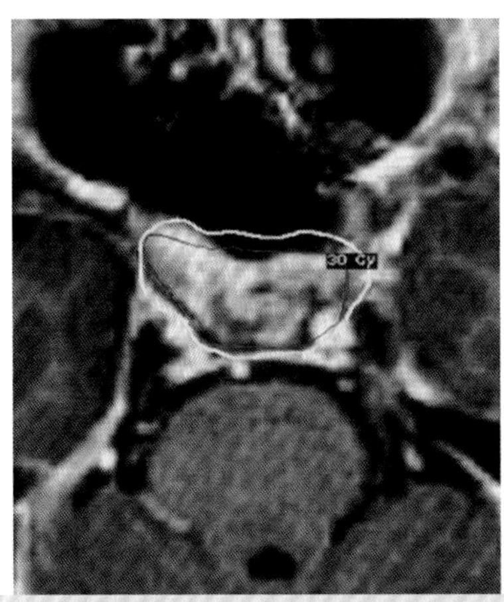

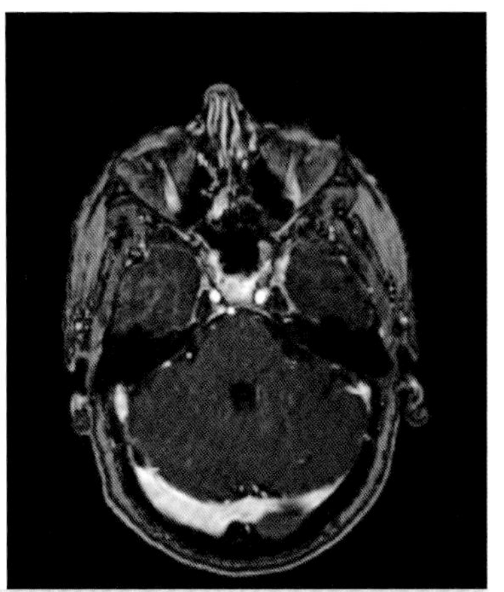

肿瘤体积为4.3 cc，肿瘤边缘剂量为30 Gy。左图：放射外科治疗时；中图：放射外科治疗计划；右图：伽玛刀治疗后3年。

图17.1　1例55岁女性脊索瘤患者在术后接受伽玛刀SRS治疗

表 17.1 立体定向放射外科治疗脊索瘤的研究

研究者	样本数	肿瘤体积[a]	边缘剂量[b]（Gy）	随访（月）$	肿瘤控制%（5年）	无进展生存率%（5年）	总体生存率%（5年）
Hafez等（2019）	12	2.7	16	45	25	–	–
Kim等（2014）	5	10.67	20.06	53.3	40	35	72.9
Koga等（2010）	10	8.8	15	65	15	43	–
Jiang等（2013）	20	16.1	32.5[c]	34	55	–	52.5
Ito等（2009）	19	3.3	17.8	87	100	47.9	100
Dasaoulas等（2009）	15	5.8	12.7	88	50.3	–	–
Liu等（2008）	31	11.4	12.7	30.2	21.4		
Hasegawa等	30	20	14	97	72	47	80

[a] 中位数　单位（cc）；[b] 中位数　单位（Gy）；[c] 最大剂量；$ 中位数。

较大等因素显然与较差的肿瘤控制率有关。作者的结论是，SRS是一项治疗中小尺寸脊索瘤的强大的、低风险的工具，可作为显微外科切除术的补充。

Kim等[13]报道了5例手术切除后接受伽玛刀SRS治疗的脊索瘤病例。平均靶体积为10.67 cc，肿瘤边缘的平均处方剂量为20.06 Gy。脊索瘤组的2年和5年无进展生存率分别为70%和35%，总体生存率分别为87.5%和72.9%，术后2年肿瘤体积变化率平均为79.64%。作者的结论是，边缘剂量超过16 Gy的放射外科治疗脊索瘤似乎能够增强肿瘤的局部控制，并发症相对较少。

Liu等[14]报道了31例颅底脊索瘤术后残余的患者接受SRS治疗的相关研究，平均随访时间为3.2个月，平均肿瘤边缘剂量为12.7 Gy，等中心点的中位数为7，中位肿瘤体积为11.4 cc，其中11%的患者之前接受过放射治疗。3年和5年局部肿瘤控制率分别为64%和21%。5年总体生存率为76%，可能与辐射剂量较低有关。有肿瘤进展的患者中77%有照射野外的进展。

Krishan等[16]报道了25例经SRS治疗的脊索瘤患者。其中19例接受了同步放射治疗。中位肿瘤体积为14.4 cc，并且患者接受了15 Gy的肿瘤边缘剂量，等中心点的中位数为10。中位的临床和影像学随访分别为4.8和4.5年。总有效率为90%。18例脊索瘤患者病情稳定或肿瘤消退，79%的患者与治疗前相比临床症状稳定或改善。5年局部肿瘤控制率仅为32%。16%的患者在5年内有野外肿瘤进展。作者的结论是，SRS能有效地提供肿瘤控制，可作为显微外科手术的辅助治疗。

Hasegawa等[17]报道了37例在颅底肿瘤切除术后接受SRS治疗的病例，其中30例经病理切片或影像学诊断为脊索瘤。治疗计划仅基于MRI，平均等中心点数为8，平均边缘剂量为14 Gy，中位肿瘤体积为20 cc，平均随访时间为诊断后97个月和SRS治疗后59个月。19%的患者之前接受过放射治疗。5年和10年的总体生存率分别为80%和53%。5年和10年的局部肿瘤控制率分别为76%和67%。肿瘤体积小于20 cc与局部肿瘤控制改善显著相关。1例患者经SRS治疗后有面部麻木。作者的结论是，当肿瘤平均体积小于20 cc、放射剂量大于15 Gy时，SRS疗效最佳。

Dasaoulas等[18]报道了15例患有颅底脊索瘤的病例，平均肿瘤体积为5.8 cc，平均肿瘤边缘剂量为12.7 Gy，平均随访时间为88个月，精算后5年局部肿瘤控制率为50.3%，其中包括接受GKS再程治疗的患者。作者研究表明，无论是边缘剂量、最大剂量、肿瘤体积、等中心点数目，还是年龄和性别，这些变量在统计学上都无法预测疗效。

Ito等[19]报道了9例接受初始切除手术的颅底脊索瘤病例。其中11例为复发肿瘤，随后接受了SRS治疗。平均肿瘤体积较小（3.3 cc），而平均边缘剂量较高（18.8 Gy）。研究分析了预测肿瘤复发的相关因素，包括年龄、肿瘤范围、切除程度和MIB-1标记指数。使用KPS评分对患者的一般情况进行评估。平均随访时间为87个月，5年无肿瘤进展生存率为47.9%。所有的患者均存活并生活自理（最终随访时平均KPS为89.5分）。MIB-1指标高于3.4%显示出明显较高的复发率。该研究表明，对于较小的复发肿瘤，积极手术治疗后可以采用高剂量SRS作为辅助治疗方法，这样可以获得很好的疗效。

Koga等[20]报道了10例组织学证实为脊索瘤的病例，实施了SRS治疗，平均随访时间为65个月。其中4例患者有放射治疗史，故接受了平均12 Gy的肿瘤边缘剂量；而另6例患者接受了更高的18 Gy的肿瘤边缘剂量。5年总体无进展生存率为43%。高剂量组和低剂量组的PFS率分别为80%和14%。作者得出结论，周边剂量至少要达到16 Gy，这对提高疗效非常关键。

Jiang等[21]报道了20例颅底或脊柱脊索瘤的病例，射波刀作为术后辅助治疗的首选方法或者多次复发病例的治疗方法。平均肿瘤体积为16.1 cc，平均肿瘤边缘剂量为32.5 Gy。中位随访时间为34个月，11例（55%）患者肿瘤得到控制，8例患者肿瘤体积缩小。以SRS作为初始辅助治疗的患者中，81.8%的患者预后稳定或改善；而以射波刀治疗的复发患者预后稳定或改善的比例为28.6%。初次接受射波刀治疗的患者的5年总体生存率为52.5%。较差的肿瘤控制情况与下列因素相关：复杂的多处手术切除，手术与CK治疗间隔时间较长，之前有放射治疗无法控制的侵袭性疾病。

Di Maio等[22]发表了一项为期10年的观察性研究Meta分析，通过观察研究来评估颅底脊索瘤的不同治疗方案的5年总体生存率和无进展生存率，并进行了54个月加权平均值随访。总加权平均5年无进展生存率和总体生存率分别为51%和78%。颅底脊索瘤全切的患者5年无进展生存率和总生存率有所延长。作为辅助治疗方法，无论是质子治疗、碳离子治疗还是当代剂量分割光子放射治疗技术，5年无进展生存率和总体生存率都非常近似。

17.3.5.2 应用SRS治疗软骨肉瘤的大型研究的结论

能说明SRS治疗在软骨肉瘤的治疗中起作用的数据相对较少（表17.2）。北美伽玛刀协会（North American Gamma Knife Consortium，NAGKC）报道了46例使用GKSRS治疗颅底软骨肉瘤的病例。其中6例患者之前接受过分割放射治疗。中位靶体积为7.8 cc（0.9～41 cc），中位边缘剂量为15 Gy（10.5～20 Gy），中位随访时间为66个月。SRS治疗后3年、5年和10年的总体生存率分别为89%、86%和76%，无进展生存率分别为88%、85%和70%。这份报告表明之前的放射治疗和大于5 cc的肿瘤体积与较短的无进展生存率的相关性有显著意义。

Krishnan等[16]报道了4例接受SRS治疗的软骨肉瘤患者。他们发现肿瘤在5年内都得到了100%的控制，但影响预后的因素并不确定。

Hasegawa等[17]报道了30例接受SRS治疗的患者，其中7例因为软骨肉瘤而接受治疗。5年无进展生存率为80%。

另一项Jiang等[21]的研究，报道了16例以CKSRS治疗颅内和脊髓内软骨肉瘤的患者。中位随访时间为33个月，1年和3年总体生存率为81%和67%。

Iyer等[23]用SRS治疗22例颅内软骨肉瘤患者。结果显示SRS治疗后1年、5年和10年的总体生存率分别为95%、70%和56%。年龄超过40岁、诊断

表 17.2 立体定向放射外科治疗软骨肉瘤的研究

研究者	样本数	肿瘤体积^a	边缘剂量^b	肿瘤控制%（5年）	随访（月）$	无进展生存率%（5年）	总体生存率%（5年）
Krishnan等（2005）	4	14.4	15	100	58	100%	–
Hasegawa等（2007）	7	19.7	14	100	59	80%	–
Hasegawa等（2010）	4	N/A	15.6	100	65	100%	–
Iyer等（2012）	22	8	15	72	60	72%	70%
Jiang等（2013）	16	35.1	22	–	33	–	80%
Kano等（2014）	46	8	15	93	75	88%	86%

^{a} 中位数　单位（cc）；^{b} 中位数　单位（Gy）；$ 中位数。

和SRS治疗之间的间隔时间短（<6个月）、无手术史或仅有一次手术史均与更长的生存期相关。治疗后肿瘤的5年和10年控制率为72%和54%。与更长的无进展生存期相关的因素包括患者年龄超过40岁和既往无放射治疗史。

17.3.6 剂量、放射不良反应和毒性反应

由于目前对脊索瘤的最佳治疗方法尚无共识，也没有明确的指南，因此，以全切或次全切为目的的显微外科手术切除通常是脊索瘤患者的首选治疗方法。Di Maio等发表的一项Meta分析，比较了22例在完全切除（gross total resection，GTR）术后施加辅助放射治疗的患者和另外36例仅接受GTR的患者。经历了不同放射治疗方法的患者5年PFS和OS并无差别。尽管这项研究有很明显的局限性，但这个结果更加证实了之前研究中提到的“放射抵抗”的观点。这一观点来自早期的研究，以40～54 Gy进行剂量分割外照射后，治疗失败的概率极高。多项研究表明较高的边缘剂量与较好的肿瘤控制有关。Koga等[17]报道称，肿瘤边缘剂量高于16 Gy被认为是控制肿瘤生长的最低SRS剂量。另一项Krishnan等[13]的研究表明，在SRS治疗脊索瘤的过程中，大于15 Gy的边缘剂量与更好的肿瘤控制显著相关。

由于肿瘤往往距离视束、脑干和海绵窦等剂量限制器官很近，因此很难达到治疗所需的最佳剂量。当残留的肿瘤位于脑干或颅神经，特别是视神经时，就必须采用射束屏蔽技术和适形规划来降低辐射相关的并发症。Krishnan等报道了29例以GKSRS治疗颅底脊索瘤或软骨肉瘤的患者，其中有10例（34%）接受GKSRS治疗后出现辐射相关并发症。Santoni等[11]记录了高剂量的光子和质子照射治疗脊索瘤和软骨肉瘤的病例，2年和5年的累积颞叶损伤率分别为7.6%和13.2%。Berson等[21]报道了35例颅底脊索瘤和软骨肉瘤患者治疗后的并发症，其中5例患者出现视神经病变，4例患者脑干受到放射性损伤。

17.4 总结

立体定向放射外科治疗目前被认为是脊索瘤和软骨肉瘤多学科治疗的一个重要手段。尽管安全前提下最大范围切除仍是首选治疗方法，权衡利弊后，SRS仍可以为上述患者提供合理的治疗方法。由于邻近有剂量限制的重要解剖结构，要达到恰当的较高周边剂量可能非常困难。神经影像学和放射外科技术的进步可能达到更高的肿瘤控制率和更长的生存时间，同时毒性和不良反应更小。

参考文献

（遵从原版图书著录格式）

1. Fagundes MA, Hug EB, Liebsch NJ, Daly W, Efird J, Munzenrider JE. Radiation therapy for chordomas of the base of skull and cervical spine: patterns of failure and outcome after relapse. Int J Radiat Oncol Biol Phys. 1995 Oct 15;33(3):579–84. doi: 10.1016/0360-3016(95)02014-3. PMID: 7558946.
2. Feigl GC, Bundschuh O, Gharabaghi A, Safavi-Abassi S, El Shawarby A, Samii M, Horstmann GA. Evaluation of a new concept for the management of skull base chordomas and chondrosarcomas. J Neurosurg. 2005 Jan;102 Suppl:165–70. doi: 10.3171/jns.2005.102.s_supplement.0165. PMID: 15662803.
3. Crockard HA, Cheeseman A, Steel T, Revesz T, Holton JL, Plowman N, Singh A, Crossman J. A multidisciplinary team approach to skull base chondrosarcomas. J Neurosurg. 2001 Aug;95(2):184–9. doi: 10.3171/jns.2001.95.2.0184. PMID: 11780886.
4. Sen CN, Sekhar LN, Schramm VL, Janecka IP. Chordoma and chondrosarcoma of the cranial base: an 8-year experience. Neurosurgery. 1989 Dec;25(6):931–40; discussion 940-1. doi: 10.1097/00006123-198912000-00013. PMID: 2601825.
5. Gay E, Sekhar LN, Rubinstein E, Wright DC, Sen C, Janecka IP, Snyderman CH. Chordomas and chondrosarcomas of the cranial base: results and follow-up of 60 patients. Neurosurgery. 1995 May;36(5):887–96; discussion 896-7. doi: 10.1227/00006123-199505000-00001. PMID: 7791978.
6. Colli B, Al-Mefty O. Chordomas of the craniocervical junction: follow-up review and prognostic factors. J Neurosurg. 2001 Dec;95(6):933–43. doi: 10.3171/jns.2001.95.6.0933. PMID: 11765837.
7. Feuvret L, Bracci S, Calugaru V, Bolle S, Mammar H, De Marzi L, Bresson D, Habrand JL, Mazeron JJ, Dendale R, Noël G. Efficacy and safety of adjuvant proton

therapy combined with surgery for chondrosarcoma of the skull base: a retrospective, population-based study. Int J Radiat Oncol Biol Phys. 2016 May 1;95(1):312-321. doi: 10.1016/j.ijrobp.2015.12.016. Epub 2015 Dec 17. PMID: 26883563.
8. Bloch OG, Jian BJ, Yang I, Han SJ, Aranda D, Ahn BJ, Parsa AT. A systematic review of intracranial chondrosarcoma and survival. J Clin Neurosci. 2009 Dec;16(12):1547–51. doi: 10.1016/j.jocn.2009.05.003. Epub 2009 Sep 30. PMID: 19796952; PMCID: PMC3795514.
9. Noël G, Feuvret L, Ferrand R, Boisserie G, Mazeron JJ, Habrand JL. Radiotherapeutic factors in the management of cervical-basal chordomas and chondrosarcomas. Neurosurgery. 2004 Dec;55(6):1252–60; discussion 1260-2. doi: 10.1227/01.neu.0000143330.30405.aa. PMID: 15574207.
10. Leksell, D. (1989). Radiosurgery. Neurosurgery, 24(2):297–98. https://doi.org/10.1097/00006123-198902000-00026.
11. Santoni R, Liebsch N, Finkelstein DM, Hug E, Hanssens P, Goitein M, Smith AR, O'Farrell D, Efird JT, Fullerton B, Munzenrider JE. Temporal lobe (TL) damage following surgery and high-dose photon and proton irradiation in 96 patients affected by chordomas and chondrosarcomas of the base of the skull. Int J Radiat Oncol Biol Phys. 1998 Apr 1;41(1):59–68. doi: 10.1016/s0360-3016(98)00031-5. PMID: 9588918.
12. Hafez RFA, Fahmy OM, Hassan HT. Gamma knife surgery efficacy in controlling postoperative residual clival chordoma growth. Clin Neurol Neurosurg. 2019 Mar;178:51–55. doi: 10.1016/j.clineuro.2019.01.017. Epub 2019 Jan 25. PMID: 30710730.
13. Kim, J. H., Jung, H. H., Chang, J. H., Chang, J. W., Park, Y. G., & Chang, W. S. (2014). Gamma Knife surgery for intracranial chordoma and chondrosarcoma: radiosurgical perspectives and treatment outcomes. Journal of Neurosurgery, 121(Suppl_2), 188–197. https://doi.org/10.3171/2014.7.gks141213.
14. Liu AL, Wang ZC, Sun SB, Wang MH, Luo B, Liu P. Gamma knife radiosurgery for residual skull base chordomas. Neurol Res. 2008 Jul;30(6):557–61. doi: 10.1179/174313208X297878. PMID: 18647493.
15. Kano H, Iqbal FO, Sheehan J, Mathieu D, Seymour ZA, Niranjan A, Flickinger JC, Kondziolka D, Pollock BE, Rosseau G, Sneed PK, McDermott MW, Lunsford LD. Stereotactic radiosurgery for chordoma: a report from the North American Gamma Knife Consortium. Neurosurgery. 2011 Feb;68(2):379–89. doi: 10.1227/NEU.0b013e3181ffa12c. PMID: 21135744.
16. Krishnan S, Foote RL, Brown PD, Pollock BE, Link MJ, Garces YI. Radiosurgery for cranial base chordomas and chondrosarcomas. Neurosurgery. 2005 Apr;56(4):777–84; discussion 777-84. doi: 10.1227/01.neu.0000156789.10394.f5. PMID: 15792516.
17. Hasegawa T, Ishii D, Kida Y, Yoshimoto M, Koike J, Iizuka H. Gamma Knife surgery for skull base chordomas and chondrosarcomas. J Neurosurg. 2007 Oct;107(4):752–7. doi: 10.3171/JNS-07/10/0752. PMID: 17937219.
18. Dassoulas K, Schlesinger D, Yen CP, Sheehan J. The role of Gamma Knife surgery in the treatment of skull base chordomas. J Neurooncol. 2009 Sep;94(2):243–8. doi: 10.1007/s11060-009-9846-z. Epub 2009 Mar 11. PMID: 19277468.
19. Ito E, Saito K, Okada T, Nagatani T, Nagasaka T. Long-term control of clival chordoma with initial aggressive surgical resection and gamma knife radiosurgery for recurrence. Acta Neurochir (Wien). 2010 Jan;152(1):57–67; discussion 67. doi: 10.1007/s00701-009-0535-7. PMID: 19826755.
20. Koga T, Shin M, Saito N. Treatment with high marginal dose is mandatory to achieve long-term control of skull base chordomas and chondrosarcomas by means of stereotactic radiosurgery. J Neurooncol. 2010 Jun;98(2):233–8. doi: 10.1007/s11060-010-0184-y. Epub 2010 Apr 24. PMID: 20419388.
21. Jiang B, Veeravagu A, Lee M, Harsh GR, Lieberson RE, Bhatti I, Soltys SG, Gibbs IC, Adler JR, Chang SD. Management of intracranial and extracranial chordomas with CyberKnife stereotactic radiosurgery. J Clin Neurosci. 2012 Aug;19(8):1101–6. doi: 10.1016/j.jocn.2012.01.005. Epub 2012 Jun 20. PMID: 22727205.
22. Di Maio S, Temkin N, Ramanathan D, Sekhar LN. Current comprehensive management of cranial base chordomas: 10-year meta-analysis of observational studies. J Neurosurg. 2011 Dec;115(6):1094–105. doi: 10.3171/2011.7.JNS11355. Epub 2011 Aug 5. PMID: 21819197.
23. Iyer A, Kano H, Kondziolka D, Liu X, Niranjan A, Flickinger JC, Lunsford LD. Stereotactic radiosurgery for intracranial chondrosarcoma. J Neurooncol. 2012 Jul;108(3):535–42. doi: 10.1007/s11060-012-0858-8. Epub 2012 Apr 11. PMID: 22492245.
24. Förander P, Bartek J Jr, Fagerlund M, Benmaklouf H, Dodoo E, Shamikh A, Stjärne P, Mathiesen T. Multidis-

ciplinary management of clival chordomas; long-term clinical outcome in a single-institution consecutive series. Acta Neurochir (Wien). 2017 Oct;159(10):1857–1868. doi: 10.1007/s00701-017-3266-1. Epub 2017 Jul 22. PMID: 28735379; PMCID: PMC5590026.

25. Berson AM, Castro JR, Petti P, Phillips TL, Gauger GE, Gutin P, Collier JM, Henderson SD, Baken K. Charged particle irradiation of chordoma and chondrosarcoma of the base of skull and cervical spine: the Lawrence Berkeley Laboratory experience. Int J Radiat Oncol Biol Phys. 1988 Sep;15(3):559–65. doi: 10.1016/0360-3016(88)90295-7. PMID: 3138208.

（吴高峰　译）

血管球瘤的立体定向放射外科治疗 18

Manjul Tripathi
神经外科
医学教育和研究研究生院
印度 昌迪加尔

Chirag K Ahuja
放射诊断科
医学教育与研究研究生院
印度 昌迪加尔

Harsh Deora，Nishanth Sadashiva
神经外科
印度国家心理健康和神经科学研究所
印度 班加罗尔

Narendra Kumar
放射治疗科
医学教育和研究研究生院
印度 昌迪加尔

18.1 引言

血管球瘤（glomus tumors，GT）又称“化学感受器瘤”或“非嗜铬性副神经节瘤”，起源于副神经节细胞的化学感受器。副神经节瘤可生长于多个位置，其中位于中耳的“鼓室球瘤”、颈静脉球的“颈静脉球瘤”一般由神经外科治疗。颈静脉球是头部最常见的血管球瘤发病部位，而头颈部最常见的血管球瘤是颈动脉体肿瘤，其次分别是颈静脉球瘤、鼓室球瘤和更为罕见的迷走神经球瘤。

血管球瘤起源于与鼓室神经相邻的神经节旁细胞，而颈静脉球瘤起源于颈静脉球的外膜。颈静脉球肿瘤很少见，总发病率为1/130万，但却是第二常见的颞骨肿瘤[1]。颈静脉球瘤占所有肿瘤的0.03%，所有头颈部肿瘤的0.6%。就诊时的平均年龄是55岁，1%～2%的病例是双侧起病。在7%～10%的患者中，同时出现于颈静脉球和颈动脉体[2]。中位增长率估计为每年0.8 mm，肿瘤体积增加20%以上需要3.83年[3]。据报道，罕见的恶性变异发生在1%～5%的病例中。这种情况多见于50～60岁的女性患者。发病年龄越早，出现肿瘤恶变、侵袭性生长、琥珀酸脱氢酶基因突变、肿瘤多发的可能性越大[4-5]。大多数颈静脉球瘤是良性（非分泌性）的，而1%的肿瘤具有分泌能力，会导致高血压以及其他神经内分泌问题[6]。

治疗选择

颈静脉球瘤会沿着周围组织间隙生长，例如迷路下和耳蜗下细胞束。颈静脉球内壁是肿瘤生长的屏障，一旦突破这一屏障，肿瘤就会沿着后组颅神经和颅内间隙生长。这种肿瘤生长较慢，因此对于无症状或轻微症状的老年患者，临床观察是一种合适的治疗选择。据文献报道，如果不考虑手术导致的致残率和致死率，这一患者群体采取观察和手术治疗的结果没有显著差异。因此一般建议对于无进展的患者采取临床观察，直到出现脑干受压和神经功能受损的临床及影像学证据[1-7]。治疗决策中还要考虑患者的年龄、症状、神经功能缺损和KPS评分（图18.1）。

颈静脉球瘤位于颞骨内，靠近颈静脉窝，血供丰富，位置深在，周围解剖结构复杂。随着肿瘤的生长，会对周围的脑干及颅神经造成压迫。虽然手术全切可以治愈肿瘤，但手术难度大，并发症多。由于肿瘤生长缓慢，很少因脑干受压而需手术治疗；对于体积较大的肿瘤，特别是年

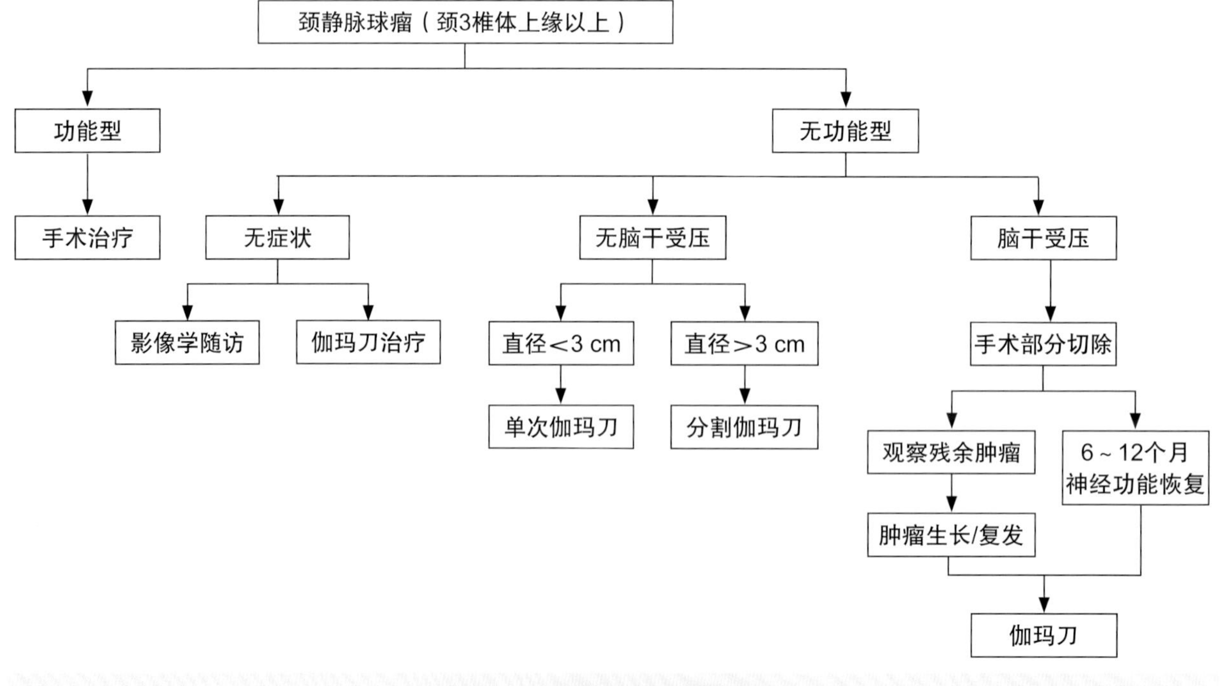

图18.1 颈静脉球瘤治疗策略

轻患者，多需要手术减压以缓解占位效应。对于邻近重要神经结构（如颅神经）的残留肿瘤，可以考虑放射外科治疗。近年来，放射外科治疗已成为一种重要的治疗选择，与手术相比具有更好的肿瘤控制率、更少的不良反应和更好的生活质量。放射治疗的高精确性和边缘剂量的急剧下降使放射外科成为大多数颈静脉球瘤患者的主要治疗方式。我们的经验及其他病例数较多的中心都认可这一点。

由于颈静脉球瘤生长缓慢、大多为良性，在选择治疗方案时，改善患者生活质量、减少并发症很重要。与其他颅底肿瘤不同，颈静脉球瘤沿着后组颅神经生长，即使是体积较大的肿瘤也仅有一小部分位于颅内。选择治疗方案时要考虑各种治疗方案的疗效和并发症情况。脑干受压伴脑干功能障碍是最常见的手术指征之一。建议有脑干功能受损症状的年轻患者先行栓塞治疗，再行手术治疗。所有的分泌型肿瘤均应行手术治疗，因为手术切除可以快速消除分泌功能带来的不利影响，而放射治疗起效较慢。虽然手术全切可以治愈肿瘤，但手术往往伴随着神经功能缺失和显著的并发症、死亡率。

与手术不同，立体定向放射外科可以在保持良好生活质量的同时实现肿瘤无进展生存。对于体积较大，而没有占位效应的肿瘤也可以采取放射外科治疗。近期的临床证据表明分割放射治疗效果很好。治疗时要考虑到对耳蜗及脑干的剂量影响。Fisch提出并由Sanna改良的肿瘤分型法与放射外科治疗计划设计关系不大。伽玛刀放射外科基于头部框架，在处理颈椎的病变时较困难。通过固定于上颌骨的框架和其他放射外科手段（如射波刀和直线加速器），现在已经可以安全地治疗延伸到颈椎管下部的肿瘤。

在决定实施放射治疗前，必须明确肿瘤的病理性质。当肿瘤诊断存在疑问时，不应该进行放射外科治疗。应先行MRI、CT和DSA等评估，以区别其他可能的颅底病变[8]。颈静脉球瘤在MRI上具有典型特征，有助于疾病的鉴别诊断。其在T_1上呈低信号，在T_2上呈高信号，增强扫描明显强化。在T_1加权像上呈典型的“胡椒盐征”，盐区或高信号区代表先前（亚急性）的出血，而胡椒区或低信号区代表富血管形成的血流空洞。“胡椒盐征”是颈静脉球瘤的特征之一，但并不是其特有，许多富含血管的转移瘤也可表现出相似的影像学特点。在增强CT上病灶呈明显增强，具有“虫蚀”样骨质破坏表现。血管造影时可见来自咽升动脉的异常血管染色。该区域的常见其他肿瘤包括神经鞘瘤、转移瘤、脑膜瘤和内淋巴囊肿瘤等。如果还不能明确诊断，SPECT可能有助于明确诊断。由铟-111标记的奥曲肽由于生长抑素受体的存在而在肿瘤中积聚，但该方法要求肿瘤直径超过1.5 cm[9]（表18.1）。

18.2 治疗技术

治疗颈静脉球瘤的伽玛刀技术和其他颅底肿瘤（神经鞘瘤、脊索瘤等）相似。Leksell伽玛刀（Perfexion和CION型）使用192个钴-60放射源，配有4 mm、8 mm、16 mm三种不同直径的准直器。每个照射野可分为八个扇区，通过扇区的开放或关闭，可以形成比椭圆形更复杂多样的形状。这样的好处是能够通过扇区屏蔽来保护放射敏感的组织，如耳蜗和脑干。

在局部麻醉下安装头部立体定位框架后，使用MRI及CT对肿瘤及邻近骨结构进行扫描。使用MRI行1 mm扰相梯度回波序列增强扫描，获取28～60幅图像。然后行1mm薄层CT扫描。这种方法可帮助医师准确地勾画耳蜗的骨性轮廓，并确定耳蜗的准确剂量，也最大限度减少了立体定向MRI影像的图像失真，还明确了肿瘤对周围骨质的破坏程度。将图像传输到计算机后，使用Gamma Plan软件（Elekta Instruments，Norcross，GA）将MRI和CT图像融合，通过调整等中心点准直器大小和权重产生高适形性的剂量分布治疗计划，随后便可进行治疗。

用于伽玛刀放射外科中的低分割治疗技术与我们前文描述的Perfexion（Elekta Instruments，Norcross，Georgia）技术相似[1]。治疗第1天在局部麻醉下将Leksell G型框架固定于患者头部。对

表 18.1 颈静脉球瘤与其他常见肿瘤的影像学鉴别（CT、MRI、PET）

病理	CT	MRI
颈静脉球瘤	颅底/中耳的等或低密度占位，增强明显，“虫蚀”样骨质破坏	T_1加权像上表现为“胡椒盐”征的不均匀增强病变。是由于血运过多，血流空洞填充病变所致。扩散加权图像没有限制。^{68}Ga-DOTATATE的成像效果优于MRI。DSA有助于显示血管增生，描绘肿瘤供血动脉，最后进行术前栓塞
后组颅神经神经鞘瘤	病变沿神经走行方向生长，导致各腔隙和骨孔扩张，边界较清晰，周围可见骨质破坏。病变呈低密度至等密度，去，增强扫描可见轻至中度强化	T_1低至等信号，T_2高信号，轻度至中度增强，轻度扩散受限。这些肿瘤血供较少，因此邻近区域没有明显的血管影。PET/CT可见摄取增加，SUV低于其他肿瘤
颅底骨髓炎	多起源自邻近的鼻窦。颅底骨质呈虫蛀样破坏，伴片状软组织炎症或脓肿	T_2加权脂肪饱和图像显示颅底广泛骨髓水肿，增强后可见异质增强。可见小片脓肿或明显脓肿，在扩散加权图像上表现为高信号
脑膜瘤	沿颅底生长的高密度均匀强化硬脑膜病变，并伴有占位效应。可见骨质变形及增生	T_1等信号，T_2低至等信号，增强后均匀强化，细胞密度高，扩散受限。“鼠尾征”有助于诊断。相邻骨可能增厚。^{18}F-TYR PET/CT图像有助于脑膜瘤的诊断、对比和随访
软骨肉瘤	侵袭性病变，通常集中在岩斜坡，并引起局部骨破坏。可见分叶状异质钙化，软骨样钙化	病变T_1呈低信号，T_2呈高信号，呈非均匀中度强化。SWI可显示“弧状”易感灶，提示钙化模式
内淋巴囊肿瘤	以颞骨岩状后内侧内淋巴囊为中心，呈分叶状异常强化，骨质破坏呈“虫蛀”样	T_1 T_2均呈等至高信号，伴有不均匀强化和周围骨质破坏。这些骨质破坏可能在^{68}Ga DOTATATE PET/CT上显示高代谢
骨转移癌	溶解性破坏性病变的生长模式，相关的软组织可能扩散到邻近的结构。颅骨其他部位的类似病变可能提示转移性病变	T_1低至等信号，T_2信号强度不定(通常为高信号)，伴相关软组织中度增强。其他部位见类似的颅骨病变可以确定诊断。FDG（和MET）PET-CT显示高SUV，这可以同颅底炎症病理相鉴别

于体积较大、可能扩展到颅外的病变，应将头架安装于尽可能低的位置，以安全照射肿瘤，避免治疗时发生碰撞[30-31]。在同一次住院期间，患者在整个治疗过程中，头架需要持续固定，每天接受1次治疗，连续3天；或隔天治疗1次，共2次。尽可能使每天治疗的时间相同，治疗间隔时间为22～24小时。影像学检查时，需确保到达肿瘤的下界，该边缘常随后组颅神经延伸。肿瘤体积（gross tumor volume，GTV）由MRI上勾画的病灶表示。整个GTV覆盖50%的等剂量曲线（处方剂量线）。患者治疗完成后在门诊或病房观察24小时后出院。随着无框架ICON伽玛刀放射外科技术的引入，患者接受分割治疗时无须再忍受长时间安装头架所带来的痛苦和不便。

18.2.1 放射治疗简介

颈静脉球瘤的立体定向放射外科单次照射推荐剂量为12～18 Gy，50%等剂量曲线。也有报道称19～30 Gy的较高剂量可取得更好的治疗效果，并没有明显的并发症。剂量的选择应根据肿瘤的体积和邻近的结构（脑干、耳蜗）来决定。使用无框架伽玛刀治疗时，对于大体积肿瘤常用单次5 Gy，分5次治疗。在之前的报道中，作者描述他们是根据单次治疗剂量来调整分割放射治疗剂量的。至今为止，尚未明确照射剂量和远期肿瘤控制之间的关系。但仍需将治疗剂量控制在安全范围内，以避免辐射导致的并发症发生（如颅神经病变、血管闭塞、组织的坏死和水肿）。大多数后组颅神经是运动神经，抗辐射能力更强，尚未确定其对于放射损伤的耐受剂量[35-38]。

18.2.2 随访

首次影像学复查通常在治疗后6个月进行，并在之后的3年每年进行1次。要求和治疗时影像学检查标准一样。临床疗效和影像学变化要进行全面对比评估。使用Leksell Gamma Plan治疗软件将治疗时和随访影像配准对比，通过比较肿瘤体积的变化来评估治疗的效果（图18.2）。放射外科疗效分级（RRC）是评估放射外科治疗效果的客观评价标准[1]。治疗后肿瘤体积缩小10%为RRC 1级；肿瘤体积不变为RRC 2级；治疗后肿瘤仍有生长为RRC 3级。每次随访还需进行详细的神经功能检查，重点是后组颅神经功能。以治疗前患者的神经功能状态为参考点，可将治疗后的变化分为改善、不变和恶化。如果是由SRS治疗或肿瘤进展导致的恶化，则需评估神经系统恶化的患者，并使用不良事件常用术语标准来进行详细评估[39]。

18.2.3 传统放射治疗和伽玛刀治疗对肿瘤控制的比较

传统外放射治疗（external beam radiotherapy，EBRT）使用钴-60作为放射源，需治疗20～25次，以达到45～55 Gy的总治疗剂量，在过去，这是标准治疗模式。颈静脉球瘤是一种对射线相对敏感的肿瘤，不同文章报道放射治疗后的肿瘤控制率为86%～97%[40-42]。常规分割放射治疗方案最小剂量为45 Gy，当剂量小于40 Gy时，肿瘤控制率可能会降低。有证据显示照射剂量低于40 Gy时，治疗后仍有肿瘤细胞存活，导致远期肿瘤复发[40, 42]。EBRT可能导致颞骨放射性坏死、颅神经麻痹，诱发其他肿瘤等并发症，现在已经被有或没有强度调节的适形放射治疗所替代。调强适形放射治疗（intensity-modulated conformal radiotherapy，IMRT）使用可移动的多叶准直器来调整照射强度以适应肿瘤的形状和大小。得益于精准的肿瘤勾画，可以实现照射时间和剂量的调整：肿瘤组织2～2.2 Gy/次的高剂量照射，肿瘤边缘1.6 Gy/次的低剂量照射。从理论上讲，这一剂量对正常组织是安全的。治疗总剂量仍需达到40～50 Gy，才能控制肿瘤，分25次治疗，每周5天，平均需35天完成治疗。这种治疗方式避免了放射性骨坏死等并发症的发生，并能取得满意的疗效。因此，IMRT实现了疗效和安全性的平衡。治疗剂量低于40 Gy时肿瘤复发常见；治疗剂量高于50 Gy时，肿瘤复发率和40～50 Gy类似。总

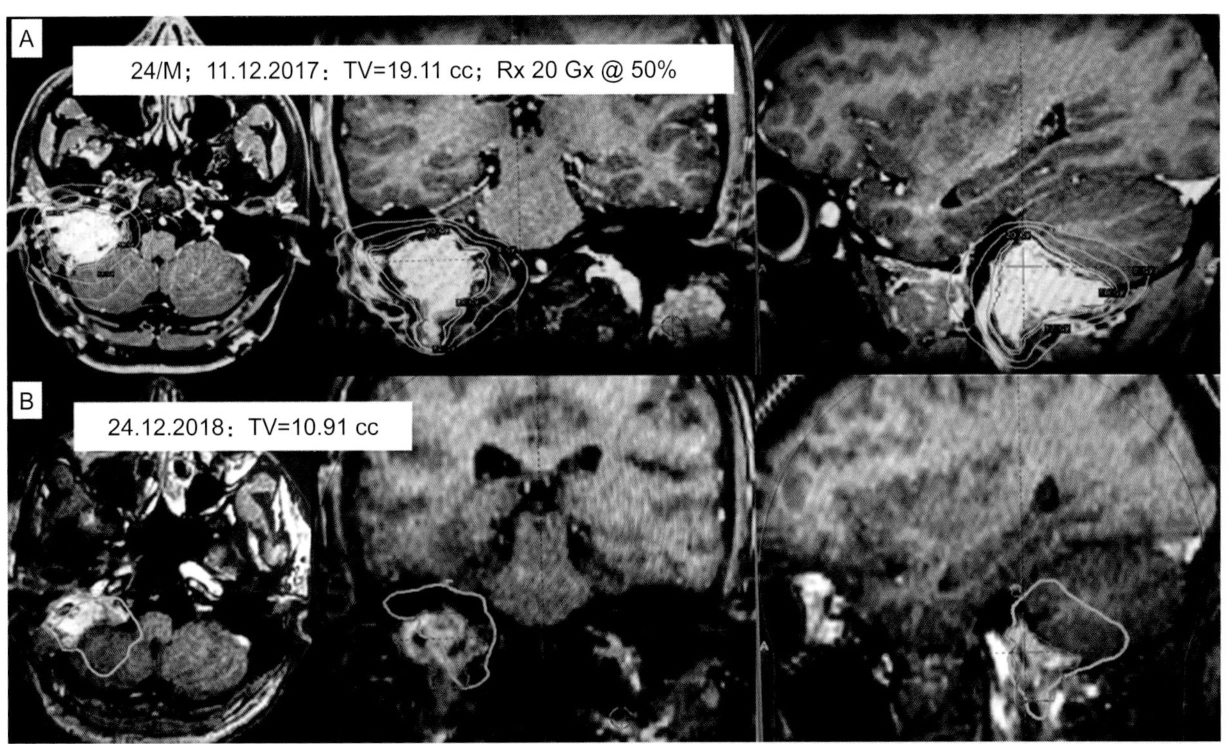

图18.2 A.颈静脉球瘤，体积19.11 cm^3，治疗剂量20 Gy，等剂量曲线50%；B.1年后的MRI复查显示体积减少至10.91 cm^3

体肿瘤控制率接近90%。虽然相比于EBRT已有改善，但IMRT和VMAT对周围正常神经结构和组织放射损伤类似。在治疗过程中经常可以看到急性毒性症状，如恶心、体重减轻或黏膜炎等，有可能导致中断治疗或住院治疗。远期不良反应有口干症伴吞咽困难、耳部问题（如浆液性中耳炎、外耳道炎、外耳道狭窄）及较少见的神经系统疾病（如头痛，味觉丧失，一过性的舌咽神经、迷走神经和副神经损伤导致的吞咽困难，误吸或发音障碍）[43]。由于组织变性及切口难以愈合，放射治疗后肿瘤手术切除很困难。除此之外，对于一种良性肿瘤这一治疗过程会给患者带来很多不便。较少见的并发症包括射线诱发的继发性肿瘤（10年发生率为2.7%）和脑血管意外（5年发生率为4%）。

文献回顾（表18.2）[44-48]和最近的荟萃分析[49]显示，639例患者使用GKRS作为首次治疗（63.7%）或复发（36.3%）治疗方式时，肿瘤控制率为94.2%。平均随访时间为9.7 ~ 123个月，肿瘤体积为4 ~ 29.6 cc。由于更优的远期肿瘤控制率和更少的并发症，立体定向放射外科治疗已经取代了IMRT/EBRT成为治疗颈静脉球瘤的首选方式。国际伽玛刀基金会在其多中心研究报告中指出GKRS能达到93%的肿瘤控制率。Fatima等报道了肿瘤控制率与女性性别（P=0.001）、右侧肿瘤（P=0.03）、SRS作为首次治疗方式（$P \leqslant 0.001$）和治疗时已有听力损失（P=0.001）之间存在显著负相关。局部控制、年龄和中位剂量之间存在弱正相关。这些发现可能有多种原因，但这一假设尚缺少客观依据。女性同男性相比发病率更高，病情进展可能更快。初次就诊时如有听力损失，则局部控制率较低（P=0.001）[50]。搏动性耳鸣是颈静脉球瘤最常见的症状，可能是因为富血供肿瘤靠近中耳和内耳结构。涉及中耳和内耳的肿瘤更难通过手术和（或）SRS诊断和治疗。

颈静脉球瘤的生长速度较慢，平均倍增时间为4.2 ~ 5.5年[51]，并且呈现出双相生长模式，其中中等大小的肿瘤（0.8 ~ 4.5 cm^3）与较小的肿瘤（44%）和较大的肿瘤（50%）相比（P=0.23），更多与增大相关（75%）。中位体积较小（r=−0.1，P=0.2）的肿瘤与较大的肿瘤相比具有更好的局部肿瘤控制率[52]。尽管还需要进一步证实，但原因可能是中小型肿瘤与大型肿瘤相比代谢活性更高，血管成分更丰富，因此中小型肿瘤对放射治疗的敏感性更高。

18.2.4 临床症状改善

颈静脉球瘤的主要临床症状为传导性和感觉性混合的听力损失（60% ~ 80%患者）、搏动性耳鸣、面瘫、头痛、眩晕、构音障碍、平衡觉失调、舌肌萎缩、肩膀乏力和吞咽困难等。研究显示头痛改善最明显[49]，随访6个月后发现100%的病例出现头痛症状改善。头痛可能是由于硬脑膜受牵拉或血管性头痛，或两者兼而有之。其病理生理学机制尚不清楚。目前我们认为可能是放射外科通过逐渐闭塞血管来减少肿瘤内的血流量，从而缓解血管性头痛和脉动性耳鸣[1]。

类似于后组颅神经的减压手术，即使是很小的体积减小也会显著改善临床症状。我们的汇总分析显示症状改善率为86.9%（表18.2）。Sheehan等[18]报道了11%的患者颅神经受损改善，他们的系列病例数最多；但是根据我们的经验，51.8%的患者经短期随访后有所改善，48.2%的患者无明显变化[1]。需要特别注意的是，后组颅神经对机械牵拉非常敏感。尽管手术器械和神经监测手段有所进展，早期的手术治疗研究仍显示远期疗效不佳，新发神经功能受损常见。单次GKRS最常见的并发症是听力受损，采取分割GKRS治疗部分患者可降低听力受损的概率[1]。分割治疗方案可以更好地保护听力，防止耳蜗的基底部放射剂量过高。然而，肿瘤累及耳蜗的患者不能保留听力。在这种情况下，不应改变对整个肿瘤的完整照射范围。另一个并发症是迷走神经受损，表现为声带麻痹，不过未见正规文献报道。我们没有发现任何颞骨狭窄或放射性坏死的并发症。

18.2.5 不良反应

Kondziolka等报告6%的患者出现神经功能受损，主要是一过性颅神经受损、听力下降和顽固性眩晕等。这些症状可能以亚急性或慢性的方式出现[50]。一般认为后组颅神经在单次治疗中可以耐受高达25 Gy的照射剂量[51]。近50%的患者报告

表 18.2 英文文献报道所有应用伽玛刀放射治疗 (GKRS) 颈静脉球瘤病例的完整回顾

作者	病例数	首治疗	二次治疗	随访时间（月）	体积（cm^3）	分次	剂量	局部控制率	症状改善	并发症
Tripathi等（2019）[1]	10	10	0	平均：39	平均：29.9	2～3	2次平均：11.2 3次平均7.64	100%	100	2例（20%），1例是脊副神经麻痹，1例是头痛
Hafez等（2018)[10]	40	40	0	平均：84	平均：6.5	1	平均：15	92	92.5	3例（7.5%)患者出现新的颅神经缺损
Sharma等（2018）[11]	42	30	12	中位值：62.3	平均：5.0	1	平均：15	69	89.9	8例（19%)出现附损伤。
Patel等（2018)[12]	60	35	25	中位值：66	中位值：11.6	1	最大平均：32 平均：16	91.7	96.6（无听力数据）	声带麻痹2例（3.3%)
Ibrahim等（2017）[13]	75	47	28	临床中位数：38.5 影像中位数：51.5	中位值：7.0	1～2	平均：18	93.4	84	2例（2.6%)，声带麻痹1例，面神经麻痹1例
Wakefield等（2017）[14]	17	8	9	中位值：123	中位值：9.8	1	平均：15	94	94	无
Windford等（2017）[15]	38人（33人有影像学随访）	34	4	影像中位数：39.1	中位值：5.8	1	平均：13.2	88	94	10例（26.3%)，眩晕4例，疼痛4例，一过性味觉障碍2例，吞咽困难2例，坏死1例
Dobberpuhl等（2016）[16]	12	12	9	平均：27.6	中位值：8.4	1	平均15	100	后组颅神经麻痹100，搏动性耳鸣66.7	无
Gandia-Gonzalez等（2014）[17]	58	40	18	平均：86.4 中位值：76.6	平均：12 中位值：9.3	1	最大平均：25.2 平均：13.6	94.8	91.4	2例（3.4%)患者新发听力丧失。
Sheehan等（2012）[18]	132（123例影像随访）	75	57	中位值：50.5	平均：7.8 中位值：5.5	1	平均：15	93	85	15例（11.3%)神经功能加重，影像学检查肿瘤得到控制
Chen等（2010)[19]	15	11	4	平均：43.2	平均：7.3	1	平均：14.6	80	88.8	1例患者（6.6%)出现构音障碍、头晕和头痛
Genc等（2010)[20]	18	7	11	平均：52.7 中位值：41.5	平均：13.5 中位值：5.54	1	平均：15.6	94.4	94	无
Navarro Martin等（2010）[21]	10	2	8	中位值：9.7	中位数：4.0	1	平均：14	100	100	无

续表

作者	病例数	首治疗	二次治疗	随访时间（月）	体积（cm^3）	分次	剂量	局部控制率	症状改善	并发症
Ganz and Abdelkarim（2009）[22]	14	11	3	平均：28	平均14.2	1	平均：13.6	100	100	1例（7.1%)出现短暂性面神经麻痹
Miller等（2009）[23]	5	0	5	平均：34	平均：4.14	1	平均：15	100	100	无
Sharma等（2008）[24]	13	7	6	平均：25.4	平均：5.7	1	平均：16.5	100	随访≥6个月46%患者症状改善	继发三叉神经痛1例（7.6%)。
Bitaraf等（2006）[25]	16	5	11	中位数：18.5	中位数：9.8	1	平均：18	100	100	无
Feigl & Horstmann（2006）[26]	12	7	5	平均：33	平均：9.4	1	平均17	100	92	2例（16.6%)：1例为短暂性面肌痉挛，1例为短暂性声音嘶哑。
Gerosa等（2006）[27]	20	12	8	平均：50.8	平均：7.03	1	平均：17.3	100	90	无
Eustacchio等（2002）[28]	19	10	9	中位数：86.4	中位数：5.22	1	平均：14.0	94.7	100	无
Saringer等（2001）[29]	13	4	9	平均：50	平均：9.03	1	平均：12	100	100	2例（15.3%)：1例为短暂性吞咽困难，1例为面神经麻痹。
21组数据	639	407（63.7%）	232（36.3%）	9.7～123月	4～29.6	1，1～3	11.2～18 Gy	94.2（593/629）	86.9（336/384）	7.9（51/639）

耳鸣改善。1/4的临床症状恶化患者在随访影像中出现肿瘤进展迹象。Cheng Chia-Lee等将伽玛刀治疗时是否存在三叉神经功能障碍作为远期肿瘤进展的预测因子。如果有三叉神经功能障碍，表明肿瘤体积较大，可能需要先行手术切除大部肿瘤，再行伽玛刀治疗[6]。我们的汇总分析中并发症发生率为7.9%，血管球瘤的荟萃分析报告并发症发生率为6.7%，二者类似。有趣的是，直线加速器（4.8%）和射波刀（4.2%）的并发症发生率较低。此外，在接受GKRS（3.0%）*vs.*直线加速器（0.7%）（*P*=0.11）、GKRS（3.0%）*vs.*射波刀（0.1%）（*P*=0.14）和直线加速器（1.7%）*vs.*射波刀（0.1%）（*P*=0.59）的患者中，永久性功能障碍更常见，但无统计学意义[6]。因此，GKRS的一过性并发症发生概率略高于射波刀，但统计学上没有显著差异。这可能是由于伽玛刀治疗中中位辐射剂量较高，分割方案较少。分割次数越多，毒性反应越低。

18.2.6 低分割立体定向放射外科治疗

对于颅内病变体积较大的颈静脉球瘤，由于脑干的照射耐受剂量较低，为避免脑干功能损伤，常规单次伽玛刀治疗可能并不合适。对于需保存有效听力的患者，由于受耳蜗照射剂量的限制，伽玛刀也难以发挥作用。对于这些患者来说，手术切除或低分割直线加速器或低分割直线加速器伽玛刀治疗。多家伽玛刀治疗中心报告单次伽玛刀治疗中12～15 Gy的边缘剂量取得了较好的结果（表18.2）。当剂量达到22～25 Gy时，肿瘤控制可能更佳，同时能迅速改善神经功能[1]。如果病变体积较大，或邻近重要神经结构，常规单次剂量SRS受限较多，可选用低分割SRS（hfSRS）。Zhong等回顾了相关文献，研究了脑转移瘤、良性肿瘤和脑动静脉畸形采取分割伽玛刀治疗方面的经验，结果显示疗效与常规单次伽玛刀治疗相同，且放射性损伤更小[52]。鉴于肿瘤的α/β比值高于正常组织，与正常脑组织相比，分割治疗对肿瘤的影响相对较小。我们将α/β比值保持为3，以此来计算GT分割时的剂量，从而在确保肿瘤治疗效果的前提下，保护好周围的重要神经结构[1, 53-57]。

在已发表的文章中，研究者回顾了分割伽玛刀治疗的效果、安全性和并发症情况[1]。2012—2017年，10例颈静脉球瘤患者由于肿瘤体积较大或邻近重要结构，单次治疗不安全，而接受了2次或3次分割GKRS治疗。中小型颈静脉球瘤用16～22 Gy照射剂量，大体积病变用23～25 Gy照射剂量。治疗过程中，保持Leksell G型头架固定不动（图18.3）。平均影像学随访39个月（12～78个月）。二次分割平均边缘剂量为11.2 Gy，三次分割治疗平均边缘剂量为7.64 Gy，等剂量曲线为50%。治疗前平均肿瘤大小为29.9 cc，范围9.95～47.63 cc；随访时为21.9 cc，范围8.83～37.5 cc（减少26.7%）。所有患者均实现肿瘤控制（100%）。对这10例患者的110项神经功能进行评估（每个患者11个），治疗前有56项神经功能异常（50.9%），治疗后27项（48.2%）好转，29项（51.8%）没有明显变化。2项新发神经功能障碍（头痛、副神经麻痹）可归因于治疗。没有患者出现永久性神经功能障碍。

18.2.7 伽玛刀与手术对比

颈静脉球瘤的外科手术治疗需要多科协作，包括神经外科、介入放射科、耳鼻喉科，分离转移皮瓣时还需要整形外科。现代显微神经外科报道肿瘤不能完全切除的概率为12%～49%；围手术期死亡率为0～4%；20%～100%的患者出现术后颅神经功能损伤，4.5%～9.3%的患者出现脑脊液漏。尽管术前栓塞降低了术中出血的风险及减少了手术时间，但对于住院时间、并发症发生率、死亡率并没有明显改善[2]。颈静脉球瘤在颅神经周围和间隙侵袭生长，并伴有反应性纤维化，这就导致很难在不损伤这些神经的前提下完整切除肿瘤。由于肿瘤和正常神经组织血供来源相似，术前血管栓塞也不能降低颅神经功能受损的风险，并可能导致永久性的功能受损[58-61]。已有一些研究对手术和放射治疗进行了比较（表18.3）[44-48]。正如荟萃分析和我们的汇总分析所示，手术（全切或次全切）所致并发症（一过性或永久性）是早期RT/SRS的2倍（*RR* 2.08；95%*CI* 1.05～4.15；*P*=0.04）。此外，放射治疗/立体定向放射治疗实现肿瘤控制的概率比单纯手术高78%（*OR* 0.22；95%*CI* 0.09～0.57；*P*=0.02）。根据我们的分析，

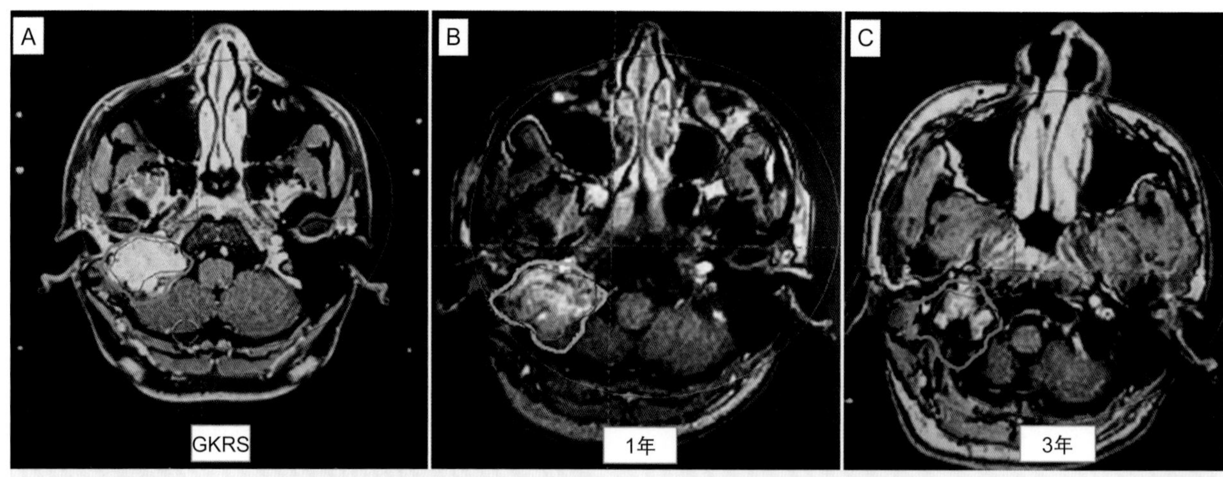

图18.3　大体积颈静脉球瘤经分割伽玛刀放射外科治疗（3次9 Gy）显示3年后体积减少了70%

手术和放射治疗/放射外科治疗的肿瘤控制率分别为81.3%和94.1%。放射相关的远期并发症（如诱发恶性肿瘤）风险较低，对于老年患者应优先考虑SRS治疗。总之，应在治疗前与GT患者充分说明立体定向放射外科、分割放射治疗和手术治疗的优势及缺点[62-65]。

18.2.8　未来研究和选择

经过几十年的研究观察，立体定向放射外科在肿瘤控制、症状改善和并发症等方面显示出至少等同于分割放射治疗、手术治疗的良好效果。然而，文献报道的异质性、病例选择、各领域技术进步都需要进行详细全面的分析。在选择治疗方式时，还需要考虑多方面因素（表18.4），如是否住院、日常开销、随访费用、治疗期间患者能否工作等[66]。比较低分割伽玛刀治疗和调强放射治疗就可以发现，低分割伽玛刀治疗一次住院就能完成，而调强放射治疗则需4～5周，每天还需前往医院，这就意味着时间、费用的支出，以及心理压力的增加。尽管没有正式文献报道，但在实践中，我们发现患者都选择了低分割伽玛刀治疗[67-69]。

对于颈静脉球瘤的首程和再程治疗还需要进行更多研究，并比较评估多学科治疗方案。进行前瞻性对比研究将有利于治疗指南的建立。对于如何改善患者症状、提高患者生活质量仍有待进一步研究。使用更多、更小的照射靶点，可以更好地实现治疗的适形性，提高对肿瘤的准确照射，减少神经功能受损的可能性。更清晰的影像学检查有助于我们区别病变和正常神经。我们希望能够建立一项具有标准化评估方案的前瞻性多中心国际化研究，这将克服目前各种研究的不足，进一步提高有关颈静脉球瘤的诊疗水平。需要特别注意的是，治疗方案多样、神经功能损害不同、肿瘤大小差异、发病率较低等因素可能是这项研究的主要困难。当年轻患者出现侵袭性生长的病变时，需要建议患者行基因检测，尤其是与SD HB亚型相关的基因检测。这种肿瘤可能会出现转移生长，由于其呈恶性生长且易复发往往预后不佳[68-69]。

18.3　总结

立体定向放射外科对颈静脉球瘤治疗效果良好，这改变了GT治疗的模式。伽玛刀治疗可以实现最少的并发症、几乎零死亡并能长期控制肿瘤生长。虽然肿瘤体积减小可能不明显，但大多数患者的临床症状如头痛、耳鸣、眩晕、平衡失调、听力下降和后组颅神经受损等都有显著改善。颈静脉球瘤曾经被认为是神经外科治疗较困难的疾病之一，而多项研究证实了伽玛刀治疗颈静脉球瘤的安全性和有效性，伽玛刀应成为治疗颈静脉球瘤的主要治疗手段。一旦诊断该疾病建议及早治疗，以避免可能出现的并发症发生。

表 18.3 手术与放疗结果比较

研究者	病例数	肿瘤类型	手术v放疗	剂量/分割	随访中位数	肿瘤控制（手术-放疗）	并发症（手术-放疗）	最常见并发症（手术-放疗）	无进展生存率（%）
Elshaikh MA等（2002）[44]	29	GJ: 16 (55.2); CB: 7 (24.1); GT: 5 (17.2); TP: 1 (3.4)	-S: 17 (58.6); -RT: 12 (41.3) -GKRS: 7 (58.3); -EBRT: 4 (33.3); -IMRT: 1 (3.4)	-GKS: 13 ~ 16Gy -EBRT: 45 ~ 54Gy at 1.8-2.0 Gy/fraction -IMRT: 50 Gy at 2 Gy/fraction	55	12/17 (71%) *vs.* 12/12 (100%)	8/17 (47%) *vs.* 1/12 (8.3%)	颅神经损伤*vs.* 短暂性食管炎	S：62% RT：100%
Huy PTB等（2009）[45]	88	GJ: 37 (78.7); VP/CB: 10 (21.2) GJ:41 (100); VP: 8 (19.5); CB: 3 (7.3)	S: 47 (53.4); RT: 41 (46.5)	45 (44 ~ 50)	50	31/47 (65.9%) *vs.* 39/41 (95.1%)	NA	面神经麻痹*vs.* 黏膜炎	NA
Kunzel等（2012）[46]	45	GT Type A: 4 (8.8); Type B: 19 (42.2); Type C1: 11 (24.4); Type C3: 2 (4.4); Type D: 9	S: 29 (64.4); SRT: 12 (26.7); Observation: 4 (8.8)	SRT: 11 50 Gy (32-54 Gy); GKS: 1 (16 Gy)	56.5	27/29 (93.3%) *vs.* 12/12 (100%)	14/29 (48.2%) *vs.* 4/12 (33.3%)	脑脊液漏*vs.* 神经损伤	NA
Kunzel等（2014）[47]	32	CB: 27 (84.3); VP: 9 (28.1)	CB: S: 21 (77.8); SRT: 3 (9.4) VP: S: 7 (21.8); SRT: 2 (6.2)	NA	4.67	28/28 (100%) *vs.* 5/5 (100%)	38–100% *VS.* 0%	神经损伤 *vs.* 无	NA
Wang等（1987）[48]	32	GT: 10 (31.2); TM: 2 (6.25); Petrosal or extrapetrosal: 15 (46.8); Recurrent tumors: 5 (15.6)	S: 13 (40.6); RT: 15 (46.8)	5.8 Gy in 9 ~ 11 fraction	NA	11/13 (85%) *vs.* 12/15 (84%)	4/13 (31%) *vs.* 2/15 (13%)	面神经麻痹 *vs.* 外耳道狭窄	10年生存 手术：7/9（78%） RT：10/14（71%）

CN，颅神经；CB、颈动脉体；EAC，外耳道；EBRT，外放射治疗；IMRT，调强放疗；GKRS,伽玛刀放射外科；GJ,颈静脉秋；GT，鼓室球；TP、甲状腺副神经节瘤；S，手术；RT，放射治疗；TR，全切除；STR，次全切除；VP，迷走神经副神经节瘤；SRT，立体定向放射治疗。

表 18.4 颈静脉球瘤各种治疗方式（外照射治疗；调强放射治疗；立体定向放射外科）的隐形成本

标准	手术	分割立体定向放射外科	普通或调强放疗
是否住院	是	是	否
经常性费用	无	无	有
就诊费用	一次性	一次性	28 ~ 35天复诊
工作暂停	15 ~ 20天	5 ~ 7天	35 ~ 40天
是否需重复治疗	理论上是唯一的治疗方法，尽管控制率低（78.2%）[9]	控制率为93.7%[9]	控制率为89.1%[9]
是否需辅助治疗	可能需要气管切开或面神经康复，颅神经损伤可能性90%	颅神经损伤可能性0.2%	颅神经损伤可能性8% ~ 15%

参考文献

（遵从原版图书著录格式）

1. Tripathi M, et al. Safety and efficacy of primary multisession dose fractionated gamma knife radiosurgery for jugular paragangliomas. World Neurosurg, 2019. 131: e136–e148.
2. Sheehan J, et al. Gamma knife surgery for glomus jugulare tumors: an intermediate report on efficacy and safety. J Neurosurg, 2005. 102(Suppl):241–246.
3. Jansen JC, et al. Estimation of growth rate in patients with head and neck paragangliomas influences the treatment proposal. Cancer, 2000. 88(12):2811–2816.
4. Heth J. The basic science of glomus jugulare tumors. Neurosurg Focus, 2004. 17(2):E2.
5. Manolidis S, et al. Malignant glomus tumors. Laryngoscope, 1999. 109(1):30–34.
6. Lee CC, Trifiletti DM, and Sheehan JP. Radiosurgery for Glomus Tumors. Prog Neurol Surg, 2019. 34:215–222.
7. Jayashankar N and Sankhla S. Current perspectives in the management of glomus jugulare tumors. Neurol India, 2015. 63(1):83–90.
8. Sadashiva N and Tripathi M. Safety checklist for gamma knife radiosurgery. Asian J Neurosurg, 2019. 14(4):1308–1311.
9. Whiteman ML, et al. 111In octreotide scintigraphy in the evaluation of head and neck lesions. AJNR Am J Neuroradiol, 1997. 18(6):1073–1080.
10. Hafez RFA, Morgan MS, Fahmy OM, Hassan HT. Long-term effectiveness and safety of stereotactic gamma knife surgery as a primary sole treatment in the management of glomus jugulare tumor. Clin Neurol Neurosurg. 2018;168:34–37.
11. Sharma M, Meola A, Bellamkonda S, et al. Long-term outcome following stereotactic radiosurgery for glomus Jugulare tumors: a single institution experience of 20 years. Neurosurgery. 2018; 83(5):1007–1014.
12. Patel NS, Carlson ML, Pollock BE, et al. Long-term tumor control following stereotactic radiosurgery for jugular paraganglioma using 3D volumetric segmentation. J Neurosurg. 2018;1–9. https://doi.org/10.3171/2017.10.JNS17764
13. Ibrahim R, Ammori MB, Yianni J, Grainger A, Rowe J, Radatz M. Gamma knife radiosurgery for glomus jugulare tumors: a single-center series of 75 cases. J Neurosurg. 2017;126 (5):1488–1497.
14. Wakefield DV, Venable GT, VanderWalde NA, et al. Comparative neurologic outcomes of salvage and definitive gamma knife radiosurgery for glomus Jugulare: a 20-year experience. J Neurol Surg B Skull Base. 2017;78(3):251–255.
15. Winford TW, Dorton LH, Browne JD, Chan MD, Tatter SB, Oliver ER. Stereotactic radiosurgical treatment of glomus jugulare tumors. Otol Neurotol. 2017;38(4):555–562.
16. Dobberpuhl MR, Maxwell S, Feddock J, St Clair W, Bush ML. Treatment outcomes for single modality management of glomus jugulare tumors with stereotactic radiosurgery. Otol Neurotol. 2016;37(9):1406–1410.
17. Gandia-Gonzalez ML, Kusak ME, Moreno NM, Sarraga JG, Rey G, Alvarez RM. Jugulotympanic paragangliomas treated with gamma knife radiosurgery: a single-center review of 58 cases. J Neurosurg. 2014;121(5):1158–1165.
18. Sheehan JP, Tanaka S, Link MJ, et al. Gamma knife surgery for the management of glomus tumors: a multicenter study. J Neurosurg. 2012;117(2):246–254.
19. Chen PG, Nguyen JH, Payne SC, Sheehan JP, Hashisaki GT. Treatment of glomus jugulare tumors with gamma knife radiosurgery. Laryngoscope. 2010;120(9):1856–1862.
20. Genc A, Bicer A, Abacioglu U, Peker S, Pamir MN, Kilic T. Gamma knife radiosurgery for the treatment of glomus jugulare tumors. J Neurooncol. 2010;97(1):101–108.

21. Navarro Martin A, Maitz A, Grills IS, et al. Successful treatment of glomus jugulare tumours with gamma knife radiosurgery: clinical and physical aspects of management and review of the literature. Clin Transl Oncol. 2010;12(1):55–62.
22. Ganz JC, Abdelkarim K. Glomus jugulare tumours: certain clinical and radiological aspects observed following gamma knife radiosurgery. Acta Neurochir. 2009;151(5):423–426.
23. Miller JP, Semaan M, Einstein D, Megerian CA, Maciunas RJ. Staged gamma knife radiosurgery after tailored surgical resection: a novel treatment paradigm for glomus jugulare tumors. Stereotact Funct Neurosurg. 2009;87(1):31–36.
24. Sharma MS, Gupta A, Kale SS, Agrawal D, Mahapatra AK, Sharma BS. Gamma knife radiosurgery for glomus jugulare tumors: therapeutic advantages of minimalism in the skull base. Neurol India. 2008;56(1):57–61.
25. Bitaraf MA, Alikhani M, Tahsili-Fahadan P, et al. Radiosurgery for glomus jugulare tumors: experience treating 16 patients in Iran. J Neurosurg. 2006;105:168–174.
26. Feigl GC, Horstmann GA. Intracranial glomus jugulare tumors: volume reduction with gamma knife surgery. J Neurosurg. 2006;105(Suppl):161–167.
27. Gerosa M, Visca A, Rizzo P, Foroni R, Nicolato A, Bricolo A. Glomus jugulare tumors: the option of gamma knife radiosurgery. Neurosurgery. 2006;59(3):561–569.
28. Eustacchio S, Trummer M, Unger F, Schrottner O, Sutter B, Pendl G. The role of gamma knife radiosurgery in the management of glomus jugular tumours. Acta Neurochir Suppl. 2002; 84:91–97.
29. Saringer W, Khayal H, Ertl A, Schoeggl A, Kitz K. Efficiency of gamma knife radiosurgery in the treatment of glomus jugulare tumors. Minim Invasive Neurosurg. 2001;44(3):141–146.
30. Tripathi M, et al. Pushing the limits of the Leksell stereotactic frame for spinal lesions up to C3: fixation at the maxilla. Acta Neurochir (Wien). 2016 Sep;158(9):1691–5. doi: 10.1007/s00701-016-2878-1. Epub 2016 Jun 30. PMID: 27364894.
31. Mukherjee KK, et al. Nuances of Gamma Knife radiosurgery for upper cervical spine lesions. Acta Neurochir (Wien). 2016 Nov;158(11):2237. doi: 10.1007/s00701-016-2964-4. Epub 2016 Sep 15. PMID: 27638641.
32. Mukherjee KK, et al. Dose fractionated gamma knife radiosurgery for large arteriovenous malformations on daily or alternate day schedule outside the linear quadratic model: Proof of concept and early results. A substitute to volume fractionation. Neurol India. 2017 Jul-Aug;65(4):826–835. doi: 10.4103/neuroindia.NI_220_17. PMID: 28681759.
33. Tripathi M. Letter to the Editor. Dose-fractionated Gamma Knife radiosurgery for large-volume arteriovenous malformations. J Neurosurg. 2018 Dec 1;129(6):1660–1662. doi: 10.3171/2018.5.JNS181361. PMID: 30265196.
34. Deora H, et al. In reply to the letter to the editor regarding "safety and efficacy of primary mulitsession dose fractionated gamma knife radiosurgery for jugular paragangliomas". World Neurosurg. 2019 Nov;131:304–305. doi: 10.1016/j.wneu.2019.08.100. PMID: 31658570.
35. Tripathi M, et al. The Safety and Efficacy of Bevacizumab for Radiosurgery - Induced Steroid - Resistant Brain Edema; Not the Last Part in the Ship of Theseus. Neurol India. 2019 Sep-Oct;67(5):1292–1302. doi: 10.4103/0028-3886.271242. PMID: 31744962.
36. Tripathi M, et al. Safety and efficacy of single-fraction gamma knife radiosurgery for benign confined cavernous sinus tumors: our experience and literature review. Neurosurg Rev. 2020 Feb;43(1):27–40. doi: 10.1007/s10143-018-0975-8. Epub 2018 Apr 9. PMID: 29633079.
37. Tripathi M, et al. Temporary noncicatricial focal alopecia following Gamma knife radiosurgery: case series and review of literature. Neurol India. 2018 Sep-Oct;66(5):1469-1474. doi: 10.4103/0028-3886.241362. PMID: 30233022.
38. Tripathi M, et al. Letters to the Editor. Vessel stenosis after Gamma Knife radiosurgery for benign lesions. J Neurosurg. 2020 Jan 3:1–3. doi: 10.3171/2019.11.JNS192948. Epub ahead of print. PMID: 31899876.
39. Common Terminology Criteria for Adverse Events (CTCAE) version 4.03. Published by US Department of Health and Human Services, National Institute of Health, National Cancer Institute.
40. Cole JM and Beiler D. Long-term results of treatment for glomus jugulare and glomus vagale tumors with radiotherapy. Laryngoscope, 1994. 104(12):1461–1465.
41. Hawthorne MR, et al. The histopathological and clinical features of irradiated and nonirradiated temporal paragangliomas. Laryngoscope, 1988. 98(3):325–331.
42. Larner JM, et al. Glomus jugulare tumors. Long-term control by radiation therapy. Cancer, 1992. 69(7):1813–1817.
43. Murphy TP and Brackmann DE. Effects of preoperative embolization on glomus jugulare tumors. Laryngoscope, 1989. 99(12) 1244–1247.
44. Elshaikh MA, Mahmoud-Ahmed AS, Kinney SE, Wood BG, Lee JH, Barnett GH, Suh JH. Recurrent head-and-neck chemodectomas: a comparison of surgical and radiotherapeutic results. Int J Radiat Oncol Biol Phys. 2002 Mar 15;52(4):953–6. doi: 10.1016/s0360-

3016(01)02751-1. PMID: 11958888.

45. Huy PT, Kania R, Duet M, Dessard-Diana B, Mazeron JJ, Benhamed R. Evolving concepts in the management of jugular paraganglioma: a comparison of radiotherapy and surgery in 88 cases. Skull Base. 2009 Jan;19(1):83–91. doi: 10.1055/s-0028-1103125. PMID: 19568345; PMCID: PMC2637577.
46. Künzel J, Iro H, Hornung J, Koch M, Brase C, Klautke G, Zenk J. Function-preserving therapy for jugulotympanic paragangliomas: a retrospective analysis from 2000 to 2010. Laryngoscope. 2012 Jul;122(7):1545–1551. doi: 10.1002/lary.23268. Epub 2012 Mar 27. PMID: 22460585.
47. Künzel J, Koch M, Brase C, Fietkau R, Iro H, Zenk J. Treatment of cervical paragangliomas: is surgery the only way? Am J Otolaryngol. 2014 Mar-Apr;35(2):186–191. doi: 10.1016/j.amjoto.2013.08.020. Epub 2013 Sep 17. PMID: 24051237.
48. Wang ML, Hussey DH, Doornbos JF, Vigliotti AP, Wen BC. Chemodectoma of the temporal bone: a comparison of surgical and radiotherapeutic results. Int J Radiat Oncol Biol Phys. 1988 Apr;14(4):643–648. doi: 10.1016/0360-3016(88)90084-3. PMID: 2832356.
49. Fatima N, et al. Stereotactic radiosurgery for head and neck paragangliomas: a systematic review and meta-analysis. Neurosurg Rev, 2020.
50. Michalowska I, et al. Growth rate of paragangliomas related to germline mutations of the sdhx genes. Endocr Pract, 2017. 23(3):342–352.
51. Ibrahim R, et al. Gamma Knife radiosurgery for glomus jugulare tumors: a single-center series of 75 cases. J Neurosurg, 2017. 126(5): 1488–1497.
52. Zhong J, et al. The use of hypofractionated radiosurgery for the treatment of intracranial lesions unsuitable for single-fraction radiosurgery. Neurosurgery, 2018. 83(5):850–857.
53. Gigliotti MJ, et al. A 10-year experience of linear accelerator-based stereotactic radiosurgery/radiotherapy (SRS/SRT) for paraganglioma: a single institution experience and review of the literature. J Radiosurg SBRT, 2018. 5(3):183–190.
54. Hurmuz P, et al. Robotic stereotactic radiosurgery in patients with unresectable glomus jugulare tumors. Technol Cancer Res Treat, 2013. 12(2): 109–113.
55. Lieberson RE, et al. Stereotactic radiosurgery as the primary treatment for new and recurrent paragangliomas: is open surgical resection still the treatment of choice? World Neurosurg, 2012. 77(5-6):745–761.
56. Schuster D, et al. Initial radiographic tumor control is similar following single or multi-fractionated stereotactic radiosurgery for jugular paragangliomas. Am J Otolaryngol, 2016. 37(3):255–258.
57. Tse V, et al. Glomus tumors treated with stereotactic radiosurgery: a retrospective study. J Radiosurg SBRT, 2017. 5(1):73–81.
58. Tuniz F, et al. Multisession cyberknife stereotactic radiosurgery of large, benign cranial base tumors: preliminary study. Neurosurgery, 2009. 65(5):898–907; discussion 907.
59. Carlson ML, et al. Surgical management of giant transdural glomus jugulare tumors with cerebellar and brainstem compression. J Neurol Surg B Skull Base, 2012. 73(3): 197–207.
60. Gartrell BC, et al. Facial and lower cranial neuropathies after preoperative embolization of jugular foramen lesions with ethylene vinyl alcohol. Otol Neurotol, 2012. 33(7): 1270–1275.
61. Gaynor BG, et al. Incidence of cranial nerve palsy after preoperative embolization of glomus jugulare tumors using Onyx. J Neurosurg, 2014. 120(2): 377–381.
62. Ramina R, et al. Jugular foramen tumors: diagnosis and treatment. Neurosurg Focus, 2004. 17(2): E5.
63. Elshaikh MA, et al. Recurrent head-and-neck chemodectomas: a comparison of surgical and radiotherapeutic results. Int J Radiat Oncol Biol Phys, 2002. 52(4): 953–956.
64. Kunzel J, et al. Function-preserving therapy for jugulotympanic paragangliomas: a retrospective analysis from 2000 to 2010. Laryngoscope, 2012. 122(7):1545–1551.
65. Kunzel J, et al. Treatment of cervical paragangliomas: is surgery the only way? Am J Otolaryngol, 2014. 35(2):186–191.
66. Wang ML, et al. Chemodectoma of the temporal bone: a comparison of surgical and radiotherapeutic results. Int J Radiat Oncol Biol Phys, 1988. 14(4): 643–648.
67. Deora H, et al. In reply to the letter to the editor regarding "safety and efficacy of primary mulitsession dose fractionated gamma knife radiosurgery for jugular paragangliomas". World Neurosurg, 2019. 131:304–305.
68. Amar L, et al. Succinate dehydrogenase B gene mutations predict survival in patients with malignant pheochromocytomas or paragangliomas. J Clin Endocrinol Metab, 2007. 92(10):3822–3828.
69. Burnichon N, et al. The genetics of paragangliomas. Eur Ann Otorhinolaryngol Head Neck Dis, 2012. 129(6):315–318.

（贾博　伍琳　译）

19 血管母细胞瘤的立体定向放射外科治疗

Ajay Niranjan，L. Dade Lunsford
神经外科中心
匹兹堡大学医学院
UPMC 图像引导神经外科中心
宾夕法尼亚州 匹兹堡

19.1 引言

血管母细胞瘤（hemangioblastoma，HB）是发生于中枢神经系统（central nervous system，CNS）的富血管肿瘤。它们多见于小脑、脑干和上颈髓，也可发生在中枢神经系统的任何部位。血管母细胞瘤是WHO Ⅰ级肿瘤，多发于30～60岁的中年人，男性稍多见。患者最常见症状为头痛（70%）、小脑功能障碍（50%～60%）或脑积水（50%）。肿瘤可表现为散发性，也可作为冯希佩尔–林道（Von Hippel-Lindau，VHL）综合征[1]的一种表现形式。VHL是一种常染色体显性遗传性多器官肿瘤综合征，由3p25上VHL抑癌基因的种系突变引起[2-3]。中枢神经系统的HB是VHL患者最常见的症状之一，也是导致发病和死亡的主要原因。根据肿瘤发生的解剖部位不同，VHL相关HB可表现出多种多样的症状和体征。

在大多数患者中，HB是散发性、单发性病变，主要发生在小脑。VHL相关病变主要位于颅后窝。VHL患者也可能有内脏病变，包括肾细胞癌、胰腺神经内分泌肿瘤、嗜铬细胞瘤和视网膜血管瘤。在HB患者中，异位促红细胞生成素可导致高达40%的患者罹患继发性红细胞增多症，这可能有助于明确诊断。尽管HB在组织学上被认为是良性血管肿瘤，但它们可能侵犯邻近的神经结构，因此很难完全切除。在脑成像中，HB边界清楚，通常为囊性病变，其特征是附壁结节明显强化，由于其血管丰富通常以流动为特征。

19.2 手术切除的地位

通常手术全切是肿瘤单发、有症状、位于手术入路安全区域患者的治疗方案[4]。肿瘤复发在次全切除的VHL患者中更为常见[4]。对于较大或者血供丰富的肿瘤，可以考虑术前栓塞。由于肿瘤的大小和位置，次全切除可能是不可避免的，但它与高复发率相关[5]。

19.3 剂量分割放射治疗

已将传统放射治疗（radiation therapy，RT）用于残留的、复发的，或难以切除的肿瘤。虽然尚无大型的前瞻性试验，但有多项回顾性研究评价了放射治疗作为HB次全切除术后辅助治疗的疗效。Smalley等使用剂量分割放射治疗治疗了27例HB患者，并报道5年、10年和15年无复发生存率分别为76%、52%和42%[4]。

19.4 立体定向放射外科治疗

在过去的30年里，已将立体定向放射外科（stereotactic radiosurgery，SRS）治疗用作HB的主要、辅助和挽救治疗方案。最常将SRS作为位于高风险区域位置深在的肿瘤的主要治疗方法，或作为次全切除术后残留的辅助治疗。数个回顾性单中心和多中心研究已经证明了SRS在HBs中的治疗价值（表19.1）[4, 6-16]。

表 19.1 血管母细胞瘤的放射治疗

作者	年份	放射治疗类型	患者和肿瘤数量（患者/肿瘤）	平均随访时间（月）	平均肿瘤体积或直径	平均边际剂量（Gy）	5年无进展生存期
Patrice等[19]	1996	GK	22/38	24.5	0.97 cc	15.5	86%（2 yr）
Niemela等[9]	1996	GK	10/11	43	13.5 mm	20	100%
Chang等[17]	1998	LINAC	13/29	43	1.6 cc	23.2	96.6%（整体）
Pan等[11]	1998	GK	13/20	29	20 mm	18.4	69.2%（整体）
Wang等[16]	2005	GK	35/93	66	13 mm	17.2	82.9%（整体）
Tago等[15]	2005	GK	13/38	36	0.23 cc	20	96.20%
Kano等[6]	2008	Gk	32/74	61.4	0.72 cc	16	89.90%
Moss等[8]	2009	LINAC	31/94	69	1.8 cc	23.4	82%
Sayer等[13]	2011	GK	14/26	55.4	1.65 cc	18	74%
Goyal等[24]	2016	GK	10/24	48	1.64 cc	25	75%
Silva等[14]	2016	GK	10/20	64（中位数）	0.946 cc（中位数）	NA	85%
Kano等[7]	2016	GK	186/517	66	1.74 cc	16.7	89%
Liebenow等[19]	2019	GK	15/101	65（中位数）	28 cc	17.8	95%
Zibly等[20]	2020	LINAC	14/23	89	1.06 cc	15.5	87%（整体）

19.5 单中心研究

Patrice等报告称SRS治疗后2年肿瘤的精准控制率为86%[12]。Niemela等报道了11例HB病例，在SRS治疗后（中位时间30个月），6例肿瘤的体积减小[9]。Chang等报道，在接受直线加速器放射治疗的13例患者（29个HBs）中，较高的放射剂量改善了治疗效果[17]。Wang等报道了35例患者（93个HBs）接受伽玛刀SRS（GKRS）治疗[16]，5年无进展生存率为71%，精算生存率为83%。Matsunaga等报道了22例患者的67个HBs接受GKRS治疗[18]，GKRS治疗后5年和10年的无进展生存率分别为88%和78%。Sayer等报道了14例（26个HBs）患者治疗后5年的无进展生存率为74%[13]。Tago等报道了5年和10年的肿瘤控制率为96.2%[15]。Kano等报道了肿瘤体积在无进展生存期中的作用[6]。VHL相关HB患者的边缘剂量大于15 Gy、16 Gy和18 Gy，与更长的无进展生存率有关。Moss等指出，在他们治疗的患者中，囊液停止分泌通常需要1年以上[8]。在4例患者中，由于相关的占位效应，必须对相关的囊肿进行引流或切除肿瘤结节。研究结果显示，SRS只对HBs的附壁结节有效，而不是相关的囊性成分；它不是快速减少相关占位效应症状的理想治疗方法。然而，对于无法手术的肿瘤患者，由于经治肿瘤得以控制后囊性成分随之消退都会以一种延迟的方式进行，故而放射治疗不失为一个有用的备选方案。Sayer等通过GKRS治疗了14例患者的26个HBs[13]，在他们的分析中，肿瘤的进展在散发性患者、女性患者和肿瘤较大的患者中更为常见。在这项研究中，囊性成分的存在并不影响肿瘤对GKRS的反应。

Liebenow等回顾了他们中心对HB的SRS治疗经验。研究者用GKRS治疗了15例患者的101个病变（96个VHL和5个散发性病变），使用的中位边缘剂量为17.8 Gy[19]。他们注意到4/101（4%）的治疗病变出现了局部复发，治疗后到局部复发的时长从0.4～10.7年不等。7/15（47%）的患者出现了新的HBs，无新HB形成的中位时间为5.4年。在GKRS治疗后的1年、3年和5年，分别有97%、80%和46%的患者没有形成新的HB。

Zibly等对14例患者（23个HBs）进行了基于LINAC的SRS治疗研究[20]。使用15.5 Gy的平均边缘剂量治疗强化肿瘤，平均等剂量线为82%，最高剂量21.7 Gy。在接受治疗的23个HBs中，8个（35%）消退，12个（52%）保持稳定，没有任何体积变化，3个（13%）进展，需要切除。

19.6 多中心研究

一项涉及6个美国和13个日本GK中心的多中心研究纳入了接受SRS治疗的186例患者（共517个HBs）[7]。80例患者（335个病灶）患有VHL疾病，106例患者（182个肿瘤）患有散发性HBs。在与VHL相关的335例HBs中，29%为残留或复发肿瘤，71%为以SRS作为首程治疗的新肿瘤。相比之下，在散发组中，89%是残留或复发性病变，只有11%的肿瘤接受了SRS作为指定治疗。VHL患者的中位边缘剂量为18 Gy，散发性HBs患者为15 Gy。总体3年、5年和10年生存率分别为94%、90%和74%（图19.1）。在中位5年时，20例患者死于颅内疾病进展，9例患者死于其他原因。与较长生存期相关的因素包括年龄较小、没有神经系统症状、肿瘤较少和更好的卡诺夫斯基一般情况评分（Karnofsky Performance Status）。80例VHL患者中有30例（38%）出现新肿瘤，106例散发性HB患者中有15例（14%）出现肿瘤复发。对于VHL患者，5年内新肿瘤发生率为39%。与降低新发肿瘤或残留肿瘤复发风险相关的因素包括年龄较小、肿瘤较少和散发而非VHL相关HBs。治疗后肿瘤的3年、5年和10年无进展生存率分别为92%、89%和79%。与无进展生存率改善相关的因素包括VHL相关HB、实体瘤、较小的肿瘤体积和较高的边际剂量。这些数据表明，SRS治疗后的局部控制率可能优于传统RT。

19.7 荟萃分析

在一项荟萃分析中，Pan等从14项研究中分别提取患者数据，其中包括322个肿瘤。伽玛刀是HB最常用的SRS方法。平均肿瘤体积为3.4 mm^3，平均周边剂量为21.7 Gy。GK、LINAC和CyberKnife使用的平均边缘剂量分别为19.21 Gy、23.26 Gy和21.26 Gy。从这些研究中汇总的患者的

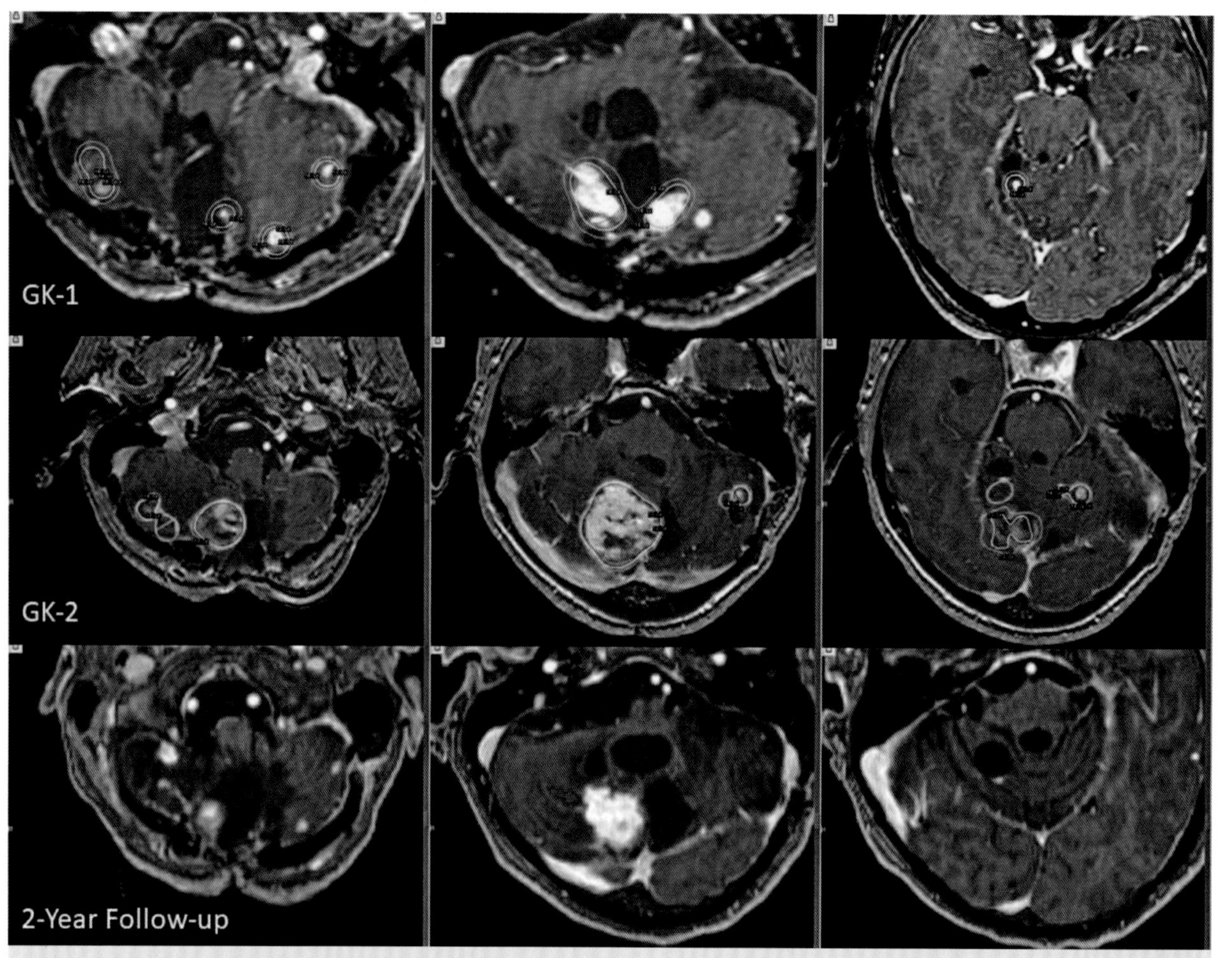

图19.1　1例65岁女性接受了多个VHL相关HBs的放射治疗，在轴位T_1加权对比增强MRI上投影的放射治疗剂量计划（上）。她之前做过多次切除术，使用16 Gy的边缘剂量治疗9个肿瘤。3年后随访显示一个小脑肿瘤增大并出现几个新的肿瘤结节。她因肿瘤复发和新发接受了第二次GK治疗（中）。较大的小脑肿瘤用13 Gy重新治疗，其他7个肿瘤用14 Gy边缘剂量治疗。蓝线代表先前剂量计划的投影，黄线代表当前剂量计划。第二次GK放射外科术后2年随访显示肿瘤消退（红色箭头）和稳定（底部）

5年无进展生存率为44%。常见的不良事件包括脑积水、放射不良反应、头痛和瘤周水肿。较好的肿瘤控制相关的因素包括实体瘤、较小的肿瘤、VHL相关的病变和较大的边缘剂量。

Qui等最近对VHL患者HB的SRS治疗进行了系统回顾和荟萃分析[21]。在这项荟萃分析中，有9项研究符合5年肿瘤控制率的分析条件，代表了170例受试者，共660个肿瘤。该研究还发现，伽玛刀是文献报道最多的针对VHL相关HB的SRS方法。颅内肿瘤的合并5年控制率为92%。患者个体因素，如年龄、性别、肿瘤体积、放射外科方法、边缘剂量、最大剂量、SRS治疗肿瘤数量和肿瘤位置与肿瘤进展无关。

19.8　辐射诱导肿瘤相关问题

有人担心对周围组织的辐射可能会导致遗传性肿瘤（如VHL）患者发生额外的突变事件[22]。已发表的HB放射治疗的长期研究没有发现接受治疗的HB会发生恶性转化或出现新的恶性肿瘤。这些研究也没有发现接受SRS治疗患者的新HB形成速度增加[23]。与其他良性肿瘤（如神经鞘瘤和脑膜瘤）的情况一样，有长期随访的研究表明，放射治疗与肿瘤控制的改善有关，而且神经系统或辐射相关的不良事件风险相对较低[7，19]。尽管组织学上描述为良性，但HBs需要更高的肿瘤边缘剂量来提高疗效。

19.9 总结

SRS是复发、散发性和新发的VHL相关HBs治疗方案的一个重要部分。30年的相关经验表明，与传统的剂量分割放射治疗相比，这种聚焦放射治疗后肿瘤控制更好，风险更小。SRS的优点包括其相对无创、可精确治疗关键部位小肿瘤、治疗相关并发症少，以及在肿瘤有新进展时仍可再次治疗。SRS可以作为无法手术的深部肿瘤、复发的散发性肿瘤和VHL患者新发生的肿瘤的首程治疗方案。

参考文献

（遵从原版图书著录格式）

1. Hanakita S, Koga T, Shin M, Takayanagi S, Mukasa A, Tago M, et al. The long-term outcomes of radiosurgery for intracranial hemangioblastomas. Neuro Oncol. 2014;16:429–33.
2. Gossage L, Eisen T, Maher ER. VHL, the story of a tumour suppressor gene. Nat Rev Cancer. 2015;15:55–64.
3. Maher ER, Neumann HP, Richard S. von Hippel-Lindau disease: a clinical and scientific review. Eur J Hum Genet. 2011;19:617–23.
4. Smalley SR, Schomberg PJ, Earle JD, Laws ER, Jr., Scheithauer BW, O'Fallon JR. Radiotherapeutic considerations in the treatment of hemangioblastomas of the central nervous system. Int J Radiat Oncol Biol Phys. 1990;18:1165–71.
5. Conway JE, Chou D, Clatterbuck RE, Brem H, Long DM, Rigamonti D. Hemangioblastomas of the central nervous system in von Hippel-Lindau syndrome and sporadic disease. Neurosurgery. 2001;48:55–62; discussion -3.
6. Kano H, Niranjan A, Mongia S, Kondziolka D, Flickinger JC, Lunsford LD. The role of stereotactic radiosurgery for intracranial hemangioblastomas. Neurosurgery. 2008;63:443–50; discussion 50–1.
7. Kano H, Shuto T, Iwai Y, Sheehan J, Yamamoto M, McBride HL, et al. Stereotactic radiosurgery for intracranial hemangioblastomas: a retrospective international outcome study. J Neurosurg. 2015;122:1469–78.
8. Moss JM, Choi CY, Adler JR, Jr., Soltys SG, Gibbs IC, Chang SD. Stereotactic radiosurgical treatment of cranial and spinal hemangioblastomas. Neurosurgery. 2009;65:79–85; discussion.
9. Niemela M, Lim YJ, Soderman M, Jaaskelainen J, Lindquist C. Gamma knife radiosurgery in 11 hemangioblastomas. J Neurosurg. 1996;85:591–6.
10. Pan J, Jabarkheel R, Huang Y, Ho A, Chang SD. Stereotactic radiosurgery for central nervous system hemangioblastoma: systematic review and meta-analysis. J Neurooncol. 2018;137:11–22.
11. Pan L, Wang EM, Wang BJ, Zhou LF, Zhang N, Cai PW, et al. Gamma knife radiosurgery for hemangioblastomas. Stereotact Funct Neurosurg. 1998;70 Suppl 1:179–86.
12. Patrice SJ, Sneed PK, Flickinger JC, Shrieve DC, Pollock BE, Alexander E, 3rd, et al. Radiosurgery for hemangioblastoma: results of a multiinstitutional experience. Int J Radiat Oncol Biol Phys. 1996;35:493–9.
13. Sayer FT, Nguyen J, Starke RM, Yen CP, Sheehan JP. Gamma knife radiosurgery for intracranial hemangioblastomas–outcome at 3 years. World Neurosurg. 2011;75:99–105; discussion 45–8.
14. Silva D, Grabowski MM, Juthani R, Sharma M, Angelov L, Vogelbaum MA, et al. Gamma Knife radiosurgery for intracranial hemangioblastoma. J Clin Neurosci. 2016;31:147–51.
15. Tago M, Terahara A, Shin M, Maruyama K, Kurita H, Nakagawa K, et al. Gamma knife surgery for hemangioblastomas. J Neurosurg. 2005;102:171–4.
16. Wang EM, Pan L, Wang BJ, Zhang N, Zhou LF, Dong YF, et al. The long-term results of gamma knife radiosurgery for hemangioblastomas of the brain. J Neurosurg. 2005;102 Suppl:225–9.
17. Chang SD, Meisel JA, Hancock SL, Martin DP, McManus M, Adler JR, Jr. Treatment of hemangioblastomas in von Hippel-Lindau disease with linear accelerator-based radiosurgery. Neurosurgery. 1998;43:28–34; discussion -5.
18. Matsunaga S, Shuto T, Inomori S, Fujino H, Yamamoto I. Gamma knife radiosurgery for intracranial haemangioblastomas. Acta Neurochir (Wien). 2007;149:1007–13; discussion 13.
19. Liebenow B, Tatter A, Dezarn WA, Isom S, Chan MD, Tatter SB. Gamma Knife stereotactic radiosurgery favorably changes the clinical course of hemangioblastoma growth in von Hippel-Lindau and sporadic patients. J Neurooncol. 2019;142:471–8.
20. Zibly Z, Cohen ZR, Peled A, Zach L, Nissim U, Attia M, et al. Linear accelerator stereotactic radiosurgery can modulate the clinical course of Hemangioblastoma: case series and review of the literature. J Clin Neurosci. 2020;82:162–5.
21. Qiu J, Cai D, Yang F, Zhou J, Gong Y, Cai L, et al. Stereotactic radiosurgery for central nervous system

hemangioblastoma in von Hippel-Lindau disease: a systematic review and meta-analysis. Clin Neurol Neurosurg. 2020;195:105912.

22. Evans DG, Birch JM, Ramsden RT, Sharif S, Baser ME. Malignant transformation and new primary tumours after therapeutic radiation for benign disease: substantial risks in certain tumour prone syndromes. J Med Genet. 2006;43:289–94.
23. Wanebo JE, Lonser RR, Glenn GM, Oldfield EH. The natural history of hemangioblastomas of the central nervous system in patients with von Hippel-Lindau disease. J Neurosurg. 2003;98:82–94.
24. Goyal N, Agrawal D, Singla R, Kale SS, Singh M, Sharma BS. Stereotactic radiosurgery in hemangioblastoma: experience over 14 years. J Neurosci Rural Pract. 2016;7:23–7.

（李文涛　任春莹　译）

前庭神经鞘瘤的立体定向放射外科治疗

20

Hirotaka Hasegawa
梅奥诊所 神经外科
东京大学附属医院神经外科
日本 东京

Michael J. Link
梅奥诊所 神经外科和耳鼻咽喉科
明尼苏达州 罗切斯特

Bruce E. Pollock
梅奥诊所 神经外科
明尼苏达州 罗切斯特

20.1 引言

前庭神经鞘瘤（vestibular schwannoma，VS）是一种相对不常见的颅内良性肿瘤，年发病率低于1/10万[1]，但据估计，随着时间的推移，这一比率会增加，这主要是由于放射成像技术的改进[2]。VS发生于第8对颅神经（前庭耳蜗神经），引起前庭病变、听力损失、耳鸣，如果肿瘤较大，还会出现面部麻木、脑干受压，并可能有脑积水的风险。大多数VS是散发性的，但有些与神经纤维瘤病2型（neurofibromatosis 2，NF-2）有关。治疗方式包括随访观察、立体定向放射外科（stereotactic radiosurgery，SRS）治疗和手术切除[3]。

当然，SRS概念的引入应该归功于20世纪50年代的Leksell和Larsson[4-5]。自20世纪60年代GK引入临床以来，SRS已被用于治疗各种颅内疾病，包括良性肿瘤。从20世纪90年代的先驱研究开始[6-11]，众多研究表明SRS对VS的疗效，其中有几个里程碑式的发现，如低剂量SRS的疗效和将耳蜗受量作为要注意的因素等[12-14]，而且随着策略和方法的不断完善，SRS也提升为VS的标准治疗方式。在本章中，我们主要通过多个GK中心的证据，总结了目前SRS治疗VS的实践及其结果，并讨论了目前仍存在的一些争议。

20.2 立体定向放射外科治疗的适应证

与经典的显微外科手术相比，SRS可以提供一种微创治疗，因此对于中小型肿瘤使用SRS来治疗是合理的，即便患者没有症状或者仅有轻微症状。然而，SRS并不能及时解决占位效应。而且，正如下文所描述的，它可能会引起受照射肿瘤的暂时性增大。考虑到这一点，尽管我们在本章稍后讨论时已经积累了一些数据来放宽这一限制[15-17]，一般还是认为SRS不适合用于治疗大的（位于颅后窝，直径>25～30 mm）和那些有明显脑干压迫的肿瘤。

20.3 放射外科技术

在进行GK的放射外科治疗操作时，首先应在局部麻醉下安装Leksell G型头架（Elekta Inc., Norcross，GA），可不使用或酌情予以小量镇静剂。随后，将患者转移到MRI室，使用直接连接在G型头架上的定位框进行立体定向MRI的采集。注射钆后，首选1 mm厚的无间隔轴向T_1加权图像或磁化准备快速梯度回波（Magnetization-Prepared Rapid Acquisition Gradient Echo，MPRAGE）序列用于更好地显示肿瘤，薄层T_2加权图像和（或）重T_2加权稳态图像［稳态构成干扰序列（CISS）、稳态采集快速成像（FIESTA）等］用于识别神经。在最新的版本“Leksell Gamma Knife® Icon™（Elekta Inc.）”中，还可以获得立体定向锥形束计算机断层扫描（computed tomography，CT），并允许MR与CT图像进行融合，从而可以提供非常高的立体定向准确性及更多的耳蜗和内耳道解剖信息。获得的图像以数字化的方式传输到装有治疗软件Leksell GammaPlan（Elekta Inc.）的计算机工作站，神经外科医生和肿瘤放射治疗科医生用其制订一个高度适形的放射外科治疗计划。放置多个等中心点（靶点）以完整覆盖肿瘤。不仅可以使用传统的椭球型4 mm、8 mm和16 mm靶点，还可以使用复合型靶点，在8个扇区的每个区分别独立选择4种设置（4 mm、8 mm、16 mm或阻挡）以优化剂量分布形状。一般使用40%～50%等剂量线作为处方剂量线。相较而言，几十年前使用的放射剂量较高（18～22 Gy）；然而，在当今的医疗实践中，首选较低的剂量（12～14 Gy），旨在减少放射不良反应（adverse radiation effect，ARE）[12, 18-25]。特别是最近由神经外科医师协会发布的指南支持使用<13 Gy，以促进听力保护，尽量防止出现新的颅神经功能障碍或加重原有功能障碍[26]。

20.4 治疗后随访及暂时性肿瘤增大

SRS治疗后一般建议采用一系列的定期MRI进行长期随访[26]。在医疗实践中，如果所治疗的肿瘤体积不大（<6 cm^3），可以在1年时进行第1次MRI随访[27]。肿瘤在治疗后1年进行第1次MRI时显示比治疗前稍大的情况并不罕见。通常情况下，我们在治疗后3年内每年进行1次MRI和听力检查随访，然后在接下来的4年内每隔1年进行1次

随访，在接下来的6年内每3年进行1次随访，在接下来的8年内每4年进行1次随访等。到目前为止，还没有就何时不再需要影像学随访达成共识。

暂时性肿瘤增大是一种自限性的明显的肿瘤体积增加，通常在SRS治疗后6～18个月观察到，并持续数月至数年，然后自发消退[28-29]。肿瘤扩张的程度因肿瘤而异，通常小于50%，但也可能超过100%[30]。较大的尺寸是肿瘤治疗后显著扩张的风险[29]。尽管在大多数情况下是短暂的，但显著的扩张可能伴随颅神经功能障碍或脑积水，需要进行永久性的脑脊液分流手术[29-32]。

20.5 肿瘤的控制

一般来说，SRS表现出非常良好的长期肿瘤控制率，报道的控制率在5年内＞90%，10年内＞85%[18, 22-25, 33-36]。这些结果来自包括100例以上患者和中位随访时间超过5年的多项研究，因此，我们认为，上述结果是对这一重要评判标准的可靠估计（表20.1）。图20.1是一个肿瘤得到长期控制的病例。

据报道有几个因素与肿瘤控制失败有关，如肿瘤大小（肿瘤较大、治疗前增长速度较快、压迫脑干）、周边剂量较低、既往已经治疗和女性[25, 33, 37-38]。历史上人们对SRS治疗囊性VS的疗效存在担忧。然而，当今最新证据表明，囊性不是肿瘤控制失败的风险因素，甚至可以作为对SRS治疗反应更好的预测因素。Bowden等证明，囊性和非囊性VS之间的肿瘤控制率没有实质性差异[39-40]，大囊性VS甚至比非囊性VS治疗后体积缩小更明显[41-42]。图20.2展示了一个囊性VS的例子。

表 20.1　当今研究对前庭神经鞘瘤立体定向放射外科治疗预后的报道

年份	作者	病例数	随访时间	肿瘤体积（mL）	处方剂量（Gy）	肿瘤控制率	永久性面神经功能损伤发生率
2020	Kawashima	214	11.1年	1.3	14	15年时分别为95%（12 Gy）和88%（＞12 Gy）	2%（12 Gy）和7%（＞12 Gy）
2019	Johnson	871	5.2年	0.9	13	10年时94%	1.6%
2019	Tucker	117	5.8年	1.8（肿瘤体积），2.4（PIV）	12.5	5年时99.9%	0
2018	Frischer	426	5.1年	ND	12	10年时98%	1.0%
2016	Klijn	420	5.1年	1.4	11	10年时85%	1.0%
2014	Boari	379	5.8年	1.9	13	5年时97%	1.1%
2013	Hasegawa	440	12.5年	2.8	12.8	10年时92%	0.3%（＜13 Gy）
2012	Sun	190	9年	3.6	13	10年时86%	1.1%
2009	Pollock	293	5.1年	2.9	13	7年时94%	ND
2007	Chopra	216	5.7年	1.3	13	10年时98%	0

缩写：ND=无可用数据；PIV=计划等剂量区体积（planned isodose volume）。

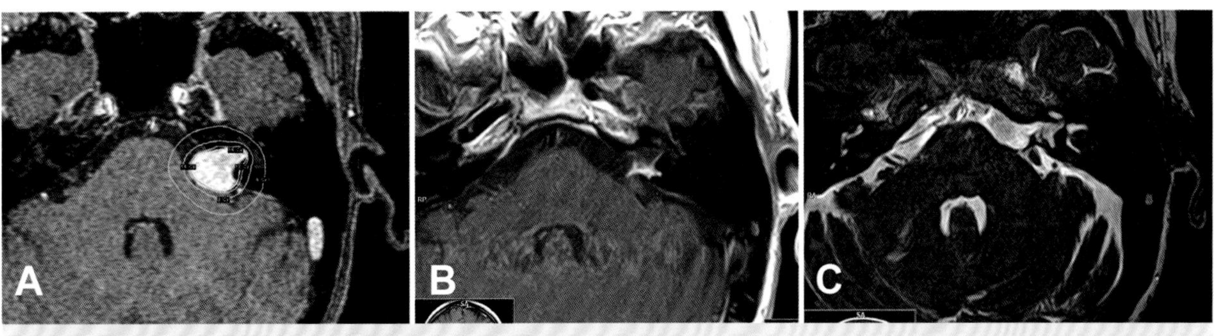

A.伽玛刀放射外科治疗边缘剂量在50%等剂量线处为14 Gy。治疗后20年，肿瘤缩小，无任何并发症（B.T_1增强；C.CISS像）。

图20.1　一个1.4 cm^{3}左侧前庭神经鞘瘤引起的耳鸣和听力丧失

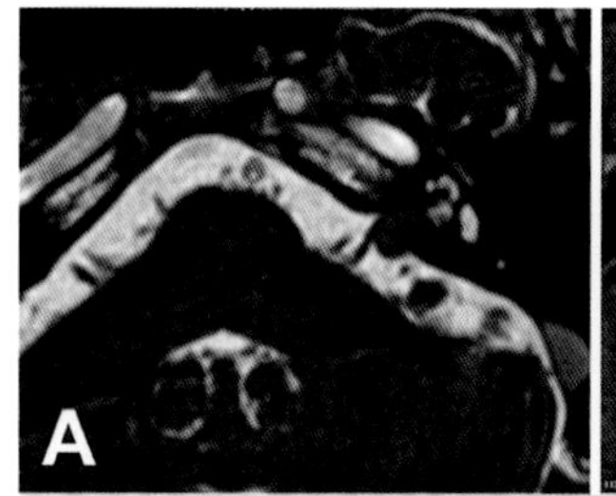
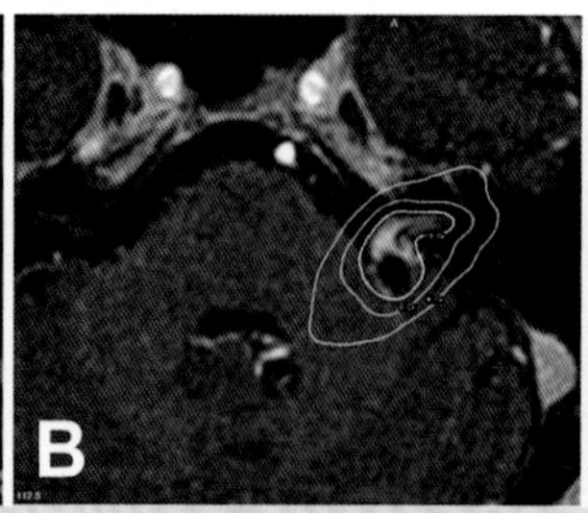
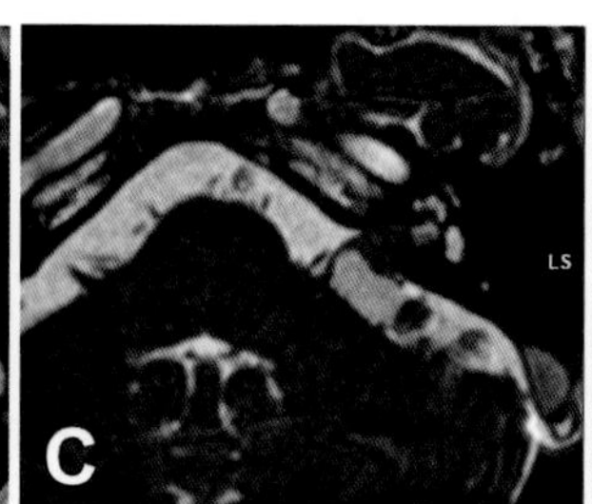
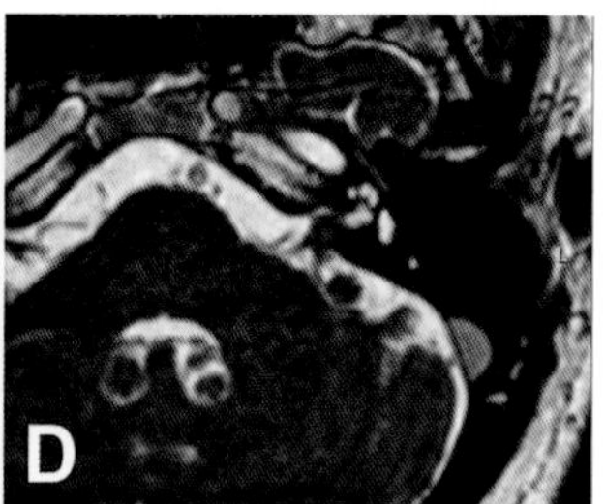

图20.2 A.最初观察到的左侧小前庭神经鞘瘤，没有明显的临床症状。B.20个月后，肿瘤迅速发展并出现囊性变，因此进行了伽玛刀放射外科治疗，边缘剂量为13 Gy，位于50%等剂量曲线。C.放射外科治疗后6个月，肿瘤表现出无症状性增大，囊肿扩大，后囊肿逐渐缩小，最终在扩大后的1年内变得比原肿瘤小。D.放射外科治疗后6年，肿瘤仍然稳定

正如一些研究中所描述的那样，包括国际伽玛刀研究基金会组织的多机构报告，对于SRS治疗后的肿瘤进展，使用稍低的周边剂量（11 ~ 12.5 Gy）进行重复SRS治疗仍然是安全和有效的，可提供与初次SRS治疗相似的5年肿瘤控制率水平[26，43-46]。不过，要切记，SRS治疗后的面神经功能障碍似乎比初次SRS治疗更常见（7% ~ 8%）[43-44]。

20.6 听力的保护

听力的保护仍然是一个极具挑战的目标。虽然短期内的保存率似乎相当不错，但随着持续的随访，听力可能会持续下降[24，47]。根据Carlson等进行的详细长期听力分析，1年时的听力保存率为80%，但5年时下降到48%，10年时为23%[48]。其他研究也证实了类似的结果，包括匹兹堡大学的最新报告[33，38，47]。表20.2总结了长期听力随访结果的当代研究报告。图20.3总结了一个听力长期保持的病例。

据报道，有几个因素对听力保存很重要：治疗前听力良好、年龄较小、辐射剂量较低、剂量率较低、肿瘤较小[38，47-54]。Prabhu等报道，MRI T_2加权图像上耳蜗信号的降低与听力不佳有关，表明肿瘤可能改变了内淋巴液蛋白的浓度，从而影响耳蜗健康[55]。Mousavi等报告对于Gardner-Robertson 1级听力的患者，如果在主观听力损失之前进行SRS治疗，则极有可能实现听力保护[49]；这反过来又表明，其他人群的听力保护是较困难的。最近，Teyateeti等报告说，与使用50%的等剂量线相比，使用40%的等剂量线能明显改

表 20.2 长期听力结果的当代研究报告

年份	作者	病例数[a]	听力随访时间	剂量	听力保留率			听力保留相关因素（经多因素分析确认）
					3年	5年	10年	
2019	Johnson	326	≥1年	13 Gy	76.9%	68.4%	51.4%	较小的年龄，较小的肿瘤，GR Ⅰ级听力
2019	Santa Maria	244	≥1年	18 Gy或21 Gy/3 fr或13 Gy或14 Gy/1 fr[b]	25%改善或不变，65%恶化（粗略估计）			较小的肿瘤
2019	Prabhuraj	77	≥2年（平均临床随访2.5年）	12 Gy	76%	62%	ND	PTA<30 dB，GR Ⅰ级听力，年龄>40岁
2019	Smith	107	（平均临床随访2.5年）	12 Gy	72.2%（粗略估计）			剂量率<2.675 Gy/min，较大的肿瘤直径
2018	Hasegawa	92	中位随访6.9年	12 Gy	66%	57%	44%	更低的PTA，更低的耳蜗平均剂量
2016	Klijin	71	（平均临床随访5.1年）	11.1 Gy	65%	42%	ND	ND
2013	Carlson	44	中位随访9.3年	12.1 Gy	55%	48%	23%	较小的肿瘤，较小的PTA

缩写：fr = 分割；GR = Gardner-Robertson；ND = 无可用数据；PTA = 纯音测听。

注意：如果某中心有超过1项研究，则仅采用最新研究结果。

[a]放射外科治疗时尚存在可用听力的患者数量。

[b]基于射波刀的数据。

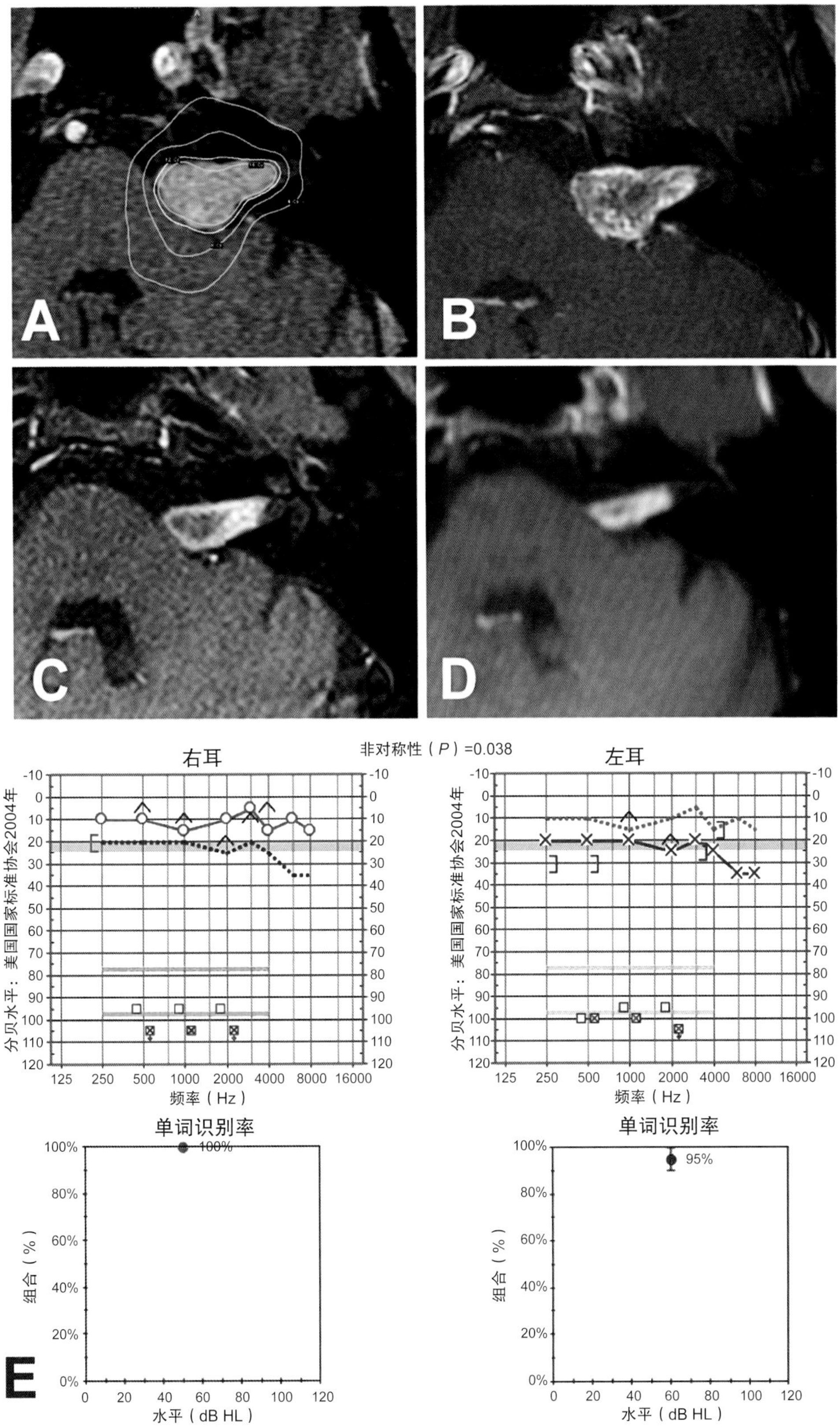

A B C D

非对称性（P）=0.038

右耳 左耳

分贝水平：美国国家标准协会2004年

频率（Hz）

单词识别率

100% 95%

组合（%）

E

水平（dB HL）

图20.3 一个2.3 cm^{3}的左侧前庭神经鞘瘤，患者听力完好，单词识别率100%。A.伽玛刀放射外科边缘剂量为12 Gy，等剂量线为50%。B.放射外科治疗后6个月，肿瘤出现短暂扩张，并伴有中心坏死。C.放射外科治疗后1年内肿瘤迅速缩小。D.在最后1次影像随访时（放射手术后8年），肿瘤仍然较小。E.在放射手术后7年的最后1次听力随访中，患者仍然保持良好的功能性听力，左耳的单词识别率为95%

善听力结果。这在直觉上是有道理的，因为较低的等剂量线可以使边缘外剂量下降得更快，同时在肿瘤中保持较高的最大剂量，因此，进一步的研究将有助于再次证实这种有利的效果[56]。有人提出皮质类固醇在保护听力方面的功效，但时至今日，尚无很好的研究支持其疗效[32]。

自2003年Linskey等提出内耳结构辐射剂量的概念以来[14]，对耳蜗剂量的兴趣激发了许多研究[47, 51, 57-64]。尽管有人认为耳蜗剂量可以预测听力功能预后，但在如何使用人工耳蜗剂量方面，各研究之间存在很大的分歧，如使用阈值为6 Gy[60]、4 Gy[61]或3 Gy的平均耳蜗剂量[58]，使用阈值为5 Gy的最小耳蜗剂量[57]，以及使用阈值为4 Gy[62]、4.75[63]或6 Gy的最大耳蜗剂量[64]。尽管有报道认为（耳蜗受量）很重要，但应该强调的是，此问题仍存疑[31, 65]，不应该以牺牲肿瘤覆盖或肿瘤控制为代价来优先考虑耳蜗剂量，因为它只是与听力保存有关的众多因素之一[66]。事实上，耳蜗剂量只是我们可以实际测量的因素之一（尽管对耳蜗的点剂量与耳蜗平均剂量与最大剂量的测量技术仍有争议）。例如，不可能准确测量耳蜗神经的真正平均或最大剂量，可靠地定义任何特定剂量下的耳蜗神经接受辐射的长度，或测量耳蜗神经核的剂量。

20.7 面神经与三叉神经功能损伤

自20世纪90年代中期引入较低剂量以来，面神经和三叉神经功能损伤的发生率已经下降[12, 19, 22-25, 33, 35]。根据当前文献，暂时性和永久性面神经损伤的发生率分别为0～3%和0～2%。由于解剖学上相邻，三叉神经通常会被包含在肿瘤中。据报道，三叉神经病变的风险为3%～21%[25, 38, 67-69]。特别是三叉神经的放射暴露似乎与三叉神经功能障碍的发生率有关[68]，Hayhurst等认为神经的最大剂量阈值为9 Gy[69]。毫不奇怪，较大的肿瘤体积似乎与这些颅神经并发症有关[69]。

20.8 其他放射不良反应

VS相关的脑积水在治疗前和显微手术后都可能遇到，但也可在SRS治疗后发生。一般认为是多因素造成的，但脑脊液中的高蛋白浓度可能是原因之一。据报道，发病率在1%～6%[25, 33, 35-36, 67, 70]。年龄大和肿瘤体积大似乎与SRS治疗后脑积水有关[35, 67, 70-71]。与正常压力脑积水类似，脑室分流术对SRS后脑积水效果很好。

与SRS治疗VS有关的晚期罕见AREs有几种。迟发性囊肿形成是最常见的一种，发生在SRS治疗后3～10年的1%～2%的患者中[33, 72-73]。如果有症状，可能需要手术治疗，但也有可能出现自发消退[33]。似乎存在两种类型的囊变：瘤外囊变和瘤内囊变。虽然瘤外囊变可能是由于放射引起的粘连造成的脑脊液滞留，但瘤内囊变形成的真正机制仍不清楚，放射引起的炎症和随后的重复微出血和（或）血管通透性增加可能是囊变形成原因[33, 72-73]。

已有零星报道肿瘤治疗后发生恶性转化[33, 74-83]。其真实发生率尚不明确，但粗略估计为0.3%或更低[33, 75, 83-84]。它发生在SRS治疗之后的几年，与NF2相关的VS似乎风险更高[81, 83, 85]。值得注意的是，恶性转化/新发恶性神经鞘瘤发生率类似，因此，SRS的真正因果关系仍不清楚。

辐射诱发的动脉瘤形成尽管极为罕见，但也有报道[86-90]。小脑前下动脉因其解剖学上相邻而最常受累。动脉瘤主要表现为纺锤形假性动脉瘤，破裂和随后的蛛网膜下腔出血发生率很高，在大多数情况下需要对小脑前动脉进行栓塞[86]。

除伽玛刀以外的其他立体定向放射治疗技术

直线加速器平台，如射波刀（accuray，sunnyvale，CA），也用于VS。这些方法使用了相同的立体定向放射概念，尽管在诸多方面不同于GK，如辐射源及其输送方法，面具固定而不是立体定向头架固定，以及治疗计划方式，所有这些最终都会影响治疗精度及剂量跌落[91-92]的锐度。使用射波刀，可选择单次SRS或低分割（3～5次）放射外科治疗，与GK[93-98]相比，肿瘤控制和ARE发生水平类似。然而，尚未对这些放射治疗手段进行直接比较，因此孰优孰劣仍无法判断，不可能证明某一种优于另一种[26]。与GK相比，仍然缺乏令人信服的、病例数足够多且长期随访的证据。

20.9 进阶问题与争议

大型VS仍是极具挑战性的靶区。肿瘤控制率似乎比较小的肿瘤更差，而且有几个问题，如囊肿的形成和脑积水的风险增加，以及颅神经损伤，使得治疗较大的肿瘤（体积>10 cm^3）有些争议[15-17, 69]。然而，SRS治疗对大多数患者是有效的（5年肿瘤控制率为82%～98%），尤其是在认为手术风险高或明确手术禁忌的情况下值得考虑[15, 17, 99]。另外，也可使用剂量分割SRS；但是，需要积累证据来验证其疗效[100-101]。另一方面，也有人尝试将次全切除术和SRS治疗结合起来，在不损害面神经功能的情况下取得了良好的效果[102-106]。

关于SRS对NF2相关的VS的疗效也仍有争议。根据最近的研究，散发性和NF2相关的VS在肿瘤控制方面似乎没有明显的差异[107-108]，因此可以安全地应用SRS来治疗[26]。然而也有一些观点认为至少疗效可能受表型（Feiling-Gardner与Wishart表型）及肿瘤体积的影响[107]，为了长期控制，可能需要的剂量比散发性VS更高[109]。由于NF2相关病例的罕见性，这些研究的外部有效性受到了一定的限制，因此对更多病例的进一步研究对于确认结果非常重要。如上所述，应该记住，NF2病例尽管仍然非常罕见，但其恶性转化风险可能略高。与NF2相关的VS的另一个重要方面是听力保护，因为大多数NF2患者出现或可能出现双侧VS。正如Patel等报道的那样，SRS治疗后的人工耳蜗植入可以为大多数患者提供良好的语言理解能力，为有双侧完全听力丧失风险的患者提供一线希望[110]。

20.10 总结

SRS是一种成熟的、优秀的VS治疗方式。目前的做法是采用12～13 Gy的较低处方剂量，提供5年和10年的肿瘤控制，控制率分别高于90%和85%，而面神经功能损伤的风险小于2%。尽管听力保护仍然是一个具有挑战性的目标，10年的听力保护率不到50%，但几十年来，与影响听力有关的各种因素已经被阐明。下一步，最好是研究调整放射外科治疗计划和（或）治疗策略是否能改善听力。进一步的研究不仅需要确定大型VS和NF2相关VS的疗效，还需要更好地了解罕见但重要的晚期ARE，包括囊变、恶性转化和动脉瘤形成。

参考文献

（遵从原版图书著录格式）

1. Propp JM, McCarthy BJ, Davis FG, Preston-Martin S. Descriptive epidemiology of vestibular schwannomas. Neuro Oncol 2006;8:1–11.
2. Reznitsky M, Petersen M, West N, Stangerup SE, Caye-Thomasen P. Epidemiology of vestibular schwannomas – prospective 40-year data from an unselected national cohort. Clin Epidemiol 2019;11:981–6.
3. Arthurs BJ, Fairbanks RK, Demakas JJ, et al. A review of treatment modalities for vestibular schwannoma. Neurosurg Rev 2011;34:265–77; discussion 77–9.
4. Leksell DG. Stereotactic radiosurgery. Present status and future trends. Neurol Res 1987;9:60–8.
5. Leksell L. Stereotactic radiosurgery. J Neurol Neurosurg Psychiatry 1983;46:797–803.
6. Kondziolka D, Lunsford LD, McLaughlin MR, Flickinger JC. Long-term outcomes after radiosurgery for acoustic neuromas. N Engl J Med 1998;339:1426–33.
7. Linskey ME, Lunsford LD, Flickinger JC. Radiosurgery for acoustic neurinomas: early experience. Neurosurgery 1990;26:736–44; discussion 44–5.
8. Foote RL, Coffey RJ, Swanson JW, et al. Stereotactic radiosurgery using the Gamma Knife for acoustic neuromas. Int J Radiat Oncol Biol Phys 1995;32:1153–60.
9. Flickinger JC, Kondziolka D, Lunsford LD. Dose and diameter relationships for facial, trigeminal, and acoustic neuropathies following acoustic neuroma radiosurgery. Radiother Oncol 1996;41:215–9.
10. Flickinger JC, Kondziolka D, Pollock BE, Lunsford LD. Evolution in technique for vestibular schwannoma radiosurgery and effect on outcome. Int J Radiat Oncol Biol Phys 1996;36:275–80.
11. Pollock BE, Lunsford LD, Kondziolka D, et al. Outcome analysis of acoustic neuroma management: a comparison of microsurgery and stereotactic radiosurgery. Neurosurgery 1995;36:215–24; discussion 24–9.
12. Flickinger JC, Kondziolka D, Niranjan A, Maitz A, Voynov G, Lunsford LD. Acoustic neuroma radiosurgery with marginal tumor doses of 12 to 13 Gy. Int J Radiat Oncol Biol Phys 2004;60:225–30.
13. Niranjan A, Lunsford LD, Flickinger JC, Maitz A, Kondziolka D. Dose reduction improves hearing pres-

ervation rates after intracanalicular acoustic tumor radiosurgery. Neurosurgery 1999;45:753–62; discussion 62–5.

14. Linskey ME, Johnstone PA. Radiation tolerance of normal temporal bone structures: implications for Gamma Knife stereotactic radiosurgery. Int J Radiat Oncol Biol Phys 2003;57:196–200.
15. Milligan BD, Pollock BE, Foote RL, Link MJ. Long-term tumor control and cranial nerve outcomes following Gamma Knife surgery for larger-volume vestibular schwannomas. J Neurosurg 2012;116:598–604.
16. Huang CW, Tu HT, Chuang CY, et al. Gamma Knife radiosurgery for large vestibular schwannomas greater than 3 cm in diameter. J Neurosurg 2018;128:1380–7.
17. Bailo M, Boari N, Franzin A, et al. Gamma Knife radiosurgery as primary treatment for large vestibular schwannomas: clinical results at long-term follow-up in a series of 59 patients. World Neurosurg 2016;95:487–501.
18. Sun S, Liu A. Long-term follow-up studies of Gamma Knife surgery with a low margin dose for vestibular schwannoma. J Neurosurg 2012;117 Suppl:57–62.
19. Iwai Y, Yamanaka K, Shiotani M, Uyama T. Radiosurgery for acoustic neuromas: results of low-dose treatment. Neurosurgery 2003;53:282–87; discussion 7–8.
20. Petit JH, Hudes RS, Chen TT, Eisenberg HM, Simard JM, Chin LS. Reduced-dose radiosurgery for vestibular schwannomas. Neurosurgery 2001;49:1299–306; discussion 306–7.
21. Inoue HK. Low-dose radiosurgery for large vestibular schwannomas: long-term results of functional preservation. J Neurosurg 2005;102 Suppl:111–3.
22. Boari N, Bailo M, Gagliardi F, et al. Gamma Knife radiosurgery for vestibular schwannoma: clinical results at long-term follow-up in a series of 379 patients. J Neurosurg 2014;121 Suppl:123–42.
23. Pollock BE, Link MJ, Foote RL. Failure rate of contemporary low-dose radiosurgical technique for vestibular schwannoma. J Neurosurg 2009;111:840–4.
24. Chopra R, Kondziolka D, Niranjan A, Lunsford LD, Flickinger JC. Long-term follow-up of acoustic schwannoma radiosurgery with marginal tumor doses of 12 to 13 Gy. Int J Radiat Oncol Biol Phys 2007;68:845–51.
25. Klijn S, Verheul JB, Beute GN, et al. Gamma Knife radiosurgery for vestibular schwannomas: evaluation of tumor control and its predictors in a large patient cohort in The Netherlands. J Neurosurg 2016;124:1619–26.
26. Germano IM, Sheehan J, Parish J, et al. Congress of neurological surgeons systematic review and evidence-based guidelines on the role of radiosurgery and radiation therapy in the management of patients with vestibular schwannomas. Neurosurgery 2018;82:E49–E51.
27. Perry A, Graffeo CS, Carlstrom LP, et al. Is There a need for a 6-month postradiosurgery magnetic resonance imaging in the treatment of vestibular schwannoma? Neurosurgery 2020;86:250–6.
28. Mindermann T, Schlegel I. How to distinguish tumor growth from transient expansion of vestibular schwannomas following Gamma Knife radiosurgery. Acta Neurochir (Wien) 2014;156:1121–3.
29. Aoyama H, Onodera S, Takeichi N, et al. Symptomatic outcomes in relation to tumor expansion after fractionated stereotactic radiation therapy for vestibular schwannomas: single-institutional long-term experience. Int J Radiat Oncol Biol Phys 2013;85:329–34.
30. Nagano O, Higuchi Y, Serizawa T, et al. Transient expansion of vestibular schwannoma following stereotactic radiosurgery. J Neurosurg 2008;109:811–6.
31. Kim YH, Kim DG, Han JH, et al. Hearing outcomes after stereotactic radiosurgery for unilateral intracanalicular vestibular schwannomas: implication of transient volume expansion. Int J Radiat Oncol Biol Phys 2013;85:61–7.
32. Kim JW, Kim DG, Paek SH, et al. Efficacy of corticosteroids in hearing preservation after radiosurgery for vestibular schwannoma: a prospective study. Stereotact Funct Neurosurg 2011;89:25–33.
33. Hasegawa T, Kida Y, Kato T, Iizuka H, Kuramitsu S, Yamamoto T. Long-term safety and efficacy of stereotactic radiosurgery for vestibular schwannomas: evaluation of 440 patients more than 10 years after treatment with Gamma Knife surgery. J Neurosurg 2013;118:557–65.
34. Frischer JM, Gruber E, Schoffmann V, et al. Long-term outcome after Gamma Knife radiosurgery for acoustic neuroma of all Koos grades: a single-center study. J Neurosurg 2018:1–10.
35. Kawashima M, Hasegawa H, Shin M, et al. Long-term outcomes of Gamma Knife radiosurgery for treating vestibular schwannoma with a lower prescription dose of 12 Gy compared with higher dose treatment. Otol Neurotol 2020;41:e1314–e20.
36. Tucker DW, Gogia AS, Donoho DA, et al. Long-term tumor control rates following Gamma Knife radiosurgery for acoustic neuroma. World Neurosurg 2019;122:366–71.
37. Marston AP, Jacob JT, Carlson ML, Pollock BE,

Driscoll CLW, Link MJ. Pretreatment growth rate as a predictor of tumor control following Gamma Knife radiosurgery for sporadic vestibular schwannoma. J Neurosurg 2017;127:380–7.
38. Johnson S, Kano H, Faramand A, et al. Long term results of primary radiosurgery for vestibular schwannomas. J Neurooncol 2019;145:247–55.
39. Frisch CD, Jacob JT, Carlson ML, et al. Stereotactic radiosurgery for cystic vestibular schwannomas. Neurosurgery 2017;80:112–8.
40. Ding K, Ng E, Romiyo P, et al. Meta-analysis of tumor control rates in patients undergoing stereotactic radiosurgery for cystic vestibular schwannomas. Clin Neurol Neurosurg 2020;188:105571.
41. Bowden G, Cavaleri J, Monaco E, III, Niranjan A, Flickinger J, Lunsford LD. Cystic vestibular schwannomas respond best to radiosurgery. Neurosurgery 2017;81:490–7.
42. Wu CC, Guo WY, Chung WY, et al. Magnetic resonance imaging characteristics and the prediction of outcome of vestibular schwannomas following Gamma Knife radiosurgery. J Neurosurg 2017;127:1384–91.
43. Iorio-Morin C, Liscak R, Vladyka V, et al. Repeat stereotactic radiosurgery for progressive or recurrent vestibular schwannomas. Neurosurgery 2019;85:535–42.
44. Fu VX, Verheul JB, Beute GN, et al. Retreatment of vestibular schwannoma with Gamma Knife radiosurgery: clinical outcome, tumor control, and review of literature. J Neurosurg 2018;129:137–45.
45. Yomo S, Arkha Y, Delsanti C, Roche PH, Thomassin JM, Regis J. Repeat Gamma Knife surgery for regrowth of vestibular schwannomas. Neurosurgery 2009;64:48–54; discussion 54–55.
46. Liscak R, Vladyka V, Urgosik D, Simonova G, Vymazal J. Repeated treatment of vestibular schwannomas after Gamma Knife radiosurgery. Acta Neurochir (Wien) 2009;151:317–24; discussion 24.
47. Hasegawa T, Kato T, Yamamoto T, et al. Long-term hearing outcomes after Gamma Knife surgery in patients with vestibular schwannoma with hearing preservation: evaluation in 92 patients with serial audiograms. J Neurooncol 2018;138:283–90.
48. Carlson ML, Jacob JT, Pollock BE, et al. Long-term hearing outcomes following stereotactic radiosurgery for vestibular schwannoma: patterns of hearing loss and variables influencing audiometric decline. J Neurosurg 2013;118:579–87.
49. Mousavi SH, Niranjan A, Akpinar B, et al. Hearing subclassification may predict long-term auditory outcomes after radiosurgery for vestibular schwannoma patients with good hearing. J Neurosurg 2016;125:845–52.
50. Kano H, Kondziolka D, Khan A, Flickinger JC, Lunsford LD. Predictors of hearing preservation after stereotactic radiosurgery for acoustic neuroma. J Neurosurg 2009;111:863–73.
51. Brown M, Ruckenstein M, Bigelow D, et al. Predictors of hearing loss after Gamma Knife radiosurgery for vestibular schwannomas: age, cochlear dose, and tumor coverage. Neurosurgery 2011;69:605–13; discussion 13–4.
52. Smith DR, Saadatmand HJ, Wu CC, et al. Treatment outcomes and dose rate effects following Gamma Knife stereotactic radiosurgery for vestibular schwannomas. Neurosurgery 2019;85:E1084–E94.
53. Combs SE, Welzel T, Kessel K, et al. Hearing preservation after radiotherapy for vestibular schwannomas is comparable to hearing deterioration in healthy adults and is accompanied by local tumor control and a highly preserved quality of life (QOL) as patients' self-reported outcome. Radiother Oncol 2013;106:175–80.
54. Yang I, Sughrue ME, Han SJ, et al. A comprehensive analysis of hearing preservation after radiosurgery for vestibular schwannoma. J Neurosurg 2010;112:851–9.
55. Prabhu V, Kondziolka D, Hill TC, et al. Preserved cochlear CISS signal is a predictor for hearing preservation in patients treated for vestibular schwannoma with stereotactic radiosurgery. Otol Neurotol 2018;39:628–31.
56. Teyateeti A, Graffeo CS, Perry A, et al. The effect of prescription isodose variation on tumor control and toxicities in stereotactic radiosurgery for sporadic vestibular schwannoma: propensity score-matched case–control study. J Neurol Surg B Skull Base. In Press.
57. Patel KS, Ng E, Kaur T, et al. Increased cochlear radiation dose predicts delayed hearing loss following both stereotactic radiosurgery and fractionated stereotactic radiotherapy for vestibular schwannoma. J Neurooncol 2019;145:329–37.
58. Baschnagel AM, Chen PY, Bojrab D, et al. Hearing preservation in patients with vestibular schwannoma treated with Gamma Knife surgery. J Neurosurg 2013;118:571–8.
59. Massager N, Nissim O, Delbrouck C, et al. Irradiation of cochlear structures during vestibular schwannoma radiosurgery and associated hearing outcome. J Neurosurg 2007;107:733–9.
60. Hasegawa T, Kida Y, Kato T, Iizuka H, Yamamoto T. Factors associated with hearing preservation after Gamma Knife surgery for vestibular schwannomas in

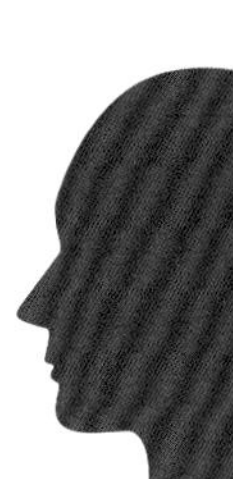

patients who retain serviceable hearing. J Neurosurg 2011;115:1078–86.

61. Prabhuraj AR, Yeole U, Arimappamagan A, et al. Effect of Gamma Knife radiosurgery on vestibular schwannoma with serviceable hearing: a single-center Indian study. World Neurosurg 2019;127:e114–e23.
62. Yomo S, Carron R, Thomassin JM, Roche PH, Regis J. Longitudinal analysis of hearing before and after radiosurgery for vestibular schwannoma. J Neurosurg 2012;117:877–85.
63. Lasak JM, Klish D, Kryzer TC, Hearn C, Gorecki JP, Rine GP. Gamma knife radiosurgery for vestibular schwannoma: early hearing outcomes and evaluation of the cochlear dose. Otol Neurotol 2008;29:1179–86.
64. Chung LK, Ung N, Sheppard JP, et al. Impact of cochlear dose on hearing preservation following stereotactic radiosurgery and fractionated stereotactic radiotherapy for the treatment of vestibular schwannoma. J Neurol Surg B Skull Base 2018;79:335–42.
65. Carlstrom LP, Jacob JT, Graffeo CS, et al. Impact of cochlear modiolus dose on hearing preservation following stereotactic radiosurgery for non-vestibular schwannoma neoplasms of the lateral skull base: a cohort study. J Neurosurg 2019:1–6.
66. Jacob JT, Carlson ML, Schiefer TK, Pollock BE, Driscoll CL, Link MJ. Significance of cochlear dose in the radiosurgical treatment of vestibular schwannoma: controversies and unanswered questions. Neurosurgery 2014;74:466–74; discussion 74.
67. Kim JH, Jung HH, Chang JH, Chang JW, Park YG, Chang WS. Predictive factors of unfavorable events after Gamma Knife radiosurgery for vestibular schwannoma. World Neurosurg 2017;107:175–84.
68. Senova S, Aggad M, Golmard JL, et al. Predictors of trigeminal neuropathy after radiosurgery for vestibular schwannomas. Int J Radiat Oncol Biol Phys 2016;95:721–8.
69. Hayhurst C, Monsalves E, Bernstein M, et al. Predicting nonauditory adverse radiation effects following radiosurgery for vestibular schwannoma: a volume and dosimetric analysis. Int J Radiat Oncol Biol Phys 2012;82:2041–6.
70. De Sanctis P, Green S, Germano I. Communicating hydrocephalus after radiosurgery for vestibular schwannomas: does technique matter? A systematic review and meta-analysis. J Neurooncol 2019;145:365–73.
71. Lee S, Seo SW, Hwang J, et al. Analysis of risk factors to predict communicating hydrocephalus following Gamma Knife radiosurgery for intracranial schwannoma. Cancer Med 2016;5:3615–21.
72. Murakami K, Jokura H, Kawagishi J, Watanabe M, Tominaga T. Development of intratumoral cyst or extratumoral arachnoid cyst in intracranial schwannomas following Gamma Knife radiosurgery. Acta Neurochir (Wien) 2011;153:1201–9.
73. Shuto T, Matsunaga S. Two cases of cystic enlargement of vestibular schwannoma as a late complication following Gamma Knife surgery. J Clin Neurosci 2016;33:239–41.
74. Schmitt WR, Carlson ML, Giannini C, Driscoll CL, Link MJ. Radiation-induced sarcoma in a large vestibular schwannoma following stereotactic radiosurgery: case report. Neurosurgery 2011;68:E840–6; discussion E6.
75. Shin M, Ueki K, Kurita H, Kirino T. Malignant transformation of a vestibular schwannoma after Gamma Knife radiosurgery. Lancet 2002;360:309–10.
76. Thomsen J, Mirz F, Wetke R, Astrup J, Bojsen-Moller M, Nielsen E. Intracranial sarcoma in a patient with neurofibromatosis type 2 treated with Gamma Knife radiosurgery for vestibular schwannoma. Am J Otol 2000;21:364–70.
77. Akamatsu Y, Murakami K, Watanabe M, Jokura H, Tominaga T. Malignant peripheral nerve sheath tumor arising from benign vestibular schwannoma treated by Gamma Knife radiosurgery after two previous surgeries: a case report with surgical and pathological observations. World Neurosurg 2010;73:751–4.
78. Bari ME, Forster DM, Kemeny AA, Walton L, Hardy D, Anderson JR. Malignancy in a vestibular schwannoma. Report of a case with central neurofibromatosis, treated by both stereotactic radiosurgery and surgical excision, with a review of the literature. Br J Neurosurg 2002;16:284–9.
79. Demetriades AK, Saunders N, Rose P, et al. Malignant transformation of acoustic neuroma/vestibular schwannoma 10 years after Gamma Knife stereotactic radiosurgery. Skull Base 2010;20:381–7.
80. Hanabusa K, Morikawa A, Murata T, Taki W. Acoustic neuroma with malignant transformation. Case report. J Neurosurg 2001;95:518–21.
81. Tanbouzi Husseini S, Piccirillo E, Taibah A, Paties CT, Rizzoli R, Sanna M. Malignancy in vestibular schwannoma after stereotactic radiotherapy: a case report and review of the literature. Laryngoscope 2011;121:923–8.
82. Yanamadala V, Williamson RW, Fusco DJ, Eschbacher J, Weisskopf P, Porter RW. Malignant transformation of a vestibular schwannoma after Gamma Knife radiosurgery. World Neurosurg 2013;79:593 e1–8.

83. Seferis C, Torrens M, Paraskevopoulou C, Psichidis G. Malignant transformation in vestibular schwannoma: report of a single case, literature search, and debate. J Neurosurg 2014;121 Suppl:160–6.
84. Patel TR, Chiang VL. Secondary neoplasms after stereotactic radiosurgery. World Neurosurg 2014;81:594–9.
85. Maducdoc MM, Ghavami Y, Linskey ME, Djalilian HR. Evaluation of reported malignant transformation of vestibular schwannoma: de novo and after stereotactic radiosurgery or surgery. Otol Neurotol 2015;36:1301–8.
86. Umekawa M, Hasegawa H, Shin M, et al. Radiosurgery-induced anterior inferior cerebellar artery pseudoaneurysm treated with trapping and bypass. World Neurosurg 2018;116:209–13.
87. Park KY, Ahn JY, Lee JW, Chang JH, Huh SK. De novo intracranial aneurysm formation after Gamma Knife radiosurgery for vestibular schwannoma. J Neurosurg 2009;110:540–2.
88. Akamatsu Y, Sugawara T, Mikawa S, et al. Ruptured pseudoaneurysm following Gamma Knife surgery for a vestibular schwannoma. J Neurosurg 2009;110:543–6.
89. Sunderland G, Hassan F, Bhatnagar P, et al. Development of anterior inferior cerebellar artery pseudoaneurysm after Gamma Knife surgery for vestibular schwannoma. A case report and review of the literature. Br J Neurosurg 2014;28:536–8.
90. Hughes JD, Osetinsky LM, Jacob JT, Carlson ML, Lanzino G, Link MJ. Incidentally discovered unruptured AICA aneurysm after radiosurgery for vestibular schwannoma: a case report and review of the literature. Otol Neurotol 2015;36:1428–31.
91. Descovich M, Sneed PK, Barbaro NM, et al. A dosimetric comparison between Gamma Knife and CyberKnife treatment plans for trigeminal neuralgia. J Neurosurg 2010;113 Suppl:199–206.
92. Dutta D, Balaji Subramanian S, Murli V, Sudahar H, Gopalakrishna Kurup PG, Potharaju M. Dosimetric comparison of Linac-based (BrainLAB(R)) and robotic radiosurgery (CyberKnife (R)) stereotactic system plans for acoustic schwannoma. J Neurooncol 2012;106:637–42.
93. Matsuo T, Okunaga T, Kamada K, Izumo T, Hayashi N, Nagata I. Long-term follow-up results of linear accelerator-based radiosurgery for vestibular schwannoma using serial three-dimensional spoiled gradient-echo MRI. J Clin Neurosci 2015;22:320–5.
94. Karam SD, Tai A, Strohl A, et al. Frameless fractionated stereotactic radiosurgery for vestibular schwannomas: a single-institution experience. Front Oncol 2013;3:121.
95. Vivas EX, Wegner R, Conley G, et al. Treatment outcomes in patients treated with CyberKnife radiosurgery for vestibular schwannoma. Otol Neurotol 2014;35:162–70.
96. Cakir O, Berkiten G, Tutar B, et al. Effects of CyberKnife therapy for vestibular schwannoma on hearing: a retrospective study. J Laryngol Otol 2018;132:796–801.
97. Fong BM, Pezeshkian P, Nagasawa DT, De Salles A, Gopen Q, Yang I. Hearing preservation after LINAC radiosurgery and LINAC radiotherapy for vestibular schwannoma. J Clin Neurosci 2012;19:1065–70.
98. Mulder JJ, Kaanders JH, van Overbeeke JJ, Cremers CW. Radiation therapy for vestibular schwannomas. Curr Opin Otolaryngol Head Neck Surg 2012;20:367–71.
99. Williams BJ, Xu Z, Salvetti DJ, McNeill IT, Larner J, Sheehan JP. Gamma Knife surgery for large vestibular schwannomas: a single-center retrospective case-matched comparison assessing the effect of lesion size. J Neurosurg 2013;119:463–71.
100. Casentini L, Fornezza U, Perini Z, Perissinotto E, Colombo F. Multisession stereotactic radiosurgery for large vestibular schwannomas. J Neurosurg 2015;122:818–24.
101. Hansasuta A, Choi CY, Gibbs IC, et al. Multisession stereotactic radiosurgery for vestibular schwannomas: single-institution experience with 383 cases. Neurosurgery 2011;69:1200–9.
102. Brokinkel B, Sauerland C, Holling M, et al. Gamma Knife radiosurgery following subtotal resection of vestibular schwannoma. J Clin Neurosci 2014;21:2077–82.
103. Iwai Y, Ishibashi K, Watanabe Y, Uemura G, Yamanaka K. Functional preservation after planned partial resection followed by Gamma Knife radiosurgery for large vestibular schwannomas. World Neurosurg 2015;84(2):292–300.
104. Daniel RT, Tuleasca C, George M, et al. Preserving normal facial nerve function and improving hearing outcome in large vestibular schwannomas with a combined approach: planned subtotal resection followed by Gamma Knife radiosurgery. Acta Neurochir (Wien) 2017;159:1197–211.
105. Lefranc M, Da Roz LM, Balossier A, Thomassin JM, Roche PH, Regis J. Place of Gamma Knife stereotactic radiosurgery in grade 4 vestibular schwannoma based on case series of 86 patients with long-term follow-up. World Neurosurg 2018;114:e1192–e8.
106. Ng IB, Heller RS, Heilman CB, Wu JK. Facial nerve

outcomes following Gamma Knife radiosurgery for subtotally resected vestibular schwannomas: early versus delayed timing of therapy. Clin Neurol Neurosurg 2020;198:106148.

107. Kruyt IJ, Verheul JB, Hanssens PEJ, Kunst HPM. Gamma Knife radiosurgery for treatment of growing vestibular schwannomas in patients with neurofibromatosis type 2: a matched cohort study with sporadic vestibular schwannomas. J Neurosurg 2018;128:49–59.

108. Shinya Y, Hasegawa H, Shin M, et al. Long-term outcomes of stereotactic radiosurgery for vestibular schwannoma associated with neurofibromatosis type 2 in comparison to sporadic schwannoma. Cancers (Basel) 2019;11.

109. Mallory GW, Pollock BE, Foote RL, Carlson ML, Driscoll CL, Link MJ. Stereotactic radiosurgery for neurofibromatosis 2-associated vestibular schwannomas: toward dose optimization for tumor control and functional outcomes. Neurosurgery 2014;74:292–300; discussion 300–1.

110. Patel NS, Carlson ML, Link ML, Neff BA, Van Gompel JJ, Driscoll CLW. Cochlear implantation after radiosurgery for vestibular schwannoma. J Neurosurg 2020;4(1):69–74.

（徐立新　译）

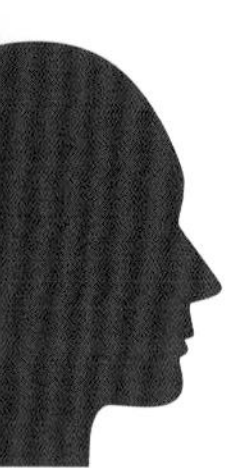

21 神经纤维瘤病Ⅱ型相关听神经鞘瘤的立体定向放射外科治疗

Shibin Sun
伽玛刀中心
首都医科大学附属北京天坛医院 北京市神经外科研究所
中国 北京

21.1 引言

神经纤维瘤病2型（neurofibromatosis 2，NF-2）是*NF-2*抑癌基因突变引起的一种多发性神经皮肤综合征和常染色体显性遗传病，*NF-2*基因被定位于22q12，具有表型多样性，到60岁时有近100%的外显率[1-3]，发生率为1：25 000，患病率为1：（100 000～200 000）[4]。

*NF-2*基因的突变大致可分为生殖细胞突变和体细胞突变，80%的典型NF-2病例是由生殖细胞突变引起[5-6]。生殖细胞突变主要是无义突变和剪接突变，而体细胞突变主要是移码突变[5-6]。*NF-2*基因表达产物Merlin蛋白（Moesin-ezrin-radixin样蛋白，又称神经膜蛋白）是一种肿瘤抑制蛋白[7]，Merlin蛋白的功能突变或缺失就会导致NF-2的发生，即一种神经系统的多发性肿瘤形成疾病。

该病的标志和主要诊断标准是双侧前庭神经鞘瘤（vestibular schwannomas，VSs），有或无NF-2家族史，加上单侧VS或以下任何两种：脑膜瘤、胶质瘤、神经纤维瘤、神经鞘瘤和后囊下晶状体混浊。1987年，美国国立卫生研究院NF-2的诊断标准和后来的补充标准如下：①双侧VSs；②轻度相关的NF-2和单侧VS，或以下两种之一：脑膜瘤、神经纤维瘤、神经鞘瘤、胶质瘤和青少年后囊下晶状体混浊；③单侧VS和以下任何两种：脑膜瘤、神经纤维瘤、神经鞘瘤、胶质瘤和后囊下晶状体混浊；④多发性脑膜瘤（2个或更多）和单侧VS，或以下任何两种：神经纤维瘤、神经鞘瘤、胶质瘤和白内障。根据上述特征中的任何一种特征可建立诊断。

2019年的全球神经纤维瘤病会议发布了NF-2的最新诊断标准（现在被称为MERLIN-SPS或Merlin综合征）。当患者有下列情况之一时，可以诊断SPS-MERLIN（以前称为神经纤维瘤病2型/NF-2）：①双侧听神经瘤；②相同的NF-2致病变异发生在至少2个以上的解剖上不同的NF-2相关肿瘤［神经鞘瘤、脑膜瘤和（或）室管膜瘤］，或者符合两个主要诊断标准或符合一个主要和两个次要诊断标准。

主要标准：

• 单侧听神经瘤。

• 除了患有SPS-MERLIN的兄弟姐妹以外的一级亲属。

• 2个或2个以上脑膜瘤（注：单个脑膜瘤符合次要标准）。

• 在未受影响的组织中（如血液）出现NF-2致病变异体#（当该变异体的存在明显小于50%时，这被证实为嵌合体）。

次要标准：

• 一种类型肿瘤可以计数多个（例如，2个神经鞘瘤）。

• 室管膜瘤，神经鞘瘤（如果主要标准是单侧听神经瘤，则至少要求一处皮肤病变）。

• 只能计数一次。

• 青少年囊下或皮质白内障，视网膜错构瘤，年龄不超过40岁的黄斑前膜（澄清），脑膜瘤。

#如果发现可能的致病变异，肿瘤分析可能有助于提升分类。

根据疾病的临床表现和严重程度，NF-2可分为两类：①Wishart型：发病年龄在20岁以前，临床症状严重，病情进展迅速，除双侧听神经瘤外，颅内及椎管内多发占位；②Gardner型：发病年龄较大，临床症状轻微，伴有双侧前庭神经鞘瘤，但相关颅内肿瘤较少[8-9]。他们的遗传变化和预后标准不同。

21.2 伽玛刀放射外科临床实践

21.2.1 放射外科设备

天坛医院伽玛刀中心从1994年至2000年使用Leksell伽玛刀B型设备（Elekta AB，斯德哥尔摩，瑞典），2000年升级至C型。1996年5月之前使用Kula治疗计划系统，后升级至Leksell GammaPlan治疗计划软件。所有患者均在局部麻醉下安装Leksell的G型立体定向框架（Elekta器械），高分辨率增强MRI用于肿瘤定位和随访检查。

21.2.2 一般资料

为研究伽玛刀治疗NF-2病例的长期临床结果，我们对1995年至2008年天坛医院伽玛刀中心治疗的NF-2患者进行回顾性随访，尤其重视5年以上的随访资料。1994年12月至2008年12月，46

例双侧VSs的NF-2患者于本院行伽玛刀治疗并得到至少5年的随访。其中男性21例，女性25例；中位年龄30岁（13～59岁），12例患者年龄不超过20岁；9例患者（20%）有家族史，其中5例患者来自2个家庭；13例患者（28%）仅发现双侧的听神经瘤，其余33例患者（72%）除双侧听神经瘤外并发其他神经鞘瘤或脑膜瘤等肿瘤，其中并发多发神经鞘瘤的患者12例（26%），并发多发脑膜瘤5例（11%），同时并发多发神经鞘瘤及脑膜瘤16例（35%）。本组中26例患者（57%）为Gardner型患者，20例患者（43%）为Wishart型患者。

21.2.3 放射外科参数

本组46例患者共195个肿瘤（其中73个听神经鞘瘤，122个脑膜瘤和其他神经鞘瘤）接受了伽玛刀治疗。每例患者接受伽玛刀治疗的平均个数为4个（1～17个）。16例患者行1次伽玛刀治疗，21例患者2次，7例患者3次，2例患者4次。听神经鞘瘤的平均体积为5.1 cm^3（中位3.6 cm^3，0.3～27.3 cm^3），平均周边处方剂量12.9 Gy（10～14 Gy），平均中心剂量27.3 Gy（16.2～40 Gy），平均等剂量曲线49%。其他肿瘤的平均体积为1.7 cm^3（0.3～5.5 cm^3），平均周边处方剂量13.3 Gy（11～14 Gy），平均中心剂量26.0 Gy（18.0～30.4 Gy），平均等剂量曲线51%。

21.2.4 随访标准

伽玛刀治疗后影像随访全部采用MRI检查，听力及面神经功能评价在伽玛刀治疗前和MRI影像随访时同步进行，一般要求患者每年都要进行随访，但因经济或身体原因，有的患者未严格执行。听力测试结果一般以Gardner-Robertson分类标准进行评判，面神经功能一般以 House-Brackmann分级系统进行评判。GKS后MR图像上的肿瘤反应分为三类：肿瘤消退、肿瘤稳定或肿瘤增大。肿瘤消退定义为GKS后肿瘤体积比GKS前肿瘤体积缩小10%或在一个轴上肿瘤收缩2 mm或更大；肿瘤稳定定义为GKS后肿瘤体积变化在10%以内或在一个轴上小于2 mm；肿瘤增大定义为GKS后肿瘤体积比GKS前肿瘤体积大10%或在一个轴上生长2 mm或更大。

21.2.5 统计学分析

使用Kaplan-Meier分析计算累积局部肿瘤控制率、肿瘤无进展率和听力保留率。NF-2患者的肿瘤无进展率和听力保留率的影响因素分析分组包括：性别、年龄（＜20岁*vs.*≥20岁）、有否NF-2家族史、基因表型（Wishart型*vs.* Feiling-Gardner型）、肿瘤类型（仅有双侧听神经瘤*vs.*伴有多发神经鞘瘤及脑膜瘤）、治疗模式（仅接受伽玛刀治疗*vs.*伽玛刀加手术或观察）。73个听神经鞘瘤的听力保留及局部肿瘤控制的影响因素分析分组包括：治疗模式（仅接受伽玛刀治疗*vs.*伽玛刀加手术或观察）和体积分组（＜5 cm^3*vs.* 5～10 cm^3*vs.*≥10 cm^3）。使用Kaplan-Meier进行单因素分析，*P*值＜0.05定义为差异具有统计学意义。使用Cox回归模型（95%置信区间）进行多因素分析。使用标准统计处理软件SPSS进行分析（SPSS版本17.0）。

21.2.6 临床结果

该组病例中位随访时间109个月（8～195个月）。73个听神经鞘瘤中，MRI证实30个瘤灶（41%）体积明显缩小（图21.1），31个瘤灶（42%）体积无变化（图21.2），12个瘤灶（16%）体积明显增大（图21.3），NF-2相关听神经瘤的肿瘤控制率为84%，5年、10年的累积肿瘤控制率分别为87%及41%。122个其他肿瘤的控制率为84%（103/122）。

在本组46例NF-2患者的92个听神经鞘瘤中，有34例NF-2患者的56个听神经鞘瘤无手术史且存在有用听力（Gardner-Robertson 1级或2级）。本组中7例NF-2患者的9个听神经鞘瘤接受了长期的临床随访，无任何治疗（平均7.7年，5～10年），有用听力保留率33.3%（3/9）；本组中47个听神经鞘瘤首选伽玛刀治疗并完成了听力测试随访的患者，有用听力保留率31.9%（15/47）；本组中25个首选开颅手术的听神经鞘瘤患者，伽玛刀治疗前有用听力均已丧失。伽玛刀治疗后有用听力丧失的平均时间7年（1～11年）。本组患者伽玛刀治疗后3年、5年、10年及15年累积听力保留率分别为98%、93%、44%及17%。

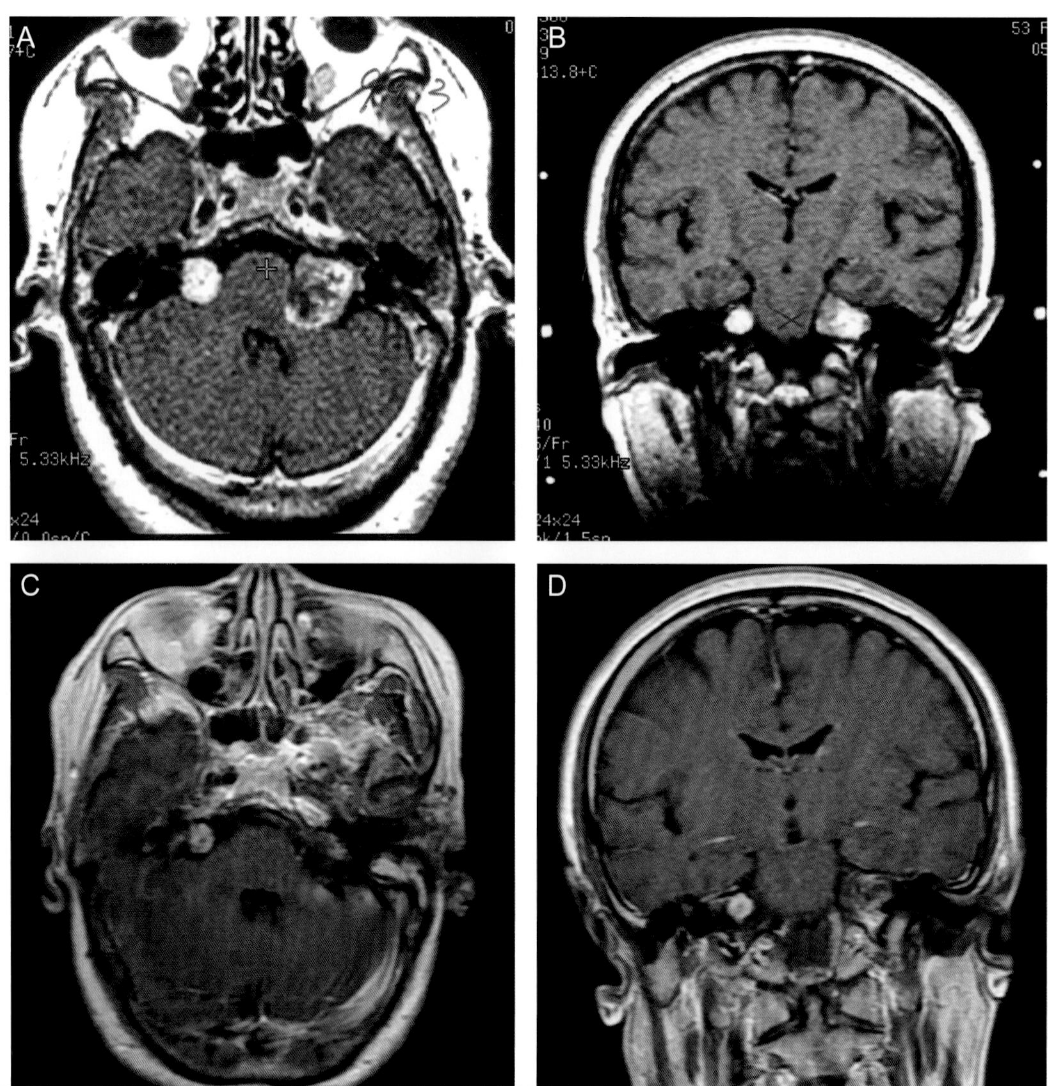

A.GKS定位轴位图像；B.GKS定位冠状位图像；C.GKS术后18年随访轴位影像；D.GKS术后18年的随访冠状位图像。该患者为1例53岁的Feiling-Gardner型NF-2女性患者，在一个疗程中接受了GKS作为主要治疗。左侧VS的周边剂量为12.25 Gy，中心剂量为35 Gy；右侧VS的周边剂量为12 Gy，中心剂量为40 Gy。GKS术后8年，患者双侧均丧失了听力。

图21.1 GKS术后18年双侧VSs缩小的连续随访MR图像

在本组46例患者中，22例（48%）最终双侧听力丧失，17例（37%）单侧听力保留，7例（15%）双侧听力保留。本组73个听神经瘤中，暂时性及永久性三叉神经功能障碍发生率为8%，暂时性及永久性面神经功能损伤率为5%。

本组长期临床随访中，14例患者（30%）死亡或重度残疾，29例患者（63%）的肿瘤有明显进展，17例患者肿瘤保持稳定（37%）。NF-2的整个疾病过程定义为从确定诊断开始至最后一次随访结束，平均病史12年（5～38年）。从本组患者观察结果来看，5例仅伴发脑膜瘤的患者均为年岁较大的Feiling-Gardner型NF-2患者，12例伴发其他神经鞘瘤的患者中有8例为Wishart型NF-2患者，因此根据我们的经验，多发神经鞘瘤多发生于年轻患者，多发脑膜瘤多发生于年老患者。我们注意到年轻的NF-2患者，尤其Wishart型NF-2患者的病情进展迅速（图21.4）。在14例死亡或重度残疾的患者中，有12例为Wishart型NF-2患者，其平均病程为13年（5～21年），并伴发有神经系统多发神经鞘瘤、神经纤维瘤及脑膜瘤（其中1例患者发生超过50个肿瘤）。

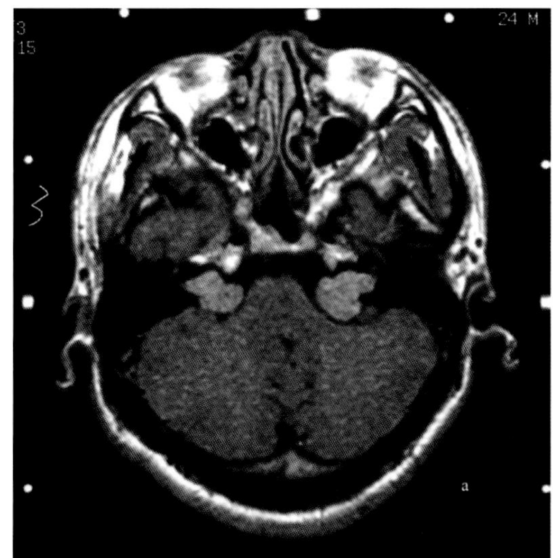

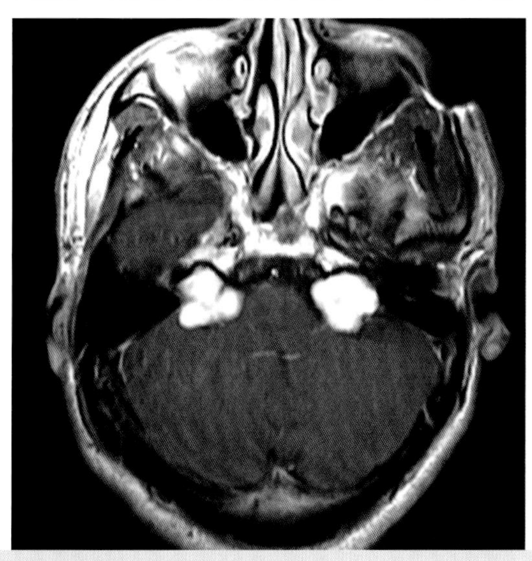

上图：GKS定位的轴位图像；下图：GKS术后97个月随访轴位图像。患者为1例24岁Wishart型双侧听神经瘤且具有家族史的男性患者，接受了GKS治疗。对于左侧VS，周边剂量为12 Gy，中心剂量为30 Gy；对于右侧VS，周边剂量为12 Gy，中心剂量为30 Gy。在GKS术后8年，患者的双侧听力均丧失。

图21.2　连续随访MR图像显示GKS术后97个月双侧VSs稳定

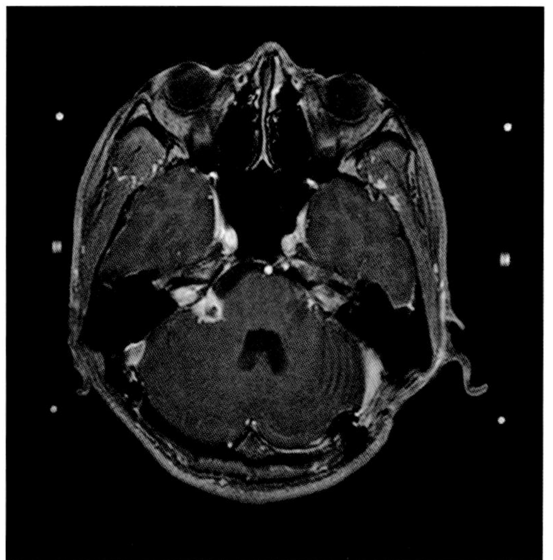

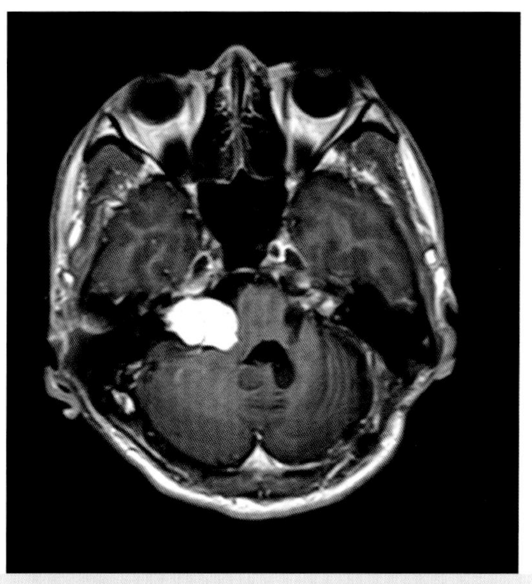

上图：GKS定位的轴位图像；下图：GKS术后27个月的随访轴位图像。患者为1例24岁Wishart型双侧VSs且具有家族史的男性患者，接受了GKS治疗。对于左侧VS，开颅术作为主要治疗方法；对于右侧VS，GKS作为主要治疗方法，周边剂量为13 Gy，中心剂量为27 Gy。2年后，患者两侧均丧失了可用听力。

图21.3　GKS术后27个月右侧VS的连续随访MR图像

21.3　GKS后肿瘤控制和预后相关因素

21.3.1　肿瘤控制概述

1971年，Leksell教授在Sophahemet Hogskola医院使用伽玛刀治疗的第1例听神经瘤患者就是1例女性NF-2患者，有双侧听神经瘤和家族史，其右侧听神经瘤在伽玛刀治疗12年后因肿瘤增大接受开颅手术[10]。最早的伽玛刀治疗NF-2相关听神经瘤的临床报告发表于1992年，作者为来自匹兹堡大学医学中心的Linsky等[11]，在这篇开创性的论文中，17例NF-2患者的19个听神经瘤接受了较高周边处方剂量（18 Gy）的伽玛刀治疗，中位随访期为1.4年。该论文初步随访结果显示，肿瘤控制率虽然达到89.5%，但颅神经功能障碍率却相对较高（听力下降率67%，面神经损伤率36.8%，三叉神经损伤率26.3%）。7年后匹兹堡大学医学中心的Subach等继续这项开创性的工作，报道了40例NF-2患者的45个听神经瘤接受伽玛刀治疗，中位随访时间36个月，该组采用了相对较低的周

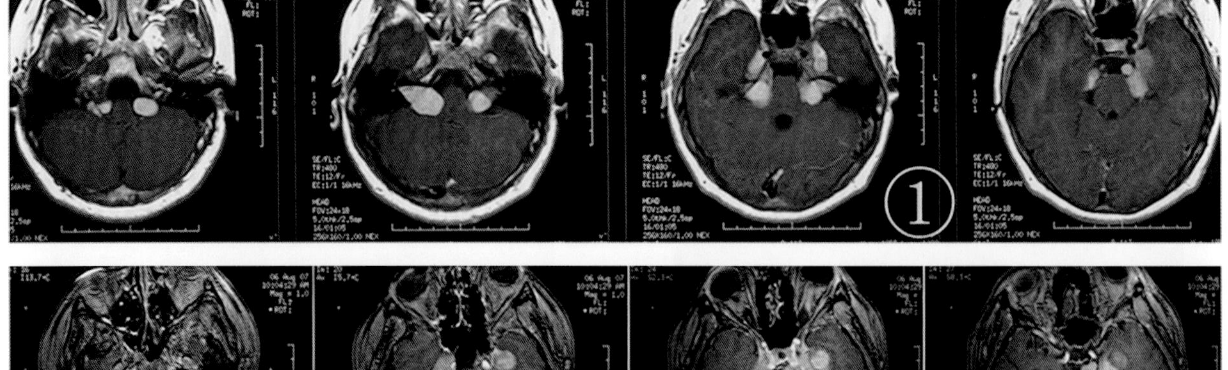

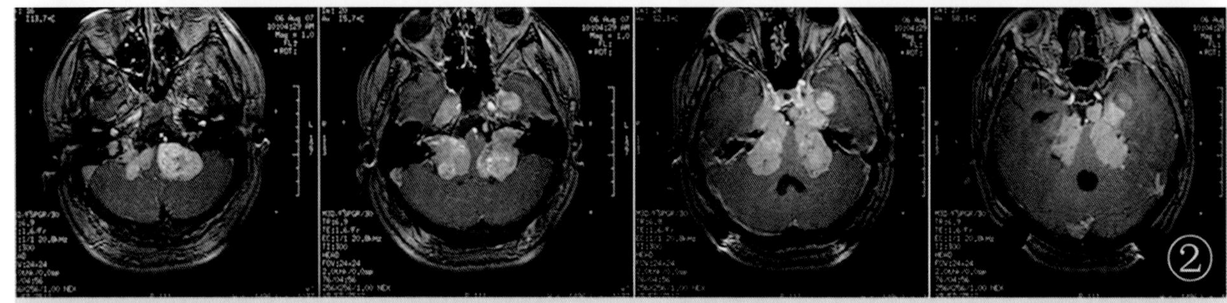

上图：1例16岁男性患者，患有多发神经鞘瘤和颈椎室管膜瘤（经手术治疗），被认为具有Wishart型的NF-2，选择了保守的观望治疗策略。5年后，随访MR图像显示肿瘤进展，听力和视力完全丧失。下图：对一侧神经鞘瘤进行GKS治疗。在5年的随访期间，患者严重残疾，拒绝接受后续MRI检查。病程17年。

图21.4　观察5年后肿瘤快速生长的连续MR图像（观察方案）

边处方剂量（平均15 Gy）进行治疗，获得了较高的肿瘤控制率（98%）和明显降低的颅神经功能障碍发生率（听力下降率57%，面神经损伤率19%）[12]。

随后，在2000年，Roche等发表了一组伽玛刀治疗27例NF-2患者的35个听神经瘤的临床报道[13]，肿瘤控制率为74%，周边处方剂量继续降低（平均13 Gy），平均随访时间为32个月。同样，在2000年，Kida等同时报道了另一项短期随访临床数据[14]。这些研究初步证实了伽玛刀治疗NF-2相关听神经瘤的安全性和有效性，伽玛刀治疗是对NF-2患者综合治疗的重要手段之一。

2003年，Rowe等报道了一组伽玛刀治疗96例NF-2患者的122个听神经瘤的临床研究[15]，平均长期随访时间达50个月。该论文首次探讨了伽玛刀治疗对NF-2患者病程产生的影响，该组96例患者中有15例在接受伽玛刀治疗后的随访过程中因肿瘤进展而死亡。21世纪，放射外科领域进入了快速发展阶段，如采用MRI定位、多中心靶点的设置、治疗计划适形性的提高和周边处方剂量13～15 Gy的确定，本研究将患者分为3组：早期组（1986—1987年组），周边处方剂量25 Gy；中间组（1988—1994年组），周边处方剂量17.5～20 Gy；现代组（1993年以后），周边处方剂量13～15 Gy，接近了现代放射外科理念。其中在第3组中，8年肿瘤控制率为79%，听力保留率为40%。

随着现代立体定向放射外科时代的到来，越来越多的临床医生对伽玛刀治疗NF-2患者相关的听神经瘤的长期临床结果感兴趣，而在同一时期伽玛刀治疗散发性听神经瘤的长期临床疗效已被证实。2007年，匹兹堡大学医学中心的Mathieu等继续前期的工作，报道了一组伽玛刀治疗62例NF-2患者的74个听神经瘤的病例，平均随访时间为53个月，其5年、10年和15年的累积肿瘤控制率分别为85%、81%和81%[16]。

2009年，首尔国立大学医学院的Phi等[17]报道，30例NF-2患者中的36例VSs接受了GKS治疗，在36.5个月的影像随访中，1年、2年和5年的肿瘤控制率分别为81%、74%和66%。

2014年初，梅奥医学临床中心的Mallory[18]等报道了一组伽玛刀治疗26例NF-2的32个听神经瘤的病例，中位肿瘤体积2.7 mL，中位周边处方剂量和中心处方剂量分别为14 Gy和28 Gy，平均随访时间为7.6年，肿瘤局部控制率为84%，5年和10年的累积肿瘤控制率分别为85%和80%。该文的作者提出了与以往文章不同的观点，即适当增加周边处方剂量可能会增加局部肿瘤控制率。

2014年底，我们天坛医院伽玛刀中心报道了一组伽玛刀治疗46例NF-2患者的73例听神经瘤的病例[19]，中位影像随访时间达109个月，平均肿瘤体积5.1 mL，平均周边处方剂量和中心处方剂量分别为12.9 Gy和27.3 Gy，肿瘤局部控制率为84%，5年和10年累积肿瘤控制率分别为87%和41%。根据我们的临床经验，我们明确指出表型是预测NF-2 GKS最终结局的最重要因素。

4年后，两篇关于NF-2相关VSs的GKS及与偶发VSs的比较的论文相继发表。2018年，来自蒂尔堡伊丽莎白医院的Kruyt等报道了一组伽玛刀治疗34例NF-2的47个听神经瘤的临床病例[20]，中位放射随访时间为70个月，中位肿瘤体积为3.1 mL，中位周边处方剂量和周边等剂量曲线分别为13 Gy和60%。肿瘤局部控制率为87%，1年、3年、5年、8年的累积肿瘤控制率分别为98%、89%、87%和87%，其中1例患者死于NF-2的病情进展。

2019年，东京大学医院的Shinya等报道了一组伽玛刀治疗25例NF-2的30个听神经瘤的临床病例[21]，平均随访时间为121个月，平均肿瘤体积为4.4 mL，平均周边处方剂量和中心处方剂量分别为13 Gy和27 Gy，10年累积肿瘤控制率达92%，总生存率为73%。

2000年后的长期随访研究表明（表21.1），伽玛刀治疗的NF-2相关听神经瘤的局部肿瘤控制率为70%～93%，5年、10年和15年的累积肿瘤控制率分别为66%～87%、41%～92%和81%。从临床报道的数据来看，各个中心的长期肿瘤控制率差异较大，这可能归因于患者选择性偏倚（如临床表型分类）和肿瘤体积变化的不同评价标准等。但是这些循证医学依据表明，伽玛刀治疗作为NF-2患者综合治疗手段中的一种，可以起到控制局部肿瘤生长并减缓NF-2疾病进展的作用。

21.3.2 肿瘤体积因素

在伽玛刀放射外科实践中，肿瘤体积已被证实是影响伽玛刀治疗疗效的重要相关因素，而对于NF-2患者相关的听神经瘤也不例外。我们的临床经验和随访数据均支持这一观点，本中心同时期发表的伽玛刀治疗散发听神经瘤的文章也认为肿瘤体积是影响肿瘤控制的主要因素，肿瘤体积越大，肿瘤控制率越低[19]。

Mathieu等的文章也支持这一观点[16]，即无论从单因素分析还是多因素分析，肿瘤体积是局部肿瘤控制率的一个重要预测因素。Kruyt等[20]在其随访分析的基础上提出，伽玛刀治疗后中小体积肿瘤（≤6 cm^3）比大体积肿瘤（>6 cm^3）有更高的肿瘤控制率。

毫无疑问，NF-2相关听神经瘤的体积是影响肿瘤控制率高低的主要因素，肿瘤体积越大，肿瘤控制率越低，之前的临床经验和统计分析都证实了这一点。

21.3.3 处方剂量因素

伽玛刀治疗散发性听神经瘤或与NF-2相关听神经瘤的周边处方剂量的确定经历了一个长期的历史演变过程，特别是从20世纪90年代以后，周边处方剂量从16～20 Gy显著下降到12～13 Gy（周边处方剂量曲线为50%）。但是匹兹堡大学医学中心的开创性论文得出结论，认为虽然处方剂量下降但肿瘤控制率并没有明显下降。Kruyt等认为，现代伽玛刀放射外科以使用较低的周边处方剂量（12～13 Gy），可以获得较高的肿瘤控制率和较低的并发症[20]。

但是Phi等持有不同的观点[17]，他的研究结果表明，平均周边处方剂量为12.1 Gy，伽玛刀治疗NF-2相关听神经瘤的5年累积肿瘤控制率仅为66%。他认为周边处方剂量越低，患者越年轻，肿瘤控制效果越差。Mallory等[18]也持有这样的观点，他们在论文中采用Cox比例风险回归模型进行分析，揭示了周边处方剂量与肿瘤进展之间的显著反比关系（HR0.49；95%CI0.17～0.92；P=0.02），伽玛刀治疗后肿瘤缩小（n=19）的中位周边处方剂量为15.5 Gy（范围：12～20 Gy），而伽玛刀治疗后肿瘤后增大（n=5）的中位周边处方剂量为13 Gy（范围：12～14 Gy）。因此Mallory等认为将周边处方剂量增加到15～16 Gy可以改善肿瘤的控制，因为其临床研究表明以较低的周边处方剂量治疗NF-2相关的听神经瘤比散发听神经瘤的疗效差[18]。

当然，随着周边处方剂量的提高，颅神经功能损伤的概率会相应增加，但是换一个角度思考，虽然采用较低的处方剂量（12～13 Gy）会提高颅神经功能的保护概率，但大多数NF-2患者因为肿瘤的进展或者病情的进展最终失去了双侧听力，甚至发生面瘫、面部麻木等其他颅神经损伤，因此，如果肿瘤的进展控制不住，颅神经功能损伤迟早随着病情进展而发生。放射外科的首要目标应该是阻止肿瘤生长以尽量减缓NF-2疾病的进程，如果适当提高周边处方剂量从而实现更高的局部肿瘤控制率并尽量延缓病情进展，总体的临床疗效对NF-2患者是有利的。因此，适当提高伽玛刀周边处方剂量范围（从12～13 Gy到12～15 Gy）治疗NF-2相关的听神经瘤，这一观点是可行的。

21.3.4 表型因素

根据天坛医院伽玛刀中心的研究发现，基因表型分类是影响伽玛刀治疗NF-2相关听神经瘤的临床疗效的重要因素[19]（图21.5）。在我们文章中，单因素分析（Kaplan-Meier的log-rank方法）与无进展生存期相关的P值如下：患者性别（P=0.219）、患者年龄（P=0.016）、NF-2家族史（P=0.203）、NF-2基因表型（P=0.011）、肿瘤类型（P=0.034）和治疗方式（P=0.577），其中与无进展生存显著相关的因素是患者年龄、NF-2基因表型和肿瘤类型；多因素分析（Cox回归方法）与无进展生存期相关的P值如下：患者性别（P=0.087）、患者年龄（P=0.475）、NF-2家族史（P=0.127）、NF-2基因表型（P=0.016）、肿瘤类型（P=0.107）和治疗方式（P=0.946），其中唯一与无进展生存期显著相关的因素是NF-2基因表型。

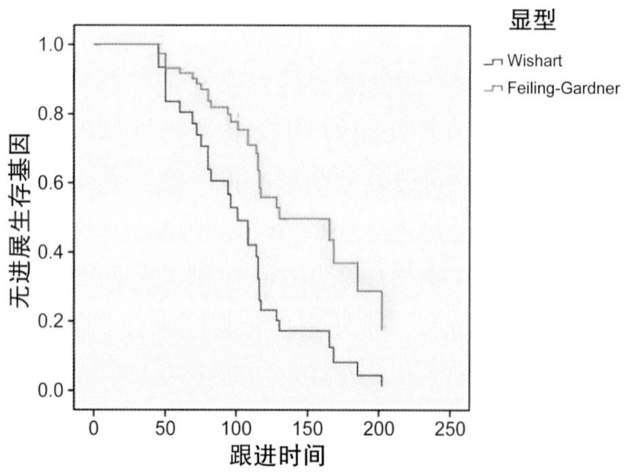

图21.5 Kaplan-Meier分析显示了NF-2表型对GKS术后无进展生存期的显著影响，GKS术后，Wishart型NF-2的精算无进展生存时间小于Feiling-Gardner型

本组病例的经验显示患者的基因表型是影响伽玛刀疗效的显著因素，Wishart型患者经伽玛刀治疗后远期发生肿瘤进展的比例远高于Gardner型患者，从长期疗效看Wishart型患者也明显差于Gardner型患者。其原因在于Wishart型患者病情进展迅速，肿瘤生长快且多，侵袭颅神经，自然病程短，目前的显微外科手术和放射外科治疗仅能对局部肿瘤起到一定的控制作用，并不能控制整体病情的发展；而Gardner型患者病情发展缓慢，肿瘤数目少，目前的显微外科手术和放射外科治疗能起到很好的控制作用。

在没有其他中枢肿瘤的情况下，伽玛刀治疗可以使散发性前庭神经鞘瘤患者受益，因为中小前庭神经鞘瘤的控制率很高。目前的放射外科手术在控制Gardner型患者的病情进展中起着重要的作用，但对于Wishart型患者，由于肿瘤无进展生存期相对较短，多部位多类型肿瘤快速生长，伽玛刀治疗在综合治疗中的作用相对有限。

Mathieu[16]和Phi[17]等均发现患者年龄较年轻是肿瘤控制不良的预测因素，而事实上患者发病年龄、疾病的整体严重程度均与NF-2患者的基因表型分类相关。Phi等明确地支持我们的观点，基因表型分类会影响最终的临床疗效。Kruyt等也根据基因表型分类，将NF-2患者分为Gardner型和Wishart型两组并进行研究分析，单因素和多因素分析均表明Wishart型与肿瘤无进展生存期缩短独立相关[20]。研究表明不同的NF-2突变导致蛋白质功能丧失/降低（大量缺失）或蛋白质功能增加（无义突变和移码突变），蛋白质功能突变的增加与较低的发病年龄和更严重的症状有关。

总之，我们认为NF-2患者的基因表型分类是影响局部肿瘤控制率和肿瘤无进展生存期的重要因素。Kruyt等[20]认为，之所以不同中心报道的伽玛刀治疗NF-2患者的临床结果差异较大，很可能因为各中心的随访病例中基因表型的比例差异较大。在现代神经外科时代，Gardner型NF-2患者在手术和放射外科综合治疗下一般都会具有长期的肿瘤无进展生存期和较好的生活质量，而Wishart型NF-2患者的生活质量较差，需要更多的其他治疗手段来减缓病情的快速发展。Mallary等[18]提出由于NF-2患者基因表型的差异，每位NF-2患者都应该采取包括外科手术、伽玛刀治疗、靶向药物治疗在内的个体化治疗策略，平衡颅神经功能保护与肿瘤控制的关系，让患者受益最大化。

21.4 颅神经功能障碍及与GKS结局相关的因素

21.4.1 GKS后的有效听力保护

从表21.1中所列的各中心临床报道可见，NF-2患者伽玛刀治疗后有用听力保留率为25%～78%，中位或平均随访期在90个月以上的长期随访中有用听力保存率仅为25%～50%。

Mathieu等[16]报道，伽玛刀治疗后1年、2年和5年的累积有用听力保留率分别为73%、59%和48%；Phi等报道，伽玛刀治疗后1年、2年和5年的累积有用听力保留率分别为50%、45%和33%；天坛医院的研究报道[19]，伽玛刀治疗后3年、5年、10年和15年的累积有用听力保留率分别为98%、93%、44%和17%；Kruyt等[20]报道，伽玛刀治疗后1年、3年、5年和7年后累积有用听力保留率分别为95%、82%、59%和33%。总体而言，伽玛刀治疗后NF-2患者的5年、10年和15年的累积有用听力保留率分别为33%～93%、44%和17%，随着随访时间的延长和NF-2病情的发展，有用听力保留率逐渐下降，各中心报道的差异性应该与各中心随访病例中基因表型分类的比例差异有关。

21.4.2 其他颅神经功能障碍

表21.1中列出了伽玛刀治疗后面神经功能障碍的发生率，从0～24%不等，此差异与周边处方剂量从16～20 Gy到12～13 Gy的较大调整相关。在现代放射神经外科时代，由于采用MRI定位及实施相对较低的周边处方剂量，伽玛刀治疗所致的面部神经功能障碍的发生率稳定在0～6.7%的相对较低水平，但Mallary等报道的面神经功能障碍发生率为24%[18]，考虑与其14 Gy的中位外周处方剂量（12～20 Gy）偏高有关。

根据Row等[15]报道，以平均13.4 Gy的周边处方剂量行伽玛刀治疗NF-2患者，三叉神经功能障碍的发生率为2%；Mathieu等[16]报道伽玛刀治疗后暂时性或永久性三叉神经功能障碍发生率为4%；天坛医院报道的伽玛刀治疗后短暂性或永久性三叉神经功能障碍发生率为8%；Kruyt等[20]报道三叉神经功能障碍发生率为10%；Shinya等[21]报道三叉神经痛的发生率为3.3%。因此，NF-2患者伽玛刀治疗后的长期三叉神经功能障碍发生率为2%～10%。

在没有三叉神经鞘瘤和其他肿瘤发生的情况下，Kruyt等[20]报道的面部神经功能障碍（2.5%）和三叉神经功能障碍（0）的低并发症发生率也见于Massager等[23]的研究（面部神经功能障碍0）和天坛医院的研究[19]（面部神经功能障碍5%，三叉神经功能障碍8%），其中所有患者都进行了现代的GKS治疗，其周边处方剂量较低，治疗方案的符合性和选择性得到改善。因此在现代放射神经外科时代，伽玛刀治疗后面神经功能障碍和三叉神经功能障碍的发生率处于较低水平。

21.4.3 影响听力保护的因素

90%～95%的NF-2患者伴有双侧的听神经瘤，60%的成人和高达30%的儿童表现为听力损失。2012年，Asthagiri等[24]提出NF-2患者的听力丧失与基因表型、肿瘤大小和肿瘤生长速度并无直接关联，并且无法预测其发生时间和发展速度，Asthagiri等推测NF-2患者的听力丧失可能与耳蜗孔堵塞和迷路内蛋白的累积有关，而不仅仅是因为肿瘤的生长。天坛医院伽玛刀中心发现一个典型的病例，一个年轻的Wishart型女性患者的双侧听力在7年的临床观察期间逐渐下降直至丧失，但是随访MRI显示其双侧听神经瘤的体积并没有明显增大，这说明听力丧失的程度似乎并不能完全归因于听神经瘤本身的生长。

在现代放射神经外科时代，较低的剂量范围

（12～14 Gy）被规定为周边处方剂量，耳蜗的照射剂量不超过4 Gy，精准MRI定位，高适形性和高选择性治疗计划的制订，所有这些进步都保证了前庭–耳蜗神经功能障碍的低发生率。Phi及Mathieu等[16-17]均认为，周边处方剂量不超过14 Gy有利于提高有用听力的保留率。因此，周边处方剂量为12～14 Gy的剂量范围不会对听力保留率有明显的影响。

我们同样认为，周边处方剂量为12～14 Gy的剂量范围、肿瘤大小、治疗模式均不是有用听力保留率的明显影响因素。我们的研究对听力保留率的影响因素进行了统计分析，单因素分析的结果：性别（P=0.407）、年龄（P=0.772）、家族史（P=0.931）、NF-2基因表型（P=0.177）、治疗模式（P=0.418）；多因素分析的结果：性别（P=0.232）、年龄（P=0.391）、家族史（P=0.285）、NF-2基因表型（P=0.679）、治疗模式（P=0.280）。基因表型是影响肿瘤控制率的显著因素，但基因表型和其他因素一样都不是听力保留率的显著影响因素。

笔者长期临床动态观察7例NF-2患者的9个听神经瘤（其中4例Gardner型，3例Wishart型），平均随访时间8年，所有听力均逐渐下降，但3例Gardner轻型听神经瘤的患者有用听力保留且肿瘤进展缓慢。我们发现，接受长期观察的9例VSs和接受GKS作为主要治疗的49例VSs的有效听力保留率之间没有显著差异（33.3%*vs*.31.9%），可见伽玛刀治疗并未给NF-2患者的听力带来明显的医源性损伤[19]。

尽管上述的统计分析并未显示基因分型是影响听力保留的显著因素，但是我们的临床经验显示NF-2患者的听力丧失与肿瘤增大、病情进展不无关系。我们认为NF-2患者快速进展的病情在双侧听力下降以致听力丧失的过程中起到重要的作用。从各方面研究来看，伽玛刀治疗对听力的医源性损伤概率不会超过长期临床观察所产生的自然听力损伤概率。

21.5 与散发听神经瘤的比较

早在1992年，Linsky等[11]的论文就提到伽玛刀治疗双侧听神经瘤的肿瘤控制率和肿瘤萎缩率均略低于单侧听神经瘤。随后，Row[15]、Mathiu[16]和Phi[17]等的临床研究结果均认为伽玛刀治疗NF-2相关听神经瘤的疗效差于散发听神经瘤。Phi等[17]分析原因认为基因背景、肿瘤多叶的形状及年轻的岁数在NF-2相关听神经瘤的放射生物学中有重要的影响，推测基因表型的差异导致伽玛刀治疗两者所呈现的不同结果。

笔者将天坛医院同期伽玛刀治疗的一组190例散发性听神经瘤和一组73例NF-2相关的听神经瘤进行横向比较（表21.2），两组的中位周边处方剂量和平均肿瘤体积相同，两组的肿瘤控制率、听力保留率及面神经功能损伤、三叉神经功能损伤概率有轻微差异。这两组患者的平均年龄也存在较明显差异，NF-2患者的发病年龄比散发性VS患者年轻。肿瘤控制率方面，散发听神经瘤（90%）高于NF-2相关听神经瘤（84%），散发听神经瘤5年、10年的控制率为93%和86%，明显高于NF-2相关听神经瘤的87%和41%。有用听力保留方面，散发听神经瘤（75%）明显高于NF-2相关听神经瘤（32%），散发听神经瘤5年、10年的有用听力保留率为92%和70%，明显高于NF-2相关听神经瘤的93%和44%。其他颅神经功能障碍发生率方面，散发听神经瘤的1.1%的面神经功能障碍发生率和2.6%的三叉神经功能障碍发生率，低于NF-2相关听神经瘤的5%和8%。我们中心的长期随访临床数据表明，伽玛刀治疗NF-2相关听神经瘤的肿瘤控制率略低于散发性听神经瘤，NF-2相关听神经瘤的颅神经功能障碍发生率略高于散发性听神经瘤。

近年来，有两项临床研究专门针对伽玛刀治疗NF-2相关听神经瘤和散发的听神经瘤的临床疗效进行了比较。Kruyt等[20]在同一伽玛刀中心将两类患者进行1对1匹配，适应证选择及治疗计划完全相同，其结论是：在肿瘤控制率、有用听力保留率或其他并发症方面，两者之间没有发现显著差异。NF-2组和非NF-2组的中位年龄差距为1岁，肿瘤体积中位差距为0.27 cm^3。作者使用Kaplan-Meier分析比较了NF-2和非NF-2患者的肿瘤控制率，卡方检验结果为0.772，P=0.379，并得出结

表 21.1 NF-2 中 VS 的 GKS 汇总

作者	年份	患者数（VS数）	肿瘤体积（mL）	周边剂量（Gy）	GKS时中位年龄（岁）	中位随访时间（月）	局部控制率	精确肿瘤控制率	听力保留率	精确听力保留率	面神经功能障碍
Subach等	1999	40（45）	平均4.8	平均15（12～20）	NA	36	98%	NA	43%（14）	NA	19%
Roche等	2000	27（35）	4.0	平均13（10～18）	平均27	平均32（6～70）	74%	NA	57%	NA	9%
Rowe等	2003	96（122）	4.6（组3）	平均15.2（10～25）	29	38（6～89）（组3）	79%	8年52%（组3）	58%（组3）总40%	NA	8%
Mathieu等	2007	62（74）	5.7	平均14（11～20）	33	53	83%	85%，81%，81%（5年，10年，15 年）	42%	73%，59%，48%（1年，2年，5年）	8%
Phi等	2009	30（36）	3.2	平均12.1（8～14）	32.5	36.5（4～99）	70%	81%，74%，66%（1年，2年，5年）	33%	50%，45%，33%（1年，2年，5年）	5.6%
Sharma等	2010	30（54）	3.7	中位12（10～15）	29	26.6	87.5%	100%，100%，67.3%（1年，2年，5年）	66.7%	NA	3.1%
Massager等	2013	12（16）	NA	中位12（11～12）	30	53（24～120）		87.5%，80.2%（2年，5年）	78%	NA	0
Mallory等	2014	26（32）	中位2.7	中位14（12～20）	37	91（12～262）	84%	85%，80%（5年，10 年）	25%	NA	24%
Shibin Sun等	2014	46（73）	中位3.6	平均12.9（10～14）	30	109（8～195）	84%	87%，41%（5年，10年）	31.9%	98%，93%，44%，17%（3年，5年，10年，15年）	5%
Kruyt IJ等	2018	34（47）	中位3.1	中位11（10～13）	40	70（7～143）	87%	98%，89%，87%，87%（1年，3年，5年，8年）	64%	95%，82%，58%，33%（1年，3年，5年，7年）	2.5%（永久性）
Shinya 等	2019	25（30）	平均4.4	平均13	平均38	平均121	93%	92% 10年	50%	NA	6.7%

表 21.2 北京天坛医院散发型 VS 与 NF-2 型 VS 的 GKS 疗效比较

类型	治疗时间	VS数	肿瘤中位体积（mL）	平均周边剂量（Gy）	平均年龄（岁）	中位随访时间（月）	局部控制率	精确肿瘤控制率	听力保留率	精确听力保留率	面神经功能障碍	三叉神经功能障碍
散发型VS	1994—2001	190	3.6	13.0	50.6	109	90%	93%，86%（5年，10 年）	75%	96%，92%，70%（3 年，5年，10年）	1.1%	2.6%
NF-2型VS	1994—2008	73	3.6	12.9	30	109	84%	87%，41%（5年，10年）	32%	98%，93%，44%（3年，5年，10年）	5%	8%

论：在这些队列中，NF-2相关VS和偶发VS的GKS后肿瘤控制率没有显著差异。NF-2患者3年、5年有用听力保留率为82%和58%，与散发听神经瘤的65%和42%差别不大。在配对对照中，对并发症的队列分析还发现，NF-2突变似乎不会增加GKS引起面部三叉神经并发症的风险，在比较NF-2相关听神经瘤的GKS结果与散发听神经瘤的GKS结果时，在肿瘤控制、听力保护或并发症方面没有发现显著差异。

Shinya等[21]将30个NF-2相关的听神经瘤与397个散发听神经瘤经伽玛刀治疗后的疗效进行匹配比较，两者的10年肿瘤控制率无明显差异（92%*vs*.92%），但NF-2患者的整体生存率（73%）明显低于散发听神经瘤患者（97%），其主要原因是NF-2患者其他肿瘤的快速进展。随访期间，NF-2患者和散发听神经瘤患者的三叉神经痛发生率分别为4.5%和6.8%，面瘫发生率分别为4.5%和6.8%，脑积水发生率分别为9.1%和4.5%，有用听力保留率分别为50%和65%，两组的听力保留率区别不显著（*OR* 0.54，95%*CI* 0.06～4.69，P=0.572），两组之间没有任何并发症的显著差异，只是NF-2患者的生存期明显偏短，但这被认为主要归因于神经鞘瘤以外的原因。因此Shinya等与Kruyt等持有相同的观点，伽玛刀治疗 NF-2相关听神经瘤的临床疗效与散发听神经瘤无明显差异。

可以看到，各个伽玛刀中心报道的伽玛刀治疗这两类听神经瘤疗效的比较有一定差异，这种差异可能是因为Wishart型患者在各中心队列研究中的比例差异造成的。天坛医院伽玛刀中心的队列研究中有44%的Wishart型患者，Kruyt等的队列研究中为28%，Shinya等的队列研究中为37%。队列研究中Wishart型患者所占的比例越高，伽玛刀治疗的总体疗效越差。当然，伽玛刀疗效也与其他因素有关，如肿瘤病理特征、疗效评价标准、放射外科计划设计理念等。Lustgarten等认为NF-2相关的听神经瘤具有多叶、少血供的病理特点，且有较快的生长速度，NF-2相关听神经瘤更倾向于浸润侵蚀邻近的耳蜗及面神经，而散发的听神经瘤更倾向于压迫邻近的神经结构。从这个角度看，NF-2相关的听神经瘤在伽玛刀治疗后会有更差的临床疗效，包括更低的肿瘤控制率和更高的颅神经损伤概率。

然而，NF-2相关听神经瘤与散发听神经瘤在肿瘤控制率和颅神经损伤发生率的轻度差异并不影响伽玛刀治疗在NF-2患者中的临床应用。 事实上，所有的临床研究都证实，在现代放射外科时代，伽玛刀治疗对中小体积的NF-2相关听神经瘤有良好的长期肿瘤控制效果且颅神经损伤概率低。因此伽玛刀治疗作为对NF-2患者综合治疗的重要手段之一，可以控制局部肿瘤生长，延缓NF-2病情的进展。

21.6 放射治疗引起恶变的风险

放射治疗导致肿瘤恶性变的定义应遵循Cahan的标准[25]。Cahan的诊断标准如下：①放射治疗前病理证实为良性病变；②放射治疗与肿瘤发生间一定有一个较长的潜伏期，一般在4年以上；③肿瘤发生的位置应在放射治疗野内；④新生肿瘤与原生肿瘤的病理性质一定不一致；⑤患者本身一定没有癌症遗传倾向。在GKS之前很难判断肿瘤是良性还是恶性。Seferis等[26]报道，无放射治疗史超过20年后的恶变率为（1.32～2.08）/10万，如果排除掉神经纤维瘤则恶变率降至（1.09～2.74）/10万；放射治疗后患者超过20年后的恶变率为25.1/10万，如果排除掉神经纤维瘤则恶变率降至15.6/10万。Seferis等认为非神经纤维瘤的患者接受放射治疗后恶变的概率会升高10倍左右。尽管缺乏实际数据，但NF-2患者肿瘤恶变的风险据估计高于非NF-2患者。

2000年，Baser等[27]对1348例NF-2患者进行了调查，发现接受过放射治疗的NF-2患者患恶性脑肿瘤的风险增加了14倍（受照射患者的发病率为10%，而未受照射患者为0.7%）。2009年，Evans[28]推测NF-2基因产生了负责施万细胞调节的Merlin蛋白，类似视网膜母细胞瘤一样，这种突变可能被认为是“第一次命中”，而放射治疗可以提供两次命中过程中的“第二次命中”，这可能会导致继发肿瘤或恶性转化。2011年，Husseini等[29]报道了1例NF-2患者的恶性听神经瘤病例，该患者之前接受过立体定向放射治疗，其术后病理结果为恶性周围神经鞘肿瘤。

天坛医院对本中心接受伽玛刀治疗后的NF-2患者进行了长期随访，没有观察到GKS后NF-2中听神经瘤的任何恶性转化，但仍有关于NF-2中的神经鞘瘤的放射诱导继发性恶性肿瘤的潜在担忧。Row等[15]报道在其大量接受伽玛刀治疗的患者的研究随访中，未发现恶变的风险升高，其估计恶变率为1%~2%。Mathieu等[16]报道未发现放射外科相关的第二肿瘤或非典型变或恶性变。Kruyt等也未在其治疗的454例NF-2相关听神经瘤中发现恶变。

总之，在所有长期随访研究中，几乎没有报道GKS后NF-2相关听神经瘤恶性转化的病例。尽管这种风险可能存在几十年，但风险比率似乎很低，估计不超过1%。这一风险比率没有超过开颅手术后约1%的死亡率。

21.7 治疗策略

天坛医院伽玛刀中心对7例NF-2患者的9个听神经瘤进行了无干预的长期动态观察，复查MRI证实只有2个听神经瘤无进展（肿瘤无进展率只有22.2%），有用听力保留率为33.3%。而本中心接受伽玛刀治疗的NF-2患者中，肿瘤控制率为84%，有用听力保留率为31.9%。因此我们认为，尽管大部分NF-2患者的有用听力丧失不可避免，但是伽玛刀治疗仍可以通过控制肿瘤生长而阻断或中止自然发展病程。本中心的患者中，1例53岁仅有双侧听神经瘤的患者伽玛刀治疗后肿瘤无进展生存期达18年。

本中心NF-2患者治疗决策的选择一般取决于疾病进展程度、局部肿瘤体积和患者保护双侧有用听力的意愿。对于新发现的双侧听神经瘤患者，肿瘤大小和压迫脑干程度是第一考虑的要素，对于大体积肿瘤或伴有明显颅压高的患者，首选治疗应为显微外科手术；而对于中小体积肿瘤或术后残留的肿瘤，伽玛刀治疗为首选治疗。对于双侧有用听力保留的中小体积肿瘤，我们建议行分阶段的伽玛刀治疗，进行连续的神经影像、听力及语言辨识力评估后，首先选择听力明显减退或肿瘤明显进展的一侧肿瘤进行伽玛刀治疗，半年至1年后再治疗另一侧肿瘤（图21.6）。对于早期发现的NF-2患者，分阶段伽玛刀治疗中小体积肿瘤不仅可以控制病情发展，而且可以避免多次开颅手术。

早在1992年，Linskey等[11]就详细阐述了对于双侧听神经瘤NF-2患者的治疗策略，Linskey等认为，双侧听神经瘤的放射外科治疗策略取决于患者双侧的听力状况、双侧肿瘤的生长史（连续的影像追踪）、双侧肿瘤的大小，以及面神经、三叉神经、舌咽神经的功能障碍程度。耳聋一侧颅神经功能持续恶化，同侧听神经瘤行放射外科治疗；耳聋患者颅神经功能稳定，肿瘤继续增大一侧行放射外科治疗；耳聋患者颅神经功能稳定，双侧肿瘤增大幅度一致，肿瘤体积相对较大的一侧行放射外科治疗；听力和语言辨别力客观评价减退、其他颅神经功能评价受损或肿瘤增大的一侧行放射外科治疗；对于一侧耳聋或听力基本丧失而对侧听力稳定的患者，同侧肿瘤观察到增大，或双侧均增大，或同侧颅神经功能持续恶化的情况下，该侧肿瘤均行放射外科治疗；只有当听力恶化或肿瘤增大时，部分听力保留的另一侧肿瘤才考虑行放射外科治疗。

尽管大部分NF-2患者的听力都不可避免地逐渐下降，但伽玛刀治疗可以对局部中小体积肿瘤或术后残留、复发的肿瘤起到较好的控制生长作用。Gardner型患者双侧听神经瘤在接受显微外科手术和伽玛刀放射外科的综合治疗或单纯的伽玛刀放射外科治疗后，MRI的长期随访显示肿瘤控制良好，从而终止Gardner轻型患者的自然病程。对于Wishart重型患者，虽然不能阻止全身其他各处肿瘤的疯长，但通过控制局部肿瘤生长可减缓其病程发展速度。

NF-2是常染色体显性遗传疾病，提倡早期对有家族史或有临床症状的患者进行临床和基因筛选，提高临床治疗效果。如果患者有非对称的听力下降或听力正常但有NF-2家族史或有NF-2其他症状时，需做脑部和内耳道、全部脊髓的MRI增强扫描。NF-2患者的所有下一代，在出生后不久每年需要进行眼科学的检查，从7岁开始进行每年1次的神经学检查、每年2次的听力学检查和每年

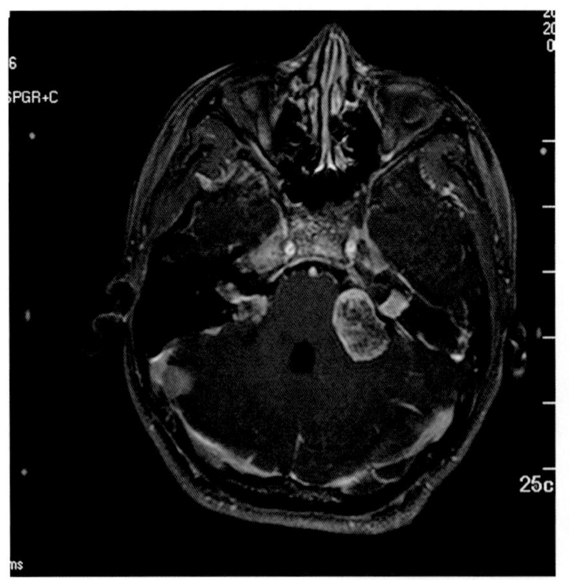

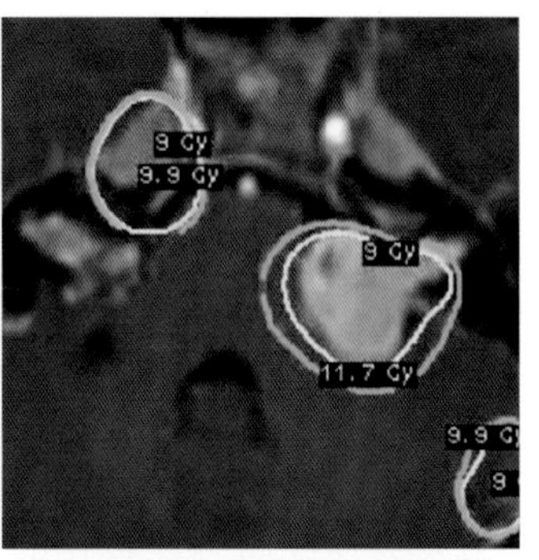

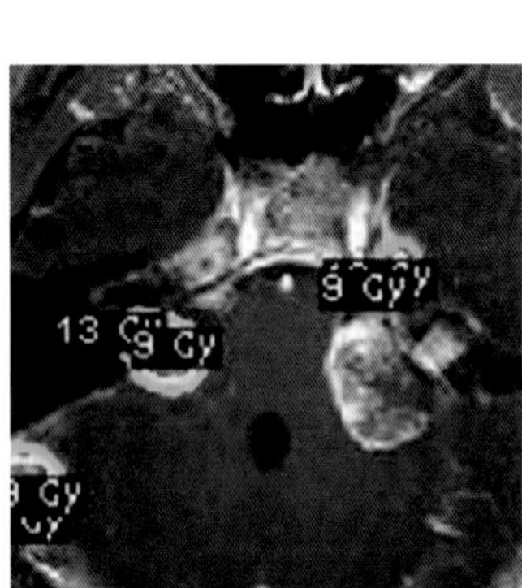

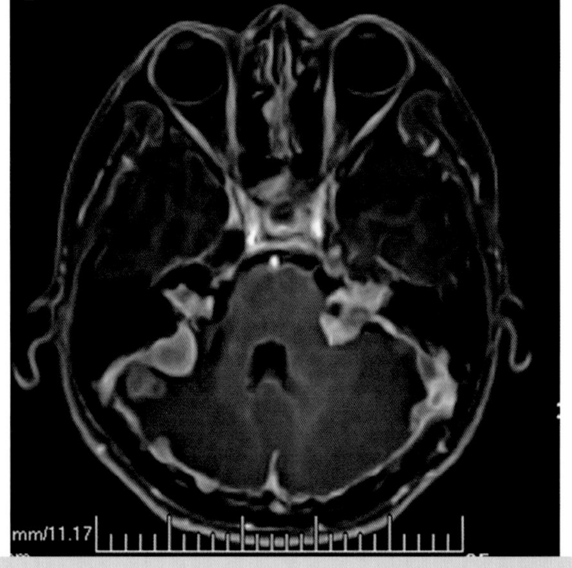

由于多发性肿瘤的发展和脑干受压的大肿瘤体积，我们在两阶段GKS中进行了交叉照射，以避免脑干的潜在损伤。左上：GKS之前定位图像；右上：第一阶段GKS治疗左VS和右三叉神经鞘瘤，周边剂量13 Gy；左下：半年后，第二次GKS治疗右VS和左三叉神经图21.6鞘瘤，周边剂量13 Gy；右下：GKS术后10年的随访轴位MRI显示双侧VS明显缩小。随访期间发现双侧可用听力损失。

图21.6　1例22岁Wishart型女性患者进行了阶段性GKS

1次的MRI扫描，以便对病情进行评估。若父母是非镶嵌型NF-2，他们的突变基因有50%的概率遗传给下一代；若子女继承了父母异常的NF-2肿瘤抑制基因，那么他们有95%的概率发展成为双侧听神经瘤。大约一半的NF-2患者没有家族史，他们表现了新的种系或镶嵌型的基因结构突变，并且是非遗传性的。

对Wishart型患者的综合治疗不仅包括显微手术和伽玛刀治疗，还包括抗肿瘤血管生成药物贝伐珠单抗，它给部分患者带来了听力的改善和肿瘤体积的缩小。先前的研究表明，施万细胞产生的血管内皮生长因子（vascular endothelial growth factor，VEGF）可能激活肿瘤生长，导致NF-2患者的相关听力损失，贝伐珠单抗作为人源化的抗VEGF单克隆抗体可以起到抑制作用。2009年，Plotkin等[30]首次报道贝伐珠单抗治疗NF-2相关听神经瘤的确切疗效，10例患者接受贝伐珠单抗治疗观察中位时间12个月后发现9例患者肿瘤体积缩小。2019年，Killeen等[31]再一次证实贝伐珠单抗可能会降低肿瘤生长速度和病情进展的风险，7例NF-2患者的11个听神经瘤接受贝伐珠单抗治疗，中位随访时间为33个月，MRI证实肿瘤均有明显缩小，有用听力保留率为20%。贝伐珠单抗治疗的并发症也有详细的描述，包括疲劳（43%）、恶心/呕吐（43%）、高血压（43%）、鼻出血（29%）和蛋白尿（29%）。然而从我们的临床经验来看，贝伐珠单抗并不是对所有NF-2患者有效，其最终疗效和长期并发症尚待研究。未来，NF-2相关听神经瘤患者可能会发现新的信号通路和新的靶向药物治疗[32]。

尽管包括显微外科、放射外科和抗肿瘤血管生成药物等多种治疗措施被采用以保护听力，但双侧听力丧失是NF-2患者最普遍的结局。在听力重建方面，双侧听力修复有两种选择：①人工耳蜗（CI）；②听觉脑干植入物（ABI）。但是NF-2患者在接受伽玛刀治疗后再进行CI或ABI的听力重建，这样的病例数据很少，甚至其可行性受到质疑。Pisa等[33]对2例患有NF-2的患者（共3耳）的CI治疗后听力结果进行了回顾分析，然后对接受观察治疗与放射外科治疗的NF-2患者的CI治疗后表现进行了文献回顾，共报告19例个体病例，其中观察组8例，放射外科组11例，研究表明，一组11例接受伽玛刀治疗后再行CI手术，另一组8例临床动态观察后再行CI手术，两组患者在接受CI手术后语音感知评分并无显著性差异。因此，现代伽玛刀放射外科技术注重保护耳蜗功能（耳蜗照射剂量≤4 Gy），且可控制肿瘤生长，治疗后再行听力重建是可行的。当然未来需要临床更多的病例数据证明NF-2患者伽玛刀后听力重建的有效性和安全性。

无论是临床医生还是NF-2患者本身，因病情的复杂都难以独自制定个体化的治疗策略，需要基于患者的一般情况、疾病进展程度、基因表型分类、局部肿瘤体积、双侧听力状况和患者意愿、手术医生的水平和主治医生的认识等方方面面的因素。通常，NF-2相关听神经瘤的综合治疗包括显微外科、放射外科、临床动态观察和抗VEGF药物治疗。个体化治疗的目标是延缓NF-2疾病的自然发展，最大限度地保持更好的生活质量，因此在肿瘤控制与维持神经功能之间需要一个精细和微妙的平衡。

致谢

该研究获得了中国国际医学基金会癌症精准放射治疗火花计划的科研资助：批准号2019-N-11-37。

参考文献

（遵从原版图书著录格式）

1. Asthagiri AR, Parry DM, Butman JA, Kim HJ, Tsilou ET, Zhuang Z, et al. 2009. Neurofibromatosis type 2. Lancet 373:1974–1986.
2. Rouleau GA, Merel P, Lutchman M, Sanson M, Zucman J, Marineau C, et al. 1993. Alteration in a new gene encoding a putative membrane-organizing protein causes neuro-fibromatosis type 2. Nature 363:515–521.
3. Trofatter JA, MacCollin MM, Rutter JL, Murrell JR, Duyao MP, Parry DM, et al. 1993. A novel moesin-, ezrin-, radixin-like gene is a candidate for the neurofibromatosis 2 tumor suppressor. Cell 75:826.
4. Evans DGR, Moran A, King A, Saeed S, Gurusinghe N, Ramsden R. 2005. Incidence of vestibular schwannoma and neuro-fibromatosis 2 in the North West of England over a 10-year period: higher incidence than previously thought. Otol Neurotol 26:93–97.
5. Baser ME, Kuramoto L, Woods R, Joe H, Friedman JM, Wallance AJ, et al. 2005. The location of constitutional neurofibromatosis 2 (NF2) splice site mutations is associated with the severity of NF2. J Med Genet 42:540–546.
6. Baser ME, Makariou EV, Parry DM. 2002. Predictors of vestibular schwannoma growth in patients with neurofibromatosis Type 2. J Neurosurgery 96:217–222.
7. Petrilli AM, Fernández-Valle C. 2016. Role of merlin/NF2 inactivation in tumor biology. Oncogene 35(5):537–548.
8. Evans DG, Huson SM, Donnai D, Neary W, Blair V, Newton V, et al. 1992. A genetic study of type of neurofibromatosis: II. Guidelines for genetic counseling. J Med Genet 29:847–852.
9. Evans DG, Trueman L, Wallace A, Collins S, Strachan T. 1998. Genotype/phenotype correlations in type 2 neurofibromatosis (NF2): evidence for more severe disease associated with truncating mutations. J Med Genet 35:450–455.
10. Leksell L. 1971. A note on the treatment of acoustic tumours. Acta Chit Scand 137:763–765.

11. Linskey ME, Lunsford LD, Flickinger JC. 1992. Tumor control after stereotactic radiosurgery in neurofibromatosis patients with bilateral acoustic tumors. Neurosurgery 31:829–839.
12. Subach BR, Kondziolka D, Lunsford LD, Bissonette DJ, Flickinger JC, Maitz AH. 1999. Stereotactic radiosurgery in the management of acoustic neuromas associated with neurofibromatosis type 2. J Neurosurgery 90:815–822.
13. Roche PH, Regis J, Pellet W, Thomassin JM, Grégoire R, Dufour H, et al. 2000. Neurofibromatosis type 2. Preliminary results of Gamma Knife radiosurgery of vestibular schwannomas. Neurochirugie 46:339–353.
14. Kida Y, Kobayashi T, Tanaka T, Mori Y. 2000. Radiosurgery for bilateral neurinomas associated with neurofibromatosis type 2. Surg Neurol 53:383–389.
15. Rowe JG, Radatz MWR, Walton L, Soanes T, Rodgers J, Kemeny AA. 2003. Clinical experience with Gamma Knife stereotactic radiosurgery in the management of vestibular schwannomas secondary to type 2 neurofibromatosis. J Neurol Neurosurgery Psychiatry 74:1288–1293.
16. Mathieu D, Kondziolka D, Flickinger JC, Niranjan A, Williamson R, Martin JJ, et al. 2007.Stereotactic radiosurgery for vestibular schwannomas in patients with neurofibromatosis type 2: an analysis of tumor control, complications, and hearing preservation rates. Neurosurgery 60:460–468.
17. Phi JH, Kim DG, Chung HT, Lee J, Paek SH, Jung HW. 2009. Radiosurgical treatment of vestibular schwannomas in patients with neurofibromatosis type 2. Cancer 1:390–398.
18. Mallory GW, Pollock BE, Foote RL, Carlson ML, Driscoll CL, Link MJ. 2014. Stereotactic radiosurgery for neurofibromatosis 2—associated vestibular schwannomas: toward dose optimization for tumor control and functional outcomes. Neurosurgery 74:292–300.
19. Sun SB, Liu AL. 2014. Long-term follow-up studies of Gamma Knife surgery for neurofibromatosis 2. J Neurosurg 121(Suppl 2):143–149.
20. Kruyt IJ, Verheul JB, Hanssens PEJ, Kunst HPM. 2018. Gamma Knife radiosurgery for treatment of growing vestibular schwannomas in patients with neurofibromatosis type 2: a matched cohort study with sporadic vestibular schwannomas. J Neurosurg 128:49–59.
21. Shinya Y, Hasegawa H, Shin M, Sugiyama T, Kawashima M, et al. 2019. Long-term outcomes of stereotactic radiosurgery for vestibular schwannoma associated with neurofibromatosis type 2 in comparison to sporadic schwannoma. Cancers 11, 1498:1–12.
22. Sun SB, Liu AL. 2012. Long-term follow-up studies of Gamma Knife surgery with a low margin dose for vestibular schwannoma. J Neurosurg 117(Suppl):57–62.
23. Massager N, Delbrouck C, Masudi J, De Smedt F, Devriendt D. 2013. Hearing preservation and tumour control after radiosurgery for NF2-related vestibular schwannomas. B-ENT 9:29–36.
24. Asthagiri AR, Vasquez RA, Butman JA, Wu T, Morgan K, Brewer CC, et al. 2012. Mechanisms of hearing loss in neurofibromatosis type 2. PLOS ONE 7, e46132:1–6.
25. Cahan WG, Woodard HQ, Higinbotham NL, Stewart FW, Coley BL. 1998. Sarcoma arising in irradiated bone: report of eleven cases. 1948.Cancer 82:8–34.
26. Seferis C, Torrens M, Paraskevopoulou C, Psichidis G. 2014. Malignant transformation in vestibular schwannoma: report of a single case, literature search, and debate. J Neurosurg 121(Suppl):160–166.
27. Baser ME, Evans DG, Jackler RK, Sujansky E, Rubenstein A. 2000. Neurofibromatosis 2, radiosurgery and malignant nervous system tumours. Br J Cancer 82:998.
28. Evans DG. 2009. Neurofibromatosis type 2 (NF2). A clinical and molecular review. Orphanet J Rare Dis 19:16.
29. Husseini ST, Piccirillo E, Taibah A, Paties MT, Rizzol R, Sanna M. 2011. Malignancy in vestibular schwannoma after stereotactic radiotherapy: a case report and review of the literature. Laryngoscope 121:923–928.
30. Plotkin SR, Stemmer-Rachamimov AO, Barker FG II, Halpin C, Padera TP, Tyrrell A, et al. 2009. Hearing improvement after bevacizumab in patients with neurofibromatosis type 2. N Engl J Med 361(04):358–367.
31. Killeen DE, Klesse L, Tolisano AM, Hunter JB, Kutz JW. 2019. Long-term effects of bevacizumab on vestibular schwannoma volume in neurofibromatosis type 2 patients. J Neurol Surg B 80:540–546.
32. Huang Q, Zhai SJ, Liao XW, Liu YC, Yin SH. 2020. Gene expression, network analysis, and drug discovery of neurofibromatosis type 2-associated vestibular schwannomas based on bioinformatics analysis. Journal of Oncology Volume 2020, Article ID 5976465, 9. https://doi.org/10.1155/2020/5976465.
33. Pisa J, Sulkers J, Butler JB, West M, Hochman JB. 2017. Stereotactic radiosurgery does not appear to impact cochlear implant performance in patients with neurofibromatosis type II. Journal of Radiosurgery and SBRT 5:63–71.
34. Sharma MS, Singh R, Kale SS, Agrawal D, Sharma BS, Mahapatra AK. 2010. Tumor control and hearing preservation after Gamma Knife radiosurgery for vestibular schwannomas in neurofibromatosis type 2. J Neuro Oncol 98:265–270.

（孙时斌　刘阿力　译）

22 非前庭神经鞘瘤的立体定向放射外科治疗

Anne-Marie Langlois，David Mathieu
神经外科
舍布鲁克大学 舍布鲁克大学医院中心
加拿大 魁北克 舍布鲁克

22.1 引言

神经鞘瘤占所有颅内肿瘤的6.0%～12.3%，是仅次于脑膜瘤和垂体腺瘤的中枢神经系统第三大常见良性肿瘤[1-4]。90%的神经鞘瘤起源于前庭颅神经，另有10%起源于非前庭颅神经[3-4]，非前庭神经鞘瘤临床较少见，最常累及三叉神经、颈静脉孔区和面神经[3]。越来越多的数据表明，SRS对于非前庭神经鞘瘤的治疗与前庭神经鞘瘤治疗一样安全有效[4-8]。本章根据非前庭神经鞘瘤的位置不同分别总结了已发表的SRS结果。

22.2 三叉神经鞘瘤

三叉神经鞘瘤是一种罕见的颅内良性肿瘤，发病率不足所有颅内肿瘤的1%[9-10]，是除前庭神经鞘瘤外第二常见的神经鞘瘤类型，占所有颅内神经鞘瘤的0.8%～8.0%[11-13]。三叉神经鞘瘤起源于三叉神经根、神经节或神经本身，可延伸至Meckel腔、颅后窝和（或）颅中窝及海绵窦，伴有不同程度的脑干和邻近脑室受压[13-14]。根据Jefferson分类可将三叉神经鞘瘤分为以下几种类型：A型肿瘤主要位于颅中窝；B型肿瘤位于颅后窝；C型肿瘤呈哑铃状，累及颅中窝和颅后窝[15]。根据肿瘤与脑干的解剖关系可进一步分类：Ⅰ型肿瘤无脑干受压；Ⅱ型肿瘤有脑干受压但没有第四脑室移位；Ⅲ型肿瘤导致第四脑室移位[13-16]。三叉神经鞘瘤患者最常见的症状为面部麻木，见于63%～86%的病例；其次为面部疼痛，见于14%～44%的病例[9-12, 16]；其他相关症状包括面部感觉异常、动眼神经麻痹导致的复视、头痛、头晕、步态障碍、咀嚼无力、听力丧失和面神经麻痹等[9-12, 16]，约10%的患者在初次就诊时并没有任何症状[9, 12]。

Peciu-Florianu等最近发表了一个对18项研究的系统评价，该研究评估了564例三叉神经鞘瘤患者经SRS治疗后的肿瘤控制和临床进展情况[13]。随访影像显示，62.7%的病例肿瘤缩小，29.6%的病例肿瘤稳定，而9.4%的病例在SRS治疗后肿瘤进展，总体来说肿瘤控制率在90.1%～94.5%[13]。研究显示较差的肿瘤控制和肿瘤进展相关的因素包括较大的肿瘤体积（>8～10 cc）、肿瘤为哑铃形和累及颅后窝（Jefferson B型和C型）、脑干受压和第四脑室移位（Ⅱ型和Ⅲ型），以及肿瘤呈囊性[13, 16-18]。相比之下，研究也发现了较好的肿瘤预后相关因素：女性、非NF-2、根或神经节肿瘤类型、靶区肿瘤体积低于8 cc、质地均匀的实体瘤和目标肿瘤治疗体积低于5 cc等[11, 13, 16]。此外，照射的周边和中心剂量也显著影响治疗反应，周边剂量>13 Gy和中心剂量>26 Gy与提高无进展生存期（PFS）相关[13, 18]。然而，有一项包括22例患者的研究与上述结果相左：较高的周边处方剂量与肿瘤扩大有关（14.9 Gy *vs*.13.6 Gy）[17]。在10 年的随访中，实体瘤（89%）的肿瘤控制率优于囊性肿瘤（77%）[16, 18]。根据解剖位置不同，5年的肿瘤控制率在Jefferson A型中为93%、Jefferson B型为75%、Jefferson C型为86%；Ⅰ型肿瘤为100%、Ⅱ型肿瘤为87%、Ⅲ型肿瘤为50%[13, 18]。

大部分三叉神经鞘瘤患者在经过SRS治疗后的临床结果通常是有利的，43.2%的病例症状改善，42.7%的病例症状稳定，三叉神经痛和面部感觉减退患者的症状改善率分别为63.5%（57.1%～64%）和39.1%（35%～39.1%）[13, 17]，由于动眼神经麻痹引起的复视症状改善率达到了48.2%[13]。9.1%～14.0%的患者出现症状恶化，通常与肿瘤短暂扩张有关[16, 19]，新发或加重的症状可随着肿瘤体积的缩小而消退，亦可随着时间的推移持续存在[12-13, 16]。已有报告的新发或恶化三叉神经病变和面部疼痛的发生率分别在8%～30%及10%～12%[9-11, 13, 16]。

在SRS治疗后的放射不良反应包括假性进展（2%～37%）、放射性水肿（6%）、囊肿增大或囊变（11%）、假包膜形成和脑积水（3.1%）[11, 13, 16, 20-21]，尚无三叉神经鞘瘤在SRS治疗后恶变的报道。图22.1展示了三叉神经鞘瘤SRS治疗计划及影像学随访资料。

22.3 颈静脉孔区神经鞘瘤

颈静脉孔区神经鞘瘤占所有颅内神经鞘瘤的2%～4%[3, 22-23]，肿瘤可以仅局限于颅内，也可以位于颈静脉孔区（可同时生长至颅内或者颅外），还可以呈哑铃形同时有颅内外的生长[24]。

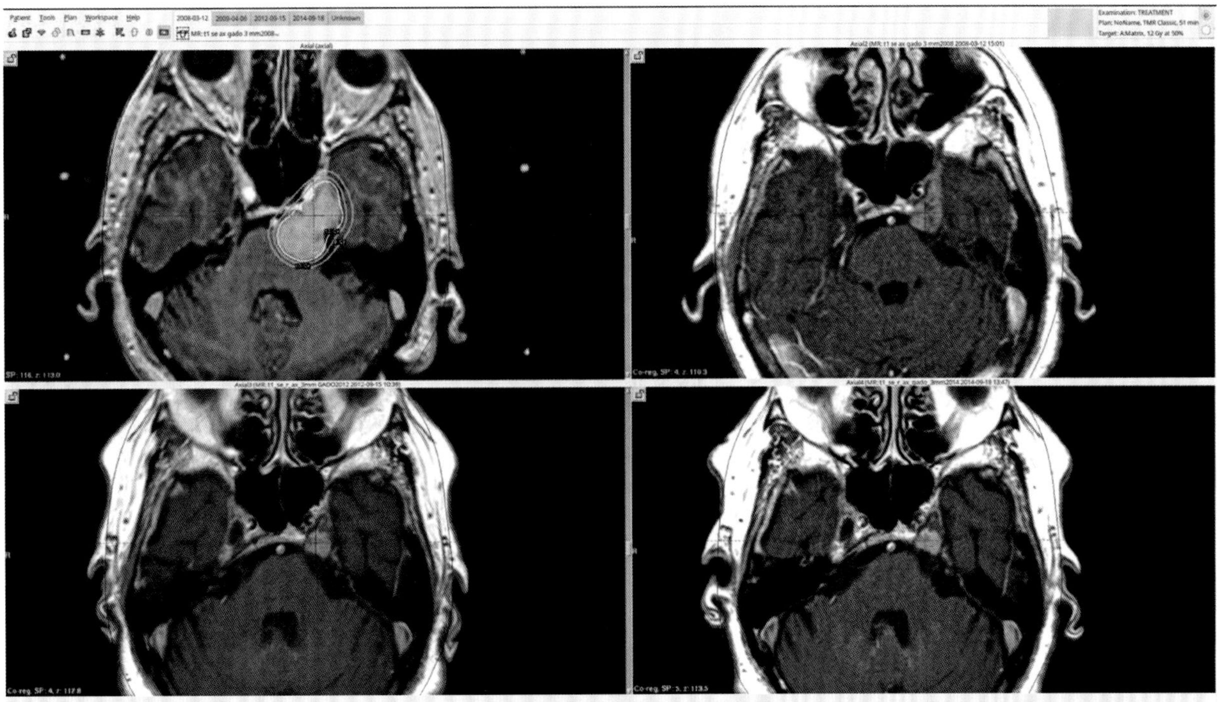

患者为80岁女性，患有左侧哑铃形三叉神经鞘瘤，最初的临床表现为面部感觉减退。给予了该患者周边剂量12 Gy的SRS治疗，50%等剂量曲线。在SRS治疗后92个月的最后一次随访中，肿瘤明显缩小，感觉减退症状完全消失。

图22.1 SRS治疗计划图（左上）、12个月随访（右上）、54个月随访（左下）和78个月随访（右下）MR影像

颈静脉孔区神经鞘瘤患者最常见的症状为第Ⅸ和第Ⅹ颅神经功能障碍所致的声音嘶哑和吞咽困难，见于52%的患者；继发于第Ⅷ颅神经功能障碍导致的听觉缺失及第Ⅺ对颅神经受累导致的胸锁乳突肌和斜方肌无力也较常见，分别见于26%～46%和32%的病例[23, 25]；其他可能的症状包括舌下神经麻痹、步态障碍、耳鸣、面瘫和感觉障碍，以及更少见的头晕、偏瘫、面部痉挛、构音障碍和味觉障碍等[22-23, 25-26]。

在部分已发表的研究结果中显示，颈静脉孔区神经鞘瘤SRS治疗后10年的肿瘤控制率在83%～100%[5, 22, 26-28]。其中，48.5%～76.0%的病例肿瘤缩小，24%～46%的病例肿瘤稳定，而肿瘤进展率通常低于15%[22-23, 25-26]。3年无进展生存率介于91%～93%，5年无进展生存率为87%～89%，10年无进展生存率为82%～83%[23, 25]。在Hasegawa等的一项研究中发现，脑干水肿和哑铃形神经鞘瘤是治疗失败的重要预测因素，其风险比分别为6.188和3.189[25]。2018年，一项国际伽玛刀研究基金会（IGKRF）的多中心研究显示，哑铃形肿瘤的预后更差，5年PFS率为76%，而单纯颅内神经鞘瘤的5年PFS率为92%[23]。

颈静脉区神经鞘瘤经SRS治疗后，20%～35%的病例临床症状得到改善，55%～77%的患者症状稳定[22-23, 26]。其中，SRS治疗后38%～66%的患者声音嘶哑得到改善，32%～58%的患者声音嘶哑保持稳定，2%～4%的患者声音嘶哑加重[23, 25]；吞咽困难在38%～63%的患者中得到改善，在35%～54%的患者中保持稳定，在 2%～8%的患者中恶化[23, 25]；听力下降情况在74%～80%的患者中保持稳定，在14%～19%的患者中有所改善，而听力进一步下降约占7%[23, 25]。总体而言，在已发表的系列文章研究结果中，颈静脉孔区神经鞘瘤患者SRS治疗后的症状恶化率在2%～17%[22-23, 25-26]。在IGKFR的研究中，92例患者中有14例（15%）出现了新症状，其中一半与SRS治疗后2年左右的肿瘤进展有关，另一半与SRS治疗后7个月左右（中位数）的放射不良反应有关，这部分患者随后接受临时口服皮质激素类药物治疗[23]。1年、3年、10年新发颅神经功能障碍的发生率分别为8%、11%、16%[23]。迄今为止，尚没有SRS治疗后颈静脉孔区神经鞘瘤恶变的报道。图22.2展示

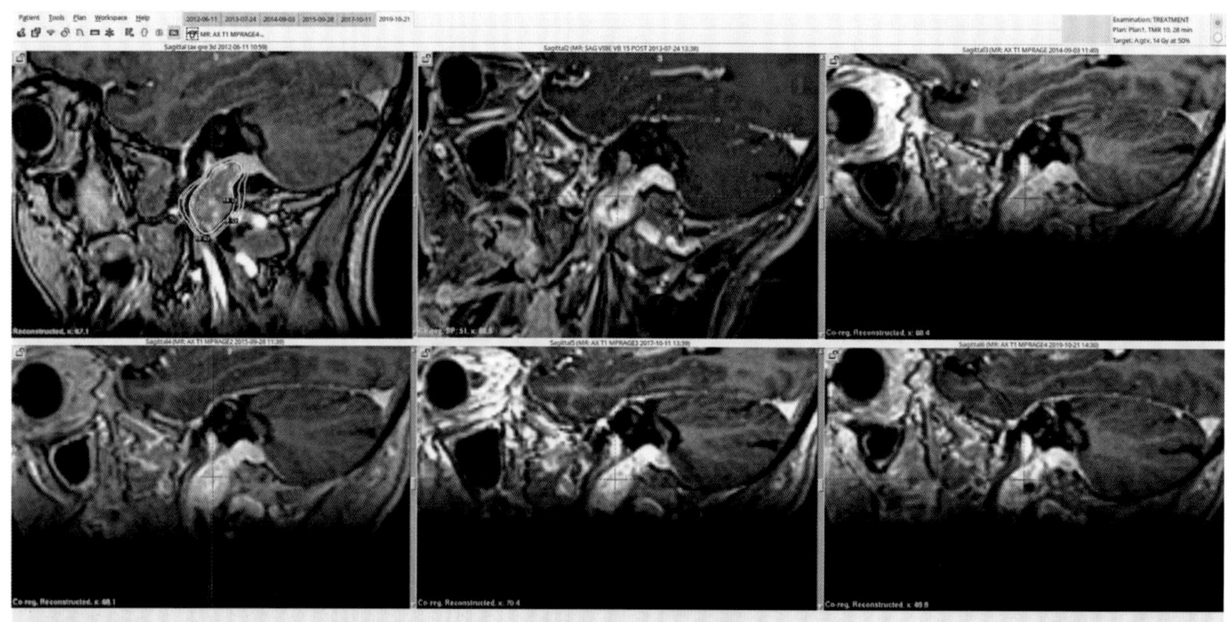

患者为67岁女性，患有右侧哑铃形颈静脉孔区神经鞘瘤，肿瘤大部分位于颅外间隙，临床症状主要有吞咽困难、声音嘶哑和胸锁乳突肌无力。给予了该患者周边剂量14 Gy的SRS治疗，50%等剂量线曲线。在SRS治疗后88个月的最后随访中，该患者肿瘤保持稳定，症状稳定，无并发症。

图22.2 SRS治疗计划图（左上）、13个月随访（中上）、27个月随访（右上）、39个月随访（左下）、64个月随访（中下）和88个月随访（右下）MR影像

了颈静脉孔区神经鞘瘤的SRS治疗计划及影像学随访。

22.4 面神经鞘瘤

面神经鞘瘤占所有颅内神经鞘瘤的1.9%，占岩部内肿瘤的不足1%[29-30]。这种类型的肿瘤可以起源于面神经的任何节段，常涉及多个节段，最常见部位是膝状神经节和迷路、鼓室或乳突节段[31-33]。面神经鞘瘤最常见的初始症状是面瘫（75%～85%）和听力损失（50%～64%）[29-31, 34-37]，其他常见症状包括耳鸣（16%～46%）[34-36]、面部感觉迟钝[29]、味觉丧失[29]、眩晕[29, 35]、面部痉挛[34]和头痛[34]。

多个研究报告显示，SRS治疗面部神经鞘瘤后的肿瘤控制率为83%～100%[29-31, 34-36, 38]，肿瘤缩小的病例占33%～58%，肿瘤维持稳定的病例占42%～52%[29-31, 34-36, 38]。在国际放射外科研究基金会（IRRF）最近进行的一项多中心研究中，报道了63例面神经鞘瘤病例，平均影像学随访超过2年[36]，在最后一次随访中，46%的肿瘤缩小，48%的肿瘤保持稳定，6%的肿瘤持续生长，2年无进展生存率为98%，5年和10年为87%，同时发现SRS治疗后肿瘤进展的一个重要预测因素为多个面神经节段受累[36]。

研究表明，大多数面神经鞘瘤患者接受SRS治疗后临床进展良好，78%～100%的病例面部功能稳定或改善[29-31, 34-36]，面部运动功能改善的一个相关因素是涉及神经迷路段的肿瘤[36]，而出现新的或加重的面瘫的风险低于25%[29-31, 34-36]。大多数患者（74%～100%）的听力功能能够保持稳定，更多系列研究的结果显示，25%的患者在SRS治疗后听力有所改善[30, 36]，听力恶化的比例为21%，通常见于SRS治疗后肿瘤进展的情况。大多数患者的耳鸣保持稳定或改善，SRS治疗后耳鸣新发的发生率在4%～21%[35-36]。Sheehan等的研究表明较好的神经系统预后的预测因素为较低的周边剂量（<12.5 Gy）和较小的肿瘤体积（<1 cm^3）[30]。尚没有面神经鞘瘤SRS治疗后恶变的病例报道。

22.5 动眼神经、滑车神经和外展神经鞘瘤

动眼神经（第Ⅲ对颅神经）、滑车神经（第

Ⅳ对颅神经）和外展神经（第Ⅵ对颅神经）鞘瘤临床较罕见，迄今为止接受过SRS治疗的病例数量有限[39-43]。动眼神经和滑车神经鞘瘤可起源于各自的海绵窦内、海绵窦–脑池段（刚进入海绵窦包括岩骨后池和斜坡后池）及入海绵窦前池的各个节段[41，44]，外展神经鞘瘤通常可在眼眶、海绵窦或桥前池内发现[39，43，45]。动眼神经鞘瘤最常出现的神经麻痹相关症状为复视[39-47]，其他常见症状包括头痛、上睑下垂、视力丧失和眼球突出[39-43，46-47]，肿瘤靠近脑干和小脑的患者可出现偏瘫、感觉障碍、小脑体征和躯干共济失调[41，46]，此外还有报道由于肿瘤占位效应导致海绵窦综合征或三叉神经功能障碍的罕见病例[39，41]。

从2002年到2021年期间，有12项研究对SRS治疗眼球活动相关神经的神经鞘瘤（Ⅲ、Ⅳ和Ⅵ）的预后进行了报道，长期的肿瘤控制率在86%～100%[5-7，39-43，46-48]。IRRF最近进行的一项研究报道了迄今为止最多病例数的SRS治疗的研究[46]，肿瘤粗控制率为92%，1年肿瘤控制率为96%，10年肿瘤控制率为86%，SRS治疗后3个月有1例假性进展，9个月有2例肿瘤进展[47]。SRS治疗动眼神经、滑车和外展神经的神经鞘瘤后症状控制率在38%～100%[5-7，39-43，46-48]，其中复视在55%～100%的病例中得到改善，在17%～30%的病例中保持稳定[41-43，46]。在最近的IRRF研究队列中，上睑下垂改善率为25%，在50%的病例中保持稳定[46]。12%～25%的患者治疗后出现临床恶化表现，通常是由于SRS治疗后肿瘤进展所致[41，46]。尚没有SRS治疗后眼球活动相关神经的神经鞘瘤（Ⅲ、Ⅳ和Ⅵ）发生放射性坏死或放射性恶变的报道。图22.3展示了SRS治疗计划及影像学随访。

22.6 舌下神经鞘瘤

舌下神经鞘瘤是极为罕见的肿瘤，因此SRS治疗的舌下神经鞘瘤病例报告屈指可数，并且所有这些病例都是混合在非前庭神经的神经鞘瘤研

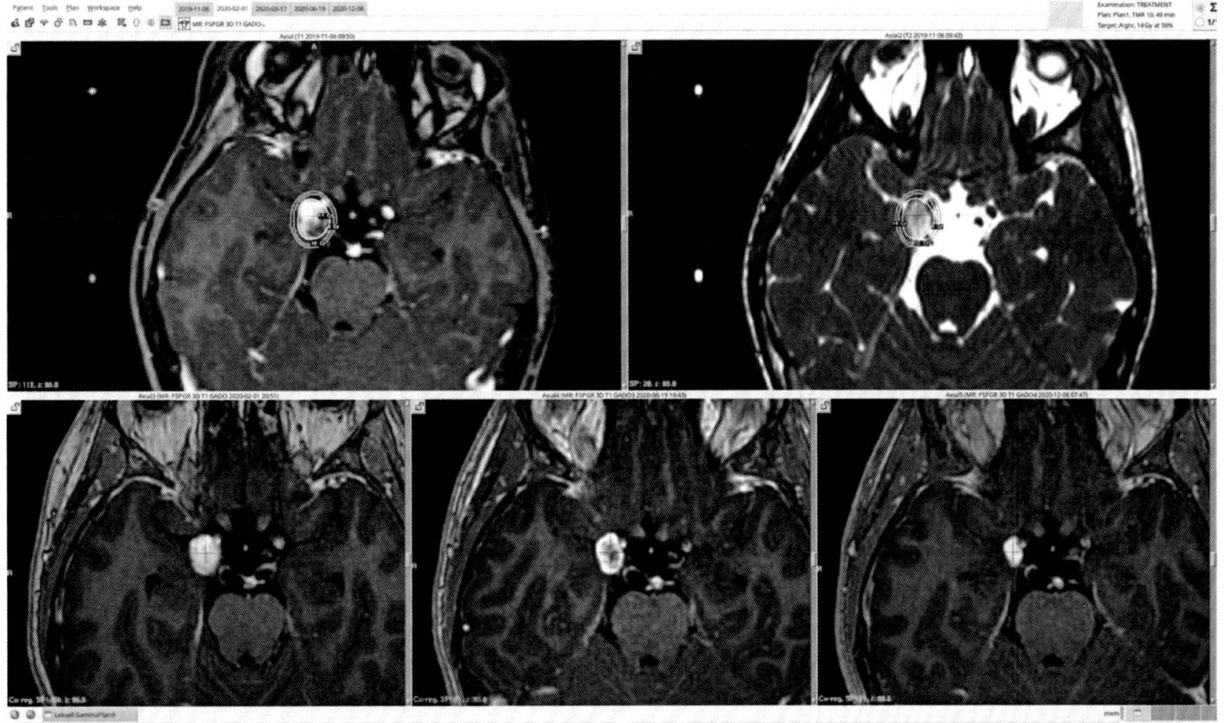

该患者为14岁男性，患有偶发型右侧动眼神经鞘瘤，导致右上凝视复视和轻度上睑下垂，无神经纤维瘤病的证据。给予了该患者SRS单次照射治疗，周边剂量14 Gy，50%等剂量线。治疗后患者出现了短暂的肿瘤扩张并伴有复视和上睑下垂加重，短期给予激素治疗后部分缓解，随后肿瘤逐渐缩小。在SRS治疗后13个月的最后随访中，患者复视和上睑下垂症状稳定，影像学上肿瘤体积持续缩小。

图22.3 SRS治疗时T_1增强（左上）和CISSS-3D（右上）MR序列，以及3个月随访（左下）、7个月随访（中下）和13个月随访（右下）MR影像

究中进行描述[5-8]，每项研究都报道了1～3例舌下神经鞘瘤，患者通常在初次就诊时出现舌肌无力症状[5-8]，关于SRS治疗后舌下神经鞘瘤患者的具体临床预后和影像学结果的报道较为有限[5-8]。一项研究报道了3例通过伽玛刀放射外科治疗的舌下神经鞘瘤，其中2例患者保持稳定，1例患者在SRS治疗后早期症状恶化，包括震颤、感觉异常和伴有伸舌右偏的构音障碍[8]。另一项研究中，1例通过直线加速器（linear accelerator，LINAC）放射外科治疗的舌下肿瘤患者在影像学随访中证实肿瘤得到控制，并且治疗后的临床症状改善明显[7]。此外还有两项研究分别报道了1例病例，均为通过SRS治疗的舌下神经鞘瘤，其中1例患者在治疗后18个月出现由放射性坏死导致的左侧面部乏力和耳鸣。原因考虑为放射性坏死，另1例患者在SRS治疗后7个月出现了由于咽鼓管功能障碍导致的反复发作的中耳炎[5-6]。

22.7 总结

SRS治疗是一种安全有效的非前庭神经的神经鞘瘤治疗方法，大多数患者在SRS治疗后颅神经功能稳定或得到改善，肿瘤控制率良好，与前庭神经鞘瘤的控制率相似，表明放射敏感性是神经鞘瘤组织学所固有的，与起源于何种颅神经无关。因此，对于合适的非前庭神经的神经鞘瘤患者，应将SRS治疗作为一线治疗备选方案。

参考文献

（遵从原版图书著录格式）

1. Lee CH, Jung KW, Yoo H, Park S, Lee SH. Epidemiology of primary brain and central nervous system in Korea. J Korean Neurosurg Soc, (2010);48:145–152.
2. Ostrom QT, Gittleman H, Xu J, et al. CBTRUS Statistical Report: primary brain and other central nervous system tumors diagnosed in the United States in 2009-2013. Neuro Oncol, (2016);18(Suppl 5):v1–v75.
3. Nishioka K, Abo D, Aoyama H, et al. Stereotactic radiotherapy for intracranial nonacoustic schwannomas including facial nerve schwannoma. Int J Radiat Oncol Biol Phys, (2009);75(5):1415–1419.
4. Langlois AM, Iorio-Morin C, Masson-Côté L, Mathieu D. Gamma Knife stereotactic radiosurgery for nonvestibular cranial nerve schwannomas. World Neurosurg, (2018);110:e1031–e1039.
5. Pollock BE, Foote RL, Stafford SL. Stereotactic radiosurgery: the preferred management for patients with nonvestibular schwannomas? Int J Radiat Oncol Biol Phys, (2002);52(4):1002–1007.
6. Choi CYH, Soltys SG, Gibbs IC, et al. Stereotactic radiosurgery of cranial nonvestibular schwannomas: results of single- and multisession radiosurgery. Neurosurgery, (2011);68(5):1200–1208.
7. Kimball MM, Foote KD, Bova FJ, et al. Linear accelerator radiosurgery for nonvestibular schwannomas. Neurosurgery, (2011);68(4):974–984.
8. Elsharkawy M, Xu Z, Schlesinger D, Sheehan JP. Gamma Knife surgery for nonvestibular schwannomas: radiological and clinical outcomes. J Neurosurg, (2012);116:166–172.
9. Pan L, Wang EM, Zhang N, et al. Long-term results of Leksell Gamma Knife Surgery for trigeminal schwannomas. J Neurosurg, (2005);102(Suppl):220–224.
10. Sheehan J, Yen CP, Arkha Y, Schlesinger D, Steiner L. Gamma Knife surgery for trigeminal schwannoma. J Neurosurg, (2007);106:839–845.
11. Kano H, Niranjan A, Kondziolka D, Flickinger JC, Dade Lunsford L. Stereotactic radiosurgery for trigeminal schwannoma: tumor control and functional preservation. Clinical article. J Neurosurg, (2009);110:553–558.
12. Yianni J, Dinca EB, Rowe J, Radatz M, Kemeny AA. Stereotactic radiosurgery for trigeminal schwannomas. Acta Neurochir (Wien), (2012);154:277–283.
13. Peciu-Florianu I, Régis J, Levivier M, Dedeciusova M, Reyns N, Tuleasca C. Tumor control and trigeminal dysfunction improvement after stereotactic radiosurgery for trigeminal schwannomas: a systematic review and meta-analysis. Neurosurg Rev, (2020). doi:10.1007/s10143-020-01433-w.
14. Pollack IF, Sekhar LN, Jannetta PJ, Janecka IP. Neurilemomas of the trigeminal nerve. J Neurosurg, (1989);70(5):737–745.
15. Jefferson G. The trigeminal neurinomas with some remarks on malignant invasion of the gasserian ganglion. Clin Neurosurg, (1953);1:11–54.
16. Hasegawa T, Kida Y, Yoshimoto M, Koike J. Trigeminal schwannomas: results of Gamma Knife surgery in 37 cases. J Neurosurg, (2007);106:18–23.
17. Snyder MH, Shepard MJ, Chen CJ, Sheehan JP. Stereotactic radiosurgery for trigeminal schwannomas: a 28-year single-center experience and review of the literature. World Neurosurg, (2018);119:e874–e881.

18. Hasegawa T, Kato T, Iizuka H, Kida Y. Long-term results for trigeminal schwannomas treated with Gamma Knife surgery. Int J Radiat Oncol Biol Phys, (2013);87(5):1115–1121.
19. Phi JH, Paek SH, Chung HT, et al. Gamma Knife surgery and trigeminal schwannoma: is it possible to preserve cranial nerve function? J Neurosurg, (2007);107(4):727–732.
20. Nettel B, Niranjan A, Martin JJ, et al. Gamma Knife radiosurgery for trigeminal schwannomas. Surg Neurol, 2004;62(5):435–444.
21. Ryu J, Lee SH, Choi SK, Lim YJ. Gamma Knife radiosurgery for trigeminal schwannoma: a 20-year experience with long-term treatment outcome. J Neurooncol, (2018);140(1):89–97.
22. Martin JJ, Kondziolka D, Flickinger JC, Mathieu D, Niranjan A, Lunsford LD. Cranial nerve preservation and outcomes after stereotactic radiosurgery for jugular foramen schwannomas. Neurosurgery, (2007);61(1):76–81.
23. Kano H, Meola A, Yang HC, et al. Stereotactic radiosurgery for jugular foramen schwannomas: an international multicenter study. J Neurosurg, (2018);129(4):928–936.
24. Kaye AH, Hahn JF, Kinney SE, Hardy RW, Jr, Bay JW. Jugular foramen schwannomas. J Neurosurg, (1984);60(5):1045–1053.
25. Hasegawa T, Kato T, Kida Y, et al. Gamma Knife surgery for patients with jugular foramen schwannomas: a multiinstitutional retrospective study in Japan. J Neurosurg, (2016);125(4):822–831.
26. Peker S, Sengöz M, Kiliç T, Pamir MN. Gamma Knife radiosurgery for jugular foramen schwannomas. Neurosurg Rev, (2012);35(4):549–553.
27. Mabanta SR, Buatti JM, Friedman WA, Meeks SL, Mendenhall WM, Bova FJ. Linear accelerator radiosurgery for nonacoustic schwannomas. Int J Radiat Oncol Biol Phys, (1999);43(3):545–548.
28. Zhang N, Pan L, Dai JZ, Wang BJ, Wang EM, Cai PW. Gamma knife radiosurgery for jugular foramen schwannomas. J Neurosurg, (2002);97(Suppl 5):456–458.
29. Kida Y, Yoshimoto M, Hasegawa T. Radiosurgery for facial schwannoma. J Neurosurg, (2007);106(1):24–29.
30. Sheehan JP, Kano H, Xu Z, et al. Gamma Knife radiosurgery for facial nerve schwannomas: a multicenter study. J Neurosurg, (2015);123(2):387–394.
31. Moon JH, Chang WS, Jung HH, Lee KS, Park YG, Chang JH. Gamma Knife surgery for facial nerve schwannomas. J Neurosurg, (2014);121(Suppl):116–122.
32. McMonagle B, Al-Sanosi A, Croxson G, Fagan P. Facial schwannoma: results of a large case series and review. J Laryngol Otol, (2008);122:1139–1150.
33. O'Donoghue GM, Brackmann DE, House JW, Jackler RK. Neuromas of the facial nerve. Am J Otol, (1898);10:49–54.
34. Madhok R, Kondziolka D, Flickinger JC, Lunsford LD. Gamma Knife radiosurgery for facial schwannomas. Neurosurgery, (2009);64(6):1102–1105.
35. Litre CF, Gourg GP, Tamura M, et al. Gamma Knife surgery for facial nerve schwannomas. Neurosurgery, (2007);60(5):853–859.
36. Mehta GU, Lekovic GP, Slattery WH, et al. Effect of anatomic segment involvement on stereotactic radiosurgery for facial nerve schwannomas: an international multicenter cohort study. Neurosurgery, (2020);88(1):E91–E98.
37. Sherman JD, Dagnew E, Pensak ML, van Loveren HR, Tew JM, Jr. Facial nerve neuromas: report of 10 cases and review of the literature. Neurosurgery, (2002);50:450–456.
38. Jacob JT, Driscoll CL, Link MJ. Facial nerve schwannomas of the cerebellopontine angle: the Mayo Clinic experience. J Neurol Surg B Skull Base, (2002);73:230–235.
39. Hayashi M, Chernov M, Tamura N, et al. Gamma Knife surgery for abducent nerve schwannoma. Report of 4 cases. J Neurosurg, (2010);113(Suppl):136–143.
40. Kim I-Y, Kondziolka D, Niranjan A, et al. Gamma Knife surgery for schwannomas originating from cranial nerves III, IV, and VI. J Neurosurg, (2008);109(Suppl):149–153.
41. Peciu-Florianu I, Tuleasca C, Comps J-N, et al. Radiosurgery in trochlear and abducens nerve schwannomas: case series and systematic review. Acta Neurochir (Wien), (2017);159(12):2409–2418.
42. Petrela E, Hodge CJ, Hahn SS, et al. Stereotactic radiosurgery in two cases of presumed fourth cranial nerve schwannoma. J Neuroophthalmol, (2009);29(1):54–57.
43. Prasad GL, Sharma MS, Kale SS, et al. Gamma Knife radiosurgery in the treatment of abducens nerve schwannomas: a retrospective study. J Neurosurg, (2016);125(4):832–837.
44. Celli P, Ferrante L, Acqui M, Mastronardi L, Fortuna A, Palma L. Neurinoma of the third, fourth and sixth cranial nerves: a survey and report of a new fourth nerve case. Surg Neurol, (1992);38:216–224.
45. Irace C, Davi G, Corona C, Candino M, Usai S, Gambacorta M. Isolated intraorbital schwannoma arising

from the abducens nerve. Acta Neurochir (Wien), (2008);150:1209–1210.

46. Langlois AM, Iorio-Morin C, Faramand A, et al. Outcomes after stereotactic radiosurgery for schwannomas of the oculomotor, trochlear, and abducens nerves. J Neurosurg, (2021);1–7. doi:10.3171/2020.8.JNS20887.
47. Inoue T, Shima A, Hirai H, Suzuki F, Matsuda M. Trochlear nerve schwannoma treated with Gamma Knife after excision: a case report and review of the literature. J Neurol Surg Rep, (2015);76(2):e248–e252.
48. Puataweepong P, Dhanachai M, Hansasuta A, et al. Clinical outcomes of intracranial nonvestibular schwannomas treated with Linac based stereotactic radiosurgery and radiotherapy. Asian Pac J Cancer Prev, (2016);17(7):3271–3276.

（王宽宇　译）

面部神经痛的立体定向放射外科治疗

23

Andrew Ajisebutu，Anthony M. Kaufmann
神经外科
曼尼托巴大学
温尼伯 加拿大

23.1 引言

三叉神经痛（trigeminal neuralgia，TN）是一种罕见的颅面部疼痛疾病状态，如何治疗仍非常有挑战性。其典型特征为短暂、撕裂般的疼痛发作，一直是人类最痛苦的煎熬之一。虽然有有效方法治疗，但却常因误诊或治疗方法不当而延误治疗。恰当的药物治疗在治疗初始阶段可以缓解疼痛，但随着必定会发生的疼痛发作频率和严重程度的增加，需要逐步加大药物剂量。最终，半数的TN患者还是要进行外科治疗，以缓解疼痛和药物治疗剂量相关的不良反应。

立体定向放射外科治疗是难治性三叉神经痛及其他颅面神经痛［包括肿瘤相关的三叉神经病变、舌咽神经痛（glossopharyngealneuralgia，GPN）、蝶腭神经痛（sphenopalatineneuralgia）和慢性丛集性头痛（chronic cluster headache，CCH）］的一种重要的外科治疗手段，最常见的是使用伽玛刀（Gamma Knife，GK）进行消融（rhizotomy）。放射神经外科医生应该全面了解其治疗指征、相对优势、局限性及技术层面的细微差异。

23.2 历史背景

关于TN首次被描述的时间存有多种说法，可追溯到公元1世纪[1]。 内科医生John Locke在1677年提供了一份TN症状的图表[2]，一般认为，Nicolaus Andre 在1769年首次对TN进行了全面的描述，并创造了“tic douloureux（痛性抽搐）”一词[3]，他于同年开展了最早的神经溶解手术，对神经进行粗糙的环钻打开眶下孔后，将腐蚀剂粗略地泼洒在神经上。19世纪20年代，Charles Bell将三叉神经和其他面部颅神经的运动和感觉功能区分开来之后，三叉神经痛这个术语才逐步演变而来[4]。

3个多世纪以来，对这种神秘的间歇性疼痛发作的治疗包括各种无效而怪诞的措施，如使用毒芹、砷剂、拔牙、催吐、放血、颈动脉结扎、腹部熏蒸等[5]。这些疗法的“成功”可能要归功于疾病早期经常发生的自发缓解。Bergouignan注意到TN癫痫发作样的特点，因此开始使用抗惊厥药物苯妥英来治疗该病，这成为首个有效治疗TN的药物[6]。随后是Blom于1962年突破性地引入卡马西平来治疗TN[7]。

现代外科治疗TN遵循两条路径，一条路径是各式各样越来越精细化的毁损性手术；另一条路径则是由Jannetta于1967开创的具有治愈可能的微血管减压术（microvascular decompression，MVD）[8-9]。在20世纪初，Spiller和Frazier提出了经硬膜外颞下入路的半月神经节后根切断术[10]。该方法成为TN神经外科治疗的标准方法，而当时认为经乳突后入路来切断三叉神经是神经外科治疗的禁忌，Dandy对此发起挑战，并获得了在显微镜推广前的那个时代无可匹敌的成功[11]。此外，还可以采用经皮手术技术，经卵圆孔进入Meckel腔，通过热（射频）、化学（甘油）或机械（球囊压迫）等治疗方法作用于半月神经节，并诱发部分神经损伤，该方法提供了损伤更小的治疗选择[12]。时至今日，人们对直接开放的手术（如部分感觉根切断术和神经束松解术）重新燃起了热情，为这些方法在某些难治性TN的治疗中找到一席之地[13-15]。

Leksell最初通过阻断神经纤维来治疗疼痛的灵感已成功地用于治疗目前仍被称为“自杀病（suicide disease）”的三叉神经痛。Leksell首先利用立体定向技术安装正压辐射源，以Meckel腔的半月神经节为照射靶区[16]。随后研发的伽玛刀可以以更高的精度将更大能量的射线照射到这个靶区，且疗效良好[17]。后来，引入高分辨率MRI促进了对近端三叉神经根的精确定位，已证明该方法对缓解三叉神经痛更为有效。1996年发表的最早的一项关于应用GK神经根切断术治疗TN的多中心研究结果表明，中位随访18个月，58%的患者疼痛完全缓解，70～90 Gy的最大剂量较之60～65 Gy的剂量疗效更为显著[18]。大量后续出版物巩固了GK作为对抗TN的主要可选治疗。

23.3 三叉神经痛

23.3.1 治疗的定义和适应证

“三叉神经痛”名称本身就一直是令人困

惑与充满争议的[19]。当很多患者在饱受诊断不明之苦的同时还要被诸如牙科手术等没有疗效的方法引入歧途时，另一部分患者则被贴上诊断不明的标签。根据一个过激的（但毫无帮助的）定义，任何涉及三叉神经分布的神经痛都可以被认为是三叉神经痛。更准确地说，《国际头痛疾病分类》（International Classification of Headache Disorders，ICHD-3）将经典的TN定义为："由完全无害的各种刺激触发的一种以反复出现的单侧短暂电击样疼痛为特征的疾病，起止突然，局限于三叉神经的一个或多个分支的分布范围内"[20]。该定义可进一步分为两类:"在受累神经分支的分布范围内，中等强度的疼痛"，疼痛发作可以是"单纯突发性"，也可以是"（在此基础上）同时发生的持续性疼痛"。经典三叉神经痛的这两个亚类分别被称为典型三叉神经痛和不典型三叉神经痛，通常是由神经血管压迫三叉神经根入脑干区引起的。其他形式的TN分类没有那么分明，一般分为两型，即Ⅰ型TN和Ⅱ型TN，其中Ⅰ型TN的主要表现为发作时间超过总时间50%的剧烈、短暂的突发锐痛；Ⅱ型TN的主要表现为持续的钝痛或灼烧痛[21]。TN的继发原因（又称之为继发性TN）包括肿瘤和多发性硬化（multiple sclerosis，MS）等。这些情况必须与其他颅面神经痛（如GPN、蝶腭神经痛、CCH）及创伤后或带状疱疹后神经痛、持续性特发性或不典型面部疼痛和躯体疼痛源区分开来。

典型TN在早期应用抗惊厥药物治疗均十分有效，许多人认为这一特征可作为确诊依据。疾病持续进展，疼痛发作严重程度和频率并不改变，但缓解期越来越短。在数年甚至数十年的治疗过程中，大约一半的患者最终会发展成药物难治性疼痛。对于药物难治性TN，有多种外科手术方案可供考虑。在多数病例中，MVD是疗效最佳的达到治愈的方法，可以通过解除致病责任血管对神经的压迫来达到疼痛缓解。MVD的安全性和有效性通常非常高，不过很大程度上依赖手术医生的经验和技能。或者，也可考虑使用各种不同的毁损手术，这些方法各有利弊。一般来说，三叉神经损伤越严重，疼痛缓解越有效，但感觉丧失和传入神经阻滞并发症的风险也越大。在诸多神经根切断术方法的选项中，放射外科虽然不太可能即刻和完全起效，但却因其有着很高的疼痛缓解率和微创的特点而引人注目。

23.3.2 剂量和照射

放射外科三叉神经根切断术对靶区三叉神经根的损伤存在剂量依赖性。

GK照射6个月后狒狒的三叉神经根组织学分析显示，80 Gy可引起三叉神经局灶性轴突变性，100 Gy可导致部分神经坏死[22]。在经放射外科神经根毁损术后数年，通过外科手术获取的人体三叉神经标本中也有类似发现，另外还合并有炎性改变[23]（图23.1）。上述发现与治疗后4~24个月内，MRI增强扫描上可见的照射后区域的强化改变相一致。

治疗TN最常用的靶点以症状侧三叉神经进入脑桥前2~4 mm为中心，对应Obersteiner-Redlich区［译注：奥-雷二氏带（后根入脊髓处无髓鞘的窄区），即三叉神经根入脑干区（REZ）］。选用4 mm准直器，单靶点，最大剂量为80 Gy，20%等剂量线正好贴在脑干表面（图23.2）。另有学者提出选用一个更前方的半月神经节后根为靶点，其在位于脑干入口前7~8 mm（即三叉神经的脑池段部分）；该方法可在保持疗效的同时降低发生传入神经障碍并发症的概率[24-26]。选用多个靶

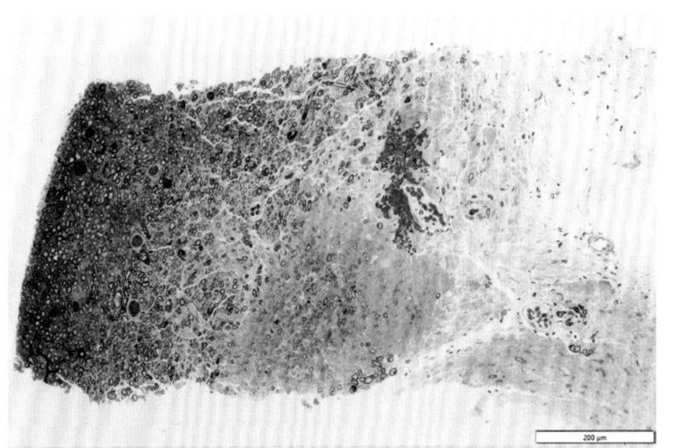

图23.1　10年前和3年前两次三叉神经根GK神经根切断术后的手术标本-三叉神经横断面，戊二醛固定，含甲苯胺蓝塑料包埋（放大倍数×100），可见（左侧）正常的有髓鞘轴突过渡到（右侧）轴突缺失（由于辐射损伤所致）

（图片由Marc Del Bigio博士提供）

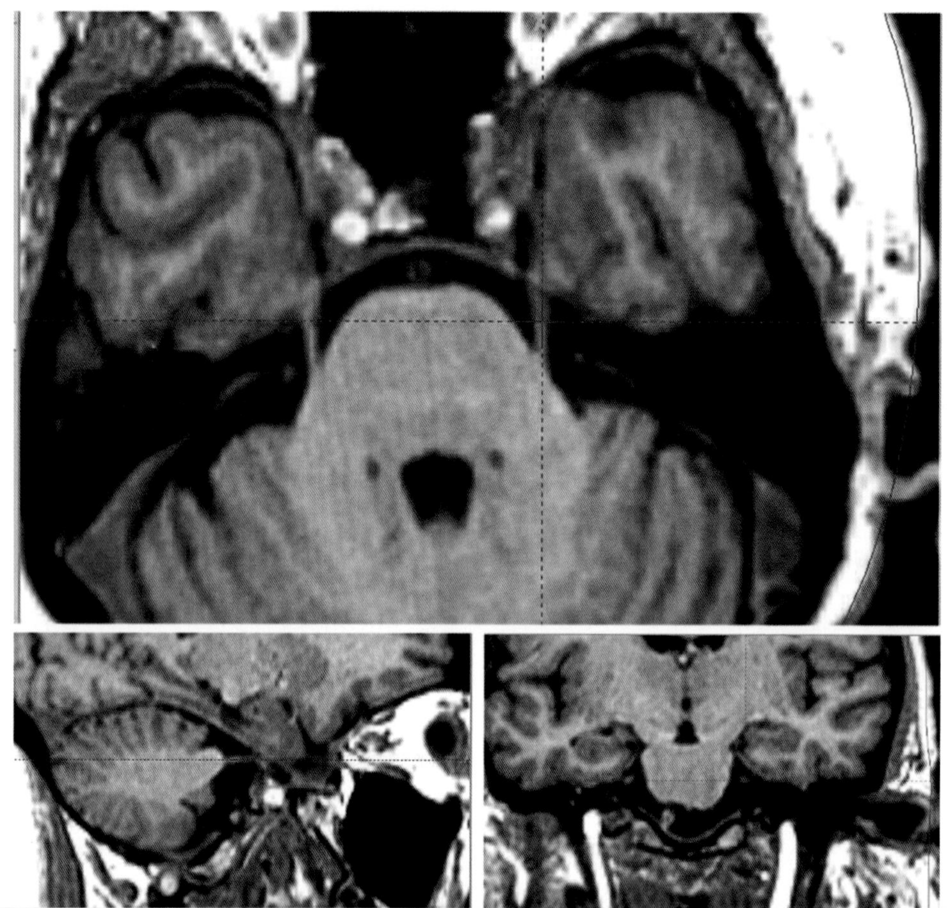

图23.2　伽玛刀放射外科治疗靶点–三叉神经根。磁共振T_1加权像，轴位（上），相应的矢状位（右）和冠状位（左）

点和屏蔽扇区来拉长照射靶体积并没有带来额外的疗效获益，但可能会增加面部感觉异常的风险[27-28]。

三叉神经根最好通过构造稳态干扰（constructed interference in steady state，CISS）或采用稳态获取MRI序列快速成像来显示。如果有MRI禁忌，精细CT扫描往往能清楚地显示脑干起源与三叉神经孔岩骨切迹之间的神经根。通过腰椎穿刺注射不透X射线的造影剂后，在CT脑池造影上可以更好地显示神经根。对既往有MVD治疗TN病史的患者，需要仔细检查诊断影像和辨析手术植入材料。

23.3.3　疗效

依据精算数据的大样本研究结果表明，75%～92%的TN患者接受放射外科治疗后1年，疼痛明显减轻（其定义为Barrow神经学研究所疼痛评分Ⅰ～ⅢB级[24，29-31]）（图23.3）。另有一项对120项研究的系统综述报告显示，超过85%的患者（包括那些仍需要药物治疗的患者）总体上疼痛缓解，52%的患者在没有药物治疗的情况下达到疼痛完全缓解[25]。

GK神经根切断术后疼痛缓解的平均显效时间为治疗后3周，6个月内可进一步改善。大约50%经过治疗的典型TN患者将获得疼痛完全缓解，尽管其成功率随着时间的推移而下降。大约1/3的患者在放射外科治疗2年后出现明显的疼痛复发，而在5年后患者疼痛复发的概率可达50%。高

评分	疼痛描述
Ⅰ	疼痛完全缓解，不需要药物治疗
Ⅱ	偶发轻度疼痛，不需要药物治疗
Ⅲ	存在可由药物控制的疼痛
Ⅲa	疼痛完全缓解，需持续药物治疗
Ⅲb	持续性疼痛，需持续药物治疗
Ⅳ	存在一定程度的疼痛，药物控制也不能完全缓解
Ⅴ	存在严重疼痛，药物不能缓解

图23.3　三叉神经痛BNI疼痛强度量表

剂量（如90 ~ 95 Gy）可获得较高的持久疼痛缓解率，但伴随传入神经阻滞并发症的风险明显增加[32]。如使用最大剂量80 Gy时，迟发性感觉改变的发生率为10% ~ 20%，而烦人的感觉减退为5% ~ 10%，痛性感觉缺失不超过1%。

某些因素可用来预测GK放射外科治疗的疗效。患者特异性因素，如高龄（70岁以上）和单纯突发性TN与疗效呈正相关，而MS和同期持续性TN则不太可能有疗效[25]。早期治疗还可以缩短实现疼痛缓解时间和延长疼痛缓解的时间间隔，从而使患者获益[33-34]。手术后的麻木是治疗成功的最可靠的预测因素；GK治疗后出现面部麻木的患者更有可能获得疼痛的完全缓解[35]。既往接受过治疗的患者获得长时间疼痛完全缓解的可能性很小，尽管所有类型的复发TN疗效都不佳，但这可能就是由于疾病更为严重的表现特点[25]。

对于初始反应良好且预期成功率相似的患者，可以考虑对复发的典型TN进行重复放射外科治疗[36-37]。即使在对TN进行第三次GK神经根切断术后，达到的疼痛缓解控制率和传入神经阻滞并发症的发生率仍然相似[38]。剂量应大于60 Gy，同时要考虑治疗的累积剂量[39-40]。复发性TN必须与放射外科引起的传入神经阻滞疼痛相鉴别，这种疼痛可能在治疗后几个月至1年出现。虽然GK治疗后感觉障碍大约有一半时间会自行缓解，但持续的传入神经阻滞疼痛对进一步的放射外科治疗没有反应，还可能会进一步加重。同样，非典型的TN患者接受放射外科治疗后治疗失效或复发的风险更大[41]。

放射外科治疗与其他TN手术的对比分析的资料有限[25]。与微创的神经根切断术相比，MVD实现持久、完全、不需要药物治疗的疼痛缓解的能力更强，且不损伤神经。开颅显微手术固有的风险也应与神经根切断术后最常发生的传入神经阻滞的罕见并发症的发生率进行对比。经皮神经根毁损术与放射外科治疗相比，通常能达到相似的疼痛缓解率，且没有起效等待期，完全不痛和不需要服药的可能性也更大[12]。

对MS导致的TN要特别关注。这种疼痛是由累及三叉神经中枢投射纤维的脱髓鞘斑块引起的，通常进展更快，治疗失败也更常见。由于MVD对与MS相关的TN无效，手术治疗仅限于各种神经根切断术，通常需要反复治疗复发、进展性疾病。放射外科治疗是有效的神经根切断方法之一，典型剂量在70 ~ 90 Gy，80%的患者在治疗后3个月出现疼痛缓解[42-47]。一项前瞻性研究报告显示，6个月时不服药仍疼痛完全缓解的概率为87%，但在10年时逐步下降至20%[48]。反复经皮和放射外科三叉神经根切断术后的复发可考虑开颅显微外科三叉神经根部分切断术。如果可以接受感觉丧失的后果，这样一种“Dandy手术”可能是实现长期缓解的有效替代方案[13]。

神经性面部疼痛可能由颅底肿瘤，如脑膜瘤和神经鞘瘤引起，通常药物治疗难以治愈。针对这类肿瘤相关的三叉神经病变，可考虑放射外科治疗，可应用放射外科直接治疗肿瘤，以控制压迫（神经的）肿瘤生长，或将三叉神经根本身作为治疗靶点。有报道称，选择放射外科治疗良性责任（culprit）肿瘤时，25% ~ 96%的患者可获得疼痛缓解，通常选用50%等剂量线，处方剂量12 ~ 13 Gy[49]。另有学者则主张使用4 mm准直器，对三叉神经根进行额外的最大剂量为75 ~ 80 Gy的照射来治疗TN[50-51]。但有进一步加重神经性三叉神经痛的内在风险，这与持续的肿瘤压迫、一过性肿胀和放射不良反应有关。对于与肿瘤压迫相关的严重神经性疼痛患者，如可行手术减压，可获得更好的疼痛缓解。

23.4 舌咽神经痛

舌咽神经痛（glossopharyngeal neuralgia，GPN）表现为累及舌后、咽喉、下颌和耳的间歇性剧烈疼痛，在临床表现和治疗方法上与TN类似[52]。此外，还可有罕见的阵发性迷走神经症状，包括严重的心动过缓和由血管舒缩性抑制引起的晕厥[53]。MVD或行迷走-舌咽神经部分神经切断术已成为治疗难治性GPN的主要手段。目前已在小范围内使用GK神经根消融术治疗GPN，其治疗靶点是硬脑膜通道上的舌咽神经上纤维，高于颈静脉孔神经部[54-55]（图23.4）。考虑到迷走-舌咽神经的功能，已经证明选用4 mm准直器，单

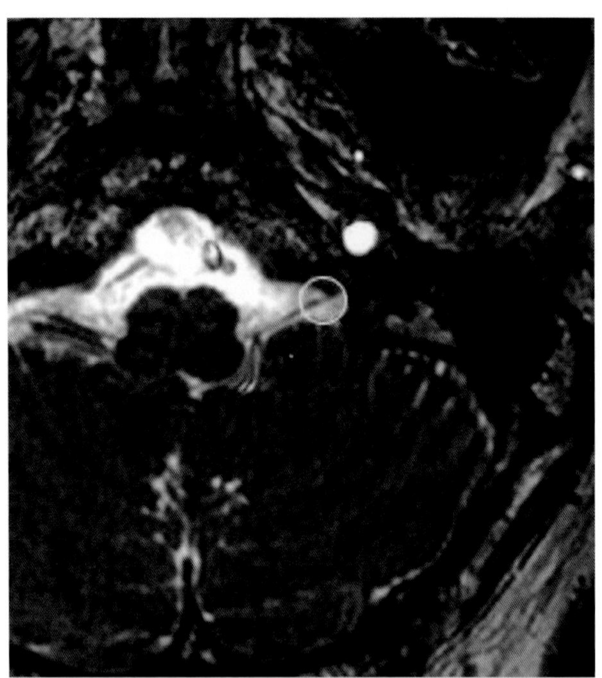

图23.4　迷走–舌咽神经痛的放射外科治疗靶点；硬脑膜管道上的神经纤维，位于颈静脉孔的神经部上方。MRI-CISS序列。MRI：磁共振成像。CISS：构造稳态干涉

靶点，最大剂量75～90 Gy进行治疗是安全的，其疼痛控制率与TN相似。疼痛缓解一般在放射外科治疗后8 周开始，在12个月时达到最大程度缓解。约80%接受放射外科治疗的患者可以减轻疼痛，大多数患者无须药物治疗。长期随访数据有限，但结果与TN的结果相似，7年时疼痛控制率仅为28%[54]。

23.5　其他颅面疼痛

慢性丛集性头痛（chronic cluster headache，CCH）是药物难治性的，已通过各种神经根切断术，甚至MVD治疗来试图缓解疼痛。将三叉神经和蝶腭神经节作为治疗靶区的放射外科治疗已显示出一定治疗前景。通过识别翼管（vidian canal）并在其末端前2～3 mm处放置一个8 mm的等中心点来定位蝶腭神经节（sphenopalatine ganglia，SPG）（图23.5）。三叉神经根通常选用单个4 mm准直器，照射的最大剂量为80 Gy，而

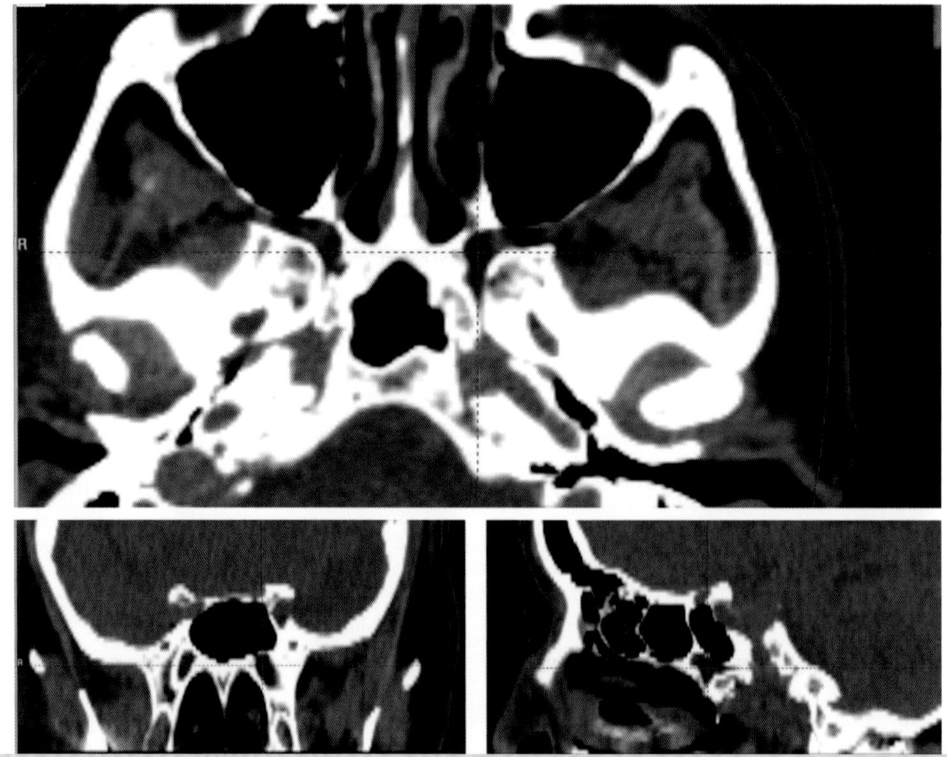

图23.5　蝶腭神经节的放射外科治疗靶点，位于翼管前2～3 mm处。CT图像，轴位（上）和相应的冠状位（左下）和矢状位（右下）

对蝶腭神经节使用8 mm准直器，照射剂量为80～90 Gy[56]。

蝶腭神经痛或Sluder神经痛是一种罕见的颅面疼痛综合征，表现为眼眶、口、鼻和乳突疼痛，并伴有血管舒缩性亢进，导致流鼻涕、流泪和结膜充血。对此疾病，放射外科治疗的经验有限，选用8 mm准直器，最大处方剂量90 Gy，治疗靶点为蝶腭神经节[57]。

有关其他颅面神经痛，如创伤后或带状疱疹后神经痛及持续性特发性面部疼痛，通常不能从神经根切断术中获益。针对这些和其他难治性的颅面部疼痛，应用放射外科治疗经验有限，选用4 mm准直器，单靶点，处方剂量160 Gy，照射靶点为内侧丘脑的椎板内核（intralaminar nuclei of the medial thalamus）[58-59]。当综合的内科、外科和行为疗法都失败时，可将放射外科治疗作为一种治疗选择。虽然SRS治疗对于传入障碍疼痛患者反应较差，但在痛觉性疼痛综合征患者中有着越来越多鼓舞人心的疗效报道。

23.6 总结

颅面神经痛是一种严重且使人身心俱疲的疼痛。GK放射外科治疗由于其并发症发生率低且疗效好，已经占有了TN治疗方法的一席之地。日益增多的经验也支持其应用于治疗继发性TN、GPN和其他面部疼痛综合征。虽然已有多种外科技术方法可用于治疗难治性颅面神经痛，但放射外科无论作为主要方法还是挽救性方法，都有其无可动摇的地位。

参考文献

（遵从原版图书著录格式）

1. Ameli NO. Avicenna and trigeminal neuralgia. J Neurol Sci. 1965;2(2):105–7.
2. Locke J. Letters to Dr. Mapletoft: Letter VII, Paris, 9th August 1677; Letters IX, X, Paris, 4th December 1677. The European Magazine, February 1789, pp. 89–90, March 1789, pp. 185–186.
3. Andre N. Traité sur les Maladies de l'Urethre. Paris; Delaguette, 1756:323.
4. Bell C. On the nerves of the face; second part. Philos Trans R Soc Lond. 1829;119:317–330.
5. Masdeu JC. Medical treatment and clinical pharmacology. In Rovit RL. Murali R. Jannetta PJ. Editors. Trigeminal neuralgia. Baltimore; Williams & Wilkins, 1990: 79–73.
6. Bergouignan M. Cures heureuses de nevralgies faciales essentielles par le diphenylhydantoinate de soude. Rev Laryngol Oto Rhinol. 1942;63:34–41.
7. BLOM S. Trigeminal neuralgia: its treatment with a new anticonvulsant drug (G-32883). Lancet (London, England). 1962 Apr;1(7234):839–40.
8. Jannetta PJ. Gross (mesoscopic) description of the human trigeminal nerve and ganglion. J Neurosurg. 1967 Jan;26(1)Suppl:109–11.
9. Kaufmann AM, Price AV. A history of the Jannetta procedure. J Neurosurg. 2019 Feb;132(2):639–46.
10. Frazier CH. Operation for the radical cure of trigeminal neuralgia: analysis of five hundred cases. Ann Surg. 1928 Sep;88(3):534–47.
11. Dandy WE. An operation for the cure of tic douloureux: partial section of the sensory root at the pons. Arch Surg. 1929;18:687–734.
12. Lopez BC, Hamlyn PJ, Zakrzewska JM. Systematic review of ablative neurosurgical techniques for the treatment of trigeminal neuralgia. Neurosurgery. 2004 Apr;54(4):973.
13. Bigder MG, Krishnan S, Cook EF, Kaufmann AM. Microsurgical rhizotomy for trigeminal neuralgia in MS patients: technique, patient satisfaction, and clinical outcomes. J Neurosurg. 2018 Jul;1–12.
14. Durnford AJ, Gaastra B, Akarca D, Lodge A, Ewbank FG, Noorani I, et al. Internal neurolysis: "nerve combing" for trigeminal neuralgia without neurovascular conflict—early UK outcomes. Br J Neurosurg. 2020 Dec;1–4.
15. Ko AL, Ozpinar A, Lee A, Raslan AM, McCartney S, Burchiel KJ. Long-term efficacy and safety of internal neurolysis for trigeminal neuralgia without neurovascular compression. J Neurosurg. 2015 May;122(5):1048–57.
16. Leksell L. The stereotaxic method and radiosurgery of the brain. Acta Chir Scand. 1951 Dec;102(4):316–9.
17. Leksell L. Sterotaxic radiosurgery in trigeminal neuralgia. Acta Chir Scand. 1971;137(4):311–4.
18. Kondziolka D, Lunsford LD, Flickinger JC, Young RF, Vermeulen S, Duma CM, et al. Stereotactic radiosurgery for trigeminal neuralgia: a multiinstitutional study using the gamma unit. J Neurosurg. 1996 Jun;84(6):940–5.
19. Kaufmann AM. Letter to the editor. Trigeminal neural-

gia and the absence of neurovascular compression. J Neurosurg., United States. 2014;121(4): 1005–6.
20. Headache Classification Committee of the International Headache Society (IHS). The International Classification of Headache Disorders, 3rd edition. Cephalalgia. 2018 Jan;38(1):1–211.
21. Burchiel KJ. A new classification for facial pain. Neurosurgery. 2003 Nov;53(5):1164–7.
22. Kondziolka D, Lacomis D, Niranjan A, Mori Y, Maesawa S, Fellows W, et al. Histological effects of trigeminal nerve radiosurgery in a primate model: implications for trigeminal neuralgia radiosurgery. Neurosurgery. 2000 Apr;46(4):971–7.
23. Phillips DB, Del Bigio MR, Kaufmann AM. Gamma Knife rhizotomy-induced histopathology in multiple sclerosis-related trigeminal neuralgia. J Neurosurg. 2014 Dec;121(6):1508–13.
24. Régis J, Tuleasca C, Resseguier N, Carron R, Donnet A, Gaudart J, et al. Long-term safety and efficacy of Gamma Knife surgery in classical trigeminal neuralgia: a 497-patient historical cohort study. J Neurosurg. 2016 Apr;124(4):1079–87.
25. Tuleasca C, Régis J, Sahgal A, De Salles A, Hayashi M, Ma L, et al. Stereotactic radiosurgery for trigeminal neuralgia: a systematic review. J Neurosurg. 2018;130(3):733–57.
26. Régis J, Metellus P, Hayashi M, Roussel P, Donnet A, Bille-Turc F. Prospective controlled trial of gamma knife surgery for essential trigeminal neuralgia. J Neurosurg. 2006 Jun;104(6):913–24.
27. Flickinger JC, Pollock BE, Kondziolka D, Phuong LK, Foote RL, Stafford SL, et al. Does increased nerve length within the treatment volume improve trigeminal neuralgia radiosurgery? A prospective double-blind, randomized study. Int J Radiat Oncol Biol Phys. 2001 Oct;51(2):449–54.
28. Kanner AA, Neyman G, Suh JH, Weinhous MS, Lee S-Y, Barnett GH. Gamma knife radiosurgery for trigeminal neuralgia: comparing the use of a 4-mm versus concentric 4- and 8-mm collimators. Stereotact Funct Neurosurg. 2004;82(1):49–57.
29. Kondziolka D, Zorro O, Lobato-Polo J, Kano H, Flannery TJ, Flickinger JC, et al. Gamma Knife stereotactic radiosurgery for idiopathic trigeminal neuralgia. J Neurosurg. 2010 Apr;112(4):758–65.
30. Verheul JB, Hanssens PEJ, Lie ST, Leenstra S, Piersma H, Beute GN. Gamma Knife surgery for trigeminal neuralgia: a review of 450 consecutive cases. J Neurosurg. 2010 Dec;113(Suppl):160–7.
31. Rogers CL, Shetter AG, Fiedler JA, Smith KA, Han PP, Speiser BL. Gamma Knife radiosurgery for trigeminal neuralgia: the initial experience of The Barrow Neurological Institute. Int J Radiat Oncol Biol Phys. 2000 Jul;47(4):1013–9.
32. Nicol B, Regine WF, Courtney C, Meigooni A, Sanders M, Young B. Gamma Knife radiosurgery using 90 Gy for trigeminal neuralgia. J Neurosurg. 2000 Dec;93(-Suppl 3):152–4.
33. Mousavi SH, Niranjan A, Huang MJ, Laghari FJ, Shin SS, Mindlin JL, et al. Early radiosurgery provides superior pain relief for trigeminal neuralgia patients. Neurology. 2015 Dec;85(24):2159–65.
34. Mureb M, Golub D, Benjamin C, Gurewitz J, Strickland BA, Zada G, et al. Earlier radiosurgery leads to better pain relief and less medication usage for trigeminal neuralgia patients: an international multicenter study. J Neurosurg. 2020 Jul;1–8.
35. Marshall K, Chan MD, McCoy TP, Aubuchon AC, Bourland JD, McMullen KP, et al. Predictive variables for the successful treatment of trigeminal neuralgia with Gamma Knife radiosurgery. Neurosurgery. 2012 Mar;70(3):563–6.
36. Kimball BY, Sorenson JM, Cunningham D. Repeat Gamma Knife surgery for trigeminal neuralgia: long-term results. J Neurosurg. 2010 Dec;113(Suppl):178–83.
37. Tuleasca C, Carron R, Resseguier N, Donnet A, Roussel P, Gaudart J, et al. Repeat Gamma Knife surgery for recurrent trigeminal neuralgia: long-term outcomes and systematic review. J Neurosurg. 2014 Dec;121(Suppl):210–21.
38. Tempel ZJ, Chivukula S, Monaco EA 3rd, Bowden G, Kano H, Niranjan A, et al. The results of a third Gamma Knife procedure for recurrent trigeminal neuralgia. J Neurosurg. 2015 Jan;122(1):169–79.
39. Park K-J, Kondziolka D, Berkowitz O, Kano H, Novotny JJ, Niranjan A, et al. Repeat Gamma Knife radiosurgery for trigeminal neuralgia. Neurosurgery. 2012 Feb;70(2):295–305; discussion 305.
40. Dvorak T, Finn A, Price LL, Mignano JE, Fitzek MM, Wu JK, et al. Retreatment of trigeminal neuralgia with Gamma Knife radiosurgery: is there an appropriate cumulative dose? Clinical article. J Neurosurg. 2009 Aug;111(2):359–64.
41. Lucas JTJ, Nida AM, Isom S, Marshall K, Bourland JD, Laxton AW, et al. Predictive nomogram for the durability of pain relief from Gamma Knife radiation surgery in the treatment of trigeminal neuralgia. Int J

Radiat Oncol Biol Phys. 2014 May;89(1):120–6.
42. Rogers CL, Shetter AG, Ponce FA, Fiedler JA, Smith KA, Speiser BL. Gamma Knife radiosurgery for trigeminal neuralgia associated with multiple sclerosis. J Neurosurg. 2002 Dec;97(Suppl 5):529–32.
43. Weller M, Marshall K, Lovato JF, Bourland JD, deGuzman AF, Munley MT, et al. Single-institution retrospective series of Gamma Knife radiosurgery in the treatment of multiple sclerosis-related trigeminal neuralgia: factors that predict efficacy. Stereotact Funct Neurosurg. 2014;92(1):53–8.
44. Zorro O, Lobato-Polo J, Kano H, Flickinger JC, Lunsford LD, Kondziolka D. Gamma Knife radiosurgery for multiple sclerosis-related trigeminal neuralgia. Neurology. 2009 Oct;73(14):1149–54.
45. Conti A, Pontoriero A, Iatì G, Esposito F, Siniscalchi EN, Crimi S, et al. Frameless stereotactic radiosurgery for treatment of multiple sclerosis-related trigeminal neuralgia. World Neurosurg. 2017 Jul;103:702–12.
46. Helis CA, McTyre E, Munley MT, Bourland JD, Lucas JT, Cramer CK, et al. Gamma Knife radiosurgery for multiple sclerosis-associated trigeminal neuralgia. Neurosurgery. 2019 Nov;85(5):E933–9.
47. Xu Z, Mathieu D, Heroux F, Abbassy M, Barnett G, Mohammadi AM, et al. Stereotactic radiosurgery for trigeminal neuralgia in patients with multiple sclerosis: a multicenter study. Neurosurgery. 2019 Feb;84(2):499–505.
48. Tuleasca C, Carron R, Resseguier N, Donnet A, Roussel P, Gaudart J, et al. Multiple sclerosis-related trigeminal neuralgia: a prospective series of 43 patients treated with Gamma Knife surgery with more than one year of follow-up. Stereotact Funct Neurosurg. 2014;92(4):203–10.
49. Squire SE, Chan MD, Furr RM, Lowell DA, Tatter SB, Ellis TL, et al. Gamma Knife radiosurgery in the treatment of tumor-related facial pain. Stereotact Funct Neurosurg. 2012;90(3):145–50.
50. Kim SK, Kim DG, Se Y-B, Kim JW, Kim YH, Chung H-T, et al. Gamma Knife surgery for tumor-related trigeminal neuralgia: targeting both the tumor and the trigeminal root exit zone in a single session. J Neurosurg. 2016 Oct;125(4):838–44.
51. Chivukula S, Kim W, Zhuo X, Tenn S, Kaprealian T, DeSalles A, et al. Radiosurgery for secondary trigeminal neuralgia: revisiting the treatment paradigm. World Neurosurg. 2017 Mar;99:288–94.
52. Kaufmann A, Sabit B. Microvascular decompression surgery for glossopharyngeal neuralgia. Microvascular decompression surgery. The Netherlands; Springer, 2015: 103–122.
53. Burfield L, Ahmad F, Adams J. Glossopharyngeal neuralgia associated with cardiac syncope. BMJ Case Rep. 2016 Apr;2016.
54. Kano H, Urgosik D, Liscak R, Pollock BE, Cohen-Inbar O, Sheehan JP, et al. Stereotactic radiosurgery for idiopathic glossopharyngeal neuralgia: an international multicenter study. J Neurosurg. 2016 Dec;125(Suppl 1):147–53.
55. Pommier B, Touzet G, Lucas C, Vermandel M, Blond S, Reyns N. Glossopharyngeal neuralgia treated by Gamma Knife radiosurgery: safety and efficacy through long-term follow-up. J Neurosurg. 2018 May;128(5):1372–9.
56. Kano H, Kondziolka D, Mathieu D, Stafford SL, Flannery TJ, Niranjan A, et al. Stereotactic radiosurgery for intractable cluster headache: an initial report from the North American Gamma Knife Consortium. J Neurosurg. 2011 Jun;114(6):1736–43.
57. Pollock BE, Kondziolka D. Stereotactic radiosurgical treatment of sphenopalatine neuralgia. Case report. J Neurosurg. 1997 Sep;87(3):450–3.
58. Urgosik D, Liscak R. Medial Gamma Knife thalamotomy for intractable pain. J Neurosurg. 2018 Dec;129 (Suppl 1):72–6.
59. Young RF. Functional neurosurgery with the Leksell Gamma Knife. Stereotact Funct Neurosurg. 1996;66(1–3):19–23.

（张金伟　译）

24 运动障碍的放射外科治疗

Tony R. Wang，Srinivas Chivukula
加利福尼亚大学洛杉矶分校神经外科
加利福尼亚州 洛杉矶

Nader Pouratian
得克萨斯大学西南医学中心
得克萨斯州 达拉斯

24.1 引言和历史考量

运动障碍的手术可追溯至20世纪初对运动皮层损伤的描述[1-2]。然而，运动皮层损伤易导致术后癫痫的高发病率。因此，其他手术，即大脑脚切断术（pedunculotomy），被开发用于治疗多动症运动障碍（hyperkinetic movement disorders）和帕金森震颤（Parkinsonian tremor）[3-6]。正是在尝试对脑炎后震颤进行大脑脚切断术的过程中，运动障碍手术才被引入一个新时代，尽管是通过某种偶然不经意的方式。Cooper曾描述一个案例，在标准的颞下入路中，动脉被撕脱导致严重出血。随后通过动脉夹闭止血，然而原定的大脑脚切断术被迫中止。尽管放弃了手术，但患者的震颤和僵硬症状得到改善，没有任何无力感[7]。理论上，该结果是由于脉络膜前动脉闭塞导致苍白球内侧（globus pallidus internus，GPi）梗死。Cooper随后发表了脉络膜前动脉结扎术治疗晚期帕金森病（Parkinson disease，PD）的报道，文中指出尽管该手术对65%的患者运动症状有改善效果，但由于脉络膜前动脉的血管供应不稳定，导致手术死亡率高（10%）和不一致的结果[8-9]。

随着对锥体外系通路在运动障碍重要性的认识及对更精确手术的追求，运动障碍的手术从开放的外科手术转向到微创性立体定向手术。以框架为基础的立体定向术最初于20世纪40年代末被应用于精神疾病的治疗[10-11]，很快通过立体定向毁损苍白球[12-13]和丘脑[14]应用于帕金森病的治疗。在此期间，Leksell在访问了Spiegel和Wycis之后——第一个立体定向框架的先驱——开发了他自己的立体定向框架[15]。Leksell很快将这一框架应用于另一个新概念：单次经颅靶向放射的应用[16]。虽然立体定向放射治疗最初用于治疗顽固性疼痛[17]和三叉神经痛[18]，但后来它的神经外科应用主要集中在神经肿瘤和神经血管疾病（即动静脉畸形）的治疗上。

尽管如此，由于其他医学和外科治疗［左旋多巴和深部脑刺激（deep brain stimulation，DBS）］的发展，治疗运动障碍的损伤逐渐减少[19-20]，鉴于神经影像、计算机剂量学、治疗计划软件系统的进步，以及SRS在其他脑疾病中的良好效果，SRS仍然可以在运动障碍的治疗中发挥关键作用。自20世纪90年代以来[21-28]，射频消融术已成为治疗运动障碍的一种有效治疗方法，随着近年来磁共振成像（magnetic resonance imaging，MRI）引导的经颅聚焦超声（transcranial focused ultrasound，FUS）无切口毁损术[29-33]的引入，SRS治疗运动障碍的前景进一步扩大。此外，这导致了研究者重拾对损伤的兴趣，并重新接受治疗性损伤作为术者和患者都可以接受的选择。因此，本章概述了SRS治疗运动障碍的适应证/患者选择，技术考虑，各种运动障碍治疗的结果，以及SRS治疗与其他运动障碍的治疗方法的简要比较。

24.2 适应证及患者选择

SRS技术已被用于治疗运动障碍，如帕金森、特发性震颤（essential tremor，ET）和肌张力障碍。

24.2.1 帕金森

帕金森病是一种进行性神经退行性疾病，与黑质（substantia nigra，SN）中的多巴胺能细胞死亡有关，导致运动症状。在疾病的早期阶段，运动症状多以静止性震颤、强直、轴向和阑尾性运动迟缓及步态困难为主。随着帕金森病的进展，行为和精神症状，如睡眠障碍、情绪不稳和抑郁可发展为痴呆，这通常发生在帕金森病的晚期。专家们为了更好地量化帕金森病引起的相关残疾和损害，制定了统一的帕金森病评定量表（Unified Parkinson’s Disease Rating Scale，UPDRS）。UPDRS包括第一部分：心理状态、行为和情绪；第二部分：日常生活活动；第三部分：运动；第四部分：并发症[34]。由于帕金森患者的定义是对左旋多巴的反应，因此帕金森患者在对左旋多巴的反应中UPDRS第三部分评分应至少降低30%。

24.2.2 特发性震颤

特发性震颤是最常见的运动障碍，通常导致手臂、手或手指震颤；然而，在进食和写作等自主运动时，它也可能影响头部或下肢震颤。震颤通常表现为节律性震颤（4～12 Hz），仅当受影响的身体部位/肌肉在自主运动或保持特定姿势时才会发生。震颤的这些姿势和运动特征可以与帕金森鉴别，因为帕金森震颤存在于静止状态下。区别帕金森和震颤的其他症状是帕金森存在运动迟缓和僵硬，而震颤则没有。然而，需要考虑的是，有些人可能同时患有两种疾病。

患者的震颤用标准化Fahn-Tolosa-Marin震颤评定量表进行评估[35]。该量表描述了在静止、保持持续姿势和行动时震颤的分布和严重程度。由于震颤严重程度的波动性和抗震颤药物的影响，考虑患者用药状态后的反复评估是最有参考价值的。

24.2.3 肌张力障碍

肌张力障碍是一种神经运动障碍，由持续的肌肉收缩导致扭曲和重复运动或异常姿势。肌张力障碍可能是遗传性或继发性的，由其他因素如与出生有关（如缺氧）或其他物理创伤、感染、中毒（如铅）或医源性（如神经安定药）引起。

24.2.4 患者选择

选择SRS治疗患者的考虑方式与选择射频消融（丘脑或苍白球毁损术）、FUS或DBS等其他手术相同。候选资格的评估始于多学科运动障碍，由神经外科医生、运动障碍神经科医生和神经心理学家组成，以确认潜在诊断。帕金森的正确诊断尤为重要，因为“帕金森+”综合征如多系统萎缩、进行性核上性麻痹和纹状体退行性变可能与帕金森类似，但前者通常对多巴胺能治疗无效。因此，对于帕金森，在考虑外科手术干预之前，应记录对多巴胺的充分药理反应。此外，疾病的严重程度应通过使用一种标准评分系统进行量化，如UPDRS或震颤评定量表。另外还应进行神经心理学测试；对于有严重痴呆的患者，外科手术和放射外科治疗通常不合适[21-22, 24-25, 36-43]。

由于神经生理学指导下的立体定向消融术和DBS比SRS更有优势，而且SRS的永久性神经系统并发症发生率可能比DBS更高（见下文讨论），因此SRS仅适用于那些无法进行安全的、有创的、立体定向神经外科干预的患者。这些患者包括老年人、有严重心脏和（或）肺部疾病及依赖抗凝治疗的患者[37, 39-44]。另一个非常适合SRS治疗的患者群体是那些坚决拒绝侵入式手术的人。侵入式手术，包括射频消融和DBS，可能会引发相关并发症，如脑出血（1%～2%）、感染（4%～5%）、癫痫、脑移位/转移、张力性气颅和探头放置引起的直接损伤[28, 44-46]。鉴于SRS技术具有创伤小、无切口的特点，这些并发症的风险是可以避免的。

24.3 治疗注意事项

从本质上讲，用于治疗运动障碍的SRS与另一种成熟的神经外科手术类似：即立体定向射频消融术。虽然这两种手术都是通过对特定皮层下靶点的精确毁损来达到预期治疗效果，但从射频毁损到无创性SRS毁损的转变需要解决与放射外科剂量相关的问题。最初，功能性放射外科治疗剂量的安全性和有效性尚不清楚。以前的报告表明，在大脑中形成局灶性毁损需要180～200 Gy的剂量。然而，高剂量引发潜在的并发症，如病灶大小不受控制和病灶周围水肿[17, 47]。从那以后，运动障碍的SRS治疗剂量减少，并发症随之减少。此外，准直器的大小和等中心的数量也是一个值得关注的问题，因为使用多个等中心和大尺寸准直器与较高的并发症发生率相关[40, 48-51]。

24.3.1 SRS丘脑毁损术

目前的定位方法仅依赖于解剖学上的MRI，利用与前后连合（AC和PC）相关的测量。因此，在计算立体定向靶点坐标时，必须尽量消除和纠正MRI失真的来源。我们医院采用无框架方法，使用Novalis LINAC系统。在本章中，使用3T扫描仪获得高分辨率MRI图像。图像应包括基底节、中脑、第三脑室、AC和PC（1 mm各向同性分辨率）。轴向快速反转恢复序列被用于实现最佳灰白度分辨和内囊识别（0.9 mm平面内分辨率）。另外，在术前获得高分辨率平扫头颅CT图像（重建为0.6 mm层厚），并与高分辨率MRI图像匹配融合。

腹中间核（ventral intermediate，Vim）的SRS定位方法如下：①在上-下平面内，Vim的立体定向靶点位于连和间平面上方2.5 mm处。②在前-后平面内，Vim是AC-PC前距的1/4，再额外加上

1 mm。这额外的1 mm前移有助于减少对丘脑腹后外侧（ventral posterolateral，VPL）感觉核的不利影响，导致不必要的感觉异常。③最后，在内侧-外侧方向，Vim位于第三脑室壁外侧11 mm处。在丘脑的下外侧角放置一个模拟靶，使50%的等剂量线（4 mm准直器）与丘脑的下外侧边界重合，4 mm准直器，20%的等剂量线置于内囊内侧。最大剂量设置为140 Gy，采用4 mm等中心照射。这种在实际靶区前内侧移位是为了避免对内囊和VPL感觉核的损伤。然而，我们应该意识到，其他研究小组直接瞄准Vim而没有这种前内侧移位，因为研究表明SRS丘脑病变周围的高信号区功能几乎完好无损。当直接靶向Vim时，可以考虑防止10%～15%等剂量线延伸至内囊和VPL，并使用稍低的剂量（120～130 Gy），以最大限度地降低不良事件发生的风险[52]。最近的文献建议将30%的等剂量线设置在内囊内侧，并使用选择性射线束阻挡以避免内囊受照剂量过量[53]。

24.3.2 SRS苍白球毁损术

针对GPi的SRS苍白球毁损术可用于治疗对侧左旋多巴诱发的运动障碍，并缓解对侧运动迟缓、僵硬和震颤。对于SRS苍白球毁损术的影像学检查，许多术前步骤与SRS丘脑毁损术相似。与SRS丘脑毁损术一样，重要的是确保成像时AC和PC的充分可视化。冠状位图像选择在中连合点前方2～3 mm处。此时，视神经束和覆盖的GPi应该是可见的。放置一个等中心，使4 mm准直器的50%等剂量线位于GPi内并高于视束。在轴位和冠状位对视束进行特别检查，将对视束的最高剂量限制在不超过8 Gy。最常使用的剂量约为140 Gy与4 mm准直器。这样通常会导致在3～9个月内产生直径为6 mm（113 mm^3）的病变。然而，大剂量可能在较短的时间产生毁损灶，但代价是毁损灶较大及引起高并发症发生率。相反，较小剂量可能无法产生任何可识别的毁损，导致临床无获益。

24.4 结果

24.4.1 SRS丘脑毁损术

SRS丘脑毁损术以Vim为靶点（图24.1），已被用于治疗以震颤为主的PD、ET和其他与MS、创伤或其他病因有关的震颤，其结果与射频损伤类似[37, 39-40, 42, 54-57]。绝大多数已发表的关于SRS丘脑毁损术治疗运动障碍的文献包括病例报告[56, 58-62]或病例研究系列[37, 41, 44, 50, 52, 54-55, 63-70]（n=3～38），每个病例系列患者数少于50例，缺乏标准化报告。在50例及以上的病例系列研究中，所有发表的系列均来自三组中的一组（表24.1）[40, 53, 71-76]。这些大型回顾性研究（n=53～161，均值=96.6，中位数=85）报道了ET和PD的阳性结果，绝大多数患者震颤症状得到改

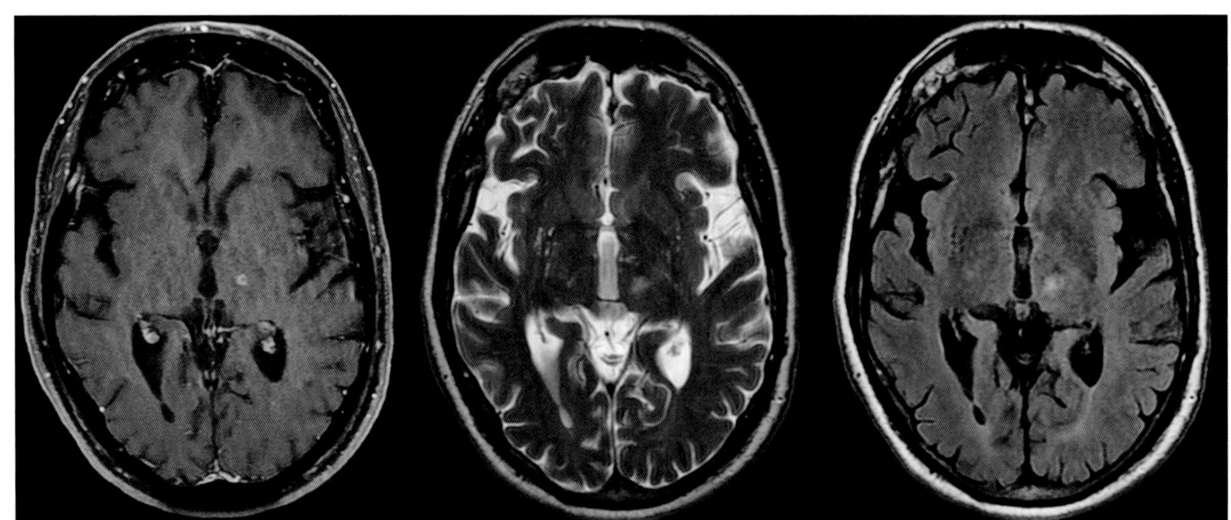

图像显示在直线加速器予140 Gy剂量的SRS治疗后12个月的T_1加权MRI、T_2加权MRI和FLAIR增强MRI，突出毁损的局灶性。

图24.1 SRS丘脑毁损术，以丘脑腹侧中间核为靶点

表 24.1 SRS 丘脑毁损术治疗震颤

作者和年份	研究类型	病例数	病理类别（ET/PD/MS/其他）	剂量（Gy）	随访时长（月）	震颤改善占比	UPDRIS Ⅲ/震颤评分降低占比	改善时长（月）	不良事件数	不良事件类型
Hirat等，1995[58]	回顾性	1	0/1/0/0	150	6	100	N/A	3	0	N/A
Pan等，1996[42]	回顾性	8	0/8/0/0	160 ~ 180	2 ~ 9	75	N/A	0.1	1	对侧偏瘫
Ohye等，1996[54]	回顾性	7	1/6/0/1	140 ~ 150	12 ~ 24	50	N/A	3 ~ 12	0	N/A
Young等，1996[63]	回顾性	7	2/5[a]/0/0	140 ~ 160	6 ~ 19	86	N/A	N/A	0	N/A
Duma等，1998[37]	回顾性	38	0/38/0/0	110 ~ 135（n=22） 140 ~ 165（n=16）	6 ~ 58	89.5	56（低剂量组） 78（高剂量组）	0.25 ~ 8	0	N/A
Young等，1998[44]	回顾性	27	8/16/0/3	120 ~ 160	12 ~ 44 （平均22.2）	89	46	2 ~ 6	0	N/A
Friedman等，1999[55]	回顾性	15	12/3/0/0	120 ~ 140	3 ~ 8	100	70.4	1	7	感觉异常，偏瘫
Niranjan等，1999[68]	回顾性	15	6/5/3/1[b]	130 ~ 150	3 ~ 24	80	N/A	1 ~ 6	1	偏瘫，构音障碍
Niranjan等，2000[67]	回顾性	12	9/0/3/0	130 ~ 150	2 ~ 11	100	75	0.5 ~ 3	1	短暂性对侧乏力
Ohye等，2000[52]	回顾性	31	5/22/0/4	120 ~ 150	N/A	84	N/A	3 ~ 12	1	感觉异常
Young等，2000[73]	回顾性	158	52/102/0/4	120 ~ 160	11 ~ 93 （平均52.5）	92.1（ET） 89.2（PD）	67（ET） 57（PD）	N/A	2	感觉异常，偏瘫
Okun等，2001[64]	回顾性	5	0/5/0/0	200	N/A	80	N/A	0.5 ~ 4	5	对侧感觉异常、偏瘫，1例患者出现构音障碍，随后因误吸死亡
Siderowf等，2001[62]	回顾性	1	1/0/0/0	N/A	N/A	0	N/A	3	1	对侧感觉异常、肌张力障碍和舞蹈徐动症
Ohye等，2002[71]	回顾性	53	11/35/7/0	120 ~ 150	24 ~ 96	80	N/A	12	0	N/A
Jawahar等，2004[59]	回顾性	1	1/0/0/0	130	14	100	100	14	0	N/A
Ohye等，2005[72]	回顾性	60	0/60/0/0	120 ~ 150	N/A	82.5	N/A	3 ~ 15	0	N/A
Mathieu等，2007[66]	回顾性	6	0/0/6/0	130 ~ 150	5 ~ 46	100	62.5	2.5 （中位）	1	短暂性对侧偏瘫

续表

作者和年份	研究类型	病例数	病理类别（ET/PD/MS/其他）	剂量（Gy）	随访时长（月）	震颤改善占比	UPDRIS Ⅲ/震颤评分降低占比	改善时长（月）	不良事件数	不良事件类型
Kondziolka等，2008[50]	回顾性	26	26/0/0/0	130～140	4～96（中位36）	92	54	N/A	2	短暂性偏瘫，永久性偏瘫伴言语障碍
Ohye和 Shibazaki，2009[40]	回顾性	85	N/A	130	N/A	80	N/A	3～12	0	N/A
Young等，2010[74]	回顾性	161	161/0/0/0	141～152	44（平均）	77	51	N/A	14	短暂性（偏瘫）6例，永久性（偏瘫）8例（感觉异常2例，偏瘫6例）
Elaimy等，2010[60]	回顾性	1	1/0/0/0	140	72	100	100	0.5	1	间歇性感觉异常
Rothstein，2010[60]	回顾性	1	1/0/0/0	160	90	100	100	N/A	1	迟发性出血致死
Lim等，2010[77]	前瞻性	14	11/3/0/0	130～140	19.2	21.4	8.6	6～12	3	出血1例，感觉异常2例
Ohye等，2012[76]	前瞻性	53	10/43/0/0	130	24	81.1	39	3	1	短暂性偏瘫
Kooshkabadi等，2013[75]	回顾性	86	48/27/11/0	140	1～152（中位11.5）	81	45	0.25～8	4	短暂性偏瘫2例、吞咽困难、面部感觉障碍
Cho等，2015[65]	回顾性	7	6/1/0/0	130	7.3（中位）	85.7	21	4	0	N/A
Witjas等，2015[78]	前瞻性	50	36/14/0/0	130	12	76	54.2	5.3（平均）	1	短暂性偏瘫
Tuleasca等，2017[69]	回顾性	38	38/0/0/0	130	12	81.6	62.1	N/A	0	N/A
Niranjan等，2017[53]	回顾性	73	73/0/0/0	130～150	6～152（中位28）	93.2	61	0.5～12	3	短暂性偏瘫、吞咽困感觉异常
Kim等，2018[61]	回顾性	1	0/1/0/0	140	22	100	60	10	0	N/A
Niranjan等，2018[70]	回顾性	11	8/2/1/0	130～140	2～70（中位12）	81.8	53	3	1	短暂性偏瘫

[a] 5例患者中，2例行SRS苍白球毁损术；结果未按程序报道。

[b] 震颤被归类为具有双重ET/PD特征。

善（80%～92.1%），改善时间从几周到15个月不等。在报道SRS丘脑毁损术后震颤评分客观变化的研究中，震颤的改善范围为45%～67%[53，73-75]。最大的SRS丘脑毁损术病例系列报道中[74]包括161例患者（共203例丘脑毁损术：单侧119例，双侧42例），大多数患者使用剂量为140 Gy的单个等中心和4 mm准直器进行治疗。结果显示，在术后平均随访时间为56个月里，患者书写（77%的患者得到改善，平均书写分数提高58%）和绘画（81%的患者得到改善，平均绘画分数提高51%）的震颤评分显著降低。在203例丘脑毁损术的治疗中，14例患者发生了不良事件（6.9%），8例患者出现了包括感觉障碍、偏瘫和言语障碍等永久性功能障碍。值得注意的是，这种并发症的发生率高于DBS。该小组还发表了一个关于102例PD患者接受SRS丘脑毁损术治疗的大型病例系列研究[73]。在这102例PD患者中，只有12例患者被认为SRS丘脑毁损术失败（89.2%的PD患者受益）。SRS丘脑毁损术导致许多UPDRS Ⅲ评分在统计学上显著下降，包括震颤（3.3下降至1.2）、动作性震颤（2.3下降至1.3）和静止性震颤（3.6下降至1.3）。Duma等[37]也报道了38例PD患者的类似结果，UPDRS Ⅲ震颤评分有改善（56%～78%）。

鉴于非对照、非盲法、回顾性研究居多，支持SRS丘脑毁损术治疗震颤的证据水平相对较低[79]。因此，一些研究小组发表了关于SRS丘脑毁损术治疗震颤的更高质量的研究（即前瞻性研究，盲法评估研究），并报道了比病例报告和病例系列中强调的更温和的结果。然而，来自日本的一项较大的、多中心的前瞻性试验，确实报道了震颤的改善。在文章中，Ohye等[76]报道了一项多中心（6个机构）前瞻性试验结果，包括72例患者（13例ET，59例PD），计划随访24个月。最后共有53例患者（10例ET，43例PD）在最终随访时被评估，UPDRS Ⅱ（7.49～4.65）和Ⅲ（14.45～8.81）评分均有统计学显著改善；ET的震颤评分也有显著改善。从治疗到症状改善的时间约为3个月。作者报道了1例在3个月的随访时出现短暂性偏瘫的患者，在6个月随访时最终没有发生任何严重并发症。与Lim等的研究不同的是，该研究没有进行盲法评估。在Ohye等和Lim等的研究基础上，Witjas等[78]提出了一项更大的前瞻性试验（*n*=50，36例ET，18例PD），在12个月随访时进行了盲法震颤评估。在最后的12个月随访中，震颤评定量表的评分提高了54.2%，震颤评定量表的ADL评分提高了72.2%。SRS丘脑毁损术后改善的中位时间为5.3个月（范围为1～12个月）。作者报道了仅1例出现并发症：短暂性偏瘫，3周消失。

相反，Lim等[77]在一项小型SRS丘脑毁损术的前瞻性试验中报道了14例患者（11例ET，3例PD）的结果。平均随访时间为19.2个月的盲法评估报告只有3例患者的震颤得到改善。总体震颤评分提高8.6%；然而，这并不是一个统计学上的显著变化。亚组分析也没有发现静止性、姿势性或动作性震颤有任何明显改善。在书写方面观察到有统计学显著改善的趋势（*P*=0.07）。尽管缺乏明确的震颤改善，但在11例ET患者中，震颤评定量表日常生活活动能力评分有明显改善；3例PD患者在UPDRS Ⅱ（日常生活活动能力）评分上没有明显改善。总共有3例患者出现不良事件，其中2例患者报告对侧嘴唇/手指的短暂性麻痹，1例患者在用抗凝剂治疗房颤期间出现继发迟发性丘脑出血从而引起严重偏瘫。

当SRS毁损发展到比预期的大或毁损位置不准确时，可能出现并发症。就Vim丘脑毁损术而言，大于预期或错位的毁损灶可延伸至内囊后肢（外侧）或VPL（后侧），并伴有偏瘫、吞咽困难或感觉障碍等功能障碍。4%～5%接受SRS丘脑毁损术的患者会出现不良反应；然而，不良反应通常会在几个月内逐渐恢复正常。

目前，绝大多数关于SRS丘脑毁损术治疗震颤的文献都是关于ET或PD的。一些回顾性研究报道了少数MS继发震颤患者的良好结果[66-68，71，75]和其他罕见型震颤（如创伤后震颤、脑卒中/丘脑出血继发震颤、张力障碍性震颤、脑炎继发震颤）[44，52，54，71，73]。由于这类数据的缺乏，对于SRS丘脑毁损术治疗MS相关震颤和其他非ET或非PD震颤不能做出明确的结论。

24.4.2 SRS苍白球毁损术

SRS苍白球毁损术的文献比SRS丘脑毁损术更为有限，大多数SRS苍白球毁损术的研究都是回顾性的，且规模较小（表24.2）[38, 42, 44, 48, 55, 63-64, 80]。由于GPi和丘脑底核（subthalamic nucleus，STN）DBS在治疗全谱系PD症状方面的优越疗效，SRS苍白球毁损术目前很少使用。苍白球毁损术的目的包括缓解对侧左旋多巴诱发的运动障碍，以及改善对侧运动迟缓、僵硬和震颤。Rand等于1993年首次报道SRS苍白球毁损术，该研究共纳入8例患者。这8例患者接受了140～165 Gy的治疗剂量，其中6例（75%）患者的对侧僵硬、运动迟缓和运动障碍有所改善；然而，该系列研究没有客观的结果评估。缺乏正式的预后评估（即UPDRS评分的变化）是许多SRS苍白球毁损术病例系列的共同特征。在报告客观结果指标的文献中，Friedman等[38]在一项4例患者的小型研究中提出，在SRS苍白球毁损术后3个月的随访中，患者UPDRS运动评分略有改善，为8%。Young等[44]在一项较大的（28例）随访时间较长的（平均22.3个月）研究系列中报道了在运动迟缓和僵硬的患者中，64.3%的患者症状改善，而在运动障碍患者中，85.7%的患者出现了改善。SRS苍白球毁损术后6个月的UPDRS评分显示，UPDRS Ⅲ评分从术前的21.2分（下降28.3%）平均下降6分。然而，这种下降幅度在统计学上并不显著。并发症仅见于1例患者，即永久性对侧同向偏盲。通常，SRS苍白球毁损术后的并发症发生率高于SRS丘脑毁损术，在超过10例患者的病例中，发生率高达50%[48]。最常见的不良事件是对侧同向偏盲和对侧偏瘫。

与SRS丘脑毁损术一样，SRS苍白球毁损术的损伤可能比预期的更大或因毁损错位导致不良反应。对于SRS苍白球毁损术，这可能导致影响内囊（GPi内侧）或视束（GPi下方）的毁损灶，导致对侧偏瘫和吞咽困难或引起视觉障碍（最常见的是对侧同向偏盲）。虽然有关SRS苍白球毁损术的文献有限，但已发表的经验似乎表明，SRS苍

表 24.2 SRS 苍白球毁损术治疗运动障碍

作者和年份	研究类型	病例数	诊断	剂量（Gy）	随访时长（月）	症状改善的患者占比（%）	UPDRIS Ⅲ评分降低的患者占比（%）	改善时长（月）	不良事件数	不良事件类型
Rand等，1993[42]	回顾性	8	PD	140～165	N/A	75	N/A	N/A	0	N/A
Kwon等，1995[81]	回顾性	1	肌张力障碍	180	16	100	N/A	2	1	对侧同向偏盲
Young，1996[63]	回顾性	2	PD	140～160	6～19	86[a]	N/A	N/A	0	0
Friedman等，1996[38]	回顾性	4	PD	180	3	25	8	N/A	1	短暂性精神异常
Bonnen等，1997[80]	回顾性	1	PD	140	36	100	N/A	N/A	1	永久性对侧同向偏盲，短暂性对侧偏瘫
Young等，1998[44]	回顾性	28	PD	120～160	11～50（平均22.3）	64.3～85.7	28.3	2～6	1	永久性对侧同向偏盲
Friedman等，1999[55]	回顾性	2	PD	120～140	3～8	100	N/A	1	2	对侧偏瘫，吞咽困难
Okun等，2001[64]	回顾性	3	PD	100～150	3～9	100	N/A	0.5	3	永久性对侧同向偏盲（2例），对侧偏瘫（1例）
Duma，2007[48]	回顾性	18	PD	90～165	N/A	33	N/A	N/A	9	对侧同向偏盲、吞咽困难、偏瘫、感觉异常
Tripathi等，2019[82]	回顾性	1	肌张力障碍	140	18	100	61[b]	4	0	N/A

[a] 这一系列包括7例运动障碍患者：2例为ET，5例为PD。在这5例PD患者中，2例接受了SRS苍白球毁损术。7例患者中有6例运动障碍患者的临床症状有所改善；然而，这是有关于运动障碍类型或手术类型的详细报道。

[b] 统一肌张力障碍评定量表。

白球毁损术中的不良事件比SRS丘脑毁损术中更常见。这两者之间的差异被认为是源于两个核之间对辐射敏感性的差异所致，这是由于在解剖上，豆状核纹状体血供的末端动脉分布逐渐变细，导致GPi内极小的静脉或动脉梗死[83]。发表的SRS苍白球毁损术治疗肌张力障碍的经验极为有限，无法得出任何关于临床疗效的明确结论[81-82]。

24.4.3 SRS丘脑底核毁损术

STN被认为是DBS治疗PD的主要靶点之一，然而，在美国，即使是通过传统的射频方法也很少损伤STN（即丘脑底核毁损术）。对丘脑底核毁损术的反感主要源于对术后偏瘫的担忧，在大量病例中，偏瘫的发生率可高达9%[84]。迄今为止，唯一报道的SRS丘脑底核毁损术病例来自Keep等[85]。在本章中，作者描述了一位既往接受射频苍白球毁损术治疗的PD患者，随后接受了对侧SRS丘脑底核毁损术，单次照射剂量130 Gy。在1年的随访中，SRS丘脑底核毁损术后患者的帕金森残疾评分从术前的28分下降至16分；在最后的随访中（42个月），患者表现出震颤、僵硬和运动障碍症状的改善。

24.5 SRS与其他技术在运动障碍手术中的比较

在运动障碍手术中，干预措施分为两类：神经调节（即DBS）或毁损（即RF、SRS或FUS）。虽然有人试图比较不同治疗方式的结果[68]，但还没有大型的前瞻性试验将SRS与其他毁损治疗或DBS进行比较。将SRS作为一种治疗方式需要权衡其相对于其他技术对每个患者的优点与缺点。

24.5.1 优点

也许SRS最吸引人的地方是它的非切口性质（non-incisional nature）。患者往往对DBS的侵入性或植入硬件的想法不感兴趣。SRS消除了这两个经常存在的顾虑。虽然FUS也是非切口性的，避免了硬件植入，但根据我们医院的经验，FUS需要完全剃光头，这可能会使患者对FUS望而却步，而且其长期治疗效果还没有完全确定。此外，一小部分拟选择非切口手术的患者可能由于颅骨特征（即适当的颅骨密度评分）不符合FUS的治疗要求，而无法接受此治疗方案。

我们医院采用无框架SRS治疗患者，合并症患者可继续服用抗血小板药物或抗凝药物。采用DBS治疗前需要停止服用这些药物以确保该治疗的安全。对于某些有心脏或栓塞并发症的风险而无法停止用药的患者，SRS可能是一个合适的选择。与其他治疗相比，SRS是一种耐受性良好的治疗，术后护理更简单，允许患者在SRS治疗后立即恢复正常活动。

24.5.2 缺点

与DBS、RF毁损和FUS相比，SRS的缺点源于缺乏神经生理反馈。神经生理反馈在运动障碍手术中通常很有价值，因为它允许确认疗效，并对靶向性进行轻微改进，以实现更好的临床效果或减少不必要的不良反应。在清醒的DBS、RF毁损和FUS过程中，这种神经生理反馈可以通过微电极记录（DBS）、测试刺激（DBS和RF毁损）或低温/能量测试毁损（RF毁损和FUS）来实现。由于SRS的延迟起效性，这些方法都不适用于SRS，因此，靶向治疗完全依赖于成像。鉴于常规影像成像不能充分解决Vim的问题，而且常规的Vim间接靶向定位可能在患者中显示出差异性[86]及固有的MRI失真，确认Vim正确靶向的挑战可能会限制对SRS丘脑毁损术的信心。靶向定位不准确可能是导致治疗失败和不良事件的主要原因[77]。此外，SRS的延迟效应需要几个月到一年的时间才能对组织产生功能影响，这也可能是另一个缺点，尤其是与其他起效快得多的手术相比。对于DBS，虽然术中测试可以确认效果，但达到完全疗效需要在手术后的几周/几个月进行初始编程，并需要在患者整个生命周期中重新编程和经常更换脉冲发生器。另一方面，射频毁损术和FUS提供即时效果的特点，可能对某些患者更具吸引力。

毁损手术，如SRS，是一个破坏性的过程，它对大脑的改变是不可逆转的。传统上，这种手术在双侧应用时与不可接受的构音障碍、吞咽困难和认知障碍的高风险相关[87-88]。因此，毁损通常作为单侧手术保留，一般针对患者的优势侧。许多文献详细描述了双侧毁损的禁忌证风险与射频毁损有关；在SRS相关文献中，有观点认为双侧SRS丘脑毁损术分阶段进行可能是安全的[70, 74]。然而，双侧SRS丘脑毁损术的经验有限，应保留单侧治疗。对于希望控制双侧震颤且内科条件允许的患者，应考虑将DBS作为一线手术选择。通常，由于DBS的破坏性更小，在疾病进展期间，DBS具有可逆性和可调控性，它已取代RF、FUS、SRS等毁损术，成为运动障碍疾病的一线外科手术治疗方式。

24.6 总结

随着立体定向技术的进步，MRI靶向定位、计划软件的改进，以及对SRS参数了解的加深，使得SRS能够精确地在基底节区进行局灶性和精确的毁损，以治疗运动障碍。尽管SRS丘脑毁损术的疗效与其他损伤技术和DBS相当，但与DBS相比，SRS靶点的神经生理确认方面的挑战和有时不可预测的毁损大小导致了更高的并发症发生率。对于不能安全接受或拒绝接受DBS的严重致残性震颤患者，应考虑SRS丘脑毁损术，并由在DBS、RF损伤或FUS方面有丰富经验的神经外科医生进行，因为在缺乏神经生理标测的情况下以Vim为靶点可能具有挑战性。目前关于SRS苍白球毁损术的数据有限，且与视觉并发症相关，这限制了它的使用，除了极少数病例外。虽然DBS的出现使许多中心将毁损术降级为二线手术选择，但SRS以其独特的优势在某些特定的患者中可能是唯一安全的治疗选择。

参考文献

（遵从原版图书著录格式）

1. V. Horsley, “The Linacre Lecture on the function of the so-called motor area of the brain: Delivered to the Master and Fellows of St. John’s College, Cambridge, May 6th 1909,” Br Med J, vol. 2, pp. 121–132, 1909.
2. P. Bucy and J. T. Case, “Tremor: Physiological mechanism and abolition by surgical means,” Arch Neurol Psychiatry, vol. 2, pp. 721–746, 1939.
3. A. E. Walker, “Cerebral pedunculotomy for the relief of involuntary movements; hemiballismus,” Acta Psychiatr Neurol, vol. 24, pp. 723–729, 1949.
4. A. E. Walker, “Cerebral pedunculotomy for the relief of involuntary movements. II. Parkinsonian tremor,” J Nerv Ment Dis, vol. 116, pp. 766–775, 1952.
5. P. C. Bucy and J. E. Keplinger, “Section of the Cerebral Peducles Preliminary Report,” Arch Neurol, vol. 5, pp. 132–139, 1961.
6. P. C. Bucy, J. E. Keplinger and E. B. Siqueira, “Destruction of the “Pyramidal Tract” in Man,” J Neurosurg, vol. 21, pp. 285–298, 1964.
7. I. S. Cooper, “Anterior choroidal artery ligation for involuntary movements,” Science, vol. 118, p. 193, 1953.
8 I. S. Cooper, “Surgical alleviation of Parkinsonism; effects of occlusion of the anterior choroidal artery,” J Am Geriatr Soc, vol. 2, pp. 691–718, 1954.
9. I. S. Cooper, “Surgical occlusion of the anterior choroidal arter in parkinsonism,” Surg Gynecol Obstet, vol. 99, pp. 207–219, 1954.
10. E. A. Spiegel, H. T. Wycis, M. Marks and A. K. Lee, “Stereotactic apparatus for operations on the human brain,” Science, vol. 106, pp. 349–350, 1947.
11. E. A. Spiegel, H. T. Wycis and C. Thur, “The stereoencephalotome (model III of our stereotaxic apparatus for operations on the human brain),” J Neurosurg, vol. 8, pp. 452–453, 1951.
12. H. Narabayashi and T. Okuma, “Procaine-oil blocking of the globus pallidus for the treatment of rigidity and tremor of parkinsonism,” Proc Jpn Acad, vol. 29, pp. 134–137, 1953.
13. E. Svennilson, A. Torvik, R. Lowe and L. Leksell, “Treatment of parkinsonism by stereotactic thermolesions in the pallidal region. A clinical evaluation of 81 cases,” Acta Psychiatr Scand, vol. 35, pp. 358–377, 1960.
14. R. Hassler and T. Riechert, “Indikationen and Lokalisationsmethode der gezielten Hirnoperationen,” Nervenarzt, vol. 25, pp. 441–447, 1954.
15. L. Leksell, “A stereotactic apparatus for intracerebral surgery,” Acta Chir Scand, vol. 99, pp. 229–233, 1949.
16. L. Leksell, “The stereotactic method and radiosurgery of the brain,” Acta Chir Scand, vol. 102, pp. 316–319, 1951.
17. L. Leksell, “Cerebral radiosurgery. I. Gammathalamotomy in two cases of intractable pain,” Acta Chir Scand, vol. 134, pp. 585–595, 1968.

18. L. Leksell, "Stereotaxic radiosurgery in trigeminal neuralgia," Acta Chir Scand, vol. 137, pp. 311–314, 1971.
19. G. C. Cotzias, P. S. Papavasiliou and R. Gellene, "Modification of Parkinsonism – chronic treatment with L-dopa," N Engl J Med, vol. 280, pp. 337–345, 1969.
20. A. L. Benabid, P. Pollak, A. Louveau, S. Henry and J. de Rougemont, "Combined (thalamotomy and stimulation) stereotactic surgery of the VIM thalamic nucleus for bilateral Parkinson disease," Appl Neurophysiol, vol. 50, pp. 344–346, 1987.
21. M. Dogali, E. Fazzini, E. Kolodny, and et al, "Stereotactic ventral pallidotomy for Parkinson's disease," Neurology, vol. 45, pp. 753–761, 1995.
22. M. S. Goldman and P. J. Kelly, "Stereotactic thalamotomy for medically intractable essential tremor," N Engl J Med, vol. 342, pp. 461–468, 2000.
23. M. I. Hariz and A. T. Bergenheim, "A 10-year follow-up review of patients who underwent Leksell's posteroventral pallidotomy for Parkinson disease," J Neurosurg, vol. 94, pp. 552–558, 2001.
24. J. Jankovic, F. Cardoso, R. G. Grossman and W. J. Hamilton, "Outcome after stereotactic thalamotomy for parkinsonian essential and other types of tremor," Neurosurgery, vol. 37, pp. 680–687, 1995.
25. L. V. Laitinen, A. T. Bergenheim and M. I. Hariz, "Leksell's posteroventral pallidotomy in the treatment of Parkinson's disease," J Neurosurg, vol. 76, pp. 53–61, 1992.
26. M. N. Linhares and R. R. Tasker, "Microelectrode-guided thalamotomy for Parkinson's disease," Neurosurgery, vol. 46, pp. 390–395, 2000.
27. A. Lozano, W. Hutchison, Z. Kiss, R. Tasker, K. Davis and J. Dostrovsky, "Methods for microelectrode-guided posteroventral pallidotomy," J Neurosurg, vol. 84, pp. 194–202, 1996.
28. R. R. Tasker, M. Munz, F. S. Junn and et al, "Deep brain stimulation and thalamotomy for tremor compared," Acta Neurochir Suppl, vol. 68, pp. 49–53, 1997.
29. N. Lipsman, M. L. Schwartz, Y. Huang and et al, "MR-guided focused ultrasound thalamotomy for essential tremor: A proof-of-concept study," Lancet Neurol, vol. 12, pp. 462–468, 2013.
30. W. J. Elias, D. Huss, T. Voss and et al, "A pilot study of focused ultrasound thalamotomy for essential tremor," N Engl J Med, vol. 369, pp. 640–648, 2013.
31. W. S. Chang, H. H. Jung, E. J. Kweon, E. Zadicario, I. Rachmilevitch and J. W. Chang, "Unilateral magnetic resonance guided focused ultrasound thalamotomy for essential tremor: Practices and clinicoradiological outcomes," J Neurol Neurosurg Psychiatry, vol. 86, pp. 257–264, 2015.
32. W. J. Elias, N. Lipsman, W. G. Ondo and et al, "A randomized trial of focused ultrasound thalamotomy for essential tremor," N Engl J Med, vol. 375, pp. 730–739, 2016.
33. A. E. Bond, B. B. Shah, D. S. Huss and et al, "Safety and efficacy of focused ultrasound thalamotomy for patients with medication-refractory, tremor-dominant Parkinson's disease: A randomized clinical trial," JAMA Neurol, vol. 74, pp. 1412–1418, 2017.
34. S. Fahn and R. L. Elton, "Unified Parkinson's Disease Rating Scale," in Recent Developments in Parkinson's Disease Vol 2, Florham Park, NJ, Macmillan Health Care Information, 1987, pp. 153–163.
35. S. Fahn, E. Tolosa and C. Marin, "Clinical rating scale for tremor," in Parkinson's Disease and Movement Disorders, Munich, Germany, Urban & Schwarzenberg, 1993, pp. 271–280.
36. J. G. Bonnen, R. P. Iacono, B. Lulu, A. S. Mohamed, A. Gonzalez and T. Schoonenber, "Gamma Knife pallidotomy: Case report," Acta Neurochirurgica (Wien), vol. 139, pp. 442–445, 1999.
37. C. M. Duma, D. B. Jacques, O. V. Kopyov, R. J. Mark, B. Copcutt and H. K. Farokhi, "Gamma Knife radiosurgery for thalamotomy in parkinsonian tremor: A five-year experience," J Neurosurg, vol. 88, pp. 1044–1049, 1998.
38. J. H. Friedman, M. Epstein, J. N. Sanes and et al, "Gamma Knife pallidotomy in advanced Parkinson's disease," Ann Neurol, vol. 39, pp. 535–538, 1996.
39. G. M. Friehs, C. L. Ojakangas, P. Pachatz, O. Schrottner, E. Ott and G. Pendl, "Thalamotomy and caudatotomy with the Gamma Knife as a treatment for parkinsonism with a comment on lesion sizes," Stereotact Funct Neurosurg, vol. 64, pp. 209–221, 1995.
40. C. Ohye and T. Shibazaki, "Treatment of functional disorders with Gamma Knife thalamotomy," Prog Neurol Surg, vol. 22, pp. 170–181, 2009.
41. L. Pan, J. Dai, B. Wang, W. Xu, L. Zhou and X. Chen, "Stereotactic Gamma Knife thalamotomy for the treatment of parkinsonism," Stereotactic Funct Neurosurg,

vol. 66 Suppl 1, pp. 329–332, 1996.
42. R. W. Rand, D. B. Jacques, R. W. Melbye, B. G. Copcutt, M. R. Fisher and M. N. Levenick, "Gamma Knife thalamotomy and pallidotomy in patients with movement disorders: Preliminary results," Stereotact Funct Neurosurg, vol. 61 Suppl 1, pp. 65–92, 1993.
43. R. F. Young, S. S. Vermeulen, P. Grim and A. Posewitz, "Electrophysiological target localization is not required for the treatment of functional disorders," Stereotact Funct Neurosurg, vol. 66, pp. 309–319, 1996.
44. R. F. Young, A. Shumway-Cook, S. S. Vermeulen and et al, "Gamma Knife radiosurgery as a lesioning technique in movement disorder surgery," J Neurosurg, vol. 89, pp. 183–193, 1998.
45. A. L. Benabid, A. Benazzouz, D. Hoffmann, P. Limousin, P. Krack and P. Pollak, "Longterm electrical inhibition of deep brain targets in movement disorders," Mov Disord, vol. 13, pp. 119–125, 1998.
46. P. A. Starr, J. L. Vitek and R. A. Bakay, "Ablative surgery and deep brain stimulation for Parkinson's disease," Neurosurgery, vol. 43, pp. 989–1015, 1998.
47. L. Steiner, C. Lindquist, D. Forster, E. O. Backlund ed, "Gamma Knife thalamotomy for tremor: Report of two cases," in Radiosurgery. Baseline and Trends, New York, NY, Raven Press, 1992, pp. 237–243.
48. C. M. Duma, "Movement disorder radiosurgery – planning, physics and complication avoidance," Prog Neurol Surg, vol. 20, pp. 249–266, 2007.
49. G. M. Friehs, G. Noren, C. Ohye and et al, "Lesion size following Gamma Knife treatment for functional disorders," Stereotact Funct Neurosurg, vol. 66, pp. 320–328, 1996.
50. D. Kondziolka, J. Ong, J. Lee, R. Moore, J. Flickinger and D. Lunsford, "Gamma Knife thalamotomy for essential tremor," J Neurosurg, vol. 108, pp. 111–117, 2008.
51. C. Ohye, "From selective thalamotomy with microrecording to gamma thalamotomy for movement disorders," Stereotact Funct Neurosurg, vol. 84, pp. 155–161, 2006.
52. C. Ohye, T. Shibazaki, J. Ishihara and J. Zhang, "Evaluation of gamma thalamotomy for parkinsonian and other tremor: Survival of neurons adjacent to the thalamic lesion after gamma thalamotomy," J Neurosurg, vol. 93 Suppl 3, pp. 120–127, 2000.
53. A. Niranjan, S. S. Raju, A. Kooshkabadi, R. Monaco 3rd, J. C. Flickinger and L. D. Lunsford, "Stereotactic radiosurgery for essential tremor: Retrospective analysis of a 19-year experience," Mov Disord, vol. 32, pp. 769–777, 2017.
54. C. Ohye, T. Shibazaki, M. Hirato, H. Inoue and Y. Andou, "Gamma thalamotomy for parkinsonian and other kinds of tremor," Stereotact Funct Neurosurg, vol. 66 Suppl 1, pp. 333–342, 1996.
55. D. P. Friedman, H. W. Goldman, A. E. Flanders, S. M. Gollomp and W. J. Curran Jr, "Stereotactic radiosurgical pallidotomy and thalamotomy with the Gamma Knife: MR imaging findings with clinical correlation – preliminary experience," Radiology, vol. 212, pp. 143–150, 1999.
56. A. L. Elaimy, J. J. Demakas, B. J. Arthurs and et al, "Gamma Knife radiosurgery for essential tremor: A case report and review of the literature," World J Surg Oncol, vol. 8, p. 20, 2010.
57. R. F. Young, D. S. Jacques, R. W. Rand and B. R. Copcutt, "Medial thalamotomy with the Leksell Gamma Knife for treatment of chronic pain," Acta Neurochir Suppl, vol. 62, pp. 105–110, 1994.
58. M. Hirato, C. Ohye, T. Shibazaki, M. Nakamura, H. K. Inoue and Y. Andou, "Gamma Knife thalamotomy for the treatment of functional disorders," Stereotact Funct Neurosurg, vol. 64 Suppl 1, pp. 164–171, 1995.
59. A. Jawahar, R. J. Cardenas, R. M. Zweig, B. K. Willis and A. Nanda, "A case report of complete disappearance of essential tremor after Gamma Knife Radiosurgery," J La State Med Soc, vol. 156, pp. 140–142, 2004.
60. T. L. Rothstein, "A late complication of Gamma Knife radiosurgery," Rev Neurol Dis, vol. 7, pp. 150–151, 2010.
61. W. Kim, J. Sharim, S. Tenn and et al, "Diffusion tractography imaging-guided frameless linear accelerator stereotactic radiosurgical thalamotomy for tremor: Case report," J Neurosurg, vol. 128, pp. 215–221, 2018.
62. A. Siderowf, S. M. Gollump, M. B. Stern, G. H. Baltuch and H. A. Riina, "Emergence of complex, involuntary movements after Gamma Knife radiosurgery for essential tremor," Mov Disord, vol. 16, pp. 965–967, 2001.
63. R. F. Young, "Functional neurosurgery with the Leksell Gamma Knife," Stereotact Funct Neurosurg, vol. 66, pp. 19–23, 1996.

64. M. S. Okun, N. P. Stover, T. Subramanian and et al, "Complications of Gamma Knife surgery for Parkinson disease," Arch Neurol, vol. 58, pp. 1995–2002, 2001.
65. K. R. Cho, H. R. Kim, Y. S. Im, J. Youn, J. W. Cho and J. I. Lee, "Outcome of Gamma Knife thalamotomy in patients with an intractable tremor," J Korean Neurosurg Soc, vol. 57, pp. 192–196, 2015.
66. D. Mathieu, D. Kondziolka, A. Niranjan, J. Flickinger and L. D. Lunsford, "Gamma Knife thalamotomy for multiple sclerosis tremor," Surg Neurol, vol. 68, pp. 394–399, 2007.
67. A. Niranjan, D. Kondziolka, S. Baser, R. Heyman and L. D. Lunsford, "Functional outcomes after Gamma Knife thalamotomy for essential tremor and MS-related tremor," Neurology, vol. 55, pp. 443–446, 2000.
68. A. Niranjan, A. Jawahar, D. Kondziolka and L. D. Lunsford, "A comparison of surgical approaches for the management of tremor: Radiofrequency thalamotomy, Gamma Knife thalamotomy and thalamic stimulation," Stereotact Funct Neurosurg, vol. 72, pp. 178–184, 1999.
69. C. Tuleasca, T. Witjas, E. Najdenovska and et al, "Assessing the clinical outcome of Vim radiosurgery with voxel-based morphometry: Visual areas are linked with tremor arrest!," Acta Neurochir, vol. 159, pp. 2139–2144, 2017.
70. A. Niranjan, S. S. Raju, E. A. Monaco, J. C. Flickinger and L. C. Lunsford, "Is stage bilateral thalamic radiosurgery and option for otherwise surgically ineligible patients with medically refractory bilateral tremor?," J Neurosurg, vol. 128, pp. 617–626, 2018.
71. C. Ohye, T. Shibazaki, J. Zhang and Y. Andou, "Thalamic lesions produced by gamma thalamotomy for movement disorders," J Neurosurg, vol. 97 Suppl 5, pp. 600–606, 2002.
72. C. Ohye, T. Shibazaki and S. Sato, "Gamma Knife thalamotomy for movement disorders: Evaluation of the thalamic lesion and clinical results," J Neurosurg, vol. 102 Suppl, pp. 234–240, 2005.
73. R. F. Young, S. Jacques, R. Mark and et al, "Gamma Knife thalamotomy for treatment of tremor: Long-term results," J Neurosurg, vol. 93 Suppl 3, pp. 128–135, 2000.
74. R. F. Young, F. Li, S. Vermeulen and R. Meier, "Gamma Knife thalamotomy for treatment of essential tremor: Long-term results," J Neurosurg, vol. 112, pp. 1311–1317, 2010.
75. A. Kooshkabadi, L. D. Lunsford, D. Tonetti, J. C. Flickinger and D. Kondziolka, "Gamma Knife thalamotomy for tremor in the magnetic resonance imaging era," J Neurosurg, vol. 118, pp. 713–718, 2013.
76. C. Ohye, Y. Higuchi, T. Shibazaki and et al, "Gamma Knife thalamotomy for Parkinson disease and essential tremor: A prospective multicenter study," Neurosurgery, vol. 70, pp. 526–536, 2012.
77. S. Y. Lim, M. Hodaie, M. Fallis, Y. Y. Poon, F. Mazzella and E. Moro, "Gamma Knife thalamotomy for disabling tremor: A blinded evaluation," Arch Neurol, vol. 67, pp. 584–588, 2010.
78. T. Witjas, R. Carron, P. Krack and et al, "A prospective single-blind study of Gamma Knife thalamotomy for tremor," Neurology, vol. 85, pp. 1562–1568, 2015.
79. G. Deutschl, J. Raethjen, H. Hellriegel and R. Elble, "Treatment of patients with essential tremor," Lancet Neurol, vol. 10, pp. 148–161, 2011.
80. J. G. Bonnen, R. P. Iacono, B. Lulu, A. S. Mohamed, A. Gonzalez and T. Schoonenberg, "Gamma Knife pallidotomy: Case report," Acta Neurochir (Wien), vol. 139, pp. 442–445, 1997.
81. Y. Kwon and C. J. Whang, "Stereotactic Gamma Knife radiosurgery for the treatment of dystonia," Stereotact Funct Neurosurg, vol. 64 Suppl 1, pp. 222–227, 1995.
82. M. Tripathi, S. Sharan, S. Mehta and et al, "Gamma Knife Radiosurgical Pallidotomy for Dystonia: Not a Fallen Angel," Neurol India, vol. 67, pp. 1515–1518, 2019.
83. J. H. Friedman, H. H. Fernandez, M. Sikirica, E. Stopa and G. Friehs, "Stroke induced by Gamma Knife pallidotomy: Autopsy result," Neurology, vol. 58, pp. 1695–1697, 2002.
84. L. Alvarez, R. Macias, N. Pavon and et al, "Therapeutic efficacy of unilateral subthalamotomy in Parkinson's disease: Results in 89 patients followed for up to 36 month," J Neurol Neurosurg Psychiatry, vol. 80, pp. 979–985, 2009.
85. M. F. Keep, L. Mastrofrancesco, D. Erdman, B. Murphy and L. S. Ashby, "Gamma Knife subthalamotomy for Parkinson disease: The subthalamic nucleus as a new radiosurgical target," J Neurosurg, vol. 97 Suppl 5, pp. 592–599, 2002.
86. J. Anthofer, K. Steib, C. Fellner, M. Lange, A.

Brawanski and J. Schlaier, "The variability of atlas-based targets in relation to surrounding major fibre tracts in thalamic deep brain stimulation," Acta Neurochir (Wien), vol. 156, pp. 1497–1507, 2014.

87. S. Alomar, N. K. King, J. Tam, A. A. Bari, C. Hamani and A. M. Lozano, "Speech and language adverse effects after thalamotomy and deep brain stimulation in patients with movement disorders: A meta-analysis," Mov Disord, vol. 32, pp. 53–63, 2017.

88. R. Scott, R. Gregory, N. Hines and et al, "Neuropsychological, neurological and functional outcome following pallidotomy for Parkinson's disease. A consecutive series of eight simultaneous bilateral and twelve unilateral procedures," Brain, vol. 121, pp. 659–675, 1998.

（出良钊　曹晗　译）

25 强迫症的立体定向放射外科治疗

Roberto Martínez-Álvarez，Nuria Martínez-Moreno，
Cristina Torres-Díaz，Mónica Lara-Almunia
功能神经外科和放射外科
鲁伯国际医院
西班牙 马德里

25.1 引言

强迫症（obsessive-compulsive disorder，OCD）的特征是耗时、痛苦或有害的强迫思维（重复的不想要的想法、表象或强迫对立观念）和强迫行为（重复的行为或想法），通常伴随着回避行为。成年人中强迫症的终生患病率为1%～3%[1]；强迫症通常发生在儿童晚期、青春期或成年早期（即20～29岁）。大多数患者经历了一个持续的症状病程，大约1/4的患者表现出症状改善和恶化的波动模式。强迫症患者的生活质量下降幅度通常与精神分裂症[2]患者相似。与强迫症相关的个人和社会经济成本相当显著。如今，我们知道强迫症所产生的残疾指数（因这种疾病而失去的工作年数）大于多发性硬化症和帕金森病所产生的残疾指数。

已发表的研究表明，OCD在应用适当的药物和认知疗法后，40%～60%的患者继续遭受严重致残的症状[3]。这些数据促进了其他治疗策略的研究和应用，这些策略允许对涉及强迫症的神经回路进行“神经调节”以改善其致残的症状。

25.2 强迫症的病理生理学基础和治疗

目前的研究支持皮质–纹状体–丘脑皮质功能障碍的模型导致强迫症症状，这些研究为这些回路的调节或影响提供了基础[4]。强迫症的影像学研究显示了眶额叶皮层、前扣带区、尾状核和丘脑[5]的高代谢变化。根据这一证据，腹侧前内囊被认为是这种调节的合适靶点，长期效果良好[6]。神经外科技术专注于这些神经回路的损伤特异性成分，已长期用于治疗有严重难治性症状的成年强迫症患者。

应用消融治疗难治性强迫症的回顾研究表明，6～24个月[7]后观察到50%～60%的缓解率。然而，须考虑到神经外科手术为侵入性方式，它应该只应用于最严重、最难治的病例中。伽玛刀放射外科（Gamma Knife radiosurgery，GKRS）是一种无创手术，是一种非常安全有效的、可以替代常规手术的方式[8]。

从20世纪50年代Lars Leksell教授设计伽玛刀治疗开始，精神疾病的伽玛刀治疗就引起了神经外科医生的兴趣。Leksell教授根据Taillerach教授[9]的研究，描述了内囊前肢双侧病变缓解与强迫症相关症状的有效性。而新兴的放射外科的早期应用之一就是针对这些精神疾病。在首次发表的关于GKRS的临床研究中，接受治疗的患者中有4%的比例患有强迫症[10]。

25.3 当前概念

用于治疗精神疾病的放射外科手术的目的是为了改善由精神疾病引起的一系列特定症状，同样的目的也用于治疗其他功能障碍，如疼痛和异常运动。使用放射外科来治疗这些问题包括阻断与不同精神疾病相关的边缘系统的某些回路。阻断这些回路可以改善大脑功能，患者在性格没有改变的情况下，某些症状得到了缓解，他们的认知功能通常也会得到改善。

放射外科引起的改变最初包括照射区的炎症变化，紧随其后的是大脑白质的脱髓鞘，这在某种程度上是短暂的；如今我们知道最终的变化包括改变脑白质细胞的传输能力，因为辐射阻碍了某些神经递质的产生，这与癫痫实验模型观察到的相同[11]。接受治疗的患者神经束造影同样证实了这一点，影像显示即使脑白质恢复了T_1和T_2序列上的信号，但传输仍持续受阻。

25.4 放射外科囊毁损术

正如我们之前提到的，腹侧前内囊被认为是控制强迫症相关症状的合适靶点。在固定立体定位框架后，我们在磁共振定位图像上定位了内囊的前部，特别是对“内囊前臂的膝关节”进行MRI薄层扫描（1.2 mm），头部扫描采用容积T_1加权图像，以及T_2加权，层厚2 mm，轴位和冠状位扫描。融合采用3T的MRI进行的纤维束成像。我们定位了内囊前肢的壳核中点，并创建了一个椭圆形平面，根据纤维束成像调整基底，并放置在内囊的腹侧部分。我们偶尔在需要治疗的区域发现血管结构，在这种情况下，我们调整了照射区域，以避免损伤血管组织，因为后者不是一个功能性组织，我们打算照射尽可能大体积的内囊（图25.1）。放射治疗计划采用双侧两个

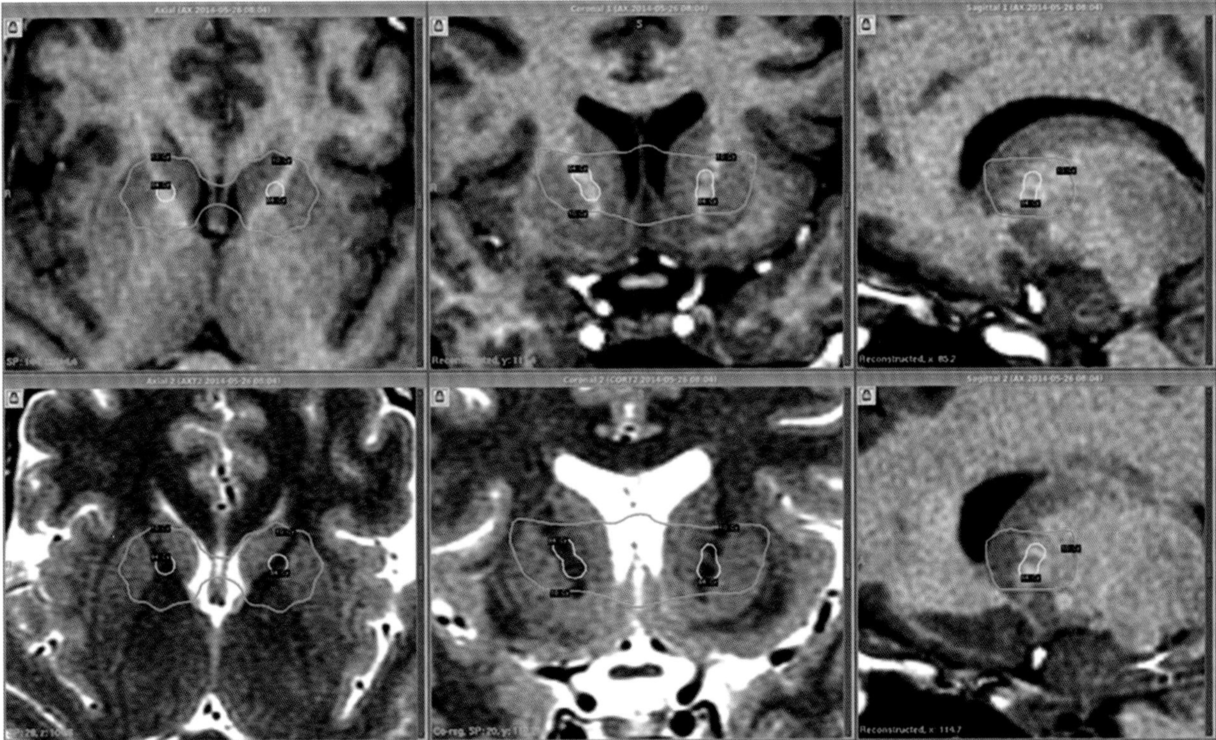

图25.1 双侧内囊放射外科毁损术治疗强迫症的剂量计划。上图：轴位、冠状面和矢状面T_1（右侧）。避免左侧内囊上方的血管结构，下图：轴位和冠状面T_2系列，矢状面T_1（左侧）。显示最大剂量为120 Gy、84 Gy和10 Gy等剂量曲线

4 mm等中心，每侧采取最大剂量120 Gy进行照射，70%等剂量曲线包绕我们计划治疗的内囊前部对应的脑白质区域（图25.2）。经过一段时间的术后观察，患者在治疗当天就可以出院。

25.5 临床病程和手术结果

结果评估将在放射外科后至少6个月进行，患者的状况将在手术后2年内发生变化。我们对患者进行放射外科治疗前的神经心理评估。评估临床整体变化通过临床总体印象（Clinical Global Impression，CGI）量表和生活质量评分表（EQ-5D）；强迫思维和强迫行为的存在和严重程度由Yale-Brown量表（Yale-Brown scale，Y-BOCS）确定；Beck抑郁量表（Beck Depression Inventory，BDI）和状态–特质焦虑量表（State-Trait Anxiety Inventory，STAI）被用于评估抑郁和焦虑。我们每6个月使用这些量表对患者进行1次评估，并在GKRS后每年进行标准和功能磁共振的神经放射学随访，并进行1次新的神经心理评估。

25.6 伽玛刀放射外科治疗强迫症的临床结果

2006—2019年，一项研究包含了20例内科难治性强迫症患者（8例女性和12例男性）在我院接受伽玛刀放射外科囊毁损术。患者诊断时的中位年龄为22岁（16～36岁），行放射手术时的中位病程时间为15年（6～38年）。治疗时的中位年龄为41岁（24～65岁）。在行GKRS治疗之前，Y-BOCS中位得分为35（范围24～39），强迫思维中位得分为18（范围15～18），强迫行为中位得分为17（范围8～20）。临床总体印象–严重程度量表（Clinical Global Impression-Severity Scale，CGI-S）中位得分为6（范围5～7），表明这一组患者明显患有严重疾病。

中位随访58个月（24～168个月）时，1例患者完全停用了口服药物，2例患者继续使用相同的药物和剂量，其他患者减少了药物剂量。应用Y-BOCS评分下降35%的经典判断标准，在最后一次随访中，20例患者中有16例（80%）在GKRS治

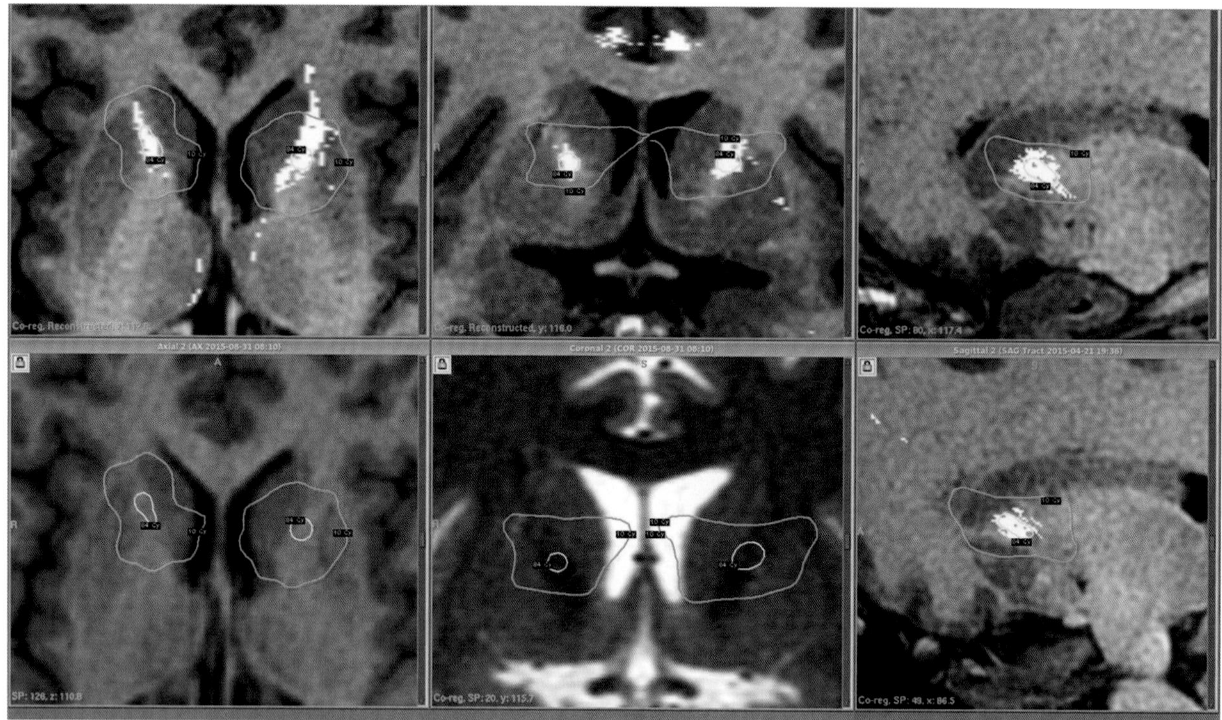

图25.2　双侧内囊放射外科毁损术治疗强迫症的剂量计划。上图：轴位、冠状面和矢状面（右侧）T_1系列与纤维束成像融合。下图：T_1轴位，T_2冠状面。矢状面（左侧）T_1与纤维束成像融合。显示最大剂量为120 Gy、84 Gy和10 Gy等剂量曲线

疗中获得了完全反应；2例患者被归类为部分反应（25%＜Y-BOCS减少＜35%）；2例患者被认定为无应答状态（图25.3A）。

在最后的随访中，CGI-I有了明显的改善，平均值为2.2（1～6），表明临床状况有了相当大的改善。EQ-5D在行GKRS治疗时的中位数为25（范围为20～55）。EQ-5D有统计学意义上的显著改善，中位数为67.5（35～90）。这些患者的抑郁和焦虑程度也有明显改善（图25.3B）。

术后磁共振扫描显示，所有放射手术靶点均被精确定位（图25.4）。所有患者的T_1加权图像均显示低信号圆形区域，尾状核头部附近的FLAIR和T_2加权图像上显示为高信号。他们都没有出现放射性坏死或在磁共振成像上显示可见的不良反应。在4年后的随访中，大部分患者在T_1加权像的变化已被纠正。

所有患者对放射外科内囊毁损术耐受性均良好。每次随访所有患者的神经系统检查均正常。2例患者抱怨与GKRS治疗前相比失去了兴趣。1例患者在GKRS术后7年内体重增加，但没有达到体重指数（body mass index，BMI）的肥胖标准。2例患者抱怨记忆发生了变化，但记忆测试结果在

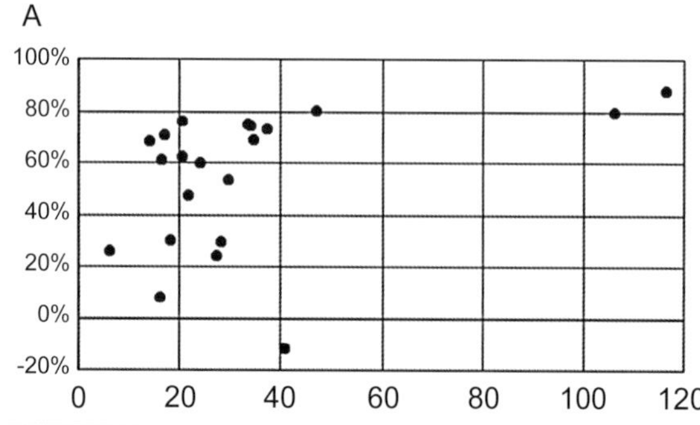

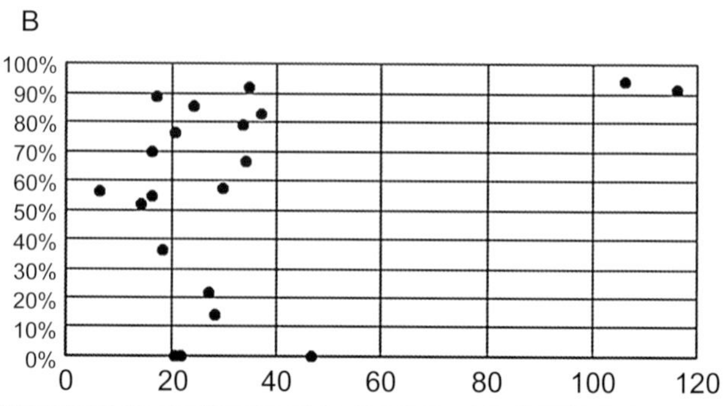

图25.3　A.放射外科治疗强迫症后Y-BOCS的百分比评分；B.放射外科治疗强迫症后Beck试验的百分比评分

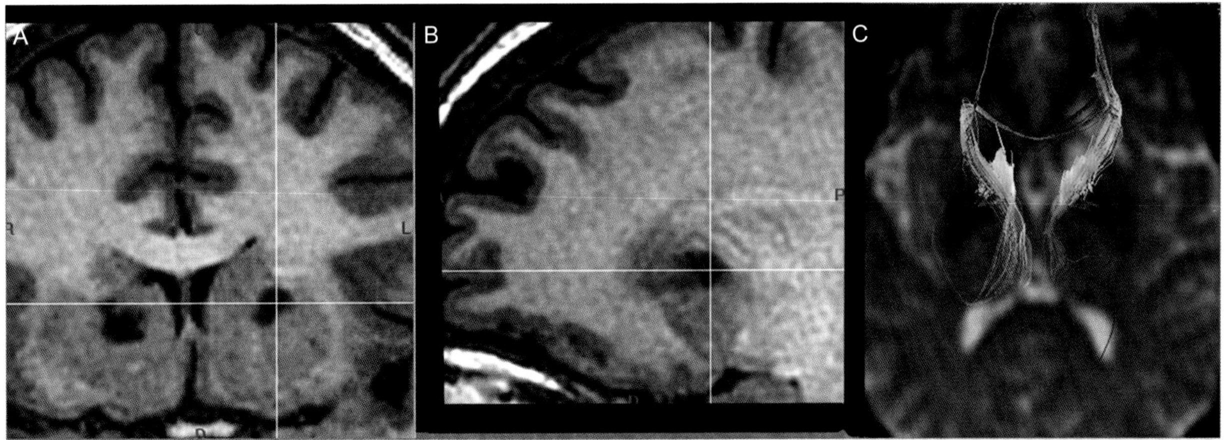

T_1系列A冠状、B和C轴位纤维束成像。

图25.4 伽玛刀放射外科术后2年随访

正常范围内。在最近的随访中，没有患者出现任何明显不良的神经心理影响或人格改变。

25.7 伽玛刀放射外科和强迫症的临床经验汇总

Karolinska研究所首先报道了放射外科在内囊前肢的应用，80%的病例中有疗效并有显著的症状缓解。但没有关于Y-BOCS评分[12]的细节。放射外科内囊毁损术的精确体积和最大照射剂量仍然存在争议。来自Charlottesville[13]的研究小组认为，双侧单个4 mm等中心，给予最大剂量140～160 Gy照射足以临床改善OCD患者，并在平均24个月的随访中报道了5例患者中的4例（80%）的临床改善，且没有任何临床不良反应。Karolinska研究所小组最近发表的一项研究报道了9例接受更高剂量（180～200 Gy）[14]单个或双个等中心治疗的患者的临床结果。术前平均Y-BOCS评分为33.4分，平均随访136.8个月时改善到14.2分。在最后一次随访中，5例患者被归类为应答者。50%的患者主要表现出冷漠和性功能障碍的行为征象，所有这些患者都接受了非常高的辐射剂量或超过1次的手术，有1例患者自杀。

布朗大学的研究显示，使用保守反应标准的疗效显示，大约一半的顽固性强迫症患者的Y-BOCS评分降低了35%。GKRS治疗耐受性良好，使用单次等中心毁损的初步结果并不成功，因此，推荐使用更大的椭圆形放射外科治疗体积，同时使用2个4 mm等中心毁损[15, 16]。

匹兹堡组注意到，3例最大剂量为140～150 Gy的患者的功能显著改善，强迫行为显著减少。在平均41.7个月的随访中，2例患者被归类为应答者，没有不良反应报告[17]。

在Lopes等[18]的前瞻性研究中，平均随访48个月，5例患者中的3例患者接受了双侧等中心及最大剂量为180 Gy的照射。在这个研究序列里，所有患者都报告有短暂的轻微影响。同一组进行了第一次也是唯一一次双盲随机试验，以确定放射手术治疗难治性强迫症[19-20]的有效性和安全性；16例患者被随机分配，其中一半为手术组，另一半为假手术组。在12个月时，手术组的强迫症症状改善明显高于假手术组（P=0.046），其中3例患者被归类为应答者，这强烈表明没有安慰剂效应。在54个月时，手术组中又有另外2例患者成为应答者。他们报告有轻微的不良反应，1例发生囊肿，另外1例发生精神错乱。

国际放射外科研究基金会最近发表了一项关于GKRS和OCD[21]的回顾性多中心研究。该报告反映了在考虑完全不同的研究时存在的困难，不同中心之间的选择偏倚问题存在异质性，对资格的严格定义，随访时间长短，剂量选择不一致，靶区的变化，等中心数量的变化，没有明确的神经认知分析，以及不同的伽玛刀技术。然而，这些因素中有许多也会影响到之前发表的其他研究。这些因素可能会在不同的研究中心导致不同的结果。因此，在本研究中，所获得的结果可能不能充分反映GKRS对该适应证的最大益处，并强调了该技术在非常严重的强迫症病例中难以达到最佳效果。

在我们的系列研究中，我们在每侧内囊的前部各设计了2个4 mm的等中心，但是我们的靶区病变比之前发表的关于GKRS内囊治疗术的其他病例系列更小，最大剂量更低；我们预计发生严重不良事件的发生率较低，我们的观察结果证实了这些预期，而临床结果非常有利，可与发表的最佳系列相比较（表25.1）。考虑到为了有效治疗丘脑中的核团，使用最大剂量为130 Gy，并且内囊前部由比灰质更敏感的白质组成，因此在这种适应证中没有必要使用超过120 Gy的最大剂量。今天，我们知道没有必要实现放射性坏死毁损病变的效应，而在辐照组织中观察到的变化与代谢改变有关。更高的最大剂量与不良反应的可能性增加有关，而且它们并不更为有效。此外，使用磁共振纤维束造影可以有助于创建更小和更有效的病变靶区。

表 25.1 强迫症患者接受内囊前部伽玛刀放射外科的文献与我们的经验的类比

研究者	患者数量（例）	年龄（岁）	随访（月）	剂量（靶点数目）	GKRS时Y-BOCS评分	GKRS后Y-BOCS评分	有效数量及有效率（%）	不良反应（%）
Ruck等[14]	9	43.9	136.8	180～200[1-3]	33.4	14.2	5（55）	44%
Lopes等[18]	5	35	48	180[2]	32	24	3（60）	40%
Kondziolka等[17]	3	44	42	140～150[2]	37.3	16.3	2（67）	0
Sheehan等[13]	4	38	26	140～160[1]	32	17	3（80）	0
Lopes等[20]	12	33.9	55.2	180[2]	33.6	17.3	7（58.3）	13%
Present study	20	41	58	120[2]	35.2	14.6	16（80）	0
Gupta等[21]	40	42.5	36	135[1-2]	35	27.5	18（45）	25%

结果用平均值和百分比表示。

25.8 总结

强迫症患者的管理具有挑战性。在一组对药物治疗和行为治疗无效的患者中，他们在没有其他治疗选择时，神经外科干预可能是最好的解决方案。

我们的总体结果表明，特别是与之前报道的使用更大剂量、更大病变的研究相比，GKRS内囊前部毁损术的最大剂量为120 Gy可能同样有效，患者耐受性更好，这种方法可以有效地减少强迫思维、强迫行为、抑郁和焦虑症状。根据我们的经验，伽玛刀放射外科可以改善生活质量而不会产生不良反应。

我们必须强调的是，GKRS不是一种侵入性的手术，考虑到积累的经验，我们确认它是一种安全的替代神经外科手术的方式，因为在中长期内也可以获得类似的效果，没有手术风险。对那些长期存在症状的患者来说，选择安全和无创的手术是一个合理的解决方案。

参考文献

（遵从原版图书著录格式）

1. Adam Y, Meinlschmidt G, Gloster AT, Lieb R. Obsessive-compulsive disorder in the community: 12-month prevalence, comorbidity and impairment. Soc Psychiatry Psychiatr Epidemiol. 2012;47(3):339–349.
2. Subramaniam M, Soh P, Vaingankar JA, Picco L, Chong SA. Quality of life in obsessive-compulsive disorder: impact of the disorder and of treatment. CNS Drugs. 2013;27(5):367–383.
3. Hirschtritt ME, Bloch MH, Mathews CA. Obsessive-compulsive disorder advances in diagnosis and

treatment. JAMA. 2017;317(13):1358–1367

4. Rauch SL. Neuroimaging and neurocircuitry models pertaining to the neurosurgical treatment of psychiatric disorders. Neurosurg Clin N Am. 2003 Apr;14(2):213–223.
5. Gursel DA, Avram M, Sorg C, Brandl F, Koch K. Frontoparietal areas link impairments of large-scale intrinsic brain networks with aberrant fronto-striatal interactions in OCD: A meta-analysis of resting-state functional connectivity. Neurosci Biobehav Rev. 2018;87:151–160.
6. Brown LT, Mikell CB, Youngerman BE, Zhang Y, McKhann GM, 2nd, Sheth SA. Dorsal anterior cingulotomy and anterior capsulotomy for severe, refractory obsessive-compulsive disorder: a systematic review of observational studies. J Neurosurg. 2016 Jan;124(1):77–89.
7. Kumar KK, Appelboom G, Lamsam L, Caplan AL, Williams NR, Bhati MT, Stein SC, Halpern CH. Comparative effectiveness of neuroablation and deep brain stimulation for treatment-resistant obsessive-compulsive disorder: a meta-analytic study. J Neurol Neurosurg Psychiatry. 2019;90(4):469–473
8. Spatola G, Martinez-Alvarez R, Martínez-Moreno N, Rey G, Linera J, Rios-Lago M, Sanz M, Gutiérrez J, Vidal P, Richieri R, Régis J. Results of Gamma Knife anterior capsulotomy for refractory obsessive-compulsive disorder: results in a series of 10 consecutive patients. J Neurosurg. 2018;131(2):376–383.
9. Bourdillon P, Apra C, Lévêque M, Vinckier F. Neuroplasticity and the brain connectome: what can Jean Talairach's reflections bring to modern psychosurgery. Neurosurg Focus. 2017 Sep; 43(3):E11. doi: 10.3171/2017.6.FOCUS17251.
10. Leksell DG. Stereotactic radiosurgery. Present status and future trends. Neurol Res. 1987;9(2):60–68.
11. Régis J, Bartolomei F, Hayashi M, Chauvel P: Gamma Knife surgery, a neuromodulation therapy in epilepsy surgery! Acta Neurochir Suppl. 2002;84:37–47.
12. Kihlstrom L, Hindmarsh T, Lax I, Lippitz B, Mindus P, Lindquist C. Radiosurgical lesions in the normal human brain 17 years after Gamma Knife capsulotomy. Neurosurgery. 1997 Aug;41(2):396–401.
13. Sheehan JP, Patterson G, Schlesinger D, Xu Z. Gamma Knife surgery anterior capsulotomy for severe and refractory obsessive-compulsive disorder. J Neurosurg. 2013 Nov;119(5):1112–1118.
14. Ruck C, Karlsson A, Steele JD, Edman G, Meyerson BA, Ericson K, Nyman H, Asberg M, Svanborg Pl. Capsulotomy for obsessive-compulsive disorder: long-term follow-up of 25 patients. Arch Gen Psychiatry. 2008 Aug;65(8):914–921.
15. Greenberg BD, Price LH, Rauch SL, Friehs G, Noren G, Malone D, Carpenter LL, Rezai AR, Rasmussen SA. Neurosurgery for intractable obsessive-compulsive disorder and depression: critical issues. Neurosurg Clin N Am. 2003 Apr;14(2):199–212.
16. Rasmussen SA, Noren G, Greenberg BD, Marsland R, McLaughlin NC, Malloy PJ, Salloway SP, Strong DR, Eisen JL, Jenike MA, Rauch SL, Baer L, Lindquist C. Gamma ventral capsulotomy in intractable obsessive-compulsive disorder. Biol Psychiatry. 2018;84(5):355–364.
17. Kondziolka D, Flickinger JC, Hudak R. Results following Gamma Knife radiosurgical anterior capsulotomies for obsessive compulsive disorder. Neurosurgery. 2011 Jan;68(1):28–32.
18. Lopes AC, Greenberg BD, Noren G, Canteras MM, Busatto GF, de Mathis ME, Taub A, D'Alcante CC, Hoexter MQ, Gouvea FS, Cecconi JP, Gentil AF, Ferrão YA, Fuentes D, de Castro CC, Leite CC, Salvajoli JV, Duran FL, Rasmussen S, Miguel EC. Treatment of resistant obsessive-compulsive disorder with ventral capsular/ventral striatal gamma capsulotomy: a pilot prospective study. J Neuropsychiatry Clin Neurosci. 2009;21(4):381–392.
19. Gouvea F, Lopes A, Greenberg B, Canteras M, Taub A, Mathis M, Miguel E. Response to sham and active gamma ventral capsulotomy in otherwise intractable obsessive-compulsive disorder. Stereotact Funct Neurosurg. 2010;88(3):177–182.
20. Lopes AC, Greenberg BD, Canteras MM, Batistuzzo MC, Hoexter MQ, Gentil AF, Pereira CA, Joaquim MA, de Mathis ME, D'Alcante CC, Taub A, de Castro DG, Tokeshi L, Sampaio LA, Leite CC, Shavitt RG, Diniz JB, Busatto G, Norén G, Rasmussen SA, Miguel EC. Gamma ventral capsulotomy for obsessive-compulsive disorder: a randomized clinical trial. JAMA Psychiatry. 2014 Sep;71(9):1066–1076.
21. Gupta A, Shepard MJ, Xu Z, Maiti T, Martinez-More-

no N, Silverman J, Iorio-Morin Ch, Martinez-Alvarez R, Barnett G, Mathieu D, Borghei-Razavi H, Kondziolka D, Sheehan J P. An International Radiosurgery Research Foundation multicenter retrospective study of gamma ventral capsulotomy for obsessive compulsive disorder. Neurosurgery. 2019;85(6):808–816.

（廖洪飞　译）

26 下丘脑错构瘤的立体放射外科治疗

Pantaleo Romanelli
脑放射外科
Cyberknife 中心
CDI
意大利米兰

Alfredo Conti
神经外科
博洛尼亚大学和 IRCCS
博洛尼亚神经病学科学院
意大利博洛尼亚

26.1 引言

下丘脑错构瘤是在下丘脑或主要在第三脑室内生长的致痫性发育畸形,它们的大小通常＜2cm，但也可以发现更大甚至巨大的病变。下丘脑错构瘤神经元的特点是内在的致痫性，可产生严重的难治性癫痫发作[1]。通过丘脑皮质通路扩散的癫痫发作是由起源于乳头体的乳头丘脑束介导的，这些束通常在一侧或两侧被压缩和扭曲[2]。新生儿和幼儿的早期癫痫发作通常伴随灾难性后果，导致广泛的认知延迟和行为恶化。当癫痫发作不受控制时，智力发育迟缓的发展并不少见。最常见的癫痫发作类型包括痴笑发作、全身性癫痫发作和发作性倾倒。早期癫痫发作对药物治疗反应不佳，需要及时进行手术或放射外科干预以预防严重的神经心理后遗症[3]。晚期癫痫发作通常与病程逐渐缓慢进展有关。手术方法包括通过经胼胝体穹窿间、翼点或额下经终板途径的显微手术切除离断、内窥镜切除或离断、射频消融、激光热消融和间质近距离放射治疗[4-8]。放射外科是一种新兴的非侵入性治疗中小型下丘脑错构瘤的选择，可有效地控制癫痫发作并且没有神经系统后遗症[3，9-10]。

26.2 下丘脑错构瘤和癫痫发作

下丘脑错构瘤与痴笑发作或强直性发作、部分性发作、全身强直性发作或强直–阵挛性发作和发作性倾倒有关。儿童早期发作与类似Lennox-Gastaut综合征的癫痫性脑病有关。发作期和发作间期脑电图，癫痫活动常定位于颞叶和额叶，导致早期手术尝试无效的额叶、颞叶切除。立体的脑电记录显示，发作位于下丘脑错构瘤内部，对确认下丘脑病变作为致痫灶的作用和指导下丘脑病变的治疗至关重要。为改善癫痫控制而对下丘脑错构瘤采取的直接手术方法已被证明是非常有效的：据报道，在下丘脑错构瘤切除、断开或消融手术后癫痫发作明显改善[4-10]。对手术标本切片的电生理研究提供了关于下丘脑错构瘤在癫痫发作产生中作用的进一步证据，这些切片显示出内在的致癫痫活性，其特征是具有内在“起搏器样”行为的小GABA能抑制神经元占优势[1]。连接乳头体与前丘脑核的乳头丘脑束是导致下丘脑错构瘤致痫活性传播和推广的重要组成部分[2]。

26.3 下丘脑错构瘤的手术解剖

外科手术和放射外科计划需要深入了解与下丘脑错构瘤相邻的精细解剖结构，包括下丘脑核、乳头体、穹窿、乳头丘脑束、视交叉、视束和脑干。所有这些结构都对医源性损伤高度敏感。下丘脑错构瘤的大小、位置和症状是选择外科手术还是放射外科治疗的关键因素。在第三脑室中生长并在脚间窝中延伸的带蒂下丘脑错构瘤通常较大，通常与内分泌功能障碍和占位效应症状相关，但与癫痫无关。带蒂的下丘脑错构瘤通常比无蒂病变的尺寸更大，这使得它们更适合显微外科手术或内窥镜切除。另一方面，立体定向放射外科正在成为治疗无蒂下丘脑错构瘤的一种非常有价值的选择。对这些病变进行开放式或内窥镜手术具有明显的下丘脑损伤风险，而SRS据报道对下丘脑功能的影响极小，在极少数情况下会引起体温变化[9]。由于乳头体和乳头丘脑束的压缩和扭曲，无蒂下丘脑内错构瘤具有高度致痫性：小的单侧无蒂下丘脑错构瘤已被广泛描述为癫痫病[1-2，13-16]。立体定向放射外科已被证明不仅安全，而且可有效控制源自无蒂下丘脑错构瘤的局灶性和全身性癫痫发作[9-10，14]。

在治疗下丘脑错构瘤时需要仔细评估病变与附近核和纤维束的大小、位置和空间关系，包括乳头体、连合后穹窿、乳头丘脑束、结节灰烬、视前和视上核、视交叉和垂体柄。这些结构可以变形、移位或被包裹在下丘脑错构瘤内。下丘脑内错构瘤常位于第三脑室壁内，在前连合后穹窿、后乳头丘脑束和下乳头体之间。生长在脚间窝内的带蒂下丘脑错构瘤常在前部与视交叉、侧视束，后部与脑干紧密相连。

26.4 外科手术：切除、断开和射频/激光消融

在过去的几十年中，已经开发了多种入路（额下经终板、翼点经外侧裂、颞下）可以部分

或全切下丘脑错构瘤。现在，最受青睐的方法是由墨尔本的Jeffrey Rosenfeld开发的经胼胝体穹窿入路[6]，它可以很好地暴露脑室内错构瘤。手术切除仍然是大的带蒂下丘脑错构瘤的最佳选择，并且下丘脑附着越少，发生代谢并发症的机会就越低。然而，开放手术仍然存在由血管或下丘脑损伤引起的灾难性神经系统并发症的风险。

手术并发症包括偏瘫、动眼神经麻痹、视野缺损、短期记忆力下降、食欲过盛、甲状腺功能减退和尿崩症[6, 11, 17-18]。手术的固有局限性在于无法在没有严重神经代谢损伤的情况下完全切除下丘脑内病变。因此，很难实现完全控制癫痫，但长期来看，癫痫发作还是能得到显著改善。随着时间的推移，癫痫复发是相对常见的，需要进一步干预。近年来已经出现了很多微创手术方法，包括内窥镜切除/断开和射频/激光消融[4-5, 7-8, 19]。这些方法很有前景，但长期的癫痫控制效果仍不是非常确切。

间质内放射治疗需要在下丘脑错构瘤内立体定向植入放射性^{125}I籽粒[20]，几十年前似乎是一种有前途的选择，但由于放射外科手术提供的侵入性更小和适形剂量分布更大，现在已基本失宠。

26.5 下丘脑错构瘤的立体定向放射外科治疗

立体定向放射外科是一种新兴的下丘脑错构瘤治疗方法，可作为下丘脑错构瘤残留和复发性癫痫患者的主要选择或第二种治疗方法[3,10]。大多数致癫痫性下丘脑错构瘤是下丘脑内小病灶或中等大小的无蒂脑室内病变。立体定向放射外科提供了一种极好的方法来治疗这些难以切除的病变，同时不会造成大的神经功能损伤。

Regis及其同事[21]首先用伽玛刀放射外科治疗了10例患有下丘脑错构瘤相关的药物难治性癫痫的患者。所有患者在放射外科治疗后癫痫发作控制均得到改善，其中4例患者无癫痫发作（Engel I级），2例患者癫痫发作不频繁（Engel Ⅱ级），2例患者癫痫发作频率减少但偶尔全身性癫痫发作持续存在（Engel Ⅲ级）。2例患者在第一次伽玛刀放射外科手术后癫痫发作控制不理想，第二次治疗后癫痫再无发作。

这项研究表明疗效和剂量之间存在关联。成功组所有患者的边缘剂量均大于17 Gy，而改善组所有患者的边缘剂量均小于13 Gy。在2例患者中观察到一些独立于癫痫控制的行为改善。这组患者的MRI没有变化，也没有发现明显的副作用。

Unger及其同事[22-23]的报告证实了癫痫控制严格依赖于所提供的边缘剂量的观察结果，他们使用低边缘剂量（12～14 Gy）导致癫痫发作频率和强度降低。类似剂量似乎对下丘脑错构瘤儿童更有效：Dunoyer和同事[24]描述了2例患有与下丘脑错构瘤相关的难治性癫痫发作的儿童（4岁和5岁），他们分别接受了11 Gy 85%等剂量曲线和14 Gy 45%等剂量曲线的伽玛刀照射治疗。最终1例癫痫发作频率减少90%和另1例完全无癫痫发作。

现已报道的两个最大的下丘脑错构瘤系列，大小的中位数为15mm、平均值为19mm[2,9]。小于此范围的下丘脑错构瘤进行放射外科治疗非常安全。这些病灶体积允许陡峭的放射外科剂量梯度，为下丘脑错构瘤进行相对较高的剂量照射，而相邻的关键结构（即视交叉、视束、垂体柄、穹窿、乳头体、乳头丘脑束、下丘脑核、脑干、海马）接收较低的剂量。下丘脑错构瘤放射外科手术后未报告严重的永久性并发症，如代谢紊乱、偏瘫、颅神经缺陷或短期记忆缺陷。暂时性的癫痫发作恶化最早在术后9天出现，可能与超过16 Gy的剂量有关，随后逐渐消退[3,9]。也有剂量相对较低（13 Gy 85%等剂量线）但需要长期使用类固醇治疗严重放射性水肿的病例[25]。

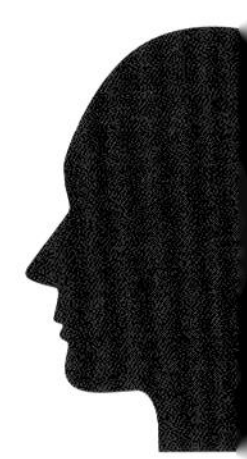

雷吉斯等[26]最近发表了一项关于57例下丘脑错构瘤与合并严重的认知和精神障碍的药物难治性癫痫患者的前瞻性研究。48例患者进行了超过3年的随访。28例（58.3%）患者因第一次照射后效果不佳而需要进行第二次治疗。3年后Engel Ⅰ级控制率为39.6%，Engel Ⅱ级为29.2%，Engel Ⅲ级为20%。总体而言，达到了68.8%的完全或接近完全癫痫控制率（Ⅰ级和Ⅱ级）。放射外科手术前癫痫发作的中位频率为每月107.3次，术后第3年每月16次，最后一次随访时每月7次。在癫痫发作停止的患者中，中位延迟为30个月，最短为4个月，最长为139个月。28%的全球精神病合并症得到治愈，56%得到改善，8%稳定，而其余8%的情况进一步恶化。没有发现永久性的神经系统副作用，尤其是记忆缺陷。

关于使用伽玛刀之外立体定向放射外科设备，DeSalles及其同事[27]研究了LINAC放射外科手术对痴笑发作的疗效。3例患者接受了15 ~ 18 Gy的剂量治疗。2例患者在放射手术后7个月和9个月无癫痫发作，第3例患者癫痫发作频率显著降低。

无框架放射外科治疗是下丘脑错构瘤的一种新选择，可在不牺牲所需精度的情况下提供无创治疗。没有立体定向框架更为舒适，并为射线轨迹开辟了广阔的额外空间，将射线穿透范围扩大到下颅骨，从而增加了射线进入颅底或脑深部病变的通道。

先前已有无框架图像引导下使用射波刀治疗下丘脑错构瘤的报道[3,10]。灾难性癫痫发作的儿童通过早期治疗获得良好的效果：接受早期治疗的2例患者（8岁和9岁）术后长期无癫痫发作，神经心理改善明显且未见相关的并发症[3]。

我们的完整经验包括12例用射波刀放射外科治疗的下丘脑错构瘤病例。我们对7例患者进行了超过48个月的随访。所有患者均接受了单次立体定向放射外科治疗，中位边缘剂量为（16 ± 0.8）Gy。中位等剂量曲线为79%。目标的中位体积为（0.57 ± 0.19）cc。目前，12例患者中有10例控制情况达到Engel Ⅰ级或Engel Ⅱ级，1例患者的癫痫发作负担减少超过50%（因此属于Engel Ⅲ级），1例患者完全没有获益（Engel Ⅳ级）。6例患者在治疗后4 ~ 18个月无癫痫发作。该组的临床改善需要12 ~ 36个月。两例在4个月和9个月治疗后归为Ⅰ类的患者在24个月后癫痫发作复发（然而与基线相比，癫痫发作控制更好）。1例患者接受了与第一次治疗相同的剂量和体积的再照射，达到了Engel Ⅰ级。另1例（目前Engel Ⅲ级）正在等待二次治疗。4例患者达到Engel Ⅱ级。1例患者的癫痫发作没有改善（Engel Ⅳ级）并拒绝任何进一步的治疗。这可能是不包括在目标体积中的少量下丘脑内术后残留物导致的。5例患者获得明显的神经心理改善，而其他4例患者报告的整体生活质量、日常表现和睡眠都有所改善。未发现神经系统并发症。图26.1显示了一个典型的射波刀治疗计划，对无柄下丘脑错构瘤使用16 Gy 81%等剂量曲线的照射（病变体积：0.737 cc）。

26.6 放射外科治疗的局限性

由于辐射衰减的物理特性，放射外科手术的安全/效率比往往会因体积变大而变差。因此，放射外科手术的适应证是小的下丘脑内错构瘤，而较大的带蒂病变最好通过手术切除脑室内病灶来治疗，再对残留的下丘脑内病变进行放射外科治疗。

放射外科的第二个限制是其延迟的疗效。部分患者随着时间的推移癫痫逐渐恶化，立体定向放射外科的延迟见效就是大个问题。在这种情况下，更快速见效更直接的切除可能是更好的选择。

对放射外科治疗无效的患者的管理仍然是一个难题。文献表明，手术最多只能达到约60%的无癫痫发作概率，剩下的40%患者都是令人失望的结果。手术失败后应始终考虑立体定向放射外科。对于初次放射外科治疗后癫痫发作控制不满意的患者或在有效癫痫发作控制间隔后癫痫复发的患者，也可以考虑再次行放射外科治疗。

26.7 结论

立体定向放射外科是一种极好的非侵入性治疗选择，可用于治疗由下丘脑错构瘤引起的药物难治性癫痫发作。立体定向放射外科一般没有严重并发症，特别是尚未见与认知相关的并发症报道，包括记忆力下降和与下丘脑或血管损伤相关的其他神经系统后遗症。与严重癫痫发作相关的小下丘脑内病变，是立体定向放射外科最适宜的病灶。治疗的时机对于防止由于不受控制的癫痫发作而导致的认知能力下降至关重要。如果是有灾难性癫痫发作的儿童，需尽早行立体定向放射外科治疗。如果首次治疗无效，再次治疗可以预见的不会有严重并发症且癫痫有望得到控制的，可以考虑二次行放射外科治疗。

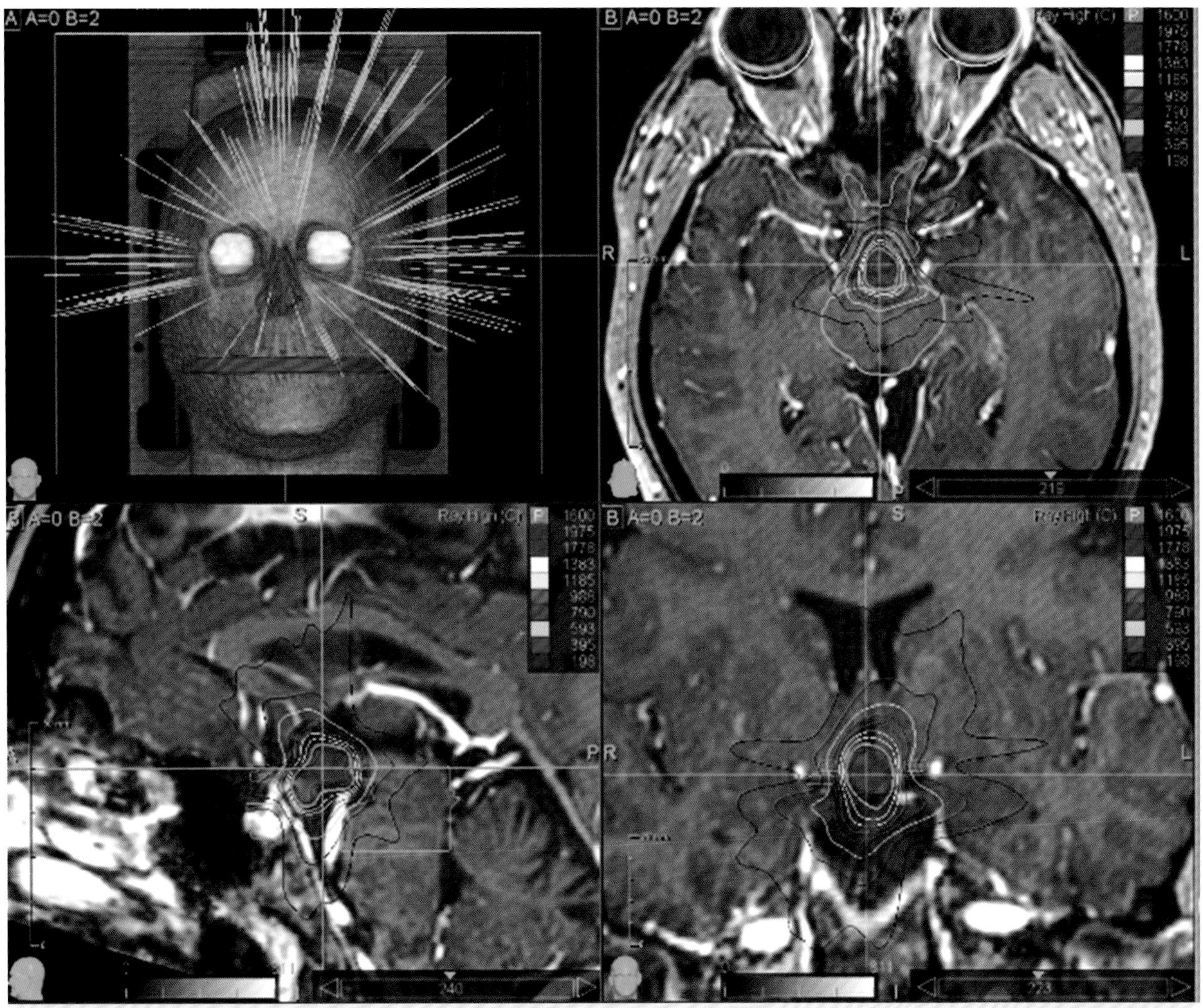

图26.1 T_1 WMR上显示的治疗计划。照射轨迹在左上角可见。等剂量曲线在轴向、矢状和冠状面上可见。下丘脑错构瘤位于视交叉后方，视束向侧面延伸，脑干在后方。使用剂量为16 Gy 81%等剂量曲线。下丘脑错构瘤、视交叉和胸骨的平均剂量分别为1793 cGy、295 cGy和211 cGy

参考文献

（遵从原版图书著录格式）

1. Wu J, Xu L, Kim DY, et al. Electrophysiological properties of human hypothalamic hamartomas. Ann Neurol 2005;58:371–82.
2. Freeman JL, Coleman LT, Wellard RM, et al. MR imaging and spectroscopic study of epileptogenic hypothalamic hamartomas: analysis of 72 cases. AJNR Am J Neuroradiol 2004;25:450–62.
3. Romanelli P. CyberKnife(R) radiosurgery as first-line treatment for catastrophic epilepsy caused by hypothalamic hamartoma. Cureus 2018;10:e2968.
4. Ng YT, Rekate HL, Prenger EC, et al. Endoscopic resection of hypothalamic hamartomas for refractory symptomatic epilepsy. Neurology 2008;70:1543–8.
5. Kameyama S, Shirozu H, Masuda H, Ito Y, Sonoda M, Akazawa K. MRI-guided stereotactic radiofrequency thermocoagulation for 100 hypothalamic hamartomas. J Neurosurg 2016;124:1503–12.
6. Feiz-Erfan I, Horn EM, Rekate HL, et al. Surgical strategies for approaching hypothalamic hamartomas causing gelastic seizures in the pediatric population: transventricular compared with skull base approaches. J Neurosurg 2005;103:325–32.
7. Du VX, Gandhi SV, Rekate HL, Mehta AD. Laser interstitial thermal therapy: a first line treatment for seizures due to hypothalamic hamartoma? Epilepsia 2017;58 Suppl 2:77–84.
8. Calisto A, Dorfmuller G, Fohlen M, Bulteau C, Conti A, Delalande O. Endoscopic disconnection of hypothalamic hamartomas: safety and feasibility of robot-assisted, thulium laser-based procedures. J Neurosurg Pediatr 2014; 14:563–72.

9. Regis J, Lagmari M, Carron R, et al. Safety and efficacy of Gamma Knife radiosurgery in hypothalamic hamartomas with severe epilepsies: a prospective trial in 48 patients and review of the literature. Epilepsia 2017;58 Suppl 2:60–71.
10. Romanelli P, Muacevic A, Striano S. Radiosurgery for hypothalamic hamartomas. Neurosurg Focus 2008;24:E9.
11. Cascino GD, Andermann F, Berkovic SF, et al. Gelastic seizures and hypothalamic hamartomas: evaluation of patients undergoing chronic intracranial EEG monitoring and outcome of surgical treatment. Neurology 1993;43:747–50.
12. Munari C, Kahane P, Francione S, et al. Role of the hypothalamic hamartoma in the genesis of gelastic fits (a video-stereo-EEG study). Electroencephalogr Clin Neurophysiol 1995;95:154–60.
13. Arita K, Ikawa F, Kurisu K, et al. The relationship between magnetic resonance imaging findings and clinical manifestations of hypothalamic hamartoma. J Neurosurg 1999;91:212–20.
14. Arita K, Kurisu K, Iida K, et al. Subsidence of seizure induced by stereotactic radiation in a patient with hypothalamic hamartoma. Case report. J Neurosurg 1998;89:645–8.
15. Striano S, Santulli L, Ianniciello M, Ferretti M, Romanelli P, Striano P. The gelastic seizures-hypothalamic hamartoma syndrome: facts, hypotheses, and perspectives. Epilepsy Behav 2012;24:7–13.
16. Striano S, Striano P, Coppola A, Romanelli P. The syndrome gelastic seizures-hypothalamic hamartoma: severe, potentially reversible encephalopathy. Epilepsia 2009;50 Suppl 5:62–5.
17. Berkovic SF, Arzimanoglou A, Kuzniecky R, Harvey AS, Palmini A, Andermann F. Hypothalamic hamartoma and seizures: a treatable epileptic encephalopathy. Epilepsia 2003;44:969–73.
18. Palmini A, Chandler C, Andermann F, et al. Resection of the lesion in patients with hypothalamic hamartomas and catastrophic epilepsy. Neurology 2002;58:1338–47.
19. Delalande O, Fohlen M. Disconnecting surgical treatment of hypothalamic hamartoma in children and adults with refractory epilepsy and proposal of a new classification. Neurol Med Chir (Tokyo) 2003;43:61–8.
20. Schulze-Bonhage A, Ostertag C. Treatment options for gelastic epilepsy due to hypothalamic hamartoma: interstitial radiosurgery. Semin Pediatr Neurol 2007;14:80–7.
21. Regis J, Bartolomei F, de Toffol B, et al. Gamma Knife surgery for epilepsy related to hypothalamic hamartomas. Neurosurgery 2000;47:1343–51; discussion 51-2.
22. Unger F, Schrottner O, Feichtinger M, Bone G, Haselsberger K, Sutter B. Stereotactic radiosurgery for hypothalamic hamartomas. Acta Neurochir Suppl 2002;84:57–63.
23. Unger F, Schrottner O, Haselsberger K, Korner E, Ploier R, Pendl G. Gamma Knife radiosurgery for hypothalamic hamartomas in patients with medically intractable epilepsy and precocious puberty. Report of two cases. J Neurosurg 2000;92:726–31.
24. Dunoyer C, Ragheb J, Resnick T, et al. The use of stereotactic radiosurgery to treat intractable childhood partial epilepsy. Epilepsia 2002;43:292–300.
25. Butragueño Laiseca L, Oikonomopoulou N, Miranda Herrero MC, Barredo Valderrama E, Vázquez López M, Jiménez de Domingo A, Aguado Del Hoyo A, García-Leal R, Meiriño RM. Neurological complications after Gamma-Knife radiosurgery for hypothalamic hamartoma. Eur J Paediatr Neurol 2016; 20:745–9.
26. Castinetti F, Brue T, Morange I, Carron R, Regis J. Gamma Knife radiosurgery for hypothalamic hamartoma preserves endocrine functions. Epilepsia 2017;58 Suppl 2:72–6.
27. Selch MT, Gorgulho A, Mattozo C, Solberg TD, Cabatan-Awang C, DeSalles AA. Linear accelerator stereotactic radiosurgery for the treatment of gelastic seizures due to hypothalamic hamartoma. Minim Invasive Neurosurg 2005; 48:310–4.

（韩铖琛　王峥嬴　译）

27 癫痫的放射外科调控治疗

Jean Régis，Hussein Hamdi
密苏里大学罗拉分校 1106 法国国家健康与医学研究院
立体定向功能神经外科和伽玛刀中心
艾克斯－马赛大学 蒂蒙大学医院
法国 马赛

27.1 引言

Lars Leksell在1950年[1]引入了放射外科这一概念，他打算开发一种能够产生毁损效应，且能够用于功能神经外科（精神病、疼痛和运动障碍）的神经外科工具[2-4]。但Leksell本人的癫痫外科手术经验有限。在一些更早期的报道中就指出了放射治疗可能运用于癫痫治疗。Talairach在20世纪60年代首次报道在癫痫手术中应用放射治疗（钇短距放射疗法），其中主要是颞叶内侧癫痫（mesial temporal lobe epilepsies，MTLE）[5]。Barcia Salorio曾描述了使用外放射疗法（并不是真正的放射外科）获得类似效果，但他治疗的患者未能达到无癫痫发作，而他的相关经验也没有以同行评议的方式公开发表[6]。

Marseille团队首次报道了采用放射外科治疗后获得癫痫完全缓解的队列研究，这些患者是在通过广泛的术前检查后谨慎选择的[7-11]。有学者提出，SRS在这些患者中的治疗作用机制可能不一定源于对靶区的毁损作用[12-13]。

27.2 放射外科是神经调节疗法吗

1993年，我们观察到在一组接受纹状体SRS（周边剂量25 Gy）处置的大鼠中，谷氨酸能系统下调，而胆碱能系统保留的差异效应[12]。2002年，基于一系列临床观察和实验论证，我们提出放射外科治疗可能具有神经调控作用[13-15]。

SRS在三叉神经痛的应用，常被反对者误认为是一种消融的技术，但它其实可能以一种更微妙的方式发挥作用。2002年，我们观察到绝大多数长时间无痛的患者没有表现出任何感觉减退或其他三叉神经功能障碍的症状[13, 15-16]，并且一些患者在治疗后可以达到即刻无痛，这与凋亡机制不相匹配[17]，因此，我们提出SRS的这种疗效可能不是由于消融现象达成的。Yeh等在小型猪上进行的一项实验表明，对局部神经系统施加一定剂量的射线照射，并没有产生局灶性破坏效应，而是在皮层中诱导出了持续的功能性作用，这也证实了我们的假设[18]。

在MTLE中，患者表现出令人印象深刻的MR改变，而这最初被认为是放射性坏死[19]。如果经过长期的增强MR扫描证实没有发生坏死，那么至少很难证明，癫痫发作缓解的原因归功于部分神经元的缺失[20]。然而，两项前瞻性临床试验表明，对优势侧MTLE进行SRS并没有引起显微手术切除后预期的记忆缺陷[21-22]。事实上，对于癫痫，更有说服力的证据来自于下丘脑错构瘤（hypothalamic hamartomas，HH）。根据我们的经验，绝大多数经过SRS治疗后癫痫停止发作的HH患者，在SRS治疗后任何时候都没有MR上的影像变化[23-24]。既往的实验研究提供了SRS非损伤效应的证据。Jenrow等研究了大鼠点燃后的辐射效应，发现25 Gy的照射可选择性降低齿状颗粒细胞层的密度，而内侧CA3锥体细胞层的密度被预防或逆转，而18 Gy的照射则不能产生上述作用。Maesawa等在大鼠海人藻酸癫痫模型中发现，60 Gy的SRS可以控制癫痫发作，并在空间记忆测试（Morris水迷宫）中恢复正常行为模式[25]。Charlottesville团队使用40 Gy剂量照射一组癫痫大鼠的内侧颞叶，尽管SRS治疗有效，但未发现其破坏性作用，同时观察到一类亚型的海马中间神经元易受伽玛刀手术的伤害[26]。

因此，目前通过对大脑和神经的神经调控作用来治疗神经元网络功能失调的可行性是无可争议的。最近，在对大鼠海马模型的分析中发现，在单次60 Gy全脑照射24小时后，γ-氨基丁酸（GABA-A）显示出选择性抑制[27]。

27.3 颞叶内侧癫痫与放射外科

27.3.1 颞叶癫痫

海马或内侧颞叶硬化是颞叶癫痫最常见的病因，手术切除已成为主要的治疗选择，术后无癫痫发作率在60%～90%，有相当比例的永久性认知减退或神经系统并发症，主要是血管的原因。为了避免这种风险，采用侵入性相对较低的技术，如放射外科，可能是值得研究的比较有前景的替代治疗方法。保留言语记忆是放射手术相对于切除术的一个关键优势。此外，有一种共识是，大多数患者在没有侵入性操作的情况下被诊断为颞叶内侧癫痫[19]。

在20世纪90年代中期，Régis及其同事率先应用伽玛刀治疗颞叶内侧癫痫。放射外科治疗可以精确而彻底地破坏或调控含有健康或病理细胞的靶区结构，而对邻近正常组织没有显著的急性或晚期辐射损伤[19]。

27.3.2 初始研究

在1974年的马赛会议上，Talairach介绍了44例在杏仁核和海马体立体定向植入钇90的癫痫患者。尽管技术上存在困难，但结果展现出该理念的良好应用前景[28]。首次使用电离辐射治疗癫痫的概念是由Tray在1905年报道的[29]。1996年，Régis及其同事在马赛首次报道了放射外科手术后不同功能效应的临床前生化证据，这项研究为功能性放射外科的新概念奠定了基础[12]。1993年，第1例MTLE患者在马赛接受了伽玛刀内嗅区–杏仁核–海马切除术，术后无癫痫发作，无并发症发生[10]。

27.3.3 放射外科技术

随后，一些研究报道了关于不同靶区体积和周边剂量的放射外科治疗方法（表27.1）。更高的剂量和更大的靶区体积，对癫痫发作的控制效果更快、更好。在放射剂量低于24 Gy、随访时间较短的研究报道中，治疗失败率更高，甚至在长

表 27.1 文献中放射外科治疗 MTLE

作者	年份	N	SRS	Gy	FU	靶点	癫痫停止发作	并发症
Regis[10]	1994	1/4	伽玛刀	25	16	头部和前部海马体 杏仁核传出部 内嗅区	无发作	–
Régis[9]	1999	7	伽玛刀	25	24（19 ~ 61）	海马体的头部和前部 海马体的一部分 杏仁核的一部分， 内嗅区	86%	1例象限盲
Cmelak[31]	2001	1	直线加速器	15	12	杏仁核和海马	强度↓	癫痫发作频率增加
Kawai[33]	2001	2	伽玛刀	18	16 ~ 30	杏仁核 海马的头部和体部 海马旁回	未通过	–
Schröttner[34]	2002	17	伽玛刀	17（12 ~ 30）	78（20 ~ 116）	颞叶肿瘤 推测肿瘤边界外为致癫痫灶	58%的患者达到Engel Ⅰ ~ Ⅱ级	–
Srikijvilaikul[35]	2004	5	伽玛刀	20	20（18 ~ 22）	颞叶内侧结构	未通过	–
Régis [22]	2004	21	伽玛刀	24（23 ~ 25）	24	前海马旁皮质 杏仁核基底和外侧部 前海马（头和身体）	65%	5例短暂性抑郁 头痛 恶心 失衡
Prayson[36]	2007	4	伽玛刀	20	24	内侧颞结构	未通过	–
Bartolomei[37]	2008	15	伽玛刀	24	96（72 ~ 120）	海马旁区前部 毗邻侧副沟和嗅脑沟的内嗅区 海马头 海马体的前部 杏仁核部分 杏仁核复合体	60%	60%的患者有轻度头痛

续表

作者	年份	N	SRS	Gy	FU	靶点	癫痫停止发作	并发症
Rheims[38]	2008	15	伽玛刀	21（19～23）	60（38～82）	不限定部位	47%（60%典型的mTL，20%扩展EZ）	4例恶化 8例头痛 4例水肿 2例象限盲
Hoggard[39]	2008	8	伽玛刀	25	41（24～53）	杏仁核 海马体的头部和前半部分 海马旁回的前半部分	38%	2例颅内压力增高+轻度言语障碍
Barbaro[21]	2009	13	伽玛刀	24	36	杏仁核 海马前2厘米 海马旁回	77%	水肿61% 头痛85% 视觉61%
		17		20			59%	水肿53% 头痛47% 视觉41%
Vojtěch[40]	2009	14	伽玛刀	18～25	44（11～74）	杏仁核保留上部和内侧部 海马体头部和前半部分 海马旁回前部	42%	1例癫痫发作频率增加 1例象限盲 1例精神错乱1例溢乳
Liang[41]	2010	7	直线加速器分割治疗	12	24	杏仁核复合体（保留上部和内侧部） 海马头部和体部 海马旁回前部 颞叶中回前下部	0	2例增加癫痫 2例失语，共济失调，偏斜，记忆衰退
Usami[42]	2012	7	伽玛刀	18～25（25 Gy × 5 ptn）	60～120	内侧颞叶结构	57%（25 Gy × 5 PTN）	3例在5～10年后出现放射坏死
Kawamura[43]	2012	11	伽玛刀	20～25	18～120	海马前部2.5 cm 杏仁核 海马旁回	36%	1例水肿 1例坏死

期随访中，一些结构的改变可能会增加癫痫的发作。标准理论靶区[30]包括:

（1）海马旁区前部，与侧副沟和嗅脑沟相邻的内嗅区。

（2）海马的头部。

（3）海马体的前部。

（4）杏仁核复合体的杏仁核部分。

（5）其他不局限于颞叶内侧皮层的致痫区，靶点应根据SEEG的结果进行调整（图27.1）。

放射外科的最佳适应证包括致痫区单纯定位于内侧颞叶、认知功能完好但具有较高的功能损害风险、中重度癫痫、手术切除范围不足导致的癫痫控制不佳及充分理解放射外科的局限性。

长期密切的临床和MR影像学随访至关重要。迟发性的MR影像学改变是阳性预后的良好预测因素。放射外科治疗是非常安全的，有轻微的一过性并发症，而并没有神经心理上的恶化。技术上的防范措施对于保证安全性和有效性是非常重要的。未来还需要对技术细节进行更多的研究以提高疗效[9-10, 31-32]。

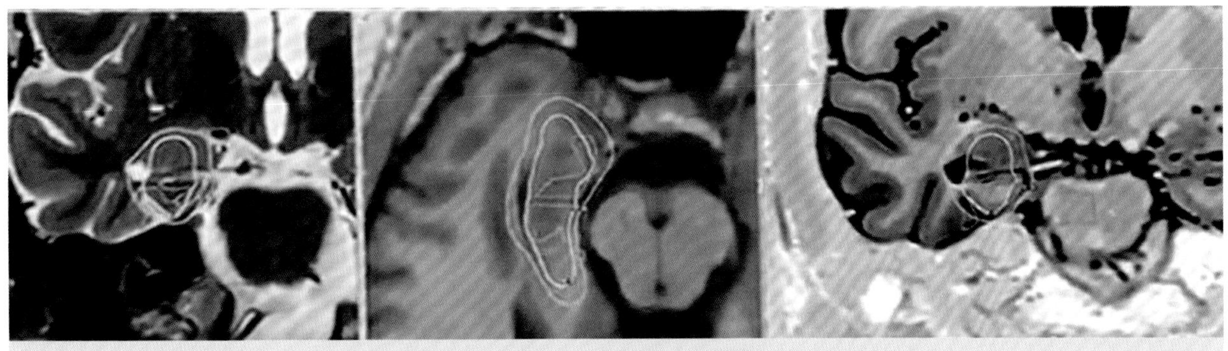

图27.1 根据马赛方案，伽玛刀针对颞叶癫痫的治疗计划

27.4 下丘脑错构瘤

27.4.1 初始研究

第一篇详细描述HH表型的文章由法国马赛神经外科医生Paillas JE于1961年发表于《法国神经精神医学杂志》。该杂志后来成为法国神经病学学会的官方杂志。Paillas在他的论文中，结合放射学特征和组织病理学检查描述了该病清晰的临床特征。从那以后，关于HH的论文发表量急剧增加，尤其是在20世纪初[44]（图27.2）。

27.4.2 病变特征

HH是罕见的位于灰结节或乳头体的先天性异位病变。HH包含有神经元和神经胶质细胞。它们可与几种畸形疾病相关，尤其是Pallister-Hall综合征（Pallister-Hall syndrome）[44-45]。当它与灰结节和（或）漏斗[46]接触时，患儿会出现性早熟。当HH带蒂且与乳头体紧密相连时，患儿会出现癫痫[47]，最近Marseille团队发现HH越向下丘脑外侧延伸，癫痫症状越严重，相关的精神疾病和攻击性行为也越严重[48]。癫痫通常以“大笑”的痴笑样发作开始，逐渐发展为更广泛的癫痫发作和癫痫性脑病，并伴有相关的精神和认知异常[23]。许多研究通过立体脑电图（EEG）记录、发作期单光子发射计算机断层成像（SPECT）和其他使用脑深部电极的研究证实了HH存在致痫性[49-51]。此后，HH成为包括放射外科在内的多种外科手术技术的合适靶点。

27.4.3 放射外科手术

2017年，Régis及其同事[23]发表了第一项评估治疗HH技术的前瞻性试验。2021年，Régis和Hamdi发表了首个关于伽玛刀手术后认知结局和安全性的长期前瞻性研究[87]。研究发现该疗法相对于其他外科技术，显示出独特的安全性和有效性。侵入性外科手术治疗HH具有很高的风险，因为它紧邻重要的神经结构，可能出现丘脑梗死、

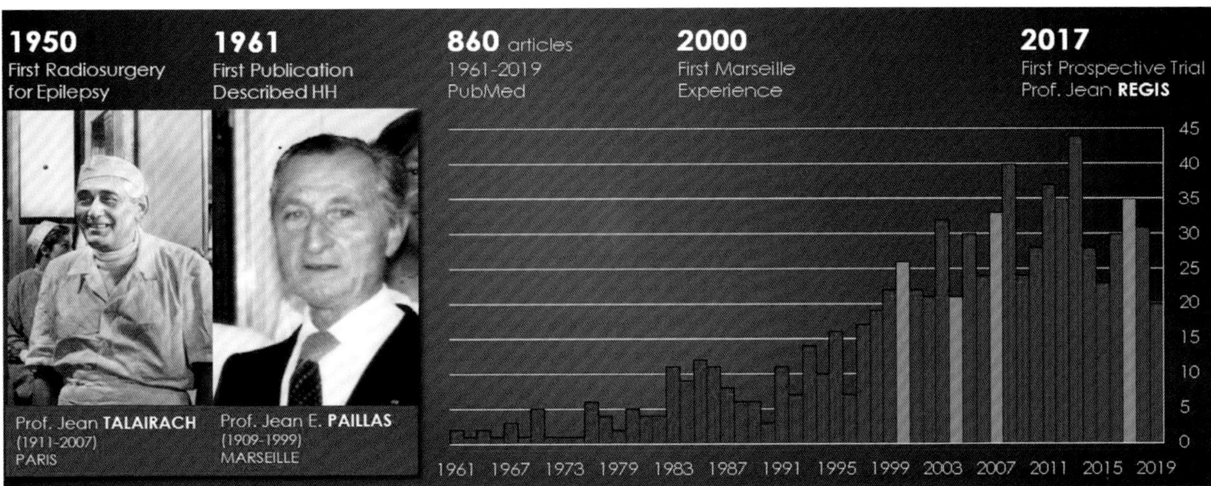

图27.2 1961年，在Paillas报告HH之后，每年的出版物数量显著增加

偏瘫、内分泌紊乱、血管损伤和永久性认知功能减退[52]。伽玛刀可能具有与其他手术相同的疗效（表27.2B），同时相较于其他手术方式具有更高的安全性（表27.2A）。

根据Régis分类[7，23-24，53]，放射外科治疗后，HH患者获得Engel Ⅰ级（无癫痫发作）或Engel Ⅱ级（几乎无癫痫发作）缓解的整体比例为68%，其中HH Ⅰ～Ⅲ型患者中为74%[48]（图27.3和图27.4）。放射外科治疗后无手术性、神经性或认知功能并发症。对于小型HH引起的药物控制困难的癫痫患者，应该将放射外科治疗作为一线选择。有趣的是，哪怕涉及下丘脑区域，放射外科也可以安全地治疗HH[23，48]。HH拓扑分型：Ⅰ型，下丘脑深部；Ⅱ型，主要在第三脑室内部；Ⅲ型，位于第三脑室底部；Ⅳ型，无蒂型；Ⅴ型，有蒂型；Ⅵ型，巨大和混合型[7，24]。边缘剂量为17 Gy（14～25 Gy），靶区体积为398 mm³（28～1600 mm³），随访时间为71个月（36～

表 27.2　针对 HH 的不同手术技术的认知（A）和癫痫控制结果（B）

A：GKS 与手术（经胼胝体前穹隆间及内镜）和近距离治疗在两个大型中心（亚利桑那州巴罗神经病学研究所和德国弗赖堡大学医学中心）的认知影响的比较[59]。

功能	HH系列		个体变化频率 恶化	没有变化	改善
智商	GKS		0	76%	24%
	切除/近距离治疗		0	83.3%	16.7%
工作记忆	GKS		0	54%	46%
	切除/近距离治疗	V	23%	35%	23%
		A	19%	58%	3.8%
处理速度	GKS		0	65%	35%
	切除/近距离治疗		17.1%	43.9%	39%
言语学习	GKS		0	80%	20%
	切除/近距离治疗		34.2%	47.4%	18.4%
言语延迟回忆	GKS		0	86%	14%
	切除/近距离治疗		25%	53.8%	22.2%

V：视觉短期记忆；A：言语短期记忆。

B：不同技术的癫痫控制结果。

作者	年份	技巧	No.§	FU§§	结果（Engel Ⅰ+Ⅱ）
Rosenfeld[54]	2004	TAIFa	45	37（8～66）	52%
Delalande[55]	2003	切断［翼点和（或）内镜］（25次手术）	17	18（0.3～43）	53%
Procaccini[56]	2005	切断［翼点和（或）内镜］	33	19（1～64）	51.5%
Rekate[57]	2006	内镜切除	44	3～6	29.5%
Schulze-Bonhage[58]	2004	近距离治疗	6	20（12～26）	66%
Wagner[59]	2014	近距离治疗	26	13（3～36）	0
Xu[60]	2018	LITTb	18	22（6～28）	70%
Kuzniky[61]	2003	射频热凝和（或）内镜检查	12	40（18～72）	67%
Kameyama[62]	2016	射频热凝（140例）	100	36（12～204）	71%
Régis[23]	2017	GKSc	48	71（36～153）	所有HH型占68.8%，Ⅰ～Ⅲ型占74%

a TAIF：经胼胝体前穹隆间。
b LITT：激光间质内热疗。
c GKS：伽玛刀手术。
§ No.：接受治疗的患者数量。
§§ FU：随访。

153个月）[23]。放射外科治疗后最终的临床及神经心理评估结论应在3年后得出。

27.5 海绵状血管瘤与放射治疗

27.5.1 自然史

海绵状血管瘤基本上是静默性的，很少出现症状。然而，一旦它们出现症状（出血、癫痫发作或神经功能缺陷），由于反复发作，会变得极其严重。在干预之前，海绵状血管瘤初次出血的年风险率达6.8%，而再次出血的年风险率高达40%。海绵状血管瘤在初次出血后变得更容易再次出血，尤其是位于脑干部位的病灶更危险，更容易出现偏瘫、偏身感觉障碍、共济失调和眼球运动障碍等。随着每一次出血发作后，之后出血的年发生率都在逐渐增加。以下情况会增加癫痫发作的风险：近期出血、血凝块相关代谢物及发生于特定部位，如幕上区域、皮层和颞叶内侧区域。我们需要更多地了解疾病自然史相关的信息才能对治疗策略做出正确评估，因为患者的临床表现会被疾病的自然演化所干扰[63]。

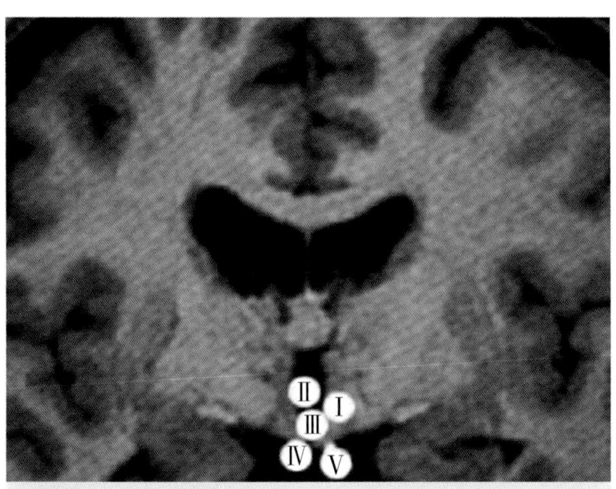

Ⅰ型，下丘脑深部；Ⅱ型，主要在第三脑室内部；Ⅲ型，位于第三脑室底部；Ⅳ型，无蒂型；Ⅴ型，有蒂型；Ⅵ型，巨大和混合型。

图27.3 HH的Régis分型，Ⅰ～Ⅲ型HH是放射外科的最佳选择（74% Engel Ⅰ～Ⅱ级）

27.5.2 决策与管理

SRS治疗脑海绵状血管瘤仍存在争议。对于既往有出血情况的位于脑干深部（轴内）的小型海绵状血管瘤，考虑SRS治疗是合理的。与难治性癫痫相关的端脑海绵状血管瘤，经广泛的术前癫痫相关检查后，进行海绵状血管瘤和致痫区的皮层病损切除术是比较经典的选择。当病灶位于重要功能区而显微手术切除邻近皮层可能引起功能损伤时，可以讨论是否进行SRS治疗。2000年，我们收集了在几个国际中心治疗的患者的资料。这一队列中的49例患者，在GKS治疗之前癫痫的平均持续时间为（7.5 ± 9.3）年，随访显示53%的患者停止癫痫发作（Engel Ⅰ级），其中包含49%的ⅠA级患者。另外有20%的患者癫痫发作频率显著降低（Ⅱ级）。在1例患者中观察到放射性水肿伴一过性失语。未发现永久性神经功能损害[8]。颞叶内侧区位置的病灶，治疗失败风险较高。

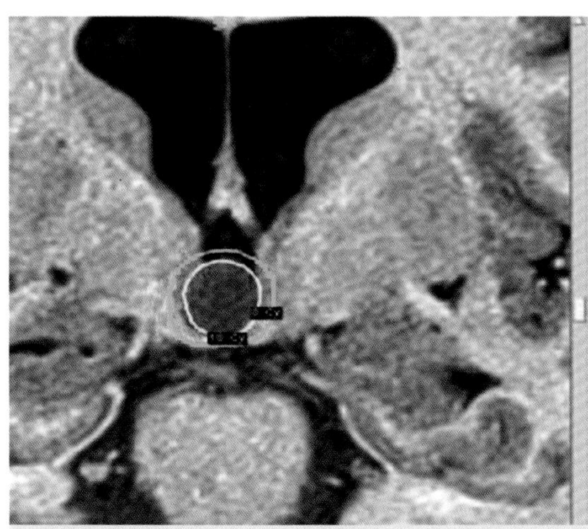
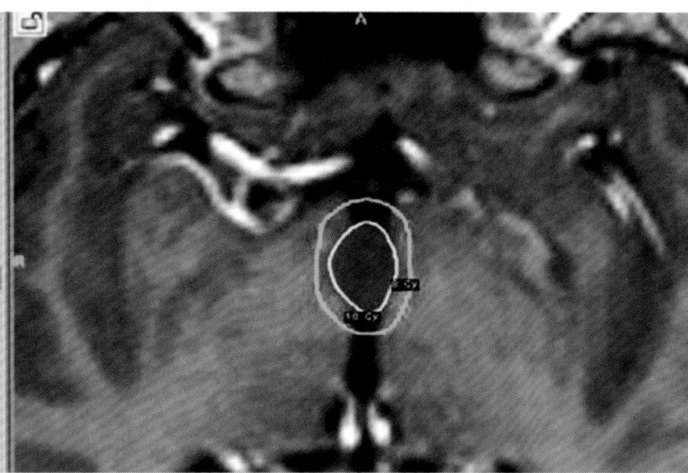

图27.4 24岁男性HH患者的伽玛刀治疗计划，以50%等剂量线覆盖病灶，边缘剂量18 Gy。伽玛刀治疗1年内，患者没有出现非痴笑发作；在2年内，患者几乎没有出现痴笑发作

在随后的一系列研究中也报道了类似的结果[64-66]。Kida等对298例有症状的海绵状血管瘤患者进行了观察，随访83个月后，在27例癫痫患者中，大约一半的患者癫痫停止发作（Engel Ⅰ级），26%发作减少（Engel Ⅱ级）。

观察、开颅切除和放射外科治疗是3种主要的治疗方法，需要综合考虑如下因素：治疗目标（预防出血，无论是否控制癫痫发作）、手术风险和位置。手术切除为主要的根治性方法。手术并发症可达28%～53%，特别是在功能区和脑干，可能发生死亡、呼吸衰竭、气管切开、胃造瘘、脑脊液漏、感染、脑室炎、血管炎、血肿、小脑肿胀/梗死、静脉窦血栓形成、震颤、暴露性角膜病变和面部疼痛[67]。

放射外科治疗是一种安全的选择，特别是在治疗手术难以达到的深部海绵状血管瘤或当手术切除较为危险和可能造成伤害的时候。放射外科治疗可达到50%～85%[68]的癫痫控制率（Engel Ⅰ+Ⅱ级），术后2年内症状性出血发生率降至3%，2年后降至1%。内皮细胞增生、纤维蛋白样坏死、玻璃样变、广泛纤维化和管腔闭塞可能是放射外科手术治疗成功的机制，同时也可以减少出血的进一步发作[69，70]。对多发海绵状血管瘤的分阶段治疗和仅以瘤体为靶区的治疗，可避免损伤周围含铁血黄素沉积的放射敏感组织。放射外科的剂量可在10～20 Gy。然而，为了避免并发症，强烈建议将剂量控制在12～14 Gy，并将15～17 Gy作为上限。最近的研究表明，超过13～15 Gy的剂量并不能提高疗效，反而可能发生更多的并发症，而且浅表海绵状血管瘤可能比深部海绵状血管瘤反应更好[71-72]（表27.3）。

剂量的选择需要考虑病灶位置和再次出血风险；再出血高风险患者需要高剂量，而脑干海绵状血管瘤则需要低剂量[68]。

对于重要功能区的海绵状血管瘤，早期的放射外科干预能很好地控制出血并减少出血相关并发症，可能是某些经过严格筛选患者的治疗选择。低危组（放射治疗前无出血或一次出血）较高危组（干预前多次出血）的再出血控制率高，放射治疗相关不良反应低。大体积、高剂量的放射外科治疗并发症发生率较高，但随着技术的发展，神经影像学的进步、合理的剂量、更好的规划软件和准确的定位有助于降低并发症发生率。然而，作者倾向于风险较低的早期主动放射外科治疗，而不是等待出血，因为出血会带来显著的神经功能缺损风险。放射外科治疗后的并发症可能是由于再出血本身或不良的放射反应。放射外科治疗后并发症的发生可能与海绵状血管瘤的位

表 27.3 放射外科和海绵状瘤的不同系列

作者	年份	SRS设备	患者数/海绵状血管瘤	部位			剂量（Gy）	平均随访（月）	HGE内2年	HGE后2年	恩格尔Ⅰ+Ⅱ	辐射诱导并发症
				脑干	基底节/丘脑	表浅						
Regis[8]	2000	GKS	49	0	0	49	19（11～36）	23±13	–	–	74%	2%水肿，失语症
Nagy[68]a	2010	GKS	113/118	79	39	0	12～15	48（6～156）	15% 5%	2.4% 1.3%	–	7.3%轻微
Liscak[73]	2013	GKS	112	33	17	62	16（9～36）	84（5～184）	3.2	0.5	45%	15%
Azimi[72]	2015	GKS 外科+GKS	96 4	43	31	26	13（14～17）	42（24～90）	4.1%	1.9%	76%	12%
Kida[71]	2015	GKS	298	140	38	120	14（8～25）	68（12～223）	7.4%	2.8%	74%	6.7%>15 Gy
Nagy[75]	2018	GKS	96/109	0	0	109	15（10～25）	84（12～252）	3.9%	1.3%	85%	6.3%
Kida[71]	2019	GKS	139	139	0	0	12（8～21）	68（3～215）	14%	12%	–	2%>15 Gy
Lee[76]	2019	GKS	261/331	111	47	173	12（8.5～18）b	69（9～123）	3.2%	3.1%	55%	3.1%

a 高危组41例，低危组77例。

b 停止使用18 Gy，上限为12 Gy。

置、大小或治疗参数本身有关。放射外科治疗后，多达一半患者的海绵状血管瘤体积可缩小至GKS前体积的1/4，并且很少在数月至数年内增大[73]。强烈建议降低剂量，限制靶点区域以避免包含铁血黄素环[74]。

27.6 放射外科胼胝体切开术

27.6.1 显微外科胼胝体切开术

对于无法通过皮质切除术治愈的难治性癫痫患者，可以考虑胼胝体切开术。对于癫痫发作频繁且严重的患者，特别是可能因跌倒发生头部损伤者，胼胝体白质纤维的离断可以显著改善和减少伴随跌倒的癫痫发作（尽管很少达到癫痫完全停止发作）。胼胝体切开术是经典的显微外科手术，通常局限于胼胝体前部的2/3。双侧额叶起源的全身性癫痫发作是这种干预手段的主要适应证。然而，显微外科手术离断胼胝体前2/3并非没有风险[77，78]。

27.6.2 放射外科胼胝体切开术和开放性胼胝体切开术的初步报告

1999年，奥地利Gerhard Pencil和Hanz Eder[79]首次报道了3例慢性癫痫患者，作者使用放射外科对他们进行了前胼胝体切开术。作者使用了伽玛刀，边缘剂量为75～85 Gy，用4 mm准直器覆盖胼胝体嘴部、膝部和前1/3部分。Lennox-Gastaut综合征和多灶性癫痫是这一方法的主要适应证。在接受放射外科治疗后的3年内，疗效是非常显著的。癫痫发作的严重程度和频率显著下降，特别是失张力性癫痫发作，并且没有放射外科治疗后即刻或长期的不良反应。2005年，我们在马赛用伽玛刀为第一位患者实施了胼胝体切开术。

2006年和7年后，奥地利同一组研究者发表了第二篇文章，对之前的3例患者进行了进一步的随访，并且在此之上新增加了5例患者。他们使用了先前发表文章所使用的同样的治疗方案，但是增加了放射外科胼胝体后部切开术。所有患者均有显著的改善，其中3例患者跌倒发作完全消除，2例患者跌倒发作频率减轻达60%，这3例患者全身性发作频率分别下降达100%、60%和50%。与开放性胼胝体切开术相比，放射外科具有独特的安全性。有趣的是，他们没有报告有关胼胝体后部切开的离断综合征。除了1例患者出现了暂时性头痛和水肿，他们没有出现放射外科术后并发症[80]。

在2006—2011年，仅有10例接受伽玛刀（8例患者）和直线加速器（2例患者）进行放射外科手术的患者被报道。这些报告是由奥地利、墨西哥和美国的神经外科医生发表的。癫痫发作频率改善在80%～100%，除数周的短暂性头痛外，无并发症发生。只有其中一项研究使用了弥散张量成像来客观分析胼胝体纤维的破坏。近期的综述文章详细收集了所有这些病例[81-85]（表27.4）。

在所有研究序列中，主要的作用机制就是离断，防止癫痫性放电在大脑半球之间传播。开放性手术后胼胝体纤维的完全破坏和放射外科治疗的不完全破坏起主要作用。

表 27.4 放射外科胼胝体切开术病例报告及系列

作者	年份	病例数	SRS	范围	剂量（Gy）	FU	结果	并发症
Pencil	1999	3	GKS	ACC	75～85	123（21～148）	DA GTCS减少80%	1例水肿
Eder	2006	3	GKS	ACC/PCC	55～60		GTCS消失	1例无效果
Feichtinger	2006	8	GKS	ACC/PCC	55～85	58（18～148）	3例DA减少100%； 2例DA减少60%； 2例DA/GTCS减少100%	2例暂时性头痛
Celis	2007	1	LINAC	ACC	36	32	癫痫发作减少80%	暂时性头痛和暂时性偏瘫
Smyth	2007	1	GKS	PCC	65	12	显著改善	无
Bodaghabadi	2011	1	GKS	CCC	25	20	无发作	无
Hamdi	2020	1	GKS	PCC	60	32	几乎没有癫痫	无
Sachdev	2021	1	GKS	CCC	60	12	无发作	无

追溯到1940年，哈维库欣协会（现为美国神经外科医生协会）的主席，William P.Van Wagenen医生是第一个尝试用胼胝体切开术来治疗癫痫的人。随后的研究表明，这种开放性技术具有很高的疗效，但由于其侵袭性操作，导致多种外科并发症的发生率相当高，这会使已经失去生活能力的患者更加痛苦。开放性胼胝体手术后可发生很多种手术并发症和神经系统后遗症，如感染、颅内血肿、脑水肿/肿胀、脑卒中、脑膜炎、缄默症、偏瘫和死亡等。离断综合征、失用、触觉和（或）视觉异常、失写、忽视和诵读困难已经有报道[85]。

27.6.3 马赛放射外科胼胝体切开术的首个大型系列研究

该疗法的疗效和安全性很值得肯定，因此，马赛开始通过放射外科进行胼胝体切开术。自2005年至今，25例患者在马赛采用伽玛刀行胼胝体切开术。神经外科医生、癫痫医生、神经影像科医生和神经心理学家组成的高度专业化的多学科委员会积极参与到了所有患者治疗前后的长期随访中。

术前对所有患者进行了广泛的神经电生理检查，其中13例患者（占系列研究的2/3）植入了立体定向脑深部电极。能够进行致痫灶切除是该疗法的主要排除标准。19例患者在放射外科手术后完成了长达12年的临床和影像学随访。患者平均年龄33岁，年龄范围13～50岁，50%等剂量线的平均边缘剂量为60 Gy，范围为55～80 Gy（图27.5）。

术前神经成像包括MRI、弥散张量成像和

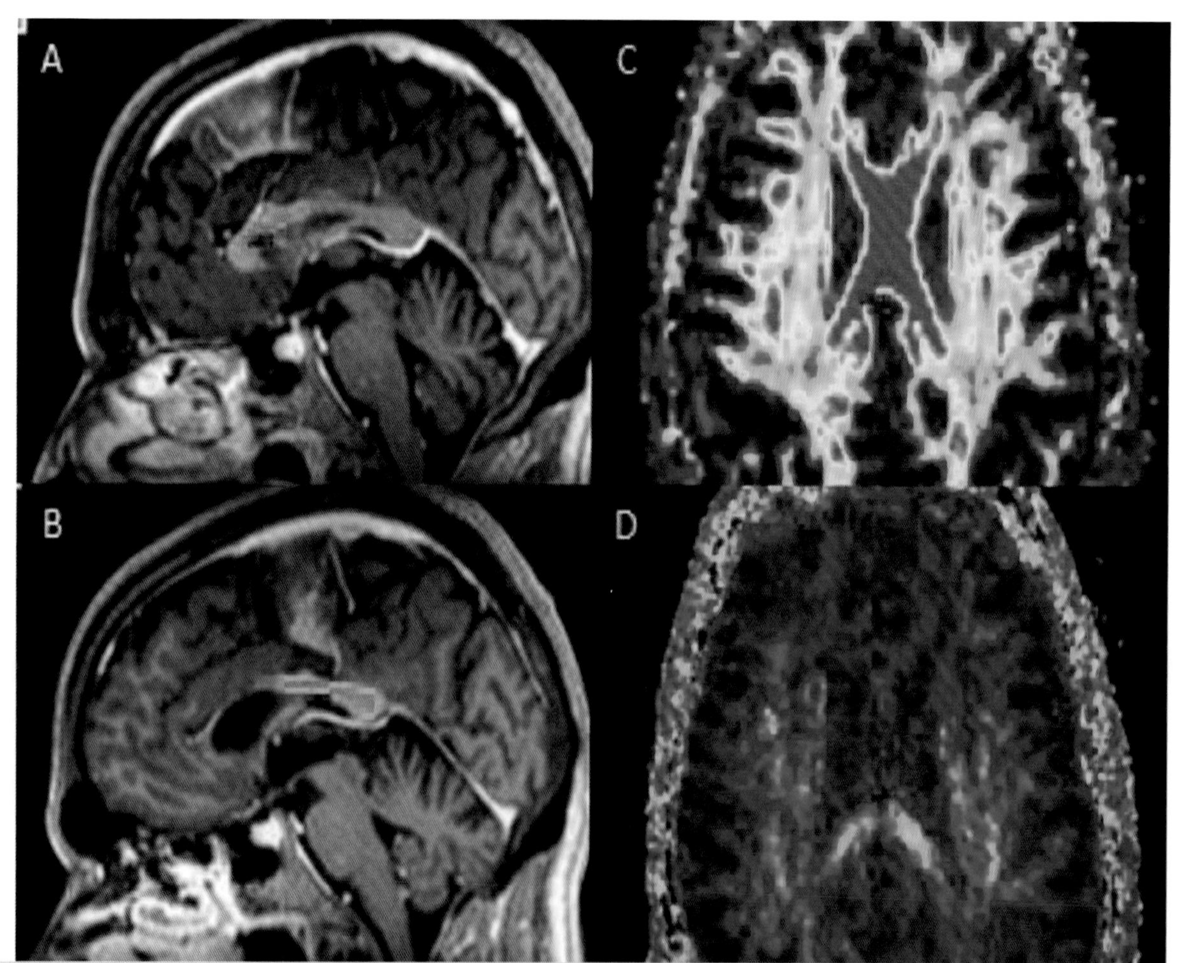

A.以50%等剂量线覆盖前部，边缘剂量60 Gy；B.以50%等剂量线覆盖后部，边缘剂量50 Gy；C.弥散张量成像；D.术后1年内胼胝体纤维减少。

图27.5 分次伽玛刀胼胝体切开术（35岁癫痫患者，术后跌倒发作从每周2次减少到每月2次）

CT，以控制磁共振失真。术后3个月、6个月、1年及随后的每年进行神经影像学检查。

癫痫的治疗效果可分为4组。第1组为无癫痫发作患者，放射外科治疗后跌倒发作和全身性癫痫发作停止。第2组患者跌倒发作停止，全身性癫痫发作有明显改善。第3组患者跌倒发作和全身性癫痫发作有明显的改善。第4组患者为因前部胼胝体切开术不足或致痫神经网络分布不佳而未见改善的患者，而非因技术失败而无改善的患者。使用各向异性分数分析法对所有放射治疗后弥散张量成像图像进行比对，发现放射治疗成功破坏了胼胝体纤维。大约2/3的患者有了明显的改善。90%的患者对手术本身表示满意。

在第4个月至第8个月期间，神经影像显示环状强化大致对应于等剂量线，周围白质出现轻微水肿。随后，这些急性改变逐渐消失，留下的是胼胝体治疗部分的萎缩现象，没有出现水肿或增强。

放射外科治疗后的不良反应轻微且短暂。不良反应仅短暂报告于1/3的患者中。4例患者出现了短暂性颅内压增高引起的轻度头痛，并接受了糖皮质激素治疗，在几周内好转；1例患者出现了持续3个月的反复发作的严重头痛和呕吐；6例患者表现出运动迟缓和短暂轻度嗜睡；3例患者出现短暂平衡障碍；1例患者出现一过性单肢轻瘫。在我们的病例中无严重手术并发症、永久性的神经系统并发症、感染、中风、血肿或死亡的报告。

27.6.4 胼胝体切开术的范围及策略

分步策略是放射外科胼胝体切开术的最佳选择（图27.5）。如果最初前2/3胼胝体切开术后疗效不佳，可再次向后延伸扩展治疗范围。开放性前部胼胝体切开术后，采用放射外科的方法进行后延扩大治疗，可以避免累积手术风险[85]。

在更高的疗效和更低的并发症发生率之间保持平衡是至关重要的。放射外科胼胝体切开术后的并发症较轻微。在开放手术策略中，完全性胼胝体切开术可以作为一种良好的选择。与前路胼胝体切开术[86]相比，前路完全性胼胝体切开术的疗效更好，但后胼胝体切开术的离断综合征是主要的问题。然而，目前还没有研究报道放射外科胼胝体切开术后的离断综合征。这可能是因为放射外科手术后胼胝体纤维并未完全破坏，虽然能阻止癫痫的产生，但不足以产生离断综合征。也可能是因为这些患者放射治疗前已经存在严重功能障碍。

放射外科胼胝体切开术是一种很好的治疗选择，原因如下：①与显微手术相比有类似的改善结果；②不存在神经系统后遗症，如离断综合征；③仅有少见的、短暂的、轻微的不良反应；④有分阶段胼胝体切除术的逐步战略；⑤可作为半球切开术的辅助治疗。

27.7 总结

根据二级证据，SRS是控制MTLE患者癫痫发作的有效治疗方法，与显微外科手术相比，可能带来更好的神经心理结局和生活质量指标。与其他手术方法相比，SRS治疗小型HH具有更好的风险-受益比。导致持续癫痫发作的延迟治疗效果与发病和死亡风险有关。由于缺乏一级证据，目前无法形成严格的指南。SRS具有良好的耐受性、较高的疗效和安全性，可作为标准的开颅胼胝体切开术后扩大治疗的替代方案，无永久性并发症、神经系统后遗症。当治疗难以手术的脑深部海绵状血管瘤或手术过程危险并可能导致严重不良后果的时候，放射外科是一种安全的替代治疗方法。

参考文献

（遵从原版图书著录格式）

1. Leksell L. The stereotaxic method and radiosurgery of the brain. Acta Chir Scand. 1951;102(4):316–319.
2. Leksell L. Cerebral radiosurgery. I. Gammathalamotomy in Two Cases of Intractable Pain. Acta Chir Scand. 1968; 134: 585–591. Published online January 1, 1968. Accessed April 19, 2021. https://www.osti.gov/biblio/4741359
3. Leksell L. Sterotaxic radiosurgery in trigeminal neuralgia. Acta Chir Scand. 1971;137(4):311–314.
4. Leksell L, Larsson B, Andersson B, Rexed B, Sourander P, Mair W. Lesions in the depth of the brain produced by a beam of high energy protons. Acta Radiol. 1960;54(4):251–264.

doi:10.3109/00016926009172547

5. Talairach J, Szikla G. Amygdalo-hippocampal partial destruction by yttrium-90 in the treatment of certain epilepsies of rhinencephalic manifestation. Neurochirurgie. 1965;11(3):233–240.
6. Barcia-Salorio JL, Barcia JA, Hernández G, López-Gómez L. Radiosurgery of epilepsy. Long-term results. Acta Neurochir Suppl. 1994;62:111–113. doi:10.1007/978-3-7091-9371-6_23
7. Régis J, Bartolomei F, de Toffol B, et al. Gamma knife surgery for epilepsy related to hypothalamic hamartomas. Neurosurgery. 2000;47(6):1343–1351; discussion 1351–1352.
8. Régis J, Bartolomei F, Kida Y, et al. Radiosurgery for epilepsy associated with cavernous malformation: retrospective study in 49 patients. Neurosurgery. 2000;47(5):1091–1097. doi:10.1097/00006123-200011000-00013
9. Régis J, Bartolomei F, Rey M, et al. Gamma knife surgery for mesial temporal lobe epilepsy. Epilepsia. 1999;40(11). doi:10.1111/j.1528-1157.1999.tb02039.x
10. Régis J, Peragui JC, Rey M, et al. First selective amygdalohippocampal radiosurgery for "mesial temporal lobe epilepsy." Stereotact Funct Neurosurg. 1995;64 Suppl 1:193–201. doi:10.1159/000098779
11. Régis J, Rey M, Genton P, Dravet C, Bureau M, Bartolomei F, et al. Gamma Knife surgery instead of conventional epilepsy surgery for mesial temporal lobe epilepsy. Epilepsia. 1996;37:182.
12. Régis J, Kerkerian-Legoff L, Rey M, et al. First biochemical evidence of differential functional effects following Gamma Knife surgery. Stereotact Funct Neurosurg. 1996;66 Suppl 1:29–38. doi:10.1159/000099698
13. Régis J, Carron R, Park M. Is radiosurgery a neuromodulation therapy? J Neurooncol. 2010;98(2):155–162. doi:10.1007/s11060-010-0226-5
14. Régis J, Bartolomei F, Hayashi M, Chauvel P. Gamma Knife Surgery, A Neuromodulation Therapy in Epilepsy Surgery! In: Sutter B, Schröttner O, eds. Advances in Epilepsy Surgery and Radiosurgery. Acta Neurochirurgica Supplements. Springer; 2002:37–47. doi:10.1007/978-3-7091-6117-3_4
15. Regis J, Bartolomei F, Hayashi M, Chauvel P. Gamma Knife surgery, a neuromodulation therapy in epilepsy surgery! Supplement. Acta Neurochirurgica. 2002;84:37–47.
16. Régis J, Metellus P, Hayashi M, Roussel P, Donnet A, Bille-Turc F. Prospective controlled trial of gamma knife surgery for essential trigeminal neuralgia. J Neurosurg. 2006;104(6):913–924. doi:10.3171/jns.2006.104.6.913
17. Tuleasca C, Carron R, Resseguier N, et al. Patterns of pain-free response in 497 cases of classic trigeminal neuralgia treated with Gamma Knife surgery and followed up for least 1 year. J Neurosurg. 2012;117 Suppl:181–188. doi:10.3171/2012.8.GKS121015
18. Yeh C-I, Cheng M-F, Xiao F, et al. Effects of focal radiation on [18F]-fluoro-D-glucose positron emission tomography in the brains of miniature pigs: preliminary findings on local metabolism. Neuromodulation Technol Neural Interface. 2021;24:863–869. doi:https://doi.org/10.1111/ner.13147
19. Regis J, Semah F, Bryan RN, et al. Early and delayed MR and PET changes after selective temporomesial radiosurgery in mesial temporal lobe epilepsy. AJNR Am J Neuroradiol. 1999;20(2):213–216.
20. Régis J, Carron R, Bartolomei F, Chauvel P. Seeking new paradigms in epilepsy: stereotactic radiosurgery. Clin Neurosurg. 2012;59:59–69. doi:10.1227/NEU.0b013e31826b305a
21. Barbaro NM, Quigg M, Broshek DK, et al. A multicenter, prospective pilot study of gamma knife radiosurgery for mesial temporal lobe epilepsy: seizure response, adverse events, and verbal memory. Ann Neurol. 2009;65(2):167–175. doi:10.1002/ana.21558
22. Régis J, Rey M, Bartolomei F, et al. Gamma knife surgery in mesial temporal lobe epilepsy: a prospective multicenter study. Epilepsia. 2004;45(5):504–515. doi:10.1111/j.0013-9580.2004.07903.x
23. Régis J, Lagmari M, Carron R, et al. Safety and efficacy of Gamma Knife radiosurgery in hypothalamic hamartomas with severe epilepsies: A prospective trial in 48 patients and review of the literature. Epilepsia. 2017;58 Suppl 2:60–71. doi:10.1111/epi.13754
24. Régis J, Scavarda D, Tamura M, et al. Gamma knife surgery for epilepsy related to hypothalamic hamartomas. Semin Pediatr Neurol. 2007;14(2):73–79. doi:10.1016/j.spen.2007.03.005

25. Maesawa S, Kondziolka D, Dixon CE, Balzer J, Fellows W, Lunsford LD. Subnecrotic stereotactic radiosurgery controlling epilepsy produced by kainic acid injection in rats. J Neurosurg. 2000;93(6):1033–1040. doi:10.3171/jns.2000.93.6.1033
26. Régis J. Gamma knife for functional diseases. Neurotherapeutics. 2014;11(3):583–592. doi:10.1007/s13311-014-0276-z
27. Ba D, Mk S, Ns C, et al. High dose gamma radiation selectively reduces GABAA-slow inhibition. Cureus. 2017;9(3):e1076–e1076. doi:10.7759/cureus.1076
28. Talairach J. Approche nouvelle de la neurochirurgie de l'epilepsie. Méthodologie stéréotaxique et résultats thérapeutiques. Neurochirurgie. 1974;20:1–240.
29. Tracy, S. G. High-frequency, high-potential currents, and Xradiations in the treatment of epilepsy. N Y Med J. 1905; 422–424.
30. Wieser HG, Siegel AM, Yas¸argil GM. The Zürich amygdalo-hippocampectomy series: a short up-date. Acta Neurochir Suppl (Wien). 1990;50:122–127. doi:10.1007/978-3-7091-9104-0_24
31. Cmelak AJ, Abou-Khalil B, Konrad PE, Duggan D, Maciunas RJ. Low-dose stereotactic radiosurgery is inadequate for medically intractable mesial temporal lobe epilepsy: a case report. Seizure. 2001;10(6):442–446. doi:10.1053/seiz.2001.0519
32. Bartolomei F, Hayashi M, Tamura M, et al. Long-term efficacy of gamma knife radiosurgery in mesial temporal lobe epilepsy. Neurology. 2008;70(19):1658–1663. doi:10.1212/01.wnl.0000294326.05118.d8
33. Kawai K, Suzuki I, Kurita H, Shin M, Arai N, Kirino T. Failure of low-dose radiosurgery to control temporal lobe epilepsy. J Neurosurg. 2001;95(5):883–887. doi:10.3171/jns.2001.95.5.0883
34. Schröttner O, Unger F, Eder HG, Feichtinger M, Pendl G. Gamma-Knife radiosurgery of mesiotemporal tumour epilepsy observations and long-term results. Acta Neurochir Suppl. 2002;84:49–55. doi:10.1007/978-3-7091-6117-3_5
35. Srikijvilaikul T, Najm I, Foldvary-Schaefer N, Lineweaver T, Suh JH, Bingaman WE. Failure of gamma knife radiosurgery for mesial temporal lobe epilepsy: report of five cases. Neurosurgery. 2004;54(6):1395–1402; discussion 1402–1404. doi:10.1227/01.neu.0000124604.29767.eb
36. Prayson RA, Yoder BJ. Clinicopathologic findings in mesial temporal sclerosis treated with gamma knife radiotherapy. Ann Diagn Pathol. 2007;11(1):22–26. doi:10.1016/j.anndiagpath.2006.03.004
37. Bartolomei F, Hayashi M, Tamura M, et al. Long-term efficacy of gamma knife radiosurgery in mesial temporal lobe epilepsy. Neurology. 2008;70(19):1658–1663. doi:10.1212/01.wnl.0000294326.05118.d8
38. Rheims S, Fischer C, Ryvlin P, et al. Long-term outcome of gamma-knife surgery in temporal lobe epilepsy. Epilepsy Res. 2008;80(1):23–29. doi:10.1016/j.eplepsyres.2008.03.003
39. Hoggard N, Wilkinson ID, Griffiths PD, Vaughan P, Kemeny AA, Rowe JG. The clinical course after stereotactic radiosurgical amygdalohippocampectomy with neuroradiological correlates. Neurosurgery. 2008;62(2):336–344; discussion 344–346. doi:10.1227/01.neu.0000316000.96140.12
40. Vojtěch Z, Vladyka V, Kalina M, et al. The use of radiosurgery for the treatment of mesial temporal lobe epilepsy and long-term results. Epilepsia. 2009;50(9):2061–2071. doi:https://doi.org/10.1111/j.1528-1167.2009.02071.x
41. Liang S, Liu T, Li A, Zhao M, Yu X, Qh O. Long-term follow up of very low-dose LINAC based stereotactic radiotherapy in temporal lobe epilepsy. Epilepsy Res. 2010;90(1-2):60–67. doi:10.1016/j.eplepsyres.2010.03.008
42. Usami K, Kawai K, Koga T, et al. Delayed complication after Gamma Knife surgery for mesial temporal lobe epilepsy. J Neurosurg. 2012;116(6):1221–1225. doi:10.3171/2012.2.JNS111296
43. Kawamura T, Onishi H, Kohda Y, Hirose G. Serious adverse effects of gamma knife radiosurgery for mesial temporal lobe epilepsy. Neurol Med Chir (Tokyo). 2012;52(12):892–898. doi:10.2176/nmc.52.892
44. Paillas JE Roger, J, Toga, M, Soulayrol, R, Salamon, G, Dravet, C, Bureau, M. Hamartome de l'hypothalamus: étude clinique, radiologique, histologique. Résultats de l'exérèse. Rev Neurol. 1969;120:177–194.
45. Démurger F, Ichkou A, Mougou-Zerelli S, et al. New insights into genotype-phenotype correlation for GLI3 mutations. Eur J Hum Genet EJHG. 2015;23(1):92–

102. doi:10.1038/ejhg.2014.62

46. Chan Y-M, Fenoglio-Simeone KA, Paraschos S, et al. Central precocious puberty due to hypothalamic hamartomas correlates with anatomic features but not with expression of GnRH, TGFα, or KISS1. Horm Res Pædiatrics. 2010;73(5):312–319. doi:10.1159/000308162
47. Valdueza JM, Cristante L, Dammann O, et al. Hypothalamic hamartomas: with special reference to gelastic epilepsy and surgery. Neurosurgery. 1994;34(6):949–958; discussion 958. doi:10.1227/00006123-199406000-00001
48. Hamdi H, Ferrante P, Spatola G, et al. Epileptic hypothalamic hamartomas impact of topography on clinical presentation and radiosurgical outcome. Epilepsy Res. 2021;173:106624. doi:10.1016/j.eplepsyres.2021.106624
49. Munari C, Kahane P, Francione S, et al. Role of the hypothalamic hamartoma in the genesis of gelastic fits (a video-stereo-EEG study). Electroencephalogr Clin Neurophysiol. 1995;95(3):154–160. doi:10.1016/0013-4694(95)00063-5
50. Berkovic SF, Kuzniecky RI, Andermann F. Human epileptogenesis and hypothalamic hamartomas: new lessons from an experiment of nature. Epilepsia. 1997;38(1):1–3. doi:10.1111/j.1528-1157.1997.tb01072.x
51. Kuzniecky R, Guthrie B, Mountz J, et al. Intrinsic epileptogenesis of hypothalamic hamartomas in gelastic epilepsy. Ann Neurol. 1997;42(1):60–67. doi:10.1002/ana.410420111
52. Régis J, Cross JH, Kerrigan JF. Achieving a cure for hypothalamic hamartomas: a Sisyphean quest? Epilepsia. 2017;58(S2):7–11. doi:10.1111/epi.13773
53. Régis J, Hayashi M, Eupierre LP, et al. Gamma knife surgery for epilepsy related to hypothalamic hamartomas. Acta Neurochir Suppl. 2004;91:33–50. doi:10.1007/978-3-7091-0583-2_4
54. Rosenfeld JV, Freeman JL, Harvey AS. Operative technique: the anterior transcallosal transseptal interforniceal approach to the third ventricle and resection of hypothalamic hamartomas. J Clin Neurosci. 2004;11(7):738–744. doi:10.1016/j.jocn.2004.03.008
55. Delalande O, Fohlen M. Disconnecting surgical treatment of hypothalamic hamartoma in children and adults with refractory epilepsy and proposal of a new classification. Neurol Med Chir (Tokyo). 2003;43(2):61–68. doi:10.2176/nmc.43.61
56. Procaccini E, Dorfmüller G, Fohlen M, Bulteau C, Delalande O. Surgical management of hypothalamic hamartomas with epilepsy: the stereoendoscopic approach. Neurosurgery. 2006;59(4 Suppl 2):ONS336–344; discussion ONS344-346. doi:10.1227/01.NEU.0000233900.06146.72
57. Rekate HL, Feiz-Erfan I, Ng Y-T, Gonzalez LF, Kerrigan JF. Endoscopic surgery for hypothalamic hamartomas causing medically refractory gelastic epilepsy. Childs Nerv Syst. 2006;22(8):874–880. doi:10.1007/s00381-006-0125-4
58. Schulze-Bonhage A, Homberg V, Trippel M, et al. Interstitial radiosurgery in the treatment of gelastic epilepsy due to hypothalamic hamartomas. Neurology. 2004;62(4):644–647. doi:10.1212/01.wnl.0000110194.77056.65
59. Wagner K, Buschmann F, Zentner J, Trippel M, Schulze-Bonhage A. Memory outcome one year after stereotactic interstitial radiosurgery in patients with epilepsy due to hypothalamic hamartomas. Epilepsy Behav EB. 2014;37:204–209. doi:10.1016/j.yebeh.2014.06.031
60. Xu DS, Chen T, Hlubek RJ, et al. Magnetic resonance imaging-guided laser interstitial thermal therapy for the treatment of hypothalamic hamartomas: a retrospective review. Neurosurgery. 2018;83(6):1183–1192. doi:10.1093/neuros/nyx604
61. Kuzniecky RI, Guthrie BL. Stereotactic surgical approach to hypothalamic hamartomas. Epileptic Disord Int Epilepsy J Videotape. 2003;5(4):275–280.
62. Kameyama S, Murakami H, Masuda H, Sugiyama I. Minimally invasive magnetic resonance imaging-guided stereotactic radiofrequency thermocoagulation for epileptogenic hypothalamic hamartomas. Neurosurgery. 2009;65(3):438–449; discussion 449. doi:10.1227/01.NEU.0000348292.39252.B5
63. Steiner L, Karlsson B, Yen C-P, Torner JC, Lindquist C, Schlesinger D. Radiosurgery in cavernous malformations: anatomy of a controversy. J Neurosurg. 2010;113(1):16–21; discussion 21-22. doi:10.3171/2009.11.JNS091733
64. Wang P, Zhang F, Zhang H, Zhao H. Gamma knife

radiosurgery for intracranial cavernous malformations. Clin Neurol Neurosurg. 2010;112(6):474–477. doi:10.1016/j.clineuro.2010.03.012

65. Kida Y, Kobayashi T, Tanaka T. Radiosurgery of symptomatic angiographically occult vascular malformations with Gamma Knife. Radiosurgery 1995. 1996;1:207–217. doi:10.1159/000425012
66. Kida Y, Hasegawa T, Iwai Y, et al. Radiosurgery for symptomatic cavernous malformations: a multi-institutional retrospective study in Japan. Surg Neurol Int. 2015;6(Suppl 5):S249–257. doi:10.4103/2152-7806.157071
67. Abla AA, Lekovic GP, Turner JD, de Oliveira JG, Porter R, Spetzler RF. Advances in the treatment and outcome of brainstem cavernous malformation surgery: a single-center case series of 300 surgically treated patients. Neurosurgery. 2011;68(2):403–414; discussion 414–415. doi:10.1227/NEU.0b013e3181ff9cde
68. Nagy G, Razak A, Rowe JG, et al. Stereotactic radiosurgery for deep-seated cavernous malformations: a move toward more active, early intervention. Clinical article. J Neurosurg. 2010;113(4):691–699. doi:10.3171/2010.3.JNS091156
69. Gewirtz RJ, Steinberg GK, Crowley R, Levy RP. Pathological changes in surgically resected angiographically occult vascular malformations after radiation. Neurosurgery. 1998;42(4):738–742; discussion 742–743. doi:10.1097/00006123-199804000-00031
70. Nyáry I, Major O, Hanzély Z, Szeifert GT. Histopathological findings in a surgically resected thalamic cavernous hemangioma 1 year after 40-Gy irradiation. J Neurosurg. 2005;102 Suppl:56–58. doi:10.3171/jns.2005.102.s_supplement.0056
71. Kida Y. Radiosurgery for symptomatic cavernous malformation in the brainstem: two difficult cases with large and multiple lesions. Cureus. 2019;11(12). doi:10.7759/cureus.6523
72. Azimi P, Shahzadi S, Bitaraf MA, et al. Cavernomas: outcomes after gamma-knife radiosurgery in Iran. Asian J Neurosurg. 2015;10(1):49. doi:10.4103/1793-5482.151515
73. Liscak R, Urgosik D, Simonova G, Vymazal J, Semnicka J. Gamma knife radiosurgery of brain cavernomas. Acta Neurochir Suppl. 2013;116:107–111. doi:10.1007/978-3-7091-1376-9_17
74. Flemming KD, Lanzino G. Stereotactic radiosurgery for cavernous malformations: natural history or treatment effect? Neurology. 2019;93(21):921–922. doi:10.1212/WNL.0000000000008516
75. Nagy G, Stokes SS, Erőss LG, et al. Contemporary radiosurgery of cerebral cavernous malformations: part 2. Treatment outcome for hemispheric lesions. J Neurosurg. 2018;130(6):1826–1834. doi:10.3171/2018.2.JNS171267
76. Lee C-C, Trifiletti DM, Sahgal A, et al. Stereotactic radiosurgery for benign (world health organization grade I) cavernous sinus meningiomas-international stereotactic radiosurgery society (ISRS) practice guideline: a systematic review. Neurosurgery. 2018;83(6):1128–1142. doi:10.1093/neuros/nyy009
77. Dallas J, Englot DJ, Naftel RP. Neurosurgical approaches to pediatric epilepsy: indications, techniques, and outcomes of common surgical procedures. Seizure. 2020;77:76–85. doi:10.1016/j.seizure.2018.11.007
78. Jalilian L, Limbrick DD, Steger-May K, Johnston J, Powers AK, Smyth MD. Complete versus anterior two-thirds corpus callosotomy in children: analysis of outcome. J Neurosurg Pediatr. 2010;6(3):257–266. doi:10.3171/2010.5.PEDS1029
79. Pendl G, Eder HG, Schroettner O, Leber KA. Corpus callosotomy with radiosurgery. Neurosurgery. 1999;45(2):303–307; discussion 307-308. doi:10.1097/00006123-199908000-00021
80. Feichtinger M, Schröttner O, Eder H, et al. Efficacy and safety of radiosurgical callosotomy: a retrospective analysis. Epilepsia. 2006;47(7):1184–1191. doi:https://doi.org/10.1111/j.1528-1167.2006.00592.x
81. Eder HG, Feichtinger M, Pieper T, Kurschel S, Schroettner O. Gamma knife radiosurgery for callosotomy in children with drug-resistant epilepsy. Childs Nerv Syst ChNS Off J Int Soc Pediatr Neurosurg. 2006;22(8):1012–1017. doi:10.1007/s00381-006-0138-z
82. Celis MA, Moreno-Jiménez S, Lárraga-Gutiérrez JM, et al. Corpus callosotomy using conformal stereotactic radiosurgery. Childs Nerv Syst ChNS Off J Int Soc Pediatr Neurosurg. 2007;23(8):917–920. doi:10.1007/s00381-007-0356-z

83. Smyth MD, Klein EE, Dodson WE, Mansur DB. Radiosurgical posterior corpus callosotomy in a child with Lennox-Gastaut syndrome. Case report. J Neurosurg. 2007;106(4 Suppl):312–315. doi:10.3171/ped.2007.106.4.312
84. Bodaghabadi M, Bitaraf MA, Aran S, et al. Corpus callosotomy with gamma knife radiosurgery for a case of intractable generalised epilepsy. Epileptic Disord Int Epilepsy J Videotape. 2011;13(2):202–208. doi:10.1684/epd.2011.0436
85. Hamdi H, Boissonneau S, Hadidane S, Guenot M, Bartolomei F, Regis J. Effective posterior extension of callosotomy by gamma knife surgery. Epileptic Disord. 2020;22(3):342–348. doi:10.1684/epd.2020.1170
86. Graham D, Tisdall MM, Gill D. Corpus callosotomy outcomes in pediatric patients: A systematic review. Epilepsia. 2016;57(7):1053–1068. doi:https://doi.org/10.1111/epi.13408
87. Hamdi H, Albader F, Spatola G, et al. Long-term cognitive outcome after radiosurgery in epileptic hypothalamic hamartomas and review of the literature. Epilepsia. 2021;00:1–13.

（齐镕潇　李鹏　译）

28 眼部疾病的放射外科治疗

Roman Liščák，Gabriela Šimonová
那仁爱医院
捷克共和国 布拉格

28.1 引言

根据放射生物学原理，放射外科仅限于治疗容积较小的病变，而眼部疾病的体积通常在放射外科治疗的允许范围内。放射外科治疗眼部适应证的最初经验来自于脉络膜黑色素瘤患者[1-13]。在此基础上，放射外科显示了有效治疗眼部更多适应证的潜能，除了脉络膜黑色素瘤，目前的治疗适应证还包括眼部转移瘤、晚期青光眼、年龄相关性黄斑变性、血管母细胞瘤、甲状腺相关眼病及三叉自主神经性疼痛。

放射外科治疗眼部疾病需要眼科医生的密切协作。眼科医生在眼部适应证的选择、患者的随访中发挥重要作用，并且直接参与到放射外科治疗过程的眼球固定，因为眼球是一个活动的器官。

28.2 眼球固定

由于患者在放射外科治疗眼部疾病的过程中眼球是可以活动的，因此需要进行适当的眼球固定或眼球运动监测。一些相关文献报道了几种不同的眼球固定系统及技术[1, 14-19]。Tokuuye等报道了一种面罩固定技术，其使用一种塑形面罩覆盖整个眼眶并轻轻按压来限制眼球运动。Zehetmayer等介绍了一种用于Leksell伽玛刀放射外科治疗眼眶恶性肿瘤的负压吸附固定技术。Langmann等在使用Leksell伽玛刀治疗眼部疾病时应用球后阻滞麻醉的方法来固定眼球[1]。在Prague中心，眼科医生在球后局部麻醉下将两条眼外直肌缝合固定至立体定向框架上进行患眼的固定。为确保射线在组织和空气间的累积和均匀传播，可对患眼进行睑裂部分缝合，并以填充组织等效凝胶的塑料眼罩覆盖（图28.1）。这同时也对角膜进行了保护。这种眼球固定方法能长时间保持稳定和牢固，患者俯卧位及仰卧位时不影响对立体定向治疗靶点及眼球结构的定位[14]。

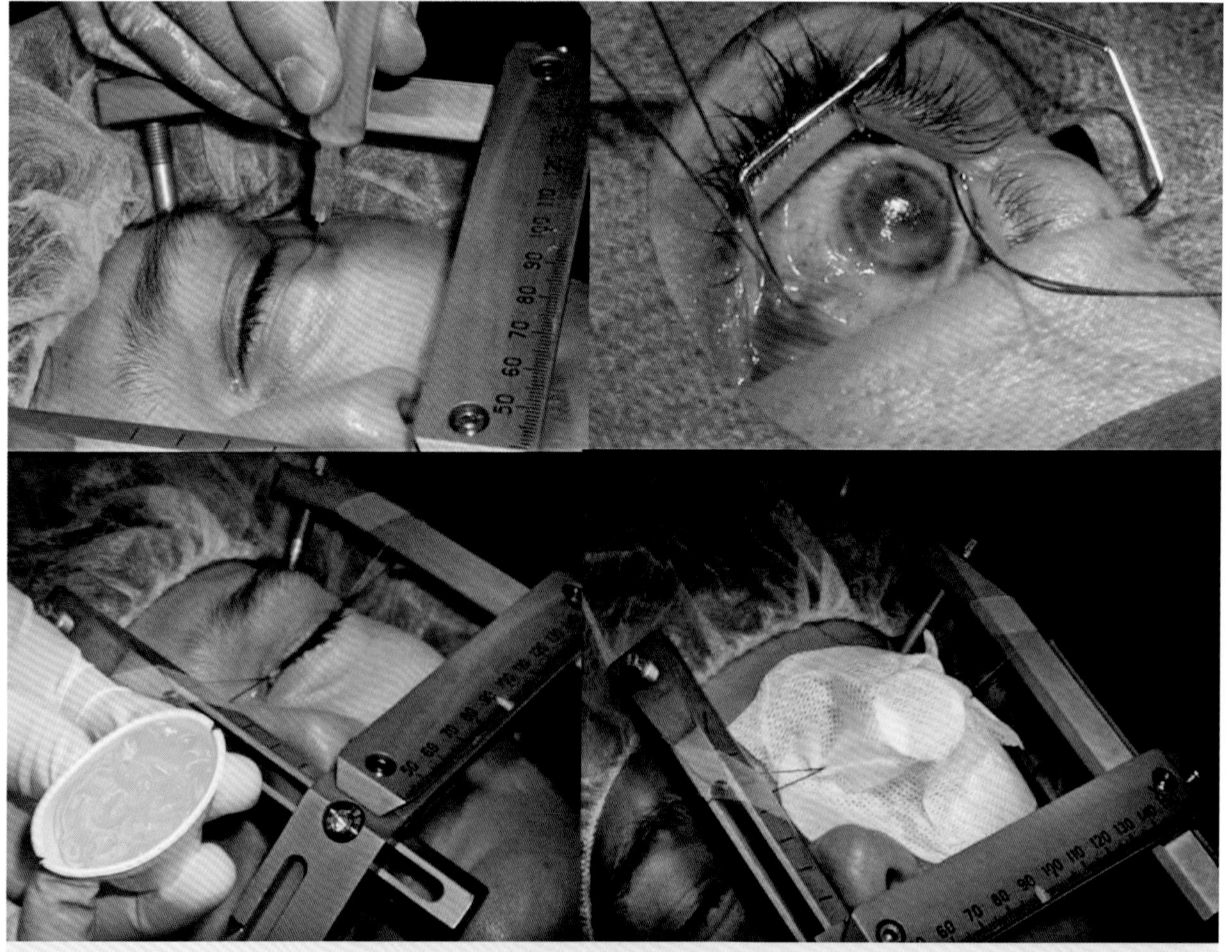

图28.1 眼球固定

主动眼球固定技术，即让患者自己控制眼球位置，如使用固定光源，已被用于质子/氦离子束治疗及基于直线加速器的恶性肿瘤的立体定向放射治疗[18]。对于质子/氦离子束治疗，需要在透照镜下进行外科操作，以将钽夹定位于可见肿瘤的边缘。这些钽夹被用于制订治疗计划时定义靶区，以及X线照射时验证肿瘤位置[19]。Petersch等描述了一种基于直线加速器的立体定向放射治疗脉络膜黑色素瘤的无创眼球固定系统[15]。计算机控制眼球监测系统的原理是将患者的眼球固定于点光源的方向，当眼球运动超出设定的几何限制时，该系统自动启动患者照射中断程序。

28.3 剂量及治疗计划

由于一些靶区位置明显偏离中心，可以预见在治疗计划的计算过程中会产生一些不准确之处，包括相对剂量分布，以及绝对剂量计算（治疗时间或监测单位的计算）。相较于靶区本身，眼部的一些表面结构如眼晶状体，眼睑，角膜等在这个问题上表现得尤为突出。

Petersch等报道在治疗脉络膜黑色素瘤时，在距体表15～20 mm深度上检测到的放射剂量与治疗计划系统计算的放射剂量能够完美吻合。但是在距体表＜10 mm深度上，如果射野垂直穿透，则治疗计划系统无法精确模拟眼球运动监测系统对射线吸收的影响。因此，作为显著减少剂量测量误差的解决方案，建议在制订治疗计划时应尽量避免使用额前射野。

布拉格Na Homolce医院实施了详细的眼部剂量测量，他们将治疗计划系统计算的靶区相对剂量分布和在不同深度计算的绝对剂量与实验测量数据进行比较[14]。在10 mm及以上的深度，精确离子室所测量的绝对剂量值与治疗计划系统的计算值吻合度更高。在头模照射期间测量的绝对剂量总体上要低于计算值，通常在5%以内，甚至3%。与治疗计划系统的计算值相比，精确离子室在小于10 mm深度测得的绝对剂量具有相对较大的偏差。这种情况下，在头模照射期间测得的绝对剂量总体降低15%～20%。为改善眼部表面结构绝对剂量计算的精度，建议使用适当的组织等效填充材料贴附到患眼表面，并且改进治疗计划系统的计算方法（图28.1）。在洗眼杯中填充用于超声检查的凝胶，不仅可减少在剂量计算过程中产生的误差，而且填充物在治疗过程中可对眼部提供保护。初步测量显示，在使用填充物的情况下，即使在眼部表面结构处测得的计算误差也一般不会超过10%。在靶区处使用聚合物凝胶剂量计测得的相对剂量分布很好地吻合了Leksell Gamma Plan®（Elekta Instrument AB）的计算值。

由于Leksell伽玛刀B型或C型准直器头盔的空间限制，且眼部结构位于准直器头盔的边缘位置，因此患者治疗时可采用俯卧位以避免头部与准直器头盔碰撞。而Leksell伽玛刀Perfexion和Icon机型由于准直器头盔空间扩大，克服了头部碰撞及坐标限制等问题，因此患者可采用仰卧位治疗。

28.4 脉络膜黑色素瘤

脉络膜黑色素瘤是成人最常见的眼部原发恶性肿瘤，其发病高峰在55～70岁，年发病率为6/100万～7/100万。在小于20岁的人群中罕见。约50%的脉络膜或睫状体黑色素瘤患者将在确诊后15年内死于该病[20-22]。

脉络膜黑色素瘤的恶性程度变化较大，从肿瘤无播散生存期长达数年的相对良性类型，到肿瘤多器官播散并导致患者在数月内死亡的恶性类型均可见到。肿瘤生长同时受潜在倍增时间影响，肿瘤潜在倍增时间为60～350天，中位时间约为70天[23]。大部分肿瘤的倍增时间较长，这可以解释这类患者相对较长的生存时间，以及接受照射后相对慢的肿瘤反应。

睫状体和脉络膜黑色素瘤具有典型的临床特征，大部分这类患者通过病史询问及全面的眼科检查即可做出正确的诊断。眼科检查包括外眼检查、间接检眼镜检查、荧光素血管造影及超声检查等，这些检查可用来对肿瘤基底及高度进行精确测量，在肿瘤诊断及随访期间起着基础性作用。尤其肿瘤高度是影响治疗决策的最重要因素之一，可用于随访期间评估肿瘤反应。

28.4.1 放射外科治疗结果

放射外科治疗脉络膜黑色素瘤的首次试验是

在兔眼黑色素瘤模型上进行的。其报道的肿瘤单次照射致死剂量在60～90 Gy[3]。多位研究者报道了使用伽玛刀放射外科治疗脉络膜黑色素瘤的结果，其中一些人观察到相对较高的放射相关毒性发生率[1-13]。肿瘤长期局部控制的最低有效剂量，以及眼部关键结构的耐受剂量目前尚未明确。

我们的经验主要来自于在8年时间内使用Leksell伽玛刀治疗的126例脉络膜黑色素瘤患者，并且所有尚存的患者在治疗后至少随访了24个月。我们使用LENT SOMA[24]评分系统来测量患者的放射不良反应（表28.1）。该组患者接受放射外科治疗的最小剂量范围为35～45 Gy，中位剂量为41 Gy。肿瘤缩小定义为通过超声或MRI复查的肿瘤高度对比之前记录的有所降低。70%的患者在治疗后出现了肿瘤缩小（图28.2）。其最大局部效应出现在放射外科治疗后24个月内。治疗后30个月出现肿瘤进展或肿瘤仍无反应的患者建议再次行放射外科治疗，肿瘤高度大于10 mm或向巩膜外生长的患者建议行眼球摘除术。该组中预后最好的为年龄小于50岁，肿瘤位于眼球赤道平面前部，高度不超过5 mm，总容积不大于500 mm^{3}且未发生其他器官播散的患者[5]。

28.4.2 并发症

所有类型照射最常见的晚期毒性为视网膜病变、白内障，其次是青光眼及视神经病变。进行眼球摘除术最常见的原因是相关毒性继发性新生血管性青光眼[1, 5, 7]。脉络膜黑色素瘤患者往往在治疗前就伴有继发性青光眼。问题在于治疗本身会在多大程度上促进或加重病变的发展。目前还无法有效鉴别该并发症的自然发展进程和由照射导致的继发性青光眼加重。

放射外科治疗后再进行眼球摘除者，其肿瘤初始高度往往大于9 mm。进行眼球摘除术的第二个常见原因是肿瘤起源于睫状体区域[6]。

一项针对该组126例患者晚期毒性的分析研究观察到15%的治疗患者发生严重的3、4级视网膜病变，26%的患者发生晶状体放射相关性3、4级晚期毒性，9%的患者出现视神经病变，18%的患者出现继发性青光眼且11%的患者因此在接受放射外科治疗后2年内进行眼球摘除。发生新生血管性青光眼的中位时间为18个月。34%的患者在接受放射外科治疗后3年内观察到由放射相关毒性导致的有效视力下降，其中由于肿瘤进展所致占3%，视神经病变占8%，视网膜病变占9%，以及新生血管性青光眼占14%。

当视神经最大受照剂量低于10 Gy（3、4级放射毒性发生率为2.4%），角膜最大受照剂量不超过10 Gy（放射毒性发生率为3%），晶状体最大受照剂量不超过7 Gy（3、4级放射毒性发生率为7.7%）及虹膜最大受照剂量不超过15 Gy（3、4级晚期毒性发生率为4.6%）时，术后放射毒性的发生率显著降低。

放射性视网膜病变可以使用光动力学疗法、抗血管生成剂、玻璃体内激素注射等进行治疗。玻璃

表 28.1 毒性评分系统（RTOG/EORTC LENT SOMA）

	1级	2级	3级	4级
角膜	检查时流泪增多	非感染性角膜炎	非感染性角膜炎，角膜溃疡	全眼球炎，角膜瘢痕，溃疡导致眼球穿孔/眼球缺失
虹膜	只有红斑	发红，眼压升高	新生血管性青光眼，视力1 m数指	新生血管性青光眼，视力低于1 m数指或黑蒙
视神经	瞳孔传入缺陷但神经外观正常	≤1/4苍白伴无症状性视野缺损	≥1/4苍白或视野中央暗点	视神经重度萎缩，黑蒙
晶状体	不对称性晶状体浑浊，无视力下降	中度晶状体改变伴轻－中度视力丧失	中度晶状体改变伴重度视力丧失	重度晶状体改变
视网膜	微动脉瘤，非中央凹渗出，微小血管衰减，中央凹外色素改变	棉绒斑点	大量黄斑渗出，局灶性视网膜脱离	不透明玻璃体积血，视网膜完全脱离，黑蒙
巩膜	巩膜外血管丧失	≤50%巩膜变薄	>50%巩膜变薄	穿孔需行巩膜或骨膜移植

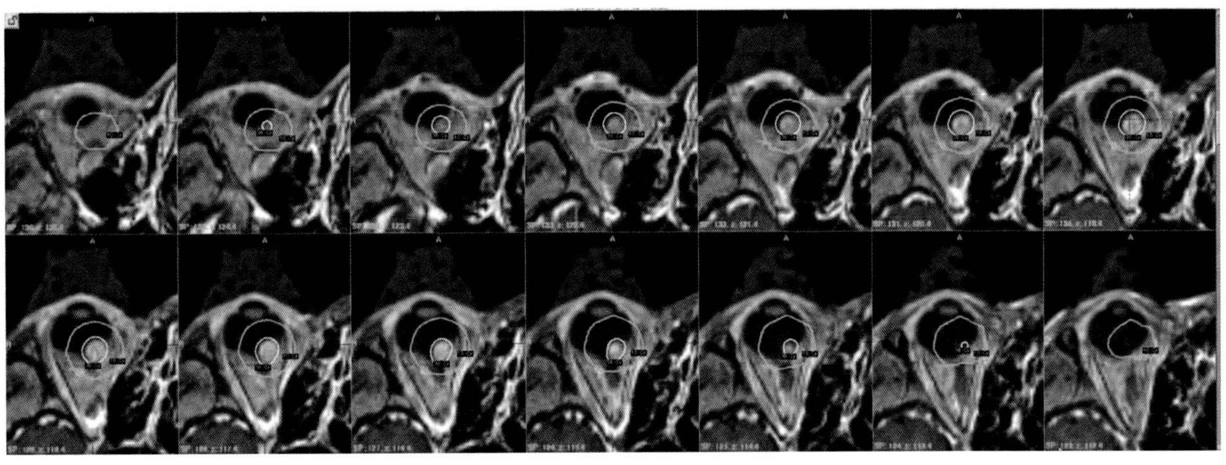

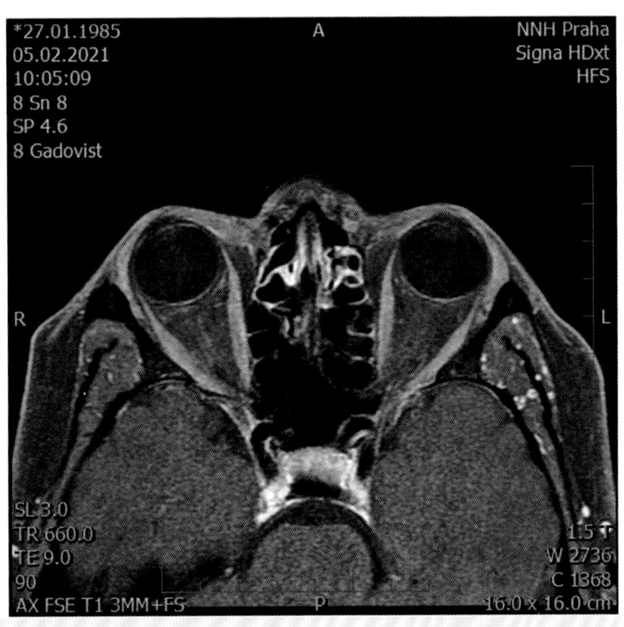

图28.2 32岁男性脉络膜黑色素瘤患者，边缘剂量38 Gy，50%等剂量线，同时显示10 Gy等剂量线。肿瘤外侧视网膜脱离。治疗后4年肿瘤及视网膜脱离完全消失

体内激素疗法可部分缓解渗出性视网膜脱离，贝伐珠单抗可用于治疗新生血管性青光眼[25]。

28.4.3 其他治疗

脉络膜黑色素瘤的治疗目前仍存在争议。有多种针对该肿瘤的治疗方法及选项可供选择：定期进行眼科检查的随访观察，激光光凝术，热疗法，肿瘤切除术或眼球摘除术，近距离放射治疗，带电粒子疗法（质子或氦离子），立体定向放射治疗或放射外科治疗。现有数据尚不能确定眼球摘除术或包括放射外科在内的眼球保留治疗是否能有效延长患者生存期，因为这些治疗在患者生存期方面的结果相似。

最常用的手术方式是眼球摘除术，35%的脉络膜黑色素瘤患者采用这种术式。眼球摘除术后患者5年或10年生存率分别为63%及43%[25-26]。术后的体外放射治疗常用于伴有巩膜外或眼眶外生长的肿瘤体积较大的患者。

小的肿瘤（直径在10 mm、高度在3 mm以内）有时可考虑单纯进行随访观察。但当肿瘤被认为存在播散风险时，则应行手术切除、经瞳孔温热疗法、激光光凝术、带点粒子治疗或近距离放射治疗。对于中等大小的肿瘤（直径为10～15 mm，高度为3～8 mm），除了最常用的近距离放射治疗外，还可进行质子治疗及眼球摘除术。对于更大的肿瘤，首选眼球摘除术，部分患者可使用近距离放射治疗或放疗[27]。

目前我们在临床实践中选择治疗策略的基本标准如下：小肿瘤（高度小于10 mm）和局限于眼球赤道平面前部的肿瘤可采用近距离放射治疗；肿瘤位于眼球赤道平面或赤道平面后部且高度不大于10 mm可采用Leksell伽玛刀照射；肿瘤高度大于10 mm，特别是睫状体黑色素瘤，照射后肿瘤进展，肿瘤合并新生血管性青光眼或玻璃体积血时可考虑行眼球摘除术。

28.5 青光眼

有必要对使用最大剂量药物或激光治疗后视力继续下降的青光眼患者进行手术治疗。一系列循环破坏性手术，包括伽玛刀放射手术等，通过影响房水生成部位（如睫状体等），来达到减少眼内房水生成及降低高眼压的目的。

将8 mm准直器规划成四个等剂量中心以十字架方式排列照射房水的生成部位——睫状体（图28.3）。我们通常使用20.0 Gy照射剂量，50%等剂量线，但是如果患者仍保留有视力，则将剂量降至15.0 Gy照射剂量，50%等剂量线。

在一项非随机性前瞻性研究中，103例青光眼患者共计107只患眼接受了此种方式照射。所有患者病史都很长，在治疗前用尽各种其他常规治疗方法且疗效均不佳，逐渐出现严重的视力损害。鉴于晚期疼痛性青光眼的临床症状，我们专注于随访患者眼部疼痛的减轻及眼压的降低，以及简化放射外科治疗后的药物治疗。在我们的随访指标中，所有患者均至少观察到一项积极效应。52%的患者通常在治疗后12周内眼压降至无痛水平，但仍有45%的患者残留有眼压增高。所有患者在治疗前均表现有眼部疼痛，且在治疗后1～8周疼痛程度均有所减轻。其中66%的患者表现为疼痛消失，29%的患者表现为疼痛减轻。随访期间，在不少于2年的随访时间后，除了在治疗期间由于晶状体受照导致的轻微白内障进展外，该组患者未表现出明显的治疗后眼球刺激症状、视网膜炎或眼球前节段的变化。在存在新生血管形成的病例中，通常在放射外科治疗后4～5个月内，所有患眼均能观察到疼痛至少部分减轻。39%的患者在放射外科治疗后2～3个月减少了药物治疗。我们对8只失明的眼球实施了眼球摘除术，其中5只是放射外科疗效不佳，2只是美容手术，还有1只是随访期间外伤所致。

治疗并发症并不多见，61%的患者由于眼球固定的机械刺激表现为术后短暂流泪，所有患者均出现不同程度的放射后白内障进展，另有2例患者出现非感染性角膜炎[28-29]。

在原发性青光眼的早期阶段，放射外科治疗的疗效并不持久，伽玛刀放射外科的疗效没有达到我们的所有预期，因为大部分患者治疗后出现了复发。González-Olhovich等也分享了放射外科治疗青光眼患者1例的有益经验[30]。

28.6 年龄相关性黄斑变性

年龄相关性黄斑变性（age related macular degeneration，ARMD）是一种伴有增生成分的退

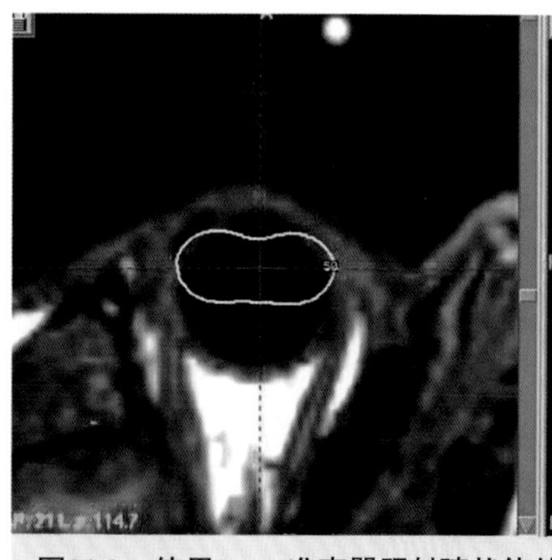

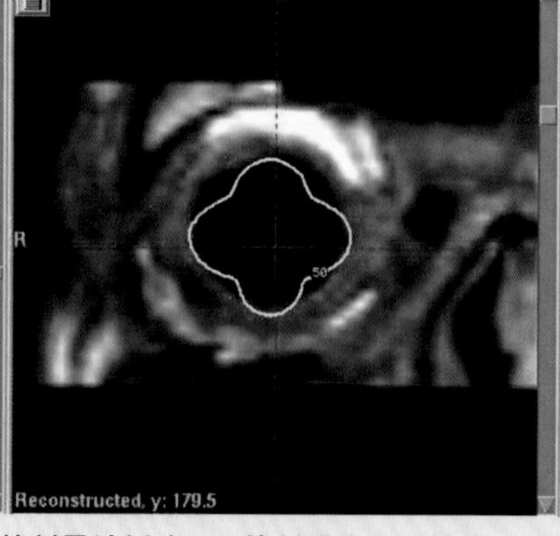

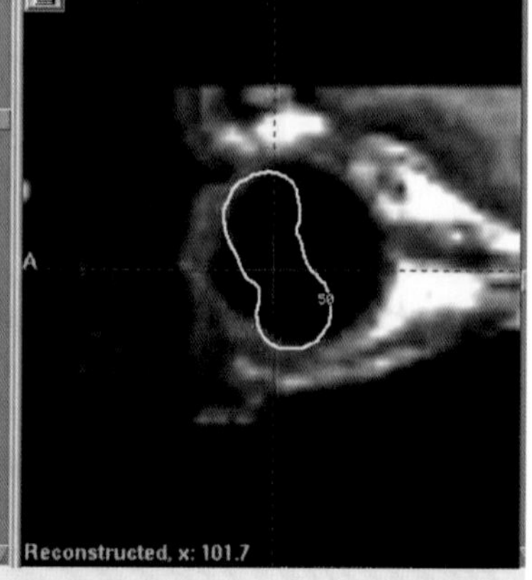

图28.3 使用8 mm准直器照射睫状体的剂量计划（50%等剂量线——轴位，冠状位及矢状位），眼球无晶状体

行性变过程，渗出性年龄相关性黄斑变性形成一种叫作脉络膜新生血管膜（choroidal neovascular membranes，CNVM）的畸形血管，其在视网膜下生长，并且渗出液体和血液，并最终在视网膜内和视网膜下形成致盲性盘状瘢痕。许多关于渗出性年龄相关性黄斑变性的研究结果显示放射治疗能稳定脉络膜新生血管膜或使其消退[31-36]。

Haas等[33]在一项初步研究中观察单次伽玛刀放射手术（10.0 Gy，90%等剂量线）治疗年龄相关性黄斑变性所致的典型中央凹下脉络膜新生血管膜的疗效。对10例患者进行12个月的随访。荧光素血管造影结果显示1例患者脉络膜新生血管复合物消退，另外3例患者保持稳定。6例患者脉络膜新生血管膜范围扩大，其中4例患者同时伴有视力下降。结果表明放射外科手术对稳定患者视力有部分作用，但不足以控制脉络膜新生血管膜的生长。

Henderson等[37]发表了系列回顾性文章，总结了年龄相关性黄斑变性患者中的晚期湿性脉络膜新生血管患者，以及接受伽玛刀治疗的患者。其报道了7例患者视力保持稳定（1例除外）且脉络膜新生血管活性降低，随后出现视网膜下液体/血液吸收。然而他也报道了1例在初次接受伽玛刀治疗后1.5～2年血管活性复发的病例（出现新的视网膜下出血）。

在一组包括30例患者的病例中，我们在脉络膜新生血管膜周围给予15.0 Gy（50%等剂量线）的照射剂量。该伽玛刀放射外科治疗方案被证明对该组患者是安全的。在长达2年的随访期内未观察到严重的放射相关不良反应（如视神经病变、白内障形成或角膜炎等）。脉络膜新生血管形成的稳定与消退与血管活性降低、视网膜下液体吸收及渗出减少等密切相关。我们发现大部分明显的初期治疗反应发生在诊断明确的、大小小于10 mm（受照组织容积小于300 mm^3）且渗出活跃的新生血管膜上（膜的浆液性或血性渗出活性）。新生血管膜的类型似乎也很重要，其主要通过一种隐匿方式产生主要效应。另一方面，在此过程前后浆液性视网膜脱离的程度对初期治疗反应无任何影响，甚至在黄斑区出现大量浆液性视网膜脱离的情况下，我们发现在伽玛刀治疗使脉络膜新生血管膜活性稳定后视网膜可自行修复。

在伽玛刀治疗年龄相关性黄斑变性结果的基础上，我们得出以下结论：伽玛刀放射外科治疗在一定时间段内是治疗（稳定）年龄相关性黄斑变性所致脉络膜新生血管膜的有效方法。伽玛刀放射外科治疗能稳定脉络膜新生血管膜的活性，并且能在数月时间内稳定甚至改善大多数患者的视力。有将近一半的患者在伽玛刀放射外科治疗后18～24个月出现新生血管复发，3/4的患者在治疗后3年出现新生血管复发。

目前立体定向放射治疗在治疗年龄相关性黄斑变性方面的努力方向是同时向玻璃体内注射靶向治疗血管内皮生长因子（vascular endothelial growth factor，VEGF）的抗血管生成药物[38]。Jackson[39-40]试验了立体定向放射治疗对玻璃体内注射抗血管内皮生长因子治疗新生血管性年龄相关性黄斑变性疗效的影响，其对治疗时渗出活跃且不大于4 mm治疗范围的病变治疗效果最好。

28.7 视网膜母细胞瘤

视网膜母细胞瘤是幼儿最常见的眼部原发恶性肿瘤（2岁以内）。其治疗策略取决于疾病的临床分期（病变局限于视网膜，病变局限于眼球，眼外扩散及远处转移），包括肿瘤切除术，眼球摘除术，化学治疗及体外放射治疗[41]。

我们治疗该病的经验来自于4例患儿，他们为行伽玛刀立体定向照射入院，且入院时已发生恶性肿瘤细胞玻璃体种植。所有患儿均按照国际儿科肿瘤学会推荐方案接受了前期治疗，且在完成标准治疗后出现肿瘤复发[41]。因此剩下的唯一治疗方案就是眼球摘除术。我们使用14 mm准直器对整个患眼玻璃体进行伽玛刀单次照射。为避免受照眼球及骨性结构发育停滞，所有患儿眼球接受的最大照射剂量不超过15 Gy。由于这个原因，以及考虑到可能出现的前期治疗并发症的风险，我们使用了相对较低的照射剂量。4例患儿中的3例治疗后病变出现了局部进展，且该3例患儿在伽玛刀治疗后2个月的中位时间内接受了眼球摘除术。放射外科治疗在视网膜母细胞瘤的治疗中的作用目前仍不清楚。

28.8 眼眶及脉络膜转移性肿瘤

眼球及眼眶各个部位的转移性病变均有文献报道，并且根据尸检结果估计的患病率在4% ~ 10%。与预期相符，尸检的患病率要高于带瘤生存患者的患病率，后者患病率在2% ~ 7%[42]。

脉络膜转移瘤往往伴有相比其体积更多的视网膜下渗液。患者可能表现为完全性视网膜脱离，并且只能在眼眶超声下才能清楚地看见肿物。脉络膜黑色素瘤则与之相反，肿瘤需要生长到较大体积才会出现渗出性视网膜脱离。眼眶转移瘤生长迅速，往往在数周时间内体积就能增大一倍。相反，一些原发性无色素性黑色素瘤数月内都无明显变化。

近距离放射治疗是治疗脉络膜转移瘤的一种标准治疗方法，其使用与治疗脉络膜黑色素瘤相同的放射性核素[43]。适用于该种照射的患者人群为孤立病灶且平均病理性病灶直径不超过8 ~ 10 mm。体外分割放射治疗是一种晚期并发症发生率较低的有效的局部治疗方法[44-45]。推荐每日分割量2 ~ 3 Gy，总的照射剂量30 ~ 40 Gy[45]。

放射外科之所以能扩大脉络膜转移瘤患者的治疗选择范围是由于其具有独特优势——对病灶施加高放射剂量，以及能有效保留周围关键组织结构。推荐最小剂量与脑转移瘤相似，为20 ~ 30 Gy，具体取决于肿瘤大小、位置及组织病理[7]。

28.9 其他适应证

我们曾报道过使用放射外科治疗眼部血管母细胞瘤的有益经验。4例伴有视网膜或脉络膜血管母细胞瘤（Von Hippel-Lindau，VHL）病的患者，接受了伽玛刀放射外科治疗。在超过6年的随访期内，尽管其他部位部分病灶出现进展并接受了手术治疗，但所有患者眼部病灶保持稳定。我们观察到眼部病灶体积缩小50%甚至更多。

我们使用放射外科照射了2例患有严重三叉自主神经头痛的患者的睫状神经节，在此之前他们经历了较长时间的顽固性疼痛，其患眼视力已丧失。2例患者均在接受放射外科治疗后1周内疼痛消失，迄今未再复发（2例患者均随访超过2年）。

放射外科被证实对保守治疗无效的甲状腺相关性眼病治疗有效[46]。照射眶内眼外肌或眶内炎症组织可使突眼症状减轻。

28.10 总结

放射外科治疗眼部肿瘤和眼球或眼眶的其他病变能够在保留患者视力或眼球的情况下扩大这些疾病的治疗选择范围。眼科医生在适应证选择、患者随访过程中发挥了重要作用，并且直接参与放射外科治疗过程的眼球固定，因为眼球是一个活动的靶器官。

放射外科治疗眼部疾病的进一步临床研究对于优化有效治疗剂量，分析影响患者生存期的风险因素，以及详细评估治疗不良反应是必要的。

参考文献

（遵从原版图书著录格式）

1. Langmann G, Pendl G Schrottner O. Gamma knife of uveal melanoma radiosurgery for intraocular melanomas. Preliminary report. Spectrum Augenheilkd 1995;(Suppl 1),9:16–21.
2. Marchini G, Gerosa M, Piovan E, et al. Gamma Knife stereotactic radiosurgery for uveal melanoma: clinical results after 2 years. Stereotact Funct Neurosurg 1996;66(Suppl 1):208–213.
3. Rand RW, Khonsary A, Brown WJ, Winter J, Snow HD. Leksell stereotactic radiosurgery in the treatment of eye melanoma. Neurol. Res 1987;9:142–146.
4. Rennie I, Forster D, Kemeny A, Walton L, Kunkler I. The use of single fraction Leksell stereotactic radiosurgery in the treatment of uveal melanoma. Acta Ophthalmol Scand 1996;74 (6):558–562.
5. Šimonová G, Novotný Jr. J, Liščák R, Pilbauer J. Leksell gamma knife treatment of uveal melanoma. J Neurosurg 2002; (Suppl 5) 97:635–639.
6. Zehetmayer M, Kitz K, Menapace R, et al. Local tumor control and morbidity after one to three fractions stereotactic external beam irradiation for uveal melanoma. Radiother Oncol 2000;55(2):135–144.
7. Reynolds M, Amett AL, Pareny IF et al. Gamma knife radiosurgery for the treatment of uveal melanoma and

uveal metastases. Int J Retina Vitreous 2017;3:17. (published on line 2017 May 29, doi: https://dx.doi.org/10.1186%2Fs40942-017-0070-2).
8. Sarici A M, Pazarli H. Gamma-knife-based stereotactic radiosurgery for medium- and large-sized posterior uveal melanoma. Graefes Arch Clin Exp Ophthalmol 2013;251:285–294. https://doi.org/10.1007/s00417-012-2144-z.
9. Fakiris A, Lo SS, Henderson MA et al. Gamma knife based stereotactic radiosurgery for uveal melanoma. Stereotact Funct Neurosurg 2007; 85:106–112.
10. Mueller AJ, Talies S, Schaller UC, Horstmann G, Wowra B, Kampik A. Stereotactic radiosurgery of large uveal melanomas with the gamma knife. Ophtalmology 2000;107(7):1381–1387.
11. Woodburn R, Danis R, Timmerman R et al. Preliminary experience in the treatment of choroidal melanoma with gamma knife radiosurgery. J Neurosurg 2000;(Suppl 3) 93:177–179.
12. Parker T, Rigney G, Kallos J et al. Gamma knife radiosurgery for uveal melanomas and metastases: a systematic review and meta-analysis. Lancet Onkol 2020; 21(11):1526–1536.
13. Mueller AJ, Talies S, Schaller UC, Horstmann G, Wowra B, Kampik A. Stereotactic radiosurgery of large uveal melanomas with the gamma knife. Ophtalmology 2000;107(7):1381–1387.
14. Novotný J Jr, Novotný J, Liščák R et al. Assessment of the accuracy in opthalmic radiosurgery. In Kondziolka D(ed.): Radiosurgery. Basel, Karger, 2006, vol. 6, pp. 71–85.
15. Petersch B, Bogner J, Dieckmann K, Potter R, Georg D. Automatic real-time surveillance of eye position and gating for stereotactic radiotherapy of uveal melanoma. Med Phys 2004;31(12):3521–3527.
16. Tokuuye K, Akine Y, Sumi M, Kagami Y, Ikeda H, Kaneko A. Fractionated stereotactic radiotherapy for choroidal melanoma. Radiother Oncol 1997;43(1):87–91.
17. Zehetmayer M, Menapace R, Kitz K, Ertl A. Suction attachment for stereotactic radiosurgery of intraocular malignancies. Ophthalmologica 1994;208(3):119–121.
18. Bellmann C, Fuss M, Holz FG et al. Stereotactic radiation therapy for malignant choroidal tumors, preliminary, short-term results. Ophthalmology 2000;107:358–365.
19. Courdi A, Caujoller JP, Grange JD. Results of proton therapy of uveal melanomas treated in Nice. Int J Radiat Oncol Biol Phys 1999;45:5–11.
20. Egan KM, Seddon JM, Glynn RJ, et al. Epidemiologic aspects of uveal melanoma. Surv Ophthalmol 1998;116:366–370.
21. Sing AD, Topham A. Incidence of uveal melanoma in the United States:1973–1997. Ophthalmology 2003;110(5):956–961.
22. Yaong J, Manson DK, Marr BP. et al. Treatment of uveal melanoma: where are we now? Ther Adv Med Oncol 2018;10,1758834018757175:1–21.
23. Manschot WA, van Strik R. Uveal melanoma: therapeutic consequences of doubling times and irradiation results. Opthalmol 1992;16:91–99.
24. LENT SOMA Tables. Radiother Oncol 1995;35:25–26.
25. Groenevald C, Konstantidinis L et Damato R. Effects of radiotherapy on uveal melanomas and adjacent tissue. Eye 2013;27:163–171.
26. Egan KM, Gragoudas ES, Seddon JM, et al. The risk of enucleation after proton beam irradiation for uveal melanoma. Ophthalmology 1989;96:1377–1383.
27. Yaong J, Manson DK, Marr BP et al. Treatment of uveal melanoma: where are we now? Ther Adv Med Oncol 2018;10: 1758834018757175.
28. Vladyka V, Liščák R, Šubrt O, Vymazal J, Pilbauer J, Hejduková I, Němec P. Initial experience with gamma knife radiosurgery for advanced glaucoma. J Neurosurg 2000;93:180–183.
29. Vladyka V, Liščák R, Šimonová G. Pilbauer J, Hejduková I, Nováček L. Progress in glaucoma treatment research: a nonrandomized prospective study of 102 patients with advanced refractory glaucoma treated by Leksell gamma knife irradiation. J Neurosurg 2005;102(Suppl):214–219.
30. González-Olhovich I, Celis MA, Larraga-Gutierrez J, Lopez-Ayala T, Suarez-Campos J, Garcia-Garduno A, Herrera-Gomez L, Hernandez-Bojorquez M. Treatment of absolute painful glaucoma with dynamic arcs using Novalis shaped beam radiosurgery. Int J Radiation Oncology Biol Phys 2006; 66(4, Suppl):S58–S60.
31. Bergink GJ, Deutman AF, van den Broek JF. Radiation therapy for subfoveal choroidal neovascular membranes in age- related macular degeneration. A pilot study. Graefes Arch Clin Exp Ophthalmol 1994 Oct;232(10):591–598.
32. Berson AM, Finger PT, Sherr DL, Emery R, Alfieri AA, Bosworth JL. Radiotherapy for age-related macular degeneration: preliminary results of a potentially new treatment. Int J Radiat Oncol Biol Phys 1996;36(4):861–865.
33. Haas A, Papaefthymiou G, Langmann G, Schröttner O, Feigl B, Leber KA, Hanselmayer R, Pendl G. Gamma knife treatment of subfoveal, classic neovascularization in age-related macular degeneration: a pilot study. J

Neurosurg 2000;93(Suppl 3):172–176.

34. Spaide RF, Guyer DR, McCormick B, Yannuzzi LA, Burke K, Mendelsohn M, Haas A, Slakter JS, Sorenson JA, Fisher YL, Abramson D. External beam radiation therapy for choroidal neovascularization. Ophthalmology 1998;105(1):2–30.
35. Valmaggia C, Ries G, Ballinari P. Radiotherapy for subfoveal choroidal neovascularization in age-related macular degeneration: a randomized clinical trial. Am L Ophtalmol 2002;133(4):521–529.
36. Weinberger AW, Wolf S, Kube T. Radiation therapy of occult choroidal neovascularisation (CNV) in age-related macular degeneration (AMD). Klin Monatsbl Augenheilkd 1999;214(2):96–99.
37. Henderson MA, Valluri S, Lo SS, Witt TC, Worth RM, Danis RP, Timmerman RD. Gamma knife radiosurgery in the treatment of choroidal neovascularization (wet-type macular degeneration). Stereotact FunctNeurosurg 2007;85:11–17.
38. Neffendorf JE, Desai R, Wang Y, Kelly J, Murphy C, Reeves BC, Chakravarthy U, Wordsworth S, Lewis C, Peacock J, Uddin S, O'Sullivan JM, Jackson TL. StereoTactic radiotherapy for wet Age-Related macular degeneration (STAR): study protocol for a randomised controlled clinical trial. Trials 2016 Nov 24;17(1):560.
39. Jackson TL, Shusterman EM, Arnoldussen M, Chell E, Wang K, Moshfeghi DM.Stereotactic radiotherapy for wet age-related macular degeneration (INTREPID): influence of baseline characteristics on clinical response. Retina 2015 Feb;35(2):194–204.
40. Petrarca R, Jackson TL. Radiation therapy for neovascular age-related macular degeneration. Clin Ophthalmol 2011 Jan 10;5:57–63.
41. Chantada G, Luna-Fineman S, Sitorus O. et al. SIOP-PODC recommendations for graduated-intensity treatment of retinoblastoma in developing countries. Pediatr Blood Cancre 2013;60(5):917–927.
42. Mathis T., Jardel P., Loria O.et al. New concept in diagnosis and management of choroidal metastases. Prog Retinal Eye Res 2019;68:144–176.
43. Amer R, Peér J.Chowers. et al. Treatment options in the management of choroidal metastases. Ophthalmologica 2004;218–377.
44. Shah SU, Mashayekhi A, Shields CL et al. Uveal metastasis from lung cancer: clinical features, treatment, and outcome in 194 patients. Ophthalmology 2014;21(1):352–357.
45. Rudoler SB, Corn BW, Shields CL et al. External beam irradiation for chorioid metastases: identification of factors predisposing to long–term sequelae. Int J Radiat Oncol Biol Phys 1997; 38(2):251–256.
46. Antico JC, Crovetto L, Tenca E, Artes C. Initial experience with gamma knife surgery for endocrine ophthalmopathy. J Neurosurg 2005 Jan;102 Suppl:272–275.

（刘东　戈有林　译）

儿童脑肿瘤及动静脉畸形的立体定向放射外科治疗

29

Yavuz Samanci，Selcuk Peker
神经外科
科奇大学医学院
土耳其 伊斯坦布尔

29.1 引言

在儿童中，脑肿瘤是最常见的实体恶性肿瘤，也是导致癌症相关死亡的常见原因。大约4.3%的肿瘤发生在0～14岁，估计每年有3540例新发的原发性脑和其他中枢神经系统（central nervous system，CNS）肿瘤。治疗包括最大限度地切除，通常随后进行化学治疗（chemotherapy，CTx）和放射治疗（radiation therapy，RT）。近几年诊断和治疗技术的进步提高了存活率，但这些技术的长期后果可能会影响许多幸存者。因此，可接受的风险方案和新的治疗方案已经可以减少与治疗相关的发病率，而不影响治愈率。

RT曾是在儿童中采用标准治疗方式进行的。目前随着新的模式和技术的出现，儿童的放射治疗变得特别复杂和个性化。立体定向放射外科（stereotactic radiosurgery，SRS）利用多束汇聚的高能X射线、γ射线或质子束传送到特定的靶区。SRS的优点是使用精确固定和高清晰度成像完成高度适形的照射，通常为1～5次，剂量梯度迅速下降，并能保护邻近的正常组织。由于其良好的剂量学特性，SRS可能在治疗儿童不可切除的病灶、残留病灶或既往RT治疗后复发肿瘤中发挥重要作用。

本章旨在总结SRS在儿童人群良恶性病变中的文献和临床应用现状。

29.2 儿童放射外科治疗的独特方面

除了治疗计划和实施的相关技术挑战外，儿童SRS在几个重要方面与成人SRS不同。

固定

SRS需要通过有创或无创固定进行刚性固定，这取决于临床适应证和医生的偏好。值得注意的是，与成人颅骨相比，儿童颅骨特别薄且可变形。此外，随着颅内压（intracranial pressure，ICP）的长期升高，如长期脑积水，也可能导致儿童颅骨变薄。在使用立体定向头架的有创固定中，这些可能会带来实际挑战，容易导致颅骨穿透。为了避免这种并发症，人们提出了许多技术，如根据儿童的年龄和颅骨厚度使用扭矩扳手施加一致的扭矩水平），使用铝钉而不是钛钉，或者用石膏或低温热塑材料Aquaplast制作钉子插入部位。儿童颅骨的另一个可能的并发症来自其变形性，导致定位精度的损失。在SRS治疗期间，儿童应该尽可能少动，因为根据小头围选择的长固定钉更容易发生脱位。正如在基于直线加速器（linear accelerator，LINAC）的SRS中使用，随着Gamma Knife®Icon™的出现，无创热塑性面罩已成为儿童的一种可行选择。

麻醉

虽然SRS是无痛的，但儿童可能对SRS治疗过程产生个体化反应。他们可能会因不熟悉SRS、见到医院工作人员或与父母分离而感到痛苦。因此，儿童可能需要清醒镇静或全身麻醉进行SRS治疗。因为在手术前可能需要移动镇静的儿童以安装框架或将头部框架固定到位以进行神经影像成像，所以需要有经过专门训练和经验丰富的儿科麻醉师在场。由于框架固定也可能是一个痛苦的过程，面罩固定可用于Leksell Gamma Knife®ICON™和基于直线加速器的SRS治疗，但患儿仍可能需要清醒镇静或全身麻醉。在这种情况下，需要对面罩进行改良以便用于气道通路（图29.1）。通过安排与接受过SRS治疗的年龄相仿患儿见面，可以减少儿童和父母的焦虑和痛苦。

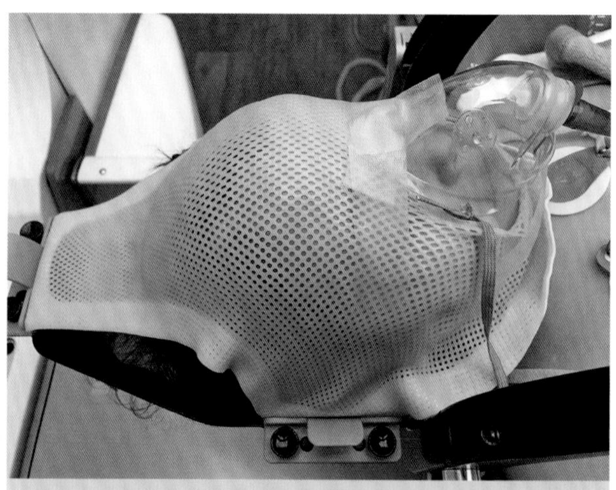

图29.1 3岁患儿进行基于面罩的伽玛刀放射外科治疗，使用改良面罩用于气道通路

29.3 特定肿瘤的治疗方案

29.3.1 室管膜瘤

室管膜瘤（ependymomas，EPNs）是儿童中枢神经系统第三大常见肿瘤，约占所有儿童CNS的6%。EPN的10年相对生存率估计为67.1%，目前的标准治疗包括最大限度地切除，然后根据年龄、残留肿瘤状况和组织学分级进行辅助治疗。切除范围是初诊EPN患者最关键的预后因素。

然而位于下组颅神经和脑干的病变限制了手术。肉眼全切除（gross total resection，GTR）的患者通常比次全切除（subtotal resection，STR）或活检的患者预后好。当第一次手术不充分时，经常需重复手术。尽管多年来该病治疗取得了重要进展，但EPNs最终复发率为23%～66%。由于目前对这些复发肿瘤还没有标准的治疗方案，因此对复发EPN的治疗往往具有挑战性。

最近，欧洲神经肿瘤学协会EPN特别工作组建议WHO Ⅱ级或Ⅲ级颅内EPNs的儿童无论残留肿瘤体积大小都应接受手术切除加局部RT。在颅内EPNs患儿的局部控制（local control，LC）和生存率方面，术后RT的优势已经得到证实。意大利的一项关于GTR加术后RT的研究报告显示7年的LC、无事件生存率（event-free survival，EFS）和总生存率（overall survival，OS）分别为83.7%、69%和81%。Merchant等证明采用1.8 Gy分割治疗的三维适形RT（总剂量59.4 Gy）可改善LC、EFS和OS，且并没有出现任何明显的晚期神经认知缺陷。因此对于3岁以上的儿童应采用59.4 Gy的术后RT。相比之下，对于年龄较小的儿童或神经状况恶化的儿童，剂量可以降低到54 Gy。最近一项包括206例患者的回顾性研究表明，复发主要出现在照射区域内，甚至在59.4 Gy治疗区域。由于LC是治疗的主要目的，因此有可能通过传统RT后利用低分割SRS推量来挽救STR。在一项前瞻性试验中，在RT和CTx的基础上，以8 Gy的推量剂量照射残留肿瘤，其5年无进展生存率（progression-free survival，PFS）＞58%。

SRS是一种辅助或挽救性治疗方法，可用于切除术后和术后放射治疗后进展或复发的颅内EPNs。只有少数文章介绍SRS作为EPNs的可选治疗方案。国际放射外科研究基金会（International Radiosurgery Research Foundation，IRRF）前身为国际伽玛刀研究基金会，研究分析了接受伽玛刀放射外科治疗（gamma knife radiosurgery，GKRS）的47例患者，共57个颅内EPNs。所有患者均行术前切除和分割RT。Ⅱ级EPNs 21例（29个肿瘤），Ⅲ级EPNs 26例（28个肿瘤）。中位靶体积为1.6 cm^3（0.03～15.3 cm^3），中位边缘剂量为15 Gy（9～24 Gy）。在22个月的中位随访期中，26例患者（55%）存活。SRS术后1年生存率为89%，3年生存率为47%，5年生存率为39%。小体积与长生存期显著相关（P=0.015）；但肿瘤分级不是预后因素。14例患者（5例Ⅱ级和9例Ⅲ级）在颅或脊神经轴内出现新的肿瘤。远期复发率1年为19%，3年为44%，5年为44%。幕上位置与远处复发率显著相关（P=0.034）。1年PFS为64%，2年PFS为58%，3年PFS为41%，5年PFS为29%。与PFS无相关因素。有2例患者（4%）出现症状性辐射不良反应（adverse radiation effect，ARE）。

Shi等发表了21例患者（11例儿童）30个颅内EPNs使用射波刀SRS治疗的文章。在15例颅内EPN患者中，所有患者都接受了手术和外放射治疗（external-beam radiation therapy，EBRT），EBRT作为辅助治疗或在肿瘤复发行重复手术后施行。1例患者接受了SRS加量。5例患者在GKRS前行CTx。中位肿瘤体积为0.95 cm^3（范围0.03～17.5 cm^3），一次分割、三次分割、五次分割SRS中位边缘剂量分别为18、24和27.5 Gy。在54个月的中位随访期中，5例接受SRS治疗的患者发生了局部失效（local failure，LF），每个患者接受了第二次SRS治疗。颅内病变LF的2年累积发生率为25.4%。较高级别（危险比6.89）和幕上位置（危险比6.5）与较高的LF率相关。29例颅内病变SRS病程中，2年累积远处失效（distant failure，DF）发生率为41.7%。幕上位置（危险比6.7）也与较高的DF率有关。1年、2年、5年生存率分别为85.6%、62.2%、51.9%。所有毒性反应均发生在10岁以下患者的曾受照部位，单次SRS当量剂量

＞16 Gy，计划靶体积＞1.5 cm^3。

质子束治疗（proton beam therapy，PBT）可以替代传统的RT。MacDonald等报道了70例用PBT治疗的局部EPNs儿童的结果。中位随访期46个月，LC和OS表现良好，并发症发生率特别低。PBT可能有助于颅后窝EPNs，因为可以避免对幕上和听觉结构的剂量损伤。幕上EPNs通常是较大的肿瘤并且患者多为10岁以上的儿童，由于PBT能减少神经认知损害，幕上EPNs也可以作为PBT治疗的可靠适应证，在这方面的初步数据令人鼓舞。Indelicato等发表了179例EPN患儿的PBT结果。3年PFS和OS分别为76%和90%。他们得出结论，PBT具有类似光子系的疾病控制率，没有不可预见的毒性。然而也有研究表明用PBT可以观察到脑干放射性坏死（radiation necrosis，RN）。因此，建议限制脑干剂量。另一项研究描述了与光子相比，质子治疗脑干后增强MRI的变化。PBT的优势和风险必须通过现代PBT和前瞻性研究来验证。

总之，SRS是治疗颅内EPN的有效而可靠的方法。复发模式（远处对比局部）和临床意义改变的基因组图谱，如颅后窝EPN和YAP1融合的儿科型（PFA）/成人型（PFB），最终将更重要地指导正确的治疗选择。

29.3.2 低级别星形细胞瘤

低级别胶质瘤（low-grade gliomas，LGGs）是一组Ⅰ级和Ⅱ级肿瘤，占所有儿童CNS的33%。大多数是WHO Ⅰ级毛细胞型星形细胞瘤（pilocytic astrocytomas，PAs），占20岁以下患者脑肿瘤的20%。PAs总体预后良好；然而，发生在不利位置的肿瘤尽管生长缓慢，仍可极少地引起显著的发病率和死亡率。虽然大多数成人Ⅱ级星形细胞瘤会发生恶变，但儿童LGGs的恶变率＜10%。PA和弥漫性星形细胞瘤的10年相对生存率分别为95.7%和80.8%。浅表病灶以最大安全切除为治疗目标；然而视交叉/下丘脑肿瘤复发更频繁，因为这些病变很难完全切除。因此CTx是复发病例的主要治疗方法，以延缓RT引起的晚期AREs风险。如果可以达到GTR或STR，观察可能是合适的选择。

最近的各种文章，大多来自单一机构，已经研究了SRS治疗LGGs的作用。然而关于其安全性和效率的数据仍然不充分。LGGs被列为Ⅲ类靶区，即早反应靶区与大量晚反应正常脑组织混合，所以LGGs不是SRS的理想靶区。尽管认为LGGs不是理想的SRS靶区，但一些报告显示了良好的LC和可接受的毒性。

IRRF展示了PA患者的最广泛病例组（n=141），这些患者因肿瘤进展、复发或前期无法切除接受了单次SRS治疗。55例（39%）患者的SRS作为初次治疗，86例（61%）患者的SRS作为挽救治疗。21例（15%）患者曾接受过分割RT，11例（8%）患者在GKRS前接受过CTx。肿瘤位于脑干的有42例（29.8%）。肿瘤的中位体积为3.45 cm^3（范围0.16 ~ 33.70 cm^3），中位边缘剂量为14 Gy。在67.3个月的中位随访期中，43例（31.4%）、73例（53.3%）和21例（15.3%）患者的病情分别为稳定、减轻和进展。10年生存率和PFS率分别为92.5%和69.7%。共有23例患者出现与治疗相关的毒性，其中1级毒性8人，2级毒性7人，3级毒性8人。没有SRS诱发的恶性肿瘤或其PA恶变的患者。SRS治疗后改善PFS的有利预后因素包括患者年龄较小（＜18岁）、肿瘤较小（＜4.5 cm^3）及既往没有分割RT或CTx。

Trifiletti等还发表了14例成人和14例儿童用GKRS治疗LGGs，主要作为挽救治疗（54%）。4例（14%）患者曾接受过分割EBRT，1例（4%）患者在GKRS前接受过CTx。最常见的部位是小脑（28%），其次是脑干（21.4%）和基底节（17.9%）。肿瘤的中位体积为1.84 cm^3（范围为0.19 ~ 15.94 cm^3），中位边缘剂量为16 Gy。然而对于既往接受过分割EBRT的患者，中位边缘剂量为17 Gy（范围为4 ~ 20 Gy）。本组中1例患者接受了多分割SRS治疗（3 × 5 Gy治疗0.6 cm^{3}下丘脑肿瘤）。在4.6年的中位随访期中，13例（46.5%）、13例（46.5%）和2例（15.3%）患者的病情分别为稳定、减轻和进展。1年、3年、6年和12年的PFS分别为96%、96%、96%和80%。治疗耐受性好，无任何毒性。此外没有SRS相关的继发性恶性肿瘤的患者。

Simonova等发表了25例用GKRS治疗的经组织学证实为PAs患儿的治疗结果。6例（24%）患者在立体定向活检后使用GKRS作为初次正式治疗的确定性治疗，13例（52%）患者为肿瘤切除后使用GKRS治疗，6例（24%）患者在GKRS前接受了分割EBRT。最常见的部位是第三或第四脑室（36%），其次是小脑（20%）和脑干（16%）。中位肿瘤体积2.7 cm^3（范围为0.21～25 cm^3）。分割方案包括5例患者（20%）的单次分割，18例患者（72%）在5天内5次分割，2例患者（8%）5天内10次分割。单次分割治疗的为不靠近脑干或视神经的小脑肿瘤或者肿瘤＜4.8 cm^3，且没有EBRT病史者。单次分割的中位边缘剂量为16 Gy，而5天5次分割和5天10次分割的中位边缘剂量分别为25 Gy和25.5 Gy。在181个月的中位随访期中，10例（40%）患者完全缓解（complete response，CR），10例（40%）患者部分缓解（partial response，PR）。10年生存率96%，10年PFS率80%。靶体积是影响PFS预后的重要因素。2例（8%）患者发生暂时性3级毒性，2例（8%）患者发生永久性4级毒性。在研究期间，有1例患者因恶变和肿瘤进展而死亡。

Dennis等通过剂量学比较和潜在辐射毒性的生物学模型，研究了PBT与调强放射治疗（intensity-modulated radiation therapy，IMRT）治疗11例LGGs患者的潜在优势。他们证明PBT有效地减少了周围正常组织的剂量。他们得出的结论是，在肿瘤位于关键结构附近的情况下，PBT的好处可能更大。

总之，尽管人们认为LGGs不是SRS的理想靶目标，但有几篇文章证明了其良好的LC并且具有可接受的毒性。SRS似乎对有EBRT病史且不可行GTR的病例是有益的。目前没有足够的数据来推荐在初诊LGG的儿科患者中常规使用SRS。

29.3.3 高级别胶质瘤

高级别胶质瘤（HGGs）几乎占所有儿童中枢神经系统肿瘤的10%～25%。世界卫生组织将其归类为Ⅲ级和Ⅳ级肿瘤。HGGs的生存结果与LGGs非常不同，因为大多数患者尽管接受了治疗，但仍将在最初诊断后约3年内死亡，5年OS为15%～20%。尽管针对儿童HGG的标准治疗存在争议，但大多数专家认为局部RT联合传统CTx或新的抗癌药物是一种普遍接受的治疗方法。不幸的是，在过去的十年里，我们对儿童HGGs的分子和遗传本质的了解还没有转化为这些儿童生存结果的改善。

HGG的治疗目标不是消除肿瘤，而是在延长OS和满意的生活质量（quality of life，QOL）之间取得平衡。儿童HGG的侵袭性使儿童的治疗选择复杂化。此外，儿科HGGs相对罕见，这使得大型临床试验具有挑战性。SRS已被用于儿童HGGs的初次或辅助治疗、推量治疗和复发后的挽救治疗。但在儿童HGGs中使用SRS是有争议的，对其使用也没有一致意见。主要问题是附带组织损伤和脑水肿，这对预后有负面影响和（或）给未来的切除带来困难。最全面的使用SRS治疗儿童HGG患者病例组是波士顿放射治疗联合中心90例患者的回顾研究。EPN（*n*=28）、髓母细胞瘤（medulloblastoma，MB）（*n*=16）、胶质母细胞瘤（*n*=10）、间变性星形细胞瘤（*n*=8）、原始神经外胚层肿瘤（*n*=5）及其他（*n*=23）。28例患者因肿瘤残留接受了SRS治疗，是初次治疗的一部分，而62例患者因肿瘤复发接受SRS治疗。81例患者在SRS治疗体积内有大体病灶。在9例无大体病灶的患者中，8例因局部复发而行GTR，并且由于额外的LF风险使用SRS治疗肿瘤床。肿瘤中位体积为4.5 cm^3（范围0.08～29.3 cm^3）。中位边缘剂量为12.5 Gy。所有患者的中位随访时间为24个月，34例存活患者的中位随访时间为55.5个月。间变性星形细胞瘤+GBM的中位PFS为12个月（范围3～119个月）。间变性星形细胞瘤/GBM的3年LC率为50%。复发后接受SRS治疗的儿童的进展率明显高于将SRS治疗作为初次治疗一部分的儿童的进展率（2.63倍）。但是肿瘤复发后治疗的儿童患者5年PFS为19%，提示SRS可以挽救一些无法切除的复发肿瘤患者。Grabb等评估了SRS在12例不能切除的恶性胶质瘤患儿中的应用。10例患儿在SRS治疗前接受了分割RT。12例患儿中有3例在SRS治疗后达到LC，这3例患儿中有2例接受了分割RT作为SRS的辅助治疗。死亡7例，中位生存期为6个月。Baumann等治疗11例患有14个HGGs的儿童，仅5个（36%）获得LC。

PBT治疗儿童HGG的研究尚未见报道。由于HGG的肿瘤边缘以外的微观侵袭，质子的作用可能比光子受限。然而，涉及成年患者的研究表明，PBT加常规分割IMRT可以增加LC和生存率。在一项前瞻性试验中，包括利用加速分割方案使用适形质子和光子增加剂量，90 Gy钴当量剂量（cobalt gray equivalent，CGE）几乎在所有病例中都预防了复发并延长了中位OS。然而，由于RN，通过增加中心剂量来延长LC受到了限制。

根据现有数据，很难就SRS在治疗儿童HGGs方面得出任何重要结论，因为诊断HGG预示着预后很差。关于成人文献的假设数据，有Ⅰ～Ⅲ级证据表明，与EBRT和卡莫司汀相比，SRS推量加EBRT和卡莫司汀在OS、LC或QOL方面没有优势。使用SRS推量与毒性增加有关。然而有Ⅱ～Ⅲ级证据表明，用于治疗复发的SRS可改善某些病例的OS和LC，但代价是可能的毒性反应，在缺乏高质量证据的情况下，SRS可被视为某些病例的替代方案。

29.3.4 髓母细胞瘤

髓母细胞瘤占所有儿童中枢神经系统肿瘤的15%～20%。大多数是散发性的，在胶质瘤息肉病综合征（Turcot综合征）和痣样基底细胞癌综合征（Gorlin综合征）等遗传性综合征中发生率较低。对于大多数儿童，标准治疗包括最大安全切除加颅脑脊髓照射（craniospinal irradiation，CSI）和CTx维持治疗，平均危险患者的5年EFS为80%～82%，高危险患者为70%。

儿童MB患者的SRS治疗指征包括前期推量、复发病灶和转移病灶。大多数报道的患者曾接受了常规CSI及颅后窝推量和辅助CTx。从关于MB使用SRS治疗结果的报告来看，由于适应证、疾病分期和可能的SRS治疗方法存在差异，LC结果和毒性有所不同。在Patrice等最早的研究中，SRS用于3例患者的残留病灶的推量治疗，在11例患者中使用改良LINAC对复发肿瘤实施挽救治疗。所有患者均曾进行CSI。肿瘤中位剂量为12 Gy，肿瘤中位体积为6.9 cm^3。在27个月的中位随访时间中，没有患者在SRS目标体积内出现局部失效，但有2个边缘失效。复发MB进行SRS治疗后的中位OS为10个月，以CNS内的DF为主要的失效方式。作者指出1例患者有SRS相关的长期不良反应。在Woo等的一项较小的研究中，2例儿童在GTR和EBRT之后使用改进的LINAC进行了SRS推量治疗。对于目标体积为1.1 cm^3和1.8 cm^3，SRS推量剂量分别为4.5 Gy和6 Gy。该措施达到了100%的LC率和最小的急性毒性。在Hodgson等的一项研究中，16例MBs患者接受了治疗。6例患者接受前期SRS治疗及CSI作为初次治疗的一部分，其中5例接受了CTx。中位PFS为11个月，3年LC率为57%。德国的一项研究评估了20例患者29个治疗部位的分割立体定向放射治疗（fractionated stereotactic radiotherapy，fSRT）（n=21）和SRS（n=8）对复发MB的疗效。所有患者均行CSI及颅后窝推量，总剂量为54 Gy。fSRT和SRS的平均再照射总剂量分别为24 Gy和15 Gy。在88.5个月的中位随访期中，复发肿瘤达到消退、稳定和进展的比例分别为13例（44.8%）、13例（44.8%）、3例（10.4%），总LC率为89.7%，没有患者出现晚期毒性。Abe等报道的一组病例包括12例患者（18个病灶）局部和（或）远处复发。采用Leksell伽玛刀或改良LINAC对12例患者（11例儿童）的18个肿瘤进行了单分割（n=8）或低分割（n=10）的SRT治疗。所有患者随后进行全身CTx治疗。其中14个在SRT后1～6个月消失。中位PFS和OS分别为9和19个月。3年PFS和OS的Kaplan-Meier估计分别为17%、25%。SRS治疗后的失效形式以DF为主。1例患者在SRT后出现脑干水肿，导致延髓麻痹和四肢麻痹。King等还报道了3例儿童使用剂量递增SRS治疗MB后出现转移性复发。在随后至少2年的随访中2例患者无复发。另外1例患者的临床表现为广泛的颅脑脊髓软脑膜转移，在SRS治疗后4年病情稳定。六次治疗耐受性良好，无ARES。

尽管SRS对MB中的LC非常有效，但DFs仍然普遍存在，表明单用SRS不足以长期控制疾病。因此，系统性治疗应与SRS联合使用，以改善复发MB患者的OS。

29.3.5 脑膜瘤

脑膜瘤（meningiomas，MNGs）常见于成人，很少发生于儿童，占所有颅内肿瘤的3%以下。许多MNGs是散发性的，但很大一部分是由遗传性综合征引起的，尤其是神经纤维瘤病2型（neurofibromatosis type 2，NF-2）。与成人MNGs相比，儿童MNGs预后较差。儿童MNGs多为非典型或间变性（分别为10.4%和8.1%），且具有侵袭性生长和复发模式。早期肿瘤切除的程度、分级和与NF-2的关系是影响儿童预后的最关键决定因素。没有明确的、经统计证实的治疗儿童MNGs的指南；然而，GTR是最终的治疗目标。初次STR患者应考虑重复手术。在儿童中，由于存在严重出血和术后神经功能障碍的风险，肿瘤的大小、血管和位置可能会限制GTR。

MNGs是Ⅱ类靶区，定义为没有正常脑组织混合的迟反应肿瘤组织，它们与正常脑组织有明显的边缘。尽管这些特点使它们成为SRS的良好目标，但关于SRS在儿童MNG中使用的数据非常有限，只有病例组。Eder等发表了2例应用GKRS治疗颅底MNGs的儿童患者的结果，他们提到了1例患者肿瘤显著消退，临床有所改善。Im等发表了2例成功接受GKRS治疗的儿童，分别是在GTR后2年复发的侧裂内MNG和STR后1年复发的眼眶内视神经鞘膜MNG。还有个案报告提出儿童MNGs的SRS成功治疗。Tsurubuchi等最近的一个病例报告描述了1例7岁男孩术后PBT治疗颅底残留的MNG，1年后无复发。

关于儿童的有限的报告数据表明SRS可以提供与成人类似的有利结果。儿童MNG的理想方法是同时考虑手术和SRS。手术和SRS应被视为相互配合的方法，而不是相互竞争的治疗方式。SRS可用于较小的MNGs并能处理残余肿瘤，从而避免在可能导致严重并发症的区域切除肿瘤。

29.3.6 前庭神经鞘瘤

前庭神经鞘瘤（vestibular schwannomas，VSs）是一种罕见的肿瘤，据报道在40～60岁的发病率为1.09/10万。这些肿瘤在儿童中散发，仅占所有神经鞘瘤的0.7%。儿童VSs常发生于发育不良综合征，如NF-2、神经鞘瘤病或因良性头颈部疾病暴露于低剂量辐射的情况下。在NF-2中，VSs特征性表现为双侧病变，并可能伴有其他特定性病变，如其他神经鞘瘤、MNGs和胶质瘤。

目前对VSs的治疗有多种选择，包括连续影像观察、SRS或显微手术。然而VSs的治疗是多种多样的，取决于患者和肿瘤的特点。最近的一项研究表明，与成人相比，儿童VS在临床表现上的变异性较高，治疗结果更差。正如文献表明的那样，成人和儿童VSs在肿瘤特征上存在显著差异，如肿瘤的血管和生长速度。由于担心损害儿童发育和造成终身残疾，儿童的治疗决策方面是困难复杂的。最重要的目的是保留面神经功能，因为它通常被认为是术后QOL最重要的标准。

尽管SRS已经成为VSs的标准治疗方法之一，但在儿童中的数据有限。尽管与手术相比，SRS在LC、发病率和死亡率方面有很好的结果，但听力下降仍是SRS主要的未解决的缺点，尤其是在年轻患者中。在最近的一项荟萃分析系统综述中，Malina等研究了96例散发性单侧VSs患者。他们报告手术治疗的患者面部功能下降（15%）、脑脊液漏（6%）、出血（4%）、头痛（3%）和感染（2%），每次卒中、癫痫发作和小脑肿胀均有记录。他们只报道了1例接受SRS治疗的患者，该患者在治疗后36个月没有明显的肿瘤增大。然而，儿童VSs经常与NF 2相关，必须注意的是，与散发病例相比，与NF-2相关的VSs的LC和听力保留率通常更差。Choi等发表了17例患者24个VSs的GKRS结果，其中18个VSs仅用GKRS治疗，6个VSs用外科手术和GKRS治疗。在显微外科治疗方面，2个VSs完成了GTR，4个VSs完成了STR。但所有6个VSs后来都用GKRS治疗复发或残留肿瘤。手术后听力几乎稳定，因为除了1个VSs外其他的VSs都已经是无实用的听力。然而术后有2例患者出现永久性面瘫。GKRS的平均治疗体积为（4.8±3.2）cm^3（范围0.2～13.6 cm^3），平均边缘剂量为（12.4±0.6）Gy。平均随访期为89.3个月，有6个VSs在GKRS后出现消退，然而其余11个VSs出现进展。GKRS术后3年LC率为35.3%，永久性面瘫无明显增加。在11例SRS治疗之前同侧有实用听力的VSs患者中，GKRS后1年和5年的实用听力保留率分别为67%和53%。作者指出，与NF-2的成人相比，NF-2的儿童可能难以使用GKRS治疗。他们得出结论，当VS没有引起任何关于缓慢生长、肿瘤控制不佳和GKRS后潜在听力损失的迹象或症状时，密切观察NF-2相关的儿童VSs可能是一种有用的治疗方法。

29.3.7 颅咽管瘤

颅咽管瘤（craniopharyngiomas，CPs）是良性鳞状上皮肿瘤，起源于鞍上区及其周围Rathke囊残余物。它们占儿童颅内肿瘤的3.9%，发病率高峰在5～14岁。最常见的位置是第三脑室和鞍上区，其次是松果体区。儿童组中描述的5年OS为83%～96%，10年OS为65%～100%，20年平均OS为62%。争论的焦点是提倡GTR手术治疗和有意的STR后再进行RT，GTR仅用于不累及下丘脑的肿瘤。早期研究表明，无论组织学亚型如何，手术切除范围是复发的最显著因素；尽管显微外科取得了进展，但由于与周围关键结构如下丘脑、视通路和垂体的密切接触，完成全切除仍具有挑战性。GTR与发病率的增加有关，但复发率没有差异。在最近的一项Meta分析中，评估STR和RT联合使用对比GTR的疗效，对大约750例患者汇总分析显示在疾病控制方面没有显著差异，进一步证实了STR和术后RT的潜力。即使通过影像学证实了GTR，复发率也在20%～27%。

最近SRS被用于治疗CPs，作为前期辅助推量或复发的挽救治疗（图29.2）。数据来自包括儿童和成人在内的病例组。尽管CPs靠近视通路限制了SRS的作用，但具有明确的边缘和较低的CNS播散可能性使这些肿瘤成为SRS的理想选择。日本Leksell伽玛刀协会一项研究报道了242例患者（40例儿童）的结果。所有患者在GKRS前均行手术治疗。中位肿瘤体积为3.1 cm^3（范围0.03～22.3 cm^3），中位边缘剂量为11.4 Gy（范围8～20.4 Gy），视通路剂量1.6～14 Gy。中位随访时间为57.3个月（范围3～205个月），肿瘤的MRI表现：CR 19例（7.9%），PR 82例（33.9%），无变化47例（19.4%），进展74例（30.6%）。GKRS术后3年、5年、10年的PFS率分别为73.1%、62.2%和42.6%。首次GKRS术后中位随访时间为61.4个月（范围3～180个月），3年、5年和10年生存率分别为95.4%、92.5%和82.0%。约50%的病例在病程中需要多次治疗，其中GKRS手术次数为：139例1次（16.1%）、59例2次（24.4%）、28例3次（11.6%）、11例≥4次（4.5%）。对于GKRS后复发的肿瘤，43例（17.8%）患者进行了再次GKRS，51例（21.1%）进行了手术，14例（5.8%）进行了非GKRS照射。ARE发生率为6.2%，垂体前叶功能恶化最为常见。Dho等最近的一项研究包括了35例患者（14例儿童）40个GKRSs，中位肿瘤体积为0.4 cm^3（范围0.07～10.82 cm^3），单次分割GKRS（22个肿瘤）的中位边缘剂量为15 Gy（范围10～20 Gy），分割GKRS（分割3次）的中位边缘剂量为6 Gy（范围5～7.5 Gy）。肿瘤有效率为68.9%，LC为87.9%。5年和10年的生存率分别为96%和86%。作者证明肿瘤的位置、视神经与肿瘤的距离、剂量对总有效率有统计学意义。Kobayashi等评估了100例（36例儿童）复发CP接受GKRS治疗的预后因素，100例CP为有意STR后残留肿瘤（n=62）或不同治疗后复发的肿瘤（n=38）。肿瘤平均体积为3.5 cm^3，边缘剂量为11.5 Gy（范围10～18 Gy）。在63个月的中位随访中，肿瘤控制率为79.5%。5年和10年生存率分别为94.1%和91%。5年和10年的PFS率分别为73.6%和60.2%。儿童和成人患者的反应分别记录，儿童发生进展的概率较高（32% *vs*.13%）。多因素分析显示平均肿瘤直径和剂量是预后的独立预测因素。在随后对30例患者（4例儿童）的研究中，同一作者声称小肿瘤（2.64 cm^{3}或直径16.3 mm）的有效边缘剂量约为11.7 Gy。Ulfarsson等评估了21例患者（11例儿童），他们在治疗失败后接受GKRS（70%）或在立体定向活检和（或）囊肿抽吸后作为初次治疗进行GKRS（30%）。平均肿瘤体积为7.8 cm^3（范围0.4～33 cm^3），22个肿瘤接受GKRS治疗。在3.5年的中位随访时间中，5例消退，3例稳定，14例进展。边缘剂量<6 Gy的肿瘤比≥6 Gy的肿瘤更易

发生进展（85% *vs.*33%）。同样值得注意的是，儿童GKRS后最终发生进展的为82%，而成人为50%。作者提出CPs的LC所需的边缘剂量可能相对较低。另一方面，Xu等对37例患者（17例儿童）的39次GKRS手术进行了评估，这些患者因治疗失败（76%）或作为初次治疗（24%）接受GKRS治疗，并证明边缘剂量＞14.5 Gy是延长PFS的有利预后因素。关于肿瘤的性质，各种研究报告囊性/混合性肿瘤的LC较实体瘤差。在Kobayashi对100例患者（38例儿童）的研究中，边缘剂量为11.5 Gy，平均肿瘤体积为3.5 cm^3，表明囊性/混合性肿瘤是进展的负面预后因素。同样，Niranjan等指出，实性病变（77.5%）和完全囊性病变（100%）的5年总LC率均优于混合型肿瘤（64.3%）。

PBT也是一个治疗儿童CPs的有前景的选择，显著减少了对非靶组织的剂量。对儿童CPs的照射计划研究已经证实，PBT降低了颞叶和大脑认知亚结构的剂量。一项涉及94例患有CP的儿童和青少年研究的早期结果显示，3年PFS率为97.8%，中位随访时间为2.65年（范围0.50～5.23年）。作者还表示，儿童的PBT治疗结局包括失败、RN、血管病变和神经系统并发症，与光子治疗相当。同组的另一份报告表明，与光子治疗相比，PBT能够保持学习认知的能力。

尽管需要对SRS治疗儿童CP进行前瞻性研究，但单一机构病例组已报道了理想的LC。

表29.1总结了选定的主要病例组的治疗结果。

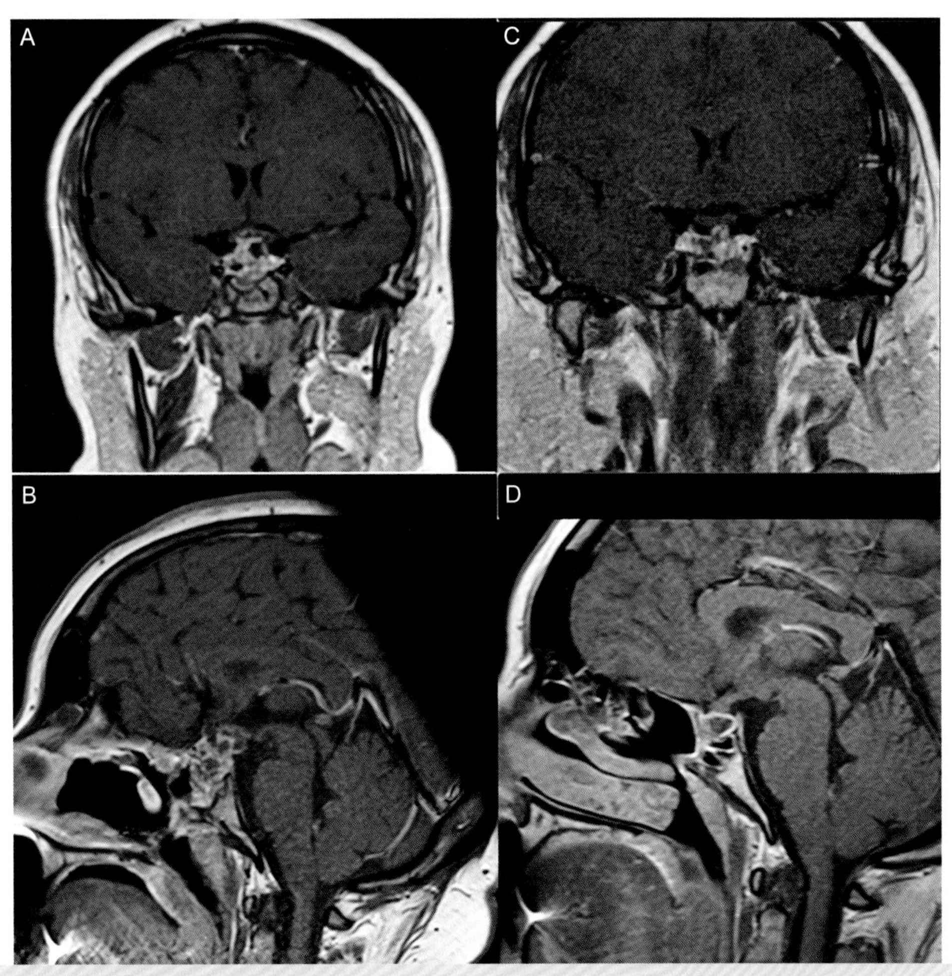

A～B.复发肿瘤用20 Gy的边缘剂量照射，分割5次，45%等剂量线；C～D.在放射外科治疗后20个月进行的末次随访影像，病灶已显著缩小。

图29.2 1例11岁的颅咽管瘤女性患者接受低分割伽玛刀放射外科治疗

29.3.8 垂体腺瘤

儿童垂体腺瘤（pituitary adenomas，PITs）占所有颅内肿瘤的比例<3%，占所有儿童及青少年垂体肿瘤的5%。儿童PITs分类与成人相似，分泌型PITs更常见，ACTH PITs是最常见的类型，其次是PRL PITs和GH PITs。成人垂体肿瘤的特征性体征和症状在儿童中也很常见。虽然大多数PITs是散发的，但大约5%的病例发生在家族背景中。其中50%以上与多发性内分泌肿瘤1型（MEN-1）和Carney综合征有关。

虽然经蝶手术（transsphenoidal surgery，TSS）是大多数垂体瘤的首选一线治疗方法，但催乳素瘤需要在手术前使用多巴胺激动剂进行药物治疗。但有一些是早期手术的适应证，包括急性视力丧失或颅神经麻痹。幸运的是，相当大比例的儿童PITs在初次手术后预后中等，文献回顾报告手术治愈率为65%。然而，手术并不总是能够完成完全切除，35%的患者在初次手术后可能会观察到复发或持续。分泌型PITs的治疗更具挑战性，在儿童中可能复发，尤其是库欣病（cushing disease，CD），估计其10年复发率为40%。≥3%的高增殖指数和局部侵袭的影像学证据与高复发可能性相关，而有丝分裂活性和p53表达则与复发不相关。最适合的二线治疗的选择取决于复发的特性和患者。对于解剖学上可触及肿瘤的患者，通常建议再次手术，主要是在初次手术后明显缓解一段时间的情况下。既往对成人的研究表明，57%的成人分泌型PITs可通过再次手术治愈，儿童PITs通过再次手术治愈率仅为14%。许多儿童为海绵窦肿瘤复发或肿瘤进展，这使得再次手术变得复杂。在修正手术不成功或不能进行手术的情况下，可以选择RT。尽管成人病例组中不能切除的复发肿瘤对RT反应相当好，在97%的非分泌性肿瘤和45%～93%的分泌性肿瘤中获得成功，在至少60%的复发分泌性肿瘤中获得永久生化治愈的成功，但儿童垂体RT的数据更加有限，因为它仅用于16%的肿瘤复发或持续的儿童。犹豫不决的原因是考虑到垂体功能减退的明显风险和对认知能力下降的恐惧。

SRS治疗儿童PITs的疗效和安全性主要来源于单中心、年龄小的患者病例组。有限的儿童文献数据表明SRS的结果与成人相当。在迄今为止最广泛的病例组中，Sheehan等报道了418例患者接受GKRS治疗的结果，这些患者为持续性分泌性PIT或有影像学进展证据的非分泌性PIT，中位随访期为31个月。末次随访时，343例患者（90.3%）的肿瘤体积稳定或消退，37例患者（9.7%）肿瘤有进展。只有边缘剂量与肿瘤

表 29.1 已发表的颅咽管瘤立体定向放射外科治疗的主要病例组（*n* ≥ 35）

作者	年份	例数	儿童（%）	方式	治疗体积（cm^3）	边缘剂量（Gy）	随访（月）	肿瘤控制（%）	OS（%或年）	PFS（%或年）	毒性（%）
Niranjan等	2010	46	33	GKRS	1.0（0.07～8.0）	13（9～20）	62（12～232）	68	97.1%（5年）	91.6%（5年）	N/A
Xu等	2011	37	46	GKRS	1.6（0.1～18.6）	14.5（6～25）	50（8～212）	67	75.6%（5年）	67%（5年）	N/A
Kobayashi等	2012	100	36	GKRS	3.5	11.5（8～14）	65.5	79.5	91%（10年）	60.2（10年）	N/A
Saleem等	2013	35	49	GKRS	12（1～33.3）	11.5（8～14）	22（3～36）	88.5	N/A	N/A	0
Lee等	2014	137	<50	GKRS	5.5（0.2～28.4）	12（9.5～16）	46	69	83.9%（10年）	43.8（10年）	10.9
Merchant等	2017	94	100	PBT	N/A	54	32（6～63）	N/A	N/A	97.8（3年）	N/A
Dho等	2018	35	40	GKRS	0.4（0.07～10.82）	1 5（10～20）	65（12～225）	87.9	86%（10年）	63.1%（5年）	0
Tsugawa等	2020	242	17	GKRS	3.1（0.03～22.3）	11.4（8～20.4）	61（3～180）	53.3	82%（10年）	42.6%（10年）	6.2

控制显著相关（P=0.02）。分泌性PIT的患者中内分泌缓解的中位时间为48.9个月。边缘剂量与缓解时间呈负相关（P=0.019）。体积每减少1 cm^3，内分泌缓解率增加1.30倍。在GKRS时停用抑制药物在控制内分泌缓解方面有统计学意义。24.4%的患者在GKRS后新发激素缺乏，GKRS时使用抑制药物治疗、既往行开颅手术，以及较大的PIT体积与垂体功能丧失显著相关。Pollock和其同事的报告也指出PIT体积>4 cm^3的患者更有可能出现新发激素缺乏。最近的一项多机构研究报道了36例分泌型PITs儿童患者［促肾上腺皮质激素PITs（n=24）；生长激素PITs（n=12）］的GKRS结果。24例CD患者中有5例（20.8%）以GKRS为初始治疗；12例肢端肥大症患者中有1例（8.3%）以GKRS为初始治疗。TSS与GKRS之间的中位间隔为10个月（范围1～96个月）。中位治疗体积CD组为0.65 cm^3（范围0.10～7.20 cm^3），肢端肥大症组为1.2 cm^3（范围0.9～26.7 cm^3）。33.3%的CD患者与66.6%的肢端肥大症患者观察到海绵窦侵犯。CD组和肢端肥大症组的中位边缘剂量分别为25 Gy（范围12.90～27.1 Gy）和23.5 Gy（范围12～35 Gy）。CD患者12个月的总体缓解率为79.2%，肢端肥大症患者30个月的总体缓解率为41.7%。在63.7个月的中位随访中，8例患者（22.2%）有内分泌复发。CD组优于肢端肥大症组（16.7%*vs.*33.3%）。年龄小于15岁的GKRS（P=0.006）和较高的边缘剂量（P=0.042）是整个队列缓解的有统计学意义的预后因素。与肢端肥大症相比，CD患者累积缓解无进展生存的可能性更好（P=0.002）。在AREs方面，有7例（19.4%）患者出现了新发激素缺乏，在两组中分布相对平均（CD为20.83%，肢端肥大症为18.7%）。

诊断CD患者的一个众所周知的困难是无法在影像上识别肿瘤，这可能是由于肿瘤是微小的或侵入硬脑膜或弥漫性浸润腺体。只要SRS治疗之前明确鞍区有肿瘤，SRS治疗仍可成功。9例MRI阴性但激素活跃的CD患者接受了全鞍GKRS治疗，其中8例（89%）在中位时间22个月内获得了初次内分泌缓解。Lee等和Shepard等也发表了全鞍GKRS治疗CD的安全性和有效性的文章。在24个月的中位时间缓解率为71.4%，在12个月的中位时间缓解率为63.2%。CD的另一个问题是侵袭性垂体促肾上腺皮质激素瘤，其表现为细胞增生增加和对周围结构的侵袭。Chen等证实增生指数增加的儿童PITs的复发率为17.6%，而典型PITs的复发率为5.9%。他们还报告局部侵袭PITs的复发率为18.2%，而非侵袭性PITs的复发率为8.7%。另一项临床研究比较了侵袭性PIT（n=10）和非侵袭性PIT（n=35）组的GKRS结果。结果发现，非侵袭组的平均激素缓解时间明显短于侵袭组［分别为（23.5±6.3）个月和（33.0±5.0）个月，P<0.05］。初始肿瘤体积（≥2 cm^3）是判断侵袭行为的重要因素。应小心避免SRS治疗后的视觉功能损伤。通常视神经的最大剂量是8～10 Gy，以预防SRS治疗术后的视觉并发症。视通路与垂体瘤之间必须有足够的距离（>5 mm）以预防视通路损伤。可以采用几种方法来绕过视通路，如改变伽玛角使周边等剂量曲线的前后轴在矢状面上平行于视通路。随着低分割GKRS的出现，可以在不影响剂量的情况下制订更安全的治疗计划。

因为质子可将最大剂量沉积在靶区，几乎没有出射剂量，PBT可保护正常组织。Wattson等的一项研究包括了144例成人和儿童患者，3年CR率为CD 54%（n=74），纳尔逊综合征63%（n=8），肢端肥大症26%（n=50）和催乳素瘤22%（n=9）。在43个月的中位随访时间中，140例患者的肿瘤控制率为98%。3年和5年新发垂体功能减退的发生率分别为45%和62%。较大的SRS体积是垂体功能减退的重要因素（危险比1.3）。4例患者SRS治疗后有新发的癫痫发作，被认为与大的靶体积相关。没有辐射诱发的肿瘤。

29.3.9 松果体肿瘤

松果体区肿瘤（PRTs）是一组广泛的肿瘤病理类型。在特定邻近范围内的各种解剖位置的肿瘤都被包含进PRTs的分类中。PRTs分为三类：生殖细胞肿瘤（生殖细胞瘤和非生殖细胞瘤性生殖细胞肿瘤，包括畸胎瘤、胚胎癌、卵黄囊瘤、绒毛膜癌和混合瘤）、松果体实质肿瘤（松果体细胞瘤、松果体母细胞瘤和中间分化的松果体实质肿瘤、松果体来源的乳头状瘤）和其他肿瘤（星形细胞瘤、EPNs、脂肪瘤、MNGs和转移性肿瘤）。PRTs并不常见，大约占儿童和青少年原发性脑和中枢神经系统肿瘤的4%，在亚洲发病率更高（高达9%）。手术是治疗的重要组成部分，以达到足够的减瘤、减压和脑积水控制并保证适当的组织病理学诊断。然而松果体区位于大脑最复杂区域的深处，使得PRTs的GTR具有挑战性。尽管神经影像学和显微神经外科技术的进步改善了PRTs的手术效果，但在不同的手术病例组中，GTR率仍在70%左右。针对肿瘤组织学的不同具体治疗方式有所不同，但通常是多种模式的组合，包括切除、分割RT、CTx和SRS。

在包括成人和儿童PRTs患者在内的早期病例组中，LC率为54%～100%的，边缘剂量为10～20 Gy。Iorio-Morin等最近在IRRF的一项研究中描述了70例成人和儿童PRT的SRS结果。最常见的诊断是松果体细胞瘤（37%），排除了转移瘤、胶质瘤、血管外皮细胞瘤/孤立性纤维瘤和松果体区的MNGs。60例患者进行了GKRS辅助治疗，而10例患者（14%）在没有组织学诊断的情况下接受了SRS治疗。对于所有肿瘤，中位肿瘤体积为3.1 cm^3（范围0.4～38.3 cm^3），中位边缘剂量为15 Gy（范围10～20 Gy）。中位随访时间是47个月，10年LC和生存率分别为60%和70%。作者还按肿瘤组织学分层对SRS治疗后的LC和生存率进行了分析，并定义了3种不同的SRS反应模式：①良好的LC及良好的生存率：松果体细胞瘤（20年LC=81%，生存率=76%）和生殖细胞瘤（20年LC=80%，生存率=80%）；②差LC及良好的生存率：松果体区乳头状瘤（papillary tumors of the pineal region，PTPR）（5年LC=33%，生存率=100%）；③差LC及低生存率：中间分化松果体实质肿瘤（5年LC=50%，生存率=56%）和松果体母细胞瘤（5年LC=27%，生存率=48%）。有趣的是，作者的5年LC和生存率分别为61%和67%。研究观察到28%的病例存在放射导致的影像学改变。他们报道了15%的患者发生了临床恶化，包括新的局灶性神经功能障碍、帕里诺综合征和脑积水，分别占9%、7%和3%。

Li等发表了一个大型病例研究，包括147例儿童和成人患者，他们根据磁共振影像结合病史、临床表现、卡氏（Karnofsky）表现评分和年龄使用SRS治疗PRTs。平均肿瘤体积为8.47 cm^3，平均边缘剂量为13.6 Gy。中位随访时间为67.2个月（范围60.5～100.1个月），作者报告5年LC和生存率分别为90.8%和66.7%。他们的结论是未经组织学确认的GKRS也可用于PRTs。但必须认识到一些PRTs，如生殖细胞瘤，在局部治愈后有特有的脑室和脊髓扩散率（2%～37%）。因此，GKRS联合全脑放射治疗和CTx显然是无病理诊断或病理诊断不清的PRT患者的合适选择。由于PRTs是罕见的，现有的证据水平不足以指导治疗。SRS似乎是一种可靠的方法，其有效性和作用取决于组织学。SRS可作为松果体细胞瘤和PTPR的首选治疗方案，它也可用于复发的治疗或作为推量以减少治疗生殖细肿瘤和松果体母细胞瘤分割RT的剂量。

29.3.10 动静脉畸形

脑动静脉畸形（arteriovenous malformations，AVMs）是一种发育不良、脆弱的血管簇，含有多条高流量动静脉分流，无毛细血管床。AVMs传统上被认为是出生前脑血管发育异常引起的先天性病变。但新的证据表明，AVMs是动态病变，有可能是新生形成和出生后生长。尽管罕见，但儿童AVMs是最常见的脑血管异常，也是自发性脑出血的主要原因，估计每年出血率为0.9%～6.3%。除出血外，它们还可引起癫痫发作和（或）局灶性神经功能障碍。

较高的破裂率和较长的预期寿命需要调整治疗策略以适应儿童。治疗AVM的决定必须根据位置、大小、自然病史、年龄、合并症和神经系统状态。各种儿童病例组都描述了几种治疗方式的并发症（＜10%）和闭塞率（61%～94%），包括手术、栓塞、SRS或多模式治疗。低级别的AVMs通常用手术治疗，因为这种选择闭塞的可能性最高。出血患者通常首选手术治疗，因为血肿通常有助于手术入路，同时减少对正常脑组织的损害和进一步的发病率。然而，血管造影所记录的完全手术切除后的AVM复发被认为是罕见的，但AVM的复发越来越多地被观察到，尤其是在儿童中。

SRS是一种治疗儿童AVMs的有效干预措施，作为初始治疗或多模式治疗的一部分，特别是对于那些不适合手术的AVMs或不愿意手术的患者。据报道SRS治疗后4～5年的闭塞率为60%～80%（图29.3）。

IRRF最近发表了539例儿童AVMs的SRS长期结果和风险。71.6%的患者在SRS治疗之前有出血。既往治疗包括EBRT（12.8%）、手术（6.1%）和栓塞（16.9%）。平均AVM最大直径为2.6 cm，平均病灶体积为5.9 cm^3。AVMs主要分布于语言区（75.9%）和脑深部（34%）。SRS的平均边缘剂量为20.2 Gy。由于首次SRS手术后闭塞不完全，21.4%的患者进行了多次SRS治疗（2～5次）。平均随访85.8个月，64.3%的患者出现闭塞，出血风险相对较低（8.4%）。在接受多次SRS手术的患者中，末次随访时闭塞率为47.8%。作者报道了两个亚组分析的良好结局率（单分割SRS为63%，单分割SRS作为AVM的唯一治疗为66%），高于整个队列（57%）。

在Glazener等最近的一项研究中，报道了使用基于LINAC的SRS治疗儿童AVMs的长期结果。34例儿童接受单分割SRS治疗，中位剂量为16.8 Gy，80%等剂量线。中位随访98个月（范围36～200个月），64.7%的病灶闭塞。2例患者（5.9%）出现出血性囊肿需要手术治疗，3例患者出现症状性RN。

2019年Börcek等发表了一项荟萃分析，包括对1212例儿童患者的20项研究。最常见

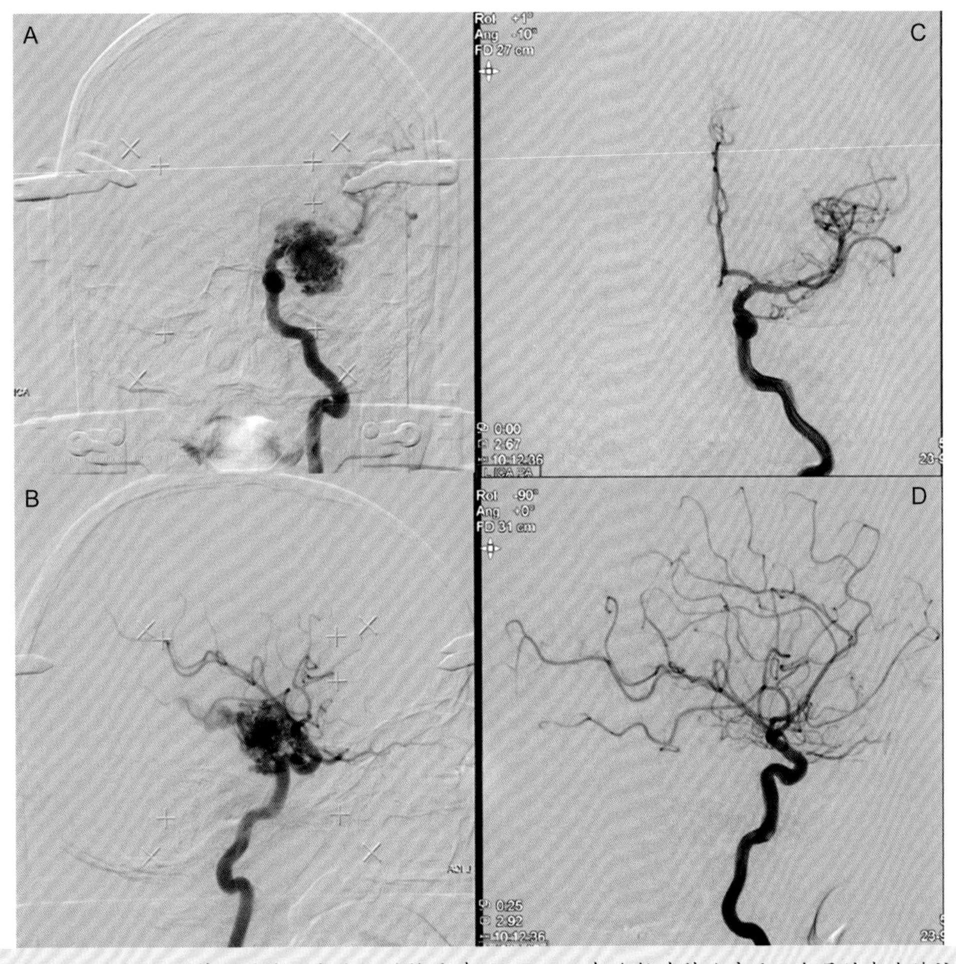

A～B.以边缘剂量16 Gy，50%等剂量线照射左颞动静脉畸形；C～D.在放射外科治疗后36个月的末次随访中，数字减影血管造影显示病灶完全闭塞。

图29.3　1例14岁男性动静脉畸形患者接受单分割伽玛刀放射外科治疗

的临床表现是出血（67%），其次是癫痫发作、头痛和神经功能障碍。AVM体积为1.20～13.42 cm³。边缘剂量为15～25 Gy，随访时间为22～100个月。在整个队列中SRS的形式为：GKRS 809例（66.7%），基于LINAC的SRS 337例（27.8%），PBT 66例（5.5%）。根据汇总分析结果，在随访期结束时，单分割SRS治疗后65.9%的AVMs闭塞。总的并发症发生率（新发出血、新发神经功能障碍和死亡率）为8.0%。SRS术后新发神经功能障碍3.1%，新发颅内出血4.2%，死亡率0.04%。作者表示按治疗方法或年份划分的组间无显著差异。

SRS治疗后AVM闭塞实际上消除了出血风险，但SRS以延迟的方式诱导血管巢闭塞。因此在治疗和闭塞之间的整个潜伏期内患者仍有出血的风险，SRS治疗后可能跨越长达五年的时间间隔。IRRF旨在通过一项多中心、回顾性队列研究确定SRS治疗儿童AVMs早期闭塞的预测因素，并将儿童AVMs的闭塞分为早期（≤24个月，*n*=95）和晚期（>24个月，*n*=250）反应。早期组和晚期组平均AVM体积分别为2.6 cm³和5.0 cm³。早期组治疗AVMs的平均边缘剂量是21.6 Gy，晚期组为20.4 Gy。早期闭塞的独立预测因素是女性、单次SRS治疗、较高的边缘剂量、较高的等剂量线、较深的AVM位置和较小的AVM体积。在189例儿童AVMs的单中心回顾性队列研究中，Hasegawa等描述了较高的边缘剂量和闭塞之间的关系。边缘剂量≥21.8 Gy治疗儿童AVMs的5年和10年闭塞率分别为71%和88%，而边缘剂量<21.8 Gy治疗儿童AVMs的5年和10年闭塞率分别为60%和78%（*P*=0.041）。一项IRRF研究强调了边缘剂量在SRS治疗儿童AVM后闭塞中的重要性，在边缘剂量≥22 Gy和<22 Gy治疗AVM中，观察到的闭塞率分别为81.6%和51.4%。一项研究分析了199例成人和儿童AVMs患者的临床预后影响因素，还发现≥20 Gy治疗患者的闭塞率显著高于<20 Gy治疗的患者（77%*vs.*51%，*P*=0.007）。尽管既往有类似的研究确定了≥22 Gy、≥18 Gy或20 Gy等更高的边缘剂量与更高的闭塞率显著相关，但也有结果相矛盾的研究指出，闭塞率与剂量之间没有关系。

高级别（Spetzler-Martin Ⅳ级和Ⅴ级）AVMs由于血管结构复杂、体积大和位于语言功能区，难以用任何方法治疗。Patibandla等报道了28例Ⅳ级AVMs患儿应用单分割SRS治疗。平均病灶体积和SRS边缘剂量分别为5.9 cm³和19.4 Gy。3年、5年、7年和10年的闭塞率分别为11%、19%、29%和35%。SRS治疗后的年出血率为3.2%，症状性和永久性放射改变分别为7.1%和3.5%。既往高级别儿童AVM>20%的SRS治疗病例组研究中，闭塞率为20%～77%。Hasegawa等报道在单次或重复GKRS后，Ⅳ级AVMs的5年和10年闭塞率分别为34%和78%。然而，没有Ⅴ级AVMs患者完全闭塞。在我们的临床研究中，我们也发现Ⅳ～Ⅴ级AVMs的闭塞率明显低于Ⅰ～Ⅲ级AVMs（84%*vs.*96%，*P*=0.002）。在这些AVM中也建议采用体积分期SRS治疗，并发现可以将大AVM缩小到≤8 mL，从而允许每次分割有更高的剂量、缩短反应时间并在不增加并发症的情况下提高闭塞率和治愈率。

儿童深部AVMs是不寻常的、复杂的且不为人所知。Meling和Patet做了一个系统的回顾，比较了几种治疗深部儿童AVMs的治疗方式的优缺点。他们报道了8项关于GKRS的临床研究的结果，共涵盖1063例儿童，其中427例AVM是深部的，闭塞率为34%～81%，间隔时间为24～51个月。SRS手术的暂时性和永久性并发症发生率分别为2.9%～48.0%和0～7.0%。一项PBT的临床研究共有80例儿童，其中37例AVM位于深部，闭塞率为41%，从治疗到闭塞的中位时间为49个月。暂时性和永久性并发症发生率分别为13.7%和2.3%。

之前对AVM自然史的研究已经确定，未破裂的病灶比破裂的病灶出血的可能性更小。然而，出血风险随着年龄的增长而增加。患者一生中出血的风险增加，从而使儿童暴露在最高的累积终生出血风险中。Ding等分析了51例未破裂AVMs儿童的SRS预后，中位边缘剂量为21.5 Gy。中位随访45个月，3年、5年和10年的闭塞率分别为29%、54%和72%，SRS治疗后年出血率为1.3%。IRRF最近还发表了101例未破裂、既往未治疗的AVMs儿童的SRS结果。平均AVM体积为9 cm³。单分割SRS占87%，平均边缘剂量为

19.2 Gy。平均随访81个月，主要终点发生率为14%，涉及出血性卒中（6%）、死亡（3%）和永久性放射改变（8%）。闭塞率为57%，单次SRS治疗（P=0.007）和较高的边缘剂量（P=0.005）是闭塞的预测指标。边缘剂量≤19 Gy、19～21 Gy和>21 Gy的闭塞率分别为46.4%、61.1%和77.8%。作者报道了每年约2%的发病率和死亡率，10年后似乎趋于稳定。同一组还比较了未破裂和破裂的儿童AVMs的SRS结局。研究队列包括153个未破裂和386个破裂的AVMs。破裂的AVMs更多地进行了切除（7.8% *vs*.2%，P=0.011），而未破裂的AVMS更多地进行了栓塞（24.8% *vs*.13.7%，P=0.002）。未破裂的AVMs体积更大，包括最大直径（平均3.1 cm *vs*. 2.3 cm，P<0.001）和体积（平均9.6 cm^3 *vs*. 4.4 cm^3，P<0.001），且边缘剂量较低（平均19.4 Gy *vs*.20.4 Gy，P=0.002），等剂量线较低（中位数50% *vs*.52.5%，P<0.001），靶点较多（中位数5 *vs*.4，P<0.001）。两组间Spetzler-Martin分级的分布也有差异（P=0.009）。未破裂的AVMs和破裂的AVMs的良好预后分别为48.4%和60.4%，良好预后包括AVM闭塞、无SRS治疗后出血、无永久性症状性放射改变（P=0.190）。经逆概率加权法调整后，两组之间AVM闭塞和SRS治疗后出血的概率具有可比性。他们认为病灶体积和剂量的显著差异，而不是既往出血史，解释了未破裂和破裂的AVM之间良好预后和闭塞的差异。在破裂的儿童AVMs中SRS治疗后出血的可能性也许适度增加，而在未破裂的儿童AVMs中症状性（15.8% *vs*.8.1%）和永久性放射改变（9.2% *vs*.5.0%）更常见。

单纯栓塞很难治愈大血管巢，SRS的成功与AVM体积呈负相关。因此，在非手术治疗AVMs中，栓塞和SRS的联合应用越来越多。在选定的病例中建议对AVM进行靶向栓塞，因为它可以降低出血风险、消除SRS术后潜伏期内病灶的耐辐射点，以及减少AVM病灶体积。然而，一些报告显示SRS治疗之前栓塞会降低闭塞率或增加发病率。最近的一项关于儿童AVMs的IRRF研究报告，既往血管巢栓塞是SRS治疗后闭塞的负面预后因素。Hasegawa等的研究报道了GKRS之前没有进行栓塞（P=0.023）是预测闭塞的重要因素。GKRS前未栓塞患者的5年和10年的闭塞率（66%和84%）高于GKRS前栓塞的患者（54%和67%）（P=0.012）。同样，Russell等在混合患者群体中进行了系统回顾和荟萃分析，显示栓塞加SRS治疗的AVMs的闭塞率（48.4%）明显低于单纯SRS治疗的AVMs（62.7%）。我们临床的研究也显示，既往栓塞患者的闭塞率明显降低（P=0.007）。阐明这些患者较低闭塞率的机制的原因包括：①由于栓塞剂吸收或散射辐射束，减少了对病灶的总剂量；②栓塞诱导的血管生成；③多个不规则病灶使靶区定义不明确而导致SRS计划困难；④未被SRS照射的AVM栓塞部分的再通。Umansky等强调使用Onyx作为明确的栓塞剂，与以前药物的再通率不同，并报告在一组SRS治疗的儿童患者中，SRS联合部分Onyx栓塞，71%的病灶在中位随访时间49.9个月时完全闭塞。

一些人认为儿童和成人AVMs是不同的临床病理实体，据报道在患者基本信息、临床表现、AVM特征和SRS反应方面存在差异。Tanaka等比较了76例成人和23例儿童的AVM分别用20.0 Gy和20.5 Gy治疗的结果，病灶体积分别为4.2cm^3和4.8 cm^3。成人组SRS术后1年和2年完全闭塞率分别为45%和81%，儿童组分别为74%和95%。儿童组未见AREs。作者指出儿童AVMs比成人AVMs更有可能成功和安全地闭塞。Nicolato等的一项研究比较了62例儿童/青少年和193例成人，作者报道了儿童AVMs从治疗到闭塞的中位间隔时间显著缩短（25.7个月*vs*.28.2个月；P=0.017）和36个月闭塞率明显增高（69.4% *vs*.66.8%；P=0.006）。另一方面Pan等将105例儿童的数据与458例成人的数据进行了比较，并报道了儿童组中型（3～10 cm^3）和大型（10～20 cm^3）的AVM的疗效低于同等大小的成人。IRRF最近的一项多中心回顾性配对队列研究比较了儿童（n=315）和成人（n=315）患者AVMs的SRS结果。这些队列在既往RT、既往出血、深度和位置、最大直径、体积、是否有AVM相关动脉瘤、深静脉引流、Spetzler-Martin分级、边缘剂量、最大剂量和随访时间方面进行匹配。在良好预后、闭塞、SRS治疗后出血、影像学放射改变、症状性放射改变或永久性放射改变方面，队列之间没有显著差异。

总之，SRS治疗儿童AVMs在5年的闭塞率为60%～80%。儿童AVMs的SRS术后年出血风险约为1%，这与自然病程密切相关。尽管近40%的儿童SRS治疗AVM后会出现放射改变的神经影像学证据，但这些病例中只有不到1/3有神经系统表现。

表29.2总结了选定的主要病例组的治疗结果。

29.3.11 其他肿瘤

非前庭神经鞘瘤（non-vestibular schwannomas，NVSs）较少见，以三叉神经鞘瘤最常见。这些疾病不常见，无法将不同的治疗方法形成一致的意见。SRS单独或联合手术可带来良好的预后，并发症发生率相对较低，是NVSs的有效治疗选择。在Langlois等的一项关于NVSs的研究中，作者发表了患有Ⅴ、Ⅶ和颈静脉孔区神经鞘瘤的儿童及成人的结果。中位随访48个月，66%的肿瘤消退，31%的肿瘤保持稳定，3%的肿瘤完全消退。D'Astous等也报道了中位随访33个月的LC为94%。

脊索瘤是一种极其罕见、生长缓慢、级别低、局部侵袭性的颅底肿瘤，对这种肿瘤的治疗方法（主要是对复发的治疗）有限。Kano等评估了71例患者的结果，GKRS作为颅底脊索瘤的初始、辅助或挽救治疗，所有4例儿童患者在73个月（范围63～131个月）的中位随访中没有肿瘤进展。

脉络丛肿瘤是起源于脉络丛上皮的脑室内乳头状病变，占儿童脑肿瘤的2%～4%。IRRF最近的一项研究评估了GKRS作为WHO Ⅰ～Ⅲ级脉络丛肿瘤的初始或辅助治疗的作用，32例患者包括了4例儿童，LC为69%。

神经节胶质瘤是一种分化良好的低级别肿瘤，占所有中枢神经系统肿瘤的0.3%～1.4%。Song等报道了2例儿童在手术切除颞叶神经节胶质瘤后接受GKRS（边缘剂量为15 Gy和18 Gy）的治疗结果，2例患者均无癫痫发作并实现了肿瘤控制。

29.4 并发症

关于SRS并发症的数据主要限于病例组。曾有成人患者头痛、疲劳、睡眠模式改变、攻击行为或抑郁等非特异性症状的报告；然而，目前还没有关于儿童患者的具体数据。颅后窝病变可导致癫痫加重和恶心呕吐。由于GKRS在成像和治疗期间使用刚性框架固定患者，钉眼疼痛/麻木是报道最多的特有症状。此外，由于疼痛，也可以观察到焦虑、晕厥或血管迷走神经发作。然而，随

表 29.2 发表的儿童动静脉畸形立体定向放射外科治疗的主要病例组（$n \geq 100$）

作者	年	例数	方式	治疗体积（cm^3）	边缘剂量（Gy）	随访（月）	闭塞率（%）	出血（%）	毒性（%）
Shin等	2002	100	GKRS	1.8（0.1～19.2）	20（17～28）	71（6～124）	94.7（5年）	1.5	4
Reyns等	2007	100	LINAC	2.8（0.9～21.3）	23（15～25）	26（11～126）	70	2	7
Pan等	2008	105	GKRS	11.7	18.5	25	81	1.9	8
Yen等	2010	186	GKRS	3.2（0.1～24）	21.9（7.5～35）	80	69	1.8	7
Dinca等	2012	363	GKRS	3.75（0.01～32.8）	22.7（15～25）	N/A	83	2.2	3.6
Kano等	2012	135	GKRS	2.5（0.1～17.5）	20（15～25）	71（6～264）	72（10年）	6	1.8
Nicolato等	2015	100	GKRS	2.8（0.06～39.6）	20.2（9～26.4）	82（36～235）	90	9	11
Starke等	2017	357	GKRS	3.5	21（5～35）	92（12～266）	63	1.4	11
Hasegawa等	2019	189	GKRS	2.2（0.1～33.2）	20（11～30.6）	136（3～323）	81（10年）	2.8	1.2（5年）
Chen等	2018	315	GKRS	3.6	20.9	89	62	9	2
Chen等	2020	101	GKRS	9	19.2	81	82（10年）	5.9	7.9
Chen等	2020	539	GKRS	3	20	69	64.3	8.4	0.4

着Gamma Knife® Icon™的出现，可以有机会治疗曾基于框架的GKRS患者，而无须担心上述与固定相关的并发症。

每种疾病的特定并发症在前面都有描述。一个常见的儿童患者的问题是SRS辐射诱发肿瘤。Patel等回顾了已发表的文献，共鉴定出36例SRS诱发的肿瘤。50%以上的病例最初诊断为VS。最常见的继发性肿瘤是恶性胶质瘤（36%）和恶性周围神经鞘瘤（36%），其次是肉瘤、MNGs和VSs。总体而言，在15年内SRS诱发肿瘤的风险几乎为0.04%。正如Patel等所解释的那样，传递到邻近正常组织的辐射必须是诱变的，而不是细胞毒性的，才能产生继发性肿瘤。研究表明，在SRS治疗过程中，单次高剂量的剂量传递导致细胞毒性超过致突变性。最大剂量在3～10 Gy时，继发性肿瘤的风险增加，然后随着超过此范围的剂量的增加而降低。这些数据解释了为什么SRS继发肿瘤的风险比EBRT更低。这也可以解释为什么使用较低剂量治疗的VSs与高于预期的继发性肿瘤发生率相关。继发良性肿瘤患者的预后似乎与位置和病理相似的原发病变相同。然而，对于继发性恶性肿瘤的治疗并不是很成功，尽管进行了额外的手术、RT和CTx，但平均生存期＜12个月。

29.5 总结

来自几个SRS中心的儿童脑肿瘤和AVMs的SRS经验提供了有用的数据。然而，需要前瞻性的多机构试验来检验SRS在大量儿科患者群体中的作用。

参考文献

（遵从原版图书著录格式）

Abe, M., S. Tokumaru, K. Tabuchi, Y. Kida, M. Takagi, and J. Imamura. 2006. "Stereotactic radiation therapy with chemotherapy in the management of recurrent medulloblastomas." Pediatr Neurosurg 42 (2):81–8. doi: 10.1159/000090460.

Aboukais, R., M. Vinchon, M. Quidet, P. Bourgeois, X. Leclerc, and J. P. Lejeune. 2017. "Reappearance of arteriovenous malformations after complete resection of ruptured arteriovenous malformations: true recurrence or false-negative early postoperative imaging result?" J Neurosurg 126 (4):1088–1093. doi: 10.3171/2016.3.JNS152846.

Adekunle, M.A., and J. V. Hunter. 2016. "Medulloblastoma." In Atlas of Pediatric Brain Tumors, edited by A. M. Adesina, T. Tihan, C. E. Fuller and T.Y. Poussaint, 349. Springer International Publishing AG.

Aggarwal, R., D. Yeung, P. Kumar, M. Muhlbauer, and L. E. Kun. 1997. "Efficacy and feasibility of stereotactic radiosurgery in the primary management of unfavorable pediatric ependymoma." Radiother Oncol 43 (3):269–273. doi: Doi 10.1016/S0167-8140(97)01926-9.

Ahn, E. S., L. S. Chin, K. A. Gyure, R. S. Hudes, J. Ragheb, and A. J. DiPatri, Jr. 2005. "Long-term control after resection and gamma knife surgery of an intracranial clear cell meningioma: case report." J Neurosurg 102 (3 Suppl):303–6. doi: 10.3171/ped.2005.102.3.0303.

Ali, M. J., B. R. Bendok, S. Rosenblatt, J. E. Rose, C. C. Getch, and H. H. Batjer. 2003. "Recurrence of pediatric cerebral arteriovenous malformations after angiographically documented resection." Pediatr Neurosurg 39 (1):32–8. doi: 10.1159/000070878.

Amendola, B. E., A. Wolf, S. R. Coy, M. A. Amendola, and D. Eber. 2005. "Pineal tumors: analysis of treatment results in 20 patients." J Neurosurg 102:175–179. doi: DOI 10.3171/jns.2005.102.s_supplement.0175.

Andrade-Souza, Y. M., M. Ramani, D. J. Beachey, D. Scora, M. N. Tsao, K. Terbrugge, and M. L. Schwartz. 2008. "Liquid embolisation material reduces the delivered radiation dose: a physical experiment." Acta Neurochir (Wien) 150 (2):161–164; discussion 164. doi: 10.1007/s00701-007-1482-9.

ApSimon, H. T., H. Reef, R. V. Phadke, and E. A. Popovic. 2002. "A population-based study of brain arteriovenous malformation: long-term treatment outcomes." Stroke 33 (12):2794–800. doi: 10.1161/01.str.0000043674.99741.9b.

Arslan, I., E. Tezcanli, M. Yilmaz, O. Cizmeli, M. Sengoz, and S. Peker. 2017. "Gamma Knife Radiosurgery for Arteriovenous Malformations: Clinical Series of 199 Patients." Turk Neurosurg 27 (2):301–308. doi: 10.5137/1019-5149.JTN.15330-15.0.

Barua, K. K., K. Ehara, E. Kohmura, and N. Tamaki. 2003. "Treatment of recurrent craniopharyngiomas." Kobe J Med Sci 49 (5-6):123–32.

Baumann, G. S., W. M. Wara, D. A. Larson, P. K. Sneed, P.

H. Gutin, S. F. Ciricillo, M. W. McDermott, E. Park, L. J. Stalpers, L. J. Verhey, V. Smith, P. L. Petti, and M. S. Edwards. 1996. "Gamma knife radiosurgery in children." Pediatr Neurosurg 24 (4):193–201. doi: 10.1159/000121037.

Blakeley, J. O., and S. A. Grossman. 2006. "Management of pineal region tumors." Curr Treat Options Oncol 7 (6):505–516. doi: 10.1007/s11864-006-0025-6.

Blauwblomme, T., M. Bourgeois, P. Meyer, S. Puget, F. Di Rocco, N. Boddaert, M. Zerah, F. Brunelle, C. S. Rose, and O. Naggara. 2014. "Long-term outcome of 106 consecutive pediatric ruptured brain arteriovenous malformations after combined treatment." Stroke 45 (6):1664–71. doi: 10.1161/STROKEAHA.113.004292.

Boari, N., M. Bailo, F. Gagliardi, A. Franzin, M. Gemma, A. del Vecchio, A. Bolognesi, P. Picozzi, and P. Mortini. 2014. "Gamma Knife radiosurgery for vestibular schwannoma: clinical results at long-term follow-up in a series of 379 patients." J Neurosurg 121 Suppl:123–42. doi: 10.3171/2014.8.Gks141506.

Boehling, N. S., D. R. Grosshans, J. B. Bluett, M. T. Palmer, X. F. Song, R. A. Amos, N. Sahoo, J. J. Meyer, A. Mahajan, and S. Y. Woo. 2012. "Dosimetric comparison of three-dimensional conformal proton radiotherapy, intensity-modulated proton therapy, and intensity-modulated radiotherapy for treatment of pediatric craniopharyngiomas." Int J Radiation Oncol Biol Phys 82 (2):643–652. doi: 10.1016/j.ijrobp.2010.11.027.

Bonne, N., R. Aboukais, M. Baroncini, A. Hochart, P. Leblond, F. Broly, F. Dubrulle, J. P. Lejeune, and C. Vincent. 2016. "Pediatric neurofibromatosis type 2: clinical and molecular presentation, management of vestibular schwannomas, and hearing rehabilitation." Childs Nerv Syst 32 (12):2403–2413. doi: 10.1007/s00381-016-3257-1.

Borcek, A. O., E. Celtikci, Y. Aksogan, and M. J. Rousseau. 2019. "Clinical outcomes of stereotactic radiosurgery for cerebral arteriovenous malformations in pediatric patients: systematic review and meta-analysis." Neurosurgery 85 (4):E629–E640. doi: 10.1093/neuros/nyz146.

Bristol, R. E., F. C. Albuquerque, R. F. Spetzler, H. L. Rekate, C. G. McDougall, and J. M. Zabramski. 2006. "Surgical management of arteriovenous malformations in children." J Neurosurg 105 (2 Suppl):88–93. doi: 10.3171/ped.2006.105.2.88.

Buell, T. J., D. Ding, R. M. Starke, R. Webster Crowley, and K. C. Liu. 2014. "Embolization-induced angiogenesis in cerebral arteriovenous malformations." J Clin Neurosci 21 (11):1866–1871. doi: 10.1016/j.jocn.2014.04.010.

Byer, L., C. N. Kline, C. Coleman, I. E. Allen, E. Whitaker, and S. Mueller. 2019. "A systematic review and meta-analysis of outcomes in pediatric, recurrent ependymoma." J Neurooncol 144 (3):445–452. doi: 10.1007/s11060-019-03255-3.

Chao, S. T., V. V. Thakkar, G. H. Barnett, M. A. Vogelbaum, L. Angelov, R. J. Weil, P. Rasmussen, A. M. Reuther, B. Jamison, G. Neyman, and J. H. Suh. 2012. "Prospective study of the short-term adverse effects of gamma knife radiosurgery." Technol Cancer Res Treat 11 (2):117–22. doi: 10.7785/tcrt.2012.500240.

Chen, C. J., D. Ding, H. Kano, D. Mathieu, D. Kondziolka, C. Feliciano, R. Rodriguez-Mercado, I. S. Grills, G. Barnett, L. D. Lunsford, J. P. Sheehan, and Foundation International Gamma Knife Research. 2018. "Stereotactic radiosurgery for pediatric versus adult brain arteriovenous malformations." Stroke 49 (8):1939–1945. doi: 10.1161/STROKEAHA.118.022052.

Chen, C. J., C. C. Lee, D. Ding, S. W. Tzeng, K. N. Kearns, H. Kano, A. Atik, N. Ironside, K. Joshi, P. P. Huang, D. Kondziolka, D. Mathieu, C. Iorio-Morin, I. S. Grills, T. J. Quinn, Z. Siddiqui, K. Marvin, C. Feliciano, A. Faramand, R. M. Starke, G. Barnett, L. D. Lunsford, J. P. Sheehan, and Foundation International Radiosurgery Research. 2019. "Stereotactic radiosurgery for unruptured versus ruptured pediatric brain arteriovenous malformations." Stroke 50 (10):2745–2751. doi: 10.1161/STROKEAHA.119.026211.

Chen, C. J., C. C. Lee, H. Kano, K. N. Kearns, D. Ding, S. W. Tzeng, A. F. Atik, K. Joshi, P. P. Huang, D. Kondziolka, N. Ironside, D. Mathieu, C. Iorio-Morin, I. S. Grills, T. J. Quinn, Z. A. Siddiqui, K. Marvin, C. Feliciano, R. M. Starke, A. Faramand, G. Barnett, L. D. Lunsford, and J. P. Sheehan. 2020. "Radiosurgery for Unruptured Intervention-Naive Pediatric Brain Arteriovenous Malformations." Neurosurgery 87 (2):368–376. doi: 10.1093/neuros/nyz558.

Chen, C. J., C. C. Lee, H. Kano, K. N. Kearns, D. Ding, S. W. Tzeng, A. Atik, K. Joshi, G. H. Barnett, P. P. Huang, D. Kondziolka, D. Mathieu, C. Iorio-Morin, I. S. Grills, T. J. Quinn, Z. A. Siddiqui, K. Marvin, C. Feliciano, A. Faramand, L. D. Lunsford, and J. P. Sheehan. 2020. "Stereotactic radiosurgery for pediatric brain arteriovenous malformations: long-term outcomes." J Neurosurg

Pediatr:1–9. doi: 10.3171/2019.12.PEDS19595.

Chen, J., R. E. Schmidt, and S. Dahiya. 2019. "Pituitary adenoma in pediatric and adolescent populations." J Neuropathol Exp Neurol 78 (7):626–632. doi: 10.1093/jnen/nlz040.

Chiou, S. M., L. D. Lunsford, A. Niranjan, D. Kondziolka, and J. C. Flickinger. 2001. "Stereotactic radiosurgery of residual or recurrent craniopharyngioma, after surgery, with or without radiation therapy." Neuro-Oncol 3 (3):159–166. doi: Doi 10.1215/S1522851700000491.

Choi, J. W., J. Y. Lee, J. H. Phi, K. C. Wang, H. T. Chung, S. H. Paek, D. G. Kim, S. H. Park, and S. K. Kim. 2014. "Clinical course of vestibular schwannoma in pediatric neurofibromatosis Type 2." J Neurosurg Pediatr 13 (6):650–7. doi: 10.3171/2014.3.PEDS13455.

Choque-Velasquez, J., J. Resendiz-Nieves, B. R. Jahromi, R. Colasanti, R. Raj, J. Vehvilainen, O. Tynninen, J. Collan, M. Niemela, and J. Hernesniemi. 2019. "Extent of resection and long-term survival of pineal region tumors in helsinki neurosurgery." World Neurosurg 131:E379–E391. doi: 10.1016/j.wneu.2019.07.169.

Cohen-Inbar, O., R. M. Starke, G. Paisan, H. Kano, P. P. Huang, R. Rodriguez-Mercado, L. Almodovar, I. S. Grills, D. Mathieu, D. Silva, M. Abbassy, S. Missios, J. Y. K. Lee, G. H. Barnett, D. Kondziolka, L. D. Lunsford, and J. P. Sheehan. 2017. "Early versus late arteriovenous malformation responders after stereotactic radiosurgery: an international multicenter study." J Neurosurg 127 (3):503–511. doi: 10.3171/2016.7.JNS161194.

Combs, S. E., C. Thilmann, J. Debus, and D. Schulz-Ertner. 2006. "Local radiotherapeutic management of ependymomas with fractionated stereotactic radiotherapy (FSRT)." BMC Cancer 6:222. doi: 10.1186/1471-2407-6-222.

D'Astous, M., A. L. Ho, A. Pendharkar, C. Y. Choi, S. G. Soltys, I. C. Gibbs, A. T. Tayag, P. A. Thompson, J. R. Adler, and S. D. Chang. 2017. "Stereotactic radiosurgery for non-vestibular cranial nerve schwanommas." J Neurooncol 131 (1):177–183. doi: 10.1007/s11060-016-2286-7.

Daly, A. F., M. A. Tichomirowa, and A. Beckers. 2009. "The epidemiology and genetics of pituitary adenomas." Best Pract Res Clin Endocrinol Metab 23 (5):543–554. doi: 10.1016/j.beem.2009.05.008.

Dalyai, R., T. Theofanis, R. M. Starke, N. Chalouhi, G. Ghobrial, P. Jabbour, A. S. Dumont, L. Fernando Gonzalez, D. S. Gordon, R. H. Rosenwasser, and S. I. Tjoumakaris. 2014. "Stereotactic radiosurgery with neoadjuvant embolization of larger arteriovenous malformations: an institutional experience." Biomed Res Int 2014:306518. doi: 10.1155/2014/306518.

Darsaut, T. E., R. Guzman, M. L. Marcellus, M. S. Edwards, L. Tian, H. M. Do, S. D. Chang, R. P. Levy, J. R. Adler, M. P. Marks, and G. K. Steinberg. 2011. "Management of pediatric intracranial arteriovenous malformations: experience with multimodality therapy." Neurosurgery 69 (3):540–56; discussion 556. doi: 10.1227/NEU.0b013e3182181c00.

Dennis, E. R., M. R. Bussiere, A. Niemierko, M. W. Lu, B. C. Fullerton, J. S. Loeffler, and H. A. Shih. 2013. "A comparison of critical structure dose and toxicity risks in patients with low grade gliomas treated with IMRT versus proton radiation therapy." Technol Cancer Res Treat 12 (1):1–9. doi: 10.7785/tcrt.2012.500276.

Dho, Y. S., Y. H. Kim, J. W. Kim, C. K. Park, H. T. Chung, S. K. Kim, S. H. Paek, K. C. Wang, and D. G. Kim. 2018. "Optimal strategy of gamma knife radiosurgery for craniopharyngiomas." J Neuro-Oncol 140 (1):135–143. doi: 10.1007/s11060-018-2943-0.

Dinca, E. B., P. de Lacy, J. Yianni, J. Rowe, M. W. Radatz, D. Preotiuc-Pietro, and A. A. Kemeny. 2012. "Gamma knife surgery for pediatric arteriovenous malformations: a 25-year retrospective study." J Neurosurg Pediatr 10 (5):445–450. doi: 10.3171/2012.8.PEDS1241.

Ding, D., R. M. Starke, H. Kano, D. Mathieu, P. P. Huang, C. Feliciano, R. Rodriguez-Mercado, L. Almodovar, I. S. Grills, D. Silva, M. Abbassy, S. Missios, D. Kondziolka, G. H. Barnett, L. Dade Lunsford, and J. P. Sheehan. 2017. "International multicenter cohort study of pediatric brain arteriovenous malformations. Part 1: Predictors of hemorrhagic presentation." J Neurosurg Pediatr 19 (2):127–135. doi: 10.3171/2016.9.PEDS16283.

Ding, D., Z. Xu, C. P. Yen, R. M. Starke, and J. P. Sheehan. 2015. "Radiosurgery for unruptured cerebral arteriovenous malformations in pediatric patients." Acta Neurochir (Wien) 157 (2):281–291. doi: 10.1007/s00701-014-2305-4.

Ding, D., C. P. Yen, R. M. Starke, Z. Xu, X. Sun, and J. P. Sheehan. 2014. "Outcomes following single-session radiosurgery for high-grade intracranial arteriovenous malformations." Br J Neurosurg 28 (5):666–674. doi: 10.3109/02688697.2013.872227.

Eder, H. G., K. A. Leber, S. Eustacchio, and G. Pendl. 2001. "The role of gamma knife radiosurgery in children."

Childs Nerv Syst 17 (6):341–346; discussion 347. doi: 10.1007/s003810000435.

El-Ghanem, M., T. Kass-Hout, O. Kass-Hout, Y. J. Alderazi, K. Amuluru, F. Al-Mufti, C. J. Prestigiacomo, and C. D. Gandhi. 2016. "Arteriovenous malformations in the pediatric population: review of the existing literature." Interv Neurol 5 (3–4):218–225. doi: 10.1159/000447605.

Elliott, R. E., K. Hsieh, T. Hochman, I. Belitskaya-Levy, J. Wisoff, and J. H. Wisoff. 2010. "Efficacy and safety of radical resection of primary and recurrent craniopharyngiomas in 86 children Clinical article." J Neurosurg-Pediatr 5 (1):30–48. doi: 10.3171/2009.7.Peds09215.

Endo, H., T. Kumabe, H. Jokura, and T. Tominaga. 2005. "Stereotactic radiosurgery followed by whole ventricular irradiation for primary intracranial germinoma of the pineal region." Minimally Invas Neurosurg 48 (3):186–190. doi: 10.1055/s-2004-830263.

Engvall, G., C. Angstrom-Brannstrom, T. Mullaney, K. Nilsson, G. Wickart-Johansson, A. M. Svard, T. Nyholm, J. Lindh, and V. Lindh. 2016. "It is tough and tiring but it works-children's experiences of undergoing radiotherapy." Plos One 11 (4). doi: ARTN e0153029 10.1371/journal.pone.0153029.

Epstein, R., I. Hanham, and R. Dale. 1997. "Radiotherapy-induced second cancers: are we doing enough to protect young patients?" Eur J Cancer 33 (4):526–530. doi: 10.1016/s0959-8049(97)00056-7.

Faramand, A., H. Kano, A. Niranjan, A. F. Atik, C. C. Lee, H. C. Yang, N. Mohammed, R. Liscak, J. Hanuska, M. Tripathi, D. Kondziolka, J. Sheehan, D. Mathieu, J. C. Flickinger, and L. D. Lunsford. 2020. "Stereotactic radiosurgery for choroid plexus tumors: a report of the international radiosurgery research foundation." Neurosurgery. doi: 10.1093/neuros/nyaa538.

Fitzek, M. M., A. F. Thornton, J. D. Rabinov, M. H. Lev, F. S. Pardo, J. E. Munzenrider, P. Okunieff, M. Bussiere, I. Braun, F. H. Hochberg, E. T. Hedley-Whyte, N. J. Liebsch, and G. R. th Harsh. 1999. "Accelerated fractionated proton/photon irradiation to 90 cobalt gray equivalent for glioblastoma multiforme: results of a phase II prospective trial." J Neurosurg 91 (2):251–260. doi: 10.3171/jns.1999.91.2.0251.

Flickinger, J. C., B. E. Pollock, D. Kondziolka, and L. D. Lunsford. 1996. "A dose-response analysis of arteriovenous malformation obliteration after radiosurgery." Int J Radiat Oncol Biol Phys 36 (4):873–9. doi: 10.1016/s0360-3016(96)00316-1.

Fuller, Christine E. 2016. "Meningiomas." In Atlas of Pediatric Brain Tumors, edited by A.M. Adesina, Tihan, T., Fuller, C.E., Poussaint, T.Y., 349. Springer International Publishing.

Gajjar, A., M. Chintagumpala, D. Ashley, S. Kellie, L. E. Kun, T. E. Merchant, S. Woo, G. Wheeler, V. Ahern, M. J. Krasin, M. Fouladi, A. Broniscer, R. Krance, G. A. Hale, C. F. Stewart, R. Dauser, R. A. Sanford, C. Fuller, C. Lau, J. M. Boyett, D. Wallace, and R. J. Gilbertson. 2006. "Risk-adapted craniospinal radiotherapy followed by high-dose chemotherapy and stem-cell rescue in children with newly diagnosed medulloblastoma (St Jude Medulloblastoma-96): long-term results from a prospective, multicentre trial." Lancet Oncol 7 (10):813–20. doi: 10.1016/S1470-2045(06)70867-1.

Galvan De la Cruz, O. O., P. Ballesteros-Zebadua, S. Moreno-Jimenez, M. A. Celis, and O. A. Garcia-Garduno. 2015. "Stereotactic radiosurgery for pediatric patients with intracranial arteriovenous malformations: variables that may affect obliteration time and probability." Clin Neurol Neurosurg 129:62–66. doi: 10.1016/j.clineuro.2014.11.019.

Giantsoudi, D., J. Adams, S. M. MacDonald, and H. Paganetti. 2017. "proton treatment techniques for posterior fossa tumors: consequences for linear energy transfer and dose-volume parameters for the brainstem and organs at risk." Int J Radiation Oncol Biol Phys 97 (2):401–410. doi: 10.1016/j.ijrobp.2016.09.042.

Glazener, E. M., K. Lodin, M. J. Miller, M. J. Frager, J. Rahimian, J. C. T. Chen, and M. R. Girvigian. 2020. "Pediatric intracranial arteriovenous malformation: long-term outcomes with linear accelerator (LINAC)-based radiosurgery." Adv Radiat Oncol 5 (5):850–855. doi: 10.1016/j.adro.2020.03.018.

Grabb, P. A., L. D. Lunsford, A. L. Albright, D. Kondziolka, and J. C. Flickinger. 1996. "Stereotactic radiosurgery for glial neoplasms of childhood." Neurosurgery 38 (4):696–701; discussion 701–2.

Gross, B. A., A. Storey, D. B. Orbach, R. M. Scott, and E. R. Smith. 2015. "Microsurgical treatment of arteriovenous malformations in pediatric patients: the Boston Children's Hospital experience." J Neurosurg Pediatr 15 (1):71–77. doi: 10.3171/2014.9.PEDS146.

Gunther, J. R., M. Sato, M. Chintagumpala, L. Ketonen, J. Y. Jones, P. K. Allen, A. C. Paulino, M. F. Okcu, J. M. Su, J. Weinberg, N. S. Boehling, S. Khatua, A. Adesina, R. Dauser, W. E. Whitehead, and A. Mahajan. 2015.

"Imaging changes in pediatric intracranial ependymoma patients treated with proton beam radiation therapy compared to intensity modulated radiation therapy." Int J Radiation Oncol Biol Phys 93 (1):54–63. doi: 10.1016/j.ijrobp.2015.05.018.

Gupta, T., M. Maitre, P. Gupta, R. Krishnatry, A. Chatterjee, A. Moiyadi, P. Shetty, V. Singh, G. Chinnaswamy, S. Epari, A. Sahay, V. Patil, and J. GodaSastri. 2020. "Extent of re-excision, sequence/timing of salvage re-irradiation, and disease-free interval impact upon clinical outcomes in recurrent/progressive ependymoma." J Neurooncol 147 (2):405–415. doi: 10.1007/s11060-020-03434-7.

Hadjipanayis, C. G., D. Kondziolka, P. Gardner, A. Niranjan, S. Dagam, J. C. Flickinger, and L. D. Lunsford. 2002. "Stereotactic radiosurgery for pilocytic astrocytomas when multimodal therapy is necessary." J Neurosurg 97 (1):56–64. doi: DOI 10.3171/jns.2002.97.1.0056.

Han, P. P., F. A. Ponce, and R. F. Spetzler. 2003. "Intention-to-treat analysis of Spetzler-Martin grades IV and V arteriovenous malformations: natural history and treatment paradigm." J Neurosurg 98 (1):3–7. doi: 10.3171/jns.2003.98.1.0003.

Hanakita, S., T. Koga, M. Shin, H. Igaki, and N. Saito. 2015. "The long-term outcomes of radiosurgery for arteriovenous malformations in pediatric and adolescent populations." J Neurosurg Pediatr 16 (2):222–31. doi: 10.3171/2015.1.PEDS14407.

Hasegawa, T., T. Kato, T. Naito, T. Tanei, J. Torii, K. Ishii, and E. Tsukamoto. 2019. "Long-term outcomes for pediatric patients with brain arteriovenous malformations treated with Gamma Knife radiosurgery, part 1: analysis of nidus obliteration rates and related factors." World Neurosurg 126:e1518–e1525. doi: 10.1016/j.wneu.2019.03.176.

Hasegawa, T., D. Kondziolka, C. G. Hadjipanayis, J. C. Flickinger, and L. D. Lunsford. 2002. "The role of radiosurgery for the treatment of pineal parenchymal tumors." Neurosurgery 51 (4):880–886. doi: 10.1097/00006123-200210000-00006.

Hasegawa, T., D. Kondziolka, C. G. Hadjipanayis, J. C. Flickinger, and L. D. Lunsford. 2003. "Stereotactic radiosurgery for CNS nongerminomatous germ cell tumors - Report of four cases." Pediatr Neurosurg 38 (6):329–333. doi: 10.1159/000070417.

Hodgson, D. C., L. C. Goumnerova, J. S. Loeffler, S. Dutton, P. M. Black, E. Alexander, 3rd, R. Xu, H. Kooy, B. Silver, and N. J. Tarbell. 2001. "Radiosurgery in the management of pediatric brain tumors." Int J Radiat Oncol Biol Phys 50 (4):929–935. doi: 10.1016/s0360-3016(01)01518-8.

Hug, E. B., R. A. Sweeney, P. M. Nurre, K. C. Holloway, J. D. Slater, and J. E. Munzenrider. 2002. "Proton radiotherapy in management of pediatric base of skull tumors." Int J Radiation Oncol Biol Phys 52 (4):1017–1024. doi: Pii S0360-3016(01)02725-0 Doi 10.1016/S0360-3016(01)02725-0.

Im, S. H., K. C. Wang, S. K. Kim, C. W. Oh, D. G. Kim, S. K. Hong, N. R. Kim, J. G. Chi, and B. K. Cho. 2001. "Childhood meningioma: unusual location, atypical radiological findings, and favorable treatment outcome." Childs Nerv Syst 17 (11):656–62. doi: 10.1007/s003810100507.

Indelicato, D. J., J. A. Bradley, R. L. Rotondo, R. H. Nanda, N. Logie, E. S. Sandler, P. R. Aldana, N. J. Ranalli, A. D. Beier, C. G. Morris, and N. P. Mendenhall. 2018. "Outcomes following proton therapy for pediatric ependymoma." Acta Oncologica 57 (5):644–648. doi: 10.1080/0284186x.2017.1413248.

Indelicato, D. J., J. A. Bradley, E. S. Sandler, P. R. Aldana, A. Sapp, J. E. Gains, A. Crellin, and R. L. Rotondo. 2017. "Clinical outcomes following proton therapy for children with central nervous system tumors referred overseas." Pediatr Blood Cancer 64 (12). doi: ARTN e26654 10.1002/pbc.26654.

Indelicato, D. J., S. Flampouri, R. L. Rotondo, J. A. Bradley, C. G. Morris, P. R. Aldana, E. Sandler, and N. P. Mendenhall. 2014. "Incidence and dosimetric parameters of pediatric brainstem toxicity following proton therapy." Acta Oncologica 53 (10):1298–1304. doi: 10.3109/0284186x.2014.957414.

Iorio-Morin, C., H. Kano, M. Huang, L. D. Lunsford, G. Simonová, R. Liscak, O. Cohen-Inbar, J. Sheehan, C. C. Lee, H. M. Wu, and D. Mathieu. 2017. "Histology-stratified tumor control and patient survival after stereotactic radiosurgery for pineal region tumors: a report from the International Gamma Knife Research Foundation." World Neurosurg 107:974–982. doi: 10.1016/j.wneu.2017.07.097.

Jawahar, A., D. Kondziolka, J. C. Flickinger, and L. D. Lunsford. 1999. "Adjuvant stereotactic radiosurgery for anaplastic ependymoma." Stereotact Funct Neurosurg 73 (1-4):23–30. doi: Doi 10.1159/000029746.

Jeon, C., S. Kim, H. J. Shin, D. H. Nam, J. I. Lee, K. Park, J. H. Kim, B. Jeon, and D. S. Kong. 2011. "The therapeutic efficacy of fractionated radiotherapy and gamma-knife radiosurgery for craniopharyngiomas." J Clin Neurosci 18 (12):1621–1625. doi: 10.1016/j.jocn.2011.03.028.

Jhaveri, A., A. Amirabadi, P. Dirks, A. V. Kulkarni, M. M. Shroff, N. Shkumat, T. Krings, V. M. Pereira, V. Rea, and P. Muthusami. 2019. "Predictive value of MRI in diagnosing brain AVM recurrence after angiographically documented exclusion in children." AJNR Am J Neuroradiol 40 (7):1227–1235. doi: 10.3174/ajnr.A6093.

Jones, C., M. A. Karajannis, D. T. W. Jones, M. W. Kieran, M. Monje, S. J. Baker, O. J. Becher, Y. J. Cho, N. Gupta, C. Hawkins, D. Hargrave, D. A. Haas-Kogan, N. Jabado, X. N. Li, S. Mueller, T. Nicolaides, R. J. Packer, A. I. Persson, J. J. Phillips, E. F. Simonds, J. M. Stafford, Y. Tang, S. M. Pfister, and W. A. Weiss. 2017. "Pediatric high-grade glioma: biologically and clinically in need of new thinking." Neuro Oncol 19 (2):153–161. doi: 10.1093/neuonc/now101.

Kano, H., A. Niranjan, D. Kondziolka, J. C. Flickinger, I. F. Pollack, R. I. Jakacki, and L. D. Lunsford. 2009. "Stereotactic radiosurgery for pilocytic astrocytomas part 2: outcomes in pediatric patients." J Neuro-Oncol 95 (2):219–229. doi: 10.1007/s11060-009-9912-6.

Kano, H., H. C. Yang, D. Kondziolka, A. Niranjan, Y. Arai, J. C. Flickinger, and L. D. Lunsford. 2010. "Stereotactic radiosurgery for pediatric recurrent intracranial ependymomas." J Neurosurg-Pediatr 6 (5):417–423. doi: 10.3171/2010.8.Peds10252.

Kano, H., F. O. Iqbal, J. Sheehan, D. Mathieu, Z. A. Seymour, A. Niranjan, J. C. Flickinger, D. Kondziolka, B. E. Pollock, G. Rosseau, P. K. Sneed, M. W. McDermott, and L. D. Lunsford. 2011. "Stereotactic radiosurgery for chordoma: a report from the North American Gamma Knife Consortium." Neurosurgery 68 (2):379–389. doi: 10.1227/NEU.0b013e3181ffa12c.

Kano, H., D. Kondziolka, J. C. Flickinger, K. J. Park, P. V. Parry, H. C. Yang, S. Sirin, A. Niranjan, J. Novotny, Jr., and L. D. Lunsford. 2012. "Stereotactic radiosurgery for arteriovenous malformations, Part 6: multistaged volumetric management of large arteriovenous malformations." J Neurosurg 116 (1):54–65. doi: 10.3171/2011.9.JNS11177.

Kano, H., D. Kondziolka, J. C. Flickinger, H. C. Yang, T. J. Flannery, N. R. Awan, A. Niranjan, J. Novotny, and L. D. Lunsford. 2012. "Stereotactic radiosurgery for arteriovenous malformations, part 2: management of pediatric patients." J Neurosurg Pediatr 9 (1):1–10. doi: 10.3171/2011.9.PEDS10458.

Kano, H., Y. H. Su, H. M. Wu, G. Simonova, R. Liscak, O. Cohen-Inbar, J. P. Sheehan, A. Meola, M. Sharma, G. H. Barnett, D. Mathieu, L. T. Vasas, A. M. Kaufmann, R. C. Jacobs, and L. D. Lunsford. 2018. "Stereotactic radiosurgery for pediatric intracranial ependymomas: an international multicenter study." Neurosurgery 65:124–125. doi: 10.1093/neuros/nyy303.307.

Kara, M., M. Guduk, Y. Samanci, M. Yilmaz, M. Sengoz, and S. Peker. 2020. "Gamma knife radiosurgery in patients with Cushing's disease: comparison of aggressive pituitary corticotroph tumor versus corticotroph adenoma." Clin Neurol Neurosurg 197. doi: ARTN 106151 10.1016/j.clineuro.2020.106151.

Kilic Durankus, N., Y. Samanci, M. Yilmaz, M. Sengoz, Y. Bolukbasi, and S. Peker. 2020. "Efficacy of whole-sellar Gamma Knife Radiosurgery for magnetic resonance imaging-negative Cushing's disease." J Neurosurg Sci. doi: 10.23736/S0390-5616.20.05048-1.

Kim, H., R. Al-Shahi Salman, C. E. McCulloch, C. Stapf, W. L. Young, and Mars Coinvestigators. 2014. "Untreated brain arteriovenous malformation: patient-level meta-analysis of hemorrhage predictors." Neurology 83 (7):590–7. doi: 10.1212/WNL.0000000000000688.

Kim, N. R., G. Choe, S. H. Shin, K. C. Wang, B. K. Cho, K. S. Choi, and J. G. Chi. 2002. "Childhood meningiomas associated with meningioangiomatosis: report of five cases and literature review." Neuropathol Appl Neurobiol 28 (1):48–56. doi: 10.1046/j.1365-2990.2002.00365.x.

King, D., D. Connolly, H. Zaki, V. Lee, and D. Yeomanson. 2014. "Successful treatment of metastatic relapse of medulloblastoma in childhood with single session stereotactic radiosurgery: a report of 3 cases." J Pediatr Hematol Oncol 36 (4):301–304. doi: 10.1097/MPH.0b013e3182830fd4.

Kobayashi, T. 2009. "Long-term results of Gamma Knife radiosurgery for 100 consecutive cases of craniopharyngioma and a treatment strategy." Jpn Experience Gamma Knife Radiosurg 22:63–76.

Kobayashi, T., Y. Kida, and Y. Mori. 2001. "Stereotactic gamma radiosurgery for pineal and related tumors." J Neuro-Oncol 54 (3):301–309. doi: Doi 10.1023/

A:1012727306066.

Kobayashi, T., Y. Mori, T. Tsugawa, C. Hashizume, and H. Takahashi. 2012. "Prognostic factors for tumor recurrence after Gamma Knife radiosurgery of partially resected and recurrent craniopharyngiomas." Nagoya J Med Sci 74 (1-2):141–147.

Kobayashi, T., T. Tsugawa, M. Hatano, C. Hashizume, Y. Mori, and Y. Shibamoto. 2015. "Gamma knife radiosurgery of craniopharyngioma: results of 30 cases treated at Nagoya Radiosurgery Center." Nagoya J Med Sci 77 (3):447–454.

Koltz, M. T., A. J. Polifka, A. Saltos, R. G. Slawson, Y. Kwok, E. F. Aldrich, and J. M. Simard. 2013. "Long-term outcome of Gamma Knife stereotactic radiosurgery for arteriovenous malformations graded by the Spetzler-Martin classification." J Neurosurg 118 (1):74–83. doi: 10.3171/2012.9.JNS112329.

Koshy, M., S. Rich, T. E. Merchant, U. Mahmood, W. F. Regine, and Y. Kwok. 2011. "Post-operative radiation improves survival in children younger than 3 years with intracranial ependymoma." J Neuro-Oncol 105 (3):583–590. doi: 10.1007/s11060-011-0624-3.

Kralik, S. F., C. Y. Ho, W. Finke, J. C. Buchsbaum, C. P. Haskins, and C. S. Shih. 2015. "Radiation necrosis in pediatric patients with brain tumors treated with proton radiotherapy." Am J Neuroradiol 36 (8):1572–1578. doi: 10.3174/ajnr.A4333.

Kshettry, V. R., J. K. Hsieh, Q. T. Ostrom, C. Kruchko, and J. S. Barnholtz-Sloan. 2015. "Incidence of vestibular schwannomas in the United States." J Neurooncol 124 (2):223–8. doi: 10.1007/s11060-015-1827-9.

Kulkarni, A. V., J. Piscione, I. Shams, and E. Bouffet. 2013. "Long-term quality of life in children treated for posterior fossa brain tumors." J Neurosurg Pediatr 12 (3):235–40. doi: 10.3171/2013.6.Peds12535.

Langlois, A. M., C. Iorio-Morin, L. Masson-Cote, and D. Mathieu. 2018. "Gamma Knife stereotactic radiosurgery for nonvestibular cranial nerve schwannomas." World Neurosurg 110:e1031-e1039. doi: 10.1016/j.wneu.2017.11.163.

Larson, D. A., J. C. Flickinger, and J. S. Loeffler. 1993. "The radiobiology of radiosurgery." Int J Radiat Oncol Biol Phys 25 (3):557–61. doi: 10.1016/0360-3016(93)90080-f.

Lee, C. C., H. C. Yang, C. J. Chen, Y. C. Hung, H. M. Wu, C. Y. Shiau, W. Y. Guo, D. H. C. Pan, W. Y. Chung, and K. D. Liu. 2014. "Gamma Knife surgery for craniopharyngioma: report on a 20-year experience." J Neurosurg 121:167–178. doi: 10.3171/2014.8.Gks141411.

Lee, M., M. Y. S. Kalani, S. Cheshier, I. C. Gibbs, J. R. Adler, and S. D. Chang. 2008. "Radiation therapy and CyberKnife radiosurgery in the management of craniopharyngiomas." Neurosurg Focus 24 (5). doi: Artn E4 10.3171/Foc/2008/24/5/E4.

Lekovic, G. P., L. F. Gonzalez, A. G. Shetter, R. W. Porter, K. A. Smith, D. Brachman, and R. F. Spetzler. 2007. "Role of Gamma Knife surgery in the management of pineal region tumors." Neurosurg Focus 23 (6):E12. doi: 10.3171/FOC-07/12/E12.

Leroy, R., N. Benahmed, F. Hulstaert, N. Van Damme, and D. De Ruysscher. 2016. "Proton therapy in children: a systematic review of clinical effectiveness in 15 pediatric cancers." Int J Radiation Oncol Biol Phys 95 (1):267–278. doi: 10.1016/j.ijrobp.2015.10.025.

Li, W., B. Zhang, W. Kang, B. Dong, X. Ma, J. Song, Y. Liu, and Z. Liang. 2015. "Gamma knife radiosurgery (GKRS) for pineal region tumors: a study of 147 cases." World J Surg Oncol 13:304. doi: 10.1186/s12957-015-0720-5.

Li, X., and J. Zhao. 2009. "Intracranial meningiomas of childhood and adolescence: report of 34 cases with follow-up." Childs Nerv Syst 25 (11):1411–1417. doi: 10.1007/s00381-009-0949-9.

Li, Z., Y. Zhang, E. Wang, Z. Wang, W. Li, S. Huang, and J. Li. 2012. "Intracranial clear cell meningioma in two children with blood relations: two case reports and literature review." Childs Nerv Syst 28 (12):2143–2151. doi: 10.1007/s00381-012-1840-7.

Lin, N., E. R. Smith, R. M. Scott, and D. B. Orbach. 2015. "Safety of neuroangiography and embolization in children: complication analysis of 697 consecutive procedures in 394 patients." J Neurosurg Pediatr 16 (4):432–438. doi: 10.3171/2015.2.PEDS14431.

Liu, W., M. Ni, W. Jia, D. Zhou, Q. Zhang, Y. Jiang, and G. Jia. 2015. "How to address small- and medium-sized acoustic neuromas with hearing: a systematic review and decision analysis." World Neurosurg 84 (2):283–291.e1. doi: 10.1016/j.wneu.2015.03.013.

Lo, S. S., A. J. Fakiris, R. Abdulrahman, M. A. Henderson, E. L. Chang, J. H. Suh, and R. D. Timmerman. 2008. "Role of stereotactic radiosurgery and fractionated stereotactic radiotherapy in pediatric brain tumors." Expert Rev Neurother 8 (1):121–132. doi: 10.1586/14737175.8.1.121.

Louis, D. N., A. Perry, G. Reifenberger, A. von Deimling, D. Figarella-Branger, W. K. Cavenee, H. Ohgaki, O. D. Wiestler, P. Kleihues, and D. W. Ellison. 2016b. "The 2016 World Health Organization Classification of Tumors of the Central Nervous System: a summary." Acta Neuropathol 131 (6):803–820. doi: 10.1007/s00401-016-1545-1.

MacDonald, S. M., N. N. Laack, and S. Terezakis. 2017. "humbling advances in technology: protons, brainstem necrosis, and the self-driving car." Int J Radiation Oncol Biol Phys 97 (2):216–219. doi: 10.1016/j.ijrobp.2016.08.001.

MacDonald, S. M., R. Sethi, B. Lavally, B. Y. Yeap, K. J. Marcus, P. Caruso, M. Pulsifer, M. Huang, D. Ebb, N. J. Tarbell, and T. I. Yock. 2013. "Proton radiotherapy for pediatric central nervous system ependymoma: clinical outcomes for 70 patients." Neuro-Oncol 15 (11):1552–1559. doi: 10.1093/neuonc/not121.

Malina, G. E. K., D. M. Heiferman, L. N. Riedy, C. C. Szujewski, E. G. Rezaii, J. P. Leonetti, and D. E. Anderson. 2020. "Pediatric vestibular schwannomas: case series and a systematic review with meta-analysis." J Neurosurg Pediatr:1–9. doi: 10.3171/2020.3.PEDS19514.

Manera, L., J. Regis, O. Chinot, D. Porcheron, O. Levrier, P. Farnarier, and J. C. Peragut. 1996. "Pineal region tumors: the role of stereotactic radiosurgery." Stereotact Funct Neurosurg 66:164–173. doi: Doi 10.1159/000099807.

Maniakas, A., and I. Saliba. 2012. "Microsurgery versus stereotactic radiation for small vestibular schwannomas: a meta-analysis of patients with more than 5 years' follow-up." Otol Neurotol 33 (9):1611–20. doi: 10.1097/MAO.0b013e31826dbd02.

Massimino, M., L. Gandola, F. Giangaspero, A. Sandri, P. Valagussa, G. Perilongo, M. L. Garre, U. Ricardi, M. Forni, L. Genitori, G. Scarzello, F. Spreafico, S. Barra, M. Mascarin, B. Pollo, M. Gardiman, A. Cama, P. Navarria, M. Brisigotti, P. Collini, R. Balter, P. Fidani, M. Stefanelli, R. Burnelli, P. Potepan, M. Podda, G. Sotti, E. Madon, and Aieop Pediatric Neuro-Oncology Group. 2004. "Hyperfractionated radiotherapy and chemotherapy for childhood ependymoma: final results of the first prospective AIEOP (Associazione Italiana di Ematologia-Oncologia Pediatrica) study." Int J Radiat Oncol Biol Phys 58 (5):1336–1345. doi: 10.1016/j.ijrobp.2003.08.030.

Massimino, M., R. Miceli, F. Giangaspero, L. Boschetti, P. Modena, M. Antonelli, P. Ferroli, D. Bertin, E. Pecori, L. Valentini, V. Biassoni, M. L. Garre, E. Schiavello, I. Sardi, A. Cama, E. Viscardi, G. Scarzello, S. Scoccianti, M. Mascarin, L. Quaglietta, G. Cinalli, B. Diletto, L. Genitori, P. Peretta, A. Mussano, A. Buccoliero, G. Calareso, S. Barra, A. Mastronuzzi, C. Giussani, C. E. Marras, R. Balter, P. Bertolini, E. Giombelli, M. La Spina, F. R. Buttarelli, B. Pollo, and L. Gandola. 2016. "Final results of the second prospective AIEOP protocol for pediatric intracranial ependymoma." Neuro Oncol 18 (10):1451–60. doi: 10.1093/neuonc/now108.

Massimino, M., R. Miceli, F. Giangaspero, L. Boschetti, P. Modena, M. Antonelli, P. Ferroli, D. Bertin, E. Pecori, L. Valentini, V. Biassoni, M. L. GarrS, E. Schiavello, I. Sardi, A. Cama, E. Viscardi, G. Scarzello, S. Scoccianti, M. Mascarin, L. Quaglietta, G. Cinalli, B. Diletto, L. Genitori, P. Peretta, A. Mussano, A. Buccoliero, G. Calareso, S. Barra, A. Mastronuzzi, C. Giussani, C. E. Marras, R. Balter, P. Bertolini, E. Giombelli, M. La Spina, F. R. Buttarelli, B. Pollo, and L. Gandola. 2016. "Final results of the second prospective AIEOP protocol for pediatric intracranial ependymoma." Neuro-Oncol 18 (10):1451–1460. doi: 10.1093/neuonc/now108.

Mathieu, D., and C. Iorio-Morin. 2019. "Stereotactic radiosurgery for pineal region tumors." Prog Neurol Surg 34:173–183. doi: 10.1159/000493062.

Mazzoni, A., S. P. Dubey, A. M. Poletti, and G. Colombo. 2007. "Sporadic acoustic neuroma in pediatric patients." Int J Pediatr Otorhinolaryngol 71 (10):1569–1572. doi: 10.1016/j.ijporl.2007.06.010.

McCrea, H. J., E. George, A. Settler, T. H. Schwartz, and J. P. Greenfield. 2016. "Pediatric suprasellar tumors." J Child Neurol 31 (12):1367–1376. doi: 10.1177/0883073815620671.

Meling, T. R., and G. Patet. 2019. "What is the best therapeutic approach to a pediatric patient with a deep-seated brain AVM?" Neurosurg Rev 42 (2):409–416. doi: 10.1007/s10143-019-01101-8.

Merchant, T. E., C. H. Hua, N. D. Sabin, S. E. Ezell, M. A. Madey, S. Wu, R. B. Khan, and D. J. Indelicato. 2016. "Necrosis, vasculopathy, and neurological complications after proton therapy for childhood craniopharyngioma: results from a prospective trial and a photon cohort comparison." Int J Radiation Oncol Biol Phys 96 (2):S120–S121. doi: DOI 10.1016/j.ijrobp.2016.06.294.

Merchant, T. E., C. H. Hua, N. D. Sabin, M. A. Madey, S. Wu, Y. Li, P. Klimo, F. A. Boop, P. R. Aldana, and

D. J. Indelicato. 2017. "Progression-free survival after proton therapy for childhood craniopharyngioma: early results from a prospective trial." Int J Radiation Oncol Biol Phys 99 (2):S59–S59. doi: DOI 10.1016/j.ijrobp.2017.06.148.

Merchant, T. E., C. Li, X. Xiong, L. E. Kun, F. A. Boop, and R. A. Sanford. 2009. "Conformal radiotherapy after surgery for paediatric ependymoma: a prospective study." Lancet Oncol 10 (3):258–266. doi: 10.1016/s1470-2045(08)70342-5.

Merchant, T., D. Indelicato, C. H. Hua, S. Wu, and H. Conklin. 2017. "comparison of academic achievement scores after proton and photon therapy in children and young adults with craniopharyngioma." Pediatr Blood Cancer 64:S15–S15.

Milker-Zabel, S., A. Zabel, C. Thilmann, I. Zuna, A. Hoess, M. Wannenmacher, and J. Debus. 2002. "Results of three-dimensional stereotactically-guided radiotherapy in recurrent medulloblastoma." J Neurooncol 60 (3):227–233. doi: 10.1023/a:1021184400053.

Mottolese, C., A. Szathmari, A. C. Ricci-Franchi, P. A. Beuriat, and B. Grassiot. 2015. "The sub-occipital transtentorial approach revisited base on our own experience." Neurochirurgie 61 (2–3):168–175. doi: 10.1016/j.neuchi.2013.12.005.

Muller, H. L. 2017. "Risk-adapted, long-term management in childhood-onset craniopharyngioma." Pituitary 20 (2):267–281. doi: 10.1007/s11102-016-0751-0.

Murphy, E. S., S. Parsai, H. Kano, J. P. Sheehan, R. Martinez-Alvarez, N. Martinez-Moreno, D. Kondziolka, G. Simonova, R. Liscak, D. Mathieu, C. C. Lee, H. C. Yang, J. Y. Lee, B. J. McShane, F. Fang, D. M. Trifiletti, M. Sharma, and G. H. Barnett. 2019. "Outcomes of stereotactic radiosurgery for pilocytic astrocytoma: an international multiinstitutional study." J Neurosurg:1–9. doi: 10.3171/2019.9.JNS191335.

Nicolato, A., F. Lupidi, M. F. Sandri, R. Foroni, P. Zampieri, C. Mazza, A. Pasqualin, A. Beltramello, and M. Gerosa. 2006. "Gamma Knife radiosurgery for cerebral arteriovenous malformations in children/adolescents and adults. Part II: differences in obliteration rates, treatment-obliteration intervals, and prognostic factors." Int J Radiat Oncol Biol Phys 64 (3):914–921. doi: 10.1016/j.ijrobp.2005.09.013.

Nicolato, A., M. Longhi, N. Tommasi, G. K. Ricciardi, R. Spinelli, R. I. Foroni, E. Zivelonghi, S. Zironi, S. Dall'Oglio, A. Beltramello, and M. Meglio. 2015. "Leksell Gamma Knife for pediatric and adolescent cerebral arteriovenous malformations: results of 100 cases followed up for at least 36 months." J Neurosurg Pediatr 16 (6):736–747. doi: 10.3171/2015.4.PEDS158.

Niranjan, A., H. Kano, D. Mathieu, D. Kondziolka, J. C. Flickinger, and L. D. Lunsford. 2010. "Radiosurgery for craniopharyngioma." Int J Radiation Oncol Biol Phys 78 (1):64–71. doi: 10.1016/j.ijrobp.2009.07.1693.

Niranjan, A., D. Kondziolka, and L. D. Lunsford. 2009. "Neoplastic transformation after radiosurgery or radiotherapy: risk and realities." Otolaryngol Clin North Am 42 (4):717–729. doi: 10.1016/j.otc.2009.04.005.

Nissim, O., R. Spiegelmann, and B. E. Pollock. 2014. "Whole-sellar stereotactic radiosurgery for functioning pituitary adenomas COMMENTS." Neurosurgery 75 (3):237–237.

Ostrom, Q. T., G. Cioffi, H. Gittleman, N. Patil, K. Waite, C. Kruchko, and J. S. Barnholtz-Sloan. 2019. "CBTRUS statistical report: primary brain and other central nervous system tumors diagnosed in the United States in 2012–2016." Neuro Oncol 21 (Suppl 5):v1–v100. doi: 10.1093/neuonc/noz150.

Packer, R. J., A. Gajjar, G. Vezina, L. Rorke-Adams, P. C. Burger, P. L. Robertson, L. Bayer, D. LaFond, B. R. Donahue, M. H. Marymont, K. Muraszko, J. Langston, and R. Sposto. 2006. "Phase III study of craniospinal radiation therapy followed by adjuvant chemotherapy for newly diagnosed average-risk medulloblastoma." J Clin Oncol 24 (25):4202–4208. doi: 10.1200/JCO.2006.06.4980.

Pan, D. H., Y. H. Kuo, W. Y. Guo, W. Y. Chung, H. M. Wu, K. D. Liu, Y. C. Chang, L. W. Wang, and T. T. Wong. 2008. "Gamma Knife surgery for cerebral arteriovenous malformations in children: a 13-year experience." J Neurosurg Pediatr 1 (4):296–304. doi: 10.3171/PED/2008/1/4/296.

Park, C. K., S. K. Choi, S. H. Lee, M. K. Choi, and Y. J. Lim. 2017. "Clinical outcomes and radiosurgical considerations for pediatric arteriovenous malformation: influence of clinical features on obliteration rate." Childs Nerv Syst 33 (12):2137–2145. doi: 10.1007/s00381-017-3579-7.

Patel, T. R., and V. L. Chiang. 2014. "Secondary neoplasms after stereotactic radiosurgery." World Neurosurg 81 (3–4):594–599. doi: 10.1016/j.wneu.2013.10.043.

Patibandla, M. R., D. Ding, Z. Xu, and J. P. Sheehan. 2017. "Stereotactic radiosurgery for pediatric high-grade brain arteriovenous malformations: our experience and review of literature." World Neurosurg 102:613–622. doi: 10.1016/j.wneu.2017.03.064.

Patrice, S. J., N. J. Tarbell, L. C. Goumnerova, D. C. Shrieve, P. M. Black, and J. S. Loeffler. 1995. "Results of radiosurgery in the management of recurrent and residual medulloblastoma." Pediatr Neurosurg 22 (4):197–203. doi: 10.1159/000120901.

Peker, S., M. Sengoz, T. Kilic, and M. N. Pamir. 2012. "Gamma Knife radiosurgery for jugular foramen schwannomas." Neurosurg Rev 35 (4):549–553; discussion 553. doi: 10.1007/s10143-012-0380-7.

Perry, A., C. S. Graffeo, C. Marcellino, B. E. Pollock, N. M. Wetjen, and F. B. Meyer. 2018. "Pediatric pituitary adenoma: case series, review of the literature, and a skull base treatment paradigm." J Neurol Surg Part B-Skull Base 79 (1). doi: 10.1055/s-0038-1625984.

Pollock, B. E., J. Cochran, N. Natt, P. D. Brown, D. Erickson, M. J. Link, Y. I. Garces, R. L. Foote, S. L. Stafford, and P. J. Schomberg. 2008. "Gamma Knife radiosurgery for patients with nonfunctioning pituitary adenomas: results from a 15-year experience." Int J Radiat Oncol Biol Phys 70 (5):1325–1329. doi: 10.1016/j.ijrobp.2007.08.018.

Pollock, B. E., C. L. Driscoll, R. L. Foote, M. J. Link, D. A. Gorman, C. D. Bauch, J. N. Mandrekar, K. N. Krecke, and C. H. Johnson. 2006. "Patient outcomes after vestibular schwannoma management: a prospective comparison of microsurgical resection and stereotactic radiosurgery." Neurosurgery 59 (1):77–85; discussion 77–85. doi: 10.1227/01.NEU.0000219217.14930.14.

Pollock, B. E., D. Kondziolka, L. D. Lunsford, D. Bissonette, and J. C. Flickinger. 1996. "Repeat stereotactic radiosurgery of arteriovenous malformations: factors associated with incomplete obliteration." Neurosurgery 38 (2):318–324. doi: 10.1097/00006123-199602000-00016.

Pollock, B. E., T. B. Nippoldt, S. L. Stafford, R. L. Foote, and C. F. Abboud. 2002. "Results of stereotactic radiosurgery in patients with hormone-producing pituitary adenomas: factors associated with endocrine normalization." J Neurosurg 97 (3):525–530. doi: DOI 10.3171/jns.2002.97.3.0525.

Potts, M. B., S. A. Sheth, J. Louie, M. D. Smyth, P. K. Sneed, M. W. McDermott, M. T. Lawton, W. L. Young, S. W. Hetts, H. J. Fullerton, and N. Gupta. 2014. "Stereotactic radiosurgery at a low marginal dose for the treatment of pediatric arteriovenous malformations: obliteration, complications, and functional outcomes." J Neurosurg Pediatr 14 (1):1–11. doi: 10.3171/2014.3.Peds13381.

Prabhu, V.C., E.C. Perry, E. Melian, K. Barton, R. Guo, and D.E. Anderson. 2014. "Intracranial meningiomas in individuals under the age of 30; Analysis of risk factors, histopathology, and recurrence rate." Neurosci Discov. 2 (1). doi: http://dx.doi.org/10.7243/2052-6946-2-1.

Puccinelli, F., Mntk Tran Dong, M. Iacobucci, J. X. Mazoit, P. Durand, P. Tissieres, and G. Saliou. 2019. "Embolization of cerebral arteriovenous shunts in infants weighing less than 5 kg." J Neurosurg Pediatr:1–9. doi: 10.3171/2018.11.Peds1865.

Pulsifer, M. B., R. V. Sethi, K. A. Kuhlthau, S. M. MacDonald, N. J. Tarbell, and T. I. Yock. 2015. "Early cognitive outcomes following proton radiation in pediatric patients with brain and central nervous system tumors." Int J Radiation Oncol Biol Phys 93 (2):400–407. doi: 10.1016/j.ijrobp.2015.06.012.

Rajshekhar, V., R. K. Moorthy, V. Jeyaseelan, S. John, F. Rangad, P. N. Viswanathan, P. Ravindran, and R. Singh. 2016. "Results of a conservative dose plan linear accelerator-based stereotactic radiosurgery for pediatric intracranial arteriovenous malformations." World Neurosurg 95:425–433. doi: 10.1016/j.wneu.2016.06.007.

Reyns, N., M. Hayashi, O. Chinot, L. Manera, J. C. Peragut, S. Blond, and J. Regis. 2006. "The role of Gamma Knife radiosurgery in the treatment of pineal parenchymal tumours." Acta Neurochirurgica 148 (1):5–11. doi: 10.1007/s00701-005-0626-z.

Reyns, N., S. Blond, J. Y. Gauvrit, G. Touzet, B. Coche, J. P. Pruvo, and P. Dhellemmes. 2007. "Role of radiosurgery in the management of cerebral arteriovenous malformations in the pediatric age group: data from a 100-patient series." Neurosurgery 60 (2):268–276; discussion 276. doi: 10.1227/01.NEU.0000249277.72063.BD.

Ruda, R., G. Reifenberger, D. Frappaz, S. M. Pfister, A. Laprie, T. Santarius, P. Roth, J. C. Tonn, R. Soffietti, M. Weller, and E. C. Moyal. 2018. "EANO guidelines for the diagnosis and treatment of ependymal tumors." Neuro Oncol 20 (4):445–456. doi: 10.1093/neuonc/nox166.

Russell, D., T. Peck, D. Ding, C. J. Chen, D. G. Taylor, R. M. Starke, C. C. Lee, and J. P. Sheehan. 2018. "Stereotactic radiosurgery alone or combined with embolization for brain arteriovenous malformations: a systematic review and meta-analysis." J Neurosurg 128 (5):1338–1348.

doi: 10.3171/2016.11.JNS162382.

Safaee, M., J. Burke, and M. W. McDermott. 2016. "Techniques for the application of stereotactic head frames based on a 25-year experience." Cureus 8 (3):e543. doi: 10.7759/cureus.543.

Saleem, M. A., A. S. Hashim, A. Rashid, and M. Ali. 2013. "Role of Gamma Knife radiosurgery in multimodality management of craniopharyngioma." Acta Neurochir Suppl 116:55–60. doi: 10.1007/978-3-7091-1376-9_9.

Sattar, A., and A. Saleem. 2014. "Role of Gamma Knife radiosurgery in multimodality management of paediatric craniopharyngioma." Neuro-Oncol 16:14–14.

Schwartz, T. H. 2019. "Pediatric pituitary adenomas: early and long-term surgical outcome in a series of 85 consecutive patients COMMENT." Neurosurgery 85 (1):74–74.

Selch, M. T., A. A. F. DeSalles, M. Wade, S. P. Lee, T. D. Solberg, R. E. Wallace, J. M. Ford, G. Rubino, C. Cabatan-Awang, and H. R. Withers. 2002. "Initial clinical results of stereotactic radiotherapy for the treatment of craniopharyngiomas." Technol Cancer Res Treat 1 (1):51–59. doi: Doi 10.1177/153303460200100107.

Seymour, Z. A., P. K. Sneed, N. Gupta, M. T. Lawton, A. M. Molinaro, W. Young, C. F. Dowd, V. V. Halbach, R. T. Higashida, and M. W. McDermott. 2016. "Volume-staged radiosurgery for large arteriovenous malformations: an evolving paradigm." J Neurosurg 124 (1):163–174. doi: 10.3171/2014.12.JNS141308.

Sheehan, J. P., N. Pouratian, L. Steiner, E. R. Laws, and M. L. Vance. 2011. "Gamma Knife surgery for pituitary adenomas: factors related to radiological and endocrine outcomes Clinical article." J Neurosurg 114 (2):303–309. doi: 10.3171/2010.5.Jns091635.

Shepard, M. J., G. U. Mehta, Z. Y. Xu, H. Kano, N. Sisterson, Y. H. Su, M. Krsek, A. M. Nabeel, A. El-Shehaby, K. A. Kareem, N. Martinez-Moreno, D. Mathieu, B. J. McShane, K. Blas, D. Kondziolka, I. Grills, J. Y. Lee, R. Martinez-Alvarez, W. A. Reda, R. Liscak, C. C. Lee, L. D. Lunsford, M. L. Vance, and J. P. Sheehan. 2018. "Technique of whole-sellar stereotactic radiosurgery for cushing disease: results from a multicenter, international cohort study." World Neurosurg 116:E670–E679. doi: 10.1016/j.wneu.2018.05.067.

Sheth, S. A., M. B. Potts, P. K. Sneed, W. L. Young, D. L. Cooke, N. Gupta, and S. W. Hetts. 2014. "Angiographic features help predict outcome after stereotactic radiosurgery for the treatment of pediatric arteriovenous malformations." Childs Nerv Syst 30 (2):241–247. doi: 10.1007/s00381-013-2231-4.

Shi, S. Y., M. C. Jin, J. Koenig, I. C. Gibbs, S. G. Soltys, S. D. Chang, G. Li, M. H. Gephart, S. M. Hiniker, and E. L. Pollom. 2019. "Stereotactic Radiosurgery for Pediatric and Adult Intracranial and Spinal Ependymomas." Stereotact Funct Neurosurg 97 (3):189–194. doi: 10.1159/000502653.

Shin, M., S. Kawamoto, H. Kurita, M. Tago, T. Sasaki, A. Morita, K. Ueki, and T. Kirino. 2002. "Retrospective analysis of a 10-year experience of stereotactic radio surgery for arteriovenous malformations in children and adolescents." J Neurosurg 97 (4):779–784. doi: 10.3171/jns.2002.97.4.0779.

Shrivastava, A., N. Mohammed, Z. Xu, R. Liščák, M. Kosak, M. Krsek, K. A. Karim, C. C. Lee, N. Martínez-Moreno, M. Lee Vance, L. D. Lunsford, and J. P. Sheehan. 2019. "Outcomes after gamma knife stereotactic radiosurgery in pediatric patients with cushing disease or acromegaly: a multi-institutional study." World Neurosurg 125:e1104–e1113. doi: 10.1016/j.wneu.2019.01.252.

Simonova, G., P. Kozubikova, R. Liscak, and J. Novotny, Jr. 2016. "Leksell Gamma Knife treatment for pilocytic astrocytomas: long-term results." J Neurosurg Pediatr 18 (1):58–64. doi: 10.3171/2015.10.PEDS14443.

Soanes, L., D. Hargrave, L. Smith, and F. Gibson. 2009. "What are the experiences of the child with a brain tumour and their parents?" Eur J Oncol Nurs 13 (4):255–261. doi: 10.1016/j.ejon.2009.03.009.

Song, J. Y., J. H. Kim, Y. H. Cho, C. J. Kim, and E. J. Lee. 2014. "Treatment and outcomes for gangliogliomas: a single-center review of 16 patients." Brain Tumor Res Treat 2 (2):49–55. doi: 10.14791/btrt.2014.2.2.49.

Sorenson, T. J., W. Brinjikji, C. Bortolotti, G. Kaufmann, and G. Lanzino. 2018. "Recurrent brain Arteriovenous Malformations (AVMs): a systematic review." World Neurosurg 116:e856–e866. doi: 10.1016/j.wneu.2018.05.117.

Souhami, L., W. Seiferheld, D. Brachman, E. B. Podgorsak, M. Werner-Wasik, R. Lustig, C. J. Schultz, W. Sause, P. Okunieff, J. Buckner, L. Zamorano, M. P. Mehta, and W. J. Curran, Jr. 2004. "Randomized comparison of stereotactic radiosurgery followed by conventional radiotherapy with carmustine to conventional radiotherapy with carmustine for patients with glioblastoma multiforme: report of Radiation Therapy Oncology Group 93-05 protocol." Int J Radiat Oncol Biol Phys 60 (3):853–860. doi: 10.1016/j.ijrobp.2004.04.011.

St George, E. J., J. Kudhail, J. Perks, and P. N. Plowman. 2002. "Acute symptoms after gamma knife radiosurgery." J Neurosurg 97 (5 Suppl):631–634. doi: 10.3171/jns.2002.97.supplement.

Starke, R. M., D. Ding, H. Kano, D. Mathieu, P. P. Huang, C. Feliciano, R. Rodriguez-Mercado, L. Almodovar, I. S. Grills, D. Silva, M. Abbassy, S. Missios, D. Kondziolka, G. H. Barnett, L. Dade Lunsford, and J. P. Sheehan. 2017. "International multicenter cohort study of pediatric brain arteriovenous malformations. Part 2: outcomes after stereotactic radiosurgery." J Neurosurg Pediatr 19 (2):136–148. doi: 10.3171/2016.9.PEDS16284.

Stauder, M. C., N. N. I. Laack, K. A. Ahmed, M. J. Link, P. J. Schomberg, and B. E. Pollock. 2012. "Stereotactic radiosurgery for patients with recurrent intracranial ependymomas." J Neuro-Oncol 108 (3):507–512. doi: 10.1007/s11060-012-0851-2.

Steinberg, J. A., M. G. Brandel, K. M. Kang, R. C. Rennert, J. S. Pannell, S. E. Olson, D. D. Gonda, A. A. Khalessi, and M. L. Levy. 2021. "Arteriovenous malformation surgery in children: the Rady Children's Hospital experience (2002–2019)." Childs Nerv Syst. doi: 10.1007/s00381-020-04994-9.

Steliarova-Foucher, E., M. Colombet, L. A. G. Ries, F. Moreno, A. Dolya, F. Bray, P. Hesseling, H. Y. Shin, C. A. Stiller, and IICC 3 Contributors. 2017. "International incidence of childhood cancer, 2001–10: a population-based registry study." Lancet Oncol 18 (6):719–731. doi: 10.1016/S1470-2045(17)30186-9.

Sutcliffe, J. C., D. M. Forster, L. Walton, P. S. Dias, and A. A. Kemeny. 1992. "Untoward clinical effects after stereotactic radiosurgery for intracranial arteriovenous malformations." Br J Neurosurg 6 (3):177–185. doi: 10.3109/02688699209002925.

Tanaka, T., T. Kobayashi, Y. Kida, H. Oyama, and M. Niwa. 1995. "The comparison between adult and pediatric AVMs treated by gamma knife radiosurgery." No Shinkei Geka 23 (9):773–777.

Tensaouti, F., A. Ducassou, L. Chaltiel, S. Bolle, X. Muracciole, B. Coche-Dequeant, C. Alapetite, V. Bernier, L. Claude, S. Supiot, A. Huchet, C. Kerr, E. le Prise, A. Laprie, and Radiotherapy Comm French Soc Child. 2017. "Patterns of failure after radiotherapy for pediatric patients with intracranial ependymoma." Radiother Oncol 122 (3):362–367. doi: 10.1016/j.radonc.2016.12.025.

Thiex, R., A. Williams, E. Smith, R. M. Scott, and D. B. Orbach. 2010. "The use of Onyx for embolization of central nervous system arteriovenous lesions in pediatric patients." AJNR Am J Neuroradiol 31 (1):112–120. doi: 10.3174/ajnr.A1786.

Tihan, T. 2016. "Schwannoma." In Atlas of Pediatric Brain Tumors, edited by A.M. Adesina, Tihan, T., Fuller, C.E., Poussaint, T.Y., 349. Springer International Publishing.

Toussaint, L., D. J. Indelicato, L. P. Muren, Z. F. Li, Y. Lassen-Ramshad, K. Kirby, C. Pedro, R. Mikkelsen, M. Di Pinto, M. Hoyer, and C. H. Stokkevag. 2020. "Temporal lobe sparing radiotherapy with photons or protons for cognitive function preservation in paediatric craniopharyngioma." Radiother Oncol 142:140–146. doi: 10.1016/j.radonc.2019.08.002.

Traunecker, H., C. Mallucci, R. Grundy, B. Pizer, F. Saran, Cancer Children's, and Group Leukaemia. 2008. "Children's Cancer and Leukaemia Group (CCLG): guidelines for the management of intracranial meningioma in children and young people." Br J Neurosurg 22 (1):13–25; discussion 24–5. doi: 10.1080/02688690701842208.

Trifiletti, D. M., M. S. Peach, Z. Xu, R. Kersh, T. N. Showalter, and J. P. Sheehan. 2017. "Evaluation of outcomes after stereotactic radiosurgery for pilocytic astrocytoma." J Neurooncol 134 (2):297–302. doi: 10.1007/s11060-017-2521-x.

Tsao, M. N., M. P. Mehta, T. J. Whelan, D. E. Morris, J. A. Hayman, J. C. Flickinger, M. Mills, C. L. Rogers, and L. Souhami. 2005. "The American Society for Therapeutic Radiology and Oncology (ASTRO) evidence-based review of the role of radiosurgery for malignant glioma." Int J Radiat Oncol Biol Phys 63 (1):47–55. doi: 10.1016/j.ijrobp.2005.05.024.

Tsugawa, T., T. Kobayashi, T. Hasegawa, Y. Iwai, S. Matsunaga, M. Yamamoto, M. Hayashi, H. Kenai, T. Kano, H. Mori, O. Nagano, S. Hasegawa, A. Inoue, Y. Nagatomo, S. Onoue, M. Sato, and S. Yasuda. 2020. "Gamma Knife surgery for residual or recurrent craniopharyngioma after surgical resection: a multi-institutional retrospective study in Japan." Cureus 12 (2). doi: ARTN e6973 10.7759/cureus.6973.

Tsurubuchi, T., M. Matsuda, A. Muroi, N. Sakamoto, E. Ishikawa, and A. Matsumura. 2020. "An aggressive extension of dumbbell-type pediatric skull base meningioma: a case report with review of the literature." World Neurosurg 139:535–547. doi: 10.1016/j.wneu.2020.04.152.

Ulfarsson, E., C. Lindquist, M. Roberts, T. Rahn, M. Lindquist, M. Thoren, and B. Lippitz. 2002. "Gamma knife radiosurgery for craniopharyngiomas: longterm results in the first Swedish patients." J Neurosurg 97:613–622. doi: DOI 10.3171/jns.2002.97.supplement_5.0613.

Umansky, D., B. W. Corn, I. Strauss, N. Shtraus, S. Constantini, V. Frolov, S. Maimon, and A. A. Kanner. 2018. "Combined treatment approach to cerebral arteriovenous malformation in pediatric patients: stereotactic radiosurgery to partially Onyx-embolized AVM." Childs Nerv Syst 34 (11):2269–2274. doi: 10.1007/s00381-018-3854-2.

Vachhrajani, S., C. Fawaz, D. Mathieu, C. Menard, M. D. Cusimano, F. Gentili, M. Hodaie, B. Kenny, A. V. Kulkarni, N. Laperriere, M. Schwartz, M. Tsao, and M. Bernstein. 2008. "Complications of Gamma Knife surgery: an early report from 2 Canadian centers." J Neurosurg 109 (Suppl):2–7. doi: 10.3171/JNS/2008/109/12/S2.

Valle, R. D., M. Zenteno, J. Jaramillo, A. Lee, and S. De Anda. 2008. "Definition of the key target volume in radiosurgical management of arteriovenous malformations: a new dynamic concept based on angiographic circulation time." J Neurosurg 109 (Suppl):41–50. doi: 10.3171/JNS/2008/109/12/S8.

Varlotto, J., C. DiMaio, C. Grassberger, M. Tangel, H. Mackley, M. Pavelic, C. Specht, S. Sogge, D. Nguyen, M. Glantz, C. Saw, U. Upadhyay, R. Moser, S. Yunus, P. Rava, T. Fitzgerald, J. Glanzman, and J. Sheehan. 2016. "Multi-modality management of craniopharyngioma: a review of various treatments and their outcomes." Neuro-Oncol Pract 3 (3):173–187. doi: 10.1093/nop/npv029.

Veeravagu, A., M. Lee, B. W. Jiang, and S. D. Chang. 2010. "The role of radiosurgery in the treatment of craniopharyngiomas." Neurosurg Focus 28 (4). doi: Artn E11 10.3171/2010.2.Focus09311.

Walcott, B. P., J. A. Hattangadi-Gluth, C. J. Stapleton, C. S. Ogilvy, P. H. Chapman, and J. S. Loeffler. 2014. "Proton beam stereotactic radiosurgery for pediatric cerebral arteriovenous malformations." Neurosurgery 74 (4):367–373; discussion 374. doi: 10.1227/NEU.0000000000000294.

Wang, G. Q., X. Y. Zhang, M. Z. Feng, and F. Y. Guo. 2018. "Comparing survival outcomes of gross total resection and subtotal resection with radiotherapy for craniopharyngioma: a meta-analysis." J Surg Res 226:131–139. doi: 10.1016/j.jss.2018.01.029.

Wang, J., Y. Xu, T. Lei, and L. Zeng. 2015. "Treatment decision-making for sporadic small vestibular schwannoma in a pediatric patient: a case report and literature review." Oncol Lett 9 (5):2371–2373. doi: 10.3892/ol.2015.3058.

Warnick, R. E., and E. Yook. 2019. "Relationship between pin type and depth of skull penetration during frame placement for Gamma Knife radiosurgery." J Radiosurg Sbrt 6 (3):241–246.

Wattson, D. A., S. K. Tanguturi, D. Y. Spiegel, A. Niemierko, B. M. K. Biller, L. B. Nachtigall, M. R. Bussiere, B. Swearingen, P. H. Chapman, J. S. Loeffler, and H. A. Shih. 2014. "Outcomes of proton therapy for patients with functional pituitary adenomas." Int J Radiation Oncol Biol Phys 90 (3):532–539. doi: 10.1016/j.ijrobp.2014.06.068.

Winkler, E. A., A. Lu, R. A. Morshed, J. K. Yue, W. C. Rutledge, J. K. Burkhardt, A. B. Patel, S. G. Ammanuel, S. Braunstein, C. K. Fox, H. J. Fullerton, H. Kim, D. Cooke, S. W. Hetts, M. T. Lawton, A. A. Abla, and N. Gupta. 2020. "Bringing high-grade arteriovenous malformations under control: clinical outcomes following multimodality treatment in children." J Neurosurg Pediatr:1–10. doi: 10.3171/2020.1.PEDS19487.

Wolbers, J. G., A. H. Dallenga, A. Mendez Romero, and A. van Linge. 2013. "What intervention is best practice for vestibular schwannomas? A systematic review of controlled studies." BMJ Open 3 (2). doi: 10.1136/bmjopen-2012-001345.

Woo, C., B. Stea, B. Lulu, A. Hamilton, and J. R. Cassady. 1997. "The use of stereotactic radiosurgical boost in the treatment of medulloblastomas." Int J Radiat Oncol Biol Phys 37 (4):761–764. doi: 10.1016/s0360-3016(97)00022-9.

Xin, C., Z. W. Xiong, X. X. Yan, S. Zolfaghari, Y. K. Cai, Z. Y. Ma, T. B. Zhang, J. J. Zhang, Z. W. Li, K. Liu, and J. C. Chen. 2020. "Endoscopic-assisted surgery versus microsurgery for pineal region tumors: a single-center retrospective study." Neurosurg Rev. doi: 10.1007/s10143-020-01283-6.

Xu, Z. Y., C. P. Yen, D. Schlesinger, and J. Sheehan. 2011. "Outcomes of Gamma Knife surgery for craniopharyngiomas." J Neuro-Oncol 104 (1):305–313. doi: 10.1007/s11060-010-0494-0.

Yang, W., H. Anderson-Keightly, E. M. Westbroek, J. M.

Caplan, X. Rong, A. L. Hung, G. P. Colby, A. L. Coon, R. J. Tamargo, J. Huang, and E. S. Ahn. 2016. "Long-term hemorrhagic risk in pediatric patients with arteriovenous malformations." J Neurosurg Pediatr 18 (3):329–338. doi: 10.3171/2016.3.PEDS15715.

Yen, C. P., S. J. Monteith, J. H. Nguyen, J. Rainey, D. J. Schlesinger, and J. P. Sheehan. 2010. "Gamma Knife surgery for arteriovenous malformations in children." J Neurosurg Pediatr 6 (5):426–434. doi: 10.3171/2010.8.Peds10138.

Yianni, J., J. Rowe, N. Khandanpour, G. Nagy, N. Hoggard, M. Radatz, and A. Kemeny. 2012. "Stereotactic radiosurgery for pineal tumours." Br J Neurosurg 26 (3):361–366. doi: 10.3109/02688697.2011.635818.

Yomo, S., M. Hayashi, M. Chernov, N. Tamura, M. Izawa, Y. Okada, T. Hori, and H. Iseki. 2009. "Stereotactic radiosurgery of residual or recurrent craniopharyngioma: new treatment concept using Leksell Gamma Knife Model C with automatic positioning system." Stereotact Funct Neurosurg 87 (6):360–367. doi: 10.1159/000236370.

Zeiler, F. A., M. K. Janik, P. J. McDonald, A. M. Kaufmann, D. Fewer, J. Butler, G. Schroeder, and M. West. 2016. "Gamma Knife radiosurgery for pediatric arteriovenous malformations: a canadian experience." Can J Neurol Sci 43 (1):82–86. doi: 10.1017/cjn.2015.267.

（王亮亮　樊跃飞　译）

脑胶质瘤的立体定向放射外科治疗和低分割立体定向放射治疗

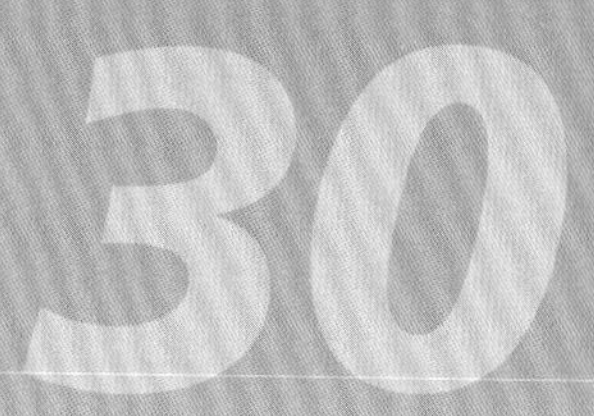

Joseph Tsai，Simon S Lo
放射肿瘤学系
华盛顿大学西雅图医学院
华盛顿 西雅图

30.1 引言

胶质瘤是一群异质性肿瘤，均起源于神经系统的胶质细胞。历史上，胶质瘤按其病理类型，通常基于星形细胞、少突胶质细胞或室管膜成分进行分类。然而，越来越多的证据表明，分子标志物在预测预后和治疗反应方面更为有效。例如，*1p19q*共缺失现在已在很大程度上取代了之前对少突胶质瘤的称号，*H3K27M*突变可以将任何星形胶质瘤升级为WHO Ⅳ级分类。放射治疗模式在很大程度上是根据病理数据决定的，目前的治疗指南通常区别低级别胶质瘤（low-grade gliomas，LGG）和高级别胶质瘤（high-grade Gliomas，HGG），而多形性胶质母细胞瘤（glioblastoma multiforme，GBM）在HGG分类中有其独立的名称。

HGG的治疗通常是最大限度切除肿瘤/减瘤手术，然后是常规的放射治疗和（或）化学治疗。脑肿瘤研究/协作组（Brain Tumor Study/Cooperative Group，BTSG/BTCG）于1978年确立了放射治疗HGG的作用，随机试验BTCG 69-01表明，与支持性治疗相比，全脑放射治疗（whole-brain radiotherapy，WBRT）将总生存期（overall survival，OS）从14周提高到35周。斯堪的纳维亚胶质母细胞瘤研究组（Scandinavian Glioblastoma Study Group，SGSG）在1981年显示了类似的OS改善，从5个月延长到11个月。BTCG 72-01随后显示WBRT联合化学治疗优于单独化学治疗，之后的试验确定了同步和（或）辅助化学治疗在胶质瘤中的作用，包括了替莫唑胺在GBM中的作用。

LGG的治疗比较多变，包括观察、手术、放射治疗和全身治疗的各种组合，取决于患者是否属于风险组。不同的研究试图确定LGG的预后因素，以及何时治疗优于观察。

对全脑进行照射会可能带来许多并发症，而且总剂量也是有限度的。BCTG 80-01表明，与局部治疗相比，WBRT不会延长生存或提高局部控制，这与以下观察结果一致：肿瘤放射治疗后最常见的是局部复发或治疗失败（＜80%在增强的原发灶2 cm范围内，一半在1 cm范围内）。Bleehen等随后探索了这些局部区域的剂量递增，表明更高剂量在一定程度上提高了生存率。迄今为止，进一步剂量升级带来治疗获益并未成功（包括目前正在进行的BN001试验的光子组），但可以想象，进一步剂量升级可能带来益处，因为肿瘤的辐射抵抗是相对的。

随着这些结果和脑成像的发展，以及计算机断层扫描（computerized tomography，CT）、磁共振成像（magnetic resonance imaging，MRI）、正电子发射断层扫描（positron emission tomography，PET）和波谱学的进步，强化对胶质瘤及其周围组织进行局部照射的概念引起人们的兴趣。使用临时或永久性放射源植入物的近距离放射治疗是一种策略，因为它可以向特定目标提供剂量升级，同时通过剂量急剧递减来避免正常组织损伤。最初的Ⅱ期试验数据有希望获得一些生存获益；然而，在2个Ⅲ期试验中，并未证实。这说明了医学中的一个常见问题，即具有较大效应的Ⅱ期阳性试验结果往往会被具有轻微或无效应的Ⅲ期试验结果所取代，导致这种结果的原因很多，包括效力不足和选择偏倚等（美国FDA，2017）。

SRS通常是胶质瘤局部调强治疗的二线策略。Sheehan概述了支持和反对SRS治疗HGG的一些论点。尤其值得一提的是，HGG的局部失效模式支持上述额外“局部”治疗的作用。然而，恶性胶质瘤是高度浸润性病变，在肿瘤的明确放射图像边界之外始终可以看到微观肿瘤细胞，局部调强不会针对这些微小病变。此外，脑胶质瘤通常不具备像脑转移瘤适合进行SRS治疗的特征：小尺寸、直径＜3～4 cm，球形，在组织学/放射学上均与周围脑实质有明确边界。这些肿瘤通常邻近（或侵袭）重要的脑结构，如视神经和脑干，使治疗的毒性成为进一步关注的问题。

尽管存在这些缺陷，SRS仍经常用于新诊断的恶性胶质瘤（通常用于调强），几十年来发表的各种非随机试验，提供了支持和反对这种做法的证据。迄今为止，仅发表了一项前瞻性随机对照试验（randomized controlled trial，RCT）（RTOG 93-05），该试验（与近距离放射治疗试验一样）显示常规放射治疗前进行SRS调强对生存没有获益。本试验确实有一些警示，将在后面的章节中讨论。

由于这些策略显而易见是失败的（到目前为止），自替莫唑胺（及最近的肿瘤治疗电场）的加入以来，恶性胶质瘤的治疗范式并没有显著改变，胶质瘤的预后也没有明显改善。目前一个特别让人感兴趣的领域是描述胶质瘤的分子特征，这可能具有预后的预测价值。这些数据最终不仅可以指导系统治疗方案，还可以指导放射治疗，可能还可以预测SRS调强能使哪些病例获益。

与所有治疗一样，胶质瘤放射治疗的目标是最大限度地提高生存率和生活质量（预防神经认知下降并改善症状），同时尽量减少毒性反应和并发症。为我们的患者提供更多治疗往往很诱人，尤其是预后不佳的患者。然而，要记住这一点，治疗会带来并发症的风险，医学上的无数例子表明，越多并不代表越好。

在这里，我们将总结和讨论脑胶质瘤（包括LGG和HGG）中SRS的报告数据，并提出重要的警告，即这些研究的非随机性损害了其内部和外部的有效性（例如，分别通过入选适应证、疾病严重程度和选择偏倚等因素的混淆）。

30.2 低级别胶质瘤

LGG包括WHO Ⅰ级和Ⅱ级胶质瘤，而毛细胞型星形细胞瘤通常作为主要影响儿童/青少年的肿瘤，应给予特别关注。这些肿瘤的标准治疗是可变的，通常包括手术切除，然后随访观察（根据EORTC 22845试验，在进展时进行挽救性放射治疗）或辅助放射治疗，这取决于患者特征和风险因素。常规分割放射治疗通常涉及45～54 Gy的剂量，这在剂量递增试验EORTC 22844和RTOG 91-10中确定。LGG通常发生在不可切除区域，如在视觉通路中。SRS的作用尚不明确，但有几个小组报道了他们在LGG中使用SRS的经验。

已有描述SRS用于治疗毛细胞型星形细胞瘤的单个患者或小队列的各种报告，由于其非随机和非对照等特点，很难进行解释，因为不清楚常规放射治疗或随访观察是否会获得类似结果。一些患者在确诊后就接受了治疗，而另一些患者之前曾接受了手术切除和（或）分割放射治疗。

类似地，一些小组报道了他们使用SRS治疗视神经胶质瘤的经验，其中许多研究组报告肿瘤的放射反应改善了视力/症状。剂量是多样化的，如40%等剂量线12 Gy、50%等剂量线11 Gy、50%等剂量线15 Gy。目前尚不清楚，与分割放射治疗相比，这是否提供了任何获益，特别是根据Debus等的结果，他们使用30次分割54 Gy剂量治疗10例视神经胶质瘤患者。此外，在决定治疗此类肿瘤时，必须格外小心，因为对视神经通路的照射本身会损害视力，并且在声称有效的研究中可能存在选择性偏倚。

更大的队列研究也难以解释，因为它们涉及多样化的患者群体和临床表现，有些肿瘤还具有混合的组织学特性和可切除性，患者既往有放射治疗史等。这些研究报告的结果非常不同（例如，在SRS中位剂量相似的情况下，Kano等的5年PFS为70%，Hallemeier等的5年PFS为15%）；最近，Murphy等发表了一个多中心的毛细胞型星形细胞瘤患者接受伽玛刀SRS治疗后的队列，报告5年PFS为74%，10年PFS为70%。虽然该研究的作者通常得出结论，SRS可以提供残留/复发胶质瘤的临床控制，但考虑到证据水平，不能确定治疗的重要性（如果有的话）。

除了毛细胞型星形细胞瘤和视神经胶质瘤之外，多个研究小组报道了他们在新诊断LGG及挽救治疗中的经验。不幸的是，这些非对照的队列研究，在剂量和众多变量方面几乎没有一致性，并且很少能得出结论。

根据目前的文献，对于LGGs的初始治疗，与分割放射治疗相比，无论有无化学治疗，支持和反对SRS的数据都有。LGG（特别是毛细胞型星形细胞瘤）的真正标准治疗尚未建立，应在随机前瞻性试验中，将SRS与常规放射治疗和随访观察在各种场景下（无法切除肿瘤的前期治疗、复发等）进行比较，以确定最佳的治疗方案。SRS可能对小的、界限清晰的LGG有益。与下面讨论的复发性HGGs类似，SRS尤其适用于常规放射治疗无效且不能切除的恶性复发/进展的LGGs，尽管目前尚不清楚与重复常规放射治疗或随访观察相比，SRS是否会改善预后或减少毒性反应。

30.3 高级别胶质瘤

HGGs指WHO Ⅲ级和Ⅳ级胶质瘤，包括胶质母细胞瘤（glioblastomas，GBMs），是成人中最常见的恶性脑肿瘤。20世纪70年代，放射治疗对这些病变的获益由BTCG首次确定，目前GBM的一线治疗是最大限度的手术切除，然后进行被Stupp试验所确定的联合替莫唑胺的放化疗。放射治疗部分由放射治疗肿瘤组（Radiation Therapy Oncology Group，RTOG）使用“缩野”的方法确定，T_2高信号部分（代表瘤周水肿）+2 cm，23个分割共46 Gy，锥形下降至肿瘤增强T_1部分+2 cm，30个分割共60 Gy。在Stupp的EORTC试验中，使用单一临床靶体积（clinical target volume，CTV），定义为肿瘤体积（gross tumor volume，GTV）周围外扩2～3 cm。然而，对于老年患者（根据年龄和功能状态不同定义），更短的低分割方案（例如，40 Gy/15 f或25 Gy/5 f）现在可以被认为是标准治疗，因为多项随机对照试验已经确立了类似的疗效。如上所述，目前正在进行胶质瘤的分子特征研究，导致一些历史上的LGGs被视为“分子型GBMs”。

在我们目前的治疗中，GBM进展几乎是不可避免的，二线治疗也没有明确的共识。此时的选择包括再次切除和进一步化学治疗（如贝伐珠单抗）、放射治疗，但这同样只能延迟肿瘤进展。鉴于GBM对放射的反应，人们对剂量递增在产生更好的局部控制方面的实用性非常感兴趣。迄今为止，与对照组相比，剂量增加并不能提高存活率，但会显著增加毒性。最近，NRG肿瘤学试验BN001试图通过基于质子的调强放射治疗和常规质子治疗寻找肿瘤对剂量递增的反应，常规质子治疗组因无效而关闭。然而，可以想象的是，剂量还不够高，不足以对反应产生影响，并且担心亚致死辐射实际上会促进胶质瘤细胞的迁移和侵袭性。因此，SRS可提供的周边剂量陡降和高肿瘤内剂量仍然是HGG的一个吸引人的治疗测试方案。

30.4 SRS作为HGG前期治疗的一部分

从历史上看，SRS提供的剂量调强被认为有利于治疗新诊断的GBMs。Loeffler等发表了最早的一份关于HGG（23个GBM和14个间变性星形细胞瘤）SRS调强的报告，在常规放射治疗后2～4周，向肿瘤增强部分照射10～25 Gy的剂量（33个分割总剂量5940 cGy；）。他们发现，只有24%的患者在中位时间为19个月的随访中死亡，其他观察研究也表明SRS是一种潜在有用的辅助治疗。来自三家机构的汇总数据发现，115例接受治疗的GBM患者中位生存期为24个月。此外，Alexander等将SRS与近距离治疗进行了比较，并报道了相似程度的获益和毒性。然而，考虑到目前还没有近距离放射疗法的已知获益，因此推断，SRS调强也不太可能给治疗结果带来任何益处。

基于这些数据和其他数据，RTOG 93-05对直径小于4 cm的GBM患者常规治疗（放射治疗+卡莫司汀）外结合与未结合前期SRS调强进行比较，发现存活率没有差异（13.5个月*vs*.13.6个月）。这显著降低了研究者对新诊断GBM中SRS调强的热情，尽管其对试验存在批评：①许多中心在常规放射治疗后而不是之前使用SRS调强；②自试验开始以来，替莫唑胺取代卡莫司汀作为GBM的一线化学治疗，这可能影响肿瘤对SRS治疗的反应。然而，尽管有这些批评，RTOG 93-05仍然是GBMs中支持或反对SRS调强的唯一高水平证据。

30.5 复发性HGGs的SRS治疗

几个研究小组已经发表了他们使用SRS治疗复发性GBMs的结果，Bunevicius和Sheehan（2021年）对此进行了充分总结。与其他入组病例一样，数据在各个方面都有巨大的差异。处方剂量（中位数12～20 Gy，范围8～25 Gy）和等剂量线（分别为40%、48%、50%、60%、70%和77%）方面差异很大。患者特征也存在巨大差异，导致无法解释的生存差异（例如，SRS治疗后的中位生存期为7～18个月）。在这些序列中，各种患者特征与SRS的改善结果相关，包括患者年龄、体力状态和肿瘤体积等。然而，鉴于这些研究的观察特性，这些关联仍然不明确，尽管这些结果许多与胶质瘤预后改善的已知预测因子相似。

几个小组试图比较前期SRS治疗和进展期SRS治疗。Villavicencio等发现，中位OS偏向挽救性治疗（21个月*vs*.11.5个月）。然而，Biswas等未发现这种差异，Pouratian等仅发现挽救性治疗的最小益处（17.4个月*vs*.15.1个月）。与所讨论的其他研究一样，考虑到这些都是观察性数据，很难进行解释。

虽然一些研究报道了应用SRS治疗的患者的生存率和生活质量（如神经系统异常、癫痫发作频率、类固醇使用与剂量）比历史对照组有所改善，但鉴于这些研究中固有的混淆风险，以及可导致生存改善的支持性治疗标准的提高，必须极其谨慎地解释这些研究。尤其是有些研究使用了非标准的系统疗法，其结果就更加难以解释。

2005年，Tsao等为美国放射肿瘤学会（American Society for Radiation Oncology，ASTRO）进行了一项关于脑胶质瘤SRS治疗的证据回顾。迄今为止，还没有随机对照试验将放射治疗与替代或额外治疗进行比较，包括重复手术、进一步放化疗（标准分割）或最佳支持治疗。一些研究报道了与^{125}I近距离放射治疗和再手术进行比较的观察数据，但这些研究组间采用非标准化治疗，存在混淆和选择偏倚的风险。

有了大量的数据，Pannullo等对所有当前放射外科在神经肿瘤的治疗应用进行了荟萃分析。作为分析的一部分，他们发现了11项使用SRS治疗GBM的研究，包括450例患者。只有一项前瞻性随机研究（RTOG 93-05），其余为病例对照和回顾性病例分析。无论SRS是作为初始治疗还是挽救治疗，中位生存率的范围相似（两者均为10～25个月），总并发症发生率为11%。尽管是一项荟萃分析，但该研究的输入主要是观察性数据（其中大部分是非对照或控制不良的），因此不应指导治疗。

虽然有许多关于HGG患者在SRS治疗后存活时间延长的故事性病例，但在常规分割放射治疗后也有类似情形，这些患者可能在任何治疗方式下都会表现良好。因此，随机对照试验对于显示SRS的真正效用至关重要。肿瘤生物学和突变也可能驱动关于SRS效用的决策。归根结底，所有这些疗法目前都是姑息性的，因为大多数情况下局部治疗失败发生得很快。因此，必须权衡并发症的风险（下文讨论）与SRS可能提供的迄今未知的益处。

30.6 新兴领域和未来方向

30.6.1 “前沿”SRS

胶质瘤是轴内肿瘤，已知胶质瘤细胞具有沿白质束迁移的能力。传统放射治疗中的边缘扩展技术关注于这些可能的迁移途径，并考虑到了肿瘤迁移的自然屏障如颅骨和脑室等。治疗区域理论上应覆盖MRI上T_2/FLAIR水肿区域，而不仅仅是T_1增强的范围，其好处是可以靶向覆盖这些迁移细胞对肿瘤周围脑组织的微观侵袭。然而，治疗获益尚未得到证实，国家级的指南对是否有必要扩大这一区域存在分歧。此外，有一些不完善的数据也表明神经外科医生的“超全”切除与改善结果相关。

出于这些考虑，Duma等报道了“前沿”SRS的概念，靶向GBM切除瘤腔周围的FLAIR异常信号区，根据病变的大小使用7～10 Gy的剂量。正如Bunevicius和Sheehan所建议的那样，先进的成像方式，如弥散张量成像，可以真实地描绘处于危险的白质束，让我们靶向微观的肿瘤扩散。Einstein等报道了一项Ⅱ期前瞻性试验的结果，该试验使用磁共振波谱（magnetic resonance spectroscopy，MRS）来确定被认为具有高风险T_2 MRI中异常的区域（无论是残留病灶还是复发），并使用SRS对其进行靶向治疗。这些患者在适形分割放射治疗前接受伽玛刀放射治疗，以“最大限度地减少放射后变化对MRS分析的影响”，作者发现SRS治疗组相对于历史对照有获益。然而，只有在随机对照试验中显示出获益，才能证明大规模采用此类技术是合理的。此外，Ene等报告，脑胶质瘤SRS治疗后的失败主要发生在照射野内（34/40患者），这表明照射野外扩带来的任何获益可能都不是很大。

30.6.2 分割立体定向放射外科

分割立体定向放射外科（fractionated stereotactic radiosurgery，FSR），也称为低分割立体定向放射治疗，与单剂量SRS相比，由于其表面上有减少正常组织毒性的能力，近年来引起了人们的兴趣。多个研究组报道了复发性HGG患者使用FSR的初步数据，其中包括一些使用高级成像模式作为指导及新型化学治疗的研究组。RTOG还报道了一项试验，在常规放射治疗的基础上，每周对GBM进行FSR调强。通过使用高达11 Gy ×3的剂量递增试验，FSR有可能向肿瘤提供更高的生物剂量，有更高的控制率且毒性更低，从而实现计算得到的生物剂量显著增加。类似地，Azoulay等发表了他们的Ⅰ/Ⅱ期剂量研究结果，该研究使用分割SRS与替莫唑胺同时使用，发现了40 Gy/5 f时的剂量限制性毒性（以5 mm边缘和60 cm^3的中位体积治疗肿瘤），没有报告3～5级不良事件。然而，这是否会转化为改善结果仍有待观察，理想情况下，这种方法通过随机试验进行评估。

Cho等报道了非随机数据，将复发性HGG中的FSR（中位处方剂量37.5 Gy/15 f，85%等剂量线）与单次SRS（中位处方剂量17 Gy，50%等剂量线）进行了比较，尽管预后因素（年龄、体力状态、肿瘤大小）更差，但FSR的并发症较少（8% *vs.*30%），存活率相似（12个月*vs.* 11个月）。作者建议，对于较大的肿瘤体积（>10～15 cc）或关键区域，FSR可能比SRS更合适。

30.6.3 贝伐珠单抗与SRS

新生血管形成是许多恶性肿瘤增殖过程中的一个关键步骤，因此大家都特别关注缺氧和血管化在GBM增殖中的作用。贝伐珠单抗是一种抗VEGF-A的单克隆抗体，已在多种情况下进行了试验，包括GBM。其确切的作用机制仍有争议，因为破坏肿瘤氧合的微妙平衡会产生数不清的下游效应。迄今为止，它在随机对照试验中未能提高生存率，但在提高无进展生存率的基础上获得了FDA的批准（相对于单独使用洛莫司汀，但这不是标准治疗），有时也用于缓解GBM的症状。同样，RTOG 1205将贝伐珠单抗与放射治疗技术结合使用，以证明复发性GBM病例的PFS获益，但未显示阳性结果。

与上述脑胶质瘤SRS的数据相似，贝伐珠单抗和SRS的联合应用在多个机构研究中均有报道。其中几项研究表明，在毒性率相似或更低的情况下，患者存活率提高，且至少有一项研究报道了需要切除的放射性坏死发生率的改善。Abbassy等还报道了SRS和贝伐珠单抗的非对照剂量递增试验，其中高达22 Gy的剂量据报告是安全的。类似地，Clarke等在其剂量递增研究中报道了使用高达11 Gy × 3的分割SRS联合贝伐珠单抗。然而，这些都不是具有可靠生存率或生活质量结果的随机试验，所有这些都受到前几节讨论中数据的相同混杂因素的限制。因此，贝伐珠单抗和SRS的作用尚未完全确定。

30.6.4 SRS与FSR的技术层面

对于固定，如果想使用单次SRS，通常使用带有头钉固定的立体定向头架，尽管基于面罩的系统也可以与Gamma Knife ICON和Cyber Knife等系统一起使用。可重复使用的头罩或面罩可用于FSR。使用钆对比剂的T_1加权3D MRI通常用于治疗计划。靶体积或GTV为T_1扫描增强后的肿瘤。如果使用对比剂后肿瘤没有增强，可以用3D T_2 FLAIR来勾画靶区。通常不使用CTV扩大体积来覆盖微观侵袭病灶。如果使用立体定向头架进行固定，则不需要计划目标体积（planning target volume，PTV）扩展来考虑设置的变化。而采用面罩固定时，推荐PTV扩展1～2 mm。

基于框架的SRS不需要分割间监控。对于基于面罩的治疗，根据所使用的放射外科平台，使用不同的分割间监控策略。对于Cyber Knife，使用了专用的头骨跟踪系统，安装机器人的LINAC的位置几乎是实时的连续调整。其他系统利用红外设备进行分割间的监控。如果使用了放射外科设备LINAC或螺旋TomoTherapy系统，可以中途进行CBCT或MV CT来监测任何位置的变化。

关于剂量，已经使用了各种方案，并且主要基于脑转移瘤的经验。对于单次治疗，取决于先前的辐射剂量暴露、病变大小和肿瘤位置，常用剂量方案包括12～20 Gy。对于分割治疗，常用方案包括（18～27）Gy/3 f和（25～30）Gy/5 f。

30.6.5 随访

治疗后随访方法与外照射类似。在最初2年中，应每3～4个月进行1次2D和3D钆增强的及T_2 FLAIR的MR扫描，2年后每6个月检查1次。在怀疑放射性坏死与肿瘤进展的情况下，治疗计划应覆盖在复查图像上进行评估。MR波谱或PET成像也有助于区分放射性坏死和肿瘤进展，尽管两者混杂的情况并不少见。

30.6.6 SRS治疗胶质瘤的并发症和毒性

回顾性和非随机化数据构成了当前证据的大部分，存在不良事件和毒性报告不足的危险，并存在报告阳性结果的偏倚。尽管如此，显然SRS治疗的毒性与高处方剂量和大病灶尤其相关。不出所料，这与其他颅内恶性和非恶性病灶使用SRS治疗案例中的数据一致。不良事件可包括局部放射性坏死或邻近关键结构损伤（如视通路或脑干）。尽管进行了治疗，但肿瘤复发/进展通常也被报告为并发症。

解释观察性研究中毒性反应的数据很困难，因为我们无法确定并发症是否是由于治疗或疾病进展引起的，这一问题需要随机数据来回答。类似地，很难区分肿瘤进展和放射坏死，即使使用先进的成像技术也很难区分，通常需要活检证实。

复发性恶性胶质瘤和脑转移瘤的SRS剂量最初在RTOG 90-05中定义，这是一项Ⅰ/Ⅱ期剂量递增试验。他们发现，对于3～4 cm的肿瘤，可接受的剂量水平为15 Gy，对于2～3 cm的肿瘤为18 Gy，而对于小于2 cm的肿瘤则为24 Gy（放射肿瘤学家不愿意超过这个水平）。这项研究为我们目前的SRS处方提供了很多指导。有好几个研究小组已经报道了脑胶质瘤的SRS数据。

1995年，Hall等报道了他们在35例恶性胶质瘤患者中的经验，其中75%的GBMs常规治疗失败（在替莫唑胺时代之前）。尽管进行了SRS治疗，85%的患者死于局部失效，近1/3的患者需要再次手术，放射性坏死发生率为14%。同样，Chamberlain等对20例胶质瘤患者在肿瘤复发时进行治疗（中位剂量为17 Gy），有7例患者出现早期放射并发症（1例死亡），第8例患者出现晚期并发症，尽管他们认为这样的毒性反应“是可以接受的”。

与这些结果相反，Biswas等报道了在他们的队列中没有超过2级的急性毒性反应，得出结论：SRS作为GBM管理的一部分，患者耐受性良好。为了进一步强调患者群体和治疗的异质性，Tsao等代表ASTRO对新诊断和复发脑胶质瘤的SRS治疗进行了证据回顾，文献回顾范围从“无明显急性或晚期毒性”到“水肿、辐射和坏死”，再手术率为19%～33%。

最高质量的数据还是来自RTOG 93-05，这是该领域的一项随机对照试验。在SRS组的28例患者中，报道了4例3级晚期毒性反应，其中3例为神经毒性反应，1例为“其他”。这些患者在常规放射治疗前均接受了15 Gy的SRS调强治疗，对照组中仅有1例晚期毒性反应（共31例患者）。研究组之间晚期1级和2级毒性反应的发生率和类型相似，SRS组中发现的放射性坏死多于对照组（7/28 *vs*.3/31）。

如上所述，我们治疗的目标是提高患者的生活质量、延长患者生存时间。虽然并发症的数据和疗效的数据一样受到同样问题的困扰，但实施未经检验的治疗方式之前应该需要大量的疗效证明，因为我们发誓“不造成伤害”。因此，在考虑SRS治疗胶质瘤时，毒性的证据是不可抗拒的，应该很好地进行权衡。

30.7 总结

胶质瘤是一群异质性的肿瘤，尤其是GBM，是一个灾难性的诊断，预后差。由于历史结果很糟糕，人们有理由对更多的治疗方案感兴趣，包括使用SRS和FSR以改善结局。一项关于SRS在胶质瘤中的随机对照试验（RTOG 93-05）没有显示出任何获益，无论是在生活质量还是在生存时间上，但研究偏倚和设计缺陷可能限制了这项研究在当代胶质瘤治疗中的推广应用。

对于胶质瘤，放射外科文献很大程度上局限于病例报告和小型回顾性系列。这样的研究也受制于潜在的混淆和选择偏倚。此外，很少有长期的结果和毒性数据，这些数据可能被低估了，存在大量不同的处方剂量和适应证，技术没有标准化。

作者认为，放射外科目前应保留在几种情况下——在前瞻性临床试验中，或在标准放射治疗后肿瘤进展/复发时。即使在后一种情况下，也不清楚放射外科是否优于手术切除、常规分割放射治疗、质子治疗、全身治疗或支持性治疗，在试图回答这些问题的试验中，应优先治疗这些患者。对于复发性胶质瘤，由于没有既定的治疗标准，多学科讨论至关重要，与患者就治疗方案的利弊进行详细讨论的重要性无论如何强调都不过分。治疗的获益必须大于风险。最终，SRS方案将由文献中的数据及治疗中心的理念和经验决定。

参考文献

（遵从原版图书著录格式）

Abbassy M. et al. (2018) ‘Phase I trial of radiosurgery dose escalation plus bevacizumab in patients with recurrent/progressive glioblastoma’, Neurosurgery, 83(3), pp. 385–392. doi: 10.1093/neuros/nyx369. PMID: 28973311.

Alexander, E. and Loeffler, J. S. (1998) ‘Radiosurgery for primary malignant brain tumors’, Seminars in Surgical Oncology, 14(1), pp. 43–52

Azoulay, M. et al. (2020) ‘Neuro-Oncology newly diagnosed glioblastoma: primary outcomes’, 22(January), pp. 1182–1189. doi: 10.1093/neuonc/noaa019.

Barcia J. A. et al. (1994) ‘Stereotactic radiosurgery of deeply seated low grade gliomas’, Acta Neurochirurgica Supplement, 62, pp. 58–61. doi: 10.1007/978-3-7091-9371-6_12. PMID: 7717138.

Bell, E. H. et al. (2021) ‘Comprehensive genomic analysis in NRG Oncology/RTOG 9802: a phase III trial of radiation versus radiation plus procarbazine, lomustine (CCNU), and vincristine in high-risk low-grade glioma’, Journal of Clinical Oncology, 38(29), pp. 3407–3418. doi: 10.1200/JCO.19.02983.

Biswas, T. et al. (2009) ‘Stereotactic radiosurgery for glioblastoma: Retrospective analysis’, Radiation Oncology, 4, pp. 1–9. doi: 10.1186/1748-717X-4-11.

Bleehen, N. M. and Stenning, S. P. (1991) ‘A medical research council trial of two radiotherapy doses in the treatment of grades 3 and 4 astrocytoma’, British Journal of Cancer, 64(4), pp. 769–774. doi: 10.1038/bjc.1991.396.

Buatti, J. M. et al. (1995) ‘Treatment selection factors for stereotactic radiosurgery of intracranial metastases’, International Journal of Radiation Oncology, Biology, Physics, 32(4), pp. 1161–1166. doi: 10.1016/0360-3016(94)00461-S.

Buckner, J. C. et al. (2016) ‘Radiation plus procarbazine, CCNU, and vincristine in low-grade glioma’, New England Journal of Medicine, 374(14), pp. 1344–1355. doi: 10.1056/NEJMoa1500925.

Bunevicius, A. and Sheehan, J. P. (2021) ‘Radiosurgery for Glioblastoma’, Neurosurgery Clinics of North America, 32(1), pp. 117–128. doi: 10.1016/j.nec.2020.08.007.

Cairncross, G. et al. (2013) ‘Phase III trial of chemoradiotherapy for anaplastic oligodendroglioma: Long-term results of RTOG 9402’, Journal of Clinical Oncology, 31(3), pp. 337–343. doi: 10.1200/JCO.2012.43.2674.

Cardinale R. et al. (2006) ‘A phase II trial of accelerated radiotherapy using weekly stereotactic conformal boost for supratentorial glioblastoma multiforme: RTOG 0023’, International Journal of Radiation Oncology Biology Physics, 65(5), pp. 1422–1428. doi: 10.1016/j.ijrobp.2006.02.042. Epub 2006 Jun 5. PMID: 16750317.

Chamberlain M. C. et al. (1994) ‘Stereotactic radiosurgery for recurrent gliomas.’ Cancer, 74(4), pp. 1342–1347. doi: 10.1002/1097-0142(19940815)74:4<1342::aid-cncr2820740426>3.0.co;2-y. PMID: 8055458.

Chan, J. L. et al. (2002) ‘Survival and failure patterns of high-grade gliomas after three-dimensional conformal radiotherapy’, Journal of Clinical Oncology, 20(6), pp. 1635–1642.

Chao, S. T. et al. (2001) ‘The sensitivity and specificity of FDG PET in distinguishing recurrent brain tumor from radionecrosis in patients treated with stereotactic radiosurgery', International Journal of Cancer, 96(3), pp. 191–197. doi: 10.1002/ijc.1016.

Chao, S. T. et al. (2013) 'Challenges with the diagnosis and treatment of cerebral radiation necrosis', International Journal of Radiation Oncology Biology Physics, 87(3), pp. 449–457. doi: 10.1016/j.ijrobp.2013.05.015.

Cho, K. H. et al. (1999) 'Single dose versus fractionated stereotactic radiotherapy for recurrent high-grade gliomas', International Journal of Radiation Oncology Biology Physics, 45(5), pp. 1133–1141. doi: 10.1016/S0360-3016(99)00336-3.

Clarke, J. et al. (2017) 'Multicenter, phase 1, dose escalation study of hypofractionated stereotactic radiation therapy with bevacizumab for recurrent glioblastoma and anaplastic astrocytoma', International Journal of Radiation Oncology Biology Physics, 99(4), pp. 797–804. doi: 10.1016/j.ijrobp.2017.06.2466.Multicenter.

Cuneo, K. C. et al. (2012) 'Safety and efficacy of stereotactic radiosurgery and adjuvant bevacizumab in patients with recurrent malignant gliomas', International Journal of Radiation Oncology Biology Physics, 82(5), pp. 2018–2024. doi: 10.1016/j.ijrobp.2010.12.074.

Debus, J. et al. (1999) 'Fractionated stereotactic radiotherapy (FSRT) for optic glioma', International Journal of Radiation Oncology Biology Physics, 44(2), pp. 243–248. doi: 10.1016/S0360-3016(98)00559-8.

Duma, C. M. et al. (2016) 'Upfront boost Gamma Knife "leading-edge" radiosurgery to FLAIR MRI-defined tumor migration pathways in 174 patients with glioblastoma multiforme: a 15-year assessment of a novel therapy', Journal of neurosurgery, 125(December), pp. 40–49. doi: 10.3171/2016.7.gks161460.

Einstein, D. B. et al. (2012) 'Phase II trial of radiosurgery to magnetic resonance spectroscopy-defined high-risk tumor volumes in patients with glioblastoma multiforme', International Journal of Radiation Oncology Biology Physics, 84(3), pp. 668–674. doi: 10.1016/j.ijrobp.2012.01.020.

Ene, C. I. et al. (2019) 'Patterns of failure after stereotactic radiosurgery for recurrent high-grade glioma: a single institution experience of 10 years', Neurosurgery, 85(2), pp. E322–E331. doi: 10.1093/neuros/nyy520.

Florell, R.C. et al. (1992) 'Selection bias, survival, and brachytherapy for glioma', J Neurosurg. 1992 Feb;76(2):179–83. doi: 10.3171/jns.1992.76.2.0179.

Fogh, S. E. et al. (2010) 'Hypofractionated stereotactic radiation therapy: an effective therapy for recurrent high-grade gliomas', Journal of Clinical Oncology, 28(18), pp. 3048–3053. doi: 10.1200/JCO.2009.25.6941.

Gannett, D. et al. (1995) 'Stereotactic radiosurgery as an adjunct to surgery and external beam radiotherapy in the treatment of patients with malignant gliomas', International Journal of Radiation Oncology Biology Physics, 33(2), pp. 461–468. doi: 10.1007/978-0-387-68113-9_96.

Gilbert, M. R. et al. (2014) 'A randomized trial of bevacizumab for newly diagnosed glioblastoma', New England Journal of Medicine, 370(8), pp. 699–708. doi: 10.1056/NEJMoa1308573.

Gondi, V, et al. (2020) 'Radiotherapy (RT) dose-intensification (DI) using intensity-modulated RT (IMRT) versus standard-dose (SD) RT with temozolomide (TMZ) in newly diagnosed glioblastoma (GBM): Preliminary results of NRG Oncology BN001.' Paper presented at the annual meeting of the American Society for Radiation Oncology. Virtual meeting platform.

Graves, E. E. et al. (2000) 'A preliminary study of the prognostic value of proton magnetic resonance spectroscopic imaging in gamma knife radiosurgery of recurrent malignant gliomas', Neurosurgery, 46(2), pp. 319–328. doi: 10.1097/00006123-200002000-00011.

Guan, Y. et al. (2021) 'Safety and efficacy of Hypofractionated stereotactic radiosurgery for high-grade Gliomas at first recurrence: a single-center experience', BMC Cancer, 21(1), pp. 1–8. doi: 10.1186/s12885-021-07856-y.

Guseynova, K. et al. (2018) 'Gamma knife radiosurgery for local recurrence of glioblastoma', Neuroendocrinology Letters, 39(4), pp. 281–287. PMID: 30531701.

Gutin, P. H. et al. (1991) 'External irradiation followed by an interstitial high activity iodine-125 implant "boost" in the initial treatment of malignant gliomas: NCOG study 6G-82-2 gliomas: NCOG study 6H-82-2', International Journal of Radiation Oncology, Biology, Physics, 21(3), pp. 601–606. doi: 10.1016/0360-3016(91)90676-U.

Hall, W. A. et al. (1995) 'Stereotactic radiosurgery for recurrent malignant gliomas', Journal of Clinical Oncology, 13(7), pp. 1642–1648. doi: 10.1200/JCO.1995.13.7.1642.

Hallemeier, C. L. et al. (2012) 'Stereotactic radiosurgery for recurrent or unresectable pilocytic astrocytoma', International Journal of Radiation Oncology Biology Physics, 83(1), pp. 107–112. doi: 10.1016/j.ijrobp.2011.05.038.

Incekara, F. et al. (2019) 'Association between supratotal glioblastoma resection and patient survival: a systematic review and meta-analysis', World Neurosurgery, 127, pp. 617–624.e2. doi: 10.1016/j.wneu.2019.04.092.

Kano, H. et al. (2009a) 'Stereotactic radiosurgery for pilocytic astrocytomas part 1: outcomes in adult patients', Journal of Neuro-Oncology, 95(2), pp. 211–218. doi: 10.1007/s11060-009-9913-5.

Kano, H. et al. (2009b) 'Stereotactic radiosurgery for pilocytic astrocytomas part 2: outcomes in pediatric patients', Journal of Neuro-Oncology, 95(2), pp. 219–229. doi: 10.1007/s11060-009-9912-6.

Karim, A. B. et al. (1996) 'A randomized trial on dose-response in radiation therapy of low-grade cerebral glioma: European organization for research and treatment of cancer (EORTC) study 22844', International Journal of Radiation Oncology Biology Physics, 36(3), pp. 549–556. doi: 10.1016/S0360-3016(96)00352-5.

Kihlström L. et al. (1994) 'Stereotactic radiosurgery for tectal low-grade gliomas.' Acta Neurochirurgica Supplement, 62, pp. 55–57. doi: 10.1007/978-3-7091-9371-6_11. PMID: 7717137.

Kline, J. L., Noto, R. B. and Glantz, M. (1996) 'Single-photon emission CT in the evaluation of recurrent brain tumor in patients treated with gamma knife radiosurgery or conventional radiation therapy', American Journal of Neuroradiology, 17(9), pp. 1681–1686.

Kondziolka, D. et al. (1997) 'Survival benefit of stereotactic radiosurgery for patients with malignant glial neoplasms', Neurosurgery, 41(4), pp. 776–785. doi: 10.1097/00006123-199710000-00004.

Kong, D. S. et al. (2008) 'Efficacy of stereotactic radiosurgery as a salvage treatment for recurrent malignant gliomas', Cancer, 112(9), pp. 2046–2051. doi: 10.1002/cncr.23402.

Kristiansen, K. et al. (1981) 'Combined modality therapy of operated astrocytomas grade III and IV. Confirmation of the value of postoperative irradiation and lack of potentiation of bleomycin on survival time: a prospective multicenter trial of the scandinavian glioblastoma study group', Cancer, 47, pp. 649–652.

Laperriere, N. J. et al. (1998) 'Randomized study of brachytherapy in the initial management of patients with malignant astrocytoma', International Journal of Radiation Oncology Biology Physics, 41(5), pp. 1005–1011. doi: 10.1016/S0360-3016(98)00159-X.

Larson, D. A. et al. (1996) 'Gamma knife for glioma: selection factors and survival', International Journal of Radiation Oncology Biology Physics, 36(5), pp. 1045–1053. doi: 10.1016/S0360-3016(96)00427-0.

Larson, D. A. et al. (2002) 'Phase II study of high central dose Gamma Knife radiosurgery and marimastat in patients with recurrent malignant glioma', International Journal of Radiation Oncology Biology Physics, 54(5), pp. 1397–1404. doi: 10.1016/S0360-3016(02)03743-4.

Lederman, G. et al. (1998) 'Fractionated stereotactic radiosurgery and concurrent taxol in recurrent glioblastoma multiforme: a preliminary report', International Journal of Radiation Oncology Biology Physics, 40(3), pp. 661–666. doi: 10.1016/S0360-3016(97)00843-2.

Lederman G. et al. (2000) 'Treatment of recurrent glioblastoma multiforme using fractionated stereotactic radiosurgery and concurrent paclitaxel', American Journal of Clinical Oncology, 23(2), pp. 155–159. doi: 10.1097/00000421-200004000-00010. PMID: 10776976.

Liang, C. L. et al. (2010) 'Gamma Knife surgery for optic glioma. Report of 2 cases.', Journal of Neurosurgery, 113 Suppl(December), pp. 44–47. doi: 10.3171/2010.7.gks10945.

Lim Y. J. and Leem W. (1996) 'Two cases of Gamma Knife radiosurgery for low-grade optic chiasm glioma.' Stereotactic and Functional Neurosurgery, 66 Suppl 1, pp. 174–183. doi: 10.1159/000099808. PMID: 9032859.

Loeffler, J. S. et al. (1992) 'Radiosurgery as part of the initial management of patients with malignant gliomas', J Clin Oncol. 10(9):1379–85. doi: 10.1200/JCO.1992.10.9.1379.PMID: 1325539

Louis, D.N. et al. Editors (2016) 'WHO Classification of Tumours of the Central Nervous System', 4th ed., IARC, Lyon.

Mehta, M. et al. (1994) 'Stereotactic radiosurgery for glioblastoma multiforme: Report of a prospective study evaluating prognostic factors and analyzing long-term survival advantage', International Journal of Radiation

Oncology Biology Physics, 30(3), pp. 541–549.

Minniti, G. et al. (2013) 'Hypofractionated stereotactic radiotherapy and continuous low-dose temozolomide in patients with recurrent or progressive malignant gliomas', 111(2), pp. 187–194. doi: 10.1007/s11060-012-0999-9.

Miwa, K. et al. (2014) 'Re-irradiation of recurrent glioblastoma multiforme using 11 C-methionine PET/CT/MRI image fusion for hypofractionated stereotactic radiotherapy by intensity modulated radiation therapy', 9:181. doi: 10.1186/1748-717X-9-181.

Murphy, E. S. et al. (2021) 'Outcomes of stereotactic radiosurgery for pilocytic astrocytoma: An international multiinstitutional study', Journal of Neurosurgery, 134(1), pp. 162–170. doi: 10.3171/2019.9.JNS191335.

Niranjan A. et al. (2019) 'Salvage leksell stereotactic radiosurgery for malignant gliomas', Progress in Neurological Surgery, 34, pp. 191–199. doi: 10.1159/000493064. Epub 2019 May 16. PMID: 31096255.

Pannullo, S. C. et al. (2011) 'Stereotactic radiosurgery: a meta-analysis of current therapeutic applications in neuro-oncologic disease', Journal of Neuro-Oncology, 103(1), pp. 1–17. doi: 10.1007/s11060-010-0360-0.

Park, J. et al. (2000) 'Survival after stereotactic radiosurgery for recurrent glioblastoma multiforme' Journal of Radiosurgery, 3(4), pp. 169–175

Park K. J. et al. (2011) 'Early or delayed radiosurgery for WHO grade II astrocytomas', J Neurooncol. 103(3):523–32. doi: 10.1007/s11060-010-0409-0. Epub 2010 Sep 17. PMID: 20848299.

Park, K. J. et al. (2012) 'Salvage gamma knife stereotactic radiosurgery followed by bevacizumab for recurrent glioblastoma multiforme: A case-control study', Journal of Neuro-Oncology, 107(2), pp. 323–333. doi: 10.1007/s11060-011-0744-9.

Perry, J. R. et al. (2017) 'Short-course radiation plus temozolomide in elderly patients with glioblastoma', New England Journal of Medicine, 376(11), pp. 1027–1037. doi: 10.1056/NEJMoa1611977.

Pignatti, B. F. et al. (2002) 'Prognostic factors for survival in adult patients with cerebral low-grade glioma', Journal of Clinical Oncology, 20(8), pp. 2076–2084.

Plowman, P.N. (1997) 'Stereotactic multiple arc radiotherapy. V: primary treatment of discrete low grade glioma'. British Journal of Neurosurgery, 11(4), pp. 331–334. doi: 10.1080/02688699746113. PMID: 9337931.

Pouratian, N. et al. (2009) 'Gamma Knife radiosurgery after radiation therapy as an adjunctive treatment for glioblastoma', Journal of Neuro-Oncology, 94(3), pp. 409–418. doi: 10.1007/s11060-009-9873-9.

Proust, F. et al. (1998) 'Combination treatment for pilocytic astrocytoma: stereotaxic radiosurgery and endocavitary radiotherapy', Neuro-chirurgie, 44(1), pp. 50–54

Roa, W. et al. (2002) 'Abbreviated course of radiation therapy in older patients with glioblastoma multiforme: A prospective randomized clinical trial', Journal of Clinical Oncology, 22(9), pp. 1583–1588. doi: 10.1200/JCO.2004.06.082.

Roa, W. et al. (2015) 'International Atomic Energy Agency randomized phase III study of radiation therapy in elderly and/or frail patients with newly diagnosed glioblastoma multiforme', Journal of Clinical Oncology, 33(35), pp. 4145–4150. doi: 10.1200/JCO.2015.62.6606.

Rossi, M. et al. (2020) 'Association of supratotal resection with progression-free survival, malignant transformation, and overall survival in lower-grade gliomas', Neuro-Oncology, (October), pp. 1–15. doi: 10.1093/neuonc/noaa225.

Sarkaria, J. N. et al. (1995) 'Radiosurgery in the initial management of malignant gliomas: survival comparison with the RTOG recursive partitioning analysis', International Journal of Radiation Oncology, Biology, Physics, 32(4), pp. 931–941. doi: 10.1016/0360-3016(94)00621-Q.

Schlemmer, H. P. et al. (2001) 'Proton MR spectroscopic evaluation of suspicious brain lesions after stereotactic radiotherapy', American Journal of Neuroradiology, 22(7), pp. 1316–1324.

Schwartz, R. B. et al. (1998) 'Intraoperative dynamic MRI: Localization of sites of brain tumor recurrence after highdose radiotherapy', Journal of Magnetic Resonance Imaging, 8(5), pp. 1085–1089. doi: 10.1002/jmri.1880080513.

Selker, R. G. et al. (2002) 'The brain tumor cooperative group NIH Trial 87-01: a randomized comparison of surgery, external radiotherapy, and carmustine versus surgery, interstitial radiotherapy boost, external radiation therapy, and carmustine', Neurosurgery, 51(2), pp. 343–357. doi: 10.1227/01.NEU.0000020571.12840.F9.

Shapiro, W. R. et al. (1989) 'Randomized trial of three chemotherapy regimens and two radiotherapy regimens in postoperative treatment of malignant glioma', Journal of Neurosurgery, 71, pp. 1–9.

Shaw, E. et al. (2000) 'Single dose radiosurgical treatment of recurrent previously irradiated primary brain tumors and brain metastases: final report of RTOG protocol 90–05', International Journal of Radiation Oncology, Biology, Physics, 47(2), pp. 291–298. doi: 10.1016/s0360-3016(99)00507-6.

Shaw, E. et al. (2002) 'Prospective randomized trial of low-versus high-dose radiation therapy in adults with supratentorial low-grade glioma: initial report of a North Central Cancer treatment group/radiation therapy oncology group/eastern cooperative oncology group study', Journal of Clinical Oncology, 20(9), pp. 2267–2276. doi: 10.1200/JCO.2002.09.126.

Sheehan, J. (2012) 'Stereotactic radiosurgery for glioblastoma – time to revisit this approach', World Neurosurgery, 78(6), pp. 592–593. doi: 10.1016/j.wneu.2012.05.023.

Shrieve, D. C. et al. (1995) 'Comparison of stereotactic radiosurgery and brachytherapy in the treatment of recurrent glioblastoma multiforme', Neurosurgery, 36(2), pp. 275–82; discussion 282-4. doi: 10.1227/00006123-199502000-00006. PMID: 7731507.

Shrieve, D. C. et al. (1999) 'Treatment of patients with primary glioblastoma multiforme with standard postoperative radiotherapy and radiosurgical boost: Prognostic factors and long-term outcome', Journal of Neurosurgery, 90(1), pp. 72–77. doi: 10.3171/jns.1999.90.1.0072.

Skeie, B. S. et al. (2012) 'Gamma knife surgery versus reoperation for recurrent glioblastoma multiforme', World Neurosurgery, 78(6), pp. 658–669. doi: 10.1016/j.wneu.2012.03.024.

Somaza, S. C. (1996) 'Early outcomes after stereotactic radiosurgery for growing pilocytic astrocytomas in children' Pediatric Neurosurgery, 25(3), pp.109–115

Souhami, L. et al. (2004) 'Randomized comparison of stereotactic radiosurgery followed by conventional radiotherapy with carmustine to conventional radiotherapy with carmustine for patients with glioblastoma multiforme: report of radiation therapy oncology group 93-05 protocol', International Journal of Radiation Oncology Biology Physics, 60(3), pp. 853–860. doi: 10.1016/j.ijrobp.2004.04.011.

Stupp, R. et al. (2005) 'Radiotherapy plus concomitant and adjuvant temozolomide for glioblastoma', New England Journal of Medicine, 352(10), pp. 987–96. doi: 10.4137/cmo.s390.

Stupp, R. et al. (2017) 'Effect of tumor-treating fields plus maintenance temozolomide vs maintenance temozolomide alone on survival in patients with glioblastoma a randomized clinical trial', JAMA – Journal of the American Medical Association, 318(23), pp. 2306–2316. doi: 10.1001/jama.2017.18718.

Tsao, M. N. et al. (2005) 'The American Society for Therapeutic Radiology and Oncology (ASTRO) evidence-based review of the role of radiosurgery for malignant glioma', International Journal of Radiation Oncology Biology Physics, 63(1), pp. 47–55. doi: 10.1016/j.ijrobp.2005.05.024.

Tsien, C. et al. (2019) 'Randomized Phase II Trial of Re-Irradiation and Concurrent Bevacizumab versus Bevacizumab Alone as Treatment for Recurrent Glioblastoma (NRG Oncology/RTOG 1205): Initial Outcomes and RT Plan Quality Report' International Journal of Radiation Oncology Biology Physics, 105(1) pp. s78

US Food and Drug Administration. (2017) '22 Case Studies Where Phase 2 and Phase 3 Trials Had Divergent Results.'

van Kampen, M. et al. (1998) 'Radiochirurgie des Glioblastoma multiforme in der Rezidivsituation. Heidelberger Erfahrungen im Literaturvergleich [The radiosurgery of glioblastoma multiforme in cases of recurrence. The Heidelberg experiences compared to the literature].' Strahlenther Onkol. 174(1):19–24. German. doi: 10.1007/BF03038223. PMID: 9463560.

Van Den Bent, M. J. et al. (2005) 'Long-term efficacy of early versus delayed radiotherapy for low-grade astrocytoma and oligodendroglioma in adults: The EORTC 22845 randomised trial', Lancet, 366(9490), pp. 985–990. doi: 10.1016/S0140-6736(05)67070-5.

Van Den Bent, M. J. et al. (2006) 'Adjuvant procarbazine, lomustine, and vincristine improves progression-free survival but not overall survival in newly diagnosed anaplastic oligodendrogliomas and oligoastrocytomas: a randomized European organisation for research and treatment of cancer phase III trial', Journal of Clinical Oncology, 24(18), pp. 2715–2722. doi: 10.1200/JCO.2005.04.6078.

Van Den Bent, M. J. et al. (2013) 'Adjuvant procarbazine, lomustine, and vincristine chemotherapy in newly diagnosed anaplastic oligodendroglioma: long-term follow-up of EORTC brain tumor group study 26951', Journal of Clinical Oncology, 31(3), pp. 344–350. doi: 10.1200/JCO.2012.43.2229.

Villavicencio A. T. et al. (2009) 'Survival following stereotactic radiosurgery for newly diagnosed and recurrent glioblastoma multiforme: a multicenter experience.' Neurosurgical Review, Oct;32(4), pp. 417–424. doi: 10.1007/s10143-009-0212-6. Epub 2009 Jul 25. PMID: 19633875.

Walker, M. D. et al. (1978) 'Evaluation of BCNU and/or radiotherapy in the treatment of anaplastic gliomas. A cooperative clinical trial', Journal of Neurosurgery, 49(3), pp. 333–343. doi: 10.3171/jns.1978.49.3.0333.

Walker, M. D., Strike, T. A. and Sheline, G. E. (1979) 'An analysis of dose-effect relationship in the radiotherapy of malignant gliomas', International Journal of Radiation Oncology, Biology, Physics, 5(10), pp. 1725–1731. doi: 10.1016/0360-3016(79)90553-4.

Walker M. D. et al. (1980) 'Randomized comparisons of radiotherapy and nitrosoureas for the treatment of malignant glioma after surgery'. New England Journal of Medicine, 303(23), pp. 1323–1329. doi: 10.1056/NEJM198012043032303. PMID: 7001230.

Wallner, K. E. et al. (1989) 'Patterns of failure following treatment for glioblastoma multiforme and anaplastic astrocytoma', International Journal of Radiation Oncology, Biology, Physics, 16(6), pp. 1405–1409. doi: 10.1016/0360-3016(89)90941-3.

Weintraub, D. et al. (2012) 'Gamma Knife surgery of pediatric gliomas: Clinical article', Journal of Neurosurgery: Pediatrics, 10(6), pp. 471–477. doi: 10.3171/2012.9.PEDS12257.

Wick, W. et al. (2017) 'Lomustine and bevacizumab in progressive glioblastoma', New England Journal of Medicine, 377(20), pp. 1954–1963. doi: 10.1056/NEJMoa1707358.

Wild-Bode, C. et al. (2001) 'Sublethal irradiation promotes migration and invasiveness of glioma cells: Implications for radiotherapy of human glioblastoma', Cancer Research, 61(6), pp. 2744–2750.

Wuthrick E. J. et al. (2014) 'A pilot study of hypofractionated stereotactic radiation therapy and sunitinib in previously irradiated patients with recurrent high-grade glioma', International Journal of Radiation Oncology, Biology, Physics, 90(2), pp. 369–375. doi: 10.1016/j.ijrobp.2014.05.034. Epub 2014 Aug 4. PMID: 25104067.

（童鹰　译）

1～5个脑转移瘤的立体定向放射外科治疗

31

April Vassantachart
放射肿瘤科
LAC+USC 医疗中心
加利福尼亚 洛杉矶

Gabriel Zada
凯克医学院 神经外科
南加利福尼亚大学
加利福尼亚 洛杉矶

Jason C. Ye
凯克医学院 放射肿瘤科
南加利福尼亚大学
加利福尼亚 洛杉矶

Eric L. Chang
凯克医学院 放射肿瘤科
南加利福尼亚大学
加利福尼亚 洛杉矶

31.1 引言

脑转移瘤是成人最常见的颅内肿瘤，估计有10%～40%的癌症患者在病程中会发生脑转移，40%～60%的患者会发生一次以上的脑转移[1-6]。脑转移在肺癌、乳腺癌、黑色素瘤、肾细胞癌和胃肠道癌患者中最为常见[1, 2, 6]。历史上，全脑放射治疗（whole brain radiation therapy，WBRT）是治疗脑转移瘤的标准方法，无论转移瘤的数量多少或表现状况如何，然而，其可能会导致神经认知功能下降，并且局部控制欠佳。随着系统治疗的改进和技术的进步，WBRT的使用受到了质疑，因为生存时间长，使得更多的人认识到WBRT导致的功能缺陷。多个随机试验证明SRS在降低神经认知毒性的同时，在保持总生存率方面有效，SRS目前是一般状态良好、转移瘤数目有限，并按计划影像学随访的患者的首选治疗方法。

31.2 患者的选择

多种预后评分系统逐步用于评估预测脑转移瘤患者的中位生存期。放射治疗肿瘤组（radiation therapy oncology group，RTOG）递归分区分析（recursive partitioning analysis，RPA）评估了患者的表现状态、年龄、原发疾病的控制和颅外转移，将患者分为3个RPA级别，中位生存期为2.3～7.1个月[7]。由于脑转移的异质性，评分系统已经开发使用组织学和分子数据。诊断特异性分级预后评估（diagnosis-specific graded prognostic assessment，DS-GPA）允许更个性化的评分系统，包括诊断特异性预后因素和肿瘤亚型，如乳腺癌中的激素状态[8-10]。该评分系统在纳入诸如表皮生长因子受体（epidermal growth factor receptor，EGFR）、间变性淋巴瘤激酶（anaplastic lymphoma kinase，ALK）和V-raf小鼠肉瘤病毒癌基因同源物B（*BRAF*）基因状态等分子信息后进一步细化，估计非小细胞肺癌、乳腺癌、黑色素瘤、胃肠道癌和肾癌伴脑转移患者的中位生存期范围广泛，分别为7～47个月、3～36个月、5～34个月、3～17个月和4～35个月[11-13]。这些改进的、个性化的预后评分系统允许临床医生为选定的患者个体化设置治疗方案，这些患者将受益于SRS/手术切除的最大局部控制效果，而不是WBRT的延时全脑控制。

31.3 手术切除的作用

手术切除的作用已经得到了充分的Ⅰ级证据支持，对于单发脑转移瘤患者和有症状的患者，他们将受益于肿块效应的减少。Patchell等在一项随机对照试验中评估了手术切除后WBRT与活检后WBRT的作用，结果显示，增加手术切除后局部控制改善，局部复发时间、神经死亡时间延长，性能状态得到保留，中位生存期从15周增加到40周[14]。手术切除多发转移病灶的作用尚未明确，值得注意的是，在EORTC 22952-26001的二次分析中，一项试验将1～3个脑转移瘤的患者随机分配到WBRT与完全手术切除后观察组或SRS组进行对比，SRS组和接受WBRT的手术切除组之间脑转移的局部控制相似[15]。然而，手术切除在这些情况下具有临床优势：有明显的神经缺失症状或即将脑疝需要手术切除减压，特别是在大脑转移（最大直径>3 cm）和有明显水肿的肿瘤患者中。Schodel等报道，接受手术的患者中有56.8%的神经状况得到改善，其中出现颅内压升高和偏瘫的患者改善率最高[16]。在少数病例中，手术的作用可能是在没有已知原发癌的情况下获得用于诊断的疑似转移性疾病的组织。因此，需要与多学科团队进行仔细的讨论，以评估手术切除的好处，特别是有单一或症状性脑转移的患者。

31.4 立体定向放射手术可作为外科手术的替代方案

一项直接比较手术切除和SRS的随机对照试验尚未发表。然而，一些试验表明，单纯的手术并不能充分控制脑转移[17-18]。Muacevic等试图完成一项随机试验，评估在单个可操作的≤3 cm的脑转移瘤患者中，显微手术和WBRT与单独SRS的疗效[19]。尽管由于获益不佳，研究提前结束，但对242例患者中的64例进行了分析，显微手术/WBRT组和SRS组在中位生存期（9.5个月*vs.*10.5个月，*P*=0.8）、1年神经组织坏死率（29%*vs.*11%，

P=0.3）和1年无局部复发率（82%vs.96.8%，P=0.06）方面没有差异。正如预期的那样，SRS组在1年内有更多的远处复发（25.8%vs.3%，P<0.05），然而，在对挽救性放射手术的影响进行调整后，差异不再可见（P=0.4）。SRS与更少的类固醇使用、更短的住院时间和治疗后6周的生活质量评分改善相关[19]。

如前所述，一项更现代的随机试验（EORTC 22952-26001）非计划探索性分析报告了在接受WBRT和手术切除的患者与接受SRS治疗的患者之间类似的局部控制（HR 1.15；95%CI 0.72～1.83）[14]。然而，在未接受WBRT的患者中，与接受手术切除的患者相比，SRS与改善的局部控制相关（P=0.012）。多项回顾性研究均支持SRS与手术在局部控制方面有可比性，而且往往有所改善[20-22]，在小病变（<2 cm^3）患者中，SRS 1年局部控制率高达97%，效果尤其良好[23]。相比之下，MD Anderson小组发表的一项有争议的历史回顾性研究显示，SRS术后局部复发比相同的手术组更严重（21%vs.8.1%），中位生存期（7.5个月vs.15.4个月）更差[24]。根据患者的临床表现、颅外疾病的控制情况及脑转移瘤的大小、位置和数量等因素，有必要进行个体化治疗。如果需要进行组织诊断，手术切除然后放射治疗是推荐的，并且，对于有症状的大的病变，应通过手术切除以减少占位效应。另外，SRS的优点是具有微创性（有多种合并症的非手术患者对其具有良好的耐受性）并且可以在一次治疗中完成针对多个手术无法达到的治疗。

31.4.1 立体定向放射外科伴或不伴全脑放射治疗

历史上，WBRT作为脑转移的标准姑息治疗，提供了次优的局部控制[25]。SRS的进步允许进行高剂量的聚焦照射，这促使多项试验评估在WBRT中添加SRS增强的作用，并最终将SRS作为WBRT的替代方案。目前，在进行的试验中正在评估SRS与美金刚联合海马回避WBRT（HA-WBRT）的疗效和神经认知效果（CCTG CE.7）。

31.4.2 WBRT vs.WBRT+SRS

Kondziolka等在一项早期研究中随机选择了27例有2～4个脑转移灶的患者，分别使用WBRT和WBRT+SRS治疗，结果显示加入SRS治疗后1年局部控制率显著提高（100%vs.8%）[26]。本研究因差异较大而提前终止，且因WBRT后1年局部控制率异常低且样本量小而招致批评。在RTOG 9508中对标准WBRT添加SRS增强进一步进行了评估，该研究随机选取了333例有1～3个脑转移瘤到WBRT的患者，与WBRT加SRS的患者进行比较[27]。尽管SRS的增加并没有改善整个队列的总体生存期，但单因素分析显示，单发脑转移（6.5个月vs.4.9个月，P=0.0390）、RPA Ⅰ类（11.6个月vs.9.6个月，P=0.0453）、鳞状细胞或非小细胞肿瘤的组织学亚型（5.9个月vs.3.9个月，P=0.0508）及肿瘤大小>2 cm（6.5个月vs.5.3个月，P=0.0449）的患者，中位生存期更具优势。增加SRS治疗的患者，有更好的功能改善和稳定状态，1年局部控制率从71%上升到82%（P=0.01）。这两项试验的荟萃分析显示，2～4个肿瘤患者的总生存率无差异，局部对照显著倾向于WBRT+SRS[28]。重要的是要考虑增加SRS治疗对局部控制的改善，特别是对于转移瘤单发和预后良好的患者。

31.4.3 SRS vs.WBRT+SRS

由于与WBRT相关的神经认知毒性，多个随机研究将单用SRS与WBRT+SRS进行了比较，结果显示不使用WBRT对总生存率没有影响。Aoyama等在一项早期研究中随机选取了132例有1～4个脑转移灶（<3 cm）且一般情况良好的患者，分别使用SRS和WBRT+SRS[29]。尽管单用SRS组1年脑瘤复发率较高（76.4%vs.46.8%），但两组患者的中位总生存期均约为8个月。使用简易精神状态检查（mini-mental state examination，MMSE）评估认知功能，结果显示两组间无差异。为了更精确地评估WBRT对神经认知的影响，Chang等将58例1～3个脑转移灶的患者随机分为单用SRS组和SRS+WBRT组[30]。主要终点在4个月时基于霍普金斯语言学习测试修正（Hopkins verbal learning test-revised，HVVT-R）评估认知功能恶化，研究结果显示接受SRS+WBRT组的患者的学习和记忆功能下降明显高于单独接受SRS组（52%和29%），导致试验提前结束。尽

管仅接受SRS治疗的组在1年内早期复发的风险更高，但在神经认知方面的益处仍然存在。

最近的联盟试验NCCTG N0574入组了213例一般情况良好的患者，有1～3个脑转移灶，随机分配到SRS+WBRT组与单用SRS组[31]。3个月时认知恶化的主要终点显示，单独使用SRS治疗后认知恶化减轻（63.5% *vs.*91.7%），生活质量改善。与以往的研究一致，单用SRS组发生颅内失败的时间较短，分别为24.7%、35.3%和49.5%，而SRS+WBRT组3个月、6个月和12个月时分别为6.3%、11.6%和15.0%。然而，在单用SRS组中，挽救性SRS的使用频率更高，分别为9%和2.9%。然而，即使颅内失败的风险增加，两组之间在3个月时的功能独立性或中位总生存期（单用SRS组10.4个月，SRS+WBRT组7.4个月）没有显著差异（*P*=0.92）。对于长周期生存者来说，在12个月时，接受SRS治疗的患者的认知能力恶化程度继续低于接受SRS+WBRT治疗的患者。值得注意的是，原发性生殖细胞肿瘤、小细胞癌或淋巴瘤患者不适合本试验。

由于与单用SRS的生存率相当，以及神经认知不良反应减少，WBRT的省略已被广泛接受。随着具有中枢神经系统活性的较新的全身治疗药物的引入，这一点尤其明显，从而改善了颅内反应，减少了局部治疗后额外脑转移的发生率。目前美国国家综合癌症网络（National Comprehensive Cancer Network，NCCN）针对有限脑转移患者的指南建议是，新诊断的、病情稳定的、有合理全身治疗方案的患者采用SRS治疗[32]。然而，重要的是要记住单独使用SRS会增加颅内失败率，需要密切的影像学随访以允许抢救性SRS或WBRT。

31.4.4 SRS *vs.*WBRT伴海马回避

WBRT与海马回避（HA-WBRT）已被证明可以减少WBRT的神经认知不良反应，目前的试验对SRS与HA-WBRT进行了评估。研究表明，辐射诱发的神经认知损伤涉海马体颗粒下区增殖的神经元祖细胞的损伤[33-34]。放射引起的血管功能不全也可诱导过量的N-甲基-D-天冬氨酸（N-methyl-D-aspartate，NMDA）受体兴奋性毒性，这促进了一项旨在使用NMDA受体拮抗剂memantine保护海马的初步试验[35-36]。RTOG 0614随机分配554例KPS≥70的脑转移WBRT患者到使用美金刚组和不使用美金刚组，为期24周[36]。尽管在24周时延迟回忆的减少在两组之间没有统计学意义（可能是因为当时只有27%的患者可分析），但结果支持WBRT使用memantine有延迟认知衰退，并降低记忆、执行功能和处理速度的下降率。为了评估调强放射治疗（intensity-modulated radiotherapy，IMRT）对HA-WBRT在RTOG 0933中的作用，Gondi等将113例海马周围5 mm缘外脑转移的患者与RTOG RPA Ⅰ或Ⅱ类患者进行了比较，并与历史对照进行了比较[37]。HA-WBRT组在4个月时HVVT-R延迟回忆的降低是主要终点事件，平均相对下降7%，而历史对照组为30%。最近的一项Ⅲ期随机试验NRG-CC001进一步证实了HA-WBRT联合美金刚与WBRT联合美金刚在类似人群中的优势——值得注意的是，原发性生殖细胞肿瘤、小细胞癌和淋巴瘤脑转移患者不符合该试验的条件[38]。在4个月时，HA-WBRT组认知失败的风险显著较低，TMT-B（Trail Making Test Part B）的恶化程度较低（23.3%*vs.*40.4%，*P*=0.01）；在6个月时，HVVT-R总回忆和延迟识别的风险较低（11.5%*vs.*24.7%，*P*=0.049和16.4%*vs.*33.3%，*P*=0.02）。HA-WBRT组和WBRT组在中位OS（6.3个月*vs.*7.6个月）、中位颅内无进展生存期（5.0个月*vs.*5.3个月）或治疗相关的≥3级毒性（20.3%*vs.*19.4%）方面没有差异。在6个月时，HA-WBRT组患者报告的症状也得到了改善，记忆困难和说话困难减少了。

由于HA-WBRT改善了神经认知的不良反应，SRS与HA-WBRT的优势有待进一步研究。加拿大癌症试验小组（Canadian Cancer Trials Group，CCTG）CE.7通过一项随机试验来回答这个问题，该试验将患有5～15个脑转移瘤（直径<2.5 cm）且状态良好的患者在HA-WBRT+美金刚与SRS的治疗中进行比较。主要终点为比较总体生存期和神经认知无进展生存期，次要终点包括中枢神经系统失效的时间、失效模式和生活质量。另一项登记试验HipSter正在评估HA-WBRT与单独SRS，

采用体积调节弧疗法同时综合促进每个脑转移瘤的效果。主要结局是评估颅内无进展生存期，次要结局是测量神经认知功能、局部控制率、生存时间和生活质量。随着技术的不断进步，WBRT可以避开海马体，减少特定患者的认知缺陷。虽然HA-WBRT与SRS的肿瘤学和不良反应结果有待于随机试验的完成，但HA-WBRT与美金刚是减少神经认知能力下降的重要选择，特别是对无法接受SRS且在海马体外有脑转移的症状良好的患者。

31.5 术后管理

手术切除后脑转移的标准管理方法是SRS治疗或WBRT。历史上，术后放射治疗的价值受到质疑，结果是对单发脑转移瘤患者进行随机试验，评估单独手术与手术后WBRT。该试验显示，尽管WBRT没有提高中位生存率或功能独立性，但它降低了局部复发率（10%～46%）、远处复发率（14%～37%）和神经系统死亡率（14%～44%）[17]。另一项试验，EORTC 22952-26001，随机选取需行WBRT或在SRS治疗/完全手术切除后进行观察的有1～3个脑转移瘤的患者，再次显示患者的总体生存期或功能独立性没有改善，两组患者的中位生存期约为11个月[39]。然而，使用WBRT可减少局部复发、颅内复发和神经死亡[39]。由于手术技术的改进及WBRT与认知能力下降的相关性，Mahajan等完成了一项132例患者的试验，评估了完全切除1～3个脑转移瘤（最大切除瘤腔≤4 cm）的患者至局部复发的时间，这些患者被随机分为SRS组或观察组[18]。SRS术后局部控制得到改善，观察组到局部复发的中位时间为14.5个月，观察组为6个月；观察组12个月无局部复发率为43%，SRS组为72%。这项研究表明，在现代，术后放射治疗仍然是实现局部最佳控制的必要手段，并指出了比较术后WBRT和SRS结果的重要性。在Brown等的研究中（NCCTG N107C/CEC），194例存在0～3个未切除的脑转移瘤和1个切除的脑转移瘤（瘤腔≤5 cm）的患者被随机分为术后WBRT组和术后SRS组[40]。在SRS组中，无认知衰退生存期更长（3.7个月*vs.*3.0个月，$P<0.0001$），6个月时认知衰退频率较低（52% *vs.*85%，$P<0.00031$），中位总生存期无差异（SRS组12.2个月，WBRT组11.6个月，$P=0.70$）。然而，与WBRT相比，SRS发生颅内进展的时间更短（6.4个月*vs.*27.5个月），而且6个月的术后瘤床控制更差（80.4% *vs.*87.1%）。尽管如此，这项研究还是引起了人们对术后局部控制较差的认知不良反应的关注。

多项前瞻性和回顾性试验报道，与术后分割SRS相比，单次SRS的肿瘤控制率较低，放射性坏死率较高。单次SRS和分割SRS（fractionated SRS，fSRS）之间12个月的手术野控制率为75%（SRS）～90%（fSRS）[41-47，18，40]。这导致了目前的联合试验A071801随机选取了符合如下条件的患者到SRS组与fSRS组：≥2 cm完全切除的脑转移灶；残留<5 cm的术野；0～3个未切除的脑转移瘤。主要目的是评估切除病灶的时间，次要终点包括生活质量、功能独立性和治疗后不良事件（包括放射性坏死）。总的来说，与WBRT相比，术后SRS改善了局部控制，减少了神经认知方面的不良反应，但对总生存率没有影响。SRS与fSRS的疗效尚待确定，如果可行，患者应参加临床试验。

31.6 术前立体定向放射外科治疗

术前SRS是一个被积极研究的领域。该技术的优点包括清晰的目标描述、手术野的消毒可能减少软脑膜转移、完整的血液供应、与低氧状态相比允许更多的肿瘤损伤和较少的放射性坏死。Patel等进行了一项多中心分析，对180例患者的189个脑转移瘤进行了SRS治疗前或SRS治疗后手术切除[48]。多变量分析显示，总生存期、局部复发或脑远处复发无差异。然而，术后SRS在2年内与较高的软脑膜转移发生率（16.4%*vs.*4.9%，$P=0.01$）和较高的症状性辐射坏死发生率相关（16.4%*vs.*4.9%，$P=0.01$）。目前，由于大多数研究都是回顾性研究，且存在选择偏倚，患者的最佳选择尚不清楚。一项比较术前和术后SRS的Ⅲ期随机对照试验正在MD Anderson癌症中心（NCT03741673）进行，计划的主要结局是评估1

年软脑膜无病率，次要结局是评估1年局部对照、远端脑对照和总生存期。

31.7 放射治疗计划

31.7.1 固定和治疗输送系统

自20世纪50年代Leksell开发立体定向系统以来，基于框架的系统一直被用于SRS。尽管框架本身和治疗递送系统都随着时间的推移而发展，基于框架的SRS保留了其提供最刚性固定的原则，以及目标定位参考了3D坐标系，可以说仍然是SRS的黄金标准。基于框架的SRS曾经在基于LINAC的系统中很常见，但现在已经被无框架的解决方案所取代[49]。在现代，基于框架的SRS最常用于伽玛刀®（Elekta AB，斯德哥尔摩，瑞典）治疗脑转移瘤。在治疗准备过程中，局部麻醉下（有或没有清醒镇静）使用4颗螺钉将金属框架固定在患者的颅骨上，然后使用该框架对大脑进行高分辨率磁共振成像（magnetic resonance imaging，MRI），以便在基于框架的坐标中可视化和描绘脑转移瘤。此外，也可以采用同样的方式进行计算机断层扫描（computerized tomography，CT），以便更好地勾画皮肤表面和颅骨，允许对组织密度不均一性进行校正，以便更准确地计算剂量[48-49]。治疗计划完成后，使用头部框架将患者固定在治疗床上进行治疗。对于数量有限的脑转移瘤，治疗通常需要1个小时或更少的时间。然而，治疗时间可能会有很大的变化，这取决于各种因素，如病变的数量、靶区形状、所使用的准直器大小、处方剂量、等剂量曲线和机器的钴-60源的年限。

基于框架的SRS的一些主要优点包括刚性固定［这允许在没有规划目标体积（planning target volume，PTV）余量的情况下进行处理］及在同一扫描上勾画目标体积的能力（在同一扫描中，坐标系由框架建立）。本节后面描述的无框架SRS技术都需要MRI（用于目标勾画）与CT扫描（用于剂量计算、图像引导和目标定位）的融合。虽然现代软件成像融合算法是先进的，但对融合的需求不可避免地引入了另一层误差的可能性[52]。另一个优点是能够在同一天完成放射治疗计划和治疗，这可能对希望避免多次前往治疗场所的患者来说更方便和有吸引力。通过在治疗当天的扫描中定位病灶，该技术还提供了最新的目标大小和形状，而无须考虑在计划扫描和治疗之间肿瘤大小和形状的变化[53-54]。基于框架的SRS的缺点包括：与框架的安装和拆除相关的患者的不适和焦虑；大量资源用于设备和人员的协调；由于每个患者需要的时间不同而相对较低的患者吞吐量[55-57]。尽管它有许多优点，但实施基于框架的SRS所需的成本、资源和神经外科支持往往会阻碍在较小的放射治疗单元中使用该技术[58]。

多年来，无框架SRS由于在治疗计划和交付方面的便利性和灵活性而稳步获得普及。无框架SRS通常使用热塑性口罩和（或）咬块进行固定，其形状符合患者头部的刚性固定，并允许在不同时期轻松再现患者的位置[59]。因此，在开始他们的放射手术之前，患者通常需要出现一次以模拟和制作面罩，随后开始1～2周的治疗计划。然而，如前所述，MRI扫描的目标圈定必须与CT扫描融合，这可能会引入另一个误差来源[52]。此外，由于脑转移瘤易发生快速变化和生长，以及术后腔体大小易发生变化，延长模拟和开始治疗的时间间隔可能带来预期治疗体积覆盖率降低的风险，应尽量避免[53-54，60-61]。建议尽可能接近CT模拟日期（最好是同一天）获取MRI以勾画目标，然后尽快开始治疗[62]。

与基于框架的技术不同，基于无框架的技术不需要成像确认患者定位，图像引导放射治疗（image-guided radiation therapy，IGRT）对于确保无框架SRS的准确治疗至关重要[63]。大多数基于LINAC的SRS系统，以及最新的伽玛刀单元，都能够获得锥形束CT（cone beam CT，CBCT），以实现骨解剖或肿瘤体积与模拟CT的高质量3D匹配[64]。拥有6个维度患者摆位系统（PPS）可以纠正旋转误差和平移误差，以实现精确瞄准[65]。由于CBCT的获取需要时间，且不能与光束传输同时进行，因此通常结合使用红外摄像机引导来监测患者的束内运动[59]。在患者身上或固定装置上放置反射标记，在整个治疗过程中由红外摄像机连续跟踪。该标记提供患者位置的实时空间反馈，当检测到偏差超过预设阈值时，可以停止治疗，以便进行调整。由于CBCT无法通过诊疗床反推来验证患者的体位，因此该技术在使用非共面梁提供高适形方案时特别有用。同样，基于光学和（或）热成像的表面引导放射治疗（surface-guided radiation therapy，SGRT）可以在整个治疗过程中跟踪患者的体表[66-67]。然而，这项技术更有争议，因为表面可视化需要一个开放的设备，这可能会影响患者在某些情况下的固定。

为了结合基于三维骨解剖的定位（这是定位颅内目标的最佳方法）和近实时成像和监测的灵活性，许多现代SRS系统还配备了独立安装的kV X射线单元，允许进行立体图像引导和调整[63，68]。这些图像可以在每个光束/弧线（共面或非共面）之前拍摄，甚至在光束指定的间隔（时间或机架旋转）传输期间拍摄，以便将kV图像与模拟CT扫描生成的数字重建X线片（digitally reconstructed radiographs，DRR）相匹配，并使用拥有6个维度患者摆位系统计算位移。这些现代SRS平台上的先进技术可以确保在整个治疗过程中保持患者的准确定位，从而实现精确的无框架输送，并允许很小或没有PTV余量[69]。另一方面，与不需要这些技术的基于框架的SRS平台相比，每一种技术都增加了设备的成本和维护费用，增加了机器停机的风险。

然而，由于患者定位容易，无框架技术的分级治疗更可行。与SRS头架相比，该面罩需要更简单的治疗设置，使每个患者的日常设置更短、更方便。我们可以制定一个方案，在不同的时间内治疗多个脑转移瘤，或者在多个部位治疗一个大靶点，这在治疗术后大空洞时特别有用。由于安装速度快，治疗可以根据需要分成多个部分，无框架技术允许更大的灵活性并能更好地控制治疗时间，使更多的患者可以每天在同一台机器上得到治疗。也有可能升级现有LINAC平台的硬件和软件，使其与SRS兼容，进一步促进SRS在低SRS容量中心的采用。

31.7.2 剂量的处方

RTOG 9005在156例复发肿瘤（最大直径≤4 cm）患者的剂量递增试验中研究了单次SRS的最大耐受剂量[70]。患者在复发前接受过放射治疗，复发性原发性脑转移瘤中心剂量为60 Gy，复发性脑转移瘤中心剂量为30 Gy。患者按肿瘤大小分层，只要3～5级活性保持＜20%，剂量即递增3 Gy。对于≤2 cm的肿瘤，由于研究人员不愿将剂量增加到24 Gy以上，因此从未达到阈值剂量。因此，对于3.1～4 cm、2.1～3.0 cm和≤2 cm的肿瘤，SRS的最终推荐剂量分别为15 Gy、18 Gy和24 Gy。Shehata等的回顾性研究进一步细化了肿瘤≤2 cm的患者的最佳剂量[71]。SRS≥20 Gy可实现99%的局部控制率，虽然剂量超过20 Gy可导致较高的3级和4级神经毒性，但并没有改善局部控制率。Vogelbaum等的回顾性研究评估了剂量与肿瘤边缘和局部控制的关系[72]。研究显示，在24 Gy、18 Gy和15 Gy治疗的肿瘤中，1年局部控制率分别为85%、49%和45%。图31.1显示了1例病例，患者使用伽玛刀（Elekta AB，斯德哥尔摩，瑞典）治疗亚厘米级右颞叶转移，等剂量线为50%，处方剂量为20 Gy。

改进的固定化和先进的立体定向技术与无框

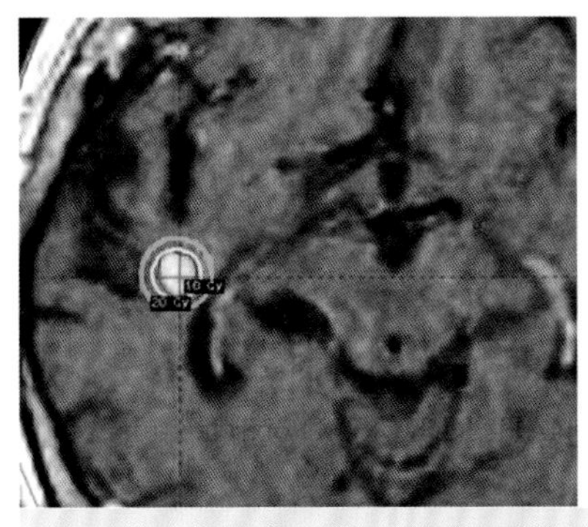

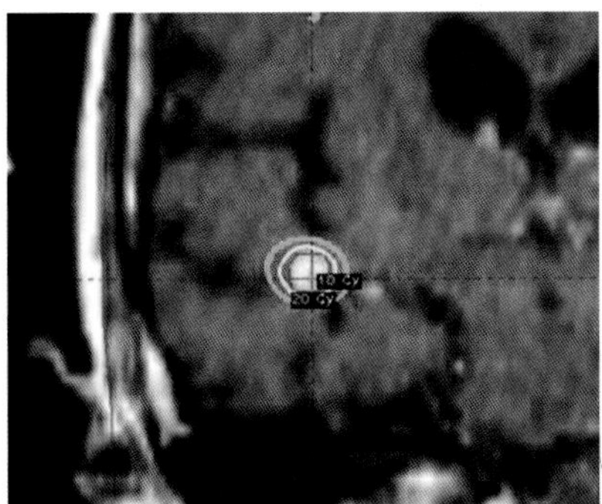

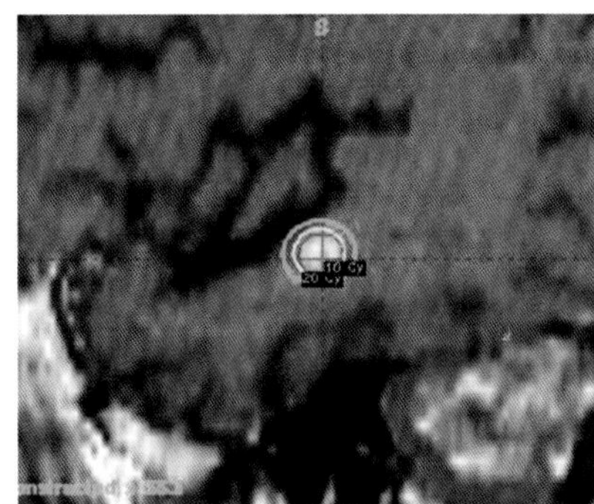

图31.1 右颞部转移患者接受立体定向放射手术治疗，处方剂量20 Gy，50%等剂量线

架SRS系统使fSRS成为平衡肿瘤控制和大靶区毒性的一个有吸引力的选择。Lehrer等的一项Meta分析显示，在确诊和术后的大体积病变的患者中，fSRS与SRS治疗对比，局部控制得到改善，放射性坏死发生率减少[73]。Minniti等的一项研究评估了289例连续接受9 Gy × 3分割fSRS与SRS治疗＞2 cm肿瘤的患者，结果显示，fSRS组1年局部控制率改善91%，SRS组77%；fSRS组放射性坏死发生率为8%，SRS组为20%[43，74]。为了确定单次SRS与fSRS相比辐射诱导脑毒性的剂量学和临床预测指标，Milano等的一项汇总分析发现，在单次SRS治疗中，12 Gy处方剂量下，V12（2次分割）组织体积为5 cm^3、10 cm^{3}或＞15 cm^{3}时，症状性放射性坏死的风险分别约为10%、15%和20%[75]。对于fSRS，V20（3次分割）或V24（5次分割）＜20 cm^{3}与＜10%的放射性坏死或水肿风险＜4%的需要切除的风险相关。大型肿瘤的最佳分级尚未通过随机试验确定，但对于大型肿瘤或放射坏死风险高的肿瘤，应考虑多次分割治疗。典型的分割方案包括27 Gy分割成3次，30 Gy分成5次[43，76-77]。

如前所述，在术后病例中，fSRS也与改善局部控制和减少放射性坏死有关。目前的联盟试验A071801将术后切除残留空腔的患者随机分为SRS组和fSRS组，采用基于体积的剂量确定标准。分割治疗方案如表31.1所示。术后边缘一般为0～2 mm，如果术前与硬脑膜或静脉窦有接触，则边缘较大。一项回顾性研究评估了120个术后腔体，结果显示，在有和无腔体边缘的患者中，有2 mm扩张边缘的腔体与减少局部复发率相关，12个月的复发率分别为3%和16%[78]。由Soliman等发表的共识指南建议，治疗范围应包括整个手术区和1～5 mm的边缘。但目前的联盟试验A071801指出，对于深部肿瘤不需要包括整个手术区，而应使用2 mm边缘的治疗方法[79]。接受手术切除的患者应参加临床试验，以便获得更完整的关于最佳分割方案的信息，特别是对于有大切除空洞的患者。图31.2显示了一位患者接受了左额叶次全切除，然后用27 Gy的fSRS分3次照射手术野空腔，边缘为2 mm。

表 31.1 联盟 A071801 立体定向放射外科（SRS）、分割 SRS 剂量和分割计划（原书第 329 页）

SRS	fSRS
病灶＜4.2 cc，接受20 Gy	病灶＜30 cc，接受27 Gy/3次分割
4.2 cc≤病灶＜8.0 cc，接受18 Gy	30 cc≤病灶＜5 cm，接受30 Gy/5次分割
8.0 cc≤病灶＜14.4 cc，接受17 Gy	
14.4 cc≤病灶＜20 cc，接受15 Gy	
20 cc≤病灶＜30 cc，接受14 Gy	
30 cc≤病灶＜5 cm，最大接受12 Gy	

31.8 并发症

31.8.1 放射性坏死

放射性坏死是一种延迟的不良反应，可导致正常组织死亡，可在放射治疗后3个月至数年出现。诊断是根据受影响脑组织区域的临床症状和神经影像学表现而确定。这些症状通常类似于肿瘤复发，通常包括头痛，并可导致癫痫及运动和（或）认知障碍，具体取决于病变位置[80]。放射性坏死率很大程度上取决于原病灶体积、剂量、部位、既往放射治疗史和分割治疗方案，放射性坏死率为

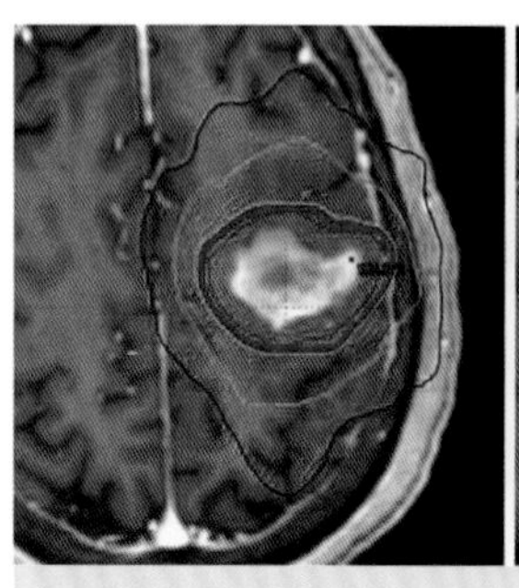

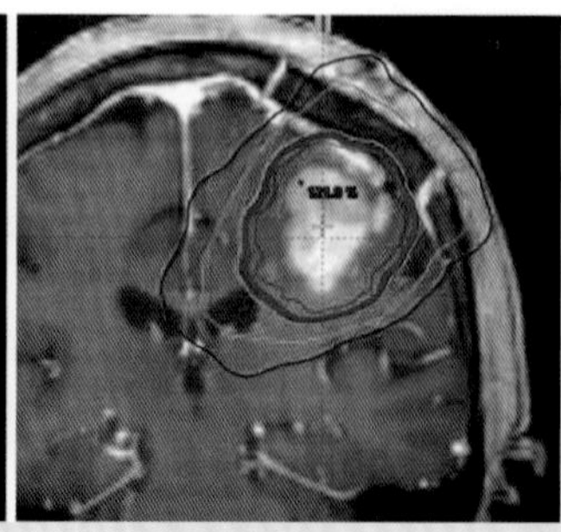

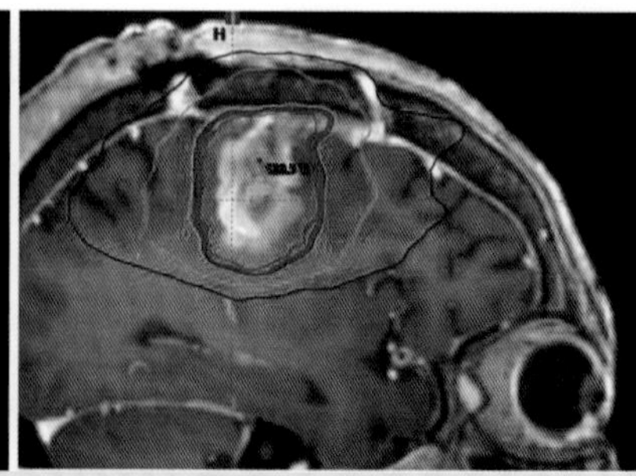

图31.2 次全切除后对26.5 cc左额术后空腔进行立体定向放射外科治疗，处方剂量为27 Gy，3次分割，边缘2 mm

4%～25%[31, 43, 73]。组织学诊断被认为是金标准。然而，MRI灌注和扩散成像、MR光谱和正电子发射断层扫描（positron emission tomography，PET）等无创成像方式越来越多地被用于鉴别放射性坏死与复发[81]。尽管不断发展的诊断标准很有前景，但在诊断放射性坏死方面，特异性影像学特征仍不完善[81-82]。因此，诊断的多模态方法通常是必要的，包括临床和影像学发现。

放射性坏死的治疗方案包括观察（对于无症状患者）、糖皮质激素、贝伐珠单抗、抗氧化剂（如依达拉奉和维生素E/己酮可可碱）、高压氧疗、手术和激光间质热治疗（laser interstitial thermal therapy，LITT）等[83]。糖皮质激素是典型的一线治疗方法，用于减轻放射性水肿等相关症状。对于糖皮质激素耐药的患者，贝伐珠单抗是一个有前途的选择。14例有症状的放射性坏死的患者随机接受贝伐珠单抗与安慰剂治疗，结果显示神经症状和影像学表现均有改善[84]。在随机Ⅱ期试验中，A221208正在对类固醇与贝伐珠单抗联合使用的疗效进行进一步研究。LITT是一种微创手术，使用激光加热并杀死肿瘤细胞，可以消除区分放射性坏死和复发的需要，因为这两个问题可以通过LITT同时解决。一项15例患者的前瞻性试验初步证实了LITT的有效性，24周局部控制率为75.8%，中位无进展生存期为37周，47%的患者体积缩小到≤治疗前的10%，总生存期为57%[85]。最近的一项回顾性研究比较了LITT与开颅术治疗放射性坏死或复发性脑瘤的疗效，发现LITT的无进展生存期、总生存期和神经系统预后与开颅术相似[86]。然而，开颅术比LITT更能改善术前缺陷。尽管放射性坏死的治疗方案越来越多，但仍需要对放射性坏死的诊断和治疗进行持续的研究。

31.8.2 认知功能障碍与WBRT的作用

认知功能障碍仍然是脑转移瘤治疗的一个挑战，因为电离辐射不能区分正常组织和肿瘤。如前所述，单用SRS、美金刚联合WBRT和HA-WBRT可以减轻神经认知的不良反应。保护正常组织（特别是海马），避免对它们的辐射，已被证明可以减少学习和记忆功能的下降，也有利于以后对局部颅内复发进行挽救性治疗[30-31, 40]。被证实使用美金刚和HA-WBRT改善神经认知功能，减少海马的受照射剂量[36, 40]。为了保持神经认知功能，SRS是治疗状态良好患者的首选方法，特别是那些颅内疾病有限且有良好的全身治疗选择的患者。如果采用WBRT，加入美金刚可预防神经认知功能障碍，对于存在海马体5 mm缘外转移病灶且估计生存期≥4个月的患者，应考虑采用HA-WBRT。

31.9 总结

由于局部和全身治疗的改进，以及诊断性神经影像学研究频率的增加，颅内转移瘤的发生率持续增加。随着患者寿命的延长，局部控制和治疗后神经认知功能的改善对维持患者生活质量至关重要。SRS已经发展成为具有良好功能状态和有限转移性疾病的患者的首选治疗方法，并提供了出色的局部肿瘤控制。关于HA-WBRT联合美金刚与单用SRS相比的持续研究正在进行中，但总的来说，WBRT只适用于侵犯软脑膜疾病、全身性能状况差或疾病负担高而无法实施SRS的患者。我们建议的患者算法在图31.3中显示，患者有1～5个脑转移瘤。

参考文献

（遵从原版图书著录格式）

1. Davis FG, Dolecek TA, Mccarthy BJ, Villano JL. Toward determining the lifetime occurrence of metastatic brain tumors estimated from 2007 United States cancer incidence data. Neuro Oncol. 2012;14(9):1171–1177. doi:10.1093/neuonc/nos152.
2. Gavrilovic IT, Posner JB. Brain metastases: Epidemiology and pathophysiology. J Neurooncol. 2005;75(1):5–14. doi:10.1007/s11060-004-8093-6.
3. Stark AM, Stöhring C, Hedderich J, Held-Feindt J, Mehdorn HM. Surgical treatment for brain metastases: Prognostic factors and survival in 309 patients with regard to patient age. J Clin Neurosci. 2011;18(1):34–38. doi:10.1016/j.jocn.2010.03.046.
4. Fabi A, Felici A, Metro G, et al. Brain metastases from solid tumors: Disease outcome according to type of treatment and therapeutic resources of the treating center. J Exp Clin Cancer Res. 2011;30(1):1–7. doi:10.1186/1756-9966-30-10.

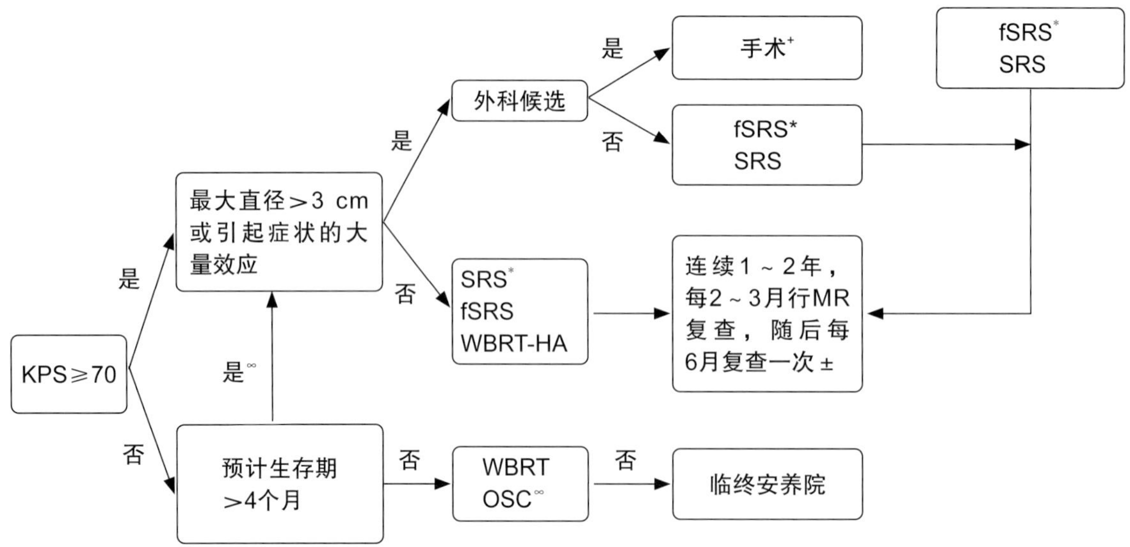

KPS=Karnofsky性能分数；SRS=立体定向放射外科；fSRS=分割立体定向放射外科；WBRT=全脑放射治疗；HA=海马回避；OSC=最佳支持性护理。
*作者的首选方案。考虑对表现状况不佳的患者进行最好的支持性护理。如果全身性疾病得到很好的控制，如果脑转移的治疗有望改善KPS，选择KPS 60的患者可能适合积极的局部治疗。
+如果可行，可以考虑术前进行SRS治疗。
±此外，MRI提示神经系统改变或系统进展。

图31.3　1～5个脑转移瘤的治疗方法

5. Posner JB, Chernik NL. Intracranial metastases from systemic cancer. Adv Neurol. 1978;19:579–592. http://www.ncbi.nlm.nih.gov/pubmed/570349.
6. Nayak L, Lee EQ, Wen PY. Epidemiology of brain metastases. Curr Oncol Rep. 2012;14(1):48–54. doi:10.1007/s11912-011-0203-y.
7. Gaspar L, Scott C, Rotman M, et al. Recursive partitioning analysis (RPA) of prognostic factors in three radiation therapy oncology group (RTOG) brain metastases trials. Int J Radiat Oncol. 1997;37(4):745–751. doi:10.1016/S0360-3016(96)00619-0.
8. Sperduto PW, Chao ST, Sneed PK, et al. Diagnosis-specific prognostic factors, indexes, and treatment outcomes for patients with newly diagnosed brain metastases: A multi-institutional analysis of 4,259 patients. Int J Radiat Oncol Biol Phys. 2010;77(3):655–661. doi:10.1016/j.ijrobp.2009.08.025.
9. Sperduto PW, Kased N, Roberge D, et al. Summary report on the graded prognostic assessment: An accurate and facile diagnosis-specific tool to estimate survival for patients with brain metastases. J Clin Oncol. 2012;30(4):419–425. doi:10.1200/JCO.2011.38.0527.
10. Sperduto PW, Kased N, Roberge D, et al. Effect of tumor subtype on survival and the graded prognostic assessment for patients with breast cancer and brain metastases. Int J Radiat Oncol Biol Phys. 2012;82(5):2111–2117. doi:10.1016/j.ijrobp.2011.02.027.
11. Sperduto PW, Yang TJ, Beal K, et al. Estimating survival in patients with lung cancer and brain metastases an update of the graded prognostic assessment for lung cancer using molecular markers (Lung-molGPA). JAMA Oncol. 2017;3(6):827–831. doi:10.1001/jamaoncol.2016.3834.
12. Sperduto PW, Jiang W, Brown PD, et al. Estimating survival in melanoma patients with brain metastases: An update of the graded prognostic assessment for melanoma using molecular markers (melanoma-molGPA). Int J Radiat Oncol. 2017;99(4):812–816. doi:10.1016/j.ijrobp.2017.06.2454.
13. Sperduto PW, Mesko S, Li J, et al. Survival in patients with brain metastases: Summary report on the updated diagnosis-specific graded prognostic assessment and definition of the eligibility quotient. J Clin Oncol. 2020;38(32):3773–3784. doi:10.1200/JCO.20.01255.
14. Patchell RA, Tibbs PA, Walsh JW, et al. A randomized trial of surgery in the treatment of single metastases to the brain. N Engl J Med. 1990;322(8):494–500. doi:10.1056/NEJM199002223220802.
15. Churilla TM, Chowdhury IH, Handorf E, et al. Com-

parison of local control of brain metastases with stereotactic radiosurgery vs surgical resection: A secondary analysis of a randomized clinical trial. JAMA Oncol. 2019;5(2):243–247. doi:10.1001/jamaoncol.2018.4610.
16. Schödel P, Schebesch KM, Brawanski A, Proescholdt MA. Surgical resection of brain metastases-impact on neurological outcome. Int J Mol Sci. 2013;14(5):8708–8718. doi:10.3390/ijms14058708.
17. Patchell RA, Tibbs PA, Regine WF, et al. Postoperative radiotherapy in the treatment of single metastases to the brain: A randomized trial. J Am Med Assoc. 1998;280(17):1485–1489. doi:10.1001/jama.280.17.1485.
18. Mahajan A, Ahmed S, McAleer MF, et al. Post-operative stereotactic radiosurgery versus observation for completely resected brain metastases: a single-centre, randomised, controlled, phase 3 trial. Lancet Oncol. 2017;18(8):1040–1048. doi:10.1016/S1470-2045(17)30414-X.
19. Muacevic A, Wowra B, Siefert A, Tonn JC, Steiger HJ, Kreth FW. Microsurgery plus whole brain irradiation versus Gamma Knife surgery alone for treatment of single metastases to the brain: a randomized controlled multicentre phase III trial. J Neurooncol. 2008;87(3):299–307. doi:10.1007/s11060-007-9510-4.
20. Muacevic A, Kreth FW, Horstmann GA, et al. Surgery and radiotherapy compared with gamma knife radiosurgery in the treatment of solitary cerebral metastases of small diameter. J Neurosurg. 1999;91(1):35–43. doi:10.3171/jns.1999.91.1.0035.
21. O'Neill BP, Iturria NJ, Link MJ, Pollock BE, Ballman K V., O'Fallon JR. A comparison of surgical resection and stereotactic radiosurgery in the treatment of solitary brain metastases. Int J Radiat Oncol Biol Phys. 2003;55(5):1169–1176. doi:10.1016/S0360-3016(02)04379-1.
22. Schöggl A, Kitz K, Reddy M, et al. Defining the role of stereotactic radiosurgery versus microsurgery in the treatment of single brain metastases. Acta Neurochir (Wien). 2000;142(6):621–626. doi:10.1007/s007010070104.
23. Baschnagel AM, Meyer KD, Chen PY, et al. Tumor volume as a predictor of survival and local control in patients with brain metastases treated with Gamma Knife surgery. J Neurosurg. 2013;119(5):1139–1144. doi:10.3171/2013.7.JNS13431.
24. Bindal AK, Bindal RK, Hess KR, et al. Surgery versus radiosurgery in the treatment of brain metastasis. J Neurosurg. 1996;84(5):748–754. doi:10.3171/jns.1996.84.5.0748.
25. Nieder C, Nestle U, Walter K, Niewald M, Schnabel K. Dose/effect relationships for brain metastases. J Cancer Res Clin Oncol. 1998;124(6):346–350. doi:10.1007/s004320050181.
26. Kondziolka D, Patel A, Lunsford LD, Kassam A, Flickinger JC. Stereotactic radiosurgery plus whole brain radiotherapy versus radiotherapy alone for patients with multiple brain metastases. Int J Radiat Oncol. 1999;45(2):427–434. doi:10.1016/S0360-3016(99)00198-4.
27. Andrews DW, Scott CB, Sperduto PW, et al. Whole brain radiation therapy with or without stereotactic radiosurgery boost for patients with one to three brain metastases: phase III results of the RTOG 9508 randomised trial. Lancet. 2004;363(9422):1665–1672. doi:10.1016/S0140-6736(04)16250-8.
28. Tsao M, Xu W, Sahgal A. A meta-analysis evaluating stereotactic radiosurgery, whole-brain radiotherapy, or both for patients presenting with a limited number of brain metastases. Cancer. 2012;118(9):2486–2493. doi:10.1002/cncr.26515.
29. Aoyama H, Shirato H, Tago M, et al. Stereotactic radiosurgery plus whole-brain radiation therapy vs stereotactic radiosurgery alone for treatment of brain metastases: A randomized controlled trial. J Am Med Assoc. 2006;295(21):2483–2491. doi:10.1001/jama.295.21.2483.
30. Chang EL, Wefel JS, Hess KR, et al. Neurocognition in patients with brain metastases treated with radiosurgery or radiosurgery plus whole-brain irradiation: a randomised controlled trial. Lancet Oncol. 2009;10(11):1037–1044. doi:10.1016/S1470-2045(09)70263-3.
31. Brown PD, Jaeckle K, Ballman K V., et al. Effect of radiosurgery alone vs radiosurgery with whole brain radiation therapy on cognitive function in patients with 1 to 3 brain metastases a randomized clinical trial. JAMA – J Am Med Assoc. 2016;316(4):401–409. doi:10.1001/jama.2016.9839.
32. National Comprehensive Cancer Network (NCCN). Central Nervous System Cancers. NCCN Clinical Practice Guidelines in Oncology. Version 3.2020. Published 2020. Accessed March 6, 2021. www.nccn.org.
33. Gondi. Why avoid the hippocampus? Radiother Oncol. 2011;97(3):370–376. doi:10.1016/j.radonc.2010.09.013.Why.
34. Mizumatsu S, Monje ML, Morhardt DR, Rola R, Palmer TD, Fike JR. Extreme sensitivity of adult neu-

rogenesis to low doses of X-irradiation. Cancer Res. 2003;63(14):4021–4027.

35. Monje ML, Palmer T. Radiation injury and neurogenesis. Curr Opin Neurol. 2003;16(2):129–134. doi:10.1097/01.wco.0000063772.81810.b7.

36. Brown PD, Pugh S, Laack NN, et al. Memantine for the prevention of cognitive dysfunction in patients receiving whole-brain radiotherapy: A randomized, double-blind, placebo-controlled trial. Neuro Oncol. 2013;15(10):1429–1437. doi:10.1093/neuonc/not114.

37. Gondi V, Pugh SL, Tome WA, et al. Preservation of memory with conformal avoidance of the hippocampal neural stem-cell compartment during whole-brain radiotherapy for brain metastases (RTOG 0933): A phase II multi-institutional trial. J Clin Oncol. 2014;32(34):3810–3816. doi:10.1200/JCO.2014.57.2909.

38. Brown PD, Gondi V, Pugh S, et al. Hippocampal avoidance during whole-brain radiotherapy plus memantine for patients with brain metastases: Phase III trial NRG oncology CC001. J Clin Oncol. 2020;38(10):1019–1029. doi:10.1200/JCO.19.02767.

39. Kocher M, Soffietti R, Abacioglu U, et al. Adjuvant whole-brain radiotherapy versus observation after radiosurgery or surgical resection of one to three cerebral metastases: Results of the EORTC 22952-26001 study. J Clin Oncol. 2011;29(2):134–141. doi:10.1200/JCO.2010.30.1655.

40. Brown PD, Ballman K V., Cerhan JH, et al. Postoperative stereotactic radiosurgery compared with whole brain radiotherapy for resected metastatic brain disease (NCCTG N107C/CEC·3): A multicentre, randomised, controlled, phase 3 trial. Lancet Oncol. 2017;18(8):1049–1060. doi:10.1016/S1470-2045(17)30441-2.

41. Ahmed KA, Freilich JM, Abuodeh Y, et al. Fractionated stereotactic radiotherapy to the post-operative cavity for radioresistant and radiosensitive brain metastases. J Neurooncol. 2014;118(1):179–186. doi:10.1007/s11060-014-1417-2.

42. Keller A, Doré M, Cebula H, et al. Hypofractionated stereotactic radiation therapy to the resection bed for intracranial metastases. Int J Radiat Oncol Biol Phys. 2017;99(5):1179–1189. doi:10.1016/j.ijrobp.2017.08.014.

43. Minniti G, Esposito V, Clarke E, et al. Multidose stereotactic radiosurgery (9 Gy × 3) of the postoperative resection cavity for treatment of large brain metastases. Int J Radiat Oncol Biol Phys. 2013;86(4):623–629. doi:10.1016/j.ijrobp.2013.03.037.

44. Iorio-Morin C, Masson-Côté L, Ezahr Y, Blanchard J, Ebacher A, Mathieu D. Early Gamma Knife stereotactic radiosurgery to the tumor bed of resected brain metastasis for improved local control. J Neurosurg. 2014;121(December):69–74. doi:10.3171/2014.7.GKS141488.

45. Soliman H, Myrehaug S, Tseng CL, et al. Image-guided, linac-based, surgical cavity-hypofractionated stereotactic radiotherapy in 5 daily fractions for brain metastases. Clin Neurosurg. 2019;85(5):E860–E869. doi:10.1093/neuros/nyz162.

46. Jensen CA, Chan MD, McCoy TP, et al. Cavity-directed radiosurgery as adjuvant therapy after resection of a brain metastasis: Clinical article. J Neurosurg. 2011;114(6):1585–1591. doi:10.3171/2010.11.JNS10939.

47. Ojerholm E, Lee JYK, Thawani JP, et al. Stereotactic radiosurgery to the resection bed for intracranial metastases and risk of leptomeningeal carcinomatosis. J Neurosurg. 2014;121(December):75–83. doi:10.3171/2014.6.GKS14708.

48. Patel KR, Burri SH, Asher AL, et al. Comparing preoperative with postoperative stereotactic radiosurgery for resectable brain metastases: A multi-institutional analysis. Neurosurgery. 2016;79(2):279–285. doi:10.1227/NEU.0000000000001096.

49. Rahman M, Murad GJA, Bova F, Friedman WA, Mocco J. Stereotactic radiosurgery and the linear accelerator: Accelerating electrons in neurosurgery. Neurosurg Focus. 2009;27(3):1–6. doi:10.3171/2009.7.FOCUS09116.

50. Xu A, Bhatnagar J, Bednarz G, et al. Gamma Knife radiosurgery with CT image-based dose calculation. J Appl Clin Med Phys. 2015;16(6):119–129. doi:10.1120/jacmp.v16i6.5530.

51. Rojas-Villabona A, Kitchen N, Paddick I. Investigation of dosimetric differences between the TMR 10 and convolution algorithm for Gamma Knife stereotactic radiosurgery. J Appl Clin Med Phys. 2016;17(6):217–229. doi:10.1120/jacmp.v17i6.6347.

52. Jonker BP. Image fusion pitfalls for cranial radiosurgery. Surg Neurol Int. 2013;4(Suppl. 3). doi:10.4103/2152-7806.110660.

53. Garcia MA, Anwar M, Yu Y, et al. Brain metastasis growth on preradiosurgical magnetic resonance imaging. Pract Radiat Oncol. 8(6):e369–e376. doi:10.1016/j.prro.2018.06.004.

54. Bronnimann C, Huchet A, Benech-Faure J, et al. In-

terval between planning and frameless stereotactic radiosurgery for brain metastases: are our margins still accurate? Neuro-Oncology Pract. 2020;7(2):211–217. doi:10.1093/nop/npz048.

55. Babic S, Lee Y, Ruschin M, et al. To frame or not to frame? Cone-beam CT-based analysis of head immobilization devices specific to linac-based stereotactic radiosurgery and radiotherapy. J Appl Clin Med Phys. 2018;19(2):111–120. doi:10.1002/acm2.12251.
56. Clifford W, Sharpe H, Khu KJ, Cusimano M, Knifed E, Bernstein M. Gamma Knife patients' experience: Lessons learned from a qualitative study. J Neurooncol. 2009;92(3):387–392. doi:10.1007/s11060-009-9830-7.
57. Li W, Cashell A, Lee I, et al. Patient perspectives on frame versus mask immobilization for gamma knife stereotactic radiosurgery. J Med imaging Radiat Sci. 2020;51(4):567–573. doi:10.1016/j.jmir.2020.08.001.
58. AlDuhaiby EZ, Breen S, Bissonnette J-P, et al. A national survey of the availability of intensity-modulated radiation therapy and stereotactic radiosurgery in Canada. Radiat Oncol. 2012;7:18. doi:10.1186/1748-717X-7-18.
59. Ryken TC, Meeks SL, Pennington EC, et al. Initial clinical experience with frameless stereotactic radiosurgery: Analysis of accuracy and feasibility. Int J Radiat Oncol Biol Phys. 2001;51(4):1152–1158. doi:10.1016/S0360-3016(01)01756-4.
60. Atalar B, Choi CYH, Harsh GR, et al. Cavity volume dynamics after resection of brain metastases and timing of postresection cavity stereotactic radiosurgery. Neurosurgery. 2013;72(2):180–185; discussion 185. doi:10.1227/NEU.0b013e31827b99f3.
61. Patel RA, Lock D, Helenowski IB, et al. Postsurgical cavity evolution after brain metastasis resection: How soon should postoperative radiosurgery follow? World Neurosurg. 2018;110:e310–e314. doi:10.1016/j.wneu.2017.10.159.
62. Stross WC, Malouff TD, Trifiletti DM, Vallow LA. MRI-based radiosurgical planning: Implications in imaging timing. Ann Transl Med. 2019;7(Suppl 6):S188. doi:10.21037/atm.2019.07.74.
63. Murphy MJ. Intrafraction geometric uncertainties in frameless image-guided radiosurgery. Int J Radiat Oncol Biol Phys. 2009;73(5):1364–1368. doi:10.1016/j.ijrobp.2008.06.1921.
64. Ruschin M, Komljenovic PT, Ansell S, et al. Cone beam computed tomography image guidance system for a dedicated intracranial radiosurgery treatment unit. Int J Radiat Oncol Biol Phys. 2013;85(1):243–250. doi:10.1016/j.ijrobp.2012.03.022.
65. Gevaert T, Verellen D, Engels B, et al. Clinical evaluation of a robotic 6-degree of freedom treatment couch for frameless radiosurgery. Int J Radiat Oncol Biol Phys. 2012;83(1):467–474. doi:10.1016/j.ijrobp.2011.05.048.
66. Li G, Ballangrud Å, Kuo LC, et al. Motion monitoring for cranial frameless stereotactic radiosurgery using video-based three-dimensional optical surface imaging. Med Phys. 2011;38(7):3981–3994. doi:10.1118/1.3596526.
67. Hoisak JDP, Pawlicki T. The role of optical surface imaging systems in radiation therapy. Semin Radiat Oncol. 2018;28(3):185–193. doi:10.1016/j.semradonc.2018.02.003.
68. Li J, Shi W, Andrews D, et al. Comparison of online 6 degree-of-freedom image registration of varian truebeam cone-beam CT and BrainLab ExacTrac X-Ray for intracranial radiosurgery. Technol Cancer Res Treat. 2017;16(3):339–343. doi:10.1177/1533034616683069.
69. Kataria T, Gupta D, Karrthick KP, et al. Frame-based radiosurgery: Is it relevant in the era of IGRT? Neurol India. 61(3):277–281. doi:10.4103/0028-3886.115068.
70. Shaw E, Scott C, Souhami L, et al. Single dose radiosurgical treatment of recurrent previously irradiated primary brain tumors and brain metastases: Final report of RTOG protocol 90- 05. Int J Radiat Oncol Biol Phys. 2000;47(2):291–298. doi:10.1016/S0360-3016(99)00507-6.
71. Shehata MK, Young B, Reid B, et al. Stereotatic radiosurgery of 468 brain metastases ≤2 cm: Implications for SRS dose and whole brain radiation therapy. Int J Radiat Oncol Biol Phys. 2004;59(1):87–93. doi:10.1016/j.ijrobp.2003.10.009.
72. Vogelbaum MA, Angelov L, Lee SY, Li L, Barnett GH, Suh JH. Local control of brain metastases by stereotactic radiosurgery in relation to dose to the tumor margin. J Neurosurg. 2006;104(6):907–912. doi:10.3171/jns.2006.104.6.907.
73. Lehrer EJ, Peterson JL, Zaorsky NG, et al. Single versus multifraction stereotactic radiosurgery for large brain metastases: An international meta-analysis of 24 trials. Int J Radiat Oncol Biol Phys. 2019;103(3):618–630. doi:10.1016/j.ijrobp.2018.10.038.
74. Niyazi M, Brada M, Chalmers AJ, et al. ESTRO-ACROP guideline "target delineation of glioblastomas." Radiother Oncol. 2016;118(1):35–42. doi:10.1016/j.radonc.2015.12.003.
75. Milano MT, Grimm J, Niemierko A, et al. Single- and multifraction stereotactic radiosurgery dose/volume tol-

erances of the brain. Int J Radiat Oncol Biol Phys. Published online 2020. doi:10.1016/j.ijrobp.2020.08.013.

76. Baliga S, Garg MK, Fox J, et al. Fractionated stereotactic radiation therapy for brain metastases: a systematic review with tumour control probability modelling. Br J Radiol. 2017;90(1070):20160666. doi:10.1259/bjr.20160666.

77. Remick JS, Kowalski E, Khairnar R, et al. A multi-center analysis of single-fraction versus hypofractionated stereotactic radiosurgery for the treatment of brain metastasis. Radiat Oncol. 2020;15(1):128. doi:10.1186/s13014-020-01522-6.

78. Choi CYH, Chang SD, Gibbs IC, et al. Stereotactic radiosurgery of the postoperative resection cavity for brain metastases: Prospective evaluation of target margin on tumor control. Int J Radiat Oncol Biol Phys. 2012;84(2):336–342. doi:10.1016/j.ijrobp.2011.12.009.

79. Al-Omair A, Soliman H, Xu W, et al. Hypofractionated stereotactic radiotherapy in five daily fractions for post-operative surgical cavities in brain metastases patients with and without prior whole brain radiation. Technol Cancer Res Treat. 2013;12(6):493–499. doi:10.7785/tcrt.2012.500336.

80. Sayan M, Mustafayev TZ, Balmuk A, et al. Management of symptomatic radiation necrosis after stereotactic radiosurgery and clinical factors for treatment response. Radiat Oncol J. 2020;38(3):176–180. doi:10.3857/roj.2020.00171.

81. Chao ST, Ahluwalia MS, Barnett GH, et al. Challenges with the diagnosis and treatment of cerebral radiation necrosis. Int J Radiat Oncol Biol Phys. 2013;87(3):449–457. doi:10.1016/j.ijrobp.2013.05.015.

82. Lin NU, Lee EQ, Aoyama H, et al. Response assessment criteria for brain metastases: Proposal from the RANO group. Lancet Oncol. 2015;16(6):e270–e278. doi:10.1016/S1470-2045(15)70057-4.

83. Chang EL, Brown PD, Lo SS, Sahgal A, Suh JH. Adult CNS Radiation Oncology. Springer; 2018. doi:10.1007/978-3-319-42878-9.

84. Levin VA, Bidaut L, Hou P, et al. Randomized double-blind placebo-controlled trial of bevacizumab therapy for radiation necrosis of the central nervous system. Int J Radiat Oncol Biol Phys. 2011;79(5):1487–1495. doi:10.1016/j.ijrobp.2009.12.061.

85. Rao MS, Hargreaves EL, Khan AJ, Haffty BG, Danish SF. Magnetic resonance-guided laser ablation improves local control for postradiosurgery recurrence and/or radiation necrosis. Neurosurgery. 2014;74(6):658–667. doi:10.1227/NEU.0000000000000332.

86. Hong CS, Deng D, Vera A, Chiang VL. Laser-interstitial thermal therapy compared to craniotomy for treatment of radiation necrosis or recurrent tumor in brain metastases failing radiosurgery. J Neurooncol. 2019;142(2):309–317. doi:10.1007/s11060-019-03097-z.

（王嘉嘉　梁军潮　译）

32 超过5个脑转移瘤的立体定向放射外科治疗

Bernadine Donahue
放射肿瘤科
纽约大学格罗斯曼医学院
纽约州 纽约
放射肿瘤科
迈蒙尼德癌症中心
纽约 布鲁克林

Jason Gurewitz
放射肿瘤科
纽约大学朗格尼医学中心
纽约州 纽约

Carolina Benjamin
神经外科
迈阿密大学
佛罗里达 迈阿密

Kenneth Bernstein
放射肿瘤科
纽约大学朗格尼医学中心
纽约州 纽约

Joshua Silverman，Erik Sulman
放射肿瘤科
纽约大学格罗斯曼医学院
纽约州 纽约

Douglas Kondziolka
放射肿瘤科
神经外科
纽约大学格罗斯曼医学院
纽约州 纽约

引言

关于多发性脑转移瘤患者的现代治疗存在许多争议。大多数脑转移瘤患者是多发性转移瘤。在标准MRI扫描中，大约80%的脑转移瘤患者的肿瘤数量在1个以上，有一半的患者有3个或3个以上的肿瘤。关于多发性脑转移瘤的治疗，最具争议的问题之一是可以或应该用SRS治疗的转移瘤数量是否有限制。十年前，一项对放射肿瘤医生的调查显示，仅有不到5%的放射肿瘤医生会选择超过5个的转移瘤作为他们初始放射外科治疗的最大数量。在一个国际放射外科会议上，对与会者的类似询问没有显示出明确的共识，尽管超过一半的人会使用SRS作为≥5个转移瘤的初始治疗。从那时起，放射外科临床医生越来越愿意单独使用SRS来治疗转移个数更多的脑转移瘤。

多年来，脑转移瘤的治疗均使用全脑放射治疗（whole-brain radiotherapy，WBRT）。近一百年来，WBRT被认为是能够缓解有症状的脑转移瘤的治疗方法。1931年，《外科年鉴》中的尸检系列报道了在接受过各种多发转移性癌症治疗的患者中，发现其中包括3例脑转移患者在WBRT后存活1～1.5年。1954年，纪念斯隆凯特琳癌症中心发表了一篇文章，描述了如何设计全脑放射治疗的剂量分割方案，通过确定哪些治疗方案可以改善症状，同时避免因为千伏电压放射治疗提供的非常高的表面剂量导致的头皮潮湿脱屑。

WBRT在过去50年中不断发展，从早期放射治疗肿瘤组（radiation therapy oncology group，RTOG）研究分割治疗中使用的平行相对入口技术，到现在被许多人认为是标准的海马回避技术。NRG肿瘤学中NRG CC001是一项Ⅲ期前瞻性随机研究，表明海马回避全脑放射治疗（hippocampal avoidance whole brain radiotherapy，HA-WBRT）比标准的WBRT更有利于神经认知，显示治疗后执行功能、学习和记忆在不同时间点的退化较少。然而，即使试验中使用的调强放射治疗（intensity modulated radiation therapy，IMRT）使海马保留程度有所提高，但仍存在一定程度的功能退化。虽然SRS增加了海马保留程度，有可能改善这一结果，但是SRS治疗多少病变合适？这个问题仍然没有答案。

数十年来，SRS一直用于治疗脑转移瘤，不仅可以对肿瘤提供靶向的治疗剂量的照射，同时避免对正常组织进行不必要的照射。肿瘤临床试验联盟NCCTG 0574和欧洲癌症研究与治疗组织（European Organization for Research and Treatment of Cancer，EORTC）22952-26001试验均显示，在≤3个脑转移瘤患者中，单独使用SRS比SRS联合WBRT的认知退化更少，生活质量更好。早期伽玛刀SRS治疗转移瘤的上限是3个或4个肿瘤，有几个方面的原因：从临床应用来看，主要障碍是做治疗计划和实施治疗所用的时间；还有治疗4个以上的转移瘤的毒性反应尚不清楚，而且担心不使用WBRT会对患者的生存率产生不利影响；此外，该领域的第一个随机试验选择了2～4个肿瘤作为纳入标准。

20世纪90年代，Yamamoto等提出了用伽玛刀SRS治疗2例分别有36个和37个肺癌脑转移瘤的患者的独特经验。患者在SRS治疗后有临床和影像学反应，并分别存活了4.5个月和5.5个月。随后，发表了针对4个以上转移瘤的文章：经验表明，没有发现明显的毒性，而且使用SRS治疗后，生存率没有受到影响（表32.1）。匹兹堡大学的一项研究对中位数为5个转移灶的患者通过RTOG递归分区分析（recursive partitioning analysis，RPA）对生存率进行了评估，结果显示在选择SRS治疗的患者中，生存率比过去使用WBRT所取得的结果好。更重要的是发现影响生存率的不是转移瘤的数量，而是肿瘤的总体积。

日本的一项大型病例对照分析显示，虽然≥5个转移瘤的患者比1～4个转移瘤的患者的总生存期稍差（7个月*vs.*7个多月），但两组患者与SRS相关毒性是一样的。

日本和美国两个大型的多中心经验，进一步帮助解决了治疗超过4个以上的转移瘤相关的问题。这方面最权威的出版物是JLGK0901的报告。这项前瞻性观察研究纳入了1000多例接受SRS治疗的患者，研究了单独使用SRS治疗时，比较5～10个肿瘤患者的生存率和1～4个肿瘤患者的生

表32.1 选择SRS治疗大量转移瘤患者

系列（第一作者/年）	研究年限	转移个数的纳入标准	随访[a]时间月中位数（范围）	患者	转移	单次/多次治疗（中位数的范围为M）	转移者/患者中位数或平均值（范围）	肿瘤总体积中位数（范围）/cc	外周剂量中位数（范围）/Gy	局部控制	DBF[b]/CNS PFS	总生存期中位数（范围）月	神经性死亡	AREs	组织学生存	WBRT
Bhatnagar，2006	1995—2005	≥4	平均8（1～53）	总数205（≥5：130）	1130 ≥4：n=288 ≥5：n=842	S	中位数5（4～18）	6.8（0.6～51）	16（12～20）	71%@1年 49%@2年	DBF的平均时间为24个月	8	N/A	N/A	组织学不相关	46%，SRS 38% 补救
Kim等，2008	2002—2007	≥10	N/A	26	410@初始SRS	S/M（M：9例患者）	平均值16.6（10～37）	10.9（1～42.2）@初始SRS	15（9～23）	79.5%的病变@6个月	脱离DBF 73.1%@6个月	7.8（0.1～45.9）	55.6%的神经系统原因死亡	1例“明显放射性坏死”	N/A	76.9%之前或使用SRS，7.7%补救
Serizawa等，2010	1998—2009	1～10	N/A	5～6：n=93 7～10：n=122	N/A	S	N/A	N/A	20（13.5～30）	77.9%～98.4%@1年（因肿瘤大小而异）	脱离DBF 5～6：50.7%@1年 7～10：66.3%@1年	5～6：7.08 7～10：7.44	神经系统死亡率为82.5%@2年	N/A	组织学不相关	N/A
Grandhi等，2012	2007—2009	>10	N/A	61	806	S	平均值13.2（10～28）	4.86（0.14～40.21）	16（12～20）	94.1%@93个月 90.5%@6个月 58.3%@12个月	脱离DBF 64.6%@3个月 58.5%@6个月 22.4%@12个月	4（0.25～24）	24%的患者死于神经系统进展	18%影像学检查	黑色素瘤生存率较差：中位生存期3个月，其他患者5个月（P=0.01，log-rank检验）	67%之前 6.6%之后
Rava等，2013	2004—2010	≥10	N/A	53	N/A	S	平均值10.9	N/A	平均值16.6（12～22）	86.8%中位数未达到	DBF=90%@1年	6.5个月，（22%@1年）（12%@2年）	N/A	13%影像学检查；所有无症状	乳腺癌生存期更好：7.4个月 *vs.* 5.8个月（P=0.074）	64%之前
Yamamoto J，Neurosurg，2013	1998—2011	1～4 *vs.* ≥5	12.5 IQR	总数1096 1～4：548 ≥5：548	N/A	S	中位数 1～4：2（1～4）≥5：8（5～51）	平均值 1～4：9.12（0.01～122）≥5：8.92（0.10～115.3）	平均值 1～4：21.44（12～25）≥5：21.58（10～27）	1～4：91.5% ≥5：96.1%	1～4：30.3% SRS治疗新病变 ≥5：29%SRS治疗新病变	1～4：7.9 ≥5：7	1～4：10.6% ≥5：8.2%	SRS相关并发症 1～4：2.7% ≥5：2%	N/A	
Yamamoto，Lancet，2014；IJROBP，2017	2009—2012	2～4 *vs.* 5～10	10.7（5.8～18.8）IQR	总数739 2～4：531 5～10：208	N/A	S	中位数 2～4：2（2～3）IQR 5～10：6（5～8）IQR	平均值2～4：3.07（0.02～14.96）5～10：3.54（0.02～13.90）	N/A	90.2%@2年	DBF=69%	2～4：10.8 5～10：10.8	2～4：6%神经系统死亡 5～10：9%神经系统死亡	12.1%SRS引起的并发症	中位OS：肺：12.5个月 乳腺：10.5个月 GI：5.7个月 肾：3.8个月 GI *vs.* 肺的多因素分析有统计学意义	
Yamamoto J，Neurosurg，2014	1998—2011	2～9 *vs.* >10	16.7（2.1～110.2）	总数720 2～9：360 ≥10：360	N/A	S	中位数 2～9：4 ≥10：14	2～9：11.45（0.08～115.3）≥10：10.31（0.15～81.4）	平均值 2～9：20.51（10～25）≥10：20.72（12～25）	2～9：91.6% ≥10：97%	2～9：32.3%额外SRS ≥10：32.3%额外SRS	2～9：7.1 ≥10：6.9	9.7%死于“脑部疾病” 2～9：10% ≥10：9.4%	SRS相关并发症 2～9：2.5% ≥10：0.8%	N/A	
Shultz等，2015	2004—2013	SRS治疗≥2	15	95	N/A	M（2）	中位数14	N/A	22（16～30）	95%@1年 93%@2年	DBF 44%第2次SRS治疗后1年54%第2次SRS治疗后2年	18初次SRS 11第2次SRS	24%的神经原因	14%	乳腺与黑色素瘤与其他相关的多变量分	
Kotecha等，2017	2007—2014	SRS治疗≥3	16.6（3～87）	59	765	M（3；3～8）	7（1～20）3次SRS治疗	N/A	N/A	68%@中位数12.8个月	DBF=64%@6个月	19（71%@1年）（40%@2年）	20%神经性死亡	17%“放射性坏死”	N/A	
Yuan等，2018	2013—2016	SRS治疗>3	28	10	280	M（5；3～7）	中位数25（10～63）	9.5	N/A	N/A	N/A	26.7	N/A	0	N/A	

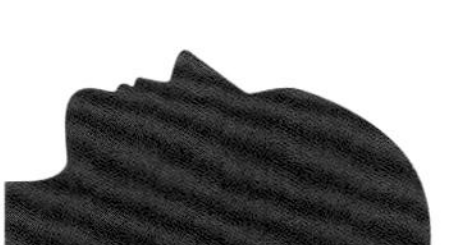

续表

系列（第一作者/年）	研究年限	转移个数的纳入标准	随访[a]时间月中位数（范围）	患者	转移	单次/多次治疗（中位数的范围为M）	转移者/患者中位数或平均值（范围）	肿瘤总体积中位数（范围）/cc	外周剂量中位数（范围）/Gy	局部控制	DBF[b]/CNS PFS	总生存期中位数（范围）月	神经性死亡	AREs	组织学生存	WBRT
Knoll等，2018	2001—2014	1～4*vs.* ≥5	N/A	总数243 1～4：173 ≥5：70	906	S	N/A	1～4：1.7（0.5～4.5） IQR≥5：1.8（0.8～4）IQR	N/A	1～4：95%@6个月 ≥5：96.8%@6个月	27.9%的额外SRS	1～4：10.8 ≥5：8.5	N/A	晚期水肿需要类固醇 1～4：4% ≥5：7%	组织学与多变量分析没有相关性	9.6%补救
Hughes等，*IJROP*，2019	1991—2013	1～15	48.7	1：989 2～4：882 5～15：212	N/A	S	中位数 2～4： 2（2～3）IQR 5～15： 6.5（5～8）IQR	N/A	1：19（17.5～22）IQR 2～4：18（17.5～20）IQR 5～15：18（17～20）IQR	N/A	DBF@1年1：30%（中位数BMV 3.9） 2～4：41%（中位数BMV 6.1） 5～15：50%（中位数BMV 11.7）	1：14.6 2～4：9.5 >5：7.5	N/A		肺和其他（非乳腺/肾/黑色素瘤）的生存预测因子	1：12%补救 2～4：15%补救 5～15：16%补救
Susko等，2019	1999—2016	≥10	7.4（2.7～15.9）IQR	143	2196	S	中位数 13（11～17）IQR	4.1（2.0～9.9）IQR	9（18～19）IQR	96.8%前期SRS 83.6%补救SRS	DBF@12个月 81.2%前期 80.8%补救	11.7前期7.4为WBRT后补救	N/A	11%影像学检查：2%症状 12个月ARE率 10.6%前期 36%补救	组织学与没有新的脑转移无关	47.5%之前
Bowden等，2019	2008—2017	@初始SRS	乳腺：11.7 肺：3 黑色素瘤：2.4	总数93 乳腺：32 肺：39 黑色素瘤：21	2294@初始SRS	S/M（分期手术：53%乳腺，21%肺，5%黑色素瘤）	中位数 乳腺：23（15～67） 肺：21（15～28） 黑色素瘤：21（15～67）	乳腺：8.75（0.47～24.82） 肺：6.89（0.71～30.6） 黑色素瘤：9.98（0.13～39.04）	乳腺：16（13～18） 肺：16（14～18）黑色素瘤：16（15～19）	乳腺：94.9% 肺：97.3% 黑色素瘤：97.5%	DBF额外SRS 乳腺：56% 肺：35% 黑色素瘤：43%	乳腺：16个月（1～40个月） 肺：4.6（1～26） 黑色素瘤：3.1（0.3～44.5）	死于颅内疾病 乳腺：32% 肺：33%黑色素瘤：62%	影像学检查乳腺：7.4%肺：0黑色素瘤：6.3%（19%出血）	乳腺癌的存活时间明显长于肺癌或黑色素瘤	乳腺：44%之前（2例之后）肺：49%之前（1例之后） 黑色素瘤：19%之前
Yamamoto，2020	1998—2018	5～10*vs.* 11～20	15.5（1.3～22.8）IQR	总数2319 5～10：1515 11～20：804	N/A	S/M（M为多次治疗：6.1% 5～10和5.4% 11～20）	中位数5～10：7（5～8）IQR 11～20：14（12～17）IQR	5～10：58.3%体积<7 cc 41.7%体积>7 cc 11～20：54%体积<7 cc 48%体积>7 cc	20（20～22）IQR	5～11：92.6% 11～20：95.8%	33%额外的SRS	5～10：7.7 11～20：6.5	13.6 %死于"脑部疾病" 5～10：12.1% 11～20：13.4%	SRS相关并发症 5～10：5.4% 11～20：3.5%	中位生存期为1.1个月 肺癌患者5～10比11～20好	5～10：7.8%之前和5.5%补救 11～20：10.7%之前和6.1%补救
Benjamin等，2020	2013—2019	累积≥25	16.4（2.2～130）	95	3596	S/M	33（25～116）	6.04（0.38～28.0）	17（10～21）标志肿瘤	83%	N/A	23.3（*95%CI* 15.9～25.8） （93%@6个月） （75%@1年） （60%@1.5年） （48%@2年）	N/A	15%：3例有症状	肺存活时间最长	38% 14%之前 22%在2次初始之前和最近SRS治疗之后
Li等，2020	N/A	4～15	N/A	72	N/A	S	N/A	N/A	N/A	95% 4个月	40%远端脑失效	7.8个月（6.1～14.6）	N/A	8%3级毒性	N/A	N/A
Gurewitz等，2021	2012—2020	≥5@初始SRS NSCL	N/A	总数177 5～10：121 11～15：31 >15：25	N/A	S	中位数8（5～35）	N/A	N/A	N/A	N/A	15.1 （57%@1年） （39%@2年） （28%@3年）	N/A	N/A	更长的生存期与腺癌和EGFR/ALK突变相关	N/A

[a] 影像学或临床脑。

[b] DBF=远端脑失效。

存率。两组的中位生存期均为10.8个月，重要的是，两组的神经系统死亡风险分别为6%和9%，没有统计学差异。正如2017年公布的数据一样，转移瘤数量较多的一组晚期并发症发生率为12%，和转移瘤数量较少的一组一样。此外，转移瘤数目较多的患者在神经认知结果或脑白质变化的发展方面并没有更差的表现。事实上，在MRI上有脑白质病变证据的12例患者中，有11例曾接受过WBRT。

一项美国大型多中心数据库的回顾性研究认为，在接受SRS治疗的患者中，1～4个肿瘤组与5个或以上肿瘤组之间生存期没有差异。1～4个肿瘤的患者中位生存期为10.8个月，而≥5个肿瘤的患者中位生存期为8.5个月（*P*=0.143）。这项研究与日本的经验研究相似，SRS相关的毒性分别为4%和7%，是可以接受的。在匹兹堡的经验中，肿瘤的数量并不能预测生存率；生存期主要是由身体状态和全身性疾病决定的。

近几年来，随着治疗10个以上转移瘤的经验越来越多，美国国家综合癌症网络（National Comprehensive Cancer Network，NCCN）的指南也进行了修改：治疗10个以上转移瘤可以选择使用SRS（NCCN 2020）。目前，尽管还缺乏随机数据，但神经外科医生和放射肿瘤医生越来越愿意单独用SRS治疗10个以上肿瘤的患者。这主要有以下几个原因：技术的进步使治疗数目多的转移瘤更加有效；正如上述Ⅲ期试验的结果，与单独使用SRS相比，证实了WBRT对神经认知和生活质量的不良影响。这些技术的进步与系统性治疗的进步是一致的，这使患者寿命延长，从而增加了人们对WBRT晚期影响的担忧，这可能在这些更加延长的生存时间中表现出来。

生存

关于使用SRS治疗＞10个肿瘤的生存率的早期数据，早在多年前就已从单一机构和小系列研究中获得。匹兹堡的一项回顾性研究观察了61例接受过单次伽玛刀放射外科治疗的患者，中位数转移瘤为13个。整个组的中位生存期为4个月，但在选定的亚组中，小于14个转移瘤、非黑色素瘤原发灶和全身性疾病得到控制的患者生存期比较长，中位生存期为21.0个月。在另一个研究中，56例≥10个转移瘤的患者接受SRS治疗，中位生存期为6.5个月，其中其他原发肿瘤患者生存期为5.8个月，乳腺癌患者生存期为7.4个月，乳腺癌患者生存期比其他原发肿瘤患者生存期好（*P*=0.074）。随后，来自日本的大量经验分析了≥10个转移瘤的患者与2～9个转移瘤的患者的生存率，结果显示每组的中位生存期都约为7个月，两组之间的生存率没有差异。与转移数量较少的患者一样，≥10个转移瘤的患者的神经系统死亡率（9.4%）和毒性（＜1%）仍然处于可接受的低水平。

使用初始SRS治疗数量较多的转移瘤的最大报告之一是来自美国和加拿大8个大型学术医疗中心的2000多例患者的回顾性研究。Hughes等报道了他们在Wake-Forest医院使用前期SRS治疗68例5～15个转移瘤的经验。在该患者队列中，中位生存期仅为4.7个月，神经系统死亡率高于转移瘤较少的患者。在更大的多中心经验中，包括212例5～15个肿瘤的患者，与2～4个肿瘤的患者相比，有5～15个肿瘤的患者的死亡风险没有增加（*P*=0.25），中位生存期分别为7.5个月和9.5个月。未见报道神经系统死亡率和毒性，但分析了远隔部位失败的脑转移速度（brain metastasis velocity，BMV）。这证明中位BMV存在差异，5～15个肿瘤的患者为6.1个新转移瘤/年，2～4个肿瘤的患者为11.7个新转移/年（*P*＜0.01），但补救性WBRT的比率差异没有统计学意义。有意思的是，在5～15个肿瘤队列中，有22例患者有11～15个肿瘤，在这个小组中，中位生存期为10.5个月。

在治疗肿瘤数量较多的转移瘤最开始的报告中认为，原发肿瘤的组织学与预后不一定相关。然而，在过去的几年中，有更多令人信服的证据表明组织学与生存率的关系。考虑到颅外疾病状况对预后的影响及新的系统性疗法对颅外疾病的影响，匹兹堡大学的一项回顾性分析报道了初始SRS治疗≥15个转移瘤的患者基于肿瘤组织学的中位生存期。乳腺癌患者的中位生存期为16个月，肺癌患者的中位生存期为4.6个月，黑色素瘤

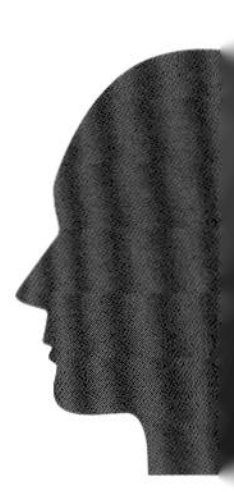

患者的中位生存期为3.1个月。

根据纽约大学的经验，生存率因组织学而异。在其研究的队列中，接受SRS治疗累计转移瘤数量≥25个的95例患者中，2/3的患者有活动性的颅外疾病。肺癌、乳腺癌和黑色素瘤患者的中位生存期分别为33.3个月、23.3个月和15.9个月。此外，在原发性恶性肿瘤的类别中，与特定分子谱和可靶向突变相关的组织学亚型已成为预后的重要决定因素。在过去的8年里，我们用初始SRS治疗了177例≥5个转移瘤的非小细胞肺癌（non small cell lung cancer，NSCLC）患者。与非腺癌患者相比，腺癌患者的中位总生存期明显更长，分别为17.1个月和5.7个月（$P<0.001$）。表皮生长因子受体（epidermal growth factor receptor，EGFR）或间变性淋巴瘤激酶（anaplastic lymphoma kinase，ALK）突变的患者比没有突变的患者生存期更长，分别为26.3个月和10.4个月（$P=0.008$），有统计学意义和临床意义。

剂量学

早期的建模研究表明，用SRS治疗25个转移瘤，保持每个转移瘤<40 Gy的最大点剂量，将导致全脑剂量达到<5 Gy脑体积（D50）的50%。此外，模型显示，与实际的肿瘤数量相比，肿瘤的总体积更能预测平均全脑剂量和全脑累计剂量。然而，平均全脑剂量与肿瘤总体积的关系并不是总可以预测的，因为在肿瘤数量较多或肿瘤体积较大的情况下，边缘剂量可能会减少，以减少放射不良反应的风险。图32.1显示，当多个治疗疗程的剂量相加时，12 Gy的等剂量线在大脑上重叠的比例更大，可能会增加不良反应发生率；在本例中，在随后的SRS疗程中，设定的边际剂量减少了。

评估大量肿瘤患者的脑剂量学的系列研究显示，平均全脑剂量相对较低，正常结构的剂量也相对较低，尽管这些研究之间的比较有些困难，因为有些研究报道了一次SRS治疗大量的肿瘤，而其他研究报道了随着时间的推移，连续SRS治疗的累积肿瘤数量和正常结构的累积剂量。然而，即使在转移瘤数量最多的系列中，平均全脑剂量也普遍较低，如图32.2所示。在纽约大学研究中，治疗112个肿瘤的最大平均全脑剂量为10 Gy。

Yamamato等报道了一些最早的对大量转移瘤患者的剂量学分析。80例≥10个转移瘤的患者，中位全脑累积剂量为4.71 Gy（2002）。耶鲁大学（Yale）对接受伽玛刀SRS治疗平均8个肿瘤（范围1～41个肿瘤）的患者进行一系列剂量评估显示，中位平均全脑剂量为1.4 Gy。作者报告称，接受治疗的患者肿瘤个数不低于25个，他们的中位平均全脑剂量为>4 Gy。转移瘤的总数量和肿瘤的总体积与受照的平均全脑剂量相关。Bowden等报道了42例≥15个转移瘤（中位20）接受单疗程伽玛刀SRS治疗的患者。中位平均全脑剂量为2.58 Gy，近80%的患者的受照剂量<3 Gy，这是WBRT标准10次分割中每次分割的常规受照剂量。值得注意的是，这与平均全脑受照剂量和肿瘤体积有关，但与转移瘤的数量无关。在16例继续接受额外SRS的患者中，额外的照射脑部平均剂量为1.4 Gy（范围0.2～3.8 Gy）。

在照射全脑剂量方面，最具挑战性的问题之一是如何将SRS的非均匀分布剂量与标准分割全脑放射治疗过程中更均匀的剂量等同起来。一项对5例>10个转移瘤的患者进行的单次分割SRS治疗的研究中评估正常结构受照的剂量，与标准化WBRT受照的剂量相比，10次分割的剂量为30 Gy，并比较了生物效应剂量（biologically equivalent dose，BED）。在5个病例中，SRS中正常脑组织平均BED为1.3%～34.3%，与其他病例一样，正常脑组织的平均受照剂量与肿瘤的总体积有关，与治疗的脑转移瘤的数量无关。

长期以来，12 Gy脑体积一直是放射外科治疗AVM的重要体积参数。有作者指出，与颅内肿瘤的SRS治疗后放射性坏死有关，12 Gy脑体积>10 cm³时，症状性坏死的风险增加。在一些小型研究中，≥4个转移瘤的患者使用基于直线加速器单次分割的放射外科治疗，接受>12 Gy的正常脑体积较低与生存率增加相关。然而，关于12 Gy脑体积在治疗大量转移瘤方面的重要性的数据不如AVM文献中的数据那么可靠，而且尚不清楚它与在不同时期的多个SRS治疗的患者的累积12 Gy脑体积之间的关系。在用SRS治疗的>5个转移瘤的患者研究中，12 Gy脑体积已经被报道，Grandhi

是最早测量12 Gy脑体积中位数为16.9 cm³的作者之一。一般来说，报告的12 Gy脑体积在大脑总容积中所占比例较低。在Bowden系列中，12 Gy脑体积的中位数是12.45 cm³，相当于<1%的大脑容积。然而，几乎没有相关数据显示在这种情况下12 Gy脑体积与毒性或神经认知结果的关系，这种关系的描述有待于进一步分析。

除了全脑剂量外，研究人员还报道了其他颅内关键结构的剂量测定（表32.2）。

在明尼苏达大学的一系列研究中，Yuan等确定了10例中位数为25个转移瘤的患者，并计算了脑干、视神经结构和海马及大脑的累积剂量。脑干中位最大剂量（maximal dose，D_{max}）为6.1 Gy，视交叉中位D_{max}为3.9 Gy，左侧和右

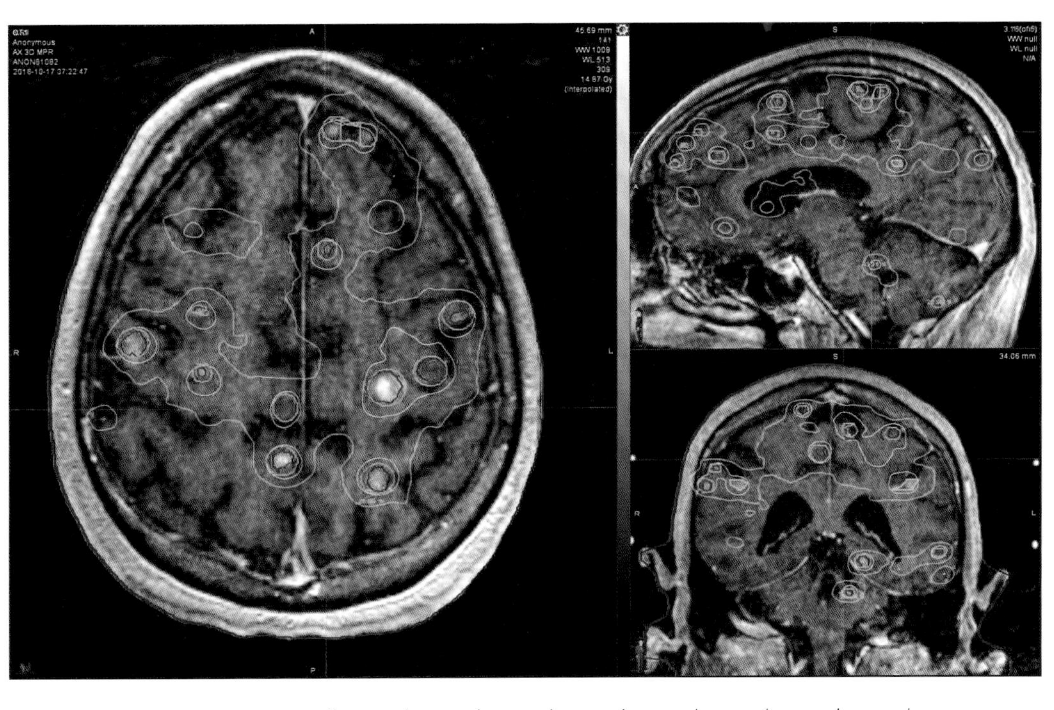

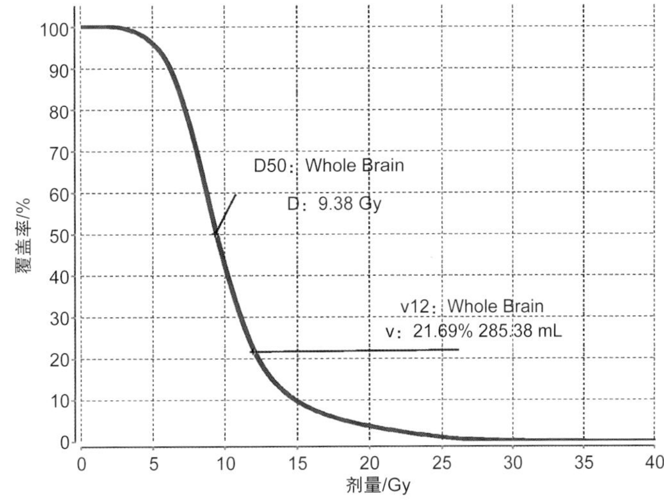

该患者接受了5次治疗，共治疗112个肿瘤。在所有疗程的剂量与累积平均全脑剂量10 Gy相加后，12 Gy等剂量线（绿线）有显著重叠。此图像用于计划第5次治疗。患者最初出现20个肿瘤并接受17 Gy边缘剂量治疗。在随后的疗程中，边缘剂量减少到16 Gy、15 Gy、14 Gy和11 Gy。较粗的蓝线显示了来自早期阶段的不同水平的肿瘤反应的边缘剂量。红线是医生绘制的肿瘤轮廓线，黄线是累积的20 Gy等剂量线。

图32.1 在纽约大学研究中，治疗体积最大的患者T_1多平面重建增强MRI和全脑剂量体积直方图（图片用MIM软件创建）

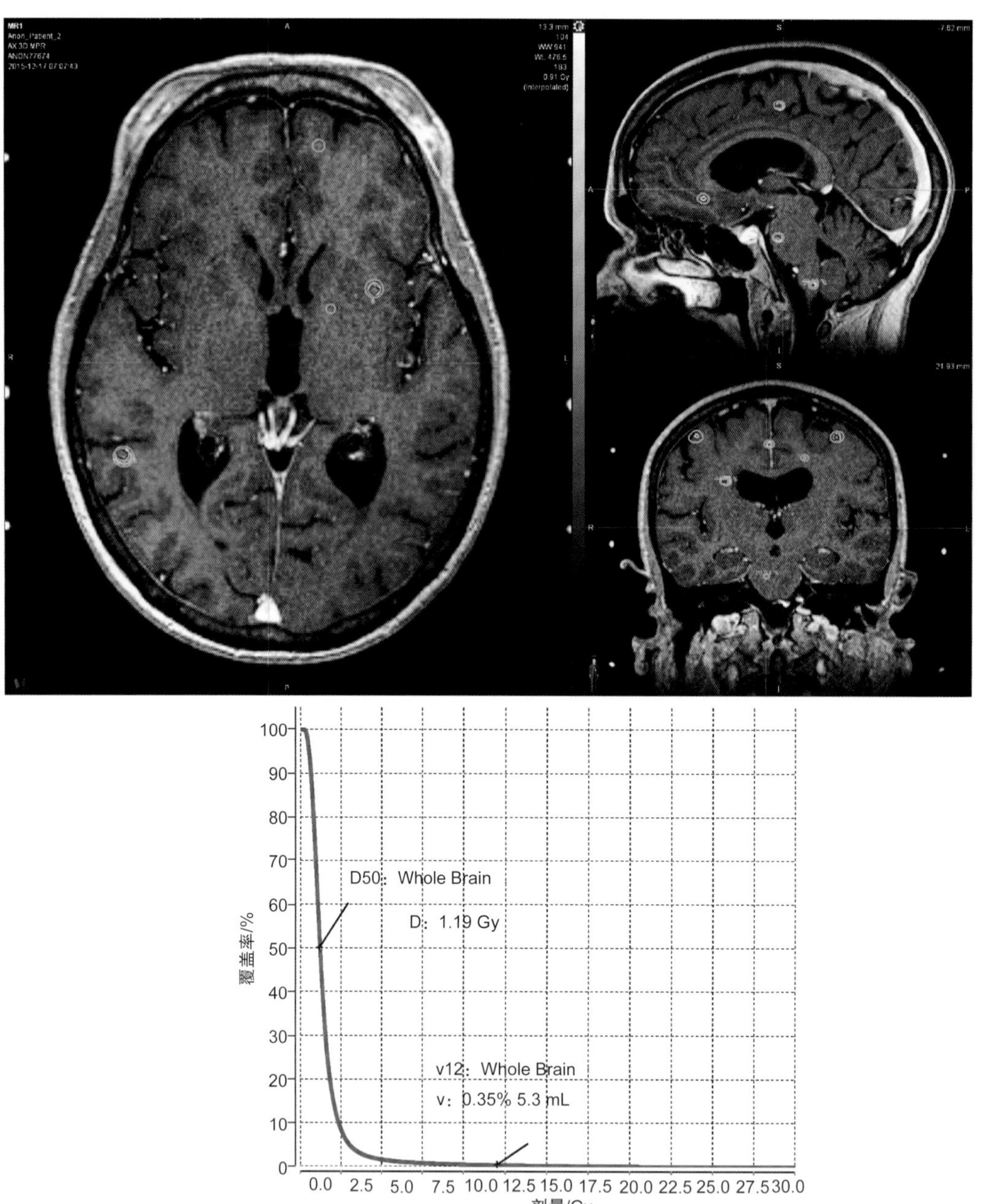

将所有疗程的剂量相加后，12 Gy等剂量线（绿色）几乎没有重叠。虽然肿瘤数量多，但单个肿瘤体积很小，累积平均全脑剂量为1.5 Gy。此图像用于计划第4次治疗。患者最初出现两个肿瘤时接受20 Gy边缘剂量治疗。在随后的疗程中，边缘剂量减少到18 Gy，然后是16 Gy。

图32.2 在纽约大学研究中，1例分4次共治疗了31个肿瘤的典型患者的T_1多平面重建增强MRI和全脑剂量体积直方图

（图片用MIM软件创建）

侧视神经的中位D_{max}分别为2.9 Gy和2.6 Gy。与其他研究系列一致，中位累积全脑平均剂量为4.1 Gy。在纽约大学治疗的≥25个转移瘤的患者的剂量体积分析中，受照≥12 Gy（V12）的患者的中位累积全脑平均剂量和体积分别为4.07 Gy和37.46 cm^3。脑干的中位累积D_{max}为22.19 Gy（1.79～58.83 Gy），视交叉中位累积D_{max}为4.85 Gy（1.38～32.49 Gy），右侧视神经中位累积D_{max}为3.62 Gy（1.08～20.02 Gy），左侧视神经中位累积D_{max}为3.33 Gy（1.39～16.43 Gy）。这些剂量优于30 Gy进行10次分割的姑息性WBRT治疗，中位随访期为19.4个月（2.2～79.4个月），没有出现累

表 32.2 SRS 治疗大量脑转移的剂量学数据

系列（第一作者，年）	转移个数纳入标准	患者/计划	单个/多个治疗（多个治疗的数量）[a]	转移/患者或计划中位数（范围）	肿瘤总体积中位数（范围）/cc	边缘剂量中位数（范围）/Gy	相对于海马体的位置[b]	HC平均剂量中位数（范围）/Gy	HC D_{min}中位数（范围）/Gy	HC D_{max}中位数（范围）/Gy	HC D40中位数（范围）/Gy	视神经结构 D_{max}（范围）/Gy[d]	脑干D_{max}中位数（范围）/Gy	平均全脑剂量中位数（范围）/Gy	V12Gy全脑中位数（范围）/cc	V10Gy全脑中位数/平均值（范围）/cc	额外的全脑体积中位数（范围）/cc
Yamamoto，2002	≥10	80例	S/M（共92）	17（10 ~ 43）	8.02（0.46 ~ 81.41）	20（12 ~ 25）	N/A	N/A	N/A	N/A	N/A	N/A	N/A	4.71（2.16 ~ 8.51）	N/A	64（13 ~ 282）	V>2 Gy 1105（410 ~ 1501）；V>5 Gy 309（46 ~ 1247）；V>15 Gy 24（2 ~ 77）；V>20 Gy 8（0 ~ 40）
Xue等，2014	>10	5例	S	16（11 ~ 23）	9.7（0.3 ~ 31.2）	N/A（15 ~ 20）	N/A	2.3（0.5 ~ 4.1）	N/A	N/A	N/A	视视交叉点：3（0.8 ~ 3）RON：2（0.4 ~ 3）LON：2（0.3 ~ 3）	6（2 ~ 22.9）	3.1（0.6 ~ 4.8）	N/A	N/A	N/A
Jairam，2015	多个	12例	S/M（33）	8（1 ~ 41）	4.3（0.048 ~ 21.72）	N/A（18 ~ 22）	N/A	N/A	N/A	N/A	N/A	N/A	N/A	1.4（0.2 ~ 7.6）	N/A		N/A
Zhang等，2017	3 ~ 10	14计划	S	6（N/A）	7.32（0.08 ~ 35.38）	20（20 ~ 20）	包含邻接HC	N/A	N/A	GK：1.65 VMAT：9.81 断层放射治疗：4.38射波刀：5.46	GK：1.04 Gy（0.07 ~ 5.5）VMAT：6.80 Gy（0.33 ~ 12.74）断层放射治疗：3.44 Gy（0.17 ~ 12.65）射波刀：2.15 Gy（0.95 ~ 11.66）	N/A	N/A	N/A	GK：23.57 VMAT：111.84 断层放射治疗：104.06 射波刀：40.86（平均数）	N/A	N/A
Yuan等，2018	多个（&SRS治疗≥3次）	10例	M（中位数5）	25（10 ~ 63）	9.5（2.3 ~ 75.9）	N/A（15 ~ 24）	N/A	3.4（1 ~ 14.4）	N/A	13.8（1.5 ~ 39.3）	N/A		6.1（2.2 ~ 28.9）	4.1（1.7 ~ 16.4）	63.1 cc（9.6 ~ 964）	84.5 cc（12.9 ~ 1127）	N/A
Nyugen，2019	>10	10例	S/SPARE[c]	21（13 ~ 31）	2.74（0.19 ~ 5.06）	20（15 ~ 20）	排除距离HC<5 mm	S：1.1（0.3 ~ 2.2）EQD2 SPARE：0.8（0.2 ~ 1.6）EQD2	S：0.4（0.1 ~ 0.8）EQD2 SPARE 0.3（0.1 ~ 0.7）EQD2	S：3（0.7 ~ 5.8）EQD2 SPARE：2.1（0.6 ~ 4）EQD2	N/A	N/A	N/A	S：2.5（0.6 ~ 3.1）EQD2 SPARE：2.0（0.6 ~ 2.8）EQD2	N/A	N/A	S：V30 Gy 9.6（3 ~ 20.7）；V2 Gy 352.8（46.8 ~ 583.3）SPARE：V30 Gy 8.8（2.9 ~ 19.8）；V2 Gy 247.8（42.8 ~ 396.1）
Susko，2019	≥10	62例	S	12（IQR 11 ~ 17）	N/A	N/A	未排除HC	1.61（0.94 ~ 2.58）IQR	N/A	N/A	N/A	N/A	N/A	1.5 Gy（1 ~ 2.02 Gy）IQR亚组，共36例患者	N/A	N/A	N/A

续表

系列（第一作者，年）	转移个数纳入标准	患者/计划	单个/多个治疗（多个治疗的数量）[a]	转移/患者或计划中位数（范围）	肿瘤总体积中位数（范围）/cc	边缘剂量中位数（范围）/Gy	相对于海马体的位置[b]	HC平均剂量中位数（范围）/Gy	HC D_{min}中位数（范围）/Gy	HC D_{max}中位数（范围）/Gy	HC D40中位数（范围）/Gy	视神经结构 D_{max}（范围）/Gy[d]	脑干D_{max}中位数（范围）/Gy	平均全脑剂量中位数（范围）/Gy	V12Gy全脑中位数（范围）/cc	V10Gy全脑中位数/平均值（范围）/cc	额外的全脑体积中位数（范围）/cc
Riina，2020	4～30	75个计划 4～9个转移：60≥10转移：15	S	4～9：N/A ≥10：12（10～24）	2.7（0.97～5.5）IQR	N/A（14～20）	没有排除HA，排除HC	4～9：1（0.6～1.8）IQR ≥10：2（1.6～2.6）IQR	4～9：0.4（0.2～0.7）IQR≥10：0.8（0.5～1.1）IQR	4～9：2（1.1～4.5）IQR ≥10：4.9（4.0～5.8）IQR	4～9：0.9（0.7～1.8）IQR ≥10：1.9（1.5～2.6）IQR	N/A	N/A	N/A	N/A	N/A	N/A
Bowden等，2020	≥15	42例	S	20（15～39）	3.1（0.13～13.26）	16（14～19）	HC连接：10 HA：5	2.3	1（0～2.7）	4.7（0.2～30.9）	N/A	N/A	N/A	2.58（0.95～3.67）Gy	12.45 cc（2.44～35.51）	N/A	V5 Gy 91.04（12.4～257.65）V3 Gy 306.33（43.6～732.63）
Gurewitz等，2020 Kavi等，2020	≥25	89例[e]	S/M（中位数3）	34（25～116）	5.8（0.38～28）	17（10～21）	包括HC和HA	3.97（1.03～10.4）	1.88（0.4～5.79）	16.66（2.03～40.32）	3.94（1.02～10.33）	视交叉4.85（1.38～32.49）RON 3.62（1.08～20.02）LON 3.33（1.39～16.43）	22.19（1.79～58.83）	4.07（1.39～10.15）	37.46（4.24～307.4）	54.19（6.04～550.38）	V2 Gy 1147.18（175.8～1657.22），V3 Gy 796.97（59.82～1530.19）V5 Gy 266.83（19.96～1264.46），V7 Gy 117.53（10.91～1084.04）V15 Gy 22.44（2.92～167.47），V30 Gy 0.94（0～24.79）D40 = 3.75Gy（1.27～10.15），D50 = 3.36Gy（1.11～9.38）

[a]对于多次治疗，剂量是累积的；
[b]HC=海马体；HA=海马回避；
[c]SPARE技术=连续几天用单分割SRS治疗多发性转移，治疗时间≤60分钟/日；
[d]RON=右侧视神经；LON=左侧视神经；
[e]7例患者由于HC变形从HC放射剂量中排除。

及脑干或视觉结构的不良辐射事件。

海马体的受照剂量已被证明是辐射引起神经认知能力下降的一个主要因素，而海马回避是减轻全脑放射治疗的辐射引起神经认知能力下降的一种策略。海马回避可以通过多种照射技术实现，包括HA-WBRT和SRS。HA-WBRT与SRS对多发性脑转移患者的剂量学比较是有问题的，因为这两种类型照射之间在剂量分割、时间和对α-β比值假设（即每次分割剂量对短期和长期毒性的影响）的敏感性存在很大差异。然而，在SRS建模研究和已发表的报告中获得的海马受照剂量均优于HA-WBRT。在Bowden的剂量学测定中，双侧海马平均受照剂量中位数为2.3 Gy。在纽约大学的研究系列中，肿瘤的中位数高于Bowden研究系列（33*vs.*20），所有患者的双侧海马平均剂量中位数为3.97 Gy，位于海马回避区外的患者平均剂量中位数为3.07 Gy。尽管治疗了肿瘤数量较多脑转移瘤，但中位最小剂量（minimum dose，D_{min}）仅为1.88 Gy。在纽约大学研究系列和其他大多数的系列中，就最小剂量D_{min}和平均剂量（mean dose，D_{mean}）而言，SRS的剂量都低于HA-WBRT。纽约大学研究中的高D_{max}剂量至少部分原因是使用SRS治疗海马或HA区内的病变（通常定义为海马外5 mm）。同样，在Riina的研究系列中，海马体和靶区之间的距离缩短与计划超出海马体范围有关。这些较高的D_{max}剂量尚未证明与有害结果相关。未来需要分析SRS治疗转移瘤数量多的脑剂量测定与神经认知结果之间的相关性。

毒性

已发表的治疗4个以上转移瘤的医疗机构经验表明，使用放射外科并没有意识到对明显毒性的恐惧（表32.1）。JLGK0901的最初报告显示，不良放射反应风险的发生率是12%，是可以接受的；但是，中位生存期在10个月左右，所以使长期毒性的发生率问题没有得到解答。幸运的是，与原始出版物相比，对JLGK0901研究的存活患者的观察期延长了近2年，更新后分析结果显示，仅报道了新增44例患者出现与放射治疗相关并发症，导致发病率仅增加3.7%。此外，根据该患者队列的连续测试，接受SRS治疗的有2～4个肿瘤的患者与有5～10个肿瘤的患者在神经认知功能的长期维持方面没有显著差异。

影像监测

在美国，MRI被认为是脑转移患者治疗后随访最合适的成像方式。然而，这种成像的最佳频率仍然是一个有争议的问题。在诊断为脑转移时接受SRS治疗的患者中，Sheehan报道了初次伽玛刀放射外科治疗后出现新转移的肿瘤中位时间为8.8个月，并发现≥3个转移瘤和除NSCLC外的组织学的患者早期远端脑部失效的风险增加。作者推测这些患者可能会从密切监测中受益，并提出了间隔3个月的监测建议。然而，监测脑部MRI会产生费用，而且这种监测给患者带来的好处需要得到证明。Lester等表明，与通过常规监测成像发现脑部复发的无症状患者相比，出现有症状的脑部复发患者的临床结果更差，并花费更多的医疗费用。建议在SRS治疗后8周进行脑部MRI检查，此后每3个月检查一次。还可以根据SRS发生的时间、脑转移速度、全身疾病状况和个别治疗目标，将监测扫描的间隔时间延长至4或6个月。

SRS与HA-WBRT

关于肿瘤数目较多的脑转移患者的回顾性和前瞻性观察数据表明，这一人群的总体生存率不会因为保留WBRT而受到影响；然而，在这种情况下，SRS的使用仍然存在令人担忧的问题，不仅是在总生存率方面，而且是在患者和社会随后补救性远端脑失效的成本方面。最近，Anderson医学博士的一项Ⅲ期随机对照试验显示，在4～15个转移瘤的非黑色素瘤患者中，SRS与WBRT的比较结果显示，接受SRS治疗的患者在4个月时神经认知功能下降的风险明显降低且生存率没有受到影响。这项研究提供的前瞻性随机数据支持4个以上的转移瘤患者使用SRS而不是WBRT治疗。即将对现代WBRT（即HA-WBRT）与SRS进行随机数据测试，以完全解决治疗与数目较多的脑转移瘤相关的问题。我们不应假定一种方法总是比另一种方法好；我们希望通过严格收集和分析前瞻性数据，可

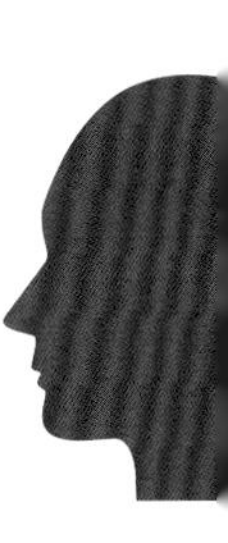

以为不同患者提供最适合的治疗方法。

加拿大癌症试验组CE.7于2018年开放，将5～15个肿瘤的脑转移瘤患者随机分配至HA-WBRT组（含美金刚）或SRS组。测量的主要结局是总体生存期和神经认知无进展生存期。有15个次要结局，包括成本分析、多重生命质量评估、生物学问题、MRI评估和先前发表的预测无远处脑生存列线图的前瞻性验证。在CE.7中，HA-WBRT的中位总体生存期可以预测，与NRG肿瘤学-CC001中HA-WBRT报告的6.3个月相同。

即使正在进行针对大量转移瘤的CCTG试验，对“大量”转移瘤的定义也在发生变化。日本最近的一份长达20年的治疗报告结果，对1515例5～10个转移瘤接受SRS治疗的患者与804例11～20个转移瘤接受SRS治疗的患者进行比较。两组之间的生存率差异很小，毒性也很低。在纽约大学，“大量”的定义随着时间的推移而发生了变化。在20世纪90年代末，几乎所有接受SRS治疗的脑转移瘤患者只有1～3个肿瘤，很少有4个肿瘤的，没有超过5个肿瘤的。在2013—2019年间接受SRS治疗的2074例脑转移瘤患者中，1/3的患者有4～10个肿瘤，接近15%的患者有10个以上的肿瘤。在此期间，我们治疗了50例初始SRS时有超过15个肿瘤的患者，其中有6例患者在初始SRS时有超过25个或更多个肿瘤。然而，已经有越来越多的患者接受了分次放射外科治疗，累计人数超过25人。

系统治疗的作用

当前，要验证系统治疗在治疗患有大量脑转移的患者中所发挥的作用，必须检查其在延长总生存期和直接治疗颅内转移性疾病方面的作用。用于治疗脑转移瘤的系统疗法迅速发展，包括靶向药物和免疫疗法，具有中枢神经系统活性的药物在一些最常见的恶性肿瘤，包括乳腺癌、肺癌和黑色素瘤的治疗中发挥重要的作用。

在过去的三年，酪氨酸激酶抑制剂（tyrosine kinase inhibitors，TKIs）如奥希替尼延长了晚期EGFR突变NSCLC的患者中位总生存期。劳拉替尼是治疗ALK突变型肺癌的第三代TKI，除了可以使脑转移瘤在放射影像上消退外，研究显示可以预防约80%的脑转移瘤患者中枢神经系统的进展。HER2CLIMB Ⅲ期试验显示，图卡替尼（tucatinib）［口服人表皮生长因子受体2（human epidermal growth factor receptor 2，HER2）抑制剂］与曲妥珠单抗和卡培他滨一起，在经过大量预处理的脑转移患者中可实现25%的1年无进展生存率，而没有使用图卡替尼的患者为0。“快速加速纤维肉瘤同系物B”（BRAF）和“丝裂原活化激酶”（MEK）的抑制剂已被证明在*BRAFV600*突变黑色素瘤患者中具有中枢神经系统活性，免疫检查点抑制剂易普利姆玛（ipilimumab）和纳武利尤单抗（nivolumab）已用于治疗黑色素瘤无症状脑转移患者的中枢神经系统疾病。

虽然系统治疗对中枢神经系统具有明显功效，但单独的系统治疗也可能导致较差的生存率，除非与适当的局部治疗相结合。据报道，EGFR突变的NSCLC脑转移患者的最佳生存期是使用前期SRS，而不是单独使用TKI。正在进行Trans-Tasman放射肿瘤学组（Trans-Tasman radiation oncology group，TROG）OUTRUN Ⅱ期随机试验，是奥希替尼联合SRS与单独奥希替尼治疗EGFR突变NSCLC癌症，该试验将有助于阐明这些患者的最佳治疗方法。系统靶向治疗与SRS结合使用可能会改变中枢神经系统疾病的模式并影响死亡因素。在新的系统治疗背景下，需要进行长期随访来明确神经系统死亡的风险。到目前为止，系统试验主要集中在放射学结果上，而放射试验，包括那些合并SRS的试验，已将神经认知纳入其结果分析。系统方法和局部方法之间的比较需要使用一个共同的结果，以便真正了解联合治疗的好处。

未来发展方向

治疗超过5个脑转移瘤的技术和经验不断增加，已经突破了SRS治疗的脑转移瘤数量的界限，但在未来，研究什么将是越来越有效的系统性治疗，问题不再是用SRS治疗病变数的上限是什么，而是将不断发展的系统性治疗与SRS结合起来的最佳方法是什么。

参考文献

（遵从原版图书著录格式）

Ayala-Peacock DN, Attia A, Braunstein SE, et al. 2017. Prediction of new brain metastases after radiosurgery: validation and analysis of performance of a multi-institutional nomogram. J Neurooncol 135(2):403–411.

Benjamin C, Gurewitz J, Donahue B, et al. 2020. Survival and outcome in patients with ⩾ 25 cumulative brain metastases by stereotactic radiosurgery. Fourth Scientific Conference of the International Radiosurgery Research Foundation. Virtual Meeting June 2020.

Bhatnagar AK, Flickinger JC, Kondziolka D, Lunsford LD. 2006. Stereotactic radiosurgery for four or more intracranial metastases. Int J Radiat Oncol Biol Phys 64(3):898–903.

Bowden G, Faramand A, Niranjan A, et al. 2019. Gamma Knife radiosurgery for the management of more than 15 cerebral metastases. World Neurosurg 126:e989–e997. doi: 10.1016/j.wneu.2019.03.019. Epub 2019 Mar 12.

Bowden GN, Kim JO, Faramand A, et al. 2020. Clinical dose profile of Gamma Knife stereotactic radiosurgery for extensive brain metastases. J Neurosurg May 8:1–5. doi: 10.3171/2020.3.JNS193369. Epub ahead of print. PMID: 32384280.

Brown PD, Gondi V, Pugh S, et al. 2020. Hippocampal avoidance during whole-brain radiotherapy plus memantine for patients with brain metastases: phase III trial NRG Oncology CC001. J Clin Oncol 38(10):1019–1029.

Brown PD, Jaeckle K, Ballman KV, et al. 2016. Effect of radiosurgery alone vs radiosurgery with whole brain radiation therapy on cognitive function in patients with 1 to 3 brain metastases: a randomized clinical trial. JAMA 316(4):401–409. doi: 10.1001/jama.2016.9839. Erratum in: JAMA. 2018 Aug 7;320(5):510 (NCCTG 0574)

Chau J-H, Phillips R, Nickson JJ. 1954. Roentgen-ray therapy of cerebral metastases. Cancer 7(4):682–689.

ClinicalTrials.gov. 2021. Stereotactic radiosurgery compared with hippocampal-avoidant whole brain radiotherapy (HA-WBRT) plus memantine for 5-15 brain metastases. https://clinicaltrials.gov/ct2/show/NCT03550391 (accessed February 20, 2021).

ClinicalTrials.gov. 2021. A randomised phase II trial of osimertinib with or without SRS for EGFR mutated NSCLC with brain metastases (OUTRUN). https://www.clinicaltrials.gov/ct2/show/NCT03497767 (accessed February 20, 2021).

Davies MA, Saiag P, Robert C, et al. 2017. Dabrafenib plus trametinib in patients with $BRAF^{V600}$-mutant melanoma brain metastases (COMBI-MB): a multicentre, multicohort, open-label, phase 2 trial. Lancet Oncol 18:863–873.

Grandhi R, Kondziolka D, Panczykowski D, et al. 2012. Stereotactic radiosurgery using the Leksell Gamma Knife Perfexion unit in the management of patients with 10 or more brain metastases. J Neurosurg 117(2):237–245.

Gurewitz J, Bernstein K, Donahue B, et al. 2020. Dosimetry in patients treated for ⩾ 25 cumulative brain metastases by stereotactic radiosurgery. Fourth Scientific Conference of the International Radiosurgery Research Foundation. Virtual Meeting June 2020.

Gurewitz J, Patel D, Benjamin C, et al. 2021. Survival in Patients with ⩾5 Brain Metastases from Non-Small Cell Lung Cancer Treated with Upfront Stereotactic Radiosurgery. 63rd Annual Meeting of the American Society for Radiation Oncology (ASTRO), Chicago, IL, October 24–27, 2021. Accepted for poster presentation.

Hatiboglu MA, Akdur K. 2017. Evaluating critical brain radiation doses in the treatment of multiple brain lesions with Gamma Knife radiosurgery. Stereotact Funct Neurosurg 95(4):268–278.

Higuchi Y, Yamamoto M, Serizawa T, et al. 2018. Modern management for brain metastasis patients using stereotactic radiosurgery: literature review and the authors' Gamma Knife treatment experiences. Cancer Manag Res 10:1889–1899.

Hughes RT, McTyre ER, LeCompte M, et al. 2019. Clinical outcomes of upfront stereotactic radiosurgery alone for patients with 5 to 15 brain metastases. Neurosurgery 85(2):257–263.

Hughes RT, Masters AH, McTyre ER, et al. 2019. Initial SRS for patients with 5 to 15 brain metastases: results of a multi-institutional experience. Int J Radiat Oncol

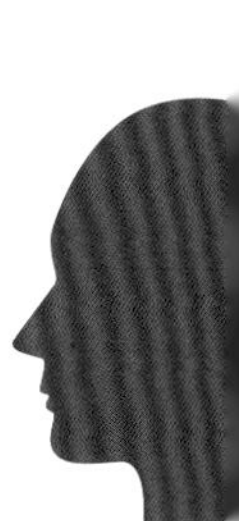

Biol Phys 104(5):1091–1098.

Jairam V, Chiang VL, Bond J, Yu, JB. 2015. Equivalent whole brain dose for patients undergoing Gamma Knife for multiple lesions. J Radiosurgery SBRT 3:187–191.

Kavi A, Gurewtiz J, Benjamin CG, et al. 2021. Hippocampal sparing in patients receiving radiosurgery for ≥ 25 brain metastases. Radiother Oncol 161:65–71.

Khuntia D, Brown P, Li J, Mehta MP. 2006. Whole-brain radiotherapy in the management of brain metastasis. J Clin Oncol 24(8):1295–1304.

Kim CH, Im YS, Nam DH, et al. 2008. Gamma Knife radiosurgery for ten or more brain metastases. J Korean Neurosurg Soc 44:358–363.

Knisely JP, Yamamoto M, Gross CP, et al. 2010. Radiosurgery alone for 5 or more brain metastases: expert opinion survey. J Neurosurg 113(Suppl):84–89.

Knoll M, Oermann E, Yang A, et al. 2018. Survival of patients with multiple intracranial metastases treated with stereotactic radiosurgery: does the number of tumors matter? Am J Clin Oncol 41(5):425–431.

Kondziolka D, Patel A, Lunsford LD, et al. 1999. Stereotactic radiosurgery plus whole brain radiotherapy versus radiotherapy alone for patients with multiple brain metastases. Int J Radiat Oncol Biol Phys 45(2):427–434.

Korytko T, Radivoyevitch T, Colussi V, et al. 2006. 12 Gy Gamma Knife radiosurgical volume is a predictor for radiation necrosis in non-AVM intracranial tumors. Int J Radiat Oncol Biol Phys 64(2):419–424.

Kotecha R, Damico N, Miller JA, et al. 2017. Three or More Courses of Stereotactic Radiosurgery for Patients with Multiply Recurrent Brain Metastases. Neurosurgery 80(6):871–879.

Lenz M, Freid JR. 1931. Metastases to the skeleton, brain and spinal cord from cancer of the breast and the effect of radiotherapy. Ann Surg 93(1):278–293.

Lester SC, Taksler GB, Kuremsky JG, et al. 2014. Clinical and economic outcomes of patients with brain metastases based on symptoms: an argument for routine brain screening of those treated with upfront radiosurgery. Cancer 120:433–441.

Li J, Ludmir EB, Wang Y, et al. 2020. Stereotactic radiosurgery versus whole-brain radiation therapy for patients with 4–15 brain metastases: a phase III randomized controlled trial. Int J Radiat Oncol Biol Phys 108(3):S21–S22.

Limon D, McSherry F, Herndon J, et al. 2017. Single fraction stereotactic radiosurgery for multiple brain metastases. Adv Radiat Oncol 2(4):555–563.

Magnuson WJ, Lester-Coll NH, Wu AJ, et al. 2017. Management of brain metastases in tyrosine kinase inhibitor-naïve epidermal growth factor receptor-mutant non-small-cell lung cancer: a retrospective multi-institutional analysis. J Clin Oncol 35(10):1070–1077.

Murthy RK, Loi S, Okines A, et al. 2020. Tucatinib, trastuzumab, and capecitabine for HER2-positive metastatic breast cancer. N Engl J Med 382(7):597–609. Erratum in: N Engl J Med. 2020 Feb 6;382(6):586. PMID: 31825569.

NCCN Clinical Practice Guidelines in Oncology 2020. https://www.nccn.org/professionals/physician_gls/pdf/cns.pdf (accessed February 20, 2021).

Nguyen TK, Sahgal A, Detsky J, et al. 2019. single-fraction stereotactic radiosurgery versus hippocampal-avoidance whole brain radiation therapy for patients with 10 to 30 brain metastases: a dosimetric analysis. Int J Radiat Oncol Biol Phys 105(2):394–399.

Patel SH, Robbins JR, Gore EM, et al. 2012. ACR appropriateness criteria follow-up and retreatment of brain metastases. Am J Clin Oncol 35(3):302–306.

Ramalingam SS, Vansteenkiste J, Planchard D, et al. 2020. Overall survival with osimertinib in untreated, EGFR-mutated advanced NSCLC. N Engl J Med 382(1):41–50.

Ramotar M, Barnes S, Moraes F, et al. 2019. Neurological death is common in patients with EGFR mutant non-small cell lung cancer diagnosed with brain metastases. Adv Radiat Oncol 5(3):350–357.

Rava P, Leonard K, Sioshansi S, et al. 2013. Survival among patients with 10 or more brain metastases treated with stereotactic radiosurgery. J Neurosurg 119(2):457–462.

Riina MD, Stambaugh CK, Huber KE. 2020. Hippocampal dosimetry and the necessity of hippocampal-sparing in Gamma Knife stereotactic radiosurgery for extensive brain metastases. Adv Radiat Oncol 5(2):180–188.

Serizawa T, Hirai T, Nagano O, et al. 2010. Gamma Knife surgery for 1-10 brain metastases without prophylactic whole-brain radiation therapy: analysis of cases meeting the Japanese prospective multi-institute study (JLGK0901) inclusion criteria. J Neurooncol 98:163–167.

Shaw AT, Bauer TM, de Marinis F, et al. 2020. First-line lorlatinib or crizotinib in advanced ALK-positive lung cancer. N Engl J Med 383(21):2018–2029.

Sheehan JP, Yen CP, Nguyen J, et al. 2011. Timing and risk factors for new brain metastasis formation in patients initially treated only with Gamma Knife surgery. Clinical article. J Neurosurg 114:763–768.

Shultz DB, Modlin LA, Jayachandran P, et al. 2015. Repeat courses of stereotactic radiosurgery (SRS), deferring whole-brain irradiation, for new brain metastases after initial SRS. Int J Radiat Oncol Biol Phys 92(5):993–999.

Soffietti R, Kocher M, Abacioglu UM, et al. 2013. A European Organisation for Research and Treatment of Cancer phase III trial of adjuvant whole-brain radiotherapy versus observation in patients with one to three brain metastases from solid tumors after surgical resection or radiosurgery: quality-of-life results. J Clin Oncol 31(1):65–72.

Soffietti R, Ahluwalia M, Lin N, Rudà R. 2020. Management of brain metastases according to molecular subtypes. Nat Rev Neurol 16(10):557–574.

Susko MS, Garcia MA, Ma L, et al. 2020. Stereotactic radiosurgery to more than 10 brain metastases: evidence to support the role of radiosurgery for ideal hippocampal sparing in the treatment of multiple brain metastases. World Neurosurg 135:e174–e180. doi:10.1016/j.wneu.2019.11.089

Tawbi HA, Forsyth PA, Algazi A, et al. 2018. Combined nivolumab and ipilimumab in melanoma metastatic to the brain. N Engl J Med 379(8):722–730.

Tsao MN, Rades D, Wirth A, et al. 2012. International practice survey on the management of brain metastases: Third International Consensus Workshop on Palliative Radiotherapy and Symptom Control. Clin Oncol (R Coll Radiol) 24:e81–e92. doi: 10.1016/j.clon.2012.03.008. PMID: 22794327.

Xue J, Kubicek GJ, Grimm J, et al. 2014. Biological implications of whole-brain radiotherapy versus stereotactic radiosurgery of multiple brain metastases. J Neurosurg Dec;121 Suppl:60–8. doi: 10.3171/2014.7.GKS141229. PMID: 25434938.

Yamamoto M, Ide M, Jimbo M, et al. 1998. Gamma Knife radiosurgery with numerous target points for intracranially disseminated metastases: early experience in three patients and experimental analysis of whole brain irradiation doses. In Radiosurgery 1997 Vol 2, ed. D. Kondziolka, 94–109. Basel, Switzerland: Karger.

Yamamoto M, Ide M, Nishio S, Urakawa Y. 2002. Gamma Knife radiosurgery for numerous brain metastases: is this a safe treatment? Int J Radiat Oncol Biol Phys 53(5):1279–1283.

Yamamoto M, Kawabe T, Sato Y, et al. 2013. A case-matched study of stereotactic radiosurgery for patients with multiple brain metastases: comparing treatment results for 1–4 vs ≥ 5 tumors: clinical article. J Neurosurg 118(6):1258–1268.

Yamamoto M, Serizawa T, Shuto T, et al. 2014. Stereotactic radiosurgery for patients with multiple brain metastases (JLGK0901): a multi-institutional prospective observational study. Lancet Oncol 15(4):387–395.

Yamamoto M, Kawabe T, Sato Y. 2014. Stereotactic radiosurgery for patients with multiple brain metastases: a case-matched study comparing treatment results for patients with 2–9 versus 10 or more tumors. J Neurosurg (Suppl 2) 121:16–25.

Yamamoto M, Serizawa T, Higuchi Y, et al. 2017. A multi-institutional prospective observational study of stereotactic radiosurgery for patients with multiple brain metastases (JLGK0901 study update): irradiation-related complications and long-term maintenance of mini-mental state examination scores. Int J Radiat Oncol Biol Phys 99(1):31–40.

Yamamoto M, Serizawa T, Sato Y, et al. 2020. Stereotactic radiosurgery results for patients with 5-10 versus 11-20 brain metastases: a retrospective cohort study combining 2 databases totaling 2319 patients. World Neurosurg 16:S1878–8750(20)32326-3. doi: 10.1016/j.wneu.2020.10.124. Epub ahead of print. PMID: 33212279.

Yang CC, Ting J, Wu X, Markoe A. 1998. Dose volume histogram analysis of the Gamma Knife radiosurgery treating twenty-five metastatic intracranial tumors. Stereotact Funct Neurosurg 1(Suppl):41–49.

Yuan J, Lee R, Dusenbery KE, et al. 2018. Cumulative

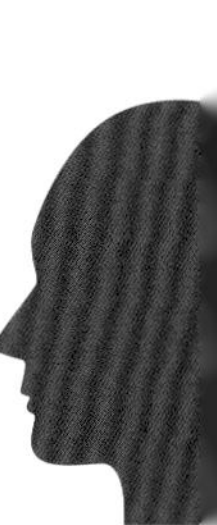

doses to brain and other critical structures after multisession Gamma Knife stereotactic radiosurgery for treatment of multiple metastatic tumors. Front Oncol Mar 13(8):65. doi: 10.3389/fonc.2018.00065. PMID: 29594045; PMCID: PMC5859351.

Zhang I, Antone J, Li J, et al. 2017. Hippocampal-sparing and target volume coverage in treating 3 to 10 brain metastases: a comparison of Gamma Knife, single-isocenter VMAT, CyberKnife, and TomoTherapy stereotactic radiosurgery. Pract Radiat Oncol 7(3):183–189.

（龙浩　译）

33 脑转移瘤的低分割立体定向放射外科治疗

Michael H. Wang, Sten Myrehaug, Hany Soliman, Chia-Lin Tseng, Jay Detsky, Zain Husain
Sunnybrook 健康科学中心 放射肿瘤科
多伦多大学
加拿大 安大略省 多伦多

Mary Jane Lim-Fat
Sunnybrook 健康科学中心 医学系 神经内科
多伦多大学
加拿大 安大略省 多伦多

Sunit Das
神经外科 外科学
多伦多大学圣迈克尔医院
加拿大 安大略省 多伦多

Nir Lipsman
Sunnybrook 健康科学中心 外科 神经外科
多伦多大学
加拿大 安大略省 多伦多

Simon S. Lo
放射肿瘤科
华盛顿大学医学院
华盛顿 西雅图

Lijun Ma
放射肿瘤科
加利福尼亚大学旧金山分校医学院
加利福尼亚 旧金山

Mark Ruschin
Sunnybrook 健康科学中心 医学物理系
多伦多大学
加拿大 安大略省 多伦多

Arjun Sahgal
放射肿瘤科 神经内科
Sunnybrook 健康科学中心
加拿大 安大略省 多伦多

33.1 引言

33.1.1 脑转移瘤的流行病学和治疗

脑转移瘤是成人颅内最常见的恶性肿瘤，占所有脑肿瘤病例的一半以上。但目前脑转移瘤的发病率上升也可能是由于其他原因：比如MRI的薄层容积扫描，其检测无症状病灶的能力提高，可以发现更小的病灶；又比如新的全身治疗方法可更好地控制颅外疾病。

脑转移的治疗正变得越来越个体化，其原因主要有：放射外科技术的进步；更先进的全身治疗方法，包括免疫治疗和靶向治疗，在控制某些类型的癌症所致的脑转移瘤方面也显示出很大的潜力。如本书前文所述，脑转移治疗方案包括低分割立体定向放射治疗（hypofractionated stereotactic radiotherapy，HSRT）、单剂量立体定向放射外科治疗、全脑放射治疗（whole brain radio therapy，WBRT）、手术切除、全身治疗和最佳支持治疗。为了更好地预测脑转移患者的生存率，同时帮助临床医生根据患者目前的临床状况制定治疗方案（包括评估患者是否适合参与临床试验），目前已更新了诊断特异性的分级预后评估工具。原则上，选择最佳治疗方案是以患者为中心的临床决策，要在权衡各种治疗方法带来的临床获益的同时，避免出现难以控制的颅内疾病和放射不良反应（adverse radiation effect，ARE）带来的不良后果。

全脑放射治疗曾经是脑转移放射治疗的标准技术方法。然而，多个随机对照试验表明，尽管WBRT治疗后远处复发较少，但却降低了患者生活质量和神经认知功能，并且WBRT不能影响脑转移瘤患者的总生存期。已经有四项Ⅲ期随机对照试验和一项大型荟萃分析表明，在SRS基础上联合WBRT治疗并没有生存获益。而最新的一项针对黑色素瘤脑转移的随机研究表明，辅助性的WBRT对脑远处转移的控制与其他方法比较并无差异，研究者就此质疑即便在控制亚临床转移肿瘤负荷方面，WBRT是否有价值。综上，在肿瘤负荷有限的脑转移瘤患者中，在加强MRI监测的同时仅进行SRS治疗，已成为主要的脑转移瘤治疗干预措施；而对多发脑转移的患者，即便数量很多，该方法也越来越成为主流方法。在当代，WBRT通常用于治疗颅内肿瘤负荷较重且不适合SRS治疗的患者，或者是软脑膜发生转移的患者。

33.1.2 脑转移瘤的立体定向放射外科治疗

SRS是一种使用三维立体定向技术精确定位，通过将多种方向和排列方式的放射束、放射拉弧或放射源产生的辐射，一次性向颅内靶区输出足以消融或者杀死肿瘤剂量的辐射的治疗方法。由于立体定向放射技术治疗脑转移瘤的局部控制率和手术类似，而同时又没有外科手术的创伤性，人们创造“放射外科”这一术语来描述这种类型的立体定向放射治疗。现代放射治疗设备融合了联机立体定向图像引导、亚厘米级的多叶准直器和机器人技术，使得HSRT在剂量分布上已经可以达到和基于框架的单剂量SRS类似的精度。

33.2 脑转移瘤的低分割立体定向放射外科治疗

33.2.1 使用低分割治疗的主要原因

HSRT是一种现代放射治疗技术，与传统的单剂量SRS相比具有几个潜在的优势：①可通过更高的生物等效剂量（biological effective doses，BED）来提高肿瘤局部控制；②在大型脑转移瘤、功能区脑转移瘤和脑转移瘤再程治疗时降低放射毒性；③通过使用无创无框架头部固定装置来提高患者的舒适度并改善临床工作流程。

33.2.2 放射生物学的因素

在单次或低分割放射治疗方案中，当每次分割照射使用高剂量（≥5 Gy/分割）时，还是适用基本的放射生物学原理，而现代技术为实现这些原理提供了可能。与每天1.8～3.0 Gy持续5～6周的传统剂量分割放射治疗相比，SRS通过单次或较少次数就可以提供很高的消融性的总剂量，该剂量换算为生物等效剂量则更高，这也带来了更高的肿瘤控制率。每次分割使用大剂量的治疗方案在杀死快速分裂的肿瘤细胞时更有效，其原因一方面是最大限度地增加了直接和间接DNA损伤；另一方面还可通过肿瘤内血管介导的效应和免疫募集-激活的途径起效。然而，随着单次分割照射剂量的增加，包括AREs在内的晚期毒性的风险都可能随之增大。

一般来说，剂量分割可以使受到亚致死剂量损伤的正常组织在剂量分割间期修复；每次治疗期间，肿瘤细胞可再氧合（有利于提高氧增比）；还可使肿瘤细胞再分布到细胞周期中对辐射更敏感的阶段。从理论上讲，这些因素有助于最大限度地发挥随后一次的放射治疗效果。剂量分割还利用了早反应组织（如肿瘤）和晚反应组织（如正常大脑）的剂量-反应曲线的差异。由于早反应组织对总剂量的变化更敏感，而晚反应组织更容易受到分割剂量变化的影响，因此，剂量分割可以实现在相似肿瘤控制率的情况下，减少晚期不良反应发生的可能性。这与我们对继发于HSRT或单剂量SRS治疗后AREs的风险发生情况的预判是一致的。和单剂量SRS相比，HSRT的缺点之一就是延长了整体治疗时间。通常情况下，常规剂量分割方案治疗时间如果延长超过4～7周，就会面临是否会增加肿瘤细胞增生风险的质疑，此风险对肿瘤局部控制可能产生不利影响。HSRT治疗无论是每天进行还是隔日进行，一般都在1～2周内完成，故而上述风险对HSRT来说没有什么障碍。最后，在HRST治疗期间，由于强调对靶区准确识别的重要性，可通过治疗期间MRI成像的联线监测，即便在HSRT剂量分割间期，也会对肿瘤的靶区体积进行重新评估。

另一个放射生物学/放射技术要考虑的因素是放射外科治疗设备。专用放射外科平台通常提供50%～80%等剂量线的处方剂量，在靶区体积内创建更不均匀的剂量分布和更集中的中心剂量区。相比之下，传统的直线加速器（linear accelerator，LINAC）治疗时处方等剂量线通常选择80%～90%，这种情况下靶区内剂量分布更均匀。不同治疗设备造成的不同剂量异质性是否会对临床疗效产生影响，这方面的数据都来源于较早期的研究文献。不过近期有研究报道了在134例HSRT治疗的患者中，剂量不均匀的计划对应的肿瘤局部控制率更高（93% *vs*.78%，*P*=0.005），放射性坏死率更低（0*vs*.7.5%，*P*=0.005）。Dupic等分析了81个未经治疗的大型脑转移瘤，中位肿瘤体积为12.4 mL。平均肿瘤靶区（gross target volume，GTV）处方剂量为31.8 Gy，分3次治疗。他们研究表明，当GTV的D98%≥29 Gy，则与D98%<29 Gy的患者比较，1年肿瘤局部控制率显著升高（分别为91.9%和69.6%，*P*=0.030）。造成上述结果的原因在理论上可能是由于HSRT治疗时内部剂量不均匀导致高剂量区域覆盖在脑转移瘤的坏死缺氧区，但其原因究竟为何，目前尚无定论，仍需要进一步研究。

33.2.3 局部控制最大化和毒性反应最小化

当脑转移瘤较小时，单剂量SRS往往具有较高的肿瘤控制率和较低的严重不良事件发生率。然而，当肿瘤较大时，为了将放射性坏死控制在合理的水平，不得不降低处方剂量，这样单剂量SRS将很难控制肿瘤。RTOG 90-05研究根据肿瘤直径和临床毒性限定了单剂量SRS治疗时的最大安全总剂量。研究数据表明，对最大直径分别为2 cm、2.1～3.0 cm和3.1～4.0 cm的肿瘤，相应的最大处方剂量为24 Gy、18 Gy和15 Gy。有研究表明，在大型脑转移瘤的患者中，当SRS治疗剂量受毒性反应发生的限制，治疗剂量低于15～18 Gy时，肿瘤控制较差。其实在SRS发展的早期就已经观察到这一量效关系，在这些值得重视的早期临床观察结果中，就有Vogelbaum等的研究。他们报道了202例脑转移患者接受单剂量SRS治疗，剂量与RTOG 90-05报告相似，研究者发现：当周边剂量为15～18 Gy时，1年的局部控制率为45%～49%，而当周边剂量为24 Gy时，1年的局部控制率为85%。但是，在局部控制率提高的同时，也不得不面临更高的严重不良事件发生风险。

一般可以认为脑转移瘤的最大直径超过2 cm时就是大型病灶，HSRT在治疗大型脑转移瘤和脑转移瘤的再程治疗方面具有放射生物学优势。虽然已对多种低分割处方剂量方案进行了研究，但仍未确立最佳方案。Fokas等报道，α/β值为10（Gy_{10}）时的生物等效剂量至少达到50 Gy，局部控制率才较佳，而Fahrig等报道的阈值是

35 Gy。表33.1总结了常见的单剂量SRS和HSRT方案的生物等效剂量，此处假定肿瘤/早反应组织的α/β值为10 Gy，晚反应组织（如正常脑组织）α/β值为2 Gy。当每次分割的剂量低于14 Gy时，线性二次（linear quadratic，LQ）模型提供的剂量–分割方式对应足够精确的近似值。然而，当单次剂量高于15 Gy时，对LQ模型是否仍然适用还有不同意见。此时使用该模型得到的数据普遍过度拟合[1]；此外还要考虑其他因素（如额外的血管和免疫效应），这样一来就需要在单次分割剂量较高时对模型参数进行特殊调整。尽管如此，LQ模型仍然是临床上最受认可的用以确定生物等效剂量的放射治疗模型；模型在不同场景下外推时，特别是在周边剂量较高的单剂量SRS时，对模型参数的阐释仍需谨慎。

表 33.1 早反应组织和晚反应组织的生物等效剂量

放射治疗方式	剂量分割方式	早反应组织生物等效剂量（Gy_{10}）	晚反应组织生物等效剂量（Gy_2）
SRS	20/1	60.0	220.0
HSRT	32.5/5	53.6	138.1
HSRT	27/3	51.3	148.5
SRS	18/1	50.4	180.0
HSRT	30/5	48.0	120.0
HSRT	24/3	43.2	120.0
HSRT	27.5/5	42.6	103.1
SRS	16/1	41.6	144.0
HSRT	25/5	37.5	87.5
WBRT	30/10	39.0	75.0
WBRT	20/5	28.0	60.0

缩写：SRS=立体定向放射外科；HSRT=低分割立体定向放射治疗；WBRT=全脑放射治疗。

33.2.4 功能区脑转移瘤治疗

当病灶位于脑干、运动皮层或视觉结构等功能区结构内或邻近上述结构时，单剂量SRS使用也会受到一定限制。有研究者认为额叶和枕叶与颞叶、基底节和脑干相比，能够耐受更高的SRS剂量。此外，如脑干、基底节、中脑、丘脑或内囊中的肿瘤体积大于3 mL，在单剂量SRS治疗时引起的毒性反应更大。这些部位在SRS治疗后一旦出现毒性反应，可能造成严重的神经功能障碍，而且往往不能通过手术来进行挽救性治疗；此外，在随访时缺乏组织学证据，单凭影像表现也无法确诊究竟是肿瘤进展还是放射性坏死。因此，对于上述部位小于2 cm的小型转移瘤，通常也会降低总治疗剂量来减少发生放射性坏死的潜在风险。在这种情况下，常常在理论上应该要给予20～24 Gy的处方剂量进行治疗，而实际单次仅给予15～18 Gy的处方剂量。特别要指出，视路结构对单剂量SRS的最大耐受的点剂量为8～12 Gy，脑干组织约为15 Gy，这导致本来就无法达到的治疗剂量进一步下降。然而，在进行HSRT治疗时，这些危及器官对5次分割、最大总剂量为25 Gy的治疗方案耐受很好，尽管位于功能区，HSRT治疗仍允许提高剂量。最后还有一种情况，当组织结构变形或本来病灶就很接近危及器官而难以准确勾画危及器官边界时，HSRT在此情况下可能是一种更安全，甚或首选的治疗选择。

33.3 未经治疗的大型脑转移瘤的低分割放射外科治疗

33.3.1 临床疗效

在同时考虑治疗后的局部控制率和放射性坏死发生率的情况下，目前仍然无法确定更适合HSRT治疗而不是单剂量SRS的肿瘤直径或体积的阈值。Schlienger等报道：当肿瘤最大直径大于2 cm时，HSRT的LC和RN风险低于单剂量SRS。另据研究报道，对于术后残腔，当术前肿瘤最大直径>3 cc时，或者肿瘤术后残腔的体积超过15 mL时，单剂量SRS治疗后的局部控制率更差。一般来说，“大”的定义从最大肿瘤直径>2 cm到>4 cm不一而同，而我们在临床实践中应用的“大”的标准为在肿瘤任意一个轴向上的直径>2 cm或总体积>4 mL。

虽然我们需要随机临床试验来明确HSRT和单剂量SRS哪种方法的临床疗效更优，但在此之前，还需要比较不同HSRT治疗方案之间的临床疗效。已有数个研究机构的系列研究的证据支持HSRT在治疗未经治疗的脑转移瘤时的有效性和

[1] 原文为overfit，一般翻译为“过度拟合”，是指在超过数学模型适用范围的区间上外推时，得到的数据不能很好地反映真实情况。——译者注

安全性。我们选取其中一部分研究结果汇总于表33.2。总体而言，大多数研究使用的HSRT设备是以直线加速器为平台的，肿瘤体积的中位数从0.52 mL到16.3 mL不等，使用的剂量分割方案也不尽相同。我们发现，1年内局部控制率为68%~96%，1年内放射性坏死发生率为0~9%。由于接受HSRT治疗的转移灶可能更大，并且位于脑内功能区，因此临床医生在对单剂量SRS和HSRT治疗的患者的临床结果进行交叉研究比较时务必要谨慎。此外，大多数研究纳入的病灶组织类型不同；纳入研究的患者需要满足的标准不同；对于局部控制率和放射性坏死的定义不同；靶区周边剂量外放的策略也各不相同，这一点对于放射性坏死发生风险尤其重要，而研究者却常常在其论文中未进行描述。

在一项早期研究中，Aoyama等探索了脑转移瘤病灶不超过4个时，单独使用HRST治疗的有效性。87例患者共159个大型脑转移瘤，肿瘤体积中位数为3.3 mL，分4次照射，共35 Gy。脑干病灶剂量减少10%~20%，小于1 mL的小病灶剂量增加10%~20%。1年局部控制率为81%，2年为69%。多变量分析表明，肿瘤体积>3 mL预示局部失控可能。

支持HSRT治疗脑转移瘤的另一项证据来自Fokas等的研究，该中心的治疗原则为：肿瘤直径>3 cm或累及脑干、中脑、基底节或内囊的病变必须接受HSRT治疗，而不是单剂量SRS。作者报告称，尽管两个HSRT组的肿瘤体积中位数（分别为2.04 mL和5.93 mL）比单剂量SRS组（0.87 mL）更大，但在对1年的局部控制率进行比较时发现，7次35 Gy组、10次40 Gy组和单次SRS组之间并无差异。

与之前使用直线加速器放射外科平台的研究不同，最近Kim等对>3 cm的脑转移瘤使用伽玛刀Icon（Elekta AB，斯德哥尔摩，瑞典）放射外科平台进行了HSRT的剂量方案的临床试验。剂量分

表 33.2 低分割立体定向放射外科治疗未经治疗大型脑转移瘤的精选文献

第一作者	地区	发表年份	治疗设备	病例数	病灶数	肿瘤中位体积（cm^3）	PTV外扩（mm）	治疗方案（Gy/Fx）	1年局部控制率（%）	1年症状性放射坏死发生率（%）	平均总体生存时间（个月）
Manning	美国	2000	LINAC	32	57	2.16	2	27/3	91	6	11.8
Aoyama	日本	2003	LINAC	87	159	3.3	2	35/4	81	2.7	6.3
Ernst-Stecken	德国	2006	LINAC	51	72	6	3	（30~35）/5	76	NR	11
Fahrig	德国	2007	LINAC	150	243	6.1	3	40/10（24%） 35/7（42%） （30~35）/（4~6）（34%）	93	1.3	16
Kwon	美国	2009	LINAC	27	52	0.52	2	（20~40）/（4~6）； 25/5为最常见方案	68.2	5.8	10.8
Lindvall	瑞典	2009	LINAC	47	47	6	NR	（35~40）/5	84	2.1	5
Kim	韩国	2011	LINAC	40	49	5	1	（30~42）/6	69	0	8
Fokas	多中心	2012	LINAC	61	NR	5.93	3	40/10	71	0.8	10
Fokas	多中心	2012	LINAC	61	NR	2.04	3	35/7	75	0.8	7
Murai	日本	2014	CK	54	61	NR	2	（18~30）/3； （21~35）/5	69	7.4	6
Navarria	意大利	2016	LINAC	102	102	16.3	3	27/3	96	5.8	14
Minniti	意大利	2017	LINAC	60	NR	15.5	1	30/5	72	8	12
Faruqi	加拿大	2020	LINAC	187	132	2.9	2	23.1/3	78.2	9	NR
Dupic	法国	2021	LINAC	69	81	12.4	2	（21~27）/3	79.7	8.8	15
Samanci	土耳其	2021	GK	58	76	6.15	NR	（25~30）/5	96	0	14

缩写：HSRT=低分割立体定向放射治疗；PTV=计划靶区体积；LINAC=直线加速器；CK=射波刀；GK=伽玛刀；NR=未报道。

割方案包括3次30 Gy，3次27 Gy和3次24 Gy。研究发现3次30 Gy治疗后放射性坏死发生率更高，而3次24 Gy照射的治疗失败更多。因此，对于分割次数为3次的HSRT和Icon伽玛刀的临床实践而言，3次共27 Gy可能是一个合理的折中方案。

最后我们再看一项纳入了24个研究的大型荟萃分析，比较了单剂量SRS和HSRT治疗直径超过2 cm的脑转移瘤的疗效。最大直径在2 ~ 3 cm时，HSRT治疗组的放射性坏死发生率远低于单剂量SRS治疗组（HSRT组为7.3%，单剂量SRS组为23.1%；*P*=0.003），而1年局部控制率并无统计学差异（HSRT组为92.9%，SRS组为77.1%；*P*=0.18）。这一结果再次强调了在评估剂量反应与并发症的关系时，进行对照试验的必要性。

33.3.2 毒性反应

与颅内SRS治疗相关的最常见的不良反应是放射性坏死。对于HSRT治疗而言，影像学可见的放射性坏死的年发病率为10% ~ 15%。已有部分研究探讨利用剂量学参数（如周边的正常组织的受照剂量）来预测放射性坏死的风险。Minniti等是最早观察到HSRT治疗后较单次SRS治疗后放射性坏死发生率并不相同的学者之一，他们发现较大病灶分3次接受27 Gy治疗时放射性坏死发生率为14%，而单次SRS治疗的RN为33%）。作者报道放射性坏死风险与3次分割中接收到18 Gy照射的脑体积（V18）相关，当V18≤30 mL时预测放射性坏死风险为5%，而V18>30 mL时为14%。

最近，Faruqi等研究了132例未经其他治疗的脑转移瘤患者在总剂量30 Gy分5次的HSRT治疗后的症状性和无症状性放射性坏死的发生情况。脑转移灶体积中位数为2.9 mL。中位随访12个月后，9%的患者出现症状性放射性坏死。10.5 mL的正常脑体积减去肿瘤中总剂量超过30 Gy的GTV体积（BMC30）是发生症状性放射性坏死的显著预测因素（*OR* 7.2；*P*=0.02）。因此，我们的做法是当未经治疗的脑转移瘤体积的BMC30超过10 mL时，将总剂量下调到27.5 Gy。

最近，临床单次高剂量低分割治疗效果指南（hypofractionated treatment effectsinthe clinic，HyTEC）更新了3次HSRT治疗方案的正常脑组织的剂量耐受限值，可将放射坏死的风险控制在10%以下。指南建议正常脑组织接受18 Gy（V18 Gy）的体积<30 mL，同时接受23 Gy（V23 Gy）的体积<7 mL。

33.4 脑转移瘤术后残腔的治疗

较大脑转移瘤的患者通常会因为肿瘤的占位效应和瘤周的血管源性水肿而出现神经系统症状。这种情况下开颅手术可更快速地缓解症状并提高肿瘤的局部控制率，这就使得此时是否仍然选择使用单剂量SRS（甚或HSRT）来治疗肿瘤变得极具挑战性。以往，通常认为术后全脑放射治疗是标准治疗方法。最近有两项随机试验评估了单剂量SRS在术后残腔处理中的作用。在Mahajan等的研究中，将132例术后残腔不超过3处的脑转移瘤患者随机分为观察组和单剂量SRS治疗组。残腔的最大直径均≤4 cm。残腔体积≤10 mL时，剂量为16 Gy；残腔体积为10.1 ~ 15 mL时，剂量为14 Gy；残腔体积超过15 mL时剂量为12 Gy。经过平均11.1个月的随访后，治疗组将1年局部控制率从观察组的43%提高到72%，且均未发生放射性坏死。这项研究对确定将SRS作为术后残腔的标准治疗方案起到了至关重要的作用。

在Brown等的研究中，194例总数不超过4个的脑转移瘤患者被随机分为手术后全脑放射治疗组与术后残腔单剂量SRS治疗组。残腔体积>30 mL时，SRS剂量为12 Gy；残腔体积为20 ~ 30 mL时，SRS剂量为14 Gy。单剂量SRS治疗组最终的生活质量和神经认知功能更高，但是1年局部控制率与WBRT相比（61%*vs.*81%）更差。单剂量SRS的控制率较低的原因可能是由于对残留肿瘤细胞的照射剂量不足、缺乏靶区勾画的统一标准及并非所有患者在制订SRS治疗计划时都有术后的MRI。尽管如此，该研究却是SRS作为新的标准治疗方法取代传统WBRT治疗术后残腔的关键证据。

在这两个随机试验中，值得注意的是单行SRS治疗时肿瘤的局部控制率。在Brown的研究中，SRS的局部控制率较WBRT更差。而Mahajan等的研究观察到了手术前直径和手术残腔局部控制之间的关系。局部控制率随术前肿瘤直径增大明显也更差。此外，手术残腔往往是不规则的，一个多中心的残腔靶区勾画指南就建议包括整个手术床和脑膜边缘，以减少肿瘤在残腔边缘复发的可能性。该指南的建议已得到了加利福尼亚大学旧金山分校的一项回顾性研究的验证。该研究发现，残腔与硬脑膜接触是残腔SRS治疗后复发率升高的相关因素，边缘复发肿瘤与靶区体积间距的中位数为3 mm，如果根据前文提及指南操作，大多数复发病例的这一区域在治疗时本该被计划所覆盖。所有这些因素最终导致临床上越来越多使用HSRT，而不再考虑靶区的不同形制。

33.4.1 临床疗效

目前尚无直接的1级证据比较HSRT方案和单剂量SRS方案对术后残腔的疗效。不过，已有名为Alliance A071801（NCT04114981）的Ⅲ期随机对照试验，正在招募接受手术切除治疗的大型脑转移瘤患者，以比较12～20 Gy单剂量SRS与3次27 Gy或5次30 Gy的HSRT的疗效差异。在研究出有效结果之前，已有几个中心报道了术后残腔HRST治疗的结果，其中部分研究汇总在表33.3中。总体而言，大多数中心使用的是基于直线加速器或基于射波刀的HSRT设备，肿瘤体积的中位数范围为3.3～35.6 mL，并各自采用不同剂量分割方案进行治疗。1年的局部控制率为67%～92%，1年的放射性坏死发生率为0～18.5%。

值得注意的是，Soliman等最近报道了手术后HSRT的结果，他们调查了122例患者，137个术后残腔，采用5次中位剂量30 Gy治疗方案。术前肿瘤最大直径＞3 cm者占57%。作者遵循了指南对术后残腔进行靶区勾画。随访时间中位数16个月，1年局部控制率为84%，1年症状性放射性坏

表 33.3 脑转移瘤术后残腔的低分割立体定向放射治疗研究精选

第一作者	地区	发表年份	治疗设备	病例数	治疗残腔数	残腔中位体积（cm^3）	PTV外放（mm）	治疗方案（Gy/Fx）	1年局部控制率（%）	1年症状性放射性坏死发生率（%）	中位总生存时间（个月）
Steinmann	德国	2012	LINAC	33	33	22.6	4	35/7（21%） 30/6（12%） 40/4（67%）	73	NR	20
Choi	美国	2012	CK	97	97	9.9	2	（15～24）/2（10%） 24/3（24%） 27/3（14%）	90.7	5	15.6
Wang	美国	2012	CK	37	37	28.8	2～3	24/3	80	2.9	5.5
Al-Omair	加拿大	2013	LINAC	20	21	23.6	2	（25～37.5）/5	79	NR	23.6
Connolly	美国	2013	LINAC	33	33	3.3	10	40/15	85	0	NR
Minniti	意大利	2013	LINAC	101	101	29.5	3	27/3	92	9	17
Specht	德国	2016	LINAC	46	52	14.16	2	35/7	88	8.7	25
Minniti	意大利	2017	LINAC	60	NR	20.6	1	27/3	88	11.7	14
Keller	法国	2017	LINAC	181	189	14.2	2	33/3	88	18.5	17
Combs	德国	2018	LINAC	181	208	25.9	1～2	30/6（38%） 35/7（49%）	80.5	4	16
Kumar	美国	2018	CK	39	43	35.6	2	24/3（23%） 27.5/5（77%）	67	0	NR
Soliman	加拿大	2019	LINAC	122	137	30.1	2	（25～35）/5	84	6	17
Faruqi	加拿大	2020	LINAC	187	118	12.7	2	30/5	84	18	NR
Shi	美国	2020	CK	442	425	15.67	0～2	（24～27）/（2～5）	93	8.5	13.9
Eitz	多中心	2020	NR	558	581	10.9	NR	30/5	84	8.6	21.2

缩写：PTV=计划靶区体积；LINAC=直线加速器；CK=射波刀；NR=未报道。

死发生率为6%。

最近有两个大型回顾性研究报道了术后残腔放射外科治疗的效果。Shih等报道了斯坦福大学的单中心脑转移瘤术后残腔治疗经验，在501个残腔中，425个接受了HSRT治疗，剂量为24～27 Gy，分2～5次进行。其余76个残腔接受单次SRS治疗，剂量为16～18 Gy。HSRT组中靶区体积的中位数为15.67 mL，1年局部控制率为93%，1年放射坏死率为8.5%。单剂量SRS治疗组中靶体积的中位数为6.39 mL，1年局部控制率为96%，1年放射性坏死率为10.9%。总而言之，HSRT在术后残腔治疗中表现出极好的局部控制率和低不良反应发生率。Eitz等报道了对558例患者的581个术后残腔进行HSRT治疗的多中心研究，体积中位数为23.9 mL，剂量中位数为5次30 Gy，1年局部控制率为84%，1年症状性放射性坏死率为8.6%。多变量分析表明，原发肿瘤得到控制（*HR* 0.59，*P*=0.02）和单发脑转移瘤（*HR* 0.57，*P*=0.03）与更好的局部控制率有显著的相关性。术后22～33天才开始HSRT与术后21天内进行治疗相比，对总体生存更为不利（*HR* 1.50，*P*=0.02），但对局部控制并无影响。

33.4.2 放射性坏死的风险

最近，Faruqi等研究了以5次30 Gy的剂量治疗118个术后残腔后的症状性和无症状放射性坏死的发生率。残腔中位体积为12.7 mL，残腔的计划靶区体积（planning target volume，PTV）中位数为24.9 mL。随访中位时间为12个月，术后残腔HSRT治疗后1年症状性放射性坏死发生率为9%，而未经手术治疗的转移瘤的1年症状性放射性坏死发生率为18%。一般认为这个差异是由于肿瘤介导因子的释放造成的，而这些因子对于放射性坏死形成的病理生理过程有重要的影响。在脑转移瘤术后组中，治疗后1个月内的靶向免疫治疗也显著增加了放射性坏死发生的风险（*OR* 17.4，*P*=0.018）。

在Akanda等对脑转移瘤术后残腔放射外科治疗的荟萃分析中，HSRT组1年的平均局部控制率明显好于单剂量SRS组（87.3%*vs*.80.0%，*P*=0.021）。放射性坏死的总发生率为6.9%，单剂量SRS和HSRT之间没有显著差异。Lehrer等早些时候的荟萃分析分析了最大直径为2～3 cm的脑转移瘤术后治疗的研究，结果发现单剂量SRS与HSRT的放射性坏死发生率没有显著差异（7.3%*vs*.7.5%，*P*=0.85），而1年局部控制率有差别（62.4%*vs*.85.7%，*P*=0.13）。这再次强调了对照性试验在评估治疗的量效关系和并发症发生率中的必要性。

33.5 大型脑转移瘤的分阶段治疗

对于大型脑转移瘤或关键部位的脑转移瘤，替代单剂量SRS治疗的另一种方案是分阶段HSRT。这种方案通常包括2次或更多次有计划的放射外科治疗，间隔数周甚至一个月，目的是为逐步缩小的肿瘤提供根治性的生物等效剂量，同时也可降低放射坏死风险。分期HSRT对于位于脑内功能区病变的再程治疗特别有用，一方面便于正常组织有更多的时间修复；另一方面由于靶区体积随着随后每一次治疗分割而缩小，还可以充分利用图像引导的自适应放射治疗带来的好处。图33.1是一个复杂临床病例，使用分阶段HSRT进行再程照射，以治疗功能区肿瘤术后原位复发。分阶段HSRT分3次照射共20 Gy（第一次治疗照射8 Gy，第二次照射8 Gy，最后一次照射4 Gy），每次照射间隔2周。在每一次后续的治疗之前都观察到体积缩小。在HSRT治疗后，尽管是再次照射且病灶又位于脑干功能区，这例患者获得了持续的局部控制，也没有发生放射性坏死。

33.5.1 临床疗效

迄今为止，仅知有4个中心报道了分阶段HSRT的有效性和安全性。表33.4汇总了上述研究。Higuchi等的报道是首批未经治疗的大型脑转移瘤患者分阶段HSRT疗效研究之一，研究纳入了43例患者，脑转移瘤的体积超过10 mL，接受了每2周进行1次共3次、总剂量30 Gy的HSRT治疗。作者报告说，肿瘤体积在第二次治疗前缩小了18.8%，在第三次治疗前缩小了39.8%。6个月和1年局部控制率分别为89.8%和75.9%。

2014年，Yomo等报告对58例未经治疗的体积大于10 mL的大型脑转移瘤患者进行分阶段HSRT治疗。治疗分2阶段、间隔3～4周、总剂量20～

30 Gy。他们的2阶段HSRT治疗结果显示，6个月和1年的局部控制率分别为85%和64%。1年和2年的非神经系统原因致死的生存率分别为91%和84%。此外，在治疗前KPS评分小于70的患者中，有82%在治疗后KPS评分大于70。由于患者的一般情况与是否有必要接受全身治疗及与患者的生存时间密切相关，因此将KPS评分提高作为治疗目标有重要的意义。

最近，Dohm等评估了78例体积大于6 mL的大型脑转移瘤患者治疗后的临床疗效。其中40例患者行手术切除，术后行标准单剂量SRS，中位剂量15.5 Gy。其余38例均为未经手术治疗的脑转移瘤患者，接受间隔1个月的2阶段HSRT方案治疗，第1阶段的中位剂量为15 Gy，第2阶段的中位剂量为13.3 Gy。接受分阶段HSRT治疗的患者的初始肿瘤体积的中位数为13.5 mL，最终体积缩小百分比的中位数为36%。单剂量SRS治疗组和分阶段HSRT治疗组1年局部控制率分别为94%和92%。

最后，Angelov等研究了54例患者，共患63个未经手术治疗的脑转移瘤，且肿瘤最大直径超过2 cm，研究者予以间隔1个月的2阶段HSRT治疗。第1、第2阶段剂量的中位数均为15 Gy。治疗前肿瘤体积的中位数为10.5 mL，第2阶段治疗前体积中位数下降到7.0 mL。在治疗后3个月的随访时，肿瘤体积的中位数为4.0 mL；与基线相比，肿瘤体积平均缩小了54.9%（$P<0.001$）。6个月局部控制率为88%。

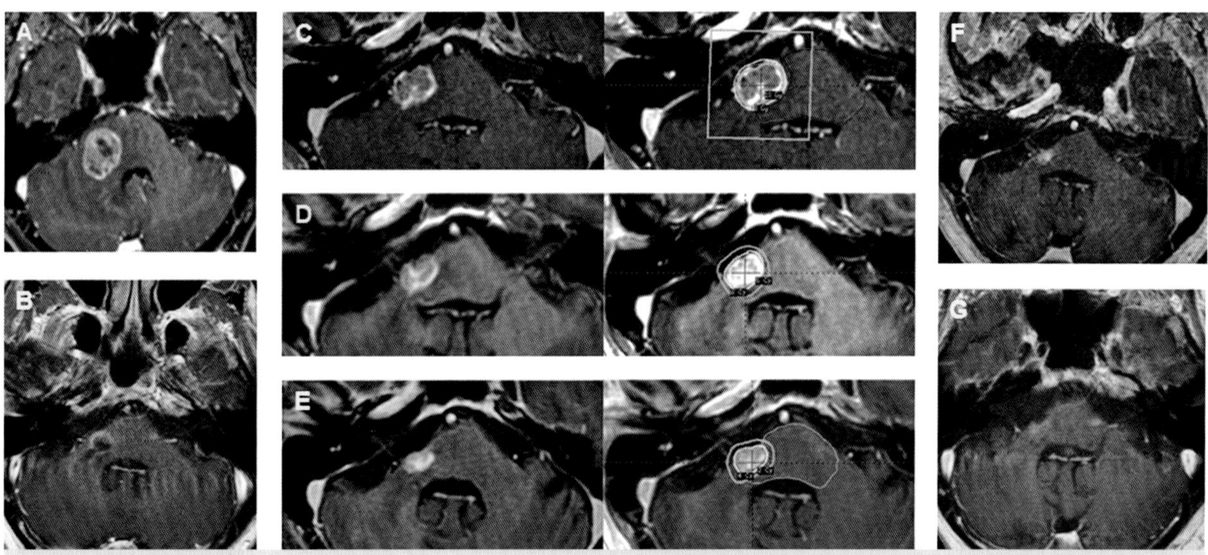

图33.1 这例患者有小脑脚处的转移瘤（A），接受了手术切除和术后残腔放射治疗（B）。局部复发后，进行多阶段HSRT再程照射，第1次8 Gy（C）、第2次8 Gy（D）、最后1次4 Gy（E），每次照射间隔2周，每次计划前都重新进行MRI扫描。多阶段HSRT再程照射后1年（F）和2年（G）的随访影像显示肿瘤得到控制，未发生放射不良反应

表 33.4 未经治疗的脑转移瘤分阶段低分割立体定向放射治疗精选研究

第一作者	地区	发表年份	治疗设备	病例数	治疗病灶数	肿瘤中位体积（cm^3）	PTV外放（mm）	治疗方案（Gy/Fx）	1年局部控制率（%）	1年症状性放射性坏死发生率（%）	中位总生存时间（个月）
Higuchi	日本	2009	GK	43	46	17.6	NR	30/3	89.8	NR	8.8
Yomo	日本	2014	GK	58	61	16.4	NR	（20～30）/2	64	5.2	11.8
Dohm	美国	2018	GK	38	45	13.5	0	30/2	92	13	13.2
Angelov	美国	2018	GK	54	63	10.5	0	30/2	NR	6.3	10.8

缩写：PTV=计划靶区体积；GK=伽玛刀；NR=未报道。

33.5.2 毒性反应

总体而言，多阶段HSRT治疗有效且患者耐受性也较好。Higuchi等没有报告任何放射性坏死事件，但有1例患者（2%）在第2阶段治疗后出现继发性的血管源性水肿，症状恶化，需要手术抢救。在Yomo等的研究中，5例患者（8.6%）出现CTCAE[2] 3级毒性：2例患者（3.4%）出现呕吐，需要住院静脉使用皮质激素类药物；3例患者（5.2%）出现症性状的放射损伤，需要进行保守治疗。Dohm等发现术后残腔单剂量SRS治疗组与分阶段HSRT治疗组的放射性坏死的发生率相似（15% *vs*.13%，*P*值无显著性）。Angelov等也报道了有6%的症状性放射性坏死。

综上所述，这4项研究表明，对于大型脑转移瘤，分阶段HSRT是一种有效的放射外科治疗方法，其局部控制率和放射性坏死发生率与标准HSRT相当。由于该方法可以获得更高的生物等效剂量，治疗过程中根据体积缩小情况可重新适应性修改治疗计划，不良反应的发生率可能更低；因此，我们可将该项技术应用于既往SRS治疗失败的患者的挽救性治疗。众所周知，如果一个病灶已经进行过放射外科治疗，对同一病灶再次进行SRS治疗将显著增加放射性坏死的风险。随着世界范围越来越多的脑转移瘤病例使用SRS治疗，我们需要治疗指南来优化、个体化设计挽救性放射治疗的方法，而分阶段HSRT可能是这类患者理想的治疗选择。

33.6 总结

单剂量SRS是一种高精度的治疗小型脑转移瘤的方法，同时有很高的局部控制率。HSRT作为一种当代技术，与传统的单剂量SRS相比有一定优势，特别在罹患大型脑转移瘤时、功能区的脑转移瘤无论体积大小需要降低生物等效剂量时，以及在对脑转移瘤SRS治疗后进行再程照射时。这些优势包括：①提供高生物等效剂量，以提高局部控制率而同时又不会使放射性坏死发生率增加；②允许肿瘤组织再氧合和再分布，以增强细胞杀伤力，同时允许邻近的正常组织进行修复；③图像引导下采用无框架热塑成型塑料面罩进行固定，而不是传统的创伤性立体定向头架，这样可以在保证投射精度的同时提高患者的舒适度和便利度。最后，我们还要强调随机对照试验将有助于针对特定类型的肿瘤确定最佳的个体化治疗方案，只有这样，新的有效治疗方法才会不断被研究出来。

[2] CTCAE：common terminology criteria for adverse effects，常见不良反应术语评定标准，目前版本5.0。

参考文献

（遵从原版图书著录格式）

Adler J.R., Gibbs I.C., Puataweepong P., Chang S.D. Visual field preservation after multisession cyberknife radiosurgery for perioptic lesions. Neurosurgery 2006;59(2):244–254.

Akanda Z.Z., Hong W., Nahavandi S., Haghighi N., Phillips C., Kok D.L. Post-operative stereotactic radiosurgery following excision of brain metastases: A systematic review and meta-analysis. Radiother. Oncol. J. Eur. Soc. Ther. Radiol. Oncol. 2020;142:27–35.

Al-Omair A, Soliman H, Xu W, Karotki A, Mainprize T, Phan N, Das S et al. Hypofractionated stereotactic radiotherapy in five daily fractions for post-operative surgical cavities in brain metastases patients with and without prior whole brain radiation. Technol. Cancer Res. Treat. 2013;12:493–499.

Angelov L., Mohammadi A.M., Bennett E.E., Abbassy M., Elson P., Chao S.T., Montgomery J.S., Habboub G., Vogelbaum M.A., Suh J.H., et al. Impact of 2-staged stereotactic radiosurgery for treatment of brain metastases ≥ 2 cm. J. Neurosurg. 2018;129:366–382.

Aoyama H., Shirato H., Onimaru R., Kagei K., Ikeda J., Ishii N., Sawamura Y., Miyasaka K. Hypofractionated stereotactic radiotherapy alone without whole-brain irradiation for patients with solitary and oligo brain metastasis using noninvasive fixation of the skull. Int. J. Radiat. Oncol. Biol. Phys. 2003;56(3):793–800.

Aoyama H., Shirato H., Tago M., et al. Stereotactic radiosurgery plus wholebrain radiation therapy vs stereotactic radiosurgery alone for treatment of brain metastases: A randomized controlled trial. JAMA 2006; 295: 2483–2491.

Babic S., Lee Y., Ruschin M., Lochray F., Lightstone A.,

Atenafu E., Phan N., Mainprize T., Tsao M., Soliman H., Sahgal A. To frame or not to frame? Cone-beam CT-based analysis of head immobilization devices specific to linac-based stereotactic radiosurgery and radiotherapy. J. Appl. Clin. Med. Phys. 2018;19(2):111–120.

Brastianos H.C., Nguyen P., Sahgal A., Eisenhauer E.A., Baetz T., Hanna T.P. Association of innovations in radiotherapy and systemic treatments with clinical outcomes in patients with melanoma brain metastasis from 2007 to 2016. JAMA Netw. Open. 2020;3:e208204.

Brenner D.J. The linear-quadratic model is an appropriate methodology for determining isoeffective doses at large doses per fraction. Semin. Radiat. Oncol. 2008;18:234–239.

Brown P.D., Ballman K.V., Cerhan J.H., Anderson S.K., Carrero X.W., Whitton A.C., Greenspoon J., Parney I.F., Laack N.N.I., Ashman J.B., et al. Postoperative stereotactic radiosurgery compared with whole brain radiotherapy for resected metastatic brain disease (NCCTG N107C/CEC·3): A multicentre, randomised, controlled, phase 3 trial. Lancet Oncol. 2017;18:1049–1060.

Brown P.D., Jaeckle K., Ballman K.V., Farace E., Cerhan J.H., Anderson S.K., Carrero X.W., Barker F.G., 2nd, Deming R., Burri S.H., et al. Effect of radiosurgery alone vs radiosurgery with whole brain radiation therapy on cognitive function in patients with 1 to 3 brain metastases: a randomized clinical trial. JAMA. 2016;316:401–409.

Cagney D.N., Martin A.M., Catalano P.J., Redig A.J., Lin N.U., Lee E.Q., Wen P.Y., Dunn I.F., Bi W.L., Weiss S.E., et al. Incidence and prognosis of patients with brain metastases at diagnosis of systemic malignancy: A population-based study. Neuro-Oncol. 2017;19:1511–1521.

Chang E.L., Hassenbusch S.J., 3rd, Shiu A.S., Lang F.F., Allen P.K., Sawaya R., Maor M.H. The role of tumor size in the radiosurgical management of patients with ambiguous brain metastases. Neurosurgery 2003;53:272–280.

Chang E.L., Wefel J.S., Hess K.R., Allen P.K., Lang F.F., Kornguth D.G., Arbuckle R.B., Swint J.M., Shiu A.S., Maor M.H., et al. Neurocognition in patients with brain metastases treated with radiosurgery or radiosurgery plus whole-brain irradiation: A randomised controlled trial. Lancet Oncol. 2009;10:1037–1044.

Choi C.Y., Chang S.D., Gibbs I.C., Adler J.R., Harsh G.R.T., Atalar B., Lieberson R.E., Soltys S.G. What is the optimal treatment of large brain metastases? An argument for a multidisciplinary approach. Int. J. Radiat. Oncol. Biol. Phys. 2012;84:688–693.

Chow E., Davis L., Holden L., Tsao M., Danjoux C. Prospective assessment of patient-rated symptoms following whole brain radiotherapy for brain metastases. J. Pain Symptom Manag. 2005;30:18–23.

Combs S.E., Bilger A., Diehl C., Bretzinger E., Lorenz H., Oehlke O., Specht H.M., Kirstein A., Grosu A.L. Multicenter analysis of stereotactic radiotherapy of the resection cavity in patients with brain metastases. Cancer Med. 2018;7:2319–2327.

Connolly E.P., Mathew M., Tam M., King J.V., Kunnakkat S.D., Parker E.C., Golfinos J.G., Gruber M.L., Narayana A. Involved field radiation therapy after surgical resection of solitary brain metastases–mature results. Neuro Oncol 2013;15:589–594.

Dohm A.E., Hughes R., Wheless W., Lecompte M., Lanier C., Ruiz J., Watabe K., Xing F., Su J., Cramer C., Laxton A., Tatter S., Chan M.D. Surgical resection and postoperative radiosurgery versus staged radiosurgery for large brain metastases. J. Neurooncol. 2018;140(3):749–756.

Dupic G., Brun L., Molnar I., Leyrat B., Chassin V., Moreau J., Dedieu V., Khalil T., Verrelle P., Lapeyre M., Biau J. Significant correlation between gross tumor volume (GTV) D98% and local control in multifraction stereotactic radiotherapy (MF-SRT) for unresected brain metastases. Radiother. Oncol. 2021;154:260–268.

Eitz K.A., Lo S.S., Soliman H., Sahgal A., Theriault A., Pinkham M.B., Foote M.C., Song A.J., Shi W., Redmond K.J., et al. Multi-institutional analysis of prognostic factors and outcomes after hypofractionated stereotactic radiotherapy to the resection cavity in patients with brain metastases. JAMA Oncol. 2020;15;6(12):1901–1909.

Elliott R.E., Rush S.C., Morsi A., Mehta N., Spriet J., Narayana A., et al. Local control of newly diagnosed and distally recurrent, low-volume brain metastases with fixed-dose (20 gy) Gamma Knife radiosurgery. Neurosurgery 2011;68:921–931.

Ernst-Stecken A., Ganslandt O., Lambrecht U., Sauer R., Grabenbauer G. Phase II trial of hypofractionated stereotactic radiotherapy for brain metastases: Results and toxicity. Radiother. Oncol. 2006;81(1):18–24.

Fahrig A., Ganslandt O., Lambrecht U., Grabenbauer G., Kleinert G., Sauer R., Hamm K. Hypofractionated stereotactic radiotherapy for brain metastases—Results from three different dose concepts. Strahlentherapie und Onkologie. 2007;183:625–630.

Faruqi S., Ruschin M., Soliman H., Myrehaug S., Zeng K.L., Husain Z., Atenafu E., Tseng C.L., Das S., Perry J., et al. Adverse radiation effect after hypofractionated stereotactic radiosurgery in 5 daily fractions for surgical cavities and intact brain metastases. Int. J. Radiat. Oncol. Biol. Phys. 2020;106:772–779.

Flickinger J.C., Kondziolka D., Pollock B.E., Maitz A.H., Lunsford L.D. Complications from arteriovenous malformation radiosurgery: Multivariate analysis and risk modeling. Int. J. Radiat. Oncol. Biol. Phys. 1997;38:485–490.

Fokas E., Henzel M., Surber G., Kleinert G., Hamm K., Engenhart-Cabillic R. Stereotactic radiosurgery and fractionated stereotactic radiotherapy: Comparison of efficacy and toxicity in 260 patients with brain metastases. J. Neuro-Oncol. 2012;109:91–98.

Graber J.J., Cobbs C.S., Olson J.J. Congress of neurological surgeons systematic review and evidence-based guidelines on the use of stereotactic radiosurgery in the treatment of adults with metastatic brain tumors. Neurosurgery. 2019;84:E168–E170.

Han J.H., Kim D.G., Chung H.T., Paek S.H., Park C.K., Jung H.W. Radiosurgery for large brain metastases. Int. J. Radiat. Oncol. Biol. Phys. 2012;83:113–120.

Higuchi Y., Serizawa T., Nagano O., Matsuda S., Ono J., Sato M., Iwadate Y., Saeki N. Three-staged stereotactic radiotherapy without whole brain irradiation for large metastatic brain tumors. Int. J. Radiat. Oncol. Biol. Phys. 2009;74:1543–1548.

Hong A.M., Fogarty G.B., Dolven-Jacobsen K., Burmeister B.H., Lo S.N., Haydu L.E., Vardy J.L., Nowak A.K., Dhillon H.M., Ahmed T., Shivalingam B., Long G.V., Menzies A.M., Hruby G., Drummond K.J., Mandel C., Middleton M.R., Reisse C.H., Paton E.J., Steel V., Williams N.C., Scolyer R.A., Morton R.L., Thompson J.F. Adjuvant whole-brain radiation therapy compared with observation after local treatment of melanoma brain metastases: A multicenter, randomized phase III trial. J. Clin. Oncol. 2019;37(33):3132–3141.

Inoue H.K., Sato H., Suzuki Y., Saitoh J., Noda S.E., Seto K., Torikai K., Sakurai H., Nakano T. Optimal hypofractionated conformal radiotherapy for large brain metastases in patients with high risk factors: A single-institutional prospective study. Radiat. Oncol. 2014;9:231.

Jhaveri J., Chowdhary M., Zhang X., Press R.H., Switchenko J.M., Ferris M.J., Morgan T.M., Roper J., Dhabaan A., Elder E., et al. Does size matter? Investigating the optimal planning target volume margin for postoperative stereotactic radiosurgery to resected brain metastases. J. Neurosurg. 2018;130:797–803.

Keller A., Doré M., Cebula H., Thillays F., Proust F., Darié I., Martin S.A., Delpon G., Lefebvre F., Noël G., et al. Hypofractionated stereotactic radiation therapy to the resection bed for intracranial metastases. Int. J. Radiat. Oncol. Biol. Phys. 2017;99:1179–1189.

Kim K.H., Kong D.S., Cho K.R., Lee M.H., Choi J.W., Seol H.J., Kim S.T., Nam D.H., Lee J.I. Outcome evaluation of patients treated with fractionated Gamma Knife radiosurgery for large (> 3 cm) brain metastases: a dose-escalation study. J Neurosurg. 2020;133(3):675–684.

Kim Y.J., Cho K.H., Kim J.Y., Lim Y.K., Min H.S., Lee S.H., Kim H.J., Gwak H.S., Yoo H., Lee S.H. Single-dose versus fractionated stereotactic radiotherapy for brain metastases. Int. J. Radiat. Oncol. Biol. Phys. 2011;81(2):483–489.

Kirkpatrick J.P., Soltys S.G., Lo S.S., Beal K., Shrieve D.C., Brown P.D. The radiosurgery fractionation quandary: Single fraction or hypofractionation? Neuro Oncol. 2017;19(suppl_2):ii38–ii49.

Kirkpatrick J.P., Wang Z., Sampson J.H., McSherry F., Herndon J.E., Allen K.J., Duffy E., Hoang J.K., Chang Z., Yoo D.S., Kelsey C.R., Yin F.F. Defining the optimal planning target volume in image-guided stereotactic radiosurgery of brain metastases: Results of a randomized trial. Int. J. Radiat. Oncol. Biol. Phys. 2015;91(1):100–8.

Kocher M., Soffietti R., Abacioglu U., Villà S., Fauchon F., Baumert B.G., Fariselli L., Tzuk-Shina T., Kortmann R.D., Carrie C., et al. Adjuvant whole-brain radiotherapy versus observation after radiosurgery or surgical resection of one to three cerebral metastases: Results of the EORTC 22952-26001 study. J. Clin. Oncol. 2011;29:134–141.

Kumar A.M.S., Miller J., Hoffer S.A., Mansur D.B., Coffey M., Lo S.S., Sloan A.E., Machtay M. Postoperative hypofractionated stereotactic brain radiation (HSRT) for resected brain metastases: Improved local control with higher BED(10) J. Neuro-Oncol. 2018;139:449–454.

Kwon A.K., Dibiase S.J., Wang B., Hughes S.L., Milcarek B., Zhu Y. Hypofractionated stereotactic radiotherapy for the treatment of brain metastases. Cancer

2009;115(4):890–898.

Lee C.C., Yen C.P., Xu Z., Schlesinger D., Sheehan J. Large intracranial metastatic tumors treated by Gamma Knife surgery: Outcomes and prognostic factors. J. Neurosurg. 2014;120:52–59.

Lehrer E.J., Peterson J.L., Zaorsky N.G., Brown P.D., Sahgal A., Chiang V.L., Chao S.T., Sheehan J.P., Trifiletti D.M. Single versus multifraction stereotactic radiosurgery for large brain metastases: An international meta-analysis of 24 trials. Int. J. Radiat. Oncol. Biol. Phys. 2019;103:618–630.

Lindvall P., Bergstrom P., Lofroth P.O., Tommy Bergenheim A. A comparison between surgical resection in combination with WBRT or hypofractionated stereotactic irradiation in the treatment of solitary brain metastases. Acta Neurochir. 2009;151:1053–1059.

Lucia F., Key S., Dissaux G., Goasduff G., Lucia A.S., Ollivier L., Pradier O., Schick U. Inhomogeneous tumor dose distribution provides better local control than homogeneous distribution in stereotactic radiotherapy for brain metastases. Radiother. Oncol. 2019;130:132–138.

MacDonald R.L., Lee Y., Schasfoort J., Soliman H., Sahgal A., Ruschin M. Real-time infrared motion tracking analysis for patients treated with gated frameless image guided stereotactic radiosurgery. Int. J. Radiat. Oncol. Biol. Phys. 2020;106(2):413–421.

Mahajan A., Ahmed S., McAleer M.F., Weinberg J.S., Li J., Brown P., Settle S., Prabhu S.S., Lang F.F., Levine N., et al. Post-operative stereotactic radiosurgery versus observation for completely resected brain metastases: A single-centre, randomised, controlled, phase 3 trial. Lancet Oncol. 2017;18:1040–1048.

Manning M.A., Cardinale R.M., Benedict S.H., Kavanagh B.D., Zwicker R.D., Amir C., Broaddus W.C. Hypofractionated stereotactic radiotherapy as an alternative to radiosurgery for the treatment of patients with brain metastases. Int. J. Radiat. Oncol. Biol. Phys. 2000;47(3):603–608.

Marcrom S.R., McDonald A.M., Thompson J.W., Popple R.A., Riley K.O., Markert J.M., Willey C.D., Bredel M., Fiveash J.B. Fractionated stereotactic radiation therapy for intact brain metastases. Adv. Radiat. Oncol. 2017;2:564–571.

Masucci G.L. Hypofractionated radiation therapy for large brain metastases. Front. Oncol. 2018;8:379.

Mehrabian H., Desmond K.L., Soliman H., Sahgal A., Stanisz G.J. Differentiation between radiation necrosis and tumor progression using chemical exchange saturation transfer. Clin. Cancer Res. 2017;23(14):3667–3675.

Milano M.T., Chiang V.L.S., Soltys S.G., Wang T.J.C., Lo S.S., Brackett A., Nagpal S., Chao S., Garg A.K., Jabbari S., et al. Executive summary from American Radium Society's Appropriate Use Criteria on Neurocognition after stereotactic radiosurgery for multiple brain metastases. Neuro-Oncol 2020;18;22(12):1728–1741.

Milano M.T., Grimm J., Niemierko A., Soltys S.G., Moiseenko V., Redmond K.J., Yorke E., Sahgal A., Xue J., Mahadevan A., et al. Single- and multifraction stereotactic radiosurgery dose/volume tolerances of the brain. Int. J. Radiat. Oncol. Biol. Phys. 2020;11;S0360-3016(20):34101–34108.

Milano M.T., Grimm J., Soltys S.G., et al. Single- and multi-fraction stereotactic radiosurgery dose tolerances of the optic pathways. Int. J. Radiat. Oncol. Biol. Phys. 2021; 110(1):87–99.

Minniti G., Esposito V., Clarke E., Scaringi C., Lanzetta G., Salvati M., Raco A., Bozzao A., Maurizi Enrici R. Multidose stereotactic radiosurgery (9 Gy × 3) of the postoperative resection cavity for treatment of large brain metastases. Int. J. Radiat. Oncol. Biol. Phys. 2013;86:623–629.

Minniti G., Paolini S., D'Andrea G., Lanzetta G., Cicone F., Confaloni V., Bozzao A., Esposito V., Osti M. Outcomes of postoperative stereotactic radiosurgery to the resection cavity versus stereotactic radiosurgery alone for melanoma brain metastases. J. Neuro-Oncol. 2017;132:455–462.

Minniti G., Scaringi C., Paolini S., Lanzetta G., Romano A., Cicone F., Osti M., Enrici R.M., Esposito V. Single-fraction versus multifraction (3 × 9 Gy) stereotactic radiosurgery for large (>2 cm) brain metastases: A comparative analysis of local control and risk of radiation-induced brain necrosis. Int. J. Radiat. Oncol. Biol. Phys. 2016;95:1142–1148.

Molenaar R., Wiggenraad R., Verbeek-de Kanter A., Walchenbach R., Vecht C. Relationship between volume, dose and local control in stereotactic radiosurgery of brain metastasis. Br. J. Neurosurg. 2009;23:170–178.

Mori Y., Kondziolka D., Flickinger J.C., Kirkwood J.M., Agarwala S., Lunsford L.D. Stereotactic radiosurgery for cerebral metastatic melanoma: Factors affecting local disease control and survival. Int. J. Radiat. Oncol. Biol. Phys. 1998;42:581–589.

Mulvenna P., Nankivell M., Barton R., Faivre-Finn C., Wilson P., McColl E., Moore B., Brisbane I., Ardron D., Holt T., Morgan S., Lee C., Waite K., Bayman N., Pugh C., Sydes B., Stephens R., Parmar M.K., Langley R.E. Dexamethasone and supportive care with or without whole brain radiotherapy in treating patients with non-small cell lung cancer with brain metastases unsuitable for resection or stereotactic radiotherapy (QUARTZ): Results from a phase 3, non-inferiority, randomised trial. Lancet 2016;388(10055):2004–2014.

Murai T., Ogino H., Manabe Y., Iwabuchi M., Okumura T., Matsushita Y., Tsuji Y., Suzuki H., Shibamoto Y. Fractionated stereotactic radiotherapy using CyberKnife for the treatment of large brain metastases: A dose escalation study. Clin. Oncol. (R. Coll. Radiol) 2014;26:151–158.

Navarria P., Pessina F., Cozzi L., Ascolese A.M., De Rose F., Fogliata A., Franzese C., Franceschini D., Tozzi A., D'Agostino G., et al. Hypo-fractionated stereotactic radiotherapy alone using volumetric modulated arc therapy for patients with single, large brain metastases unsuitable for surgical resection. Radiat. Oncol. 2016;11:76.

Nayak L., Lee E.Q., Wen P.Y. Epidemiology of brain metastases. Curr. Oncol. Rep. 2012;14:48–54.

Nguyen T.K., Sahgal A., Detsky J., Soliman H., Myrehaug S., Tseng C.L., Husain Z.A., Carty A., Das S., Yang V., Lee Y., Sarfehnia A., Chugh B.P., Yeboah C., Ruschin M. Single-fraction stereotactic radiosurgery versus hippocampal-avoidance whole brain radiation therapy for patients with 10 to 30 brain metastases: A dosimetric analysis. Int. J. Radiat. Oncol. Biol. Phys. 2019;105(2):394–399.

Park C, Papiez L, Zhang S, Story M, Timmerman RD. Universal survival curve and single fraction equivalent dose: Useful tools in understanding potency of ablative radiotherapy. Int. J. Radiat. Oncol. Biol. Phys. 2008;70(3):847–852.

Patchell R.A. The management of brain metastases. Cancer Treat. Rev. 2003;29:533–540.

Patchell R.A., Tibbs P.A., Regine W.F., Dempsey R.J., Mohiuddin M., Kryscio R.J., Markesbery W.R., Foon K.A., Young B. Postoperative radiotherapy in the treatment of single metastases to the brain: a randomized trial. JAMA 1998;280(17):1485–1489.

Petrovich Z., Yu C., Giannotta S.L., O'Day S., ApuzzoML. Survival and pattern of failure in brain metastasis treated with stereotactic Gamma knife radiosurgery. J. Neurosurg. 2002; 97:499–506.

Ruschin M., Lee Y., Beachey D., Yeboah C., Wronski M., Babic S., Lochray F., Nico A., Khan L., Soliman H., Sahgal A. Investigation of dose falloff for intact brain metastases and surgical cavities using hypofractionated volumetric modulated arc radiotherapy. Technol. Cancer Res. Treat. 2016;15(1):130–138.

Sahgal A., Aoyama H., Kocher M., et al. Phase 3 trials of stereotactic radiosurgery with or without whole-brain radiation therapy for 1 to 4 brain metastases: Individual patient data meta-analysis. Int. J. Radiat. Oncol. Biol. Phys. 2015; 91:710–717.

Samanci Y, Sisman U, Altintas A, Sarioglu S, Sharifi S, Atasoy AI, Bolukbasi Y, Peker S. Hypofractionated frameless Gamma Knife radiosurgery for large metastatic brain tumors. Clin. Exp. Metastasis. 2021 Feb;38(1):31–46.

Schlienger M., Nataf F., Huguet F., Pene F., Foulquier J.N., Orthuon A., Roux F.X., Touboul E. Hypofractionated stereotactic radiotherapy for brain metastases. Cancer Radiother. J. Soc. Fr. Radiother. Oncol. 2010;14:119–127.

Schoeggl A., Kitz K., Ertl A., Reddy M., Bavinzski G., Schneider B. Prognostic factor analysis for multiple brain metastases after Gamma Knife radiosurgery: results in 97 patients. J. Neurooncol. 1999;42:169–75.

Shaw E., Scott C., Souhami L., Dinapoli R., Kline R., Loeffler J., Farnan N. Single dose radiosurgical treatment of recurrent previously irradiated primary brain tumors and brain metastases: Final report of RTOG protocol 90-05. Int. J. Radiat. Oncol. Biol. Phys. 2000;47:291–298.

Shi S., Sandhu N., Jin M.C., Wang E., Jaoude J.A., Schofield K., Zhang C., Liu E., Gibbs I.C., Hancock S.L., Chang S.D., Li G., Hayden-Gephart M., Adler J.R., Soltys S.G., Pollom E.L. Stereotactic radiosurgery for resected brain metastases: Single-institutional experience of over 500 cavities. Int. J. Radiat. Oncol. Biol. Phys. 2020;106(4):764–771.

Shiau C.Y., Sneed P.K., Shu H.K., Lamborn K.R., McDermott M.W., Chang S., Nowak P. et al. Radiosurgery for brain metastases: Relationship of dose and pattern of enhancement to local control. Int. J. Radiat. Oncol. Biol. Phys. 1997;37:375–383.

Sneed P.K., Mendez J., Vemer-van den Hoek J.G., Seymour Z.A., Ma L., Molinaro A.M., Fogh S.E., Nakamura J.L., McDermott M.W. Adverse radiation effect after stereotactic radiosurgery for brain metastases: Incidence, time course, and risk factors. J. Neurosurg.

2015;123:373–386.

Soffietti R., Kocher M., Abacioglu U.M., Villa S., Fauchon F., Baumert B.G., Fariselli L., Tzuk-Shina T., Kortmann R.D., Carrie C., et al. A European Organisation for Research and Treatment of Cancer phase III trial of adjuvant whole-brain radiotherapy versus observation in patients with one to three brain metastases from solid tumors after surgical resection or radiosurgery: Quality-of-life results. J. Clin. Oncol. 2013;31:65–72.

Soliman H., Myrehaug S., Tseng C.L., Ruschin M., Hashmi A., Mainprize T., Spears J., Das S., Yang V., da Costa L., Maralani P., Heyn C., Atenafu E.G., Sahgal A. Image-guided, Linac-based, surgical cavity-hypofractionated stereotactic radiotherapy in 5 daily fractions for brain metastases. Neurosurgergy 2019;85(5):E860–E869.

Soliman H., Lo S.S., Sahgal A. In regard to Susko et al. Int. J. Radiat. Oncol. Biol. Phys. 2020;106(3):648–649.

Soliman H., Ruschin M., Angelov L., Brown P.D., Chiang V.L.S., Kirkpatrick J.P., Lo S.S., Mahajan A., Oh K.S., Sheehan J.P., et al. Consensus contouring guidelines for postoperative completely resected cavity stereotactic radiosurgery for brain metastases. Int. J. Radiat. Oncol. Biol. Phys. 2018;100:436–442.

Soltys S.G., Adler J.R., Lipani J.D., Jackson P.S., Choi C.Y., Puataweepong P., White S., Gibbs I.C., Chang S.D. Stereotactic radiosurgery of the postoperative resection cavity for brain metastases. Int. J. Radiat. Oncol. Biol. Phys. 2008;70:187–193.

Song C.W., Glatstein E., Marks L.B., Emami B., Grimm J., Sperduto P.W., Kim M.S., Hui S., Dusenbery K.E., Cho L.C. Biological principles of stereotactic body radiation therapy (SBRT) and stereotactic radiation surgery (SRS): Indirect cell death. Int. J. Radiat. Oncol. Biol. Phys. 2019;S0360-3016(19):30291–30293.

Specht H.M., Kessel K.A., Oechsner M., Meyer B., Zimmer C., Combs S.E. HSRT of the resection cavity in patients with brain metastases. Strahlentherapie und Onkologie. 2016;192:368–376.

Sperduto P.W., Mesko S., Li J., Cagney D., Aizer A., Lin N.U., Nesbit E., Kruser T.J., Chan J., Braunstein S., Lee J., Kirkpatrick J.P., Breen W., Brown P.D., Shi D., Shih H.A., Soliman H., Sahgal A., et al. Survival in patients with brain metastases: Summary report on the updated diagnosis-specific graded prognostic assessment and definition of the eligibility quotient. J. Clin. Oncol. 2020;38(32):3773–3784.

Steeg P.S., Camphausen K.A., Smith Q.R. Brain metastases as preventive and therapeutic targets. Nat. Rev. Cancer. 2011;11:352–363.

Steinmann D., Maertens B., Janssen S., Werner M., Frühauf J., Nakamura M., Christiansen H., Bremer M. Hypofractionated stereotactic radiotherapy (HSRT) after tumour resection of a single brain metastasis: Report of a single-centre individualized treatment approach. J. Cancer Res. Clin. Oncol. 2012;138:1523–1529.

Stelzer K.J. Epidemiology and prognosis of brain metastases. Surg. Neurol. Int. 2013;4:S192–S202.

Suh J.H., Kotecha R., Chao S.T., Ahluwalia M.S., Sahgal A., Chang E.L. Current approaches to the management of brain metastases. Nat. Rev. Clin. Oncol. 2020;17(5):279–299.

Susko M., Yu Y., Ma L., Nakamura J., Fogh S., Raleigh D.R., Golden E., Theodosopoulos P.V., McDermott M.W., Sneed P.K., Braunstein S.E. Preoperative dural contact and recurrence risk after surgical cavity stereotactic radiosurgery for brain metastases: New evidence in support of consensus guidelines. Adv. Radiat. Oncol. 2019;4(3):458–465.

Timmerman R.D. An overview of hypofractionation and introduction to this issue of seminars in radiation oncology. Semin. Radiat. Oncol. 2008;18:215–222.

Tsao M.N., Rades D., Wirth A., Lo S.S., Danielson B.L., Gaspar L.E., Sperduto P.W., Vogelbaum M.A., Radawski J.D., Wang J.Z., et al. Radiotherapeutic and surgical management for newly diagnosed brain metastasis(es): An American Society for Radiation Oncology evidence-based guideline. Pract. Radiat. Oncol. 2012;2:210–225.

Vogelbaum M.A., Angelov L., Lee S.Y., Li L., Barnett G.H., Suh J.H. Local control of brain metastases by stereotactic radiosurgery in relation to dose to the tumor margin. J. Neurosurg. 2006;104:907–912.

Wang C.C., Floyd S.R., Chang C.H., Warnke P.C., Chio C.C., Kasper E.M., Mahadevan A., Wong E.T., Chen C.C. Cyberknife hypofractionated stereotactic radiosurgery (HSRS) of resection cavity after excision of large cerebral metastasis: Efficacy and safety of an 800 cGy × 3 daily fractions regimen. J. Neurooncol. 2012;106:601–610.

Yang H.C., Kano H., Lunsford L.D., Niranjan A., Flickinger J.C., Kondziolka D. What factors predict the response of larger brain metastases to radiosurgery? Neurosurgery. 2011;68:682–690.

Yomo S, Hayashi M. A minimally invasive treatment option

for large metastatic brain tumors: Long-term results of two-session Gamma Knife stereotactic radiosurgery. Radiat Oncol. 2014;9:132.

Zimmerman A.L., Murphy E.S., Suh J.H., Vogelbaum M.A., Barnett G.H., Angelov L., Ahluwalia M., Reddy C.A., Chao S.T. Treatment of large brain metastases with stereotactic radiosurgery. Technol. Cancer Res. Treat. 2016;15:186–195.

（吴瀚峰　潘力　译）

34 立体定向放射外科和免疫治疗

Rupesh Kotecha
迈阿密癌症研究所 放射肿瘤学部
南佛罗里达浸信会健康组织
佛罗里达州 迈阿密
赫伯特韦特海姆医学院
佛罗里达国际大学
佛罗里达州 迈阿密

Raees Tonse
迈阿密癌症研究所 放射肿瘤学部
南佛罗里达浸信会健康组织
佛罗里达州 迈阿密

Camilo E. Fadul
神经肿瘤系 神经肿瘤科
弗吉尼亚大学卫生系统
弗吉尼亚州 夏洛茨维尔

Manmeet S. Ahluwalia
赫伯特韦特海姆医学院
佛罗里达国际大学
佛罗里达州 迈阿密
迈阿密癌症研究所 肿瘤医学部
南佛罗里达浸信会健康组织
佛罗里达州 迈阿密

34.1 引言

近年来，对于原发性和继发性中枢神经系统（central nervous system，CNS）恶性肿瘤患者的治疗进展集中在脑免疫学和癌症免疫治疗上[1]。除了系统治疗外，放射治疗（radiation therapy，RT）也是治疗中枢神经系统恶性肿瘤的重要手段之一[2]。

放射治疗在多个方面调节着抗肿瘤免疫反应。首先，RT上调主要组织相容性复合物（major histocompatibility complex，MHC）并增加抗原在肿瘤细胞表面的呈递[3-4]；其次，RT诱导DNA损伤和活性氧，导致炎症性肿瘤细胞死亡和损伤相关分子模式（damage-associated molecular patterns，DAMPs）的释放，这也可以激活抗原递呈细胞[5]；再次，RT增强了肿瘤抗原交叉递呈、肿瘤特异性细胞毒性T细胞的活化和增殖，以及细胞因子和趋化因子的表达[6]。因此，全面了解RT在肿瘤微环境中的作用对于阐明其与免疫疗法相结合时在调节免疫反应中的作用至关重要。

高精度的立体定向放射外科（stereotactic radiosurgery，SRS）提供了更优化的剂量分布，从而最大限度地减少了正常组织的辐射暴露[7]。公认的SRS相关放射生物学效应包括直接血管损伤、内皮细胞凋亡和肿瘤细胞破坏[8]。除了这些对肿瘤和微环境的直接影响之外，与传统放射治疗相比，SRS每次高剂量的照射还可能导致对抗肿瘤免疫反应的不同影响[9]。本章的重点是回顾癌症免疫疗法的基本原理、RT和免疫疗法相结合的临床前研究，以及SRS和免疫疗法在CNS肿瘤中的临床结果。

34.2 癌症免疫治疗的基本原理

有效的免疫疗法的产生代表了癌症医学发展的长期愿望。免疫系统在癌症的发生和进展中起着主要作用，一直以来，在临床中免疫疗法的尝试遇到了重大挑战，并且结果非常有限[10]。然而，调节免疫检查点在癌症中的关键作用的确定，重新激发了人们利用免疫系统治疗癌症的兴趣。该原理的第一个成功例子是证实了ipilimumab在转移性黑色素瘤中的疗效，这是一种靶向细胞毒性T淋巴细胞抗原4（cytotoxic T-lymphocyte antigen 4，CTLA-4）的单克隆抗体[11]。在这一发现之后，已经开发了多种免疫检查点抑制剂（immune checkpoint inhibitors，ICIs），但在各种癌症中的结果喜忧参半[12]。鉴于这些异质性结果，目前的工作重点是发现预测治疗效果的生物标志物，如肿瘤突变负荷[13]，或特定肿瘤组织重组基因突变产生的新抗原多肽的表达[14]。

中枢神经系统肿瘤被认为超出了免疫系统的范围，因为从理论上讲，血脑屏障（blood-brain barrier，BBB）会限制抗原和免疫细胞的转运。然而，最近的多项研究挑战了这种先入为主的教条，例如，颅内肿瘤相关抗原通过咽后和颈部淋巴结与外周免疫系统相互作用[15-16]，此外，在小鼠模型的脉络丛和脑膜中可以发现树突状细胞[17-18]。一些研究还证明了抗原特异性T细胞如何在中枢神经系统感染的情况下发生反应[19]。最后，血脑屏障的完整性可能在某些癌症中受到损害，并随着放射治疗而进一步改变，从而增加通透性导致淋巴细胞进入[20]。

免疫检查点是免疫系统自我耐受及调节生理免疫反应的几种抑制通路[21]。以往的研究集中在CTLA-4上，这是一种在激活过程中对T细胞上调的抑制性受体[22]。现在已经开发出了更新的药物，靶向作用于程序性细胞死亡蛋白1（programmed cell death protein-1，PD-1）［这是一种细胞表面受体，在与程序性细胞死亡配体1（programmed cell death ligand 1，PD-L1）结合后抑制效应T细胞活性］[23]。PD-1在持续性抗原接触过程中经常表现出高表达水平，通常见于慢性感染和癌症。

实践中最常用的两种抗PD-1抗体包括nivolumab和pembrolizumab都在黑色素瘤和非小细胞肺癌（non-small cell lung cancer，NSCLC）中表现出活性[14]。同样，抗PD-L1抗体durvalumab和atezolizumab也已被批准用于NSCLC[24]。尽管在活动性脑转移患者中的使用有限，但最近的研究评估了这些药物在NSCLC和黑色素瘤患者的一线治疗中的作用，其结果令人鼓舞，但作用依然有限[25-27]。

鉴于单纯放射治疗的抗肿瘤免疫调节作用及多种癌症免疫疗法所证明的活性，最近的研究评估了联合治疗的作用[28]。其根本目的是产生一种免疫反应，不仅可以改善局部效应，还可以间接导致照射场外的反应，称为远位反应[29]。这种放射靶区外的反应归因于放射治疗对靶病变本身的多种下游效应之间的相互作用，包括增加肿瘤抗原呈递、改善树突细胞功能和通过放射治疗增强T细胞启动[28]。我们对免疫系统及其在电离辐射反应中的作用的理解不断发展，并为彻底改变治疗模式提供了新的机会。在以下部分中，我们将描述支持ICI和RT联合治疗中枢神经系统恶性肿瘤的临床前研究和临床数据。

34.3 放射治疗和检查点阻断治疗联合的临床前研究

临床前研究支持在多种CNS肿瘤模型中联合应用癌症免疫疗法和放射治疗（图34.1）。例如，一项研究在小鼠神经胶质瘤模型中评估了立体定向放射治疗联合4-1BB（CD137）激动性抗体和CTLA-4阻断性抗体的作用[30]。这种组合方法导致50%的长期无肿瘤存活率及更高密度的肿瘤浸润淋巴细胞（tumor infiltrating lymphocytes，TILs），表明抗原特异性记忆。其他临床前神经胶质瘤模型已经评估了PD-1轴阻断与RT相结合，并证明了联合治疗改善了结果。在小鼠胶质母细胞瘤模型中，当评估单独的SRS、单独的抗PD-1抗体或两者联合时，与单一模式治疗相比，接受联合治疗的小鼠显示出改善的生存结果（中位和长期生存）[31]。同样，另一项使用鼠神经胶质瘤模型的研究比较了抗PD-1、抗TIM-3（另一种ICI）和SRS的联合治疗[32]，与单独抗TIM-3治疗相比，抗TIM-3和SRS联合与提高生存率相关。由于研究了免疫疗法和RT的不同联合方式，且药物具有不同的作用机制，所以最佳联合顺序可能会有所不同。例如，在一项临床前研究中，抗CTLA-4和抗0X40抗体在20 Gy辐射剂量左右以不同的间隔给药，抗CTLA-4药物在放射治疗前给药时最有效，而抗0X40抗体在放射治疗后一天给药时最有效[33]。

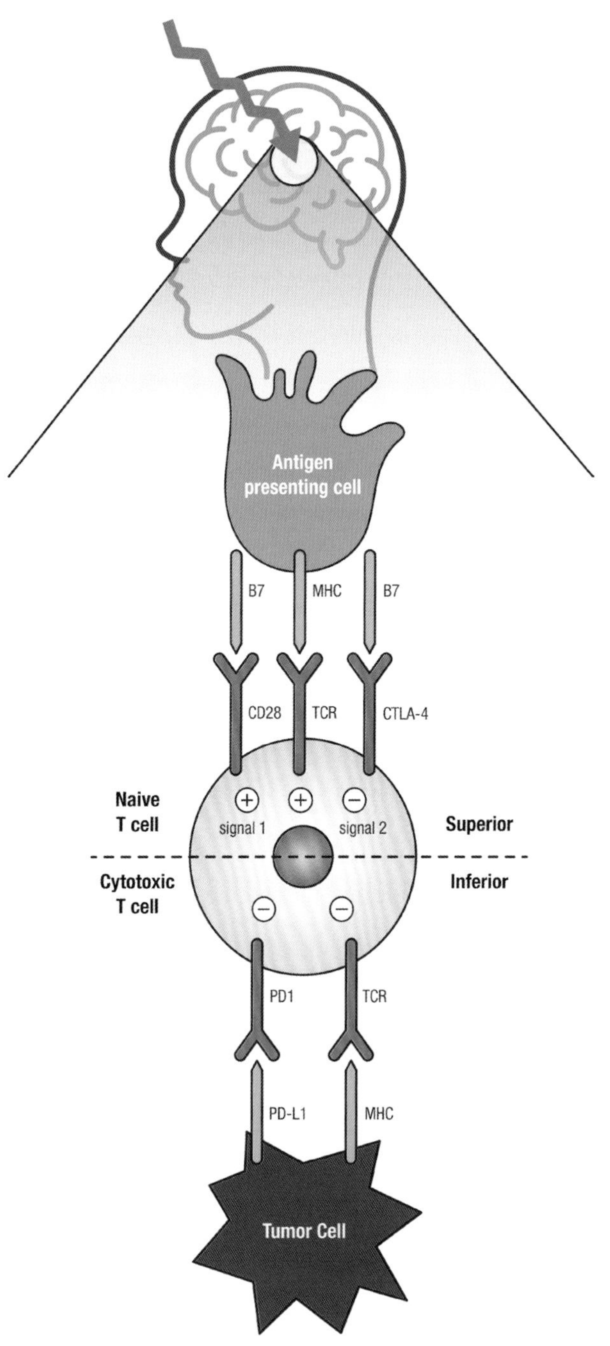

RT导致多种免疫检查点的上调。T细胞活化的激活通路包括主要组织相容性复合物与T细胞受体和B7与CD28的激活。或者，抑制通路通过B7与CTLA-4通路的相互作用发生。在肿瘤微环境中,肿瘤细胞上的PD-L1与细胞毒性T细胞上的PD-1受体之间的相互作用抑制了活化。作用于CTLA-4和PD-1/PD-L1通路的激活剂有助于重建T细胞功能。

图34.1 立体定向放射外科手术对同时进行免疫检查点抑制剂治疗的大脑的免疫激活效果图解[34-36]

34.4 立体定向放射治疗与免疫治疗的次序、时间安排和分割方式

研究表明，放射治疗可以增强先天性和适应性免疫反应，从而使肿瘤细胞更容易受到T细胞介导的杀伤[37]。因此，SRS相对于ICI的排序、时间安排和分割方式对于充分发挥联合治疗的协同效应至关重要[38]。

34.4.1 次序

尽管在临床前模型和临床研究中已经证实SRS同时联合ICIs能够提高临床疗效，但最佳的联合顺序很大程度上仍然未知，迄今为止发表的总体结果喜忧参半。

几项回顾性研究表明，将ICIs与SRS联合可以改善结果，特别是当SRS作为活化T细胞的抗原引物时[39-41]。SRS治疗后垂死的癌细胞释放抗原可能有助于ICIs通过活化的T细胞和抗肿瘤抗体引发免疫反应。几项回顾性临床研究支持这一假设，其中一项专门评估了伊匹木单抗和SRS对黑色素瘤脑转移患者治疗的测序[42]。总体而言，接受联合治疗的患者生存率最高，但有趣的是，在亚组分析中，与SRS治疗后使用ICIs（16.7%）相比，SRS治疗前使用ipilimumab的部分缓解率（40%）显然更高。

另一方面，多份报告支持在ICIs治疗前使用SRS。在一项对接受放射治疗［SRS或全脑放射治疗（whole brain radiotherapy，WBRT）］、ICIs或RT和ICI联合治疗的已切除黑色素瘤脑转移患者的回顾性分析中，接受ICIs和RT的患者比单独接受RT的患者生存率更高[43]。进一步分析将接受联合治疗的患者分为两个组：RT后ICI（RT→ICI；n=11）或ICI后RT（ICI→RT；n=6），尽管患者数量较少，但RT→ICI治疗组带来了更好的结果。为了深入了解RT→ICI对比ICI→RT的优势，作者通过RNA测序观察了基因表达的差异，发现48个失调基因在RT→ICI组中的表达均增加。另一项研究报告，与完成ipilimumab治疗后接受SRS治疗（中位间隔时间6个月）的14例患者相比，32例黑色素瘤患者在ipilimumab使用之前或使用中接受SRS治疗的局部无复发持续时间显著延长（中位19.6个月 *vs*.3个月）[44]。一个小型研究报道了类似的结果，16例黑色素瘤脑转移患者，与在SRS治疗之前接受ICI治疗的患者相比，在ICI之前接受SRS的患者总生存期（overall survival，OS）更高（26个月 *vs*.6个月，P<0.001）[39]。

鉴于ICIs在原发性肿瘤（NSCLC、黑色素瘤、肾细胞癌和乳腺癌）患者中使用的适应证越来越多，目前正在积极研究ICI与SRS的应用次序。在迄今为止最大的研究中，Kotecha等回顾性分析了150例接受SRS治疗1003个脑转移灶并接受ICIs的患者[45]。该研究由先前因系统性疾病进展或仅有脑部转移而使用ICIs的患者组成，接受SRS和即刻ICIs治疗（定义为SRS治疗前后±1生物半衰期）的患者的颅内反应率最高，这与生存率的提高相关。此外，与仅辅助ICIs治疗相比，即刻新辅助ICIs治疗没有额外的获益。需要前瞻性研究来确定脑转移患者SRS与ICIs治疗的时间和次序。

34.4.2 时机

免疫疗法和放射治疗的不同抗肿瘤机制可能由于它们的协同作用而导致治疗结果的改善。然而，“同步”治疗的概念仍然存在争议。一些研究采用2周的时间窗，其他研究将其延长至1个月，还有一些研究根据所用ICI的半衰期个性化设定时间窗[37，45-46]。尽管SRS相对于ICIs的时间可能取决于选择的免疫治疗剂和相应的半衰期及免疫激活和反应的机制，但似乎ICIs在SRS治疗之前或之后4周使用可显示出迄今为止的最佳效果[47]。为此，ICIs和SRS的同步治疗已在三个关键领域证明了其对治疗结果的改善：反应速度、总体反应率和RT野外免疫反应的激活。

34.4.2.1 反应速度

联合治疗的一个潜在好处是导致脑转移灶迅速缩小，这对伴有相关神经系统症状的患者尤其重要。一项对75例接受SRS和同步ICIs（定义为4周内）治疗的黑色素瘤脑转移患者的研究表明，与非同步治疗相比，联合治疗与病灶体积显著缩小相关，治疗后1.5个月、3个月、6个月体积变化分别为-63.1% *vs*.-43.2%、-83.0% *vs*.-52.8%和-94.9% *vs*.-66.2%[46]。在随后的分析中，与接受抗CTLA-4药物治疗的患者相比，同时接受抗PD-1

治疗的患者的病变缓解更明显。另一项对21例接受RT和同步帕博利珠单抗治疗的黑色素瘤脑转移患者的回顾性分析观察到，在第一次随访MRI中，70%的患者部分或完全缓解，而单独使用SRS时这一比例为22%，这表明联合治疗提高了缓解速度[48]。

34.4.2.2 部分缓解或完全缓解的比例增加

SRS和ICI的最佳时机也可能导致更高比例的部分或完全缓解。例如，Kotecha等证明在SRS治疗之前或之后即时使用ICIs（定义为±1生物半衰期）的缓解率增加（71% *vs.*53%，P=0.008），具有统计学上更高的完全缓解率[45]。有趣的是，这种差异在接受同步ICIs的患者中并未观察到（59% *vs.*56%，P=0.34）研究支持这样的观点，即如果治疗时间最佳，则不仅可以提高总体缓解率，而且可以实现完全缓解。同样，Silk等发现在黑色素瘤脑转移患者中，与ICIs之前进行RT（16.7%）和无ICIs（9.1%）相比，在SRS治疗之前使用ipilimumab可以带来更高的部分缓解率（40%）[42]。鉴于联合治疗的缓解率非常高，目前的研究正在评估减少SRS剂量的可能性。例如，一项前瞻性Ⅰ期试验（NCT04047602）目前正在评估剂量减少的SRS与ICIs的联合治疗（直径0～2 cm、2.1～3 cm和3.1～4 cm的病灶分别接受18 Gy、14 Gy和12 Gy放射治疗）。

34.4.2.3 远处进展的减少

局部放射治疗在照射野外诱导免疫原性反应的能力可能因ICIs和SRS的时间而异。Chen等评估了260例接受立体定向放射治疗的患者的颅内疾病治疗模式，其中181例患者接受了单独放射治疗，79例患者接受了放射治疗和ICIs[49]。同步ICIs与RT后发生新发脑转移（远处颅内进展）的可能性降低相关；RT组和非同步ICI组的新发脑转移平均数为4，而RT同步ICI组为2，这表明同步治疗后总体颅内控制得到改善。Acharya等比较了接受SRS、SRS联合ICIs及SRS联合靶向治疗的黑色素瘤脑转移患者的远处颅内进展率，该研究将同步治疗定义为在ICI或靶向治疗后3个月内实施SRS，在多变量分析中，与单独使用SRS相比，SRS同步免疫治疗与降低远处进展率相关[50]。

34.4.3 分割原则

除了围绕ICI和SRS的时间和顺序不断探寻证据外，最佳RT剂量和分割方式等关键原则也是一个活跃的研究领域[51]。传统上，SRS的放射生物学支持18～24 Gy的高分次剂量，但在免疫疗法的情况下，分割方式可能会增强RT的免疫原性作用。例如，在小鼠黑色素瘤脑转移模型中，当分次剂量超过7.5 Gy时观察到显著的免疫原性效应，然而，15 Gy及以上的治疗会诱导调节性T细胞（Treg）活性，从而抵消RT的正向免疫原性效应[52]。事实上，与单剂量15 Gy相比，发现较低剂量的分次治疗（即7.5 Gy×2次和5 Gy×3次）在产生免疫原性反应方面更出色。在另一项乳腺癌和结直肠癌小鼠模型的临床前研究中，将抗CTLA-4应用到不同SRS剂量分割方案（24 Gy分3次、30 Gy分5次、单次20 Gy）的乳腺癌和结直肠癌模型中，显示在接受8 Gy×3次分割的小鼠中存在异位效应，但在接受单剂量20 Gy治疗的小鼠中则没有[53]。在乳腺癌小鼠模型中，Vanpouille-Box等还表明与单次剂量30 Gy相比，低分割放射治疗方案（8 Gy×3次）在增加检查点阻断剂时实现了更好的局部和远处反应[54]。超过12～18 Gy的剂量下，他们发现DNA外切核酸酶Trexl的诱导消除了联合治疗的有益免疫反应。

34.5 放射治疗和免疫检查点阻断治疗联合的临床研究

34.5.1 胶质瘤

尽管进行了最大限度的手术切除、放射治疗和化学治疗，但高级别胶质瘤患者的预后仍然很差。通过剂量强化对常规放射治疗方法进行修正，并未能实现生存率的任何改善[55]。作为传统化学治疗和放射治疗策略的过渡，一些创新的免疫疗法正在研究中，包括ICI（CTLA-4和PD-L1）、细胞因子疗法、树突状细胞疫苗、细胞毒性病毒、肿瘤相关巨噬细胞（tumorassociated macrophages，TAM）调节，以及针对胶质瘤抗原的嵌合抗原受体（chimeric antigen receptor，CAR）T细胞疗法[56]。这些研究的初步结果令人失望，但很有启发性。CheckMate-143研究显示，与贝伐珠单抗相比，对于复发性胶质母细胞瘤，nivolumab没有显著的生存优势[57]。一项单臂Ⅱ期研究评估了nivolumab新辅助治疗对胶质母细胞瘤患者的疗效，虽然没有看到明显的临床获益，但ICI确实诱导了局部免疫调节[58]。最近的一项随机研究显示，与单独接受手术后pembrolizumab辅助治疗相比，pembrolizumab新辅助治疗、手术后继续辅助治疗可以显著提高生存率和免疫应答[59]。

几项关于胶质母细胞瘤的RT和免疫疗法联合的研究目前正在进行中（表34.1）。CheckMate-498（NCT02617589）是一项Ⅲ期研究，旨在比较nivolumab替代替莫唑胺与RT联合用于新诊断的06-甲基鸟嘌呤-DNA甲基转移酶（methylguanine-DNA methyltransferase，MGMT）-未甲基化胶质母细胞瘤的总生存期。尽管结果尚未发表，但该研究未达到主要终点。同样，CheckMate-548（NCT02667587）评估了nivolumab及替莫唑胺联合RT治疗MGMT启动子甲基化胶质母细胞瘤，该研究因未能达到总体人群及没有使用基线皮质类固醇的患者的主要终点而被关闭。一项正在进行的Ⅰ期研究（NCT02530502）正在探索pembrolizumab与RT和替莫唑胺联合用于新诊断的胶质母细胞瘤的安全性。另一项Ⅰ期试验（NCT02313272）正在研究在低分割立体定向放射治疗中联合pembrolizumab和贝伐珠单抗对于复发性高级别胶质瘤患者是否安全。初步结果来自一项多中心Ⅱ期研究（NCT03743662），其中异柠檬酸脱氢酶（isocitrate dehydrogenase，IDH）野生型和MGMT甲基化胶质母细胞瘤首次复发的患者接受了nivolumab和立体定向再照射（30 Gy，5次）治疗，并在nivolumab后使用贝伐珠单抗，在计划的93例患者中的前13例患者取得了有前景的初步结果（图34.2）[60]。

34.5.2 脑转移瘤

传统认为脑转移瘤预后较差，但随着系统性治疗对颅内病灶疗效的提高，结果正逐渐改善。免疫疗法已获FDA批准用于治疗肺癌、黑色素瘤、肾细胞癌和乳腺癌等肿瘤，这些肿瘤是脑转移瘤的主要原因[7, 61]。

34.5.2.1 肺癌

来源于肺癌的脑转移瘤患者约占脑转移瘤患者总数的50%[62]。对于转移性非小细胞肺癌（non-small cell lung cancer，NSCLC）患者，最近的指南反映了根据PD-L1受体状态选择免疫治疗方案的重要性[63]。对于PD-L1高表达（>50%）的肿瘤，存在多种方案，包括单药pembrolizumab、pembrolizumab/卡铂/培美曲塞、atezolizumab/卡铂/白蛋白结合型紫杉醇。对于PD-L1低表达（1%～49%）的肿瘤，可选择pembrolizumab/卡铂/培美曲塞或atezolizumab/卡铂/白蛋白结合型紫杉醇的组合。此外，对于特定患者，也可以考虑联合使用nivolumab和ipilimumab[64]。尽管在大约30%的NSCLC脑转移中发现了KRAS（Kirsten大鼠肉瘤病毒）突变，但目前还没有针对该途径的靶向药物[65]。鉴于在该患者群体中使用了免疫疗法，多项研究评估了ICIs作为首选疗法在选择性脑转移患者中的作用。例如，Goldberg等报道了一项在单药pembrolizumab治疗的无症状NSCLC脑转移≤2 cm患者中进行的单中心Ⅱ期研究，18例患者中有6例（33%）观察到有缓解[25]。值得注意的是，在没有PD-L1表达的肿瘤中没有反应[66]。

与单独ICIs相比，基于回顾性研究的联合SRS治疗对NSCLC脑转移患者很有应用前景（图34.3）。在496例NSCLC脑转移患者中，与未接受ICIs的患者相比，同时使用SRS和ICIs可显著延长SRS治疗后的生存期（$P<0.001$）[67]。另一项研究比较了77例NSCLC脑转移患者单独使用SRS与SRS和ICI联合治疗的结果[68]，接受联合治疗的队列具有更好的局部控制和OS，以及能够降低颅内进展和神经性死亡风险。另一项系列研究观察了在SRS治疗之前或之后3个月内接受ICIs的NSCLC脑转移患者与单独接受SRS的患者，结果显示ICIs和SRS同时使用提供了使脑转移瘤快速消退，并降低了脑水肿和放射性坏死的发生率[69]。最后，一项RT和ICIs治疗对260例NSCLC、黑色素瘤和肾细胞癌脑转移患者的研究表明，同时使用ICI与OS获益相关[49]。尽管没有前瞻性试验的结果，但有几项评估ICIs

表 34.1 正在进行的使用免疫疗法和放射疗法的胶质母细胞瘤临床试验

NCT 编号	研究名称	研究类型	肿瘤类型	MGMT状态	免疫治疗药物	干预方案	病例数N	研究起始时间	预计完成时间	主要研究终点	次要研究终点
NCT02617589	CheckMate 498	III期	初诊GBM	非甲基化	Nivolumab	Nivolumab + RT *vs.* TMZ + RT	560	Mar-16	Aug-21	OS（3 y）	PFS（3 y）
NCT02667587	CheckMate 548	III期	初诊GBM	甲基化	Nivolumab	Nivolumab + TMZ + RT *vs.* TMZ + RT	693	May-16	Aug-23	PFS（35 m）& OS（69 m）	OS（24 m）& PFS（35 m）
NCT02530502	NA	I期	初诊GBM	两者均有	Pembrolizumab	Pembrolizumab + RT + TMZ	40	Sep-15	Oct-19	DLT	毒性反应
NCT03743662	NA	II期	复发GBM	甲基化	Nivolumab	Nivolumab + HFSRT + Bevacizumab	94	Nov-18	Nov-21	OS	PFS，ORR
NCT02313272	NA	I期	复发GBM	两者均有	Pembrolizumab	Pembrolizumab + HFSRT + bevacizumab	32	May-15	Dec-21	MTD	RR
NCT02336165	NA	II期	初诊和复发 GBM	非甲基化	Durvalumab	Durvalumab + RT + TMZ	159	Feb-15	Dec-21	OS（12 m）& PFS（6 m）	AE，PFS（15 m），OS（36 m），RR（15 m）
NCT02968940	NA	II期	初诊GBM	NA	Avelumab	Avelumab + HFSRT	43	Mar-17	Aug-19	AE，PFS	OS，RR
NCT03367715	NA	II期	初诊GBM	非甲基化	Nivolumab, Ipilimumab	Nivolumab + Ipilimumab + HFSRT	24	Feb-18	Jan-22	OS	PFS
NCT04396860	NA	II/III期	初诊GBM	非甲基化	Nivolumab, Ipilimumab	Nivolumab + Ipilimumab + RT *vs.* TMZ + RT	485	Aug-20	Aug-24	PFS，OS	AE，毒性反应

缩写：MGMT=06-甲基鸟嘌呤-DNA甲基转移酶；N=数字；RT=放射治疗；HFSRT=大分割放疗；TMZ=替莫唑胺；OS=总生存期；PFS=无进步生存；DLT=剂量限制毒性；NA=未达到；AE=不良事件；LC=局部控制；MTD=最大耐受剂量。

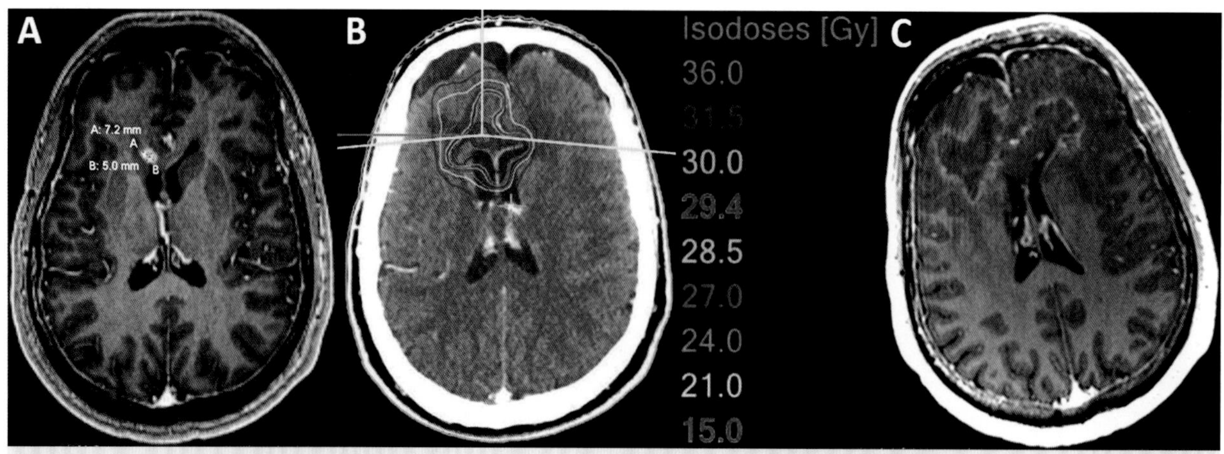

图34.2　A.1例患有复发性MGMT甲基化胶质母细胞瘤的35岁男性的轴向T_1增强脑MRI，在完成一个同步放化疗疗程后，接着6个周期的替莫唑胺辅助治疗，治疗野胼胝体周围有多灶性肿瘤复发。B.患者参加了一项Ⅱ期试验（NCT03743662），在该试验中他接受了nivolumab的新辅助治疗，随后接受了立体定向放射治疗（30 Gy，5次），同时接受nivolumab和贝伐珠单抗治疗。立体定向放射治疗计划和相应的等剂量线显示在治疗计划的代表性轴向图片上。C.患者继续接受治疗，并最终在nivolumab后第28周和第7周期的贝伐珠单抗治疗后进展，脑部轴向T_1增强MRI显示双额肿瘤进展

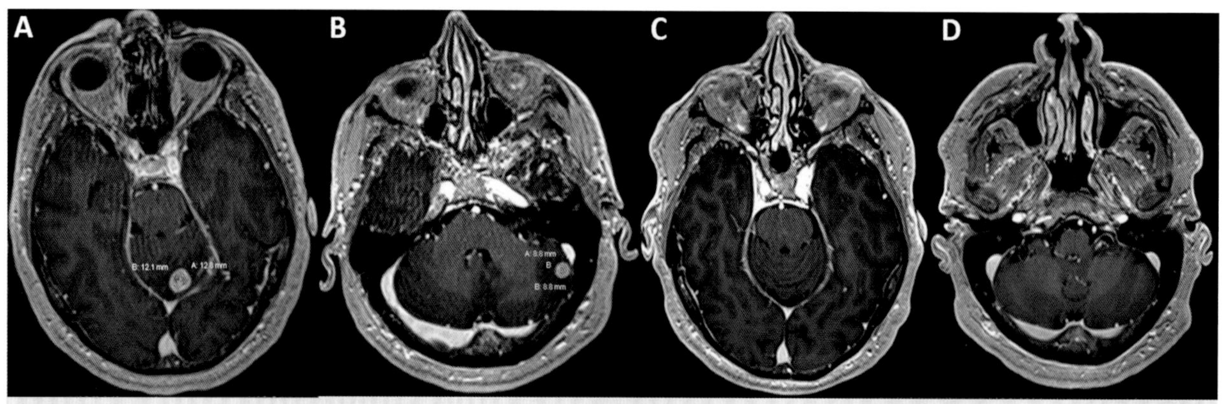

图34.3　A～B.1例61岁的新诊断的Ⅳ期低分化腺癌（EGFR、ALK、ROS1、BRAF和MET阴性，PD-L1 100%）的轴向T_1增强脑MRI，表现为多处脑转移。C～D.患者接受了单次立体定向放射外科治疗，快速减量皮质类固醇，并使用卡铂、培美曲塞和pembrolizumab治疗后5个月进行的大脑轴位T_1增强MRI随访显示，影像学完全缓解已持续超过1年

（nivolumab/pembrolizumab/ipilimumab）和放射治疗（SRS/WBRT）不同的联合方式治疗NSCLC脑转移的临床试验正在进行中（表34.2）。特别值得注意的是，一项Ⅱ期研究（NCT02978404）正在评估接受SRS和nivolumab治疗的NSCLC脑转移患者的无进展生存期。另一项正在进行的Ⅱ期研究（NCT02696993）正在评估nivolumab和RT联合或不联合ipilimumab的剂量限制毒性。最后，一项正在进行的初步研究（NCT02858869）正在评估pembrolizumab和各种SRS剂量分割方式在NSCLC脑转移患者中的联合应用。

34.5.2.2　黑色素瘤

转移性黑色素瘤患者发生脑转移的风险很高，10%～40%的患者在病程中的某个时间点出现颅内进展[62]。尽管传统上黑色素瘤脑转移患者的生存率很差，但BRAF抑制剂和ICIs的出现显著改善了预后[70]。白细胞介素2（interleukin 2，IL-2）疗法是第一种对既往接受过治疗的患者，以及那些未接受过其他局部疗法的患者表现出颅内反应的免疫疗法[71-72]。基于阻断CTLA-4和PD-1抗体的可行性，最近的试验集中在这些药物上。一项Ⅱ期试验显示了ipilimumab在较小和无症状脑转移

患者中的安全性和有效性[73]。Di Giacomo等研究发现ipilimumab与氟替莫司汀化疗联合具有临床疗效[74]。一项多中心Ⅱ期试验研究了ipilimumab和nivolumab联合的疗效，证明颅内完全缓解率和部分缓解率分别为26%和30%[26]。Long等将nivolumab和ipilimumab联合与单独nivolumab进行比较，显示接受联合治疗的患者的颅内反应为46%，而单独使用nivolumab的患者为20%[27]。然而，单独使用免疫疗法仍令人担忧，因为很大一部分患者在疾病过程中的某个时间点经常需要局部治疗[75]。

最近探索使用ICIs和RT联合治疗黑色素瘤脑转移的研究表明，该组合与延长生存期相关。例如，一项回顾性研究表明，接受ICIs和RT的患者中位生存期为18.3个月，而单独接受RT的患者为5.3个月（P=0.009）[42]。Gabani等回顾性分析了接受单独RT或RT联合ICIs的患者，结果显示，与单独RT组相比，RT联合ICIs组的中位OS显著延长（11.1个月*vs*.6.2个月）[76]。而其他研究报道了相反的结果，那么在全身治疗中加入局部治疗是否与提高生存率有关？迄今为止最大的一项研究报道了388例无症状和有症状黑色素瘤脑转移患者单独使用nivolumab和ipilimumab或与局部治疗联合使用的疗效[77]，与未接受SRS治疗的患者相比，将SRS加入到nivolumab和ipilimumab治疗中导致OS改善（P=0.009）。此外，一项荟萃分析包括了2013—2018年发表的17项研究的534例原发性肿瘤脑转移患者同时或非同时接受SRS和ICIs治疗，结果显示，同步治疗组的1年OS为64.6%，非同步治疗组为51.6%[78]。此外，1年时的原发或系统病灶的控制率和颅内病灶控制率在同步治疗时显著提高。鉴于这些回顾性研究的阳性结果，目前正在进行几项临床试验，以评估并研究SRS与ICIs协同组合治疗黑色素瘤脑转移患者（表34.2）。

34.5.2.3 肾细胞癌

肾细胞癌（renal cell carcinoma，RCC）脑转移患者的存活率随着CNS通透性的新型全身治疗的可及性而提高，但总体保持在大约12个月[79]。此外，对转移性疾病患者的筛查意识不断提高，导致无症状疾病的检测得到改善[80]。对于具有良好预后特征的患者，如年轻、体能状态好、颅内病变少和无明显颅外转移，积极的多模式治疗可实现长期生存。然而，在某些具有有利风险因素的患者中，单独的全身治疗，即使是免疫治疗，也只带来有限的结果。例如，Chandar等评估了18例RCC脑转移患者的高剂量IL-2治疗，发现只有1例患者有部分缓解[81]。同样，一项Ⅱ期试验评估了nivolumab在73例无症状RCC脑转移患者中的活性和安全性，在39例既往未治疗的患者队列中，颅内缓解率仅为12%，另外需要注意的是，在病变＞1.0 cm的患者中没有反应，最终72%需要局部治疗[82]。

鉴于RCC的放射抵抗特性，以及多项研究证明SRS对于脑或脊髓病变的局部控制率令人印象深刻，这推动了治疗模式由传统模式（如全脑放射治疗）向SRS的转变[83]。然而，尚未进行专门的前瞻性研究来评估SRS和同步免疫治疗在仅有脑转移的RCC患者中的疗效或安全性。此外，不仅现有的临床研究本质上是回顾性的，而且RCC患者的结果通常与接受相同药物的其他组织学类型的肿瘤（如黑色素瘤）患者合并[84]。Chen等研究了260例患者的SRS和ICI的最佳时机，其中只有33例（13%）患有RCC[49]，报告表明，在进行SRS治疗的同时使用ICI治疗产生了几个有趣的结果：①与ICI之前或之后使用SRS治疗相比，同步ICI联合SRS使OS有所改善；②同步ICI联合SRS降低发生新的脑转移的风险；③没有增加免疫相关不良事件或急性神经毒性的风险。相反，Martin等报道了在联合治疗中接受SRS治疗脑转移的患者中，任何免疫治疗与症状性放射性坏死之间均存在关联，不仅包括RCC，还包括黑色素瘤和NSCLC[85]。特别值得注意的是，黑色素瘤患者的放射性坏死风险最高，高于RCC脑转移患者（P=0.03）。需要强调的是，鉴于RCC的肿瘤生物学特性，颅内病变具有肿瘤内出血的自然倾向，因此，需要仔细评估该事件与放射性坏死之间的区别。总之，对于RCC脑转移患者完成前瞻性试验，安全有效的终点是特别必要的（表34.2）。

34.5.2.4 乳腺癌

与高免疫原性癌症（即恶性黑色素瘤和非

表 34.2　正在进行的使用免疫疗法和放射疗法的脑转移瘤临床试验

NCT 编号	研究类型	肿瘤类型	免疫治疗药物	干预方案	病例数N	研究起始时间	预计完成时间	主要研究终点	次要研究终点
NCT02978404	Ⅱ期	NSCLC，RCC	Nivolumab	Nivolumab后1～2 周行SRS	26	Jun-17	Jun-21	PFS	OS，LC，QOL，毒性反应
NCT02696993	Ⅰ/Ⅱ期	NSCLC	Nivolumab & Ipilimumab	Nivolumab + SRS *vs.* nivolumab + WBRT *vs.* nivolumab + ipilimumab + SRS	88	Dec-16	Dec-20	DLT，PFS	认知功能
NCT02858869	Ⅰ期	Melanoma, NSCLC	Pembrolizumab	免疫输注后第2～15天SRS	30	Oct-16	Oct-21	DLT	OS，PFS，RR
NCT02716948	Ⅰ期	Melanoma	Nivolumab	免疫输注7天后SRS	90	Jun-16	Mar-23	AE	RR，OS，PFS
NCT03297463	Ⅰ/Ⅱ期	Melanoma	Ipilimumab	免疫治疗前放疗	40	Jan-18	Feb-20	MTD，ORR	PFS，OS
NCT03340129	Ⅱ期	Melanoma	Nivolumab & Ipilimumab	Ipilimumab + nivolumab + SRS *vs.* ipilimumab and nivolumab	218	Aug-19	Aug-25	NSCD	RR，OS，PFS，AE
NCT02097732	Ⅱ期	Melanoma	Ipilimumab	Ipilimumab → SRS → ipilimumab *vs.* SRS → ipilimumab	40	Aug-14	Jan-21	LC	OS，PFS，RR
NCT03483012	Ⅱ期	Breast	Atezolizumab	Atezolizumab + SRS	45	May-18	Sep-25	PFS	RR，OS，DLT
NCT03449238	Ⅱ期	Breast	Pembrolizumab	免疫输注1天后SRS	41	Nov-18	Dec-26	RR，OS	RR
NCT03807765	Ⅰ期	Breast	Nivolumab	免疫输注7天后SRS	14	Jan-19	Jan-22	DLT	LC，PFS，OS
NCT02886585	Ⅱ期	任何实体瘤	Pembrolizumab	免疫治疗第1～2周期的SRS	102	Oct-16	Sep-22	RR，OS	PFS，RR

缩写：N=数字；NSCLC=非小细胞肺癌；RCC=肾细胞癌；SRS=立体定向放射外科；RT=放射治疗；QOL=生活质量；WBRT=全脑放射治疗；OS=总生存期；PFS=无进展生存期；DLT=剂量限制毒性；AE=不良事件；LC=局部控制；MTD=最大耐受剂量；RR=响应率；ORR=客观反应应率；NSCD=神经系统特定死因。

小细胞肺癌）相比，传统上认为乳腺癌的免疫原性较差[86]。然而临床前研究表明，雌激素受体（estrogen receptor，ER）阴性、人表皮生长因子受体2（human epidermal growth factor receptor 2，HER2）阳性和三阴性乳腺癌（triple negative breast cancer，TNBC）表现出比ER阳性-HER2阴性亚型更高的免疫原性[86]。专注于评估TILs以预测不同乳腺肿瘤亚型对免疫治疗反应的研究，可能是患者选择ICIs治疗的关键。为此，一项系统综述发现TILs在TNBC和HER2阳性乳腺癌中的发病率最高，这表明适当调节肿瘤微环境可以提高这些亚型的抗肿瘤活性[87]。关于ICIs对乳腺癌患者疗效的临床数据，KEYNOTE-012试验探索了pembrolizumab在转移性TNBC患者中的应用，显示之前接受蒽环类、紫杉类和铂类药物治疗的患者得到了持续缓解[88]。总体而言，客观缓解率为18.5%，中位缓解时间为17.9周，这是中度临床活性的信号。随后的研究测试了其他免疫治疗药物。白蛋白结合型紫杉醇联合atezolizumab可延长转移性TNBC、PD-L1阳性患者的无进展生存期[89]，而avelumab（抗PD-L1抗体）在局部进展期或转移性疾病中显示出中度的活性[90]。然而，单独使用这些药物作为脑转移患者的主要治疗方法的临床研究尚未报道。

对于患有乳腺癌脑转移的患者，由于生存期延长，并且在发生颅内疾病时中位年龄较小，所以SRS越来越多地被使用[91]。虽然靶向治疗与SRS的联合已经在乳腺癌脑转移患者中进行了研究[92-93]，但目前还缺乏ICIs和SRS治疗的脑转移的系列研究。在评估联合治疗对接受ICIs和SRS治疗的实体瘤脑转移影响的荟萃分析中，并未纳入乳腺癌患者[78]。因此，有必要进行前瞻性研究来测试ICIs和SRS联合在乳腺癌患者中的疗效和安全性，目前几项研究正在进行中（表34.2）。例如，一项Ⅱ期试验（NCT03483012）正在评估接受atezolizumab和SRS治疗的TNBC脑转移患者的无进展生存期。另一项Ⅰ/Ⅱ期研究（NCT03449238）正在评估有两个及以上脑转移瘤的患者，在其余病灶接受pembrolizumab联合SRS治疗后，非照射病灶的反应。最后，一项Ⅰ期研究（NCT03807765）还将评估nivolumab在接受高剂量单次SRS治疗的乳腺癌患者中的毒性率。这些研究将为联合治疗方法的有效性、安全性和免疫原性效应提供必要的数据。

34.6 毒性反应

在接受SRS和ICIs的患者中，辐射诱导的肿瘤细胞凋亡和抗原释放使T细胞启动增加，可能不仅会导致治疗的反应率提高，而且还会增加潜在毒性[94]。放射不良反应（adverse radiation effect，ARE）影像表现为放射性坏死，一直是限制SRS进一步应用的因素，同时使用ICI需要仔细斟酌。ARE的发展会增加患者的影像检查频率，导致神经系统后遗症（即头痛、恶心、神经功能缺损或癫痫发作），损害患者的生活质量，并导致患者和治疗者的焦虑增加[95]。此外，ARE的主要治疗方法是皮质类固醇，它不仅可以缓解症状和改善影像学检查结果，还可以削弱ICIs的疗效[45]。Martin等研究了接受ICIs和RT联合治疗的患者中放射性坏死与黑色素瘤、NSCLC或RCC脑转移的关系[85]，发现联合治疗与有症状的放射性坏死之间存在关联，尤其是在黑色素瘤患者中。相比之下，Hubbeling等回顾性评估了ICI治疗状态、放射治疗类型和放射治疗时间与ICI相关的ARE[96]，他们得出结论，ICIs和RT治疗与ARE事件的增加无关。对已发表文献的荟萃分析并未发现单独使用SRS的风险增加高于预期。然而，报告的放射性坏死率为0～20.7%[78]。据报道，放射性坏死的发生率为5.3%，但鉴于每项研究中采用的标准并不相同，这一结论尚难以得到很好的解释。一些研究报告风险增加的一个原因是，接受联合治疗的患者可能会接受更频繁的影像学监测，因此，将无症状影像病例与有症状病例区分开来可能是进一步理解这一点的关键。显然，需要生物标志物和改进的成像方式来区分肿瘤进展和放射性坏死，并且需要前瞻性证据来更好地阐述SRS与ICIs联合的风险。

34.7 未来的方向和结论

随着免疫疗法引入CNS恶性肿瘤的治疗，需要进行前瞻性研究，以确定哪些患者能从SRS和ICIs受益、是选择单独还是联合疗法及这些方法的适当时机和顺序，以及制定随访监测和反应评估策略。多参数流式细胞术等新技术可能有助于在基线和治疗期间更好地表征原发性和转移性脑病灶的免疫细胞组成。生物标志物的检测正在探索中，这可能会减少对侵入性诊断程序的需求，以预测肿瘤对ICIs和RT的反应。脑转移瘤中PD-L1和TIL的检测与肿瘤反应或放射性坏死之间的关系仍然未知[94]。放射学分析是一种非侵入性方法，对于表征肿瘤进展引起的放射性坏死可能特别有用。最后，CAR-T细胞等新一代免疫治疗药物开创了治疗策略的新纪元。最终，有必要进行随机临床试验或基于注册的试验，以确定免疫疗法和放射治疗的最佳组合，以改善CNS恶性肿瘤患者的预后并最大限度地减少不良反应的发生。

参考文献

（遵从原版图书著录格式）

1. Sampson JH, Gunn MD, Fecci PE, et al: Brain immunology and immunotherapy in brain tumours. Nat Rev Cancer 20:12–25, 2020.
2. Scaringi C, Agolli L, Minniti G: Technical advances in radiation therapy for brain tumors. Anticancer Res 38:6041–6045, 2018.
3. Hauser SH, Calorini L, Wazer DE, et al: Radiation-enhanced expression of major histocompatibility complex class I antigen H-2Db in B16 melanoma cells. Cancer Res 53:1952–1955, 1993.
4. Garnett CT, Palena C, Chakraborty M, et al: Sublethal irradiation of human tumor cells modulates phenotype resulting in enhanced killing by cytotoxic T lymphocytes. Cancer Res 64:7985–7994, 2004.
5. Gameiro SR, Jammeh ML, Wattenberg MM, et al: Radiation-induced immunogenic modulation of tumor enhances antigen processing and calreticulin exposure, resulting in enhanced T-cell killing. Oncotarget 5:403–416, 2014.
6. Matsumura S, Demaria S: Up-regulation of the pro-inflammatory chemokine CXCL16 is a common response of tumor cells to ionizing radiation. Radiat Res 173:418–425, 2010.
7. Kotecha R, Gondi V, Ahluwalia MS, et al: Recent advances in managing brain metastasis. F1000Res 7, 2018.
8. Williams BJ, Suki D, Fox BD, et al: Stereotactic radiosurgery for metastatic brain tumors: a comprehensive review of complications. J Neurosurg 111:439–448, 2009.
9. Reits EA, Hodge JW, Herberts CA, et al: Radiation modulates the peptide repertoire, enhances MHC class I expression, and induces successful antitumor immunotherapy. J Exp Med 203:1259–1271, 2006.
10. Zarour HM, Ferrone S: Cancer immunotherapy: progress and challenges in the clinical setting. Eur J Immunol 41:1510–5, 2011.
11. Hodi FS, O'Day SJ, McDermott DF, et al: Improved survival with ipilimumab in patients with metastatic melanoma. N Engl J Med 363:711–723, 2010.
12. Li B, Chan HL, Chen P: Immune checkpoint inhibitors: basics and challenges. Curr Med Chem 26:3009–3025, 2019.
13. Samstein RM, Lee CH, Shoushtari AN, et al: Tumor mutational load predicts survival after immunotherapy across multiple cancer types. Nat Genet 51:202–206, 2019.
14. Darvin P, Toor SM, Sasidharan Nair V, et al: Immune checkpoint inhibitors: recent progress and potential biomarkers. Exp Mol Med 50:1–11, 2018.
15. Louveau A, Smirnov I, Keyes TJ, et al: Structural and functional features of central nervous system lymphatic vessels. Nature 523:337–341, 2015.
16. Forrester JV, McMenamin PG, Dando SJ: CNS infection and immune privilege. Nat Rev Neurosci 19:655–671, 2018.
17. Anandasabapathy N, Victora GD, Meredith M, et al: Flt3L controls the development of radiosensitive dendritic cells in the meninges and choroid plexus of the steady-state mouse brain. J Exp Med 208:1695–1705, 2011.
18. Karman J, Ling C, Sandor M, et al: Initiation of immune responses in brain is promoted by local dendritic cells. J Immunol 173:2353–2361, 2004.
19. Ransohoff RM, Engelhardt B: The anatomical and cellular basis of immune surveillance in the central nervous system. Nat Rev Immunol 12:623–635, 2012.
20. Holman DW, Klein RS, Ransohoff RM: The blood-brain barrier, chemokines and multiple sclerosis. Biochim Biophys Acta 1812:220–230, 2011.
21. Pardoll DM: The blockade of immune checkpoints in cancer immunotherapy. Nat Rev Cancer 12:252–264, 2012.
22. Qureshi OS, Zheng Y, Nakamura K, et al: Trans-endo-

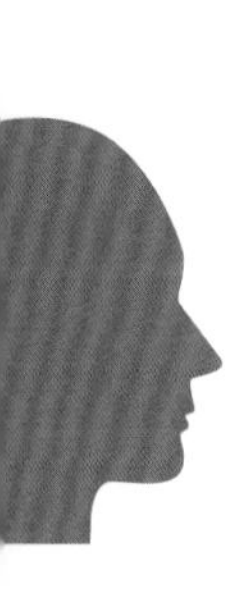

cytosis of CD80 and CD86: a molecular basis for the cell-extrinsic function of CTLA-4. Science 332:600–603, 2011.

23. Latchman Y, Wood CR, Chernova T, et al: PD-L2 is a second ligand for PD-1 and inhibits T cell activation. Nat Immunol 2:261–268, 2001.
24. Lee HT, Lee JY, Lim H, et al: Molecular mechanism of PD-1/PD-L1 blockade via anti-PD-L1 antibodies atezolizumab and durvalumab. Sci Rep 7:5532, 2017.
25. Goldberg SB, Gettinger SN, Mahajan A, et al: Pembrolizumab for patients with melanoma or non-small-cell lung cancer and untreated brain metastases: early analysis of a non-randomised, open-label, phase 2 trial. Lancet Oncol 17:976–983, 2016.
26. Tawbi HA, Forsyth PA, Algazi A, et al: Combined nivolumab and ipilimumab in melanoma metastatic to the brain. N Engl J Med 379:722–730, 2018.
27. Long GV, Atkinson V, Lo S, et al: Combination nivolumab and ipilimumab or nivolumab alone in melanoma brain metastases: a multicentre randomised phase 2 study. Lancet Oncol 19:672–681, 2018.
28. Petrelli F, De Stefani A, Trevisan F, et al: Combination of radiotherapy and immunotherapy for brain metastases: a systematic review and meta-analysis. Crit Rev Oncol Hematol 144:102830, 2019.
29. Pfannenstiel LW, McNeilly C, Xiang C, et al: Combination PD-1 blockade and irradiation of brain metastasis induces an effective abscopal effect in melanoma. Oncoimmunology 8:e1507669, 2019.
30. Belcaid Z, Phallen JA, Zeng J, et al: Focal radiation therapy combined with 4-1BB activation and CTLA-4 blockade yields long-term survival and a protective antigen-specific memory response in a murine glioma model. PLoS One 9:e101764, 2014.
31. Buchbinder EI, Desai A: CTLA-4 and PD-1 pathways: similarities, differences, and implications of their inhibition. Am J Clin Oncol 39:98–106, 2016.
32. Kim JE, Patel MA, Mangraviti A, et al: Combination therapy with anti-PD-1, anti-TIM-3, and focal radiation results in regression of murine gliomas. Clin Cancer Res 23:124–136, 2017.
33. Young KH, Baird JR, Savage T, et al: Optimizing timing of immunotherapy improves control of tumors by hypofractionated radiation therapy. PLoS One 11:e0157164, 2016.
34. Sharabi AB, Tran PT, Lim M, et al: Stereotactic radiation therapy combined with immunotherapy: augmenting the role of radiation in local and systemic treatment. Oncology (Williston Park) 29:331–340, 2015.
35. Weaver BD, Goodman JR, Jensen R: Concurrent radiosurgery and systemic therapies for melanoma brain metastases: a systematic review. Cureus 11:e6147, 2019.
36. Wilcox JA, Ramakrishna R, Magge R: Immunotherapy in glioblastoma. World Neurosurg 116:518–528, 2018.
37. ElJalby M, Pannullo SC, Schwartz TH, et al: Optimal timing and sequence of immunotherapy when combined with stereotactic radiosurgery in the treatment of brain metastases. World Neurosurg 127:397–404, 2019.
38. Van Limbergen EJ, De Ruysscher DK, Olivo Pimentel V, et al: Combining radiotherapy with immunotherapy: the past, the present and the future. Br J Radiol 90:20170157, 2017.
39. Schoenfeld JD, Mahadevan A, Floyd SR, et al: Ipilmumab and cranial radiation in metastatic melanoma patients: a case series and review. J Immunother Cancer 3:50, 2015.
40. Patel KR, Shoukat S, Oliver DE, et al: Ipilimumab and stereotactic radiosurgery versus stereotactic radiosurgery alone for newly diagnosed melanoma brain metastases. Am J Clin Oncol 40:444–450, 2017.
41. Tazi K, Hathaway A, Chiuzan C, et al: Survival of melanoma patients with brain metastases treated with ipilimumab and stereotactic radiosurgery. Cancer Med 4:1–6, 2015.
42. Silk AW, Bassetti MF, West BT, et al: Ipilimumab and radiation therapy for melanoma brain metastases. Cancer Med 2:899–906, 2013.
43. Pomeranz Krummel DA, Nasti TH, Izar B, et al: Impact of sequencing radiation therapy and immune checkpoint inhibitors in the treatment of melanoma brain metastases. Int J Radiat Oncol Biol Phys 108:157–163, 2020.
44. Cohen-Inbar O, Shih HH, Xu Z, et al: The effect of timing of stereotactic radiosurgery treatment of melanoma brain metastases treated with ipilimumab. J Neurosurg 127:1007–1014, 2017.
45. Kotecha R, Kim JM, Miller JA, et al: The impact of sequencing PD-1/PD-L1 inhibitors and stereotactic radiosurgery for patients with brain metastasis. Neuro Oncol 21:1060–1068, 2019.
46. Qian JM, Yu JB, Kluger HM, et al: Timing and type of

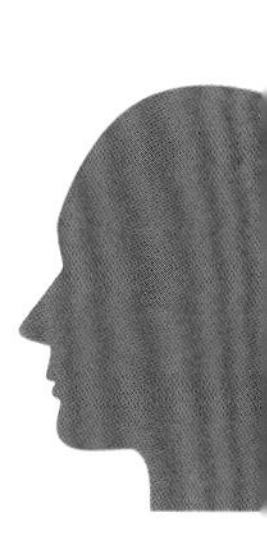

immune checkpoint therapy affect the early radiographic response of melanoma brain metastases to stereotactic radiosurgery. Cancer 122:3051–3058, 2016.

47. Skrepnik T, Sundararajan S, Cui H, et al: Improved time to disease progression in the brain in patients with melanoma brain metastases treated with concurrent delivery of radiosurgery and ipilimumab. Oncoimmunology 6:e1283461, 2017.

48. Anderson ES, Postow MA, Wolchok JD, et al: Melanoma brain metastases treated with stereotactic radiosurgery and concurrent pembrolizumab display marked regression; efficacy and safety of combined treatment. J Immunother Cancer 5:76, 2017.

49. Chen L, Douglass J, Kleinberg L, et al: Concurrent immune checkpoint inhibitors and stereotactic radiosurgery for brain metastases in non-small cell lung cancer, melanoma, and renal cell carcinoma. Int J Radiat Oncol Biol Phys 100:916–925, 2018.

50. Acharya S, Mahmood M, Mullen D, et al: Distant intracranial failure in melanoma brain metastases treated with stereotactic radiosurgery in the era of immunotherapy and targeted agents. Adv Radiat Oncol 2:572–580, 2017.

51. Serre R, Benzekry S, Padovani L, et al: Mathematical modeling of cancer immunotherapy and its synergy with radiotherapy. Cancer Res 76:4931–4940, 2016.

52. Schaue D, Ratikan JA, Iwamoto KS, et al: Maximizing tumor immunity with fractionated radiation. Int J Radiat Oncol Biol Phys 83:1306–1310, 2012.

53. Dewan MZ, Galloway AE, Kawashima N, et al: Fractionated but not single-dose radiotherapy induces an immune-mediated abscopal effect when combined with anti-CTLA-4 antibody. Clin Cancer Res 15:5379–5388, 2009.

54. Vanpouille-Box C, Alard A, Aryankalayil MJ, et al: DNA exonuclease Trex1 regulates radiotherapy-induced tumour immunogenicity. Nat Commun 8:15618, 2017.

55. Gondi V, Pugh S, Tsien C, et al: Radiotherapy (RT) dose-intensification (DI) using intensity-modulated RT (IMRT) versus standard-dose (SD) RT with temozolomide (TMZ) in newly diagnosed glioblastoma (GBM): preliminary results of NRG oncology BN001. International Journal of Radiation Oncology*Biology*Physics 108:S22–S23, 2020.

56. Xu S, Tang L, Li X, et al: Immunotherapy for glioma: current management and future application. Cancer Lett 476:1–12, 2020.

57. Reardon DA, Brandes AA, Omuro A, et al: Effect of nivolumab vs bevacizumab in patients with recurrent glioblastoma: the CheckMate 143 phase 3 randomized clinical trial. JAMA Oncol 6:1003–1010, 2020.

58. Schalper KA, Rodriguez-Ruiz ME, Diez-Valle R, et al: Neoadjuvant nivolumab modifies the tumor immune microenvironment in resectable glioblastoma. Nat Med 25:470–476, 2019.

59. Cloughesy TF, Mochizuki AY, Orpilla JR, et al: Neoadjuvant anti-PD-1 immunotherapy promotes a survival benefit with intratumoral and systemic immune responses in recurrent glioblastoma. Nat Med 25:477–486, 2019.

60. Grommes C, Mehta M, Miller A, et al: CTIM-15. Preliminary results of a phase II study of nivolumab with hypofractionated re-radiation and bevacizumab for recurrent MGMT methylated glioblastoma. Neuro-Oncology 22:ii36–ii36, 2020.

61. Vaddepally RK, Kharel P, Pandey R, et al: Review of indications of FDA-approved immune checkpoint inhibitors per NCCN guidelines with the level of evidence. Cancers (Basel) 12, 2020.

62. Suh JH, Kotecha R, Chao ST, et al: Current approaches to the management of brain metastases. Nat Rev Clin Oncol 17:279–299, 2020.

63. Hanna NH, Schneider BJ, Temin S, et al: Therapy for stage IV non-small-cell lung cancer without driver alterations: ASCO and OH (CCO) joint guideline update. J Clin Oncol 38:1608–1632, 2020.

64. Hellmann MD, Ciuleanu TE, Pluzanski A, et al: Nivolumab plus Ipilimumab in lung cancer with a high tumor mutational burden. N Engl J Med 378:2093–2104, 2018.

65. Jeanson A, Tomasini P, Souquet-Bressand M, et al: Efficacy of immune checkpoint inhibitors in KRAS-mutant non-small cell lung cancer (NSCLC). J Thorac Oncol 14:1095–1101, 2019.

66. Goldberg SB, Schalper KA, Gettinger SN, et al: Pembrolizumab for management of patients with NSCLC and brain metastases: long-term results and biomarker analysis from a non-randomised, open-label, phase 2 trial. Lancet Oncol 21:655–663, 2020.

67. Cho A, Untersteiner H, Hirschmann D, et al: Gamma Knife radiosurgery for brain metastases in non-small cell lung cancer patients treated with immunotherapy or targeted therapy. Cancers (Basel) 12, 2020.
68. Enright TL, Witt JS, Burr AR, et al: Combined immunotherapy and stereotactic radiotherapy improves neurologic outcomes in patients with non-small-cell lung cancer brain metastases. Clin Lung Cancer, 2020.
69. Shepard MJ, Xu Z, Donahue J, et al: Stereotactic radiosurgery with and without checkpoint inhibition for patients with metastatic non-small cell lung cancer to the brain: a matched cohort study. J Neurosurg1–8, 2019.
70. Kotecha R, Miller JA, Venur VA, et al: Melanoma brain metastasis: the impact of stereotactic radiosurgery, BRAF mutational status, and targeted and/or immune-based therapies on treatment outcome. J Neurosurg 129:50–59, 2018.
71. Chukwueke U, Batchelor T, Brastianos P: Management of brain metastases in patients with melanoma. J Oncol Pract 12:536–542, 2016.
72. Guirguis LM, Yang JC, White DE, et al: Safety and efficacy of high-dose interleukin-2 therapy in patients with brain metastases. J Immunother 25:82–87, 2002.
73. Margolin K, Ernstoff MS, Hamid O, et al: Ipilimumab in patients with melanoma and brain metastases: an open-label, phase 2 trial. Lancet Oncol 13:459–465, 2012.
74. Di Giacomo AM, Ascierto PA, Pilla L, et al: Ipilimumab and fotemustine in patients with advanced melanoma (NIBIT-M1): an open-label, single-arm phase 2 trial. Lancet Oncol 13:879–886, 2012.
75. Qian JM, Yu JB, Mahajan A, et al: Frequent use of local therapy underscores need for multidisciplinary care in the management of patients with melanoma brain metastases treated with PD-1 inhibitors. Int J Radiat Oncol Biol Phys 105:1113–1118, 2019.
76. Gabani P, Fischer-Valuck BW, Johanns TM, et al: Stereotactic radiosurgery and immunotherapy in melanoma brain metastases: patterns of care and treatment outcomes. Radiother Oncol 128:266–273, 2018.
77. Amaral T, Kiecker F, Schaefer S, et al: Combined immunotherapy with nivolumab and ipilimumab with and without local therapy in patients with melanoma brain metastasis: a DeCOG* study in 380 patients. J Immunother Cancer 8, 2020.
78. Lehrer EJ, Peterson J, Brown PD, et al: Treatment of brain metastases with stereotactic radiosurgery and immune checkpoint inhibitors: an international meta-analysis of individual patient data. Radiother Oncol, 2018.
79. Sperduto PW, Deegan BJ, Li J, et al: Estimating survival for renal cell carcinoma patients with brain metastases: an update of the Renal Graded Prognostic Assessment tool. Neuro Oncol 20:1652–1660, 2018.
80. Kotecha RR, Flippot R, Nortman T, et al: Prognosis of incidental brain metastases in patients with advanced renal cell carcinoma. J Natl Compr Canc Netw:1–7, 2021.
81. Chandar A, Silk AW, Clark JI, et al: Efficacy and safety of high-dose interleukin-2 treatment in patients with a history of brain metastases from renal cell carcinoma. Journal for ImmunoTherapy of Cancer 3:P129, 2015.
82. Flippot R, Dalban C, Laguerre B, et al: Safety and efficacy of nivolumab in brain metastases from renal cell carcinoma: results of the GETUG-AFU 26 nivoren multicenter phase II study. J Clin Oncol 37:2008–2016, 2019.
83. Juloori A, Miller JA, Parsai S, et al: Overall survival and response to radiation and targeted therapies among patients with renal cell carcinoma brain metastases. J Neurosurg:1–9, 2019.
84. Knisely JP, Yu JB, Flanigan J, et al: Radiosurgery for melanoma brain metastases in the ipilimumab era and the possibility of longer survival. J Neurosurg 117:227–233, 2012.
85. Martin AM, Cagney DN, Catalano PJ, et al: Immunotherapy and symptomatic radiation necrosis in patients with brain metastases treated with stereotactic radiation. JAMA Oncol 4:1123–1124, 2018.
86. Loi S, Sirtaine N, Piette F, et al: Prognostic and predictive value of tumor-infiltrating lymphocytes in a phase III randomized adjuvant breast cancer trial in node-positive breast cancer comparing the addition of docetaxel to doxorubicin with doxorubicin-based chemotherapy: BIG 02-98. J Clin Oncol 31:860–867, 2013.
87. Stanton SE, Adams S, Disis ML: Variation in the incidence and magnitude of tumor-infiltrating lymphocytes in breast cancer subtypes: a systematic review. JAMA Oncol 2:1354–1360, 2016.
88. Nanda R, Chow LQ, Dees EC, et al: Pembrolizumab in patients with advanced triple-negative breast cancer: Phase Ib KEYNOTE-012 study. J Clin Oncol 34:2460–2467, 2016.
89. Schmid P, Adams S, Rugo HS, et al: Atezolizumab and

nab-paclitaxel in advanced triple-negative breast cancer. N Engl J Med 379:2108–2121, 2018.
90. Dirix LY, Takacs I, Jerusalem G, et al: Avelumab, an anti-PD-L1 antibody, in patients with locally advanced or metastatic breast cancer: a phase 1b JAVELIN Solid Tumor study. Breast Cancer Res Treat 167:671–686, 2018.
91. Miller JA, Kotecha R, Ahluwalia MS, et al: Overall survival and the response to radiotherapy among molecular subtypes of breast cancer brain metastases treated with targeted therapies. Cancer 123:2283–2293, 2017.
92. Kim JM, Miller JA, Kotecha R, et al: Stereotactic radiosurgery with concurrent HER2-directed therapy is associated with improved objective response for breast cancer brain metastasis. Neuro Oncol, 2019.
93. Parsai S, Miller JA, Juloori A, et al: Stereotactic radiosurgery with concurrent lapatinib is associated with improved local control for HER2-positive breast cancer brain metastases. J Neurosurg:1–9, 2019.
94. Tran TT, Jilaveanu LB, Omuro A, et al: Complications associated with immunotherapy for brain metastases. Current Opinion in Neurology 32:907–916, 2019.
95. Vellayappan B, Tan CL, Yong C, et al: Diagnosis and management of radiation necrosis in patients with brain metastases. Front Oncol 8:395, 2018.
96. Hubbeling HG, Schapira EF, Horick NK, et al: Safety of combined PD-1 pathway inhibition and intracranial radiation therapy in non-small cell lung cancer. J Thorac Oncol 13:550–558, 2018.

（张新红　译）

35 脑转移瘤的重复立体定向放射外科治疗

Ahmed Halima
Taussig 癌症研究中心 放射肿瘤科
克利夫兰诊所
俄亥俄州 克利夫兰

John H. Suh
Taussig 癌症研究中心 放射肿瘤科
Rose Ella 脑肿瘤和神经肿瘤中心
神经学研究所
克利夫兰诊所
俄亥俄州 克利夫兰

Simon S. Lo
放射肿瘤系
华盛顿大学
华盛顿州 西雅图

Lilyana Angelov
Rose Ella 脑肿瘤和神经肿瘤中心
神经学研究所
克利夫兰诊所
俄亥俄州 克利夫兰

Erin S. Murphy，Samuel T. Chao
Taussig 癌症研究中心 放射肿瘤科
Rose Ella 脑肿瘤和神经肿瘤中心
神经学研究所
克利夫兰诊所
俄亥俄州 克利夫兰

35.1 引言

大约有30%的实体肿瘤患者会发生脑转移，而随着人口老龄化、患者生存期延长、影像技术的发展与常规使用，脑转移瘤患者的数量在进一步升高[1]。在过去的二十年里，脑转移瘤的治疗技术不断进展，从开始的全脑放射治疗（whole brain radiation therapy，WBRT）和手术，发展为立体定向放射外科（stereotactic radiosurgery，SRS）、靶向和免疫治疗。了解脑转移瘤患者间巨大的异质性对于初期选择合适的治疗至关重要。

现有的治疗策略使各种癌症患者的生存期延长、生活质量（quality of life，QOL）提高，更多的脑转移瘤患者在初始治疗后复发。初始治疗的方案有很多，包括WBRT、单独手术、手术联合围手术期SRS、单独SRS、分期SRS和激光间质热疗（laser interstitial thermal therapy，LITT）[2]。近年来，脑转移瘤的初始治疗多采取综合治疗。

在以上治疗方案中，患者的局部控制和远处控制效果是不同的，可表现为颅内局部或远处的肿瘤复发。四项临床试验表明，单纯SRS治疗后局部复发率为27.2%～33%[3-6]。因此，再次SRS治疗可以考虑用于复发性脑转移瘤的治疗。

在本文中，对WBRT后SRS治疗作为挽救性治疗的病例，以及初次SRS治疗后出现局部或远处颅内转移后再次行SRS或分期SRS的病例进行了回顾性分析。另外，进行再次SRS治疗之前，我们要对放射性坏死（radiation necrosis，RN）和复发进行简单的鉴别。

35.2 全脑放射治疗后挽救性立体定向放射外科治疗的应用

SRS已被广泛应用于治疗WBRT或手术治疗后复发的脑转移瘤，在过去十年中，SRS也被越来越广泛地用于脑转移瘤的一线治疗，有数据显示对于多发脑转移瘤患者，SRS治疗可代替WBRT作为一线治疗。近年来，随着免疫治疗和靶向治疗的进展，包括脑转移在内的转移性肿瘤患者的生存期得到延长，因此，治疗之后对神经认知功能的影响至关重要，神经肿瘤脑转移（RANO-BM）工作组对脑转移瘤治疗和进展的反应评估标准已明确定义[7]。

三个Ⅱ期临床试验研究显示，对于1～3个病灶的脑转移瘤患者实施SRS治疗，可以使患者获得更好的神经认知功能及肿瘤局部控制率（local control，LC）[8-9]。另外，Li等的研究显示，对于4～15个转移灶的患者（非黑色素瘤），SRS治疗后患者的认知功能评估优于WBRT，尽管该研究中，62%的WBRT患者在治疗过程中口服美金刚，但SRS治疗的患者仍显示出更好的肿瘤LC[10]。除此之外，SRS也常用于WBRT后的强化巩固治疗。

美国放射肿瘤协作组（The Radiation Therapy Oncology Group，RTOG）“90-05”研究确定了复发的、既往放射治疗过的原发性脑肿瘤和脑转移患者的单次放射治疗的最大耐受剂量，对于肿瘤最大直径≤20 mm、21～30 mm和31～40 mm，单次放射治疗可耐受的最大剂量分别为24 Gy、18 Gy和15 Gy，放射治疗后6个月、12个月、18个月和24个月RN发病率分别为5%、8%、9%和11%。病灶较大的患者更容易发生明显的中枢神经系统毒性[11]。

RN是限制放射治疗剂量的主要因素，其表现与肿瘤复发难以区分，诊断较为困难[12]。

过去十年中，随着治疗模式的改变，越来越多的脑转移瘤患者早期接受了SRS治疗，将WBRT作为初始治疗的患者逐渐减少。由于SRS治疗脑转移具有更高可行性和有效性，WBRT使用范围逐渐缩减，更多应用于预后较差、脑膜转移、多发脑转移的患者。

对于WBRT后进展的患者可采用SRS治疗。多项回顾性研究显示，WBRT后进展的患者，SRS治疗作为挽救性治疗安全有效，1年LC率为74%～91.3%[13-15]。

Chao等回顾性分析了111例脑转移患者，初始治疗为WBRT，复发后进行了挽救性SRS治疗[16]，结果显示，挽救性SRS治疗后中位生存期为9.9个月，WBRT治疗后首次复发间隔时间＞6个月的生存期较间隔时间≤6个月的生存期更长，分别为12.3个月、6.8个月（P=0.006）。其中，25%的患者首次SRS治疗后发生局部复发，中位时间为

5.2个月，照射剂量<22 Gy和病灶直径>2 cm时病灶更易局部复发。

同样，Yomo和Hayashi进行了一项回顾性研究，分析了以WBRT为初始治疗的77例复发性脑转移患者，将SRS治疗作为复发后的挽救性治疗，WBRT后至挽救性SRS治疗间隔的中位时间为10.6个月。对66例患者的资料进行随访，其1年和2年LC率分别为76.6%和57.9%。此研究显示，原发肿瘤为乳腺癌及SRS处方剂量较高时（20 Gy或更高），肿瘤可以得到更好的控制，肿瘤体积≥2 mL时肿瘤控制率下降[13]。

Maranzano等报道了既往行WBRT的69例复发性脑转移瘤患者，共计150个转移病灶行直线加速器（linear accelerator，LINAC）治疗后再次SRS治疗，治疗有效率为91%，1年LC率为70%～78%，照射剂量≥23 Gy时可获得更长时间的LC，SRS治疗后总生存期主要受一般功能状态影响，生存期为10个月，69例患者中仅4例发生了RN，这4例患者的病变较大，剂量超过了RTOG“90-05”的推荐剂量[14]。

另一项WBRT后SRS再照射的Ⅱ期前瞻性临床试验研究，共纳入了59例患者，包含109个脑转移灶，病灶直径≤20 mm，卡氏评分（Karnofsky performance status，KPS）≥70分，WBRT与SRS再照射间隔中位时间为15个月，SRS治疗中位剂量为18 Gy，最大剂量为20 Gy。SRS治疗后3个月，91%的病灶对治疗有反应，SRS治疗后的中位总生存期（overall survival，OS）为14个月，2年的控制率为81%。SRS再照射后的治疗反应及缓解持续时间与治疗的病灶大小有关，病灶直径>10 mm时1年控制率降低约13%[15]。

Harris等报道了51例此前接受WBRT的小细胞肺癌（small cell lung cancer，SCLC）患者，出现新发脑转移瘤后接受SRS治疗，照射剂量范围为10～24 Gy，中位剂量为18 Gy，1年和2年的LC率分别为57%和34%，OS主要受颅外转移性疾病进展的影响。本研究显示，挽救性SRS治疗后，小细胞肺癌患者较其他病理类型患者的LC率低，从SCLC诊断到发生脑转移的时间是预测挽救性SRS治疗后生存期的主要因素[17]。

35.3 立体定向放射外科治疗后复发的处理策略

脑转移瘤局部复发在采取治疗前需与假性进展及RN相鉴别，对于复发和RN的鉴别存在一定难度，目前手术切除或活检仍然是诊断的金标准。不同情况选择治疗方式时，可优先考虑重复SRS治疗。

35.3.1 放射性坏死的诊断

辐射效应包括急性、亚急性和晚期效应，放射引起的脑损伤包括假性进展和RN，鉴别复发与假性进展和RN具有一定难度。一般情况下，假性进展的发生比RN早（2～5个月）并可自行消退；RN出现的时间通常较晚，未经治疗的RN不会自行消退。RN属于脑放射治疗后难治性并发症，可明显影响患者的生活质量[18]。在接受SRS治疗的患者中，多达半数的患者在治疗后的前2年内，影像学表现为一过性肿瘤增大[19]。

在临床及放射肿瘤学领域，鉴别RN与肿瘤进展仍是一个难题，不同的方法可以用于区分RN和肿瘤进展，手术探查和组织活检仍是诊断RN的金标准。但是，手术可能会引起相关并发症，应优先考虑影像学诊断。

标准磁共振成像（magnetic resonance imaging，MRI）可用于鉴别RN和肿瘤进展，T_2加权成像或液体衰减反转恢复（fluid-attenuated inversion recovery，FLAIR）图像通常显示肿瘤含水量增加，钆（Gd）增强T_1加权像可显示血脑屏障（blood-brain barrier，BBB）破坏。虽然Gd增强是血脑屏障破坏的标志，但对于引起血脑屏障破坏的病因并不能进行准确的区分[20]。脑灌注MRI加脑血容量（cerebral blood volume，CBV）的影像学检查可用于区分复发和RN，RN区域CBV减少，而肿瘤进展区域的CBV增加；相对脑血容量（relative cerebral blood volume，rCBV）为2.1～10提示肿瘤复发，rCBV为0.39～2.57 提示RN[21]。Dequesada等[22]提出了另一种鉴别RN和复发的方法：病变商值，病变商值的定义为MRI T_2加权像上低信号区域的面积除以T_1加权像上强化区域的面积。氟代脱氧葡萄糖正电子发射计算机断层扫描（Fluorodeoxyglucose positron emission tomography，FDG-PET）是另一种可以区分复发与RN的方法，据报道其敏感性为75%，特异性为81%[21]。磁共振波谱成像可用于推断细胞的活性和代谢[23]，肿瘤复发的胆碱/肌酸值和胆碱/N-乙酰天门冬氨酸值明显高于RN，当胆碱/肌酸值>1.11和胆碱/N-乙酰天门冬氨酸值>1.17时，诊断肿瘤复发的敏感性为89%，特异性为83%，乳酸/脂质峰值升高提示RN[24]。单光子发射计算机断层扫描（single-photon emission computed tomography，SPECT）示踪剂摄取增加提示为肿瘤复发[21]。由于无创性诊断模式的需要，新的示踪剂正在不断被研发，如fluciclovine[25]。

RN的治疗方式通常为类固醇；对于无症状的RN患者，可联合口服维生素E和己酮可可碱[26]。贝伐珠单抗（Avastin）是一种血管内皮生长因子（vascular endothelial growth factor，VEGF）抑制剂，用于对类固醇激素难以耐受或激素治疗无法控制症状的患者[27]。高压氧也可用于RN治疗，不过由于其花费时间较长，应用不够广泛，但目前研究显示，其治疗RN是安全有效的[28]。虽然可以考虑通过外科手术获得组织病理学诊断并减轻肿瘤的占位效应及水肿，但是由于其为有创操作而限制了应用。LITT已被证实在治疗SRS治疗后的RN和肿瘤复发方面是安全有效的[29]。表35.1为RN的诊断和治疗方案总结。

35.3.2 立体定向放射外科治疗后复发的治疗选择

虽然SRS治疗后复发的治疗仍具有挑战性，但是，LITT联合或不联合辅助SRS、重复SRS、手术切除或WBRT仍可取得良好的疗效。目前没有前瞻性随机临床试验对这些治疗模式进行分析比较，鉴于患者之间的差异性和肿瘤特征，复发时患者可以从何种治疗方式中获益仍存在争议。使用预后工具来选择从局部治疗方案中获益最大的患者，如LITT联合或不联合辅助SRS或重复SRS，从而避免WBRT可能引起的不良反应，提高生活质量。

35.3.3 激光间质热疗

LITT可用于治疗SRS治疗后复发的患者。LITT技术使用了一种具有激光发射能力的光纤探头，该探头可以插入癌变组织中，激光被激活后出现热凝固。与其他热凝固技术相比，LITT还有一个优势，就是可以使用与MRI兼容的光纤，因此可以在MRI引导下进行治疗[30]。

在一项回顾性研究中，接受LITT的61例患者被纳入研究，共有82个病灶，其中5个病灶为新发病灶，46个病灶为复发病灶，31个病灶为RN。研究显示，不完全消融、较大的病灶（>6 cc）、硬脑膜病灶，以及未接受全身治疗，均是预测局部复发的因素。结果显示，6个月、1年和2年的局部复发率分别为30%、40%和45%。有复发迹象或新诊断为脑转移的患者复发率更高。研究显示，LITT后3个月内接受全身治疗的患者局部复发的时间更晚[31]，这可能是由于LITT导致血脑屏障破坏，从而使药物更好地渗透入颅内。MRI动态增强扫描显示LITT后1 ~ 2周血脑屏障通透性峰值升高，可持续4 ~ 6周[32]。

表 35.1 RN 的诊断和治疗方案

放射性坏死的影像学诊断方法[21]	放射性坏死的治疗
• 脑灌注MRI加脑血容量。放射性坏死区域呈“冷”状，CBV减少。肿瘤进展的区域呈“热”状，CBV增加。rCBV为2.1 ~ 10提示肿瘤复发，rCBV为0.39 ~ 2.57提示RN。 • 氟代脱氧葡萄糖正电子发射计算机断层扫描。敏感性为75%，特异性为81%。 • 磁共振波谱成像。复发性肿瘤的胆碱/肌酸值和胆碱/N-乙酰天门冬氨酸值明显高于RN。乳酸/脂质峰值升高提示RN。 • 单光子发射计算机断层扫描。不同于PET的一种代谢成像。代谢增加时示踪剂摄取增加提示肿瘤复发。 • 诊断的金标准仍是组织活检。	• 类固醇。 • 口服维生素E和己酮可可碱。 • 高压氧。100%氧气，增加到2.5倍大气压，促使氧气进入血浆和组织，促进血管生成。每周治疗5天，治疗30 ~ 40次可获益。 • 贝伐珠单抗。放射性坏死可导致血管内皮生长因子失调。Levin等对14例患者进行的一项小型前瞻性研究表明，贝伐珠单抗疗效优于安慰剂[27]。 • 手术或激光间质热疗。

LITT还可以减少RN和复发性脑转移对类固醇的用量。在一项多中心的回顾性研究中，30例既往SRS治疗后失败的患者，在接受LITT后，73%的患者能够在LITT后停止使用类固醇，LITT至停用类固醇激素的中位时间为4.5周，LITT后磁共振FLAIR像的强化减弱。值得注意的是，KPS≥70分的患者，接受LITT后59%的患者功能状态有所改善；而KPS≤60分的患者，LITT后功能状态并没有改善[33]。

Ali等报道了SRS治疗后复发接受LITT的23例患者（26个脑转移病灶）。当病变的消融率达到80%或更高时，没有局部失败的病例。当消融率低于80%时，9个转移病灶出现了局部进展。5例接受LITT的脑转移患者随后接受分割SRS（fractionated radiosurgery，fSRS）治疗（5 Gy/d × 5天），在接受LITT和辅助fSRS治疗的患者中均未见病情进展。23例患者中，3例出现一过性偏瘫，1例出现脑积水，1例患者因LITT后发生恶性脑水肿而行急诊大脑半球切除术，然而仍出现了偏瘫。虽然仅有少量患者LITT后接受辅助性fSRS治疗，但这些患者治疗后都没有发生RN[34]。这种LITT后行fSRS治疗复发性脑转移瘤的方法，可以在额外SRS治疗之前明确病理。

对于SRS治疗后复发的患者，LITT后再进行SRS治疗或fSRS治疗可能获得更好的疗效，特别是对于LITT后疗效欠佳的患者。此外，LITT的热效应可能促使癌变细胞对后续的放射治疗更敏感，这是通过多种机制实现的，如使肿瘤细胞分布到放射治疗更加敏感的细胞周期、改善肿瘤细胞乏氧状态、增加DNA损伤、诱导细胞凋亡及抑制AKT通路[35]。

图35.1展示了1例SRS治疗后复发的患者在LITT后进行fSRS治疗。

35.4 重复立体定向放射外科治疗

35.4.1 立体定向放射外科治疗后局部复发

排除RN后，SRS治疗后局部复发脑转移瘤的治疗可以考虑重复SRS治疗。对于既往SRS治疗后

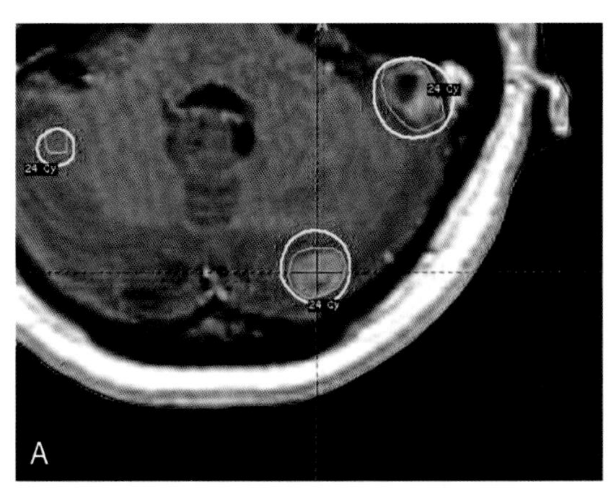

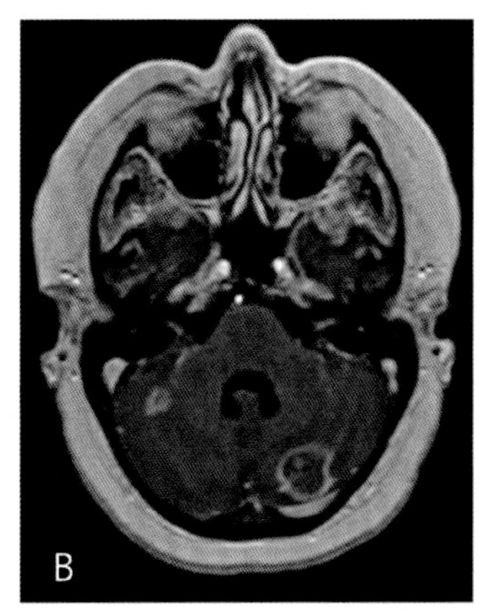

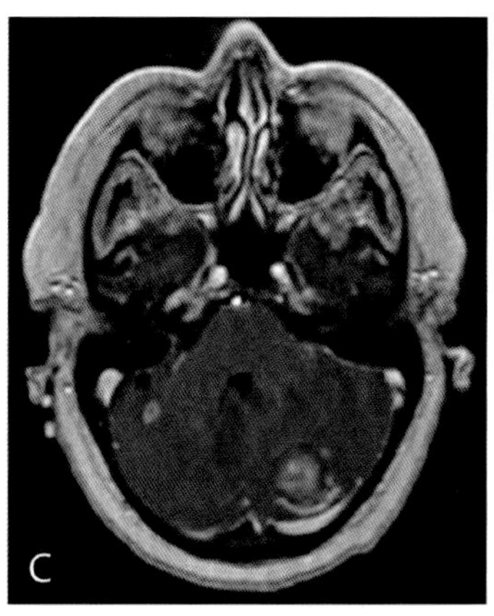

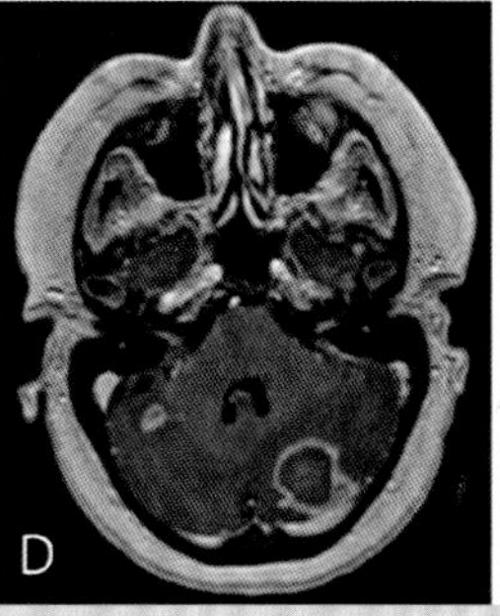

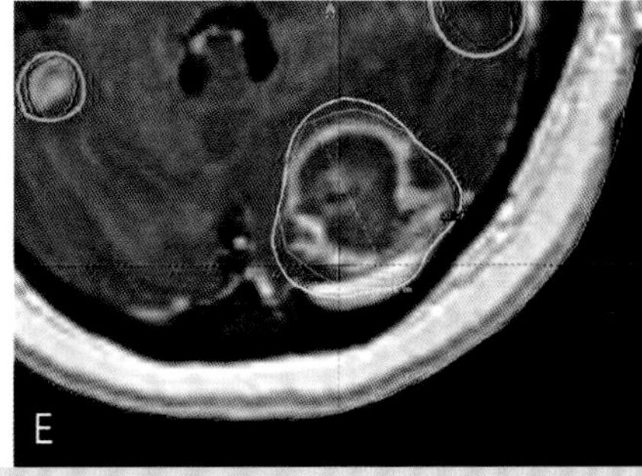

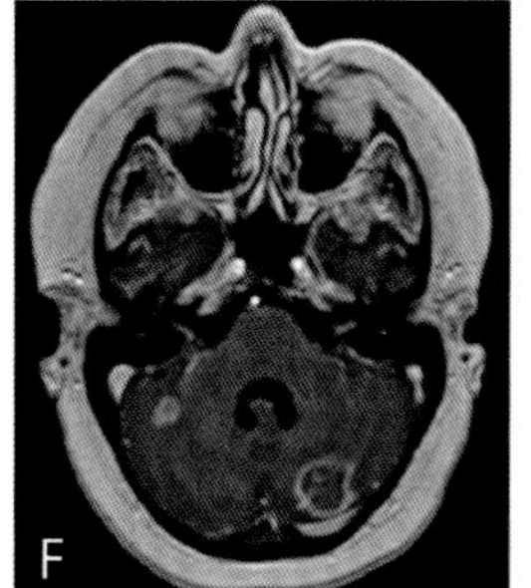

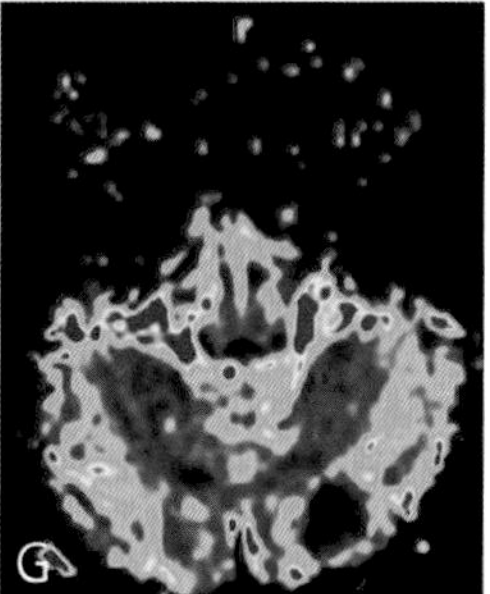

A.初始SRS治疗剂量为24 Gy；B.MRI提示左小脑转移灶复发，病灶增大；C.LITT后1天MRI，病理证实为肿瘤复发；D.LITT后SRS治疗前38天MRI表现；E.LITT后行fSRS治疗（30 Gy/5次）；F.6 Gy/天 × 5天fSRS治疗后2个月MRI表现；G.病灶内CBV减少，与治疗效果一致。

图35.1 1例三阴性乳腺癌左小脑转移患者接受LITT后行SRS治疗

局部复发的转移病灶，重复SRS治疗与初次SRS治疗相比肿瘤控制率相对较低。

Koffer等报道了22例患者（24个病灶）既往SRS治疗后因局部肿瘤进展而重复SRS治疗的经验[36]。首次SRS治疗和重复SRS治疗的中位剂量分别为18 Gy和15.5 Gy，重复SRS治疗靶体积为3.3 cc，第二次SRS治疗后的中位随访时间和总生存期分别为8.8个月和8.78个月，6个月和12个月的LC率分别为94.1%和61.1%，12个月的RN率为9.2%。当靶体积>4 cc时，局部治疗失败的风险更高（*P*=0.006）。其他因素如重复SRS治疗的剂量、SRS治疗的累积剂量、既往WBRT及术后使用重复SRS治疗作为辅助治疗与局部复发或RN无关。

Kim等报道了114例SRS治疗后复发的患者（共176个局部复发脑转移病灶）在复发后再次进行SRS治疗的结果，其中84例患者完成了临床和影像资料的随访[37]。重复SRS治疗的50%等剂量线的平均边缘剂量为17.04 Gy，LC率为53.5%，中位PFS为8.2个月，中位OS为7.63个月。在重复SRS治疗时，处方剂量≥16 Gy及肿瘤体积4～<10mL时肿瘤控制效果更佳。已确定或疑似神经系统相关的死亡率约为20%，多数患者死于肺功能障碍等非神经系统相关的疾病，因此，重复SRS治疗并不影响OS。总之，重复SRS与首次SRS相同，低肿瘤体积（与Koffer等研究结果相似）和高处方剂量均与肿瘤控制相关。

Iorio-Morin等使用RANO-BM标准对既往接受SRS的复发性脑转移患者进行随访研究，对56例患者（75个转移病灶）进行6个月的随访，中位边缘剂量为18 Gy（12～20 Gy），等剂量线为50%（30%～80%），依据RANO-BM标准评估，31%的患者病情进展，1年、2年和5年的LC率分别为68%，54%和54%。在最后一次随访中，临床症状改善的患者有18%，稳定的有38%，病情恶化的占44%，因放射性水肿而出现症状的患者为7%，无症状的为1.3%，有5%患者发生了RN，在既往的研究讨论中，重复SRS治疗的LC率可能更低。对于SRS治疗后的患者，同一治疗区域再次行SRS治疗，其毒性发生情况并未额外增加，特别是RN的发生。

表35.2对复发性脑转移的再治疗进行了总结。已行SRS治疗后复发性脑转移的治疗选择有限，治疗后LC率尚可，RN发生率较低。

图35.2展示了1例SRS治疗后复发行分割SRS治疗的患者。

35.4.2 立体定向放射外科治疗后远处颅内复发

另一种经常重复使用SRS治疗的情况是远处脑内复发，当患者初次接受SRS治疗而未接受WBRT时，远处颅内复发更易发生。据报道，仅行SRS治疗而未接受WBRT的患者在单纯SRS治疗后1年发生远处颅内转移的比例高达83%，2年发生远处颅内转移的比例高达95%[45]。

对于SRS初始治疗后远处颅内复发患者的治疗，SRS可以替代WBRT。对于远处颅内复发，SRS治疗是可行且有效的，因为该区域既往没有

表35.2 重复SRS治疗脑转移瘤的研究

研究者	*n*	第二次SRS平均剂量（Gy）	1年局部控制率	中位生存期（个月）	放射治疗相关不良反应发生率
Kim等[34]	114	17.04（12～24）	53.5%	7.5	NA
Iorio-Morin等[38]	56	18（12～20）	68%	14	8.3%水肿；5%放射性坏死
Moreau等[39]	30	18（12～20）	68%	14.2	10%
McKay等[40]	32	20（14～22）	79%	>24	30%
Koffer等[36]	22	15.5（10～20）	61%	8.7	16.7%
Minniti等[41]	43	3×（7～8）	38%～78%	10	19%
Trifiletti等[42]	14	18	NR	12.2	9%
Jayachandran等[43]	19	17.3（14.5～24）	83%	26	21%
Terakedis等[44]	37	20（14～24）	81%	8.3	16%

来源：Iorio-Morin等[38]。

接受过RT，所以不会增加RN风险。Yamamoto等的研究（JLGK0901）招募的患者脑转移病灶高达10个，38%的患者再次接受SRS治疗，9%的患者接受WBRT[46]。在Koiso等的一项回顾性研究中，筛选的数据库包括已接受SRS治疗的3102例患者，所有患者既往均未接受WBRT治疗，其中859例患者纳入该研究，再次治疗仍为SRS，且均未进行WBRT治疗。在第二次SRS治疗后12和24个月，局部复发率分别为11.2%和14.9%，SRS治疗后2年内并发症的发生率为2%。肿瘤大小≥10 mL及复发性病灶均为第二次SRS治疗后LC的不利预测因素。另外，此研究显示，该治疗方法可延长

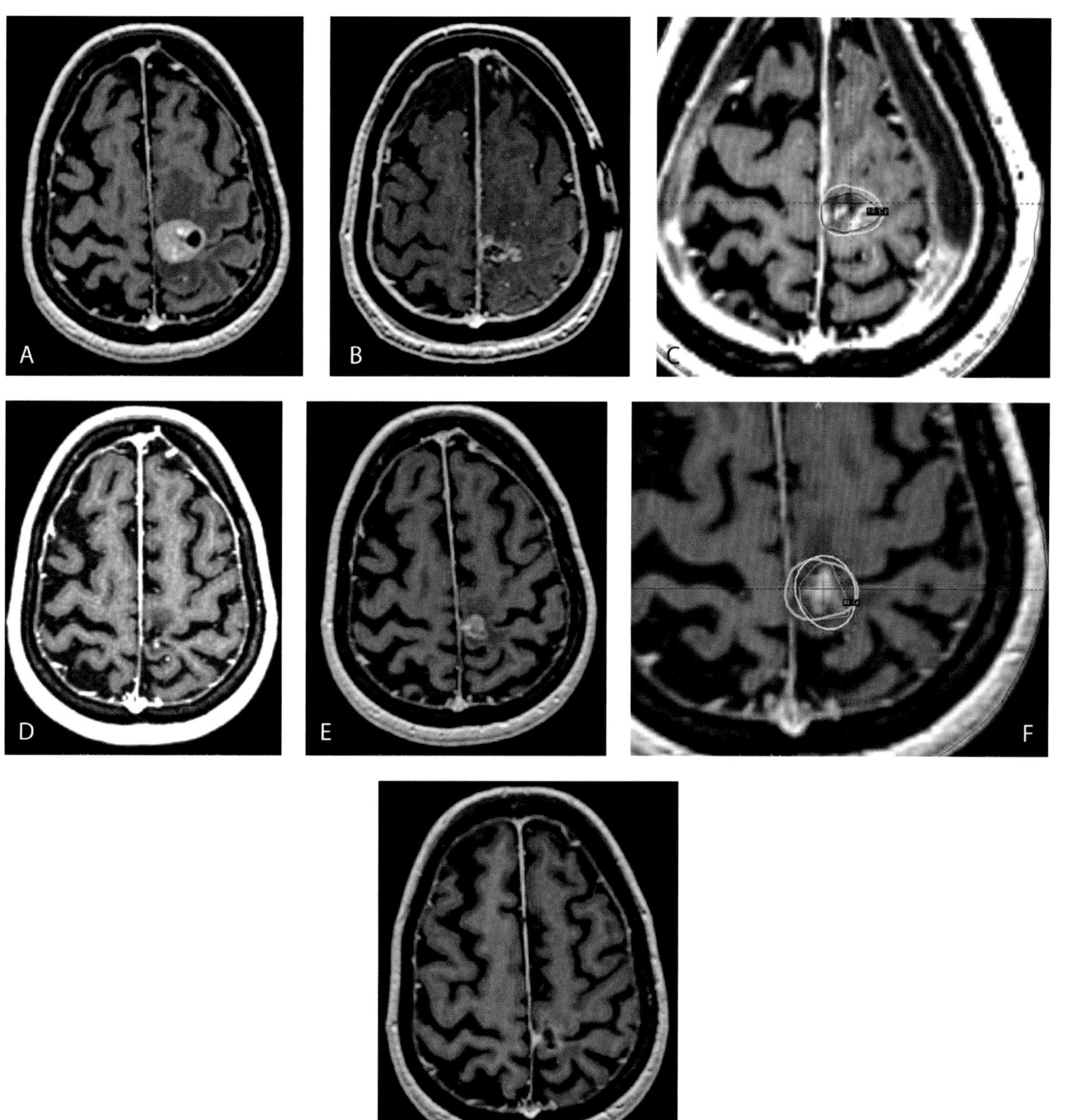

A.MRI显示左侧额叶出现转移病灶；B.转移病灶切除后MRI表现；C.术后行单次SRS治疗，剂量为18 Gy；D.SRS治疗后MRI显示无复发迹象；E.4年后颅内出现局部复发，CBV升高、细胞增生；F.复发病灶行分割SRS治疗，30 Gy/5次；G.分割SRS治疗后MRI显示强化减弱，与治疗结果相一致。

图35.2 激素受体阳性、HER2阴性乳腺癌左额脑转移SRS再治疗的病例

神经功能稳定维持的时间，可延缓神经损害相关死亡情况的发生[47]。

Shen等对接受重复SRS而不进行WBRT的86例出现新发脑转移的患者进行研究分析，本研究对包含239例仅接受SRS治疗而未行WBRT的脑转移患者进行了回顾性筛查。在接受重复SRS治疗的患者中，56%的患者最终仍采取了包括SRS和WBRT在内的挽救性治疗。SRS治疗不影响患者的生存，接受重复SRS治疗的患者中有27%的患者最终需要行WBRT来治疗新发的转移灶。重复SRS治疗后的中位总生存期为13个月，初诊脑转移的中位总生存期为25个月。生存期与首次和重复SRS治疗之间的时间间隔（>6个月与更高的生存率相关）、功能状态、颅外疾病的控制相关[48]。

Fritz等报道42例脑转移患者（197个转移灶）接受了多次的SRS治疗。脑转移速度是指首次放射治疗后出现新发脑转移病灶的数量除以至首次SRS治疗的时间间隔（年），为OS的预后指标，有助于治疗决策的选择。该研究中，用SRS治疗的新脑转移1年LC率为84%，2年LC率为67%，RN的发生率为7%[45]。

Marshall等进行了一项大型队列研究，对801例患者（3683个脑转移灶）接受多次SRS治疗后的生存结局进行了研究，其结果在包括2472例患者（26 629个脑转移灶）的一项研究中得到证实。两项研究显示，接受单次和多次SRS治疗的患者生存结局没有显著差异。本研究表明，连续发生多发性脑转移或局部进展的患者仍应考虑进行挽救性SRS治疗，而发生连续脑转移本身并不一定是预后不良的指标[49]。

Kotecha等的一项包含59例脑转移患者的回顾性研究显示，这些患者接受≥3次SRS治疗，共治疗了765个脑转移灶，SRS首次治疗后6个月时远处颅内复发的风险为64%，2年总生存率为40%。值得注意的是，其中17%的患者出现了RN。一年后77%的患者维持现有生活质量，45%的患者生活质量有显著改善。本研究表明，KPS≤80分、3个月内发生远处颅内转移，以及颅外转移都预示OS较差。这些患者初次SRS治疗后局部失败率为32%，从首次SRS治疗到局部失败的中位时间为13个月，中位生存期为19个月[50]。表明随着患者存活率的增加，局部治疗失败可能会成为一个更大的问题。

35.4.3 分期立体定向放射外科治疗

大体积脑转移瘤（large brain metastasis，LBM）通常指最大直径≥2～4 cm或体积≥4～15 cm^{3}的转移病灶，其治疗具有挑战性。LBM传统的治疗方法包括手术和WBRT，因其毒性反应，特别是RN的发生，使放射治疗剂量明显受限。单次SRS治疗后LBM的LC率仅为37%～62%。研究显示，分期SRS（staged SRS，SSRS）治疗对于没有明显的神经系统症状、无严重的颅内压升高、临床不需要紧急减压或不适合手术的LBM患者具有良好疗效。SSRS治疗包括两个或更多疗程，疗程间隔几周或几个月，总剂量为24～33 Gy[13, 51-52]。

Angelov等的回顾性研究中，使用分两期SRS治疗54例脑转移患者，共治疗63个LBM（≥2 cm）病灶，其中85%的患者为单发脑转移灶，13%的患者有2个转移灶，2%的患者有3个转移灶，最常见的原发肿瘤为非小细胞肺癌（43%）、肾癌（15%）、乳腺癌（13%）和黑色素瘤（11%），从原发肿瘤诊断到SSRS治疗的中位间隔时间为21.9个月，两次SRS治疗中位间隔时间为34天。在第二疗程SRS治疗时，病灶的中位体积从10.5 cm^{3}下降到7.0 cm^3，第一疗程的剂量为12～18 Gy，第二疗程为12～15 Gy。本研究3个月和6个月的LC率分别为95%和88%，不良事件发生率为11%，其中2例经病理证实为RN[52]。

Dohm等也报道了33例接受两期SSRS的患者，两次治疗的时间间隔为1个月，第一疗程的中位剂量为15 Gy，第二疗程的中位剂量为14 Gy，6个月和12个月的LC率分别为96.8%和86.7%[53]。

Higuchi等也报道了分三期的SSRS治疗，治疗间隔时间为2周，43例患者共46个LBM（定义为病灶体积大于10 cc）。43例患者中原发病为结肠癌占32%，肺癌占28%，乳腺癌占25%，脑转移灶平均体积为17.6 cc，每次治疗剂量为10 Gy，共治疗3次，每次治疗间隔2周，第2次治疗时18.8%的患者肿瘤体积显著下降，第3次治疗时39.8%的患者肿瘤体积显著下降，6个月和12个月的LC率分别为89.8%和75.9%[54]。

综上所述，SSRS具有高LC率和低RN率。治疗LBM的另一种方法为分割SRS[55]。Minniti等比较了分次（9 Gy×3次）与单次（18 Gy）治疗直径>2.0 cm的脑转移瘤的疗效，结果显示，多分次的SRS治疗的1年LC率更佳（91%*vs.*77%），多分次与单次SRS治疗后发生RN的比例分别为11%和20%，接受分次SRS治疗的患者的RN的发生更少（*P*=0.004）。但仍需要进一步的研究来比较SSRS和分次SRS的疗效。

35.5 总结

由于综合治疗方法的不断改进，癌症患者的寿命不断延长。因此，越来越多的患者出现了脑转移，尽管采用SRS或WBRT，但患者疾病仍可能复发，需要进一步治疗。无论是SRS还是WBRT后局部复发，都可以通过再次SRS治疗获得有效的治疗。远处颅内复发也可以通过SRS行挽救性治疗。通过多疗程的SRS治疗控制颅内疾病安全有效。尽管一些患者在挽救性SRS治疗后仍会复发，但仅有20%的患者死于神经系统进展，多数患者死于全身性疾病。鉴于重复SRS治疗的不良反应较轻，分期SRS已经成为一种减少较大脑转移瘤导致的局部失败的方法。通过改善血脑屏障的通透性，不断提出新的治疗脑转移及复发性疾病的系统治疗方法。虽然重复SRS治疗已被证明是有效和安全的，但还需要更多的研究来明确适合重复SRS治疗的人群及重复治疗的时间。

参考文献

（遵从原版图书著录格式）

1. Scoccianti S, Ricardi U. Treatment of brain metastases: review of phase III randomized controlled trials. Radiotherapy and Oncology: Journal of the European Society for Therapeutic Radiology and Oncology. 2012;102(2):168–179.
2. Suh JH, Kotecha R, Chao ST, Ahluwalia MS, Sahgal A, Chang EL. Current approaches to the management of brain metastases. Nature Reviews Clinical Oncology. 2020;17(5):279–299.
3. Aoyama H, Shirato H, Tago M, et al. Stereotactic radiosurgery plus whole-brain radiation therapy vs stereotactic radiosurgery alone for treatment of brain metastases: a randomized controlled trial. JAMA. 2006;295(21):2483–2491.
4. Aoyama H, Tago M, Shirato H. Stereotactic radiosurgery with or without whole-brain radiotherapy for brain metastases: secondary analysis of the JROSG 99-1 randomized clinical trial. JAMA Oncology. 2015;1(4):457–464.
5. Churilla TM, Handorf E, Collette S, et al. Whole brain radiotherapy after stereotactic radiosurgery or surgical resection among patients with one to three brain metastases and favorable prognoses: a secondary analysis of EORTC 22952-26001. Annals of Oncology. 2017;28(10):2588–2594.
6. Sahgal A, Aoyama H, Kocher M, et al. Phase 3 trials of stereotactic radiosurgery with or without whole-brain radiation therapy for 1 to 4 brain metastases: individual patient data meta-analysis. International Journal of Radiation Oncology, Biology, Physics. 2015;91(4):710–717.
7. Lin NU, Lee EQ, Aoyama H, et al. Response assessment criteria for brain metastases: proposal from the RANO group. The Lancet Oncology. 2015;16(6):e270–e278.
8. Chang EL, Wefel JS, Hess KR, et al. Neurocognition in patients with brain metastases treated with radiosurgery or radiosurgery plus whole-brain irradiation: a randomised controlled trial. The Lancet Oncology. 2009;10(11):1037–1044.
9. Brown PD, Jaeckle K, Ballman KV, et al. Effect of radiosurgery alone vs radiosurgery with whole brain radiation therapy on cognitive function in patients with 1 to 3 brain metastases: a randomized clinical trial. JAMA. 2016;316(4):401–409.
10. Li J, Ludmir EB, Wang Y, et al. Stereotactic radiosurgery versus whole-brain radiation therapy for patients with 4-15 brain metastases: a phase III randomized controlled trial. International Journal of Radiation Oncology, Biology, Physics. 2020;108(3, Supplement):S21–S22.
11. Shaw E, Scott C, Souhami L, et al. Single dose radiosurgical treatment of recurrent previously irradiated primary brain tumors and brain metastases: final report of RTOG protocol 90-05. International Journal of Radiation Oncol-

ogy, Biology, Physics. 2000;47(2):291–298.

12. Munier S, Ginalis EE, Patel NV, Danish S, Hanft S. Radiation necrosis in intracranial lesions. Cureus. 2020;12(4):e7603–e7603.
13. Yomo S, Hayashi M. The efficacy and limitations of stereotactic radiosurgery as a salvage treatment after failed whole brain radiotherapy for brain metastases. Journal of Neuro-Oncology. 2013;113(3):459–465.
14. Maranzano E, Trippa F, Casale M, et al. Reirradiation of brain metastases with radiosurgery. Radiotherapy and Oncology: Journal of the European Society for Therapeutic Radiology and Oncology. 2012;102(2):192–197.
15. Noël G, Proudhom MA, Valery CA, et al. Radiosurgery for re-irradiation of brain metastasis: results in 54 patients. Radiotherapy and Oncology: Journal of the European Society for Therapeutic Radiology and Oncology. 2001;60(1):61–67.
16. Chao ST, Barnett GH, Vogelbaum MA, et al. Salvage stereotactic radiosurgery effectively treats recurrences from whole-brain radiation therapy. Cancer. 2008;113(8):2198–2204.
17. Harris S, Chan MD, Lovato JF, et al. Gamma knife stereotactic radiosurgery as salvage therapy after failure of whole-brain radiotherapy in patients with small-cell lung cancer. International Journal of Radiation Oncology, Biology, Physics. 2012;83(1):e53–59.
18. Miyatake S, Nonoguchi N, Furuse M, et al. Pathophysiology, diagnosis, and treatment of radiation necrosis in the brain. Neurologia medico-chirurgica (Tokyo). 2015;55(1):50–59.
19. Walker AJ, Ruzevick J, Malayeri AA, et al. Postradiation imaging changes in the CNS: how can we differentiate between treatment effect and disease progression? Future Oncology. 2014;10(7):1277–1297.
20. Zhou J, Tryggestad E, Wen Z, et al. Differentiation between glioma and radiation necrosis using molecular magnetic resonance imaging of endogenous proteins and peptides. Nature Medicine. 2011;17(1):130–134.
21. Chao ST, Ahluwalia MS, Barnett GH, et al. Challenges with the diagnosis and treatment of cerebral radiation necrosis. International Journal of Radiation Oncology, Biology, Physics. 2013;87(3):449–457.
22. Dequesada IM, Quisling RG, Yachnis A, Friedman WA. Can standard magnetic resonance imaging reliably distinguish recurrent tumor from radiation necrosis after radiosurgery for brain metastases? A radiographic-pathological study. Neurosurgery. 2008;63(5):898–904.
23. Panda A, Jones S, Stark H, et al. Phosphorus liver MRSI at 3 T using a novel dual-tuned eight-channel ^{31}P/^{1}H H coil. Magnetic Resonance in Medicine. 2012;68(5):1346–1356.
24. Plotkin M, Eisenacher J, Bruhn H, et al. 123I-IMT SPECT and 1HMR-spectroscopy at 3.0T in the differential diagnosis of recurrent or residual gliomas: a comparative study. Journal of Neuro-Oncology. 2004;70(1):49–58.
25. Parent EE, Patel D, Nye JA, et al. [(18)F]-Fluciclovine PET discrimination of recurrent intracranial metastatic disease from radiation necrosis. EJNMMI Research. 2020;10(1):148.
26. Williamson R, Kondziolka D, Kanaan H, Lunsford LD, Flickinger JC. Adverse radiation effects after radiosurgery may benefit from oral vitamin E and pentoxifylline therapy: a pilot study. Stereotactic and Functional Neurosurgery. 2008;86(6):359–366.
27. Levin VA, Bidaut L, Hou P, et al. Randomized double-blind placebo-controlled trial of bevacizumab therapy for radiation necrosis of the central nervous system. International Journal of Radiation Oncology, Biology, Physics. 2011;79(5):1487–1495.
28. Co J, De Moraes MV, Katznelson R, et al. Hyperbaric oxygen for radiation necrosis of the brain. Canadian Journal of Neurological Sciences. 2019:1–8.
29. Ahluwalia M, Barnett GH, Deng D, et al. Laser ablation after stereotactic radiosurgery: a multicenter prospective study in patients with metastatic brain tumors and radiation necrosis. Journal of Neurosurgery (JNS). 2019;130(3):804–811.
30. Carpentier A, McNichols RJ, Stafford RJ, et al. Real-time magnetic resonance-guided laser thermal therapy for focal metastatic brain tumors. Operative Neurosurgery. 2008;63(1, Supplement):ONS21–ONS29.
31. Bastos DCA, Rao G, Oliva ICG, et al. Predictors of local control of brain metastasis treated with laser interstitial thermal therapy. Neurosurgery. 2020;87(1):112–122.
32. Leuthardt EC, Duan C, Kim MJ, et al. Hyperthermic laser ablation of recurrent glioblastoma leads to tempo-

rary disruption of the peritumoral blood brain barrier. PLoS One. 2016;11(2):e0148613.

33. Chaunzwa TL, Deng D, Leuthardt EC, et al. Laser thermal ablation for metastases failing radiosurgery: a multicentered retrospective study. Neurosurgery. 2018;82(1):56–63.
34. Ali MA, Carroll KT, Rennert RC, et al. Stereotactic laser ablation as treatment for brain metastases that recur after stereotactic radiosurgery: a multiinstitutional experience. Neurosurg Focus. 2016;41(4):E11.
35. Skandalakis GP, Rivera DR, Rizea CD, et al. Hyperthermia treatment advances for brain tumors. International Journal of Hyperthermia. 2020;37(2):3–19.
36. Koffer P, Chan J, Rava P, et al. Repeat stereotactic radiosurgery for locally recurrent brain metastases. World Neurosurgery. 2017;104:589–593.
37. Kim IY, Jung S, Jung TY, et al. Repeat stereotactic radiosurgery for recurred metastatic brain tumors. Journal of Korean Neurosurgical Society. 2018;61(5):633–639.
38. Iorio-Morin C, Mercure-Cyr R, Figueiredo G, Touchette CJ, Masson-Cote L, Mathieu D. Repeat stereotactic radiosurgery for the management of locally recurrent brain metastases. Journal of Neuro-Oncology. 2019;145(3):551–559.
39. Moreau J, Khalil T, Dupic G, et al. Second course of stereotactic radiosurgery for locally recurrent brain metastases: safety and efficacy. PLoS One. 2018;13(4):e0195608.
40. McKay WH, McTyre ER, Okoukoni C, et al. Repeat stereotactic radiosurgery as salvage therapy for locally recurrent brain metastases previously treated with radiosurgery. Journal of Neurosurgery. 2017;127(1):148–156.
41. Minniti G, Scaringi C, Paolini S, et al. Repeated stereotactic radiosurgery for patients with progressive brain metastases. Journal of Neuro-Oncology. 2016;126(1):91–97.
42. Trifiletti DM, Patel NV, Sheehan JP. Repeated stereotactic radiosurgery for intracranial metastases after local failure: the safety and efficacy of repeat radiosurgery. International Journal of Radiation Oncology, Biology, Physics. 2015;93(3, Supplement):E73.
43. Jayachandran P, Shultz D, Modlin L, et al. Repeat stereotactic radiosurgery (SRS) for brain metastases locally recurrent following initial SRS. International Journal of Radiation Oncology, Biology, Physics. 2014;90(1, Supplement):S320.
44. Terakedis BE, Jensen RL, Boucher K, Shrieve DC. Tumor control and incidence of radiation necrosis after reirradiation with stereotactic radiosurgery for brain metastases. Journal of Radiosurgery SBRT. 2014;3(1):21–28.
45. Fritz C, Borsky K, Stark LS, et al. Repeated courses of radiosurgery for new brain metastases to defer whole brain radiotherapy: feasibility and outcome with validation of the new prognostic metric brain metastasis velocity. Fronters in Oncology. 2018;8:551.
46. Yamamoto M, Serizawa T, Shuto T, et al. Stereotactic radiosurgery for patients with multiple brain metastases (JLGK0901): a multi-institutional prospective observational study. The Lancet Oncology. 2014;15(4):387–395.
47. Koiso T, Yamamoto M, Kawabe T, et al. Follow-up results of brain metastasis patients undergoing repeat gamma Knife radiosurgery. Journal of Neurosurgery. 2016;125(1, Supplement):2–10.
48. Shen CJ, Rigamonti D, Redmond KJ, Kummerlowe MN, Lim M, Kleinberg LR. The strategy of repeat stereotactic radiosurgery without whole brain radiation treatment for new brain metastases: outcomes and implications for follow-up monitoring. Practical Radiation Oncology. 2016;6(6):409–416.
49. Marshall DC, Marcus LP, Kim TE, et al. Management patterns of patients with cerebral metastases who underwent multiple stereotactic radiosurgeries. Journal of Neuro-Oncology. 2016;128(1):119–128.
50. Kotecha R, Damico N, Miller JA, et al. Three or more courses of stereotactic radiosurgery for patients with multiply recurrent brain metastases. Neurosurgery. 2017;80(6):871–879.
51. Yomo S, Hayashi M. A minimally invasive treatment option for large metastatic brain tumors: long-term results of two-session gamma knife stereotactic radiosurgery. Radiation Oncology. 2014;9:132–132.
52. Angelov L, Mohammadi AM, Bennett EE, et al. Impact of 2-staged stereotactic radiosurgery for treatment of brain metastases ≥ 2 cm. Journal of Neurosurgery. 2018;129(2):366–382.
53. Dohm A, McTyre ER, Okoukoni C, et al. Staged stereotactic radiosurgery for large brain metastases: local

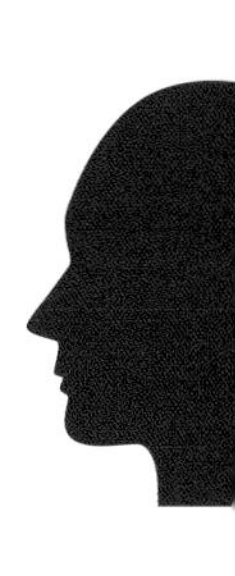

control and clinical outcomes of a one-two punch technique. Neurosurgery. 2018;83(1):114–121.

54. Higuchi Y, Serizawa T, Nagano O, et al. Three-staged stereotactic radiotherapy without whole brain irradiation for large metastatic brain tumors. International Journal of Radiation Oncology, Biology, Physics. 2009;74(5):1543–1548.

55. Minniti G, Scaringi C, Paolini S, et al. Single-fraction versus multifraction (3 x 9 Gy) stereotactic radiosurgery for large (>2 cm) brain metastases: a comparative analysis of local control and risk of radiation-induced brain necrosis. International Journal of Radiation Oncology, Biology, Physics. 2016;95(4):1142–1148.

（王宏伟　译）

36 放射不良反应的识别与管理

Stephanie Cheok
神经外科
耶鲁大学医学院
美国康涅狄格州 纽黑文

Veronica L. Chiang
神经外科
耶鲁大学医学院
美国康涅狄格州 纽黑文

James E. Hansen
放射治疗科
耶鲁大学医学院
美国康涅狄格州 纽黑文

36.1 引言

肿瘤、血管和功能障碍性疾病的放射外科治疗效率高且疗效好，可以最大限度地降低毒性反应。随着放射外科在全球范围内越来越广泛地应用，了解与这种技术相关的潜在毒性至关重要。本章概述了立体定向放射外科（stereotactic radiosurgery，SRS）不良反应高风险人群的预测方法，并讨论相关治疗方案。

以往的文献已对立体定向放射外科治疗的不良反应进行了详细阐释。放射不良反应（adverse radiation effect，ARE）这一术语属于放射学范畴，用于描述放射治疗后影像学的改变。它可以根据其出现时间进一步分类。早期/急性放射不良反应通常在放射后几天内发生。亚急性放射不良反应（也称为假进展）通常在辐射后12周内出现，而晚/迟发放射不良反应则在治疗后数月至数年内出现。其中，晚/迟发放射不良反应造成的后果最严重，可导致白质脑病（常见于全脑放射治疗或分割放射治疗后）和放射性坏死（radiation necrosis，RN）。随着放射外科的广泛应用，放射性坏死的诊断和治疗已经成为巨大的临床挑战。与早期或亚急性放射不良反应不同，晚期/迟发放射不良反应既可以表现出临床症状，又会不断进展，且具有不可逆性[1]。对于传统分割放射治疗所致脑毒性的诊断和管理方法，例如在调强放射治疗中的海马回避等新兴技术的应用，建议读者可以参阅Brown等和Smart等的论文综述[2-3]。本章将重点讨论放射外科背景下的放射性坏死问题。

虽然已有研究报道过放射外科在治疗脑动静脉畸形（arteriovenous malformation，AVM）和脑膜瘤后会导致放射性坏死，其发生率高达23%~30%[4-5]，但放射性坏死最近几年才成为一个热议话题，因为在许多美国医疗中心，绝大多数接受放射外科治疗的患者都患有多发脑转移瘤。随着颅内病变的诊疗率不断提高，放射引起的不良反应也随之增加。由于放射性坏死和肿瘤进展在发生时间和影像学上的特征相似，对二者进行鉴别成为一个重要的、日益增长的临床挑战。

36.2 放射性坏死的发生率和风险因素

放射性坏死是立体定向放射外科治疗最常见的不良反应之一，然而，其真实发病率尚未确定，部分原因为其在病理学定义和诊断方面存在挑战。放射性坏死虽然在广义上可定义为一种延迟性并发症，但其临床过程存在巨大差异。在放射性坏死中，无症状患者的影像学显示强化病变一过性增大，周围出现水肿，几个月后自动消退；而有症状患者的强化病变表现为渐进性持续生长，这与周围明显的水肿和出血有关，会引起占位效应和神经功能障碍。文献报道称，放射不良反应的发生率为5%~50%，具体取决于所使用的影像学检查方法和临床评判标准[6-7]。此外，在诊断放射性坏死中所用的临床随访时间和其他专业的神经影像学方法也存在巨大差异。Flickinger等对应用放射外科治疗的动静脉畸形进行了多变量分析，结果提示，30%的患者在7年内出现了与放射性坏死一致的影像学变化[8]。然而，只有10.7%的患者会表现出症状，因此，出现持续性有症状放射性坏死的7年精算率（actuarial rate）只有5.05%。在脑转移相关文献中，放射性坏死的发生率也有很大差异，这取决于放射性坏死病例数的基准是接受治疗的病变数、接受治疗的患者人数，还是放射外科治疗后不同时间点的高危患者人数（即只包含幸存者）。据报道，有症状患者占比为2%~14%[1, 9]。

识别放射性坏死的特定危险因素一直是一个活跃的研究领域。一些独立的因素已被确定，但仍有待进一步阐明。达成共识最多的危险因素包括：①增加单次辐射剂量；②较大的治疗体积（treatment volume，TV）——特别是以10 Gy和12 Gy的治疗体积（V_{10}和V_{12}）进行衡量[8, 10-14]；③同时进行化学治疗[10, 12, 15-16]。Blonigen等报告，在单次立体定向放射外科治疗后V_{10}体积为10.45 cm^3，V_{12}体积为7.85 cm^3是单次SRS治疗后辐射坏死显著增加的阈值[10]。Chin等未能确定临界体积，但他们发现发生放射性坏死患者的中位V_{10}明显大于未发生放射性坏死患者（28.4 cm^3 *vs.* 7.8 cm^3），并指出两组的体积范围有明显的重叠[11]。Zhao等报告，根据伽玛刀预测模型，治疗体积小于18 cm^3时，放射性坏死的发生率明显降低[13]。需要注意的是，重复进行立体定向放射外科治疗会增加放射性坏死的风险。Sneed等的研究表明，体积病变较大的患者或既往或同时接受全脑放射治疗（whole brain radiotherapy，WBRT）的患者发生放射性坏死的1年风险为3%～8%，同一部位再次接受放射外科治疗导致有症状放射性坏死的1年风险为20%[17]。尚未有研究报道治疗平台（LINAC *vs.*伽玛刀）会影响放射性坏死的发生率。文献所报道的不同结果可能反映了放射性坏死病理生理学的多因素机制。从实践的角度来看，作者中心在应用立体定向放射外科治疗之前，直径大于3 cm（相当于14 cm^3）的病变都需要进行手术减压来减小治疗体积（如果可行），以便将放射性坏死的风险降到最低。当需要再次进行放射治疗时，他们采用分割或手术切除方法来减小再次进行立体定向放射外科治疗时的治疗体积。

化学治疗和全脑放射治疗联合治疗脑转移瘤会对正常组织造成严重的毒性，且无法提高生存率[18]，因此，传统上在进行全脑放射治疗时会停止化学治疗。随着立体定向放射外科治疗（而非全脑放射治疗）的广泛应用，化疗与立体定向放射外科之间需要间隔多长时间仍不清楚，需要进一步探讨。而作为化学治疗的延伸，可通过血脑屏障进入中枢神经系统的靶向药物治疗和免疫治疗等系统治疗也会增加放射性坏死的发生风险。Colaco等进行了一项回顾性研究，在接受任何系统免疫治疗（包括白细胞介素-2（interleukin-2，IL-2）、抗细胞毒性T淋巴细胞相关抗原4（cytotoxic T lymphocyte-associated antigen-4，CTLA4）和抗程序性细胞死亡蛋白1（programmed cell death protein 1，PD1）药物治疗的患者中，有37.5%的患者发生了放射性坏死；而在接受靶向治疗的患者中，有25.0%的患者发生了放射性坏死，而接受化学治疗的患者仅占16.9%[19]。随着免疫疗法联合放射外科治疗的广泛应用，放射性坏死的发生率存在很大差异。Martin等发现，在接受免疫疗法和立体定向放射外科治疗联合的患者中，放射性坏死的发生率较高[20]。这些接受联合治疗的患者群体包括肺癌、黑色素瘤和肾细胞癌患者，在这些群体中，黑色素瘤患者的放射性坏死发生率更高。而Fang等对137例（1094处病变）接受放射外科治疗的黑色素瘤患者进行了研究，与接受化学治疗的患者相比，这些患者放射性坏死的发生率并未增加[21]。此外，关于免疫治疗相对于立体定向放射外科治疗的最佳时机也有争论，但在对同时或不同时接受免疫治疗的放射外科治疗的黑色素瘤脑转移瘤患者的比较研究中，有症状放射性坏死的发生率并未一致增加[22]。

同样，在接受靶向治疗的患者中也有不同的结果报道。维罗非尼是一种BRAF抑制剂，研究证实该药物是一种放射增敏剂。Patel等报告，如果维罗非尼与立体定向放射外科联合应用，放射性坏死和有症状放射性坏死的发生率都会明显增加（1年放射性坏死的发生率为22% *vs.*11.1%，$P<0.001$；有症状放射性坏死的发生率为28.2% *vs.* 11.1%，$P<0.001$）[23]。相比之下，在使用第二代和第三代BRAF抑制剂时，无论是从影像学上还是临床表现上诊断的放射性脑坏死的发生率没有增加。尽管如此，美国东部肿瘤协作组的共识指南建议在分割放射治疗前后停用BRAF和（或）丝裂原活化蛋白激酶（mitogen-activated protein kinase，MEK）抑制剂3天或更长时间，在放射外科治疗前后停用1天或更长时间，这样可以减少放射性坏死的潜在风险[24]。

此外，其他研究报告表明，有致癌驱动基因突变［表皮生长因子受体（epidermal growth factor receptor，EGFR）或间变性淋巴瘤激酶（anaplastic lymphoma kinase，ALK）］的肺癌患者或接受酪氨酸激酶抑制剂（tyrosine kinase inhibitor，TKI）的患者放射性坏死发生率也会增加。Kim等对1650例（2843处病变）接受治疗的各种组织学类型的脑转移瘤患者进行了回顾性研究，有8%的病变发生了放射性坏死[25]。他们报告称，如果全脑放射治疗前进行立体定向放射外科治疗，同时进行全身治疗会显著增加放射性坏死的发生率（3.7% *vs.* 8.7%，$P=0.04$），而与放射性坏死相关性最高的特异性药物包括血管内皮生长因子受体（vascular endothelial growth factor receptor，VEGFR）酪氨酸激酶抑制剂和表皮生长因子受体酪氨酸激酶抑制剂（分别为14.3%和15.6%，而非酪氨酸激酶抑制剂为6%）。在从累积发病率的角度进行比较时也发现了显著性差异，这表明接受这些药物治疗的患者生存期延长，这也可能导致这些患者的放射性坏死风险增加。

由于文献中报道了相互矛盾的数据，需要正确认识到接受免疫治疗或可通过血脑屏障的靶向药物治疗可使脑肿瘤患者放射性坏死的风险增加，因此，在决定立体定向放射外科治疗初始剂量之前需要考虑这一点。此外，在立体定向放射外科治疗失败时，需要将放射性坏死的鉴别诊断纳入治疗方案的管理规划。

36.3 放射性坏死的病理生理学

放射性坏死虽然没有明确的概念，但通常是指高剂量辐射所致的正常脑组织死亡，并在凝固性坏死周围出现持续性炎症和脱髓鞘的过程。放射性坏死的主要组织学表现是凝固性坏死，其周围是白质脱髓鞘，血管壁增厚、硬化和透明化，反应性星形胶质细胞增多和广泛的巨噬细胞浸润[9，26]。

放射性坏死的基本生物学和病理生理学仍是一个存在争议的话题。在恶性和良性脑肿瘤及动静脉畸形行高剂量放射治疗后均有发生放射性坏死的病例报道。因此，放射性坏死的潜在发病机制包括辐射诱导的神经元/胶质细胞损伤（主要是少突神经胶质细胞）、血管损伤（内皮细胞），以及免疫介导损伤。目前，研究人员认为暴露于高剂量辐射后首先会导致内皮损伤，然后导致血管内血栓及随后的缺血，进而导致凝固性坏死。缺血或辐射造成的内在损伤会引发少突神经胶质细胞损伤，从而导致脱髓鞘[6，27-28]。此外，由此产生的缺血和细胞损伤会诱发小神经胶质细胞、巨噬细胞和淋巴细胞来源的细胞因子得到激活和释放。IL-1α、肿瘤坏死因子-α（TNF-α）和IL-6等促炎性细胞因子表达上调会启动趋化因子网络，如CXC趋化因子配体12（CXC motif chemokine ligand 12，CXCL12）/CXC趋化因子受体4（CXC motif chemokine receptor 4，CXCR4）轴，这会促进大部分此类病变出现进展。具体而言，小神经胶质细胞在激活后会释放缺氧诱导因子-1α（hypoxia-inducible factor-1 alpha，HIF-1α），可能导致血管内皮生长因子表达上调。研究表明，放射性坏死区域的血管内皮生长因子表达会升高，最早在治疗后4周就能检测到；在放射性坏死小鼠模型中，血管内皮生长因子的表达会随着时间推移而增加[29]。血管内皮生长因子的过表达会促进血管生成，并导致血管发生渗漏，这会增加血脑屏障（blood-brain barrier，BBB）的通透性并导致放射性坏死的血管源性水肿。

放射性坏死的延迟表现和渐进性较难理解。在经立体定向放射外科治疗的病理组织中，常见到T细胞和巨噬细胞的弥漫性浸润，浸润的巨噬细胞很容易表达促炎性细胞因子（如TNF-α和IL-6等）[30]，这为放射性坏死的免疫学方面提供了重要的解释。同时也为我们提供一种假想：放射性坏死的延迟和渐进特征有可能是一种潜在的自身免疫机制。少突神经胶质细胞的损伤和裂解会释放细胞内的成分（如髓磷脂碱性蛋白，辐射后数月内可在脑脊液中检测到），然后遇到大脑的免疫细胞，进而使脱髓鞘和炎症持续发生[31]。有研究报道称，在放射性坏死标本中有一种由辐射诱发的延迟性血管炎脑白质病。T细胞通常弥漫性地散布在整个组织中；Rauch等也证明其存在中小血管跨膜浸润，这表明可能存在免疫驱动的活性血管化过程[31]。此外，尽管很少见，但也有少数在立体定向放射外科治疗部位的远隔部位出现放射性坏死病例报告[32-33]。在这些病例中，胼胝体和脑室周围亚独立区域的受累进一步支持了初次使用立体定向放射外科治疗后自身免疫性反应造成的少突神经胶质细胞损伤。

36.4 放射性坏死的诊断

36.4.1 临床表现

如上所述，许多患者在影像学上会表现出明显的变化，但未出现症状[34]。与其他脑肿瘤一样，临床表现主要取决于病变大小、周围水肿程度和病变部位，而不是潜在的病理。因此，症状通常表现为颅内压升高（头痛、意识模糊和精神状态改变）、局灶性神经功能障碍（如运动无力、感觉丧失、运动障碍和步态失衡）或癫痫发作。

有研究人员认为，疲劳和认知功能障碍更可能与放射性损伤有关，但这一猜想尚未得到验证[34]。根据作者中心的经验，磁共振成像（magnetic resonance imaging，MRI）呈现出广泛变化但未表现出神经系统症状的患者往往有放射性坏死。如果非肿瘤患者在治疗9～12个月后出现与放射外科治疗损伤相关的症状，应考虑放射性坏死。然而，对于肿瘤患者来说，不能依据症状出现的时间判断放射性坏死，因为放射性坏死与肿瘤复发时间重叠性较高。影像学领域已对肿瘤患者进行了很多研究，试图对放射性坏死与肿瘤复发进行鉴别诊断。

36.4.2 含钆和不含钆常规磁共振成像

鉴于MRI成像依赖于血脑屏障的通透性，肿瘤复发和放射性坏死在影像学上的变化通常难以区分。因为恶性肿瘤通常会导致血脑屏障破坏，使钆剂渗出血管并进入组织中，从而导致成像时出现对比增强。而放射性坏死是一种炎症过程，同样会破坏血脑屏障，并在MRI扫描中显示类似的增强[35]。通常，在这两种病变中，进行钆剂增强扫描，如果在T_1加权磁共振成像上显示病灶边缘强化，而病灶中心无强化，可推测为坏死。病变中央坏死在所有放射性坏死病例中都可以体现，但许多肿瘤也包含同样的坏死区域，这也对两种疾病的影像学解释造成了进一步的混淆。病变本身可能会造成占位效应，而病变周围广泛性水肿造成占位效应更为常见——表现为病变周围大面积液体衰减反转恢复（FLAIR）信号异常，肿瘤和放射性坏死在这一方面又有相似性。虽然已有充分的证据表明，不能依据病变形态对这两种病症进行鉴别诊断，但在临床实践中，许多肿瘤会表现为实体的圆形再生区域，而一些放射性坏死病变会表现出如Kumar等描述的“假肢”“瑞士奶酪”“菜椒切面”或“肥皂泡”等诊断性特征变化[36-37]（图36.1）。虽然并未发现脑叶或幕上与幕下位置与放射性坏死的发生风险有关，但根据作者的经验，脑室周围的位置似乎会增加放射性坏死的发生风险。最后，Sneed等报告称，在他们治疗的2200个转移瘤病变中，经病变部位活检证实：肿瘤复发占9.2%，孤立性放射性坏死占5.4%，肿瘤复发合并放射性坏死占1.4%。在一定比例的病例中，病变同时包含放射性坏死组织和肿瘤组织成分，这一发现使诊断进一步复杂化，表明需要更多、更详细的特殊成像方式进行鉴别[17]。

Dequesada等在2008年提出使用匹配T_1和T_2加权成像技术创建补充损伤系数来区分肿瘤复发和放射性坏死[38]。补充损伤系数（LQ）定义为在T_2序列上结节与在T_1序列上的增强总面积的比值，补充损伤系数<0.3的更符合放射性脑坏死。然而，其他相

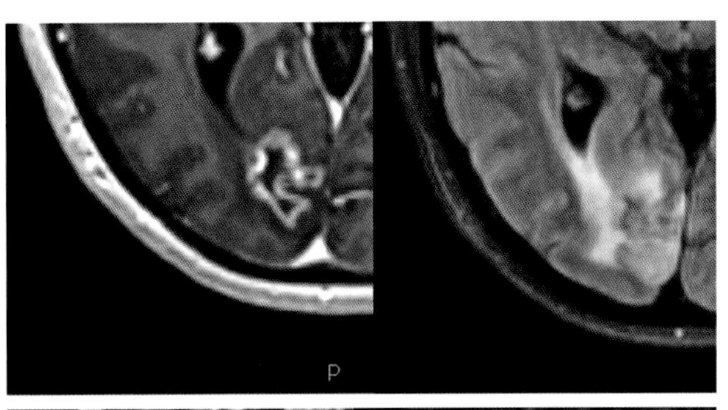

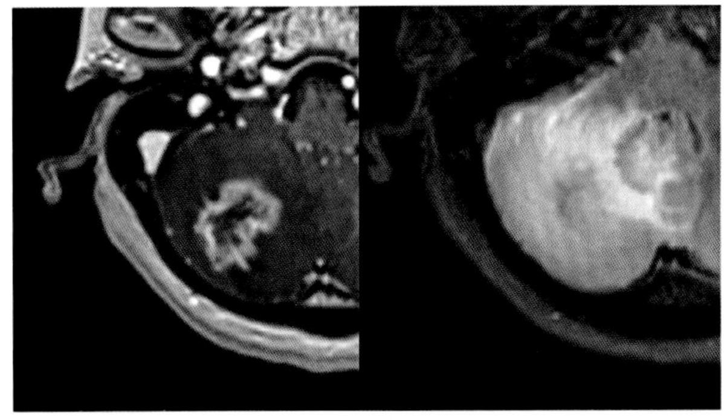

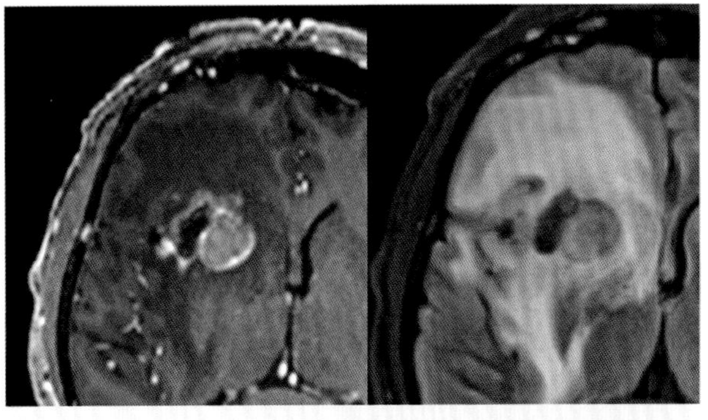

图36.1 第1行：1例肺癌患者在立体定向放射外科治疗后18个月，在T_1加权钆增强轴位MRI上呈现出假肢样变化，病变周围T_2液体衰减反转恢复变化增加，提示有放射性坏死病变；第2行：同一患者第二处病变的T_1加权钆增强磁共振成像上的菜椒切面样变化，病变周围水肿变大；第3行：相比之下，黑色素瘤患者在立体定向放射外科治疗2年后，T_1加权钆增强MRI上与先前放射性坏死相邻的结节性生长及周围液体衰减反转恢复信号的明显变化

关验证结果发现这一标准在区分放射性坏死和肿瘤复发方面的阳性预测价值并不高[39]。

36.4.3 弥散加权成像

表观弥散系数（apparent diffusion coefficient，ADC）是一种基于扩散加权成像（diffusion-weighted imaging，DWI）的MRI序列，它根据肿瘤细胞的细胞数量特征来区分肿瘤和放射性坏死。从理论上讲，肿瘤复发会导致自由水扩散受限，因此与放射性坏死相比，由于细胞数量增加，表观弥散系数的比值会降低[40]。然而，复发肿瘤会有不同的细胞特征，许多复发肿瘤有明显的中心坏死，因此无法确定诊断参数（图36.2）[41]。

36.4.4 磁共振波谱成像

磁共振波谱成像技术用于检测大脑中标准代谢物——N-乙酰天冬氨酸（N-acetylaspartate，NAA）、胆碱（choline，Cho）、肌酸（creatine，Cr）和乳酸（lactate，Lac）的水平变化。N-乙酰天冬氨酸是一种神经元功能标志物，这种代谢物的减少表明神经元细胞出现死亡或损伤，在放射性损伤后会出现此类情况[42]。然而，使用这种技术无法区分神经元损伤的机制，辐射所致细胞凋亡导致细胞损伤及局部细胞因子的释放均能诱发神经元损伤。胆碱是一种细胞膜生物合成和周转标志物。胆碱水平增加表明细胞增殖增加，理论而言，肿瘤生长中的细胞增殖水平应该更高。肌酸是一种能量代谢标志物，其水平通常保持稳定，因此常用作比较对照。在区分肿瘤和放射性坏死时，肿瘤往往有较高的Cho/NAA和Cho/Cr比值，而NAA/Cr比值较低（图36.3）[11, 43]。然而，区分这两种诊断比值分界点的实际值在不同文献中差异很大，应该注意，这些数据大多以神经胶质瘤为例，可能并不完全适用于其他病症[44]。Kimura等报告称，在单体素波谱磁共振检查中，Cho/Cr比值>2.48可以预测肿瘤[45]，但Schlemmer等报道了1例肿瘤患者的Cho/Cr比值为1.53[46]。Weybright等报告称，在他们使用二维化学位移成像（chemical shift imaging，CSI）方法确定代谢物参数的人群中，肿瘤患者的中位Cho/Cr比值为2.52，放射性坏死患者的中位Cho/Cr比值为1.57；肿瘤患者的中位Cho/NAA比值为3.48，放射性坏死患者的中位Cho/NAA比值为1.31；肿瘤患者的中位NAA/Cr比值为0.79，放射性坏死患者的中位NAA/Cr比值为1.22。他们认为，这3种比值在每组内的范围确实存在重叠，NAA/Cr比值尤为明显。脂质（Lip）和乳酸峰值表示存在坏死区域，因此也有研究探讨了Lip/Cho比值和Lac/Cho比值[47]。Chernov等报告称，与单体素波谱磁共振检查相比，多体素波谱磁共振检查的诊断准确率为100%。所用阈值是：①NAA/Cho比值>3.0与Lip/Cho比值<3.0的组合（肿瘤诊断）；②Lip/Cho比值>3.0（放射性坏死诊断）[48]。然而，由于文献所报道的MR波谱检查在预测肿瘤与放射性坏死的准确性方面存在很大差异，其敏感性和特异性尚存争议[49-50]。

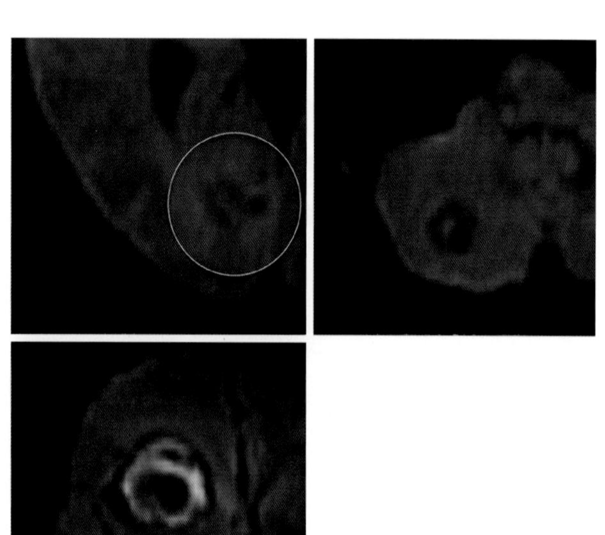

图36.2 第1行：在图36.1中的两例放射性坏死病变中均无扩散受限；第2行：图36.1中复发肿瘤有扩散受限

36.4.5 磁共振灌注成像

在磁共振灌注中，使用动态磁敏感加权MRI可以确定相对脑血容量（relative cerebral blood volume，rCBV）。相对脑血容量是微血管密度的衡量标准。由于放射性坏死会导致小血管损伤，所以放射性坏死患者的相对脑血容量通常会下降。而肿瘤复发会促进血管生成，促进细胞营养和存活，因此肿瘤复发会增加相对脑血容量并增

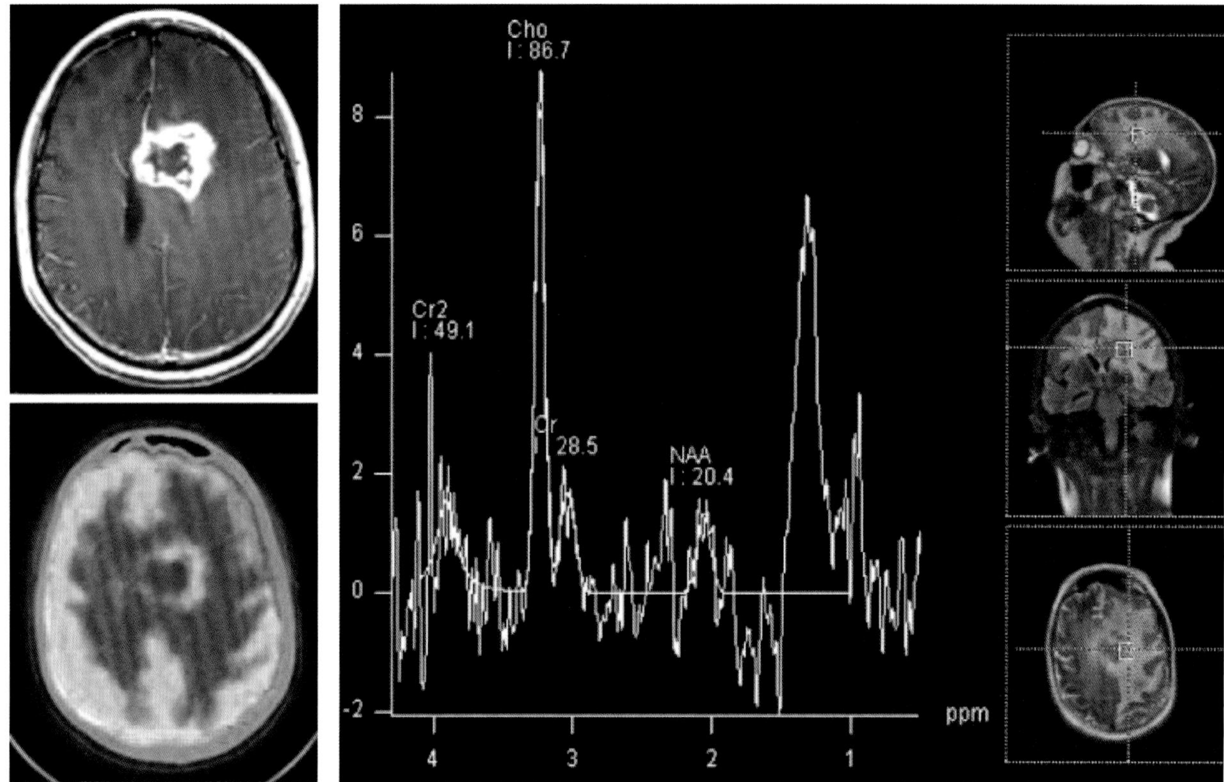

（左上图）：T_1增强加权磁共振成像显示脑室周围病变进展；（左下图）：FDG-PET提示病变边缘代谢增高；（右图）：MR波谱显示Cho/Cr和Cho/NAA比值升高，提示存在肿瘤。然而，值得注意的是，在N-乙酰天冬氨酸峰值右侧的乳酸/脂质（large lactate/lipid）比值峰值提示存在放射性坏死。手术切除组织的病理显示只有放射性坏死。

图36.3 乳腺癌患者左侧侧脑室旁转移，在首次18 Gy单次立体定向放射外科治疗1年后，再用7 Gy×2进行分割立体定向放射外科治疗

加MRI灌注[50-51]。在目前可用的成像技术中，应首选磁共振灌注成像（图36.4）。其原因是这种成像技术的空间分辨率较高，而且检查结果能够在后期处理过程中进行颜色编码。在区分肿瘤和放射性坏死时，相对脑血容量阈值也存在差异，这种变异性可能不仅是由于所研究病变的病理学的差异，也可能是由于磁共振灌注技术本身的差异。这些技术包括动态磁敏感对比度（dynamic susceptibility contrast，DSC）T_2加权MRI灌注、动态对比度增强（dynamic contrast-enhanced，DCE）T_1加权MRI灌注和动脉自旋标记[52]。本章暂不深入探讨磁共振灌注成像的复杂性。Mitsuya等报告称，使用动态磁敏感对比度灌注技术获得的相对脑血容量比值>2.1，诊断脑转移复发的敏感性为100%，特异性为95%[51]。然而，Barajas等报告称，在动态磁敏感对比度灌注中，相对脑血容量阈值=1.75并不是对复发性多形性胶质母细胞瘤（GBM）和放射性坏死进行鉴别诊断的可靠方法（敏感性为79%，特异性为72%）[53]。Metaweh等对高级别神经胶质瘤的研究报道了类似的敏感性和特异性（78%和80%）[54]。Zakhari等报告称，在动态对比度增强灌注中，脑血容量仍是预测肿瘤的最佳指标，肿瘤患者的脑血容量中位数为8.39，而放射性坏死的脑血容量中位数为5.86[55]。Chuang等纳入了13项研究进行Meta分析，结果表明，与放射性损伤相比，肿瘤复发患者动态对比增强灌注中的相对脑血容量平均值明显偏高。他们还证实，在相同的研究中，肿瘤患者的Cho/Cr比值平均值较高，因此，他们建议将MR波谱和灌注结合起来，以便提高诊断的准确率[50]。

36.4.6 正电子发射断层扫描（PET）

目前正电子发射断层扫描（positron emission tomography，PET）成像应用越来越广泛，在确定肿瘤和是否转移方面的作用尤为突出。虽然单

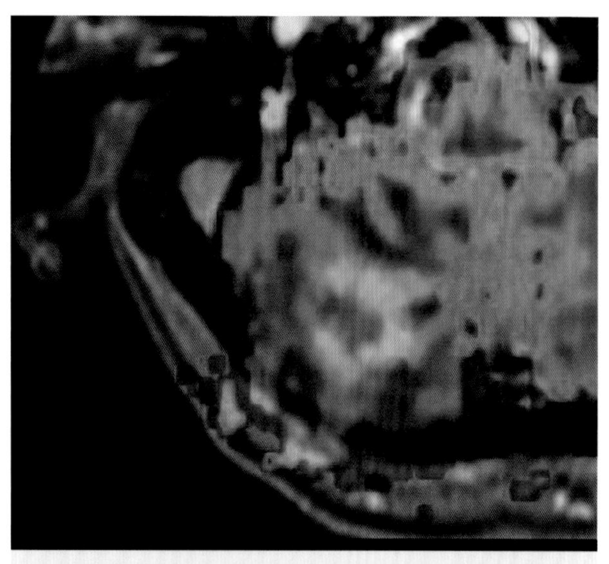

T_1磁共振彩色图谱显示：放射性坏死区以蓝绿色为主，而相邻的绿色/黄色/红色区域正常组织。

图36.4 图36.1中放射性坏死病灶的MR灌注成像

光子发射计算机断层扫描（singlephoton emission computed tomography，SPECT）在早期受到了一定的关注，但现在最常用的技术为正电子发射断层扫描，最常用的示踪剂为氟代脱氧葡萄糖（fluoro-D-glucose，FDG），可通过检测葡萄糖摄取量来测量细胞的代谢情况。恶性病变具有较高的代谢活动，大量的葡萄糖摄取会显示更亮的病变区域[56]。遗憾的是，由于正常脑组织中葡萄糖摄取的基础水平较高，FDG-PET在中枢神经系统中的作用并不突出。有报道称，FDG-PET的敏感性和特异性分别为75%和81%，但也有报道称其敏感性和特异性分别为65%和40%[57-58]。使用碳-11蛋氨酸（^{11}C-methionine，MET）标记的同位素进行氨基酸检测的正电子发射断层扫描前景很好。然而，由于其半衰期短且需要回旋加速器，这种方法的应用相对有限[59]。

到目前为止，还没有合适的金标准成像技术可以准确诊断放射性坏死。考虑到缺乏一种特定的影像学检查方法可以有效地将放射性坏死和肿瘤复发相鉴别，作者所在机构仍主要依靠病理学进行诊断，因为研究表明根据病理学区分放射性坏死和肿瘤复发的准确率大于98%[60-61]。由于大多数放射性坏死的病例具有自限性，对于那些不适合手术诊断的患者来说，在3～6个月内用标准T_1加权钆增强MRI和液体衰减反转恢复序列MRI进行连续成像，最终也可以进行鉴别诊断。目前，有研究正在探讨使用液体活检的可能性，因为Koch等报告称，在多形性胶质母细胞瘤患者中，膜联蛋白V阳性微泡会脱落到血液中，而且可以通过测量进行鉴别诊断[62]。在脑瘤患者的脑脊液中也可以检测到肿瘤来源的突变DNA和其他生物标志物，因此，未来有可能通过这种方法进行鉴别诊断[63]。

36.5 放射性坏死的治疗

如上所述，放射性坏死具有自限性，许多放射引起的病变在没有干预的情况下可以自行消退。虽然没有临床或影像学数据可以预测病变可能进展情况，但放射性坏死缓解的可能性随着时间的推移而增加，在初诊18个月后，有高达76%的病变可以消退，但仍有高达25%的病变仅靠药物治疗无法消退，必须予以干预[11]。

因此，放射性坏死的管理和治疗要依据症状来区分。如果患者的临床表现和影像学表现与放射性坏死最一致，无症状小型非进展性病变可以采取保守治疗，每6～12周做一次连续的MR成像，直到病变消退。如果患者有症状，那么就可以采取内科或外科治疗。

36.5.1 内科治疗

皮质类固醇有抗炎作用，可以稳定血脑屏障，并减少水肿，因此皮质类固醇是有症状放射性坏死的一线药物治疗方案。然而，单用类固醇无法改变放射性坏死进展，因此除非出现症状，否则不使用类固醇。如果确实出现了症状，应使用可以控制症状的最低剂量，并应反复尝试停药，直到病变或症状消退[7]。不幸的是，一些患者因其不良反应而无法耐受这种药物，还有一些患者虽然接受了治疗，但仍然有明显的临床症状。

其他药物治疗方案包括阿司匹林、非甾体抗炎药、抗凝血剂、己酮可可碱和维生素E补充剂。研究表明，这些药物对治疗放射性坏死有效，但所得的结果并不一致[7]。

高压氧治疗应用较少，在很大程度上受制于输送。这种疗法旨在促进灌注和血管生成，虽然没有进行大规模的研究，但也有研究表明接受高压氧治疗的放射性脑坏死患者在影像和症状方面有所改善[64-65]。

贝伐珠单抗是一种人源化单克隆抗体，是唯一在随机试验中证明对放射性坏死有效的药物。虽然目前尚不清楚其作用机制，但作为一种血管内皮生长因子抑制剂，贝伐珠单抗是一种非常有效的治疗周围水肿的非甾体方法。Levin等对14例患者进行了随机安慰剂对照研究，结果表明，所有接受贝伐珠单抗治疗的患者无论在影像学上还是临床症状上均得到改善，而安慰剂组的患者则没有[66]。同样，Gonzalez等研究表明，贝伐珠单抗可以减少放射性坏死患者的MRI FLAIR信号异常和T_1增强扫描的信号异常[67]。上述研究表明，在这种治疗策略中，血管源性脑水肿的发生率有所减少，同时，贝伐珠单抗也使这些患者的地塞米松日剂量减少。然而，值得注意的是，这种治疗方式有明显的不良反应，并不是所有患者都能耐受。

36.5.2 外科治疗

对于药物治疗无效的病例或需要进行病理诊断以排除肿瘤复发的患者来说，外科治疗会获益。外科治疗不仅能提供明确的病理指导，同时是解除占位效应所致的神经系统症状最快速有效的方法，并且可以最快速地减少类固醇的使用剂量。与药物治疗相比，外科治疗水肿的疗效更快，因此，开颅手术是放射性坏死的标准外科治疗方法。手术的目的是切除整个强化区域，因此，对于病变在非功能区及适合全身麻醉的患者来说，外科治疗是首选治疗方案。Nath等对立体定向放射外科治疗后病变进展的患者进行了研究，结果表明，积极的手术切除不仅对病变有良好的局部控制，而且能对整个病变进行完整的病理分析[68]。第二点重要性在同一文章得到了强调，即使与那些术后组织学检查提示肿瘤细胞小于2%的患者相比，切除病变显示绝对没有肿瘤的患者生存率也有了显著提高。鉴于这些数据，立体定向放射外科治疗后的患者若出现病变进展，作者所在的中心对于非功能区的病变及适合全身麻醉的患者都会积极地进行手术切除。

36.5.3 激光间质热凝术（激光消融术）

对于不适合手术治疗的病变来说，激光热凝固术或激光间质热疗（laser interstitial thermotherapy，LITT）正在成为一种新的治疗选择，它不仅可以进行组织诊断，同时也能治疗放射性坏死。自十年前推出以来，这种手术技术的应用越来越广泛，同样适用于病变可行标准开颅手术的患者。虽然这种技术具有微创性，但是在大多数医疗中心，接受该手术的患者仍然需要进行全身麻醉。该手术过程为：在头皮上做一个小切口，颅骨钻一5 mm孔，目的是对病变进行活检，进而提供初步诊断。然后，沿着相同的轨迹引入二极管激光器达病灶中心对病变进行消融。从激光器发出的光在病灶组织中转化为热量。之后使用连续的术中磁共振梯度回波成像来监测热传递的进展。然后，利用专门的软件根据每个成像体素在高温下的时间计算实时消融图的估计值，使外科医生能够监测并确定消融的完成时间（图36.5）。术后，通常对患者观察一晚，由于切口小且没有进行开颅手术，很少需要进行疼痛治疗。大多数患者可以在术后第1天回家。

多项回顾性研究显示，与开颅手术类似，激光间质内热凝治疗对立体定向放射外科治疗后再进展的病变有效，无论病理诊断是放射性坏死、肿瘤复发，还是两者兼而有之[69-71]。

由于激光间质热疗提供了一种微创方法来替代开颅手术，根据作者的经验，当提供这种选择时，更多的患者愿意接受。一项关于激光间质热疗（立体定向放射外科治疗后激光消融）的前瞻性、多中心大型的研究探讨了使用激光间质热疗治疗立体定向放射外科治疗后病变进展的长期疗效[72]。研究共招募了42例患者。这些患者的6个月总体无进展生存率为75%，3个月总生存率为86.5%，6个月总生存率为72.2%。30%的患者在术后3个月时能够停止或减少类固醇的使用。根据病理细分，经活检证实肿瘤复发的患者6个月局部控制率为74%，而经活检证实放射性坏死患者的局部控制率更好，为100%。肿瘤患者的住院时间中位数为2.3天，放射性坏死患者为1.7天。进一步的亚组分析显示，虽然完全消融和不完全消融都

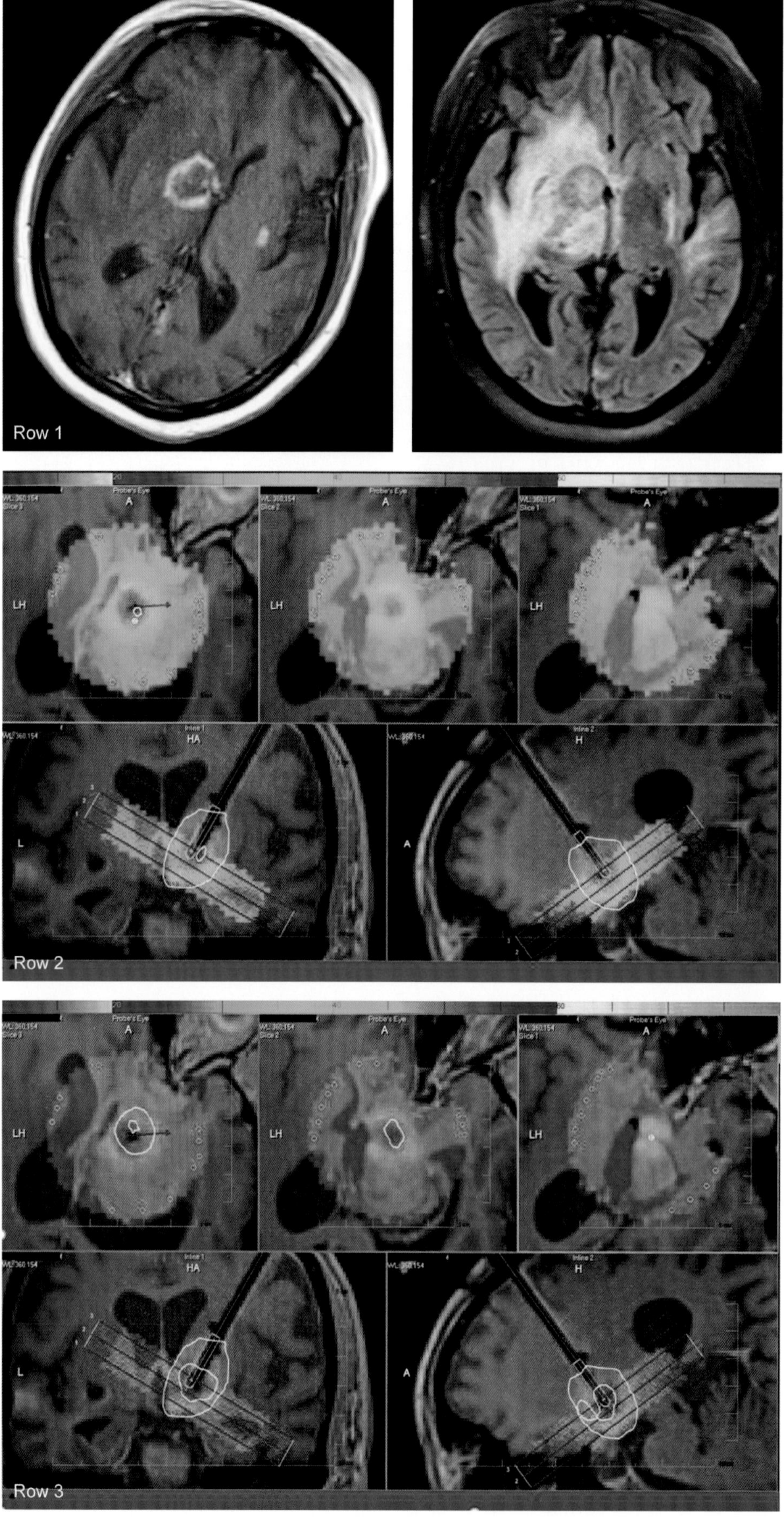
Row 1
Probe's Eye
A
LH
Inline 1
HA
L
Inline 2
H
A
Row 2
Row 3

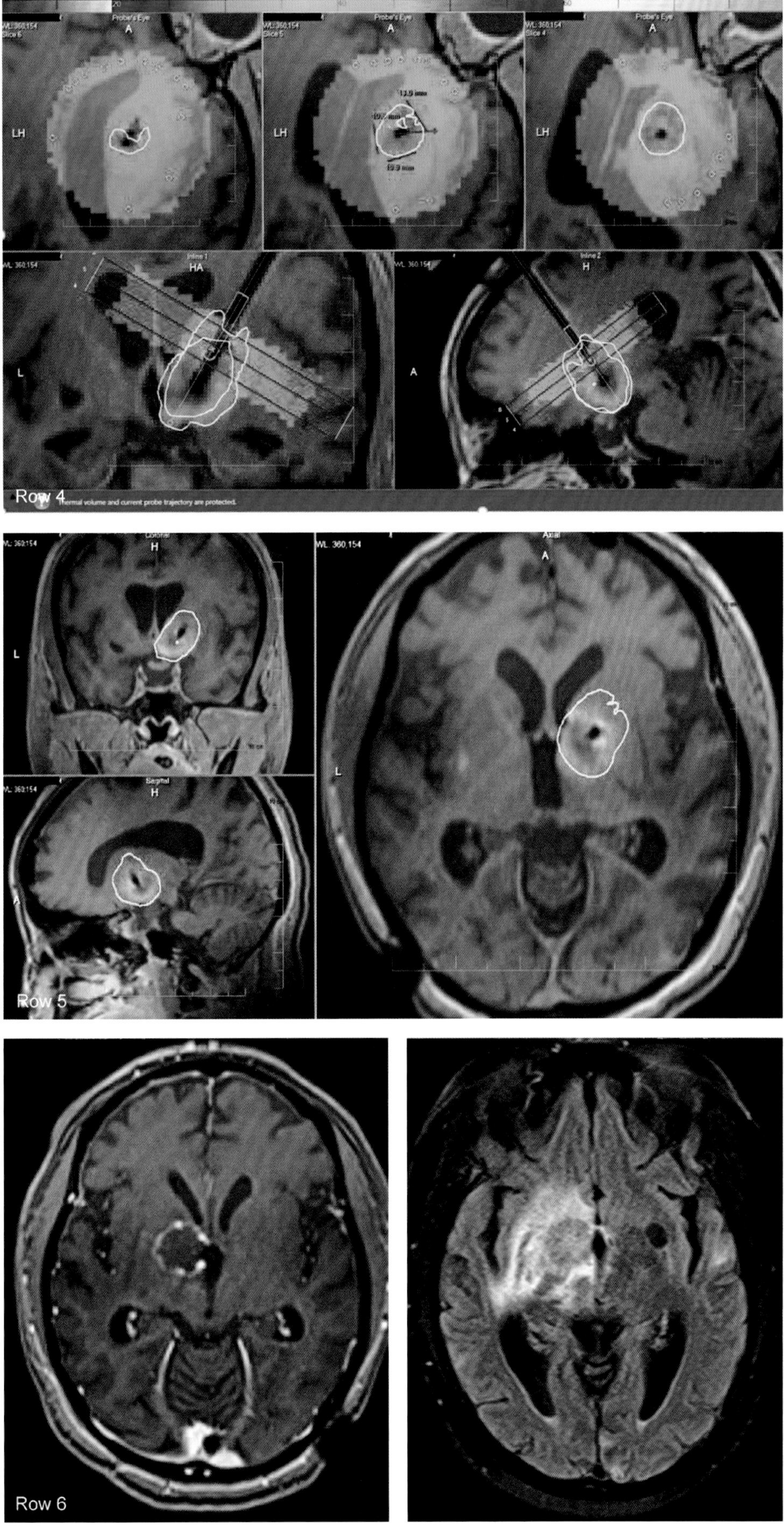
Probe's Eye
A
LH
Inline 1
HA
L
Inline 2
H
A
Row 4
Thermal volume and current probe trajectory are protected.
Coronal
H
L
Axial
A
L
Sagittal
H
A
Row 5
Row 6

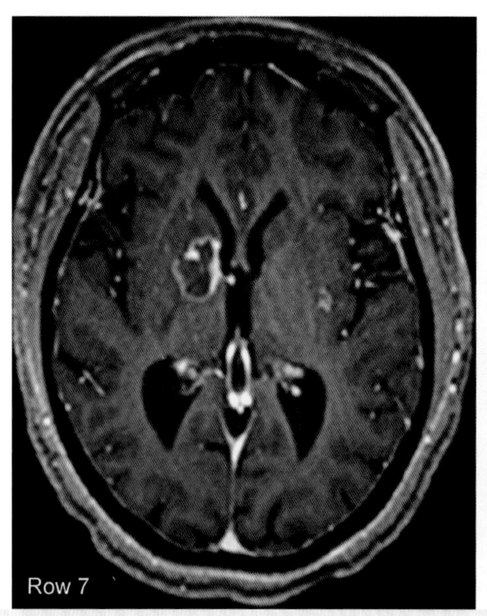

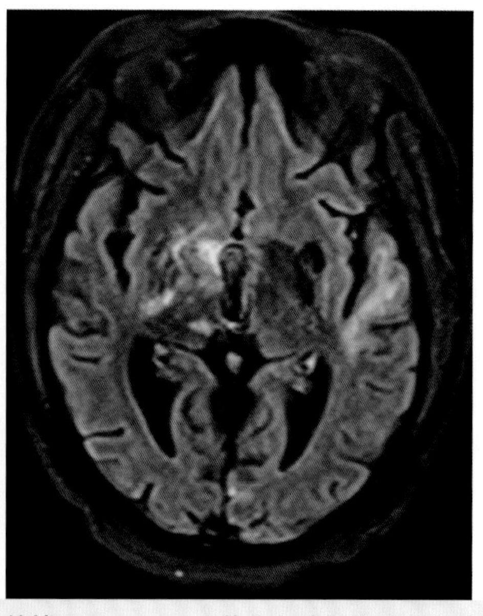

图36.5 第1行：肺癌患者在维持酪氨酸激酶抑制剂治疗的情况下，18 Gy立体定向放射外科治疗1年后右基底神经节病变进展。第2行：在激光间质热疗开始时，将激光纤维立体性地放置在底部面板所示肿瘤（白色轮廓）的中间。前3个面板是烧蚀图，黄色圆圈表示从激光纤维周围开始的热扩散位置。第3行：在手术后期，黄色圆圈显示热扩散通过病变。第4行和第5行：在消融完成后，黄色轮廓为用激光间质热疗治疗的评估区，包括治疗计划中和标准解剖平面上的肿瘤。第6行：T_1加权钆增强和FLAIR MRI在激光间质热疗后2周显示强化病变大小稳定，但水肿初步减少。第7行：激光间质热疗六周后，显示强化病变的大小和周围的水肿都在减少

能很好地控制放射性坏死病变（病变稳定或有反应），但正如预期的那样，在62.5%的病例中，不完全消融无法控制肿瘤的复发与进展，这一发现使得我们中心改变了做法，在患者病程的早期即进行LITT。一般而言，如果之前经过立体定向放射外科治疗的患者在相隔6周或更长时间两次连续MRI扫描显示病变进展，那么在可行的情况下，可以考虑采用激光间质热疗作为一种诊疗方案。这种做法对接受免疫治疗的患者尤为重要，原因是免疫治疗不仅会增加放射性坏死的发生率，而且还需要避免在这一患群中使用类固醇。

（1）激光间质热疗与替代疗法的比较：很少有文献对放射性坏死的治疗方案进行比较。与开颅手术相比，Hong等在一项单一机构的研究中报告称，两种手术方法的病变控制具有高度的可比性，在按病理进行细分比较的情况下尤为明显[73]。在75例患者中，15例因放射性坏死而接受了开颅手术，18例接受了激光间质热疗。选择激光间质热疗而非开颅手术的原因包括患者偏好、对深部病变手术并发症的担忧、主要目的为活检、伤口愈合问题及手术对全身系统治疗时间限制。初步分析表明，开颅手术在症状缓解方面效果更好，能更快地停用类固醇。然而，对病变大小进行的比较研究显示，接受开颅手术治疗的患者的病变明显更大（中位数为8.1 cm^3 *vs.* 4.1 cm^3，*P*=0.02）。当排除直径大于3 cm的病变后，两种治疗方法的结局相当，开颅手术患者在6个月、12个月、18个月和24个月的无进展生存率为86.7%，激光间质热疗患者在所有时间点的无进展生存率为87.8%（*P*=0.68）。开颅手术患者的6个月总生存率为100%，12个月总生存率为93.3%，18个月总生存率为71.8%，24个月总生存率为64.6%；而激光间质热疗患者6个月总生存率为94.4%，12个月和18个月的总生存率为73.8%，24个月总生存率为63.2%。

作者中心还试图对贝伐珠单抗与激光间质热疗在治疗放射性坏死的疗效方面进行比较[74]。然而，研究发现，两者之间并不具有可比性。选择贝伐珠单抗治疗的患者更多的是在立体定向放射外科治疗后较早地出现放射性坏死的患者（从立体定向放射外科治疗到输注贝伐珠单抗的中位时间为6个月，而激光间质热疗为13个月），有多个

进展的病变（贝伐珠单抗患者为77%，而激光间质热疗患者为32%），而且选择贝伐珠单抗治疗的患者中有症状的患者更多（贝伐珠单抗患者为85%；而激光间质热疗患者为52%）。在这些患群中，激光间质热疗组的总生存期更高，中位生存期为24.8个月，而贝伐珠单抗组的中位生存期为15.2个月。有趣的是，两组的局部病变控制结果也差异巨大。根据RANO-BM标准，96%的激光间质热疗治疗的病灶在1个月时表现稳定，在6个月时有20%的病变出现部分缓解和76%的病变表现稳定。相比之下，70%的贝伐珠单抗治疗的病灶在1个月时表现稳定，30%出现了进展，在6个月时尽管有8%得到了完全缓解，15%表现稳定，但仍有77%出现进展。

（2）激光间质热疗可用于治疗非恶性病变治疗后的放射性坏死：在肿瘤文献之外，关于激光间质热疗应用于放射性坏死治疗的研究较少。Hong等发表了两项研究，介绍了激光间质热疗可以成功治疗动静脉畸形患者在立体定向放射外科治疗后的放射性坏死，还可以用于治疗脑膜瘤患者在立体定向放射外科治疗后出现的病变周围水肿[75-76]。然而，需要大型系列研究来确定激光间质热疗是否能成为这些适应证的标准治疗方法。

36.6 总结

放射性坏死受到了越来越多的关注，这在很大程度上是由于立体定向放射外科治疗在颅内病变方面的成功案例越来越多。虽然已有研究对立体定向放射外科治疗良性和非肿瘤患者后所致的放射性坏死进行了探讨，但由于这一疗法在颅内原发性恶性肿瘤及脑转移性脑瘤中的应用更多，大部分文献都是围绕神经肿瘤学进行探讨。

较新的证据表明，免疫学介导作用在放射性坏死的发生、发展中起重要作用。因此，随着放射外科和免疫疗法/靶向疗法在临床上的频繁应用和结合，以及较多脑转移瘤的发现和治疗，放射性坏死的发生率可能会继续升高。

到目前为止，类固醇、贝伐珠单抗、开颅手术和激光间质热疗是治疗放射性坏死的有效方案。然而，我们需要更加深入地了解放射性坏死的病理生理机制，以便指导治疗决策和完善放射性坏死发生前后的诊疗策略。

参考文献

（遵从原版图书著录格式）

1. Brandsma D, Stalpers L, Taal W, et al: Clinical features, mechanisms, and management of pseudoprogression in malignant gliomas. Lancet Oncol 9:453–461, 2008.
2. Brown PD, Gondi V, Pugh S, et al: Hippocampal avoidance during whole-brain radiotherapy plus memantine for patients with brain metastases: phase III trial NRG oncology CC001. J Clin Oncol 38:1019–1029, 2020.
3. Smart D: Radiation toxicity in the central nervous system: mechanisms and strategies for injury reduction. Semin Radiat Oncol 27:332–339, 2017.
4. Statham P, Macpherson P, Johnston R, et al: Cerebral radiation necrosis complicating stereotactic radiosurgery for arteriovenous malformation. J Neurol Neurosurg Psychiatry 53:476–9, 1990.
5. Dawley T, Rana Z, Abou-Al-Shaar H, et al: Major complications from radiotherapy following treatment for atypical meningiomas. Neurosurg Focus 46:E5, 2019.
6. Chao ST, Ahluwalia MS, Barnett GH, et al: Challenges with the diagnosis and treatment of cerebral radiation necrosis. Int J Radiat Oncol Biol Phys 87:449–57, 2013.
7. Ali FS, Arevalo O, Zorofchian S, et al: Cerebral radiation necrosis: incidence, pathogenesis, diagnostic challenges, and future opportunities. Curr Oncol Rep 21:66, 2019.
8. Flickinger JC, Kondziolka D, Pollock BE, et al: Complications from arteriovenous malformation radiosurgery: multivariate analysis and risk modeling. Int J Radiat Oncol Biol Phys 38:485–90, 1997.
9. Yoshii Y: Pathological review of late cerebral radionecrosis. Brain Tumor Pathol 25:51–8, 2008.
10. Blonigen BJ, Steinmetz RD, Levin L, et al: Irradiated volume as a predictor of brain radionecrosis after linear accelerator stereotactic radiosurgery. Int J Radiat Oncol Biol Phys 77:996–1001, 2010.
11. Chin LS, Ma L, DiBiase S: Radiation necrosis following gamma knife surgery: a case-controlled comparison of treatment parameters and long-term clinical follow up. J Neurosurg 94:899–904, 2001.
12. Korytko T, Radivoyevitch T, Colussi V, et al: 12 Gy gamma knife radiosurgical volume is a predictor for radiation necrosis in non-AVM intracranial tumors. Int J Radiat Oncol Biol Phys 64:419–24, 2006.

13. Zhao B, Wen N, Chetty IJ, et al: A prediction model of radiation-induced necrosis for intracranial radiosurgery based on target volume. Med Phys 44:4360–4367, 2017.
14. Kohutek ZA, Yamada Y, Chan TA, et al: Long-term risk of radionecrosis and imaging changes after stereotactic radiosurgery for brain metastases. J Neurooncol 125:149–156, 2015.
15. Ruben JD, Dally M, Bailey M, et al: Cerebral radiation necrosis: incidence, outcomes, and risk factors with emphasis on radiation parameters and chemotherapy. Int J Radiat Oncol Biol Phys 65:499–508, 2006.
16. Minniti G, Clarke E, Lanzetta G, et al: Stereotactic radiosurgery for brain metastases: analysis of outcome and risk of brain radionecrosis. Radiat Oncol 6:48, 2011.
17. Sneed PK, Mendez J, Vemer-van den Hoek JG, et al: Adverse radiation effect after stereotactic radiosurgery for brain metastases: incidence, time course, and risk factors. J Neurosurg 123:373–386, 2015.
18. Qin H, Pan F, Li J, et al: Whole brain radiotherapy plus concurrent chemotherapy in non-small cell lung cancer patients with brain metastases: a meta-analysis. PLoS One 9:e111475, 2014.
19. Colaco RJ, Martin P, Kluger HM, et al: Does immunotherapy increase the rate of radiation necrosis after radiosurgical treatment of brain metastases? J Neurosurg 125:17–23, 2016.
20. Martin AM, Cagney DN, Catalano PJ, et al: Immunotherapy and symptomatic radiation necrosis in patients with brain metastases treated with stereotactic radiation. JAMA Oncol 4:1123–1124, 2018.
21. Fang P, Jiang W, Allen P, et al: Radiation necrosis with stereotactic radiosurgery combined with CTLA-4 blockade and PD-1 inhibition for treatment of intracranial disease in metastatic melanoma. J Neurooncol 133:595–602, 2017.
22. Rahman R, Cortes A, Niemierko A, et al: The impact of timing of immunotherapy with cranial irradiation in melanoma patients with brain metastases: intracranial progression, survival and toxicity. J Neurooncol 138:299–306, 2018.
23. Patel BG, Ahmed KA, Johnstone PA, et al: Initial experience with combined BRAF and MEK inhibition with stereotactic radiosurgery for BRAF mutant melanoma brain metastases. Melanoma Res 26:382–386, 2016.
24. Anker CJ, Grossmann KF, Atkins MB, et al: Avoiding severe toxicity from combined BRAF inhibitor and radiation treatment: consensus guidelines from the Eastern Cooperative Oncology Group (ECOG). Int J Radiat Oncol Biol Phys 95:632–646, 2016.
25. Kim JM, Miller JA, Kotecha R, et al: The risk of radiation necrosis following stereotactic radiosurgery with concurrent systemic therapies. J Neurooncol 133:357–368, 2017.
26. Szeifert GT, Atteberry DS, Kondziolka D, et al: Cerebral metastases pathology after radiosurgery: a multicenter study. Cancer 106:2672–2681, 2006.
27. Rahmathulla G, Marko NF, Weil RJ: Cerebral radiation necrosis: a review of the pathobiology, diagnosis and management considerations. J Clin Neurosci 20:485–502, 2013.
28. Furuse M, Nonoguchi N, Kawabata S, et al: Delayed brain radiation necrosis: pathological review and new molecular targets for treatment. Med Mol Morphol 48:183–90, 2015.
29. Perez-Torres CJ, Yuan L, Schmidt RE, et al: Specificity of vascular endothelial growth factor treatment for radiation necrosis. Radiother Oncol 117:382–385, 2015.
30. Kureshi SA, Hofman FM, Schneider JH, et al: Cytokine expression in radiation-induced delayed cerebral injury. Neurosurgery 35:822–829; discussion 829–830, 1994.
31. Rauch PJ, Park HS, Knisely JP, et al: Delayed radiation-induced vasculitic leukoencephalopathy. Int J Radiat Oncol Biol Phys 83:369–375, 2012.
32. Tsuruda JS, Kortman KE, Bradley WG, et al: Radiation effects on cerebral white matter: MR evaluation. AJR Am J Roentgenol 149:165–171, 1987.
33. Cao Y, Nylander A, Ramanan S, et al: CNS demyelination and enhanced myelin-reactive responses after ipilimumab treatment. Neurology 86:1553–1556, 2016.
34. Giglio P, Gilbert MR: Cerebral radiation necrosis. Neurologist 9:180–188, 2003.
35. Patel U, Patel A, Cobb C, et al: The management of brain necrosis as a result of SRS treatment for intra-cranial tumors. Translational Cancer Research 3:373–382, 2014.
36. Dooms GC, Hecht S, Brant-Zawadzki M, et al: Brain radiation lesions: MR imaging. Radiology 158:149–155, 1986.
37. Kumar AJ, Leeds NE, Fuller GN, et al: Malignant gliomas: MR imaging spectrum of radiation therapy- and chemotherapy-induced necrosis of the brain after treatment. Radiology 217:377–384, 2000.
38. Dequesada IM, Quisling RG, Yachnis A, et al: Can standard magnetic resonance imaging reliably distinguish recurrent tumor from radiation necrosis after radiosurgery for brain metastases? A radiographic-pathological study. Neurosurgery 63:898–903; discussion 904, 2008.

39. Stockham AL, Tievsky AL, Koyfman SA, et al: Conventional MRI does not reliably distinguish radiation necrosis from tumor recurrence after stereotactic radiosurgery. J Neurooncol 109:149–158, 2012.
40. Hein PA, Eskey CJ, Dunn JF, et al: Diffusion-weighted imaging in the follow-up of treated high-grade gliomas: tumor recurrence versus radiation injury. AJNR Am J Neuroradiol 25:201–209, 2004.
41. Detsky JS, Keith J, Conklin J, et al: Differentiating radiation necrosis from tumor progression in brain metastases treated with stereotactic radiotherapy: utility of intravoxel incoherent motion perfusion MRI and correlation with histopathology. J Neurooncol 134:433–441, 2017.
42. Sundgren PC, Nagesh V, Elias A, et al: Metabolic alterations: a biomarker for radiation-induced normal brain injury-an MR spectroscopy study. J Magn Reson Imaging 29:291–297, 2009.
43. Zhang H, Ma L, Wang Q, et al: Role of magnetic resonance spectroscopy for the differentiation of recurrent glioma from radiation necrosis: a systematic review and meta-analysis. Eur J Radiol 83:2181–2189, 2014.
44. Kickingereder P, Andronesi OC: Radiomics, metabolic, and molecular MRI for brain tumors. Semin Neurol 38:32–40, 2018.
45. Kimura T, Sako K, Gotoh T, et al: In vivo single-voxel proton MR spectroscopy in brain lesions with ring-like enhancement. NMR Biomed 14:339–349, 2001.
46. Schlemmer HP, Bachert P, Henze M, et al: Differentiation of radiation necrosis from tumor progression using proton magnetic resonance spectroscopy. Neuroradiology 44:216–222, 2002.
47. Weybright P, Sundgren PC, Maly P, et al: Differentiation between brain tumor recurrence and radiation injury using MR spectroscopy. AJR Am J Roentgenol 185:1471–1476, 2005.
48. Chernov MF, Hayashi M, Izawa M, et al: Multivoxel proton MRS for differentiation of radiation-induced necrosis and tumor recurrence after gamma knife radiosurgery for brain metastases. Brain Tumor Pathol 23:19–27, 2006.
49. van Dijken BRJ, van Laar PJ, Holtman GA, et al: Diagnostic accuracy of magnetic resonance imaging techniques for treatment response evaluation in patients with high-grade glioma, a systematic review and meta-analysis. Eur Radiol 27:4129–4144, 2017.
50. Chuang MT, Liu YS, Tsai YS, et al: Differentiating Radiation-induced necrosis from recurrent brain tumor using MR perfusion and spectroscopy: a meta-analysis. PLoS One 11:e0141438, 2016.
51. Mitsuya K, Nakasu Y, Horiguchi S, et al: Perfusion weighted magnetic resonance imaging to distinguish the recurrence of metastatic brain tumors from radiation necrosis after stereotactic radiosurgery. J Neurooncol 99:81–88, 2010.
52. Fussell D, Young R: Role of MRI perfusion in improving the treatment of brain tumors. Imaging in Medicine 5:407–426, 2013.
53. Barajas RF, Chang JS, Sneed PK, et al: Distinguishing recurrent intra-axial metastatic tumor from radiation necrosis following gamma knife radiosurgery using dynamic susceptibility-weighted contrast-enhanced perfusion MR imaging. AJNR Am J Neuroradiol 30:367–372, 2009.
54. Metaweh NAK, Azab AO, El Basmy AAH, et al: Contrast-enhanced perfusion MR imaging to differentiate between recurrent/residual brain neoplasms and radiation necrosis. Asian Pac J Cancer Prev 19:941–948, 2018.
55. Zakhari N, Taccone MS, Torres CH, et al: Prospective comparative diagnostic accuracy evaluation of dynamic contrast-enhanced (DCE) vs. dynamic susceptibility contrast (DSC) MR perfusion in differentiating tumor recurrence from radiation necrosis in treated high-grade gliomas. J Magn Reson Imaging 50:573–582, 2019.
56. Belohlavek O, Simonova G, Kantorova I, et al: Brain metastases after stereotactic radiosurgery using the Leksell gamma knife: can FDG PET help to differentiate radionecrosis from tumour progression? Eur J Nucl Med Mol Imaging 30:96–100, 2003.
57. Chao ST, Suh JH, Raja S, et al: The sensitivity and specificity of FDG PET in distinguishing recurrent brain tumor from radionecrosis in patients treated with stereotactic radiosurgery. Int J Cancer 96:191–197, 2001.
58. Kim YH, Oh SW, Lim YJ, et al: Differentiating radiation necrosis from tumor recurrence in high-grade gliomas: assessing the efficacy of 18F-FDG PET, 11C-methionine PET and perfusion MRI. Clin Neurol Neurosurg 112:758–765, 2010.
59. Tomura N, Kokubun M, Saginoya T, et al: Differentiation between treatment-induced necrosis and recurrent tumors in patients with metastatic brain tumors: comparison among (11)C-Methionine-PET, FDG-PET, MR permeability imaging, and MRI-ADC-preliminary results. AJNR Am J Neuroradiol 38:1520–1527, 2017.
60. Heper AO, Erden E, Savas A, et al: An analysis of stereotactic biopsy of brain tumors and nonneoplastic lesions: a prospective clinicopathologic study. Surg

Neurol 64 Suppl 2:S82–S88, 2005.
61. Narloch JL, Farber SH, Sammons S, et al: Biopsy of enlarging lesions after stereotactic radiosurgery for brain metastases frequently reveals radiation necrosis. Neuro Oncol 19:1391–1397, 2017.
62. Koch CJ, Lustig RA, Yang XY, et al: Microvesicles as a biomarker for tumor progression versus treatment effect in radiation/temozolomide-treated glioblastoma patients. Transl Oncol 7:752–758, 2014.
63. Cheok S, Narayan A, Arnal-Estape A, et al: Tumor DNA mutations from intraparenchymal brain metastases are detectable in CSF. JCO Precision Oncology 5, 2021.
64. Co J, De Moraes MV, Katznelson R, et al: Hyperbaric oxygen for radiation necrosis of the brain. Can J Neurol Sci:1–8, 2019.
65. Ohguri T, Imada H, Kohshi K, et al: Effect of prophylactic hyperbaric oxygen treatment for radiation-induced brain injury after stereotactic radiosurgery of brain metastases. Int J Radiat Oncol Biol Phys 67:248–255, 2007.
66. Levin VA, Bidaut L, Hou P, et al: Randomized double-blind placebo-controlled trial of bevacizumab therapy for radiation necrosis of the central nervous system. Int J Radiat Oncol Biol Phys 79:1487–1495, 2011.
67. Gonzalez J, Kumar AJ, Conrad CA, et al: Effect of bevacizumab on radiation necrosis of the brain. Int J Radiat Oncol Biol Phys 67:323–326, 2007.
68. Nath SK, Sheridan AD, Rauch PJ, et al: Significance of histology in determining management of lesions regrowing after radiosurgery. J Neurooncol 117:303–310, 2014.
69. Chaunzwa TL, Deng D, Leuthardt EC, et al: Laser thermal ablation for metastases failing radiosurgery: a multicentered retrospective study. Neurosurgery 82:56–63, 2018.
70. Rahmathulla G, Recinos PF, Valerio JE, et al: Laser interstitial thermal therapy for focal cerebral radiation necrosis: a case report and literature review. Stereotact Funct Neurosurg 90:192–200, 2012.
71. Rao MS, Hargreaves EL, Khan AJ, et al: Magnetic resonance-guided laser ablation improves local control for postradiosurgery recurrence and/or radiation necrosis. Neurosurgery 74:658–667; discussion 667, 2014.
72. Ahluwalia M, Barnett GH, Deng D, et al: Laser ablation after stereotactic radiosurgery: a multicenter prospective study in patients with metastatic brain tumors and radiation necrosis. J Neurosurg 130:804–811, 2018.
73. Hong CS, Deng D, Vera A, et al: Laser-interstitial thermal therapy compared to craniotomy for treatment of radiation necrosis or recurrent tumor in brain metastases failing radiosurgery. J Neurooncol 142:309–317, 2019.
74. Sujijantarat N, Hong CS, Owusu KA, et al: Laser interstitial thermal therapy (LITT) vs. bevacizumab for radiation necrosis in previously irradiated brain metastases. J Neurooncol 148:641–649, 2020.
75. Hong CS, Beckta JM, Kundishora AJ, et al: Laser interstitial thermal therapy for treatment of cerebral radiation necrosis. Int J Hyperthermia 37:68–76, 2020.
76. Hong CS, Cord BJ, Kundishora AJ, et al: MRI-guided laser interstitial thermal therapy for radiation necrosis in previously irradiated brain arteriovenous malformations. Pract Radiat Oncol 10:e298–e303, 2020.

（何占彪　译）